Handbuch

der

Drogisten-Praxis.

Ein Lehr- und Nachschlagebuch

für

Drogisten, Farbwaarenhändler etc.

———————

Im Entwurf vom Drogisten-Verband preisgekrönte Arbeit

von

G. A. Buchheister.

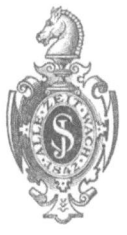

Springer-Verlag Berlin Heidelberg GmbH

1888.

ISBN 978-3-662-35497-1   ISBN 978-3-662-36325-6 (eBook)
DOI 10.1007/978-3-662-36325-6
Softcover reprint of the hardcover 1st edition 1888

Vorwort.

Als im Jahre 1885 in Braunschweig auf der Generalversammlung des „Deutschen Drogisten-Verbandes" der Beschluss gefasst wurde, eine Konkurrenz auszuschreiben für den Entwurf eines „Lehr- und Nachschlagebuches für Drogisten", geschah dies in der Erkenntniss, dass es wirklich an einem derartigen Buche fehle. Es hatte sich das Bedürfniss nach einem solchen Werke, namentlich bei den verschiedenen Fachschulen, auf das Dringendste herausgestellt. Wohl giebt es eine ganze Reihe der vortrefflichsten pharmakognostischen und pharmazeutischen Werke, wir erinnern an die Lehrbücher von Dr. Hager, Prof. Wigand, Flückiger u. A. m., aber alle diese Bücher vertreten nur die rein pharmazeutischen Interessen und setzen eine so grosse Summe von Vorkenntnissen in der Chemie und den andern Hülfswissenschaften voraus, wie wir dieselben nicht immer bei dem jungen Drogisten, der ja vor Allem Kaufmann sein soll, voraussetzen dürfen. Auf der andern Seite finden die Beziehungen des Handels und der Industrie in derartigen Werken nur selten die für uns nothwendige Berücksichtigung und endlich fehlen darin alle die zahlreichen Artikel, welche der Drogist neben den eigentlichen Apothekerwaaren führt und führen muss.

Anders liegt die Sache bei einem Waarenlexikon. Hier treten die Handelsinteressen allerdings in den Vordergrund, aber ein Waarenlexikon ist, seinem Namen gemäss, nur ein Nachschlagebuch, niemals ein Lehrbuch.

Als nun nach erfolgter Konkurrenz mir der Preis zuerkannt und die Ausführung des Werkes übertragen wurde, war ich mir der grossen Schwierigkeiten voll bewusst, die ein solches Unternehmen mit sich bringen musste, ein Bewusstsein, welches

mir bis zur Vollendung des Buches niemals geschwunden ist, **um
so weniger**, als nach ausgesprochenem Wunsche der Prüfungskom-
mission das Buch den Umfang eines mässig starken Oktavbandes
nicht übersteigen sollte. Wie ich mir ein solches Buch von vornherein gedacht habe, mögen am besten die Zeilen verdeutlichen,
welche ich meinem Konkurrenz-Entwurf vorausschickte.

Sie lauten: „Der Verfasser des nachstehenden Entwurfes glaubt
die Intentionen, welche zu einer Preisausschreibung geführt haben,
dahin präzisiren zu können, dass das zu erstrebende Buch nicht
nur ein Nachschlagebuch werden soll, welches über alle auf das
Fach bezügliche Fragen Auskunft ertheilt, sondern vor Allem ein
Lehrbuch für unsere jüngeren Fachgenossen. Es soll den Lehrern
der verschiedenen Fachschulen, wenn irgend möglich, zur leitenden
Grundlage ihres Unterrichts werden; es soll aber namentlich den
vielen jungen Leuten, welche nicht in der glücklichen Lage sind,
an dem Unterricht einer Fortbildungschule theilnehmen zu können, dazu dienen, sich selbst in allen Fragen, welche unser Fach
berühren, zu unterrichten. Hierin liegen die beschränkenden
Grenzen, welche den Verfasser bei der Ausarbeitung leiten müssen.
Er muss die durchschnittliche Vorbildung unseres Personals berücksichtigen und muss, ohne doch die Artikel gar zu leicht und
oberflächlich zu behandeln, sich fern halten von allzu gelehrten,
grosse wissenschaftliche Bildung voraussetzenden Abhandlungen.

Das Buch soll geschrieben werden für die speziell praktischen
Bedürfnisse des Drogisten, nicht als gelehrtes, fachwissenschaftliches
Werk. Hier die richtige Mitte zu finden, muss das erste Bestreben
des Verfassers sein. Es giebt kaum ein anderes Fach von gleicher
Mannigfaltigkeit als das des Drogisten und in dieser fast erdrücken-
den Fülle des Materials liegt eine weitere Schwierigkeit betreffs
der Anordnung desselben. Sollte das Werk ein reines Nachschlagebuch werden, so möchte sich eine alphabetische Reihenfolge der
Artikel wie bei einem Waarenlexikon empfehlen. Eine solche
Anordnung aber würde wiederum dem Zwecke des Unterrichtes
in keiner Weise entsprechen. Dieser verlangt entschieden eine
gewisse Systematik, um dadurch eine Vergleichung ähnlicher
Waaren zu ermöglichen. Der Verfasser verkennt nicht die Schwierigkeiten eines streng wissenschaftlichen Systems und ist sich sehr
wohl bewusst, dass sich ein solches nicht immer durchführen lässt;
es würden sonst Waaren an ganz verschiedenen Orten behandelt
werden müssen, welche doch entschieden nebeneinander gehören.

Er geht sogar noch weiter, indem er behauptet, es sei besser, dem Sprachgebrauch, wie er sich nun einmal eingebürgert hat, ebenfalls Rechnung zu tragen. Er erinnert nur an die zahlreichen „Radices" und hält es entschieden für richtiger, diese ganze Gruppe unter diesem, von Alters her eingebürgerten Gesammtnamen zusammen zu fassen, ohne sie in die rein wissenschaftlichen Unterabtheilungen von „Radices", „Rhizomata", „Stolones", „Tubera", „Bulbo-Tubera" etc. zu zerreissen. Selbstverständlich muss neben dem gebräuchlichen „Radix" auch die streng wissenschaftliche Bezeichnung angeführt werden.

Der Verfasser gedenkt das Buch in drei Hauptabtheilungen zu bringen und in der ersten die eigentlichen Rohdrogen aus dem Pflanzen- und Thierreiche zu behandeln, ansteigend aus den einfachen Pflanzen und Pflanzentheilen bis zu den aus ihnen durch einfache Manipulationen gewonnenen Einzelprodukten, wie Harze, Fette, aetherische Oele etc. In der zweiten Abtheilung sollen die chemischen und technischen Präparate behandelt werden und in der dritten endlich die Farben, Farbstoffe, Firnisse, Lacke etc.

Dass bei einer solchen dreifachen Gliederung des Buches ebenfalls nicht immer eine ganz strenge Trennung ermöglicht werden kann, ist sicher; namentlich bei den Artikeln der letzten Abtheilung werden oft, um Wiederholungen zu vermeiden, Hinweisungen auf die erste Abtheilung erfolgen müssen. Es würde eine solche Abtrennung der letzten Abtheilung überhaupt nicht nöthig sein, wenn die Art der Drogengeschäfte keine so mannigfaltige wäre. Während in dem einen Geschäfte der Handel mit den eigentlichen Drogen vorherrscht, liegt in dem andern der Schwerpunkt auf dem Handel mit Farbwaaren. Hier wird der Lehrling sich hauptsächlich aus dem letztern Theil unterrichten wollen, während im ersten Falle der erste der wichtigere für ihn sein wird. Was nun endlich die zweite Abtheilung, enthaltend die chemischen Präparate, betrifft, so kann diese, dem Charakter des Buches entsprechend, nicht ein eigentliches Lehrbuch der Chemie sein, da es ohnehin eine reiche Fülle der vortrefflichsten, chemischen Leitfaden giebt, sondern es muss auch hier mehr der Charakter einer Waarenkunde gewahrt bleiben. Die hierher gehörigen Chemikalien müssen vor Allem nach ihrer technischen Darstellung und erst in zweiter Linie nach ihrem chemischen Verhalten behandelt werden. Selbstverständlich dürfen die Kennzeichen ihrer Güte und Reinheit und die einfacheren Prüfungsmethoden auf dieselbe nicht fehlen.

Schwierig möchte gerade bei dieser Abtheilung die Frage zu
entscheiden sein, in welcher Weise die Anordnung der zahlreichen
Artikel erfolgen soll? Drei Wege stehen hier offen: entweder die
rein alphabetische Anordnung, und diese erscheint nach meinen
Erfahrungen als die praktischste, oder, wie bei der ersten Abtheilung, eine Eintheilung in Gruppen: Säuren, Basen, Salze etc.
Bei dieser Art wäre dann am Anfang einer jeden Gruppe die
allgemeine chemische Charakterisirung derselben anzubringen.
Auf den ersten Blick hat diese Art der Anordnung das Be-
stechendste; doch auch hier würden mancherlei Schwierigkeiten
eintreten, so bei den Stoffen organischer Zusammensetzung, die
sich nicht immer leicht in besonderen Gruppen unterbringen lassen.
Die dritte Art endlich wäre die, dass man die Chemikalien organischen und anorganischen Ursprungs von einander trennte und,
bei den letzteren beginnend, dieselben nach den Grundelementen
ordnete, z. B. alle Kaliumverbindungen oder alle Schwefelverbindungen anknüpfte an die Betrachtung des Kalium oder des Schwefels.
Auch diese Methode hätte das für sich, dass hier mit Leichtigkeit
die allgemeinen, chemischen Betrachtungen angeknüpft werden
könnten. Doch liegt gerade hierin eine gewisse Gefahr, dass dadurch diese Abtheilung etwas zu stark aufgebauscht würde.

Selbstredend muss die Nomenklatur in den beiden ersten Abtheilungen die lateinische sein, doch müssen die gebräuchlichen
deutschen Namen hinzugefügt werden. Es wird nöthig sein, neben
dem lateinischen Inhaltsverzeichniss auch ein solches in deutscher
Sprache anzubringen. Bei der dritten Abtheilung, den Farben und
Farbwaaren, die lateinische Nomenklatur durchführen zu wollen,
wäre ein Unding; hier muss naturgemäss die deutsche Bezeichnung
an Stelle derselben treten.

Schliesslich noch ein Wort über die, schon oben angeführte
erdrückende Fülle des Materials, in der, wie gesagt, eine grosse
Schwierigkeit liegt. Es möchte nicht ganz leicht sein, hier in der
Auswahl immer das richtige Maass zu treffen. Es will mir scheinen,
als sei es vollständig angebracht, auch die seltener vorkommenden,
mehr obsolet gewordenen Drogen wenigstens kurz zu erwähnen,
während es auf der andern Seite kaum nothwendig sein dürfte,
die Besprechung auf alle die zahllosen, stets neu auftauchenden
und oft ebenso rasch verschwindenden chemischen Präparate auszudehnen. Wer sich über derartige Stoffe heute unterrichten will,
muss fortwährend die chemischen und pharmazeutischen Fachblätter

studiren, und für die wenigsten unserer Fachgenossen dürfte es
von Wichtigkeit sein, dass sie über die Natur von Körpern wie:
„Ecbolin", „Convallariin", „Chinolbasen", „Antipyrin" und ähnliche genau unterrichtet sind, womit übrigens nicht gesagt sein
soll, dass nicht die wichtigeren der neuen Alkaloide einer kurzen
Besprechung werth wären."

Der für den Anhang in Aussicht genommene Abdruck der
Kaiserl. Verordnung vom 4. Januar 1875, betr. die reichsgesetz-
lichen Bestimmungen über den Verkehr mit Arzneimitteln, hat
unterbleiben müssen, da eine Abänderung dieser Verordnung zur
Berathung steht und die Veröffentlichung derselben voraussichtlich
in kürzerer Zeit zu erwarten ist.

———

Wie der Leser aus dem Buche ersehen wird, habe ich meine
damals angeführten Ideen in demselben zu verwirklichen gesucht.
Ob mir dies soweit gelungen ist, wie es den Interessen des Standes
entspricht, mögen meine Kollegen beurtheilen.

Mit einer gewissen Befangenheit übergebe ich das Buch der
Oeffentlichkeit; ist es doch schon eine lange Reihe von Jahren
her, seit ich mir auf deutschen Universitäten mein theoretisches
Wissen erworben habe. Wohl ist mir also die erste Frische der
akademischen Kenntnisse abhanden gekommen, aber, wenn dies
auch auf der einen Seite von Nachtheil für den Werth des Buches
sein mag, auf der andern Seite hoffe ich, dass es demselben zum
Nutzen gereiche. An die Stelle der reinen Theorie ist die Praxis
mit ihren mannigfachen Erfahrungen getreten und „aus der Praxis
für die Praxis" soll dieses Buch geschrieben sein.

In diesem Sinne bitte ich dasselbe zu beurtheilen und wenn
es mir gelingen sollte, mit ihm unserm Fache zu nützen, so würde
mir das eine hohe Befriedigung gewähren.

Hamburg-Eppendorf, Oktober 1887.

G. A. Buchheister.

Inhaltsverzeichniss.

Einleitung.

Es kann hier kaum unsere Aufgabe sein, gelehrte Untersuchungen darüber zu führen, woher die Bezeichnung Droge oder Drogist stammt? Es sei uns daher nur gestattet, kurz auf die verschiedenen Erklärungen einzugehen. Einerseits leitet man das Wort von „trocken", plattdeutsch „droeg", ab. Auch das englische „drugs" (Apothekerwaaren) hat mit dem niedersächsischen „droeg" so viele Klangähnlichkeit, dass die Annahme nicht unberechtigt erscheint, beide Worte hätten denselben Stamm. Drogist würde also so viel bedeuten, als „Händler mit getrockneten Waaren". Für diese Annahme spricht z. B. auch der Umstand, dass noch heute in Oesterreich die Händler mit Arzneikräutern als „Dürrkräutler" bezeichnet werden.

Die Abstammung des Wortes Droge von trocken hat namentlich Herr Dr. Böttger in einem Artikel der Pharmaceutischen Zeitung verfochten, und auch die lange gebräuchliche Schreibweise Drogue, mit einem „u", sehr glaubwürdig dadurch zu erklären gesucht, dass das erste grössere wissenschaftliche Werk über Drogenkunde von einem Franzosen geschrieben ist, der selbstverständlich, um dem Worte seinen Klang zu belassen, ein „u" zwischen g und e einschieben musste. Dieses französische Werk hat im Anfange dieses Jahrhunderts verschiedenen deutschen Büchern zur Grundlage gedient und so die französische Schreibweise in unsere Sprache eingeschmuggelt. Neuerdings ist man mehr und mehr bemüht, die ausländischen Schlacken aus unserer Sprache zu entfernen, und so hat sich denn die Schreibweise Droge ohne u, namentlich durch den oben erwähnten Artikel des Herrn Dr. Böttger angeregt, fast allgemein eingebürgert.

Mit einem grossen Aufwand von Gelehrsamkeit hat unlängst Herr Professor Husemann in Göttingen eine andere Ansicht zu verfechten gesucht, nämlich die, dass nicht Drogist sondern Trochist zu schreiben sei. Er leitet das Wort von Trochiscus ab, eine Ansicht, die er aus pharmazeutischen Schriften des 15. oder 16. Jahrhunderts zu beweisen sucht. Uns will es fast scheinen, als ob diese Ansicht, neben manchen andern Gründen, schon deshalb auf schwachen Füssen

stände, weil hier der Fall eintreten würde, dass zuerst der Name des
Händlers von einer einzelnen Waare abgeleitet wird, ein Fall, der
allerdings vielfach vorkommt, dann aber dieser Name weiter auf die
Gesammtheit der Waaren, mit welchen der Händler handelt, übertragen
wäre.

Die genaue Feststellung des Begriffes „Drogenhandlung" ist heute
nicht so einfach, als es auf den ersten Blick erscheinen möchte. Ursprünglich verstand man darunter entschieden nur Apothekerwaaren-
handlungen, wie ja auch die ersten Drogenhandlungen meist als Neben-
geschäfte grösserer Apotheken entstanden sind. Erst ganz allmälig
hat sich die Drogenbranche als selbstständiges Gewerbe entwickelt.
Anfangs waren auch diese selbstständigen Geschäfte fast ausschliesslich
Gross-Handlungen, deren Aufgabe es war, die Apotheker mit den
nöthigen Rohdrogen und Fabrikaten zu versorgen. Bald aber wurden
auch sie durch die Macht der Verhältnisse, namentlich durch die
immer grösseren Ansprüche der Industrie und Gewerbe, gezwungen, an
andere Konsumenten als die Apotheker abzugeben, und da die Gewerbe
derartige Waaren nicht immer in grossen Mengen brauchen, so entstanden neben den Drogen-Grosshandlungen auch Detailgeschäfte.
Die Verhältnisse gestalteten sich hierin immer unsicherer, namentlich
in Betreff des Handels mit Arzneiwaaren, bis endlich die Kaiserliche
Verordnung vom 4. Januar 1875, dem Drange der Zeit nachgebend,
grössere Freiheiten und eine festere Grundlage schaffte. Auf dieser
Basis hat sich das Detail-Drogengeschäft, weil einem Bedürfniss der
Zeit entsprechend, mächtig entwickelt, und hoffentlich ist die Zeit
nicht fern, wo der Staat durch weitere Freiheiten dem Stande zu immer
grösserem Aufschwung verhilft.

Heute deckt sich der Begriff Drogenhandlung nur in sehr seltenen
Fällen mit dem Begriff einer Apothekerwaarenhandlung. An diesem
ursprünglichen Stamme haben sich mit der Zeit eine Menge Neben-
zweige entwickelt, welche vielfach den Hauptstamm überwuchern.
Ganz naturgemäss hat sich diese Umwandlung, den Bedürfnissen des
Publikums folgend, vollzogen, und so finden sich heute neben dem
Handel mit Apothekerwaaren zahlreiche andere Branchen in den
Drogengeschäften vertreten, die allerdings, nach der Neigung des Ge-
schäftsinhabers oder des Gebrauches der Gegend und des Ortes, sehr
verschiedener Natur sind. Während in manchen Gegenden die Drogenhandlungen fast stets mit Farbenhandlungen verbunden sind, muss an
andern Orten der Drogist eine Menge feinerer Kolonialwaaren führen.

Vielfach sind ferner Parfümeriegeschäfte, Fabrikation von Essenzen,
Handlungen von feineren Spirituosen etc. damit verbunden, und so ist
denn das Drogengeschäft der heutigen Zeit eines der mannigfaltigsten
geworden, welches zu seiner Führung eine grosse Summe von Kennt-
nissen verlangt.

Neben einer gediegenen, kaufmännischen und wissenschaftlichen Bildung sind es vor Allem drei Dinge, welche gewissermassen das leitende Prinzip für die Führung eines Drogengeschäftes abgeben sollten. Es sind dies „Gewissenhaftigkeit", „Vorsicht" und „Sauberkeit". Sauber müssen die Gefässe, Waagen, Löffel, kurz das ganze Verkaufs- local sein! Sauber soll nicht nur dieses, auch die Vorrathsräume ge- halten werden, und mit einigem guten Willen und einer strengen Beaufsichtigung des Personals ist diese Bedingung für eine gedeihliche Entwickelung des Geschäftes überall durchzuführen. Gewissenhaftigkeit soll den Drogisten noch mehr wie jeden andern Geschäftsmann bei seinem Thun und Handeln leiten. Handelt es sich doch bei dem Verkauf von Apothekerwaaren um das edelste Gut der Menschheit, die Gesundheit. Gerade bei diesen Waaren muss der Drogist stets auf gute, tadelfreie Beschaffenheit Rücksicht nehmen; nur so allein wird er sich das dauernde Vertrauen des Publikums erhalten. Doch auch bei den andern Waaren soll er möglichst demselben Grundsatze folgen. Niemals darf bei ihm jenes hässliche Wort „billig aber schlecht" An- wendung finden. Wir wissen recht wohl, dass der Händler oft ge- zwungen ist, namentlich bei den technischen Artikeln verschiedene Qualitäten zu führen; immer aber sollte er die geringeren Qualitäten nur abgeben, wenn sie besonders verlangt werden, nicht aus reiner Gewinnsucht. Der Kaufmann, dessen Grundsatz es ist, stets gute Waaren zu führen, wird bald merken, wie auch das Publikum ein solches Streben anerkennt.

Vorsicht aber ist bei der vielfachen Gefährlichkeit der Stoffe, mit denen der Drogist handelt, ganz besonders geboten. Besser ist hier zu viel, als zu wenig. Stets muss der Verkäufer eingedenk sein, dass er durch die Vernachlässigung der Vorsicht Menschenleben ge- fährden und sich und Andere in die traurigste Lage bringen kann. Nie dürfen starkwirkende Mittel oder giftige Substanzen ohne deutliches Etikett und ohne die Bezeichnung „Vorsicht" oder „Gift" abgegeben werden. Ebenso sollten alle äusserlichen Mittel mit einem deutlichen Hinweis auf ihre Anwendung bezeichnet werden. Ueberhaupt sollte man so viel wie möglich wenigstens alle als Heilmittel verwandten Waaren mit gedruckten Etiketts versehen. Gerade bei unsern Artikeln, die sich äusserlich oft wenig oder gar nicht von einander unterscheiden, ist ein solches Verfahren doppelt geboten, und bei dem billigen Preise, für welchen man sich heute derartige Etiketts beschaffen kann, darf der Kostenpunkt gar keine Rolle spielen.

Sehr rathsam ist es, sich und sein Personal daran zu ge- wöhnen, bei der Abgabe der Waaren an den Käufer den Namen des Verlangten stets noch einmal deutlich zu wiederholen. Gar man- cher unliebsame Irrthum wird dadurch im letzten Augenblick noch verhindert.

Einrichtung des Geschäftes.

Eine schwierige, ja fast unlösbare Aufgabe würde es sein, bestimmte, stets zutreffende Regeln für die Einrichtung des Geschäftes zu geben. Grösse, Art des Geschäftes und vor Allem die zu Gebote stehenden Lokalitäten werden immer die massgebenden Faktoren bleiben. Allgemeine Regeln und praktische, durch die Erfahrung bestätigte Winke sind das Einzige, was sich hierbei bieten lässt.

Peinliche Sauberkeit und die strengste Ordnung sollten aber in keinem Geschäftslokal fehlen, und selbst eine gewisse Eleganz, die darum noch nicht Luxus zu sein braucht, ist wohl angebracht. Unsere heutige Zeit macht eben an alle Geschäfte auch im Aeusseren grössere Ansprüche als die früheren Jahrzehnte, und die alten „Giftbuden", wie der Volkswitz so häufig die früheren Apotheken und Drogengeschäfte nannte, sind heute durchaus nicht mehr am Platze.

Das Kapital, welches der Geschäftsmann für eine hübsche Ausstattung der Geschäftsräume anlegt, wird sich stets gut verzinsen. Vor Allem sollte Niemand versäumen, auch von Aussen her das Geschäft durch gut ausgestattete Schaufenster zu kennzeichnen. Gut und ansprechend dekorirte Schaufenster mit öfter wechselnder Besetzung und, wenn möglich, mit Bezeichnung der Preise für die einzelnen Artikel locken gar manchen Käufer in das Geschäft, während auf der andern Seite ein unsauberes Fenster mit verstaubten Waaren die Käufer nur abschrecken kann. Stehen zwei oder mehrere Fenster zu Gebote, so wird man immer gut thun, die Waaren nach ihrer Art zu sondern. Es macht einen schlechten Eindruck, wenn man, wie das so häufig der Fall ist, Waaren, welche zu Heilzwecken oder zum Genuss bestimmt sind, mitten zwischen oft giftigen Farben und chemischen Präparaten arrangirt findet. Ebenso muss man die auszustellenden Waaren den jeweiligen Bedürfnissen der Saison anpassen.

Im Laden selbst sind es vor Allem die Regale und Standgefässe, welchen die grösste Aufmerksamkeit zu widmen ist. Die ersteren sind fortwährend gut in Politur oder Farbe zu erhalten. Die Dekorirung derselben richtet sich natürlich nach dem Geschmack des Besitzers, doch sind aus praktischen Gründen ganz helle Farben zu vermeiden. Sehr hübsch macht sich z. B. und bewährt sich auch auf's Beste schwarz mit Silber oder Goldbronce verziert. Von einer solchen Bemalung heben sich die weissen Schilder auf das Vortheilhafteste und Deutlichste ab, und namentlich, wenn die Schiebkasten von den Säulen und Zwischenwänden durch verschiedene Lackirung (matt und blank) unterschieden sind, macht ein so dekorirter Laden stets einen eleganten Eindruck. Der Ladentisch, an welchen das Publikum tritt, muss immer ganz besonders sauber sein. Zur Platte desselben eignet sich sehr gut ein harter, grauer Marmor, der sog. St. Annen-Marmor, welcher so hart

und fest ist, dass sich die Politur jahrelang gut hält. Dem Uebelstande gegenüber, dass auf dem Marmor leichter als auf Holz Gefässe
zerbrochen werden, lässt sich dadurch vorbeugen, dass man neben
jede Waage und an die Stelle, wo das Publikum die Flaschen hin-
zustellen pflegt, Wachstuch oder Linoleumbricken hinlegt. Auf der
andern Seite lässt sich Marmor mit Leichtigkeit stets sauber erhalten
und selbst Lack oder Oelflecke sind leicht und schnell zu entfernen.
Nur der weisse Marmor ist streng zu vermeiden, da er weit weniger
widerstandsfähig ist und alle Farben und Oele sofort in sich aufsaugt. Sehr praktisch ist es auch, unmittelbar am Ladentisch kleine
Schauschränkchen anzubringen, in welchen namentlich diejenigen Waaren
ausgestellt werden, die dem Publikum als Neuheiten vorgeführt oder
von diesem überhaupt seltener in Drogengeschäften gesucht werden.

Die Vorrathsgefässe selbst betreffend, sind für Kräuter, Wurzeln etc.,
überhaupt für alle diejenigen trockenen Waaren, welche grösseren Platz
beanspruchen, bei uns die Schiebkasten allgemein gebräuchlich. Diese
müssen gut schliessend und bei all' den Stoffen, welche hygroskopisch
(Feuchtigkeit anziehend) oder stark riechend sind, mit schliessbarem
Blecheinsatz versehen sein.

In Amerika hat man angefangen, die Schiebkasten gänzlich durch
lose, in den Regalen stehende Blechgefässe zu ersetzen. Diese Neuerung hat sehr viel für sich, da hierbei ein guter Verschluss viel leichter
zu erreichen ist, so dass das Eindringen von Staub und Schmutz fast
zur Unmöglichkeit wird. Für Kräuter und sonstige Drogen, welche
selten absolut trocken sind, empfiehlt es sich dabei, den Deckel ganz
fein durchlöchern zu lassen, damit die allmälig verdunstende Feuchtigkeit entweichen kann. Hierdurch wird das Dumpfigwerden der Waare
verhindert. Derartige Blechgefässe lassen sich sehr elegant ausstatten
und würden sich bei fabrikmässiger Herstellung durchaus nicht theuerer
stellen als die Schiebkasten.

Für alle trockenen Drogen, welche in kleineren Quanten im Laden
gebraucht werden, benutzt man jetzt statt der früher gebräuchlichen
Holzbüchsen allgemein Glashafen. Hiervon wählt man am besten die
mit überfallenden sog. Staubdeckeln, und für alle lichtempfindlichen
Stoffe solche aus braunem oder schwarzem Hyalithglas. Bei den Gefässen für Flüssigkeiten sind gleichfalls Flaschen mit Staubstöpsel zu
wählen. Bei den fetten Oelen, Säften, überhaupt allen dickflüssigen
Waaren haben sich die neuerdings eingeführten sog. Tropfensammler,
welche auf jede Flasche gesetzt werden können, gut bewährt. Hat
man keine Tropfensammler, so thut man bei den Oelflaschen gut, Por-
zellanuntersätze, wie sie bei Bierseideln gebräuchlich, unterzustellen.
Auch bei den starken Säuren sollte man diese Vorsicht nicht unter-
lassen, um die Regale zu schützen und rein zu halten. Gleiche Aufmerksamkeit wie den Gefässen muss der Signirung zugewandt werden.

Niemals dürfen Gefässe ohne Signatur benutzt werden und letztere muss stets sauber und klar leserlich sein. Man wählt deshalb am besten kräftige lateinische Buchstaben. Für die Kasten empfehlen sich namentlich weisse Porzellan- oder Emailleschilder. Da diese jedoch ziemlich theuer sind (0,30—0,40 M. per Stück), werden vielfach gedruckte oder durch Schablonen hergestellte Papierschilder angewandt. Um letztere herzustellen ist der Signirapparat vom Pharmazeuten J. Pospíšil aus Stefanau bei Olmütz, Oesterreich, sehr zu empfehlen, da durch diesen in Folge einer sinnreichen Konstruktion nicht nur die Grund-, sondern auch die Haarstriche hergestellt werden. Da aber Papierschilder, auf die gewöhnliche Weise aufgeklebt und lackirt, selten lange sauber bleiben, so thut man, wenn man die Ausgabe für Emailleschilder scheut, gut, dieselben durch Glasplatten zu schützen. Man verfährt hierbei folgendermassen: Man lässt zuerst von einem Glaser aus nicht zu dickem Glase Platten schneiden, die der Grösse und Form der Papierschilder möglichst genau entsprechen (100 Stück circa M. 2—2,50). Nun werden die Signaturen auf der Schriftseite mit ganz hellem Gummischleim bestrichen und sehr sorgfältig auf die Glasplatte geklebt. Nach dem vollständigen Antrocknen wird die Rückseite des Schildes mittelst einer, später zu besprechenden Klebflüssigkeit bestrichen und an den Kasten befestigt. Derartig hergestellte Schilder sehen sehr elegant aus, sind völlig unverwüstlich und stets mit Leichtigkeit rein zu erhalten.

Bei der Signirung der Glasgefässe pflegt der Kostenpunkt ebenfalls massgebend zu sein. Eingebrannte Schrift ist und bleibt selbstverständlich immer das Sauberste und Eleganteste, doch ist die erste Ausgabe hierfür eine recht hohe. Für Säuren, Fette und ätherische Oele, bei denen Papierschilder durchaus nicht sauber zu erhalten sind, sollte man jedoch stets eingebrannte Schrift wählen. Bei den grösseren Pulverhäfen kann man eventuell Papierschilder in der Weise anwenden, dass man sie statt auf die Aussenseite der Gefässe auf die Innenseite klebt und sie nach dem Antrocknen mit Collodium überzieht. Es ist dies allerdings eine etwas mühsame Arbeit, die auch eine gewisse Geschicklichkeit und Uebung erfordert, da man genau darauf achten muss, dass alle Luftblasen entfernt und die Ränder überall fest am Glase haften; nachher aber hat man dafür auch eine Signirung, die stets sauber und rein bleibt und dadurch die angewandte Mühe reichlich lohnt.

Zum Aufkleben der Schilder hat man sehr verschiedene Klebmaterialien empfohlen. Ungemein fest haftet ein Leimkleister, den man in der Weise herstellt, dass man guten Tischlerleim durch Kochen in Essig auflöst und dann so viel Roggenmehl hinzufügt, dass ein nicht zu steifer Kleister entsteht. Auch eine Dextrinauflösung, der man durch Rühren einige Prozent dicken Terpenthin zugesetzt hat, haftet auf Glas, Blech, überhaupt allen blanken Flächen ganz vorzüglich. Ferner hat man darauf zu achten, dass die Klebflüssigkeiten nicht zu dick sind, da sie in diesem Falle nicht in das Papier eindringen und nach dem Trocknen eine harte spröde Schicht bilden, die sehr leicht von glatten Flächen abspringt. Zum Lackiren der Schilder empfehlen sich vor Allem bei farbigen Schildern Copallack, bei weissen allerfeinster Dammarlack. Alle die sog. Etiketten- oder Landkartenlacke pflegen selten widerstandsfähig zu sein. Vor dem Lackiren überzieht man die Schilder zuerst mit dünnem Collodium, um das Durchschlagen zu verhüten. Bei gedruckten Schildern kann man statt des Collodiums auch Gummischleim anwenden.

Schmutzig gewordene, lackirte Schilder lassen sich durch Abreiben mit einer Mischung aus Leinöl, Spiritus und ein wenig Terpenthinöl reinigen.

Die Anordnung der Gefässe muss sich selbstverständlich den Lokalitäten anpassen, jedoch thut man immer gut, verschiedene alphabetische Reihenfolgen zu nehmen, damit nicht ganz fremdartige Stoffe untereinander gewürfelt werden. Lässt es sich einrichten, so bringt man etwa in einem Regal die medizinischen Artikel unter, in einem andern Genuss- und Konsumartikel, wieder in einem andern die Farben u. s. w. Auf Eins ist stets mit Sorgfalt zu achten, dass die Gefässe immer wieder der Reihenfolge nach hingestellt werden; das Gegentheil ist eine der übelsten Angewohnheiten, die schon oft zu Verwechselungen Anlass gegeben hat.

Alle Standgefässe im Verkaufslokal dürfen nur absolut klare Flüssigkeiten enthalten. Nichts ist hässlicher, als wenn Oele, Tinkturen und sonstige Flüssigkeiten trübe und flockig sind. Wie appetitlich dagegen sieht z. B. ein spiegelblank filtrirtes Provenceröl aus. Selbst die feinste, beste Waare wird unscheinbar, wenn sie nicht absolut klar ist. Niemals sollte man daher, wenn nöthig, die kleine Mühe des Filtrirens scheuen.

In den Geschäften, in welchen neben dem eigentlichen Drogenhandel auch ein solcher mit zubereiteten Oelfarben betrieben wird, trennt man diese Abtheilung möglichst von dem eigentlichen Geschäftsraum ab, da hierbei absolute Reinlichkeit nicht durchzuführen ist. Zum mindesten müssen eigene Waagen, am besten auch ein eigener Ladentisch dafür gehalten werden. Wo keine gesonderte Lokalität dafür zu Gebote steht, kann man sich häufig dadurch helfen, dass man das grosse Hauptregal nicht unmittelbar an die Wand, sondern 5 Fuss von derselben entfernt aufstellt. Der so gewonnene, dem Auge des Publikums entzogene Raum wird in der Weise benutzt, dass man längs der Wand einen 2—2$\frac{1}{2}$ Fuss breiten Tisch anbringt, auf welchem die angeriebenen Oelfarben abgewogen werden. Oberhalb und unterhalb des Tisches können Regale angebracht werden, auf welchen die Lacke, Oele, Firnisse etc. unterzubringen sind.

Eine feststehende Regel muss es für das Verkaufspersonal sein, alle gebrauchten Gegenstände, als Hornlöffel, Spatel, Waagen etc. sofort wieder zu reinigen. Für die Farben und giftigen Präparate muss in jedem Gefäss ein besonderer Löffel vorhanden sein. Ebenso sind alle gebrauchten Gefässe sofort wieder an ihren Platz zu stellen. Leer gewordene Gefässe werden vorläufig an einen dazu bestimmten Platz des Geschäftslocals zurückgestellt, um sie, sobald Zeit vorhanden ist, frisch zu füllen. Hierbei defekt werdende Waaren müssen in ein besonderes Defektbuch eingetragen werden.

Das Auffüllen der Standgefässe soll möglichst nur bei Tageslicht vorgenommen werden, um das Betreten der Vorrathsräume mit Licht thunlichst zu vermeiden. Schliesslich sei noch bemerkt, dass beim Abgeben von Flaschen etc. an das Publikum niemals beschmutzte Papiere zum Einwickeln benutzt werden dürfen. Man verwende dazu nur sauberes Papier, womöglich mit aufgedruckter Firma, der sehr vortheilhaft allerlei Empfehlungen von Waaren beigedruckt werden können. Es ist dieses eine der billigsten und wirksamsten Arten des Annoncirens.

Ueber die Einrichtung der Vorrathsräume lassen sich noch weit weniger als für die Ladenlokalitäten, bestimmte Regeln aufstellen. Jedes Geschäft wird hierbei anders verfahren, je nach der Grösse desselben und den gegebenen Räumlichkeiten. Eines aber sollte auch hier nie fehlen: „die Reinlichkeit, Ordnung und eine deutliche Signirung". Lose Papierbeutel und Säcke müssen möglichst vermieden werden. Da dies aber bei dem besten Willen niemals ganz zu vermeiden ist, thut man gut, derartige Beutel in einem eigens dazu bestimmten Schranke unterzubringen. An die Thür desselben wird ein Bogen Papier geheftet, worauf die Namen der im Schrank liegenden Waaren verzeichnet sind; in den eigentlichen Vorrathskasten dagegen muss in einem solchen Falle eine kleine Notiz darüber gelegt werden. Auf diese Weise erreicht man mit Leichtigkeit, dass derartige überschüssige Vorräthe nicht vergessen, sondern stets zuerst verbraucht werden. Für leichtere Waaren, Kräuter, Wurzeln etc. eignen sich die neuerdings eingeführten Papierfässer mit verschliessbarem Deckel vorzüglich als Vorrathsgefässe.

Für die Fälle, wo man die Versandfässer oder Kisten direkt als Vorrathsgefässe benutzt, ist zu empfehlen Anhängeschilder vorräthig zu halten. Auf dem Vorrathsboden können diese aus mit Papier beklebter Pappe hergestellt werden. Im Keller pflegen derartige Schilder bald zu verderben; man wählt deshalb hierfür Zinkschilder, die man hübsch und dauerhaft auf folgende Weise selbst herstellen kann. Man lässt vom Klempner aus Zinkblech (nicht Weissblech) Schilder von beliebiger Grösse schneiden, ätzt auf diese die Schrift mit Aetztinte, entweder durch gewöhnliches Schreiben oder Schablo-

niren auf. Die Aetztinte wird hergestellt, indem man gleiche Theile
Kupfervitriol und chlorsaures Kali mit Wasser und ein wenig Gummischleim zu einem feinen Brei anreibt, der, wenn mit der Feder geschrieben werden soll, mit der 15 fachen Menge Wasser verdünnt
wird. Die blassgrüne Flüssigkeit erzeugt auf dem Zink sofort eine
tiefschwarze Aetzung. Nach dem Trocknen der Schrift spült man die
Schilder mit Wasser ab und lackirt sie mit Dammarlack. Derartige
fast unvergängliche Schilder eignen sich auch ganz vorzüglich für
Säureballons etc.

Zur Entleerung der Säureballons hat man zur Vermeidung der
Gefahr beim Ausfüllen die verschiedenartigsten Heber konstruirt. Doch
leiden diese sämmtlich, da Metall nicht angewandt werden kann, an
dem Uebelstande der grossen Zerbrechlichkeit. Der Verfasser ist nach
zahlreichen Versuchen immer wieder auf den bekannten Ballonkipper
zurückgekommen.

Zum Entleeren der Oelfässer wird vielfach die sog. Oelpumpe
angewandt, diese hat aber zwei grosse Fehler. Einmal wird dadurch
der abgelagerte Bodensatz immer aufgerührt, so dass das Oel nicht
blank bleibt; andererseits ist ein Verschütten von Oel beim Herausnehmen der Pumpe aus dem Fass kaum zu vermeiden. Hähne gewöhnlicher Konstruktion verstopfen sich aber, namentlich bei Leinöl
und Firniss, ungemein leicht; sie haben auch meist eine zu kleine Aus-
flussöffnung. Ganz vorzüglich bewähren sich dagegen die aus Eisen
hergestellten sog. Safthähne. Diese haben kein Küken, sondern der
Verschluss ist hergestellt durch eine aufgeschliffene, mit Schrauben
befestigte und mittelst eines Griffes bewegliche Schliessplatte. Man
hat es durch ein geringeres oder stärkeres Oeffnen ganz in der Gewalt, stark oder schwach ablaufen zu lassen, und da man durch ein
geringes Anziehen der Schrauben die Schliessplatte, wenn sie sich ein
wenig gelockert hat, sofort wieder dichten kann, ist ein Verlust durch
Abtropfen absolut ausgeschlossen. Der etwas höhere Preis der Hähne
wird durch diese Vortheile mehr als aufgewogen. Für die Aufbewahrung
der feuergefährlichen Stoffe, als Aether, Benzin etc. sind überall durch
die Lokalbehörden besondere Vorschriften erlassen, deren Befolgung,
um Streitigkeiten bei Brandschäden zu vermeiden, entschieden nothwendig ist. Doch noch über dieselben hinaus sollte jeder Drogist
gerade in dieser Beziehung im eigenen Interesse die allergrösste Vorsicht walten lassen. Steht ein feuersicherer Raum zu Gebote, so wird
dieser selbstverständlich zur Lagerung benutzt. Gut ist es hierbei,
wenn derselbe mit Luftklappen versehen ist, die eine stete Lüftung
ermöglichen, damit etwa sich ansammelnde Dämpfe immer entweichen
können. Niemals darf ein solcher Raum mit offenem Licht betreten
werden. Ist es einzurichten, so bringt man in der Wand oder der
Thür ein Fenster an, durch welches mittelst einer Lampe der Raum

von aussen beleuchtet wird. Ist auch dieses unmöglich, so sollte
wenigstens, wenn die Arbeit nicht am Tage vollzogen werden kann,
nur eine Sicherheitslampe benutzt werden. Nicht immer ist man in
der glücklichen Lage, einen feuersicheren Raum zu haben, so dass der
gewöhnliche Keller benutzt werden muss. In diesem Falle beschränkt
man die zu lagernden Vorräthe aufs Aeusserste, und noch mehr sind
die oben angeführten Vorsichtsmassregeln zu befolgen. Als eine grobe
Unsitte ist es zu betrachten, wenn statt der Lampe, wie dies leider
so häufig geschieht, nur Streichhölzer angezündet werden. Durch das
Wegwerfen derselben ist schon manches Unglück entstanden. Ebenso
ist dem Personal stets einzuprägen, dass etwa in Brand gerathenes
Benzin, Aether, Terpenthinöl etc. nicht durch Wasser zu löschen ist,
sondern die Flamme höchstens durch nasse Säcke oder durch aufzu-
schüttenden Sand, Erde, Kreide oder ähnliche Stoffe erstickt werden
kann. Bei der grossen Feuergefährlichkeit unseres Geschäftsbetriebs
ist die Anschaffung eines gut konstruirten Extinkteurs sehr zu empfehlen.
Es haben sich dieselben bei ausbrechendem Feuer vielfach bewährt,
während die früher gebräuchlichen Feuerlöschdosen oft versagten. Nur
muss die Funktionirung des Extinkteurs, am besten in bestimmten
Zwischenräumen, geprüft werden.

Für grössere Geschäfte ist die Anlegung eines General-Kataloges
aller vorhandenen Waaren fast unumgänglich nothwendig, um dem
neu eintretenden Personal das Auffinden der Vorräthe zu erleichtern.
Hierzu ist es erforderlich, alle Regale in den verschiedenen Räumen
mit Nummern zu versehen, wenn man nicht vorzieht, die einzelnen
Kasten selbst zu nummeriren. Selbstverständlich muss bei einer Waare
deren Aufbewahrungsort in den verschiedenen Räumen des Geschäftes
aufgeführt werden z. B.

Name	Lokal	Regal-No.	Bemerkungen
Rad. althaeae „ „ Alkohol absol. „ „	Laden Boden Laden Keller	12 5 2 10	Grösserer Vorrath im feuersich. Raum

In derselben Weise, wie über die Aufbewahrung der feuergefährlichen Stoffe, giebt es in den meisten Bundesstaaten besondere Vorschriften über die Aufbewahrung der Gifte. Auf diese kommen wir
im Anhang, welcher die uns betreffende Gesetzgebung behandelt, zurück.

Was nun die Unterbringung der Waaren in den verschiedenen
Vorrathsräumen betrifft, so ist die Natur der Stoffe, um welche es
sich handelt, massgebend. Denn während die Einen heller, luftiger
Räume für ihre Konservirung bedürfen, verlangen Andere kühle, mög-

lichst dunkele. Es gehört entschieden eine genaue Kenntniss dazu, hier immer das Richtige zu treffen. Deshalb sollen bei den einzelnen Artikeln, da dieses Buch namentlich für den angehenden Drogisten gedacht ist, stets Bemerkungen über die Aufbewahrung hinzugefügt werden. Als feststehende Regel gilt es, dass alle Kräuter, Wurzeln, Samen etc., sowie die meisten Chemikalien in durchaus trockenen und luftigen Lokalitäten untergebracht werden müssen. Denn namentlich für die Vegetabilien ist die Feuchtigkeit der allergrösste Feind. Man sorge daher stets dafür, dass dieselben vollständig trocken in die am besten nicht ganz hermetisch schliessenden Kasten oder Fässer gepackt werden. Von den Chemikalien müssen nur diejenigen aus den trockenen Räumen verbannt werden, welche leicht verwittern, d. h. einen Theil ihres Krystallwassers verlieren, wie z. B. Soda, Glaubersalz, Borax etc. Diese können, wenn der Keller nicht zu feucht ist, in diesem aufbewahrt werden.

In den Keller gehören ferner die grösseren Vorräthe von ätherischen und fetten Oelen, Essenzen und Tinkturen, Zuckersäfte und leicht flüchtige Körper, wie Kampher.

Weniger empfindlich sind die Erd- und Mineralfarben; doch auch von diesen müssen die meisten wenigstens völlig trocken stehen.

Kann man die flüssigen Säuren, welche in Ballons in den Handel kommen, den Salmiakgeist, rohe Carbolsäure und ähnliche Stoffe in einem luftigen Schauer, getrennt vom Wohnhause, unterbringen, so ist dies wegen der nicht zu vermeidenden Ausdünstung beim Umfüllen sehr wünschenswerth.

Waagen und Gewichte.

Die Konstruktion der Waagen ist eine sehr verschiedene; von der einfachen Balkenwaage bis zu den feinsten, analytischen Waagen giebt es eine grosse Menge verschiedener Systeme. Eines aber erfordern Alle gleichmässig, eine genaue, vorsichtige Behandlung. Stets achte man darauf, dass dieselben ihrer Grösse entsprechend auch die kleinsten Gewichtsmengen genau angeben. Schon eine geringe Gewichtsdifferenz beim Wägen ergiebt im Laufe der Zeit eine grosse Summe. Zum Wägen ganz kleiner Mengen trockener Substanzen bedient man sich allgemein der Handwaagen mit hörnernen oder silbernen Schaalen, welche an feinen, seidenen Schnüren am Waagebalken hängen. Für grössere Gewichtsmengen eignen sich vor Allem die Säulen- oder Tarirwaagen und die sog. Tafelwaagen mit festliegenden, statt hängenden Schaalen. Die letzteren, namentlich zum Wägen von grösseren Flaschen und Gefässen geeignet, sind sehr bequem in der Handhabung, leiden aber bei der weit komplizirteren Zusammensetzung an dem Uebelstande des schnelleren Ungenauwerdens. Man benutzt sie überhaupt am besten

nur beim Wägen über 100 Gramm. Weit dauerhafter und präziser
sind die Säulenwaagen. Hier schwebt der Waagebalken auf einem
Dreieck vom härtesten Stahl und ebenso balanciren auch die ange-
hängten Schaalen im Anhängungspunkte auf einem gleichen Dreieck.
Bei den besseren Waagen dieser Konstruktion ist der am Waagebalken
befestigte Zeiger nach unten gerichtet und hinter demselben befindet
sich eine halbkreisförmige Skala, welche auch die allerkleinsten Schwankungen anzeigt. Der Hauptvortheil dieser Waagen liegt darin, dass
man die Lager und Zapfen der Schwebepunkte mit Leichtigkeit reinigen
kann. Für Gewichtsmengen über 10 Kilo kann man sich der Dezimalwaagen bedienen, doch erfordern auch diese eine grosse Aufmerksamkeit. Der Wägende hat sich jedesmal vor der Benutzung zu überzeugen, dass die Waage richtig arbeitet. Er erkennt dies daran, dass
die beiden Zungen sich genau gegenüberstehen und bei dem kleinsten
Druck frei spielen. Namentlich pflegt besonders durch die Verdrehung
der Ketten, in welchen die Gewichtschaale hängt, eine kleine Abweichung
vom Gleichgewicht leicht zu entstehen. Der Wägende hat immer zu
bedenken, dass die Gewichtsdifferenz sich hier verzehnfacht. Gleich
den Dezimalwaagen hat man für ganz grosse Mengen auch Centesi-
malwaagen konstruirt, bei denen durch eine weitere Verlegung des
Schwerpunktes im Waagebalken das aufgelegte Gewicht verhundert-
facht wird. Doch möchten Waagen dieser Art wohl selten in Drogengeschäften benutzt werden.

Während die grösseren Gewichte meistens von Eisen angefertigt
sind, pflegen die kleineren aus Messing und die allerkleinsten aus
Platin oder Silberblech zu sein. Alle müssen selbstverständlich stets
sauber gehalten werden, doch ist bei denen von Messing das Putzen
mit scharfen Substanzen zu vermeiden, da sonst leicht Gewichtsdiffe-
renzen entstehen. Die eisernen überzieht man, um das Rosten zu verhüten, mit feinem schwarzen Lack.

Seit der Gründung des Deutschen Reiches gilt für alle Bundesstaaten die gleiche Gewichtseinheit, das Kilo = 1000 Gramm, mit
vollständig durchgeführter Dezimaleintheilung. Leider hat sich Beides
im gewöhnlichen Verkehr noch nicht vollständig eingebürgert. Immer
spielt noch das Pfund mit seiner Viertheilung eine grosse Rolle. In
früherer Zeit gab es in Deutschland neben dem gewöhnlichen Gewicht
noch ein eigenes Medizinalgewicht. Das medizinische Pfund war gleich
Dreiviertheilen des gewöhnlichen Pfundes und zerfiel in 12 Unzen, die
Unze in 8 Drachmen, die Drachme in 3 Skrupel und der Skrupel in
20 Gran, so dass die Unze gleich 480 Gran war. Für diese Gewichte hatte man besondere Zeichen: Pfund = ℔, Unze = ℥, Drachme
= ʒ, Skrupel = ℈, Gran = Gr.

Da man häufig noch nach alten Vorschriften mit Medizinalgewicht
zu arbeiten hat, so sei hier bemerkt, dass man bei der Umwandlung

desselben in Grammgewicht die Unze = 30 g rechnet; genau würden es 31,25 g sein, doch da wir es nicht mit der Rezeptur zu thun haben, genügt eine solche Abrundung vollständig. Eine Drachme rechnet man = 4 g. Die Umwandlung der anderen Gewichtsmengen kann man nach diesen Normen leicht berechnen. Wir bemerken nur, dass das frühere Gran = 0,06 g ist.

Ausser Deutschland haben noch Belgien, Dänemark, Frankreich, Italien, Oesterreich, Portugal und Spanien das metrische Gewichtssystem acceptirt, während England und die Vereinigten Staaten, Russland, Schweden und Norwegen besondere Gewichtseintheilung haben. Es würde zu weit führen, die Gewichtseintheilung dieser Länder einzeln aufzuführen. Vergleichsweise führen wir nur an, dass

1 ℔ Englisch   = 453,6 g
1 - Amerikanisch = 453,6 -
1 - Norwegisch   = 498,4 -
1 - Schwedisch   = 425,0 -
1 - Russisch   = 409,0 -   ist.

Die Arbeit des Wägens selbst bedingt, wenn sie gut und rasch ausgeführt werden soll, immerhin eine gewisse Erfahrung und Uebung. So einfach sie auch erscheinen mag, dauert es doch eine geraume Zeit, bis der Lehrling, namentlich beim Einwägen von Flüssigkeiten, tadellos arbeitet. Hier muss entschieden die praktische Unterweisung an die Stelle des geschriebenen Wortes treten. Nur daran sei der junge Fachgenosse auch hier wieder erinnert, dass er beim Wägen von Flüssigkeiten gegen das Ende den Zufluss bedeutend verringern muss. Zum Tariren der Gefässe benutzt man sehr zweckmässig zur genauen Ausgleichung Bleischrot. Man hat zu diesem Zweck zwei kleine hörnerne Becher, von denen man einen auf die Gewichtsschaale stellt und nun durch langsames Zuschütten aus dem zweiten Becher das Gleichgewicht der beiden Schaalen absolut genau herstellt. Bei dieser Gelegenheit seien die drei technischen Bezeichnungen Brutto, Netto und Tara erwähnt. Tara bedeutet das Gewicht der Verpackung, gleichviel woraus dieselbe besteht, Brutto das Gesammtgewicht der Waare incl. der Packung, Netto das Reingewicht der Waare.

Maasse und Messen.

Gleich den Gewichten gilt jetzt für ganz Deutschland ein einziges Hohlmaass, das Liter, ebenfalls nach dem Dezimalsystem getheilt, in Deziliter = $^1/_{10}$ Liter. Hundert Liter heissen Hektoliter; ein Liter fasst bei 4 Grad C. genau ein Kilo Wasser. Die französischen Hohlmaasse stimmen mit den unsrigen überein; England dagegen rechnet mit Gallonen à 8 Pints. Die Gallone fasst abgerundet $3^3/_4$ Liter, genau berechnet 3790 g Wasser; 1 Pint fasst 474 g. Man benutzt in unsern

Geschäften Maassgefässe, auch wohl Mensuren genannt, aus Porzellan, Zinn und emaillirtem Blech, doch sind die Letzteren nicht aichungsfähig, dürfen daher beim Verkaufen nicht benutzt werden. Es sind im Ganzen nur wenig Flüssigkeiten, welche nach Maass gehandelt werden, doch hat man hier und da angefangen, der Bequemlichkeit halber auch Leinöl, Terpenthinöl etc. nach Maass zu verkaufen. Will man bei derartigen Stoffen das raschere Messen statt des Wägens benutzen, auch wenn man nach Gewicht verkauft, so kann man sich dazu leicht selbst Maassflaschen mit eingefeilten Theilstrichen herstellen, indem man mit möglichster Genauigkeit die gewünschten Mengen einwägt und danach die Theilstriche anbringt. Diese Art und Weise ist namentlich sehr bequem, wenn man Leinöl, Firniss und ähnliche Flüssigkeiten im Verkaufslokal in sog. Ständern mit Abflusshähnen versehen, vorräthig hält.

Alle Waagen, Gewichte und Maasse müssen gesetzlich geaicht, das heisst, mit einem behördlichen Kontrollstempel versehen sein. Die Aichordnung (siehe Anhang) bestimmt auch die gesetzlich zulässigen Fehlergrenzen der Gewichte und Maasse.

Sonstige Geschäftsutensilien.

Löffel braucht man eine grosse Anzahl, da man gut thut, möglichst in allen Kasten mit pulvrigen Substanzen einen eigenen Löffel zu halten. Diese können, da sie immer für denselben Stoff benutzt werden, aus Holz oder Blech angefertigt sein; letztere in Schaufelform mit kurzem Stiel sind besonders praktisch. Für die feineren Sachen, speziell für den Ladentisch, benutzt man Löffel von polirtem Horn oder Hartgummi. Niemals darf der Verkäufer versäumen, diese nach dem Gebrauch sofort zu reinigen; zu vermeiden ist dabei das Abwaschen in heissem Wasser, da sie hierdurch die Form verlieren.

Spatel nennt man aus Eisen gefertigte, gewöhnlich an beiden Enden spatenförmig verbreitete Instrumente zum Herausnehmen von Fetten etc. Zum Rühren von Flüssigkeiten, Auflösen von Gummi oder Salzen in Wasser etc. benutzt man am besten Spatel aus Porzellan oder fertigt sich selbst solche aus hartem Holz an.

Schaalen. Zum kalten oder warmen Auflösen von Salzen etc. benutzt man am besten diejenigen der Berliner Porzellan-Manufactur, welche ein Erhitzen über freiem Feuer vertragen und mit gut gearbeiteter Ausflusstülle versehen sind. Neuerdings kommen auch gusseiserne, weissemaillirte Schaalen in den Handel, welche sich für viele Zwecke ausgezeichnet bewähren. Auch die ungemein hart gebrannten Nassauer Thongeschirre, aussen mit feiner brauner, innen mit rein weisser sehr glatter Glasur, sind sehr zu empfehlen, wo keine starke

Hitze angewandt zu werden braucht. Zum Feststellen der halbkugeligen Schaalen ohne Fuss benutzt man am besten Strohkränze.

Mörser. Gebräuchlich sind kleine Porzellanmörser oder Reibschaalen, mit und ohne Ausguss, zum Mischen kleiner Mengen Pulver, oder zum Anreiben fester Körper mit Flüssigkeiten, Messingmörser zum Zerstossen oder Zerquetschen und endlich grosse eiserne Mörser zum Pulvern grösserer Mengen von Substanzen, die das Eisen nicht angreifen. Bei ganz grossen eisernen Mörsern mit sehr schwerem Pistill (Stössel) kann man sich die Arbeit des Stossens sehr erleichtern, wenn man das Pistill mittelst Stricken an einen gut federnden Schwebebaum aufhängt. Der Stossende hat bei dieser Vorrichtung nur nöthig, das Pistill niederzustossen, während das Heben durch den Schwebebaum selbst besorgt wird. Der eiserne Mörser muss innen stets blank und rostfrei erhalten werden. Die in den Apotheken so viel benutzten halbkugeligen eisernen oder messingenen Mörser zum Anstossen von Pillen kommen für uns nicht in Betracht.

Heute werden überhaupt nur wenige Drogengeschäfte das Pulvern und Zerkleinern der Rohdrogen selbst besorgen. Grosse Fabriken mit Dampfbetrieb liefern mittelst höchst komplizirter und sinnreicher Maschinen die Pulver von einer Güte und Feinheit, wie sie der gewöhnliche Geschäftsmann gar nicht herstellen kann. Fast das Gleiche gilt von den geschnittenen Kräutern und Wurzeln, welche mit einem sehr kleinen Preisaufschlag ebenfalls von besonderen Geschäften schön geschnitten in den Handel gebracht werden. Doch kommen immerhin einzelne Artikel vor, welche nicht geschnitten zu haben sind und die deshalb, wenn nöthig, selbst zerkleinert werden müssen. Hierzu benutzt man meistens Schneideladen nach Art der Häckselschneidemaschinen oder Stampfmesser verschiedener Formen, deren Stiel zuweilen mit Quecksilber ausgegossen wird, um die Wucht des Stosses zu vermehren. Auf der letzten Fachausstellung zu Braunschweig brachte die Firma Zemsch aus Wiesbaden eine ganze Reihe zum Theil recht praktischer Apparate zur Anschauung.

Von den Pulvern sind es hauptsächlich die Gewürzpulver, welche noch am häufigsten in den Drogengeschäften selbst hergestellt werden. Es hat dies auch eine gewisse Berechtigung wegen der absoluten Garantie, welche der Drogist dann für die Reinheit der Waare übernehmen kann. Man bedient sich zur Darstellung dieser Pulver selten des Mörsers, sondern fast immer der sog. Gewürzmühlen. Diese sind meistens nach der Art der gewöhnlichen Kaffeemühlen, nur in vergrössertem Maassstabe konstruirt, zuweilen auch mit sog. Vorbrecher zum Zerkleinern der gröberen Stücke versehen. Selbstverständlich müssen alle Rohdrogen, welche gepulvert oder gestossen werden sollen, vorher gut ausgetrocknet werden. Zum Trennen der gröberen von den feineren Pulvern und der Spezies bedient man sich der Siebe, bei welchen in einem Rahmen von Holz Gewebe aus Seidengaze, Haartuch, Messing oder lackirtem Eisendraht mit den verschiedensten Maschenweiten eingespannt sind. Unter diesen Rahmen wird der Siebboden, in welchem ein Leder eingespannt ist, befestigt und werden so durch stossweises Schütteln die feineren von den gröberen Theilen getrennt.

Farbenmühlen, siehe Abtheilung Farbwaaren.

Trichter. Diese sehr wichtigen Hülfsapparate werden aus den allerverschiedensten Materialien hergestellt, deren Verwendung sich nach der Art des Stoffes, mit welchem sie in Berührung kommen, richten muss. Wären die Glastrichter nicht von so überaus grosser Zerbrechlichkeit, ein Uebelstand, der wohl jedem Geschäftsmanne schon manchen Seufzer abgelockt hat, so sollte man keine anderen, als diese benutzen, da kein anderes Material so leicht rein zu halten und gleich unempfindlich gegen Säuren, Laugen etc. ist. Am nächsten stehen ihnen in dieser Beziehung die Trichter aus emaillirtem Blech, doch sind dieselben gegen starke Säuren nicht ganz widerstandsfähig. Für Letztere benutzt man auch wohl Trichter aus Guttapercha. Doch selbst dieses Material wird nach verhältnissmässig kurzer Zeit namentlich durch starke englische Schwefelsäure mürbe und brüchig. Für alle die Flüssigkeiten, welche keine scharfen Substanzen enthalten, kann man zum blossen Durchgiessen Trichter aus Weissblech verwenden. Sobald sie aber, wie beim Filtriren, längere Zeit mit den Stoffen in Berührung kommen, dürfen nur Glastrichter angewandt werden.

Technische Arbeiten.

Wenn auch der Drogist in der Hauptsache nur Kaufmann und nicht Fabrikant der von ihm vertriebenen Präparate ist, so giebt es doch eine ganze Reihe von Arbeiten, welche in jedem Drogengeschäfte vorgenommen werden, und mit vielen anderen soll er, auch wenn er sie nicht selbst vornimmt, in den Grundzügen vertraut sein.

Koliren oder Durchseihen nennt man die Trennung flüssiger Bestandtheile von festen, bei der es nicht auf absolute Klarheit der Flüssigkeit ankommt. Die gewonnene Flüssigkeit heisst Kolatur. Man bedient sich meistens viereckiger Flanell- oder Leinentücher, welche lose in einen viereckigen Rahmen, Tenakel genannt, eingehängt werden. Das zuerst Durchlaufende ist fast immer trübe und wird deshalb noch einmal zurückgegossen.

Filtriren. Kommt es bei der Flüssigkeit auf absolute Klarheit an, die durch das Koliren nicht zu erreichen ist, so bedient man sich dazu des sog. Filtrirens durch poröses Papier. Von Letzterem legt man ein kreisrundes Stück oder einen viereckigen Bogen, den man nachher beschneidet, in fächerartige Falten und zwar derartig, dass die Spitzen der Falten alle in einem Punkt zusammenlaufen. Der so

zusammengelegte Bogen wird auseinandergenommen und in einen
Trichter gelegt. Die Falten verhindern, dass das Papier sich dicht
an die Wandungen des Trichters anlegt und so das Ablaufen der
durchsickernden Flüssigkeit erschwert. Man benetzt zuerst das Filter
mit ein wenig Wasser oder Alkohol, je nach der zu filtrirenden Flüssigkeit, und giesst dann die Letztere in einem langsamen Strahl an
der Wandung des Filters hinunter. Diese Vorsicht ist nothwendig,
um das Zerreissen der ohnehin zarten Spitze zu vermeiden. Ist die
durchgelaufene Flüssigkeit anfangs noch nicht klar, so wird sie nochmals
zurückgegossen. Gutes Filtrirpapier muss weiss, porös und doch ziemlich zähe sein. Häufig ist eine Flüssigkeit klar, nur durch einige
Flocken oder fremde Gegenstände verunreinigt; in diesem Falle kann
man die Filtration ohne Papier vornehmen, indem man die Spitze des
Trichters durch ein wenig Baumwolle (Watte) schliesst. Letztere wird
mit einigen Tropfen Alkohol befeuchtet, um sie zu entfetten, der Alkohol durch nachgegossenes Wasser verdrängt und nun die zu klärende
Flüssigkeit in den Trichter gegeben; sie wird rasch und vollständig
klar durchlaufen.

Bei Säuren, Laugen und ähnlichen Flüssigkeiten, welche das
Papier angreifen, benutzt man in gleicher Weise statt der Watte
Pfropfen von ausgewaschenem Faserasbest, oder von der sog. Schlacken-
wolle oder der Glaswolle. Namentlich mit Letzterer, die eigens zu
diesem Zweck von Glasbläsern hergestellt wird, erreicht man vorzügliche Resultate. Bei zähen Flüssigkeiten, namentlich zuckerhaltigen,
bedient man sich häufig statt des Filtrirpapieres der Filterbeutel
von Filz.

Es giebt eine ganze Reihe von Flüssigkeiten, fette Oele etc.,
welche ungemein langsam filtriren. Bei diesen kann man die Arbeit
sehr beschleunigen, wenn man das Trichterrohr mittelst eines Gummi-
rohres luftdicht mit einem langen, in der Mitte schleifenförmig ge-
bogenem Glasrohr verbindet; dasselbe kann 40—60 cm lang sein.
Hat sich die Schleife erst einmal gefüllt, so wirkt sie als Saugheber
und die Filtration geht 3—4mal so schnell von Statten, als ohne
diese Vorrichtung.

Bei leicht flüchtigen Flüssigkeiten bedeckt man den Trichter mit
einer Glasscheibe. Vielfach hat man Flüssigkeiten zu filtriren, die
bei gewöhnlicher Temperatur fest oder doch so zähe sind, dass sie
nicht durch das Filter gehen. Hierfür hat man eigene Trichter mit
doppelten Wandungen konstruirt, welche oben mit Zufluss und unten
mit Abflussöffnung versehen sind. Dieser Zwischenraum wird durch
die obere Tülle mit heissem Wasser gefüllt und nun die zuvor erwärmte Flüssigkeit auf das Filter gebracht. Das heisse Wasser muss
so oft als nöthig erneuert werden. Auf diese Weise kann man z. B.
Ricinusöl, feste Fette, Opodeldoc und ähnliche Stoffe filtriren.

Dekantiren nennt man das Abgiessen klarer Flüssigkeiten von einem festen Bodensatz.

Schlämmen heisst die Trennung verschieden feiner Pulver durch Aufrühren im Wasser. Es geschieht dies namentlich häufig bei den Farben, um sie von groben, sandigen Beimengungen zu befreien. Die schwereren Körner setzen sich rasch zu Boden, während die leichteren länger im Wasser schwebend bleiben und sich mit diesem, nach dem Aufrühren von schwerem Bodensatz abgiessen lassen. Die trübe Flüssigkeit überlässt man dann der Ruhe und entfernt nach dem Absetzen das Wasser durch Dekantiren.

Präzipitiren, Niederschlagen, Fällen heisst durch chemische Agentien feste Körper aus Lösungen ausscheiden. Der hierbei in feinster Vertheilung niederfallende Körper heisst Präzipitat, z. B. Sulfur praecipitatum. Der Niederschlag wird durch Dekantation oder Filtration von der Flüssigkeit getrennt und so lange mit Wasser oder einer andern Flüssigkeit gewaschen, bis er keine fremden Bestandtheile mehr enthält. Diese Operation heisst Auswaschen oder Aussüssen.

Krystallisiren. Wird aus einer Lösung durch allmäliges Verdunsten der Lösungsflüssigkeit der gelöste Körper langsam ausgeschieden, so setzt sich derselbe meistens in bestimmter Form an (Krystall). Die Formen der Krystalle sind für jeden Körper feststehend und werden nach ihrer äusseren mathematischen Figur benannt. Man unterscheidet z. B. würfelförmige, oktaedrische, d. h. achtseitige, säulenförmige, rhombische oder rautenförmige, spiessige, schuppenförmige etc. Krystalle. Wird die krystallisirende Flüssigkeit durch Rühren am ruhigen Bilden der Krystalle verhindert, so heisst das gestörte Krystallisation. Man gewinnt hierdurch ein sehr feines Krystallmehl, das vielfach das Pulvern überflüssig macht.

Sublimiren. Wird ein fester, aber flüchtiger, d. h. verdampfbarer Körper erhitzt, so geht er in Dampfform über. Wird diese Operation in einem geschlossenen Raum vollzogen und die entstandenen Dämpfe abgekühlt, so verdichten sie sich wieder zu festen Körpern. Es entstehen dabei entweder Krystallformen, welche um so grösser sind, je langsamer die Abkühlung vor sich geht, z. B. Jod, oder es bilden sich kleine Kügelchen, z. B. Schwefel, oder aber es entstehen feste krystallinische Krusten wie beim Salmiak oder Quecksilberchlorid.

Die Operation wird vorgenommen, entweder um beigemengte, nicht flüchtige Verunreinigungen zu trennen, oder um aus festen Körpern einen einzelnen flüchtigen Bestandtheil zu gewinnen, wie z. B. die Benzoesäure aus dem Benzoeharz. Der gewonnene Körper heisst das Sublimat.

Destilliren. Werden in gleicher Weise wie bei der Sublimation flüssige und zu gleicher Zeit flüchtige Körper erhitzt, so gehen sie gleichfalls in Dampfform über. Geschieht diese Operation in der

Weise, dass die entstandenen Dämpfe abgeleitet und gleichzeitig abgekühlt werden, so gehen sie wieder in den tropfbar flüssigen Zustand über und können in dieser Form gesammelt werden. Das gewonnene Produkt heisst Destillat, die Arbeit selbst Destillation, der dazu angewandte Apparat Destillirapparat. Er besteht, ganz abgesehen von den verschiedensten Konstruktionen stets aus 3 Theilen, der Blase oder dem Destillirkessel, in welchem die Flüssigkeit erhitzt wird, der Kühlvorrichtung oder Kühlschlange und endlich der sog. Vorlage, in welcher sich das Destillat ansammelt. Die Destillation kann vorgenommen werden entweder über freiem Feuer oder durch Manteldampf, indem überhitzte Dämpfe zwischen die doppelten Wandungen des Kessels geleitet werden, oder im Wasserbade — in diesem Falle wird der Dampfmantel durch siedendes Wasser ersetzt — oder endlich durch einen direkt durchgeleiteten überhitzten Dampfstrom. Die Destillation geschieht entweder zur Reinigung der flüchtigen Körper von nicht flüchtigen (z. B. beim Destilliren des Wassers), oder um flüchtige Stoffe aus andern Körpern in einem flüchtigen Lösungsmittel zu lösen, ohne dass nicht flüchtige Bestandtheile in die Lösung übergehen z. B. über Kräuter destillirte Wässer oder Spirituosen. (Unterschied von Tinkturen, die neben den flüchtigen auch nicht flüchtige Bestandtheile enthalten.) In diesem Falle nennt man die Operation das Abziehen, abgezogene Wässer, abgezogener Geist etc. Endlich wird die Destillation trockener Körper mit Wasser zu dem Zweck ausgeführt, um flüchtige Körper, die sich wenig oder gar nicht im Wasser lösen, weit unter ihrem Verflüchtigungspunkt überzudestilliren. (Gewinnung von ätherischen Oelen etc.)

Sehr häufig ist das erste Destillationsprodukt noch nicht von der gewünschten Reinheit oder Stärke; in diesem Falle wird dasselbe nochmals, vielfach unter Wasserzusatz, destillirt. Eine solche wiederholte Destillation heisst Rektifikation.

Sind in einer Flüssigkeit Körper von verschiedener Flüchtigkeit mit einander gemischt, so lassen sich diese mehr oder weniger von einander trennen, indem man die Destillationsprodukte, welche bei steigenden Temperaturen übergehen, abgesondert auffängt, z. B. bei dem Raffiniren des Rohpetroleums. Hier wird nach einander Petroleumaether, Benzin, Brennpetroleum, Schmier- oder Vulkanöl, Vaselin und endlich Paraffin gewonnen. Man nennt dies fraktionirte Destillation. Erhitzt man organische, trockene Substanzen in einem geschlossenen Raume, so entstehen vielfach flüchtige und flüssige Umsetzungsprodukte, welche sich, wie bei der gewöhnlichen Destillation, durch Abkühlen verdichten und sammeln lassen. Dies ist die trockene Destillation, die gewonnenen Produkte heissen brenzliche oder empyreumatische Produkte. (Gewinnung von Holztheer, Holzessig, Kreosot etc.)

Extrahiren, Extraktion. Die Extraktion oder das Ausziehen kann auf sehr verschiedene Weise und zu ganz verschiedenen Zwecken vorgenommen werden. Die häufigste Anwendung findet sie zur Darstellung von Tinkturen und Essenzen. Bei den Ersteren, soweit sie für uns in Betracht kommen, hat man sich selbstverständlich genau an die Vorschriften der Pharmakopoe zu halten. Hier werden die betreffenden Rohstoffe in zerkleinertem Zustande mit der vorgeschriebenen Menge der Extraktionsflüssigkeit in einer Glasflasche übergossen, diese mit Blasenpapier fest überbunden und während der vorgeschriebenen Zeit entweder an einem kalten oder mässig warmen Orte bei Seite gesetzt. Das Ausziehen bei gewöhnlicher Temperatur heisst Mazeriren, bei höherer Temperatur Digeriren. Nach der vorgeschriebenen Zeit wird die Flüssigkeit abgegossen, der Rückstand, wenn erforderlich, mittelst einer einfachen Presse, der sog. Tinkturenpresse, ausgepresst und die gesammte Flüssigkeit dann filtrirt. Bei der Darstellung von Essenzen zur Bereitung spirituöser Getränke, ferner in allen den Fällen, wo es darauf ankommt, die Rohstoffe möglichst erschöpfend auszuziehen, z. B. bei der Extraktbereitung, bedient man sich mit Vortheil eines sog. Deplacirungsgefässes. Ein solches kann man sich in beliebiger Grösse selbst herstellen, indem man in einem hölzernen Fasse, welches oben offen ist, in circa ein Viertel der Höhe einen Siebboden anbringt und eben über dem Fassboden einen Hahn. Die zu extrahirenden zerkleinerten Substanzen werden auf den Siebboden geschüttet und langsam mit der Extraktionsflüssigkeit übergossen, bis die Substanz reichlich damit bedeckt ist. Das Fass wird mit einem Deckel gut geschlossen und 24 Stunden sich selbst überlassen.

Nach dem Gesetz der Schwere werden diejenigen Schichten der Flüssigkeit, welche durch Auflösung der löslichen Bestandtheile schwerer geworden sind, sich zu Boden senken, während die leichteren Schichten, nach oben steigend, sich dort gleichfalls durch die Extrahirung des Rohstoffes verdichten und ebenfalls zu Boden sinken. Dieser Kreislauf wird sich so oft wiederholen, bis die ganze Flüssigkeit gleichmässig gesättigt ist. Nach 24 Stunden wird sie abgezapft und eventuell noch ein oder mehrere Male durch neue Extraktionsflüssigkeit ersetzt. Auf diese Weise lassen sich die Rohstoffe so vollständig erschöpfen, dass die Pressung überflüssig wird. In Fabriken, wo es oft darauf ankommt, grosse Mengen auszuziehen, bedient man sich vielfach der sog. Kolonnenapparate. Hier wird eine ganze Reihe von Extraktionsgefässen staffelförmig in der Weise über einander aufgestellt, dass der Abflusshahn des ersten Gefässes das Zuflussrohr des zweiten bildet und so fort. Sind alle Gefässe mit Rohstoff gefüllt, so pumpt man in das oberste und erste Gefäss die Extraktionsflüssigkeit ein und lässt sie, wenn das Gefäss gefüllt, langsam in das zweite ablaufen und so fort bis zum letzten. Wenn der Zufluss nach dem Abfluss regulirt wird, lässt sich die ganze Operation ohne Unterbrechung ausführen. Selbstverständlich müssen die Gefässe, wenn die Extraktionsflüssigkeit eine flüchtige ist, verschlossen sein. Die Flüssigkeit wird sich im ersten Gefäss oberflächlich mit den löslichen Bestandtheilen sättigen und sich im zweiten, dritten, vierten etc. derartig verstärken, dass sie zuletzt in höchst konzentrirtem Zustande abfliesst. Ist das erste Gefäss erschöpft, wie eine abfliessende Probe zeigt, so wird es entweder mit frischem Rohmaterial gefüllt oder aus der Kolonne entfernt und der Zufluss direct in das zweite geleitet, bis auch dieses erschöpft wird u. s. w.

Vielfach werden auch Extraktionsapparate angewandt, bei welchen die Flüssigkeit mittelst komprimirter Luft durch das Rohmaterial getrieben wird. Diese Apparate müssen selbstverständlich vollständig geschlossen sein, eignen sich aber wegen der starken Verdunstung bei dem gewaltsamen Ausströmen aus dem Abflusshahn nur für wässerige Auszüge. Auch diese werden mehr und mehr durch Kolonnen oder Deplacirungsapparate ersetzt.

Sollen die Auszüge zur Darstellung von Extrakten benutzt werden, so werden dieselben, wenn sie wässeriger Natur sind, in weiten Kesseln über freiem Feuer oder vermittelst Wasserdampf unter stetem Umrühren bis zur gewünschten Konsistenz eingedampft. Waren die Auszüge dagegen spirituöser oder aetherischer Natur, so geschieht das Abdampfen im geschlossenen Destillirapparat, um die Extraktionsflüssigkeit wieder zu gewinnen. In den Fabriken geschieht die Verdunstung, namentlich bei solchen Extrakten, welche keine hohe Temperatur vertragen, vielfach im Vakuumapparat. Der Nutzen eines solchen Apparates beruht auf dem Erfahrungssatz, dass eine Flüssigkeit um so leichter siedet, je geringer der auf ihr lastende atmosphärische Druck ist. Während z. B. das Wasser im Niveau des Meeresspiegels bei 100^0 siedet, liegt der Siedepunkt auf dem Gipfel eines hohen Berges bedeutend niedriger, und zwar um so niedriger, je höher derselbe ist. Um einen niedrigen Luftdruck zu erreichen, hat man nur nöthig, die über der erwärmten Flüssigkeit stehende Luftschicht durch eine Luftpumpe möglichst zu entfernen; der so entstehende, annähernd luftleere Raum lässt die Flüssigkeit bei verhältnissmässig niederer Temperatur sieden und ungemein rasch verdunsten. Die Konstruktion der Vakuumapparate ist eine sehr verschiedene und komplizirte, so dass die Beschreibung derselben uns hier zu weit führen würde. Bemerkt sei nur, dass die Luftverdünnung zuweilen nicht durch eine Luftpumpe, sondern durch starke Abkühlung der in einem besonderen Dampfraum eintretenden Dämpfe bewirkt wird. Durch die Abkühlung werden die Dämpfe sofort tropfbar flüssig, und es entsteht oberhalb der kochenden Flüssigkeit ein fast dampf- und luftfreier Raum.

Man unterscheidet bei den Extrakten drei verschiedene Arten der Festigkeit. Erstens halbflüssige, Extractum liquidum oder Mellago,

z. B. Mellago graminis, von der Konsistenz des Syrups. Zweitens Extractum spissum, von zäher, halbfester Konsistenz und drittens Extractum siccum. Hier ist das Extrakt soweit eingedampft, dass es beim völligen Erkalten fest wird und sich zerreiben lässt. Ferner unterscheidet man je nach der Auszugsflüssigkeit wässerige, spirituöse oder aetherische Extrakte.

Die Pressen, welche man vielfach als Nebenapparate bei der Extraktionsarbeit oder zum Auspressen von fetten Oelen, Fruchtsäften etc. benutzt, sind sehr verschiedener Art. Theils sind es Schaalenpressen mit seitlichem Abfluss, bei welchen der auszupressende Gegenstand in ein starkes Presstuch (am besten Segeltuch) geschlagen in die meistens metallene Schaale gelegt wird; auf den Pressbeutel kommt nun der sog. Pressblock, der genau in die Schaale passt und mittelst einer Schraube niedergepresst wird. Bei den Plattenpressen wird der Pressbeutel direkt zwischen zwei vertikal stehende und durch Schraubengewinde gegeneinander bewegliche Platten gehängt. Welche der beiden Konstruktionen die passendste ist, richtet sich nach der Art des Stoffes. Regel muss es bei allen Pressungen sein, dass die Schrauben anfangs nur sehr allmälig angezogen werden, weil die Pressbeutel sonst unfehlbar platzen; erst gegen das Ende der Operation, wenn die Hauptmenge der Flüssigkeit entfernt ist, darf grössere Kraft angewandt und die Presse in kürzeren Zwischenräumen angezogen werden. Diese Vorsicht gilt vor Allem bei saftreichem Material, wie Früchten und dergleichen.

Mischung von Pulvern. So einfach diese Operation auch bei kleinen Mengen ist, so ist sie doch bei grossen Massen nicht immer leicht auszuführen, namentlich wenn die genaue Mischung von spezifisch leichten mit spezifisch schweren Pulvern ausgeführt werden soll. Bei kleinen Mengen bedient man sich der Reibschaalen und mischt durch Umrühren mittelst Pistills. Grössere Mengen mischt man oberflächlich zusammen und reibt sie dann durch ein passendes Sieb. Bei grossen Mengen würde dieses Verfahren zu zeitraubend sein. Man hat hierfür eigene, aber kostspielige Rührapparate konstruirt, deren Anschaffung für einen Drogisten sich nur dann lohnen würde, wenn er derartige Arbeiten sehr oft auszuführen hat; kommen sie nur seltener vor, so kann man sich einen praktischen Apparat mit verhältnissmässig geringen Kosten selbst konstruiren. Man lässt ein hinreichend grosses Fass mit einem gutschliessenden Deckel versehen, in den Mittelpunkt des Deckels und des Bodens Zapfen befestigen, mittelst welcher das Fass auf zwei Böcken in horizontaler Lage ruht. Zum Einfüllen wird in den Dauben ein grosses viereckiges Loch angebracht, welches durch einen konisch eingepassten Deckel leicht schliessbar ist. Durch diese Oeffnung wird das Fass zu höchstens zwei Drittel mit den zu mischenden Pulvern gefüllt, eine nicht zu kleine Anzahl eiserner Kartätschkugeln hineingethan, die Oeffnung verschlossen und das Fass nun durch einen an der Seite angebrachten Griff in langsam drehende Bewegung gebracht. Auf diese Weise kann man z. B. grössere Mengen von trockenen Farben in verhältnissmässig kurzer Zeit auf das Innigste vermengen.

Bereitung von Salben. Diese Operation kommt für uns durch die enggezogenen Grenzen über den Verkauf von Salben wenig oder gar nicht in Betracht. Da aber die Bereitung der meisten Pomaden genau denen der medizinischen Salben entspricht, so seien hier nur einige Winke gegeben. Bei dem Schmelzen der verschiedenen Bestandtheile müssen diejenigen, welche den höchsten Schmelzpunkt haben, zuerst verflüssigt werden, dann erst werden die leichter schmelzbaren Stoffe hinzugefügt. Angenommen, wir wollten eine Salbe oder Pomade aus Wachs, Talg und Schweinefett bereiten, so wird zuerst das Wachs vorsichtig geschmolzen, dann das Talg, zuletzt das Schmalz hinzugefügt und sofort vom Feuer entfernt, sobald Alles geschmolzen ist. Man erreicht durch diese Vorsicht zwei Zwecke, einmal wird vermieden, dass auch das Schmalz bis zum Schmelzpunkt des Wachses erhitzt zu werden braucht, da man überhaupt vermeiden muss, Fette wegen der dabei eintretenden Veränderungen, namentlich hinsichtlich ihres Geruches, weit über ihren Schmelzpunkt zu erhitzen; anderntheils wird die Gesammtmasse, ihrer niedrigeren Temperatur halber, viel weniger Zeit zum Erstarren bedürfen, als im entgegengesetzten Falle. Man kann nun die geschmolzene Fettmasse bei Seite setzen, bis sie sich zu trüben beginnt, dann muss sie bis zum völligen Erkalten fortwährend mittelst eines, am besten hölzernen Pistills gerührt (agitirt) werden. Sollen wässerige Flüssigkeiten hinzugefügt werden, so geschieht dies erst gegen das Ende der Operation. Etwa hinzuzufügende trockene Pulver werden zuerst mit ein wenig Oel ganz fein gerieben, dann erst der geschmolzene Salbenkörper allmälig zugesetzt.

Bereitung der Pflaster, siehe Emplastra.

Bereitung der Oelfarben und Lacke, siehe letzte Abtheilung.

Bereitung der Fruchtsäfte. Diese ist für Viele unserer Fachgenossen, die in Gegenden wohnen, wo die Früchte billig sind, häufig ein recht lohnender Erwerb, jedoch ist ihre Herstellung in tadelfreier Beschaffenheit keine ganz leichte, erfordert grosse Aufmerksamkeit und ganz besondere Reinlichkeit.

Der frische Saft der Himbeeren, Kirschen, Johannisbeeren, Erdbeeren, Maulbeeren etc. enthält eine grosse Menge Pflanzenschleim (Pectin), welcher die Filtration unmöglich macht und den Saft nach dem Kochen mit Zucker zu einer Gallerte (Gelée) erstarren lässt. Genanntes Pectin muss also vorher entfernt werden und schlägt man hierzu zwei Wege ein. Entweder wird das Pectin durch Zusatz von

5—8 % absolut fuselfreiem Sprit aus dem Saft ausgefällt und dieser
dann durch Dekantiren und Filtriren geklärt. Diese Methode ist nur anwendbar für den Fall, wo die Fruchtsäfte direct zur Likörfabrikation
verwandt werden sollen. Zur Bereitung von Fruchtsyrup ist sie völlig
ungeeignet, da die auf diese Weise hergestellten Syrupe herb von
Geschmack sind und bedeutend an Arom eingebüsst haben. Man muss
zu diesem Zwecke das Pectin durch eingeleitete schwache Gährung
entfernen. Die frischen Früchte werden behufs dieser Operation zuerst zerquetscht, dann vorsichtig, aber kräftig ausgepresst. Der gewonnene trübe Saft wird, mit 1—2 % Zucker versetzt, bei einer
Temperatur von höchstens 20—25⁰ sich selbst überlassen. Die Masse
beginnt nach kurzer Zeit zu gähren, an der Oberfläche wird sie in
Folge der austretenden Kohlensäurebläschen schäumig, bis nach einigen
Tagen die Entwickelung von Kohlensäure aufhört und die Flüssigkeit
sich in eine untere trübe und eine darüberstehende klare Schicht
theilt. Diese letztere wird entweder mittelst eines Hebers oder durch
Dekantiren klar abgenommen und der Rest durch ein gut angefeuchtetes
Filter filtrirt. Lässt man die Gährung sich in offenen Gefässen vollziehen, so tritt sehr leicht Schimmelbildung und dadurch Beeinträch-
tigung des Geschmackes ein, oder die Gährung wird nicht zur rechten
Zeit unterbrochen und die Flüssigkeit durch weitergehende Zersetzung
stark sauer. Alles dies lässt sich leicht vermeiden, wenn man die
Gährung in verschlossenen Gefässen vornimmt. Diese werden, gleichgiltig ob man Flaschen, Ballons oder Fässer dabei anwendet, nur zu
$2/3$—$3/4$ mit Saft gefüllt und die Oeffnung mit einem guten Kork verschlossen, durch welchen ein zweischenklig gebogenes Glasrohr geht.
Unter den einen offenen Schenkel wird ein mit Wasser gefülltes Gefäss gestellt oder angehängt, so dass das Glasrohr durch das Wasser
abgeschlossen ist. Sobald die Gährung eintritt, wird die sich entwickelnde Kohlensäure durch das Glasrohr entweichen und in Blasen
durch das Wasser getrieben werden. Nach einigen Tagen wird die
Gasentwicklung schwächer; endlich steigen keine Blasen mehr auf.
Jetzt wird diese Operation unterbrochen und Dekantation und Filtration
sofort vorgenommen. Ein derartig bereiteter Saft ist vom feinsten
Arom und tadelfreien Geschmack. Soll er als Saft (Succus) aufbewahrt werden, thut man gut, ihn nach dem Filtriren auf 80—100⁰
zu erhitzen und noch heiss in bis an den Kork gefüllte Glasflaschen
zu thun. Besser ist es jedoch, ihn sofort zu Syrup zu verkochen.
Hierzu gehört vor Allem ein gut raffinirter Zucker. Man lässt Zucker
und Saft weichen und kocht ihn dann schnell in einem blank ge-
scheuerten kupfernen Kessel auf (eiserne, emaillirte oder verzinnte
Gefässe sind streng zu vermeiden, da sie die Farbe verändern). Etwa
entstandener Schaum wird abgenommen, der Saft siedend heiss in vorher
erwärmte Flaschen gefüllt und sofort verkorkt. So bereiteter Syrup

hält sich jahrelang; jedoch pflegt der Himbeersaft im zweiten oder dritten Jahre an Farbe zu verlieren; diese lässt sich durch ein wenig Succus myrtillorum (Bickbeere, Heidelbeere, Schwarzbeere, Besinge) wieder herstellen.

Stehen Waldhimbeeren zu Gebote, so liefern diese allerdings etwas weniger Succus, der Saft aber ist von kräftigerer Farbe und feinerem Arom. Zur Bereitung des Kirschsaftes wählt man die grosse schwarze Kirsche und zerquetscht sie auf einer Kirschmühle mit den Steinen. Die sich hierdurch aus den Kernen entwickelnde geringe Menge Bittermandelöl verleiht dem Saft einen angenehmen, kräftigen Geschmack.

Eine häufig vorkommende, oft nicht ganz leichte Arbeit ist die Reinigung der verschiedenen Gefässe und Geräthe. Hierbei kommt es immer darauf an, durch welche Stoffe dieselben beschmutzt sind. Alle fettigen Substanzen werden am besten durch Sägespähne aufgesogen. Will man Mörser, Reibschaalen, Trichter, Farbenmühlen etc. von anhängendem Fett befreien, so reibt man sie mit trockenen Sägespähnen und einem Lappen tüchtig ab und spült sie mit heissem Seifen- oder Sodawasser nach.

In zu reinigende Oelflaschen schüttet man eine Hand voll Sägespähne und etwas warmes Wasser, schwenkt tüchtig um, giesst aus und spült mit warmem Wasser nach. Die Sägespähne saugen hierbei alles Fett auf und die Flaschen werden vollständig rein.

Eingetrocknetes Leinöl, Firniss, Siccativ, Lacke etc. lassen sich auf diese Weise nicht entfernen. Hier bleibt nichts übrig, als die Gegenstände in Lauge weichen zu lassen, und zwar am besten in einer Auflösung von Aetznatron (Seifenstein).

Mit Sägespähnen nimmt man auch etwa verschüttetes Oel, Firniss etc. vom Fussboden oder den Tischen auf; jedoch ist wohl zu beachten, dass die mit Fett getränkten Sägespähne nicht wieder in den Behälter der Sägespähne zurückgeschüttet werden dürfen, da sich derartig getränkte Spähne, namentlich wenn zugleich Siccativ oder Terpenthin vorhanden, bei der grossen Oberfläche, welcher sie der atmosphärischen Luft bieten, so stark oxydiren, dass die dadurch entstehende Wärme zuweilen bis zur Entzündung steigt.

Häufig sind Flaschen zu reinigen, in welchen sich am Boden und an den Wandungen feste Niederschläge angesetzt haben. Hier versucht man zuerst, ob dieselben mittelst einiger Tropfen Salzsäure oder Salpetersäure sich entfernen lassen; ist dies nicht der Fall, so thut man etwas groben Sand und ein wenig Wasser hinein und schüttelt sehr kräftig um. Fast immer wird der Niederschlag dadurch entfernt werden.

Dass man bei der äusseren Reinigung der Gefässe, namentlich der Standgefässe, ebenfalls den Stoff, durch welchen sie beschmutzt sind,

berücksichtigen muss, versteht sich von selbst. Harzige Stoffe entfernt man mit Terpenthin oder starkem Sprit u. s. w., u. s. w.

———————

Während wir in dem Vorhergehenden versucht haben, kurze, allgemein giltige Regeln und Rathschläge für die Führung des Geschäftes
und die dabei vorkommenden Arbeiten zu geben, wollen wir in Folgendem wenigstens einige der wichtigsten oft vorkommenden, wissenschaftlichen Ausdrücke besprechen und erklären.

Schmelzpunkt heisst der Punkt, bei welchem ein fester Körper
in die flüssige Form übergeht,

Erstarrungspunkt umgekehrt der Punkt, bei welchem der flüssige
Körper in die feste Form übergeht.

Koch- oder Siedepunkt ist der Punkt, bei welchem eine Flüssigkeit unter Aufwallen (Kochen) sich in Dampf verwandelt. Es sei
hierbei bemerkt, dass die meisten Flüssigkeiten, wenn sie überhaupt
flüchtig sind, schon bei weit niedrigeren Temperaturgraden als ihrem
Siedepunkt verdunsten, d. h. sich verflüchtigen. Bei einer solchen allmäligen Verdunstung findet aber niemals eine Blasenbildung wie beim
Kochen statt.

Zum Messen oder Bestimmen der Wärmegrade bedient man sich
des Thermometers (Wärmemessers) und zwar bei allen wissenschaftlichen Bestimmungen des hunderttheiligen Thermometers, nach seinem
Erfinder Celsius genannt. Auch in dem vorliegenden Buche beziehen
sich alle angegebenen Temperaturgrade auf die Skala von Celsius. Bei
diesem ist der Nullpunkt der Skala mit dem Erstarrungspunkt des
Wassers identisch, während der Siedepunkt auf 100 festgesetzt ist.
Der Zwischenraum dieser beiden Punkte ist in 100 Theile (Grade)
eingetheilt. Die so entstandene Skala bildet die feststehende Ver-
gleichsnorm aller übrigen Temperaturen. Bei uns in Deutschland ist
im gewöhnlichen Leben noch das Thermometer nach Réaumur im
Gebrauch, bei welchem der Kochpunkt und der Erstarrungspunkt des
Wassers ebenfalls als Norm angenommen werden, jedoch ist hier der
Koch- oder Siedepunkt bei 80 gesetzt. Hier ist der Zwischenraum
nicht, wie bei Celsius in 100, sondern in 80 Theile (Grade) getheilt.
Die Temperaturen unter Null werden bei Beiden mit minus (—), diejenigen über Null mit plus (+) bezeichnet.

In England und den englischen Kolonien bedient man sich des
Fahrenheit-Thermometers, bei welchem die Skala nach einem ganz
andern Prinzip eingerichtet ist. F. nahm als Nullpunkt die damals
beobachtete niedrigste Temperatur an, so dass bei ihm der Erstarrungspunkt des Wassers bei $+ 32^0$ liegt, theilt dann die Differenz zwischen dem Erstarrungs- und Siedepunkt des Wassers in 180 Grade,

dass 100° C. oder 80° R. gleich 212° F. sind. Um diese Skalen mit einander zu vergleichen, braucht man nur im Gedächtniss zu behalten, dass 4° R. gleich 5° C. oder 9° F sind. Will man Grade von F., die über dem Erstarrungspunkt liegen, in Grade von R. oder C. umwandeln, so muss man natürlich zuvor 32° in Abzug bringen, ebenso viele aber zuzählen, will man Grade von R. und C. in F. umwandeln.

Spezifisches Gewicht. Im Gegensatz zu dem absoluten Gewicht eines Körpers bezeichnet man die Verhältnisszahl, in welcher das Gewicht desselben zu dem als Gewichtseinheit dienenden Gewicht des Wassers in einem gleich grossen Raum steht, als spezifisches Gewicht. Angenommen, wir hätten ein Gefäss, in welches genau 100 g destillirtes Wasser (bei 15° C.) gehen, füllten dasselbe nun statt mit Wasser mit Quecksilber, so würden wir finden, dass von diesem 1350 g hineingehen. Das spez. Gewicht des Quecksilbers ist also = 13,5; mit Worten, es ist 13$\frac{1}{2}$mal schwerer als Wasser. Füllen wir dasselbe Gefäss mit Aether, so finden wir, dass nur 72,5 g hineingehen; der Aether ist also spez. leichter als Wasser, man bezeichnet deshalb, obigen Zahlen entsprechend, sein spez. Gew. mit 0,725.

Die Bestimmung des spez. Gewichts, wenigstens bei Flüssigkeiten, ist häufig für den Drogisten von grosser Wichtigkeit, weil durch dasselbe vielfach die Reinheit oder Stärke einer Flüssigkeit bestimmt werden kann. Man bedient sich zur Bestimmung derselben verschiedener Methoden oder Instrumente. Am einfachsten geschieht die Feststellung mittelst der Mohr-Westphalschen Waage (verfertigt vom Mechaniker Westphal in Celle). Diese beruht auf dem Prinzip, dass der Gewichtsverlust, welchen ein und derselbe Körper beim Einsenken in verschiedene Flüssigkeiten erleidet, dem spez. Gew. entspricht.

Ist man nicht im Besitz einer solchen Waage, thut man gut, sich eine Normalflasche von genau bestimmtem Inhalt (gewöhnlich 100 g), wie solche in jeder beliebigen Handlung chemischer Apparate zu beziehen, anzuschaffen. In diesem Falle bedarf es nur einer einzigen Wägung auf einer guten Waage. Angenommen, die Flasche würde mit Schwefelsäure gefüllt und es zeigte sich, dass statt der 100 g Wasser 179 g Säure hineingehen, so wäre dies gleich einem spez. Gewicht von 1,790 und der Beweis würde damit geführt sein, dass die Säure betreffs ihrer Stärke nicht den Anforderungen der Pharmakopoe entspricht, welche ein spez. Gew. von mindestens 1,836 verlangt.

Hat man auch eine solche Normalflasche nicht zur Verfügung, so lässt sich jede beliebige Flasche mit gut eingeriebenem Stöpsel verwenden. In diesem Falle bedarf es dann zweier Wägungen und einer besonderen Berechnung. Zuerst füllt man die Flasche mit destillirtem Wasser gänzlich voll, verdrängt durch den eingesetzten Stöpsel den Ueberschuss, trocknet sie sorgfältig ab und wägt. Das Gewicht des

Wassers beträgt z. B. nach Abzug der Tara 90 g; die Flasche wird
nun entleert, die letzten Spuren des anhaftenden Wassers entfernt,
am einfachsten durch Ausspülen mit der zu untersuchenden Flüssigkeit.
Die Flasche wird mit letzterer, unter denselben Vorsichtsmassregeln wie
oben, gefüllt und gewogen. Das Gewicht dieser Flüssigkeit beträgt
120 g. Um aus diesen Zahlen das spez. Gew. zu berechnen, macht
man folgenden Ansatz: 90 : 120 = 100 : x. Das Fazit wird sein
1,333.

Zur Bestimmung des spez. Gew. bedient man sich auch vielfach
der sog. Aräometer (Dichtigkeitsmesser), auch Senk- oder Spindelwaagen
genannt. Diese beruhen auf dem Prinzip, dass ein gleich schwerer
Körper in Flüssigkeiten von verschiedener Dichtigkeit verschieden tief
sinkt. Man benutzt zu diesem Zweck Glasröhren, oben zugeschmolzen,
unten mit einer mit Quecksilber gefüllten Kugel versehen, um die
schwimmende Röhre stets in senkrechter Lage zu erhalten. Oberhalb
des Quecksilbers pflegt die Röhre ausgebaucht zu sein, um die Schwimm-
fähigkeit zu erhöhen, während die Skala in die verengerte Röhre,
oberhalb der Ausbauchung eingeschoben ist. Für Flüssigkeiten, welche
leichter sind als Wasser, befindet sich der Nullpunkt, bis zu welchem
das Aräometer in destillirtem Wasser bei 15° C. einsinkt, unten, umgekehrt oben, wenn Flüssigkeiten gewogen werden sollen, die schwerer
sind als Wasser.

Derartige Senkwaagen hat man namentlich für bestimmte Flüssigkeiten konstruirt z. B. für Spiritus Alkoholometer, für Milch Lactometer,
für Zucker Saccharometer etc. Hier sind die Skalen empirisch gewählt,
d. h. sie beziehen sich nicht auf das spez. Gew., sondern wie bei den
Alkoholometern auf Gewichts- oder Volumprozente, welche in 100
Theilen enthalten sind. Sinkt das Alkoholometer z. B. bis 90°, so
zeigt dies an, dass der untersuchte Sprit 90 % absoluten Alkohol enthält. Bei andern Flüssigkeiten sind wieder andere Normen zu Grunde
gelegt.

Ausser diesen, für bestimmte Flüssigkeiten konstruirten Senkwaagen
hat man auch empirische Skalen, deren Grade für alle Flüssigkeiten ein
bestimmtes spez. Gew. anzeigen. Die beiden hauptsächlichsten dieser
Art sind die von Beaumé und Beck.

Wir fügen nebenstehend zwei Tabellen an, zur Vergleichung der
Aräometergrade dieser beiden Skalen mit dem spez. Gew. bei 15° C.

Wenn man in die Lage kommt, Flüssigkeiten von höherem spez.
Gew. auf ein niedrigeres zu bringen, wie dies z. B. bei starken Säuren
oder Laugen häufig vorkommt, so kann man die Menge der betreffenden
Verdünnungsflüssigkeit, gleichgiltig ob Wasser, Spiritus etc., genau berechnen. Wir wollen dies an einem Beispiel zeigen. Eine Lauge hat
ein spez. Gew. von 1,40. Die gewünschte Lauge soll aber haben ein
spez. Gew. von 1,25. Die Verdünnungsflüssigkeit, hier Wasser, wiegt

A. Flüssigkeiten, die leichter sind als Wasser.

Grade	Beaumé. Spez. Gewicht	Beck. Spez. Gewicht	Grade	Beaumé. Spez. Gewicht	Beck. Spez. Gewicht
0	—	1·0000	36	0·848	0·8252
1	—	0·9941	37	0·843	0·8212
2	—	0·9883	38	0·838	0·8173
3	—	0·9826	39	0·833	0·8133
4	—	0·9770	40	0·829	0·8095
5	—	0·9714	41	0·824	0·8061
6	—	0·9659	42	0·819	0·8018
7	—	0·9604	43	0·815	0·7981
8	—	0·9550	44	0·810	0·7944
9	—	0·9497	45	0·806	0·7907
10	1·000	0·9444	46	0·801	0·7871
11	0·993	0·9392	47	0·797	0·7834
12	0·986	0·9340	48	0·792	0·7799
13	0·979	0·9289	49	0·788	0·7763
14	0·973	0·9239	50	0·784	0·7727
15	0·967	0·9189	51	0·781	0·7692
16	0·960	0·9139	52	0·776	0·7658
17	0·954	0·9090	53	0·771	0·7623
18	0·948	0·9042	54	0·769	0·7589
19	0·942	0·8994	55	0·763	0·7556
20	0·935	0·8947	56	0·759	0·7522
21	0·929	0·8900	57	0·755	0·7489
22	0·924	0·8854	58	0·751	0·7456
23	0·918	0·8808	59	0·748	0·7423
24	0·912	0·8762	60	0·744	0·7391
25	0·906	0·8717	61	0·740	0·7359
26	0·901	0·8673	62	0·736	0·7328
27	0·895	0·8629	63	—	0·7296
28	0·889	0·8585	64	—	0·7265
29	0·884	0·8542	65	—	0·7234
30	0·879	0·8500	66	—	0·7203
31	0·873	0·8457	67	—	0·7173
32	0·868	0·8415	68	—	0·7142
33	0·863	0·8374	69	—	0·7112
34	0·858	0·8333	70	—	0·7083
35	0·853	0·8292			

B. Flüssigkeiten, die schwerer sind als Wasser.

Grade	Beaumé. Spez. Gewicht	Beck. Spez. Gewicht	Grade	Beaumé. Spez. Gewicht	Beck. Spez. Gewicht
0	1·000	1·0000	37	1·337	1·2782
1	1·007	1·0059	38	1·349	1·2879
2	1·014	1·0119	39	1·361	1·2977
3	1·020	1·0180	40	1·375	1·3077
4	1·028	1·0241	41	1·388	1·3178
5	1·034	1·0303	42	1·401	1·3281
6	1·041	1·0366	43	1·414	1·3386
7	1·049	1·0429	44	1·428	1·3492
8	1·057	1·0494	45	1·442	1·3600
9	1·064	1·0559	46	1·456	1·3710
10	1·072	1·0625	47	1·470	1·3821
11	1·080	1·0692	48	1·485	1·3934
12	1·088	1·0759	49	1·500	1·4050
13	1·096	1·0828	50	1·515	1·4167
14	1·104	1·0897	51	1·531	1·4286
15	1·113	1·0968	52	1·546	1·4407
16	1·121	1·1039	53	1·562	1·4530
17	1·130	1·1111	54	1·578	1·4655
18	1·138	1·1184	55	1·596	1·4783
19	1·147	1·1258	56	1·615	1·4912
20	1·157	1·1333	57	1·634	1·5044
21	1·166	1·1409	58	1·653	1·5179
22	1·176	1·1486	59	1·671	1·5315
23	1·185	1·1565	60	1·690	1·5454
24	1·195	1·1644	61	1·709	1·5596
25	1·205	1·1724	62	1·729	1·5741
26	1·215	1·1806	63	1·750	1·5888
27	1·225	1·1888	64	1·771	1·6038
28	1·235	1·1972	65	1·793	1·6190
29	1·245	1·2057	66	1·815	1·6346
30	1·256	1·2143	67	1·839	1·6505
31	1·267	1·2230	68	1·864	1·6667
32	1·278	1·2319	69	1·885	1·6832
33	1·289	1·2409	70	1·909	1·7000
34	1·300	1·2500	71	1·935	—
35	1·312	1·2593	72	1·960	—
36	1·324	1·2680			

1,00. Wir suchen zuerst die Differenzzahlen der starken Lauge und des Wassers von dem gewünschten spez. Gew.

a. starke Lauge	b. Wasser	c. verdünnte Lauge
1,40	1,00	1,25.
1,25	1,25	
Differenz 15	Differenz 25	

Jetzt dreht man die beiden Differenzzahlen um, nimmt 25 Theile von a., der starken Lauge, und 15 Theile von b., dem Wasser. Diese Mischung wird geben 40 Theile c., verdünnte Lauge von 1,25 spez. Gew.

Will man die Probe hierauf machen, so multiplizirt man das spez.
Gew. von a. mit 25

$$25 \times 1{,}40 = 35{,}00$$

von b. mit 15

$$15 \times 1{,}00 = 15{,}00$$

zählt die beiden Endresultate zusammen und dividirt mit 40. Das
Fazit wird sein 1,25. Selbstverständlich ist die Art der Berechnung
ganz dieselbe, wenn das Gewicht der zu mischenden Flüssigkeiten unter
1,00 liegt, z. B. wenn man zwei Alkoholmischungen von verschiedener
Schwere auf ein bestimmtes Gewicht bringen will.

Gifte und Gegengifte.

Bei der vielfachen Giftigkeit und der dadurch bedingten Gefährlichkeit der Waaren, mit denen der Drogist handelt, ist es die Pflicht, sich einigermassen über die Natur der verschiedenen Gifte und vor Allem über die eventuell anzuwendenden Gegengifte zu unterrichten. Wer genau die chemischen Eigenschaften der Gifte kennt, wird leicht im Stande sein, selbst für jedes betreffende Gift das Gegenmittel aufzufinden. Da eine derartig genaue Kenntniss nicht überall vorauszusetzen ist, wollen wir eine spezielle Besprechung der einzelnen Gifte nachfolgen lassen. Vorausschicken wollen wir zuerst die allgemeinen Grundbedingungen, welche bei einer Vergiftung berücksichtigt werden müssen. Die erste ist, dem Körper Stoffe zuzuführen, die entweder die schädliche Natur des Stoffes aufheben, oder die giftige Wirkung dadurch paralysiren, dass sie das Gift in eine unlösliche Verbindung bringen. Denn hier wie überall in der Chemie gilt der Grundsatz: „Corpora non agunt, nisi soluta", die Körper wirken nicht, wenn unlöslich! Die zweite ist, den schädlichen Stoff möglichst rasch aus dem Körper zu entfernen. Hierzu sind starke Abführ- und Brechmittel am geeignetsten. Vielfach wirken die Gifte selbst in dieser Richtung; wo dies aber nicht der Fall ist, muss man der Natur nachhelfen und erreicht diesen Zweck gewöhnlich vollkommen durch Eingeben eines ziemlichen Quantums lauer Milch mit Oel und durch nachheriges Kitzeln des Schlundes mittelst einer Federfahne.

Bei den scharfen und ätzenden Giften kommt als Drittes noch hinzu, dass man die ätzenden Wirkungen derselben auf die Schleimhäute des Schlundes und des Magens möglichst durch geeignete Mittel aufhebt. Hierzu eignen sich vor Allem schleimige Substanzen, ferner Milch und Oelemulsionen. Die Einwirkung der Gifte kann eine verschiedene sein: entweder durch Einathmen giftiger Gase, und diese ist eine der gefährlichsten, weil sie am schnellsten die Gifte in das Blut überführt, oder durch direkte Einführung der Gifte in die Blutgefässe, durch Verwundung, subcutane Einspritzung etc. (Pfeilgift, Morphiumvergiftung etc. etc.). Auch diese Einwirkung ist eine überaus rasche,

daher Hülfe häufig zu spät. Endlich drittens durch die Ueberführung
der Gifte in den Körper durch den Magen. Dieses ist der bei weitem
am häufigsten vorkommende Fall, und glücklicher Weise ist hier die
Einwirkung, ausser bei den ätzenden Giften, eine viel langsamere, da
das Gift gewissermassen auf Umwegen dem Blute zugeführt wird.

Wir können die Gifte ihrer Natur nach in verschiedene Klassen
bringen: 1) scharfe oder ätzende, 2) narkotische, 3) metallische Gifte.
Zu den ersteren gehören vor Allem die Säuren und Aetzalkalien;
diese wirken meist zerstörend auf die Schleimhäute, rufen dadurch
starken Blutandrang zu denselben, Entzündung, selbst Brand hervor.
Die narkotischen stören die Herz- und Nerventhätigkeit, verlangsamen
die erstere bis zur völligen Lähmung oder Starrkrampf, oder stören
die Nerventhätigkeit der Augen, des Gefühls etc. Hierher gehören
die verschiedenen Pflanzenbasen oder Alkaloide. Die Wirkung der
metallischen Gifte stimmt vielfach mit denen der ersten Gruppe überein.

Bei den gasförmigen Giften kommen hauptsächlich in Betracht:
Blausäure, Chlor, Brom, Kohlensäure und Kohlenoxydgas.

Gifte	Gegenmittel
Blausäure in Gasform.	Einathmungen von Ammoniak, kalte Begiessungen, Opium.
Blausäure in Auflösung.	Chlorwasser, verdünnt, oder Chlorkalklösung (4 g Chlorkalk, 200 g Wasser und 10 Trpf. Salzsäure).
Kalium cyanatum.	Eisumschläge, starker Kaffee, Opium. Bei diesem gefährlichsten aller Gifte muss, wenn überhaupt Rettung möglich ist, ein Arzt schleunigst hinzugezogen werden.
Kohlensäure und Kohlenoxydgas.	Frische Luft, kalte Begiessungen, Einathmen von Ammoniak, Einreiben mit Senfspiritus, künstliches Athmen durch stossweises Zusammendrücken des Brustkastens.
Chlor, Brom, Jod in Gasform.	Einathmen von Ammoniak und Alkoholdämpfen, Trinken von Branntwein und schleimigen Getränken.
Jod- und Brompräparate.	Verdünnter Stärkekleister, Magnesia.
Säuren.	Gebrannte Magnesia mit Wasser angerührt, wenn nicht gleich vorhanden, Natrium carbonicum, N. bicarbonicum, Kreide, kohlensaure Magnesia, hinterher schleimige oder ölige Getränke.
Alkalien (Laugen).	Trinken von Essig oder anderen verdünnten Säuren, schleimige und ölige Getränke.
Kreosot und Carbolsäure.	Eiweiss, schleimige und ölige Getränke.

Gifte	Gegenmittel
Arsenik und seine Präparate.	Man giebt esslöffelweise das in den Apotheken vorräthig gehaltene Antidotum arsenici (bestehend aus durch gebrannte Magnesia ausgefälltem Eisenoxydhydrat in Wasser). Ausserdem schleimige Getränke, Milch.
Antimonpräparate (Brechweinstein etc.).	Tanninhaltige Abkochungen, Meerrettig, Opium in kleinen Dosen, schleimige Getränke.
Silberpräparate.	Verdünnte Salzsäure, Kochsalzlösung und schleimige Getränke.
Bleipräparate.	Anhaltendes Trinken von schwefelsäurehaltiger Limonade; schwefelsaures Natron, schwefelsaure Magnesia.
Zinkpräparate.	Gerbstoffhaltige Flüssigkeiten, gebrannte Magnesia, doppelkohlensaures Natron.
Kupferpräparate.	Milchzucker mit erwärmter Milch, schwefelwasserstoffhaltige Mineralwässer, kohlensaure Magnesia mit Wasser.
Quecksilberpräparate.	Eiweiss in häufigen Gaben, Kleister oder Mehlbrei, schleimige Getränke.
Chrompräparate.	Magnesia oder kohlensaures Natron, schleimige Getränke, Milch.
Phosphor.	Brechmittel, schleimige Flüssigkeiten, Eiweiss, gebrannte Magnesia mit Chlorwasser oder eine Lösung von 8 g Chlorkalk, 400 g Wasser und 10 Trpf. Salzsäure. Esslöffelweise.
Kleesalz und Kleesäure.	Kalkwasser oder Kreide mit Wasser.
Baryt- und Strontianpräparate.	Kohlensaures Natron, schwefelsaures Natron, schwefelsaure Magnesia.
Alkaloide.	Tannin oder tanninhaltige Abkochungen, starker Kaffee, starker Thee, Brechmittel.
Chloroform.	Frische Luft, kalte Begiessungen oder Eis auf den Kopf, künstliche Athmung durch regelmässiges Zusammendrücken der Brusthöhle.
Aether. Alkohol.	Behandlung wie bei der Chloroformbetäubung, später reichliches Trinken von Selterwasser, Brausepulver etc.

Mit den hier gegebenen Fingerzeigen wird man sich für den Anfang stets helfen können; nie versäume man aber in irgend wie ernstlichen Fällen einen Arzt herbeizurufen.

Buchheister.

3

Tabelle

über das

Verhältniss frisch gesammelter Drogen und Vegetabilien zu getrockneten.

(Nach dem Pharmaceutischen Kalender.)

Name	frisch Th.	trocken Th.	Name	frisch Th.	trocken Th.
Bacc. myrtillor.	13	2	Herba aconiti	5	1
Bulbus colchici.	3	1	„ agrimoniae	7	2
„ scillae	6	1	„ artemisiae	4	1
Cortex mezerei.	2	1	„ borraginis	9	1
„ quercus	5	2	„ cardui Ben.	4	1
„ salicis	7	3	„ centaur. min.	4	1
„ ulmi	11	4	„ cochleariae	25	2
Flores acaciae	4	1	„ conii	11	2
„ arnicae	5	1	„ hederae terr.	5	1
„ borraginis	10	1	„ hyssopi	4	1
„ calendulae	7	1	„ ledi palustris	3	1
„ carthami	5	1	„ majoranae	8	1
„ chamomillae R.	4	1	„ marrubii	7	2
„ „ vulg.	5	1	„ origani vulg.	10	3
„ convall. maj.	15	2	„ pulegii	6	1
„ cyani	9	2	„ sabinae	8	3
„ farfarae	5	1	„ serpylli	7	2
„ lamii albi	5	1	„ taraxaci	3	1
„ lavendulae	8	3	„ thymi	3	1
„ malvae vulg.	5	1	„ veronicae	7	2
„ meliloti	7	2	„ violae tric.	11	2
„ millefolii	7	2	Radix althaeae	4	1
„ paeoniae	6	1	„ angelicae	5	1
„ primulae	6	1	„ ari	5	2
„ rhoeados	17	2	„ bardanae	5	1
„ rosae	8	1	„ belladonnae	8	3
„ sambuci	11	2	„ bryoniae	9	2
„ tiliae	4	1	„ calami	9	2
„ verbasci	15	2	„ caricis aren.	5	2
Fol. belladonnae	13	2	„ cichorei	3	1
„ digitalis	5	1	„ consolid. m.	7	2
„ farfarae	5	1	„ enulae	4	1
„ hyoscyami	7	1	„ filicis	7	2
„ juglandis	10	3	„ graminis	5	2
„ melissae	9	2	„ hellebori nigr.	3	1
„ menthae crisp.	11	2	„ imperatorii	9	2
„ „ pip.	9	2	„ levistici	11	4
„ millefolii	15	2	„ liquiritiae	3	1
„ nicotianae	5	1	„ ononidis sp.	3	1
„ rorismarini	9	2	„ paeoniae	3	1
„ salviae	9	2	„ rubiae tinct.	11	2
„ rutae	4	1	„ saponariae	3	1
„ stramonii	9	1	„ taraxaci	9	2
„ trifolii fibrin.	9	2	„ tormentillae	5	2
„ uvae ursi	5	1	„ valerianae	9	2
Fructus cynosbati	5	2	Stipit. dulcamarae	3	1
Herba absinthii	5	1			

Tropfen-Tabelle.

Bei ganz kleinen Quantitäten ist es oft bequemer, eine Flüssigkeit zu tropfen anstatt zu wägen, wenn auch niemals eine absolute Genauigkeit damit erzielt wird, da die Grösse der Tropfen bei ein und derselben Flüssigkeit durch die Weite der Halsöffnung, aus welcher getropft, beeinflusst wird. Für uns aber, die wir nichts mit der Rezeptur zu thun haben, genügen folgende Anhaltspunkte.

Man rechnet auf 1 Gramm bei wässerigen Flüssigkeiten und solchen von ähnlichem spez. Gew. . . . . 16 Tropfen.

Bei fetten und denjenigen ätherischen Oelen, welche ein hohes spez. Gew. haben, wie Bittermandelöl, Nelkenöl etc. . . . . 20 -

Bei den übrigen ätherischen Oelen und den spirituösen Tinkturen, ebenso bei Chloroform, Kreosot . . . 25 -

Bei Alkohol, Benzin, Essigäther . . . . 30 -

Bei rektifizirtem Aether . . . . 50 -

Bei Schwefelsäure . . . . 12 -

Bei Salpetersäure und Salzsäure . . . . 13 -

Abkürzungen.

Im Nachfolgenden bringen wir eine Reihe von Abkürzungen, wie solche in Rezeptbüchern vielfach angewandt werden. Wir entnahmen dieselben dem sehr empfehlenswerthen Drogistenkalender des Herrn Dr. Freise (1887).

āā (ana) — eine gleiche Quantität.

ad libit. (ad libitum) — nach Gutdünken, nach Belieben.

add. (adde) — man füge hinzu.

Aq. oder aq. (aqua) — Wasser.

Aq. bulliens — kochendes Wasser.

Aq. comm. (aqua communis) — gewöhnliches Wasser.

Aq. ferv. (aqua fervida) — heisses Wasser.

Aq. fluv. (aqua fluviatilis) -- Flusswasser.

Aq. font. (aqua fontis s. fontana) — Quellwasser.

Aq. pluvi. (aqua pluvialis) -- Regenwasser.

Ax. (Axungia) — Fett.

B. A. (Balneum arenae) — Sandbad.

c. (cum) — mit.

Cc. (concisus) — zerschnitten.

Ct. oder ct. (contusus) — zerstossen.

C. C. — Cubikcentimeter (gleich 1 g Wasser).

Col. (Colatura) — das Durchgeseihte.

conct. (concentratus) — konzentrirt.

coq. (coque, coquatur) — es werde gekocht.

dil. (dilutus) — verdünnt.

filtr. (filtretur) — es werde filtrirt.

Gtt. oder gtt. (Guttae) — Tropfen.

l. a. (lege artis) — nach den Regeln der Kunst.

L. (libra) — Pfund.

Liqu. (liquor) — Flüssigkeit.

M. (misce) — mische.

Oll. (olla) — Töpfchen, Kruke.

P. (Pars) — Theil.

p. c. (pondus civile) — bürgerliches Gewicht.

p. m. (pondus medicinale) -- Medizinalgewicht (altes).

pct. (praecipitatus) — präzipitirt, gefällt.

ppt. (praeparatus) — präparirt, feingepulvert.

Pulv. (pulvis) — Pulver.

q. s. (quantum satis) — so viel als nöthig.

Rec. oder Rp. (Recipe) — nimm.

rect., rectf. (rectificatus) — rektifizirt.

rectfss. (rectificatissimus) — höchstrektifizirt.

solv. (solve) — löse auf.

Ungt. (Unguentum) — Salbe.

Erste Abtheilung.

Gruppe I.
Drogen aus der Abtheilung der Lagerpflanzen.

Lagerpflanzen oder Thallophyten heisst die niedrigste Gruppe der Kryptogamen ohne eigentliches Zellgewebe. Statt der Wurzel haben sie ein sog. Lager, Thallus; Blatt- und Stengelbildung im botanischen Sinne fehlt ebenfalls. Geschlechtsorgane sind theils nicht vorhanden, theils unvollkommen. Es gehören hierher Pilze (Fungi), Flechten (Lichenes), Algen (Algae).

Secale cornutum. Mutterkorn.

Ist das Dauerlager (Mycelium) eines Pilzes: Claviceps purpurea, wie es in der Roggenblüthe entsteht und bei der Entwickelung derselben die Stelle der Frucht einnimmt. Es soll vor der vollständigen Reife des Roggens gesammelt werden, bildet meistens etwas gekrümmte, körnerartige Gebilde 2—3 cm lang, circa 3 mm dick, aussen blau-schwarz, innen schmutziggrau, zuweilen mehr violett, Geruch schwach, gepulvert eigenthümlich dumpfig, mit Kalilauge einen ekelhaften Geruch, ähnlich der Heringslake, entwickelnd. Muss nach dem Einsammeln bei gelinder Wärme gut getrocknet, dann sofort in Flaschen oder gutschliessende Blechgefässe gefüllt und aufbewahrt werden. Schlecht getrocknete Waare ist dem Milbenfrass stark ausgesetzt.

Bestandtheile. Zwei Alkaloide, Ergotin und Ecbolin, gebunden an Sclerotinsäure, Fett 30 %.

Anwendung. Nur in der innern Medizin, zur Beförderung der Wehen. In grösseren Dosen giftig wirkend.

Fungus cervinus (Boletus cervinus). Hirschbrunst.

Ein ca. wallnussgrosser unterirdischer Pilz, Elaphomyces granulatus. Aussen warzig, hart, braun, hohl, mit einer umbrafarbenen Sporenmasse gefüllt.

Anwendung. Als Brunstmittel bei Thieren.

Fungus chirurgorum (Boletus igniarius).
Wundschwamm, Feuerschwamm.

Polyporus fomentarius. Europa. Auf Bäumen, namentlich auf
Eichen und Buchen wachsend. Ein strunkloser, seitlich befestigter
Löcherpilz. Wird geschält, in Scheiben geschnitten, durch Einweichen,
Klopfen und Reiben weich gemacht. Meist mit Salpeter getränkt
(Feuerschwamm). Muss zu Wundzwecken aber salpeterfrei sein.

Fungus laricis. Lärchenschwamm.
Synonima: Boletus laricis. Agaricus albus.

Ein Pilz, Polyporus officinalis, aus dem südlichen Europa, namentlich Russland, als Schmarotzerpilz an der Lärchentanne wachsend.
Kegel- oder polsterförmig, oben konvex, gelblich oder schmutzigweiss,
Unterseite porig, innen' weiss, mehlig. [Der beste Lärchenschwamm
kommt über Archangel in den Handel, er muss weiss, leicht und möglichst frei von holzigen Partien sein.

Bestandtheile. Scharfes purgirendes Weichharz ca. 30 %.
Anwendung. Selten in der Medizin als drastisches Abführmittel,
häufiger als Zusatz zu bitteren Magenschnäpsen. Darf aber hier seiner
starken Wirkung wegen nur in sehr kleinen Mengen angewandt werden.

Fungus sambuci. Hollunderschwamm, Judasohr.

Exidia Auricula Judae, ein auf alten Hollunderstämmen wachsender
ohrmuschelförmiger Pilz, oberseits schwärzlich, unten grau, filzig. Getrocknet hornartig, weicht aber in Wasser gallertartig auf.

Anwendung. In der Volksmedizin, aufgeweicht zum Auflegen
auf die Augen

Lichen Islandicus. Isländisches Moos.
Cetraria Islandica. Parmeliaceen.
Nördliches Europa. Gebirge Mitteleuropas.

Eine dort auf trockenem Boden in grossen Massen vorkommende
Flechte. Namentlich Harz, Riesengebirge und Tyrol liefern grosse Mengen,
die in gepressten Ballen von ca. 50 kg in den Handel gebracht werden.
Die Flechte besteht aus lederartigen, oben weisslichen, meist verästelten
Lappen, an der Basis oft röthlich gefleckt. Unterseite mit weissen
Vertiefungen, fast geruchlos, von fadem, später stark bitterem Ge-
schmack. Letzterer lässt sich ziemlich entfernen, wenn man beim Auf-
kochen nach dem ersten Aufwallen das Wasser abgiesst und durch
frisches ersetzt, oder durch kaltes Ausziehen mit pottaschehaltigem
Wasser. Giebt durch anhaltendes Kochen eine steife Gallerte.

Bestandtheile. Flechten- oder Moosstärke ca. 40 % (Ursache des Gelatinirens), auch Lichenin genannt, ferner Cetrarin oder Cetrarsäure (Flechtenbitter); diese bedingt den intensiv bittern Geschmack. Anwendung. Als Gallertabkochung gegen Brustleiden. Die Gallerte dient auch als Zusatz zu Pasta und zu Chocoladen.

Lichen pulmonarius. Lungenmoos.
Sticta pulmonacea. Parmeliaceen.

Eine an Eichen und Buchen wachsende Flechte. Getrocknet lederartig, breitlappig, oben hellbraun, glänzend, unten filzig. Geruch schwach, Geschmack schleimig bitter.
Bestandtheile. Stictinsäure, der Cetrarsäure ähnlich. Schleim.

Fucus amylaceus. Ceylonmoos.

Diese im Indischen Ocean vielfach vorkommende Alge kommt nur selten im rohen, getrockneten Zustande zu uns; sie ist dann dem Caragheen ziemlich ähnlich, liefert uns aber nebst einigen anderen Algen das Agar Agar des Handels. Letzteres ist die auf Platten eingetrocknete, dann aufgerollte Gallerte, welche durch Auskochen aus obiger Alge gewonnen wird. Die Stengelchen des A. A. sind verschieden lang, viereckig, sehr locker und leicht, im Aeussern der Seele des Gänsekiels ähnlich.
Bestandtheile. Fast ausschliesslich Schleim mit Spuren von Salzen.
Anwendung. Als Ersatz der Gelatine bei feinen Speisen, als Appretur für Seide und ähnliche Stoffe.
Die sog. indischen Vogelnester sollen in ihrer Hauptsache fast nur aus obengenannter Alge bestehen.

Fucus crispus. Irländisches Moos.
Synonima: Lichen Irlandicus, Caragheen, Caragaheen.
Stammpflanze: Fucus seu Chondrus seu Sphaerococcus crispus.
Familie: Algen.

Die unter diesem Namen in den Handel kommende Droge trägt die Bezeichnung „Lichen irlandicus" oder „irländisches Moos" ganz fälschlich, da sie kein Moos, sondern eine getrocknete Meeresalge ist. Dieselbe wächst fast an sämmtlichen Küsten des nordatlantischen Oceans, auf felsigem Boden, hauptsächlich aber an den nordwestlichen Küsten Irlands, von wo die weitaus grösste Menge in den Handel gebracht wird, und zwar in festgepressten Ballen von ca. 50 kg.
Das Caragheen bildet bandförmige, gelbliche, mehrfach verästelte und an den Spitzen häufig fein gefaserte, blattartige Gebilde von ca.

15 cm Länge, hornartig durscheinend, von schwachem, fadem Geruch
und gleichem Geschmack. Im rohen, unsortirten Zustande ist es häufig
verunreinigt mit Steinen, Conchylienresten und beigemengtem Tang.
Es wird daher in den Drogenhandlungen sortirt und nach der Farbe
in den Handel gebracht. Die hellblonden Sorten werden am meisten
geschätzt. Die unsortirte Waare ist stets vermengt mit dunkleren,
mehr bräunlichen Algen von gleicher Form und denselben Eigenschaften.
Dies ist eine andere Art, nämlich Sphaerococcus mamillosus, die für
Malerzwecke indess ganz gleichwerthig ist. Sehr oft ist die Droge
fast ganz mit kleinen Blattkorallen incrustirt. Eine solche Waare ist
zu verwerfen.

In kaltem Wasser quillt das Caragheen zu seiner natürlichen Form
wieder auf, in kochendem löst es sich fast gänzlich zu einem Schleim,
der beim Erkalten selbst bei der 20—25fachen Menge Wassers noch
gallertartig fest wird.

Chemische Bestandtheile. Ca. 80 $\%$ Pflanzenschleim, Bassorin
oder Chondrin genannt. Ferner Salze, namentlich Natron und Magnesia,
verbunden mit Chlor und Spuren von Brom und Jod.

Anwendung. In der Medizin die besseren Sorten als schleimiges,
einhüllendes Mittel gegen Reizung der Brustorgane. In der Technik
als bindendes Mittel für Wasserfarben, als Schlichte für Gewebe, hier
und da auch zum Klären von Bier und anderen Flüssigkeiten.

Neuerdings hat man von Japan eine ähnliche Alge in den Handel
gebracht, dieselbe ist grau von Farbe, bedeutend schmäler bandförmig
und ziemlich unscheinbar. Für medizinische Zwecke ist sie total unbrauchbar, auch für die Technik durchaus nicht gleichwerthig, da sie
bedeutend weniger Schleim giebt.

Laminaria.

Laminaria digitata. Familie: Algen.

Die unter diesem Namen in den Handel kommende Droge besteht
aus dem getrockneten Strunk obiger Alge. Die Stücke sind bis zu
1 m lang, ca. 4 cm dick. Wird von den Aerzten zur Erweiterung von
Wundkanälen benutzt, weil sie in der Feuchtigkeit bis zu ihrem fünf-
fachen Umfange aufquillt. Auch werden Sonden und Bougies von verschiedener Stärke daraus geschnitzt.

Die hierher gehörenden Lackmoos- und Orseilleflechten siehe
unter Farbwaaren.

Gruppe II.
Radices. Wurzeln.

Unter Wurzel im botanischen Sinne ist der Theil der höheren Pflanzen zu verstehen (die niederen, die sogenannten Lagerpflanzen besitzen keine eigentlichen Wurzeln), welcher im Gegensatz zu dem aufwärts strebenden Stengel oder Stamm, eine nach unten gehende Tendenz verfolgt, die Pflanzen in dem Boden befestigt und durch welche dieselben die feste Nahrung aus dem Erdreich resp. bei Wasserpflanzen aus dem Wasser in sich aufnehmen. Die Wurzel unterscheidet sich von den Stengelorganen dadurch, dass sie niemals gegliedert, ohne jede Spur von Blattknospen ist und kein Chlorophyll (Blattgrün) enthält.

Die Form der Wurzeln ist eine sehr verschiedene und werden dieselben botanisch daher in eine ganze Reihe von Gruppen gebracht. Die am häufigsten vorkommende Art ist die, dass die Pflanze eine stärkere Hauptwurzel in die Erde treibt (Pfahlwurzel), die sich dann meist in Nebenwurzeln theilt oder mit solchen besetzt ist. Diese Nebenwurzeln sind wiederum mit feineren Wurzelfasern, und diese nochmals mit haarähnlichen sog. Zasern besetzt. Die letzteren sind wahrscheinlich die eigentlichen Aufsaugungsorgane. Derartige Wurzeln haben z. B. die meisten unserer Bäume.

Bei anderen Pflanzen ist die Hauptwurzel gleichsam verkümmert und aus einem sog. Wurzelkopf entspringen sofort zahlreiche Nebenwurzeln. Hierfür liefert die Valeriana officinalis ein Beispiel.

Rübenförmig nennt man die Wurzeln, bei welchen die Hauptwurzel fleischig, kreisrund und nach der Spitze etwas verjüngt erscheint, wie dies z. B. der Fall ist bei der Mohrrübe, Daucus carota oder bei Bryonia alba, der Zaunrübe.

Zwiebel, Bulbus, ist eine eigenthümliche Wurzelbildung, bei der auf einer dünnen Wurzelscheibe nach unten sich ein Kranz von Nebenwurzeln befindet, während nach oben der Keim der Pflanzen eingeschlossen ist in eine Anzahl meist fleischiger, nur nach aussen häutiger Scheiden. Dieselbe hat gewöhnlich Birnenform. Beispiele hierfür sind die gewöhnliche Esszwiebel und die Bulbi scillae, die Meerzwiebeln.

Da bei den offizinellen Zwiebeln die Wurzelscheibe mit den Nebenwurzeln entfernt ist, gehörten dieselben, genau genommen, gar nicht zu den Wurzeln.

Knollen, Tubera, sind nicht immer echte Wurzeln, sondern zum Theil nur Anhängsel derselben. Man bezeichnet mit diesem Ausdruck fleischig gewordene Auswüchse der Haupt- und Nebenwurzeln. Echte Wurzel-Organe sind z. B. die Tubera salep, welche am Ende des

Wurzelstocks ganz oder handförmig getheilt stehen. Anders dagegen die Knollen der Kartoffel, welche, an den Enden der Nebenwurzeln befestigt, Blattknospen zeigen, aus denen sich im folgenden Jahre Stengel entwickeln.

Von den Rhizomen, Wurzelstöcken, denen sie in mancher Beziehung ähneln, unterscheiden sie sich dadurch, dass sie beim Wachsthum der Pflanze nicht mit fortwachsen, sondern vergehen, indem sie der jungen Pflanze als erste Nahrung dienen. Ferner sind sie niemals gegliedert. Zum Schluss muss auch bemerkt werden, dass unter der Handelsbezeichnung Radices, Wurzeln, eine ganze Reihe von Drogen aufgeführt sind, die, genau genommen, gar nicht zu denselben gehören. Wir erinnern an Radix galangae, calami, zingiberis, die gar keine eigentlichen Wurzeln, sondern nur Rhizome, Wurzelstücke, sind. Man pflegt dieselben daher auch neuerdings mit Rhizoma calami etc. zu bezeichnen; wir haben aber im Nachfolgenden, um die hierher gehörigen Drogen nicht in zu viele Gruppen zu zertheilen, dieselben mit unter der Gesammtbezeichnung Radices aufgeführt.

Das Rhizom ist ein Stengelorgan, welches allerdings unterirdisch, sich in horizontaler, oder doch nur schwach aufsteigender Richtung verlängert; es ist in den meisten Fällen walzenförmig oder ein wenig plattgedrückt, einfach oder verästelt, meistens gegliedert und sowohl mit Wurzelfasern, als auch mit Blattknospen versehen. Vielfach stehen diese an den Ringen der Glieder. Als Stengelorgan charakterisirt sich das Rhizom auch dadurch, dass sich in dem dem Lichte ausgesetzten Theile häufig Chlorophyll entwickelt.

Radices rect. Tubera aconiti.   Eisenhutknollen.

Aconitum Napellus.   Ranunculaceae.
Gebirge Mittel- und Südeuropas.

Knollen, häufig zwei aneinandergewachsen, rübenförmig, 4—8 cm lang, 2—4 cm dick, längsrunzlig, aussen graubraun, innen weissgrau, dicht und mehlig.

Bestandtheile. Neben Stärkemehl bis zu 25 % ca. 1 % Alkaloide, namentlich Aconitin. (Stark giftig!)

Anwendung. In der inneren Medizin als Narcoticum und zur Darstellung des Aconitins.

Radices alcannae.   Alkannawurzeln.

Alkanna seu Anchusa tinctoria.   Boragineae.
Südeuropa kultivirt.

Walzenförmig, mehrköpfig mit braunrother, leicht abblätternder Rinde. Das Wurzelholz zäh, weisslich. Da der Farbstoff nur in der Rinde enthalten, sind zu sehr abgeblätterte Wurzeln zu verwerfen.

Bestandtheile. Alkannin, rother Farbstoff, in Wasser unlöslich,
Weingeist, Aether, ätherische und fette Oele tief dunkelroth färbend.
Anwendung. Nur zum Färben von Oelen, Tinkturen etc.

Alkannin. Der harzartige Farbstoff wird in chemischen Fabriken
durch Ausziehen der Wurzel mit Petroleumäther, Abdestilliren desselben und Eindampfen entweder in Extrakt- oder Pulverform dargestellt. Man bedient sich desselben weit vortheilhafter als der Wurzel
selbst zum Färben von Oelen, Pomaden etc.
1 Theil färbt 1000—2000 Theile Fett.

Radices althaeae. Altheewurzeln, Eibischwurzeln.

Althaea officinalis. *Malvaceae.*

Küsten des Mittelmeeres. In Deutschland kultivirt.

Der deutsche Name für diese Droge, Eibischwurzel, stammt von
der früher gebräuchlichen Bezeichnung Rad. hibisci. Die bei uns im
Handel vorkommende Droge wird ausschliesslich von der kultivirten
Pflanze gewonnen, eine Kultur, die namentlich in Franken (Nürnberg,
Schweinfurt etc.) im Grossen betrieben wird. Die dortige Produktion
wird auf jährlich 2—300 000 kg geschätzt. Die Wurzel wird theils im
ersten Frühjahr, theils im Herbst gegraben. Zur Benutzung kommen
nur die etwa fingerdicken Nebenwurzeln, welche geschält und bei
mässiger Wärme rasch ausgetrocknet werden. Sie bilden nun weisse,
etwa fusslange, aussen wenig faserige, biegsame, innen dichte, weiss-
mehlige Stücke von der Stärke eines Federkiels. Geruch schwach und
fade; Geschmack süsslich schleimig. In neuerer Zeit kommt die
Wurzel meistens in glatten, quadratisch geschnittenen Stücken in den
Handel. Man erreicht das schöne Aussehen dadurch, dass die Wurzel
im frischen Zustande geschnitten und dann erst getrocknet wird, da
die getrocknete Wurzel beim Schneiden faserige, unscheinbare Waare
liefert. Man hat darauf zu achten, dass die Wurzel innen rein weiss,
mehlig, nicht gelb oder holzig und vor Allem gut ausgetrocknet sei.
Feuchte Waare schimmelt ungemein leicht und nimmt dann einen muffigen
Geruch und Geschmack an. Da die Wurzel etwas hygroskopisch ist,
bewahrt man sie am besten in Blechdosen auf. Grau und unscheinbar
gewordene Waare soll vielfach mit Kalkmilch aufgefrischt werden.
Eine solche Waare giebt den Kalk an salzsäurehaltiges Wasser ab.
Er lässt sich in diesem nach dem Sättigen mit Ammon leicht durch
Oxalsäure nachweisen.

Bestandtheile. Stärkemehl ca. 30 %, in kaltem Wasser löslicher
Schleim 20—25 %, Pectin, Eiweiss, Zucker, ca. 2 % Asparagin.

Anwendung. Als schleimiges, Husten linderndes Mittel ist
die Wurzel ein Hauptbestandtheil des Brustthees und ähnlicher
Mischungen.

Verwechselungen kommen bei der Art der Einsammlung kaum vor, doch soll auch Althaea narbonnensis mit angebaut werden. Letztere zeigt auf der Schnittfläche gelbe Ringe.

Radices angelicae. Angelica oder Engelwurzeln.
Archangelica officinalis. Umbelliferae.
Süd- und Mitteleuropa. Auch kultivirt.

Die Droge stammt jetzt fast immer von der kultivirten Pflanze ab; die Wurzeln dieser sind kräftiger und besser. Die Pflanze ist zweijährig und soll nur diese verwandt werden. Die Wurzel besteht aus einem walzenförmigen Wurzelstock, ist unten meist abgestutzt und mit zahlreichen, ca. 20 cm langen Nebenwurzeln besetzt; letztere sind gewöhnlich in einen Zopf geflochten. Sie ist aussen bräunlich gelb, innen ziemlich schwammig, mehr hellgelb. Auf dem Durchschnitt bemerkt man in der Rinde zahlreiche dunklere Balsamgänge. Der Kern ist radial gestreift. Geruch kräftig, angenehm aromatisch; Geschmack süsslich, dann scharf und bitter.

Bestandtheile. Aetherisches Oel 1 %. Zucker, Harz, Angelica-säure etc.

Anwendung. Seltener in der Medizin. (Spiritus angelicae compositus) häufig in der Likörfabrikation. Wesentlicher Bestandtheil vom Chartreuse etc.

Verwechselungen. Wurzeln von Angelica silvestris, bedeutend kleiner, mehr grau, fast ohne Balsamgänge und von widerlichem Geruch, auch mit Rad. levistici; diese sind heller, das Holz nicht strahlig.

Radices ari. Aronwurzeln. Zehrwurz.
Arum maculatum. Aroideae.
Süd- und Mitteleuropa, in feuchten Wäldern.

Die fast obsolete Droge kommt geschält in kleinen, 1—2 cm dicken Knollen, welche auf Bindfaden gereiht sind, in den Handel; graulich weiss, geruchlos, mehlig. Im frischen Zustande ist der Wurzelsaft scharf, hautreizend und soll giftig sein. Getrocknet von fadem, schleimigem Geschmack, ohne irgendwie wesentliche Bestandtheile.

Anwendung. Hier und da in der Volksmedizin gegen Brust- und Magenleiden.

Radices arnicae. Arnica- oder Wohlverleihwurzeln.
Arnica montana. Compositae.
Mitteleuropa.

Die Wurzel besteht aus einem fast spindelförmigen Wurzelstock, mit an der Unterseite angehefteten, ca. 8 cm langen, fadenförmigen Nebenwurzeln. Wurzelstock aussen braun, innen weisslich, fest.

Bestandtheile. Aetherisches Oel, Gerbsäure.

Anwendung. Höchst selten, ähnlich den Arnicablüthen zu Tinkturen, oder als Pulver für sich.

Radices asari. Haselwurz.
Asarum Europaeum. *Aristolochiaceae.*
In den Wäldern Europas.

Die Wurzel, richtiger der Wurzelstock, ist fast vierkantig, ca. 2 mm dick, gabelig verästelt, aussen graubraun, innen bräunlicher Holzkörper mit weissem, mehligem Mark. Geschmack bitter pfefferartig, Speichelfluss erregend. Geruch kampherartig.

Bestandtheile. Etwas flüchtiges Oel und scharfer kampherartiger Stoff, Asarin.

Anwendung. Der Aufguss wirkt brechenerregend, dient ferner als Zusatz zu einigen Niesspulvern und zu Species hierae picrae. Obsolet.

Radices asclepiadis seu vincetoxici. Schwalbenwurzeln.
Asclepias vincetoxicum. *Asclepiadeae.*
Europa, an sandigen Plätzen.

Wurzelstock hin und her gebogen, röthlichgelb, 3—6 cm lang, oberhalb mit Stengelresten, unten mit 8—10 cm langen, glatten, bräunlichen Wurzeln besetzt. Geruch schwach eigenthümlich, Geschmack bitter, etwas scharf.

Bestandtheile. Asclepiadin, brechenerregend. Stärke etc.

Anwendung. Hier und da von Landleuten als Vieharzneimittel.

Radices bardanae. Klettenwurzeln.
Lappa officinalis, L. minor, L. tomentosa. *Compositae.*
Ueberall in Deutschland häufig.

Pfahlwurzel, spindelförmig, selten ästig, 25—30 cm lang, 1—3 cm dick, runzelig, aussen graubraun, innen bräunlich mit weissfilzigen Höhlungen. Holz strahlig, Mark weiss. Die grösseren Wurzeln kommen meist gespalten in den Handel. Geruch eigenthümlich, frisch kräftig, später schwach. Geschmack bitter, schleimig.

Bestandtheile. Inulin (eine Art Stärke) ca. 40 %. Gerbstoff, Spuren von Zucker und ätherischem Oel.

Anwendung. Innerlich als Zusatz zu blutreinigenden Thees, äusserlich als Haarwuchs förderndes Mittel.

Die Wurzel ist sehr dem Schimmeln und dem Mottenfrass ausgesetzt, muss daher gut getrocknet, am besten in Blechgefässen, aufbewahrt werden.

Radices belladonnae.   Tollkirschenwurzeln.

Atropa belladonna.   Solaneae.

Laubwälder Mittel- und Südeuropas.

Pfahlwurzel, bis zu 5 cm dick, aussen bräunlich, innen schmutzig-weiss, beim Zerbrechen stäubend. Die Wurzel kommt meist gespalten in den Handel, die einzelnen Stücke erscheinen rückwärts gekrümmt. Geschmack süsslich, später kratzend. Die Wurzel ist sehr giftig.

Bestandtheile. Atropin 0,3 —0,5 $^0/_0$. Stärke etc.

Anwendung. Wird hauptsächlich in den chemischen Fabriken zur Darstellung des Atropins benutzt.

Radices bryoniae.   Zaunrübenwurzeln.

Bryonia alba, Br. dioica.   Cucurbitaceae.

Deutschland, überall an Hecken und Zäunen klimmend.

Grosse rübenförmige Wurzel, im Handel stets in Scheiben geschnitten, weissgelb, mit zahlreichen Ringwülsten und durch Markstrahlen radial gestreift. Geschmack ekelhaft bitter. Geruch bei der frischen Wurzel sehr unangenehm, getrocknet schwach. Wirkt giftig, **purgirend.**

Bestandtheile. Viel Stärke, Bryonin.

Anwendung. Als harntreibendes Mittel bei Wassersucht etc.

Radices rect. Rhizoma calami.   Calmuswurzeln.

Acorus calamus.   Aroideae.

Ueberall in Deutschland in Sümpfen und Gräben. Ursprünglich in Asien heimisch.

Im Herbst oder Frühjahr zu sammeln, am besten von Pflanzen, die nicht fortwährend im Wasser stehen. Der Wurzelstock ist ungeschält gegliedert, etwas plattgedrückt, aussen grünlich oder röthlich, nach dem Trocknen braun, mit vertieften Narben und Nebenwurzeln versehen; bis zu 20 cm lang. Querschnitt durchaus markig, weiss, an der Luft röthlich werdend. Kleine dunkle Gefässbündel bilden um den Kern einen losen Ring. Die Handelswaare ist meist geschält und gespalten von möglichst weisser Farbe, obgleich in der Rindensubstanz die grösste Menge von ätherischem Oel enthalten ist. Die zweite Ausgabe der „Pharm. Germ." verlangt daher auch ungeschälte Wurzeln. Der Geruch ist kräftig, angenehm aromatisch; der Geschmack feurig, zugleich bitter.

Bestandtheile. Aetherisches Oel ca. 2 $^0/_0$, bitteres Hartharz und scharfes Weichharz.

Anwendung. Aeusserlich im Aufguss zu kräftigenden Bädern; innerlich als magenstärkendes Arzneimittel, namentlich aber als Zusatz bei der Likörfabrikation.

Radices rect. Rhizoma caricis. Sandseggenwurzeln.
(Früher Rad. sarsaparillae germ. genannt.)   *Carex arenaria.*   *Cyperaceae.*
Norddeutschland.

Die kriechenden Wurzelstöcke und Ausläufer der oben genannten Pflanze. Oft meterlang, 1—3 mm dick, verästelt, gegliedert, graubraun, an dem mit Wurzelfasern besetzten Knoten mit langen zerschlitzten Scheiden versehen. Die äussere Rinde haftet nur locker an. In der Rinde erkennt man auf dem Querschnitt mittelst der Lupe grosse quadratische Lücken. Fast geruchlos, Geschmack süsslich, mehlig, hintennach kratzend.

Bestandtheile. Schleim, Harz, Stärkemehl.

Anwendung. Als blutreinigendes, harn- und schweisstreibendes Mittel, ähnlich der Sarsaparillwurzel.

Radices carlinae. Eberwurz, Rosswurz.
Carlina acaulis.   *Compositae.*
Deutschland, Schweiz.

Pfahlwurzel, fast immer einfach, oben mit Blattschopf; bis 30 cm lang, 2—3 cm dick; schmutziggrau, tief gerunzelt, innen gelbbraun, harzartig spröde, nicht holzig. Geruch angenehm aromatisch. Geschmack süsslich, dann scharf.

Bestandtheile. Inulin, ätherisches Oel, Harz.

Anwendung. Als Volksarzneimittel und Bestandtheil verschiedener Viehpulver.

Verwechselungen mit der Wurzel von Carlina vulgaris erkennt man an der holzigen Beschaffenheit derselben.

Radices caryophylatae. Nelkenwurzeln.
Geum urbanum.   *Rosaceae.*
Deutschland, überall häufig.

Wurzelstock mit Wurzeln, bedeckt mit schwarzbraunen Schuppen, höckerig und hart. Nebenwurzeln hellbraun. Geruch schwach nelkenartig; Geschmack bitter, nachher zusammenziehend.

Bestandtheile. Aetherisches Oel, Gerbsäure, Harz.

Anwendung. In der Abkochung äusserlich als blutstillendes und wundheilendes Mittel; innerlich gegen Durchfall, Nachtschweiss etc. Ziemlich obsolet.

Radices chinae (nodosae). Chinawurzeln, Pockenwurzeln.
Smilax China.   *Smilaceae.*
China.   Cochinchina.

Der Wurzelstock meist geschält und von den Wurzeln befreit. In Gestalt von dichten und schweren Knollen, bis zu 200 Gramm

Gewicht. Aussen graubräunlich, schwach runzelig; innen weissröthlich.
Geruchlos, Geschmack süsslich, nachher bitter, kratzend.

Bestandtheile. Gerbsäure, Smilacin, Stärkemehl, Zucker.

Anwendung. Aehnlich der Sarsaparilla, der sie in ihren Bestandtheilen gleicht.

Die amerikanische Chinawurzel von Smilax pseudochina ist weit
leichter, blasser, schwammig und ohne jede Wirkung.

Radices seu Bulbo-tubera colchici.   Herbstzeitlosenknollen.
Colchicum autumnale.   *Colchiaceae.*
Deutschland, auf feuchten Wiesen.

Ende des Sommers, vor Ausbildung des Samenstengels zu sammeln. Im Handel meist in Querscheiben geschnitten. Die frische
Knollzwiebel ist etwa wallnussgross, ähnlich einer Tulpenzwiebel; auf
der einen Seite flach, mit einer Längsfurche versehen. Getrocknet
geruchlos. Geschmack fade, hinterher scharf und kratzend. Aussen
braunschwarz, innen weisslich.

Bestandtheile. Colchicin, Stärkemehl. Sehr giftig!

Anwendung. In der inneren Medizin, wie Sem. colchici.

Radices colombo seu colombo.   Colombowurzeln.
Cocculus palmatus.   *Menispermeae.*
Ostküste Afrikas, auf Isle de France und in Ostindien kultivirt.

Es sind die fleischigen Nebenwurzeln des oben genannten Ranken-
gewächses; kommt stets in Scheiben geschnitten in den Handel. Diese
sind 2—6 cm breit, 4—10 mm dick; unregelmässig verbogen, leicht.
Aussen runzelig, braun, auf der Schnittfläche grünlichgelb. Geschmack
sehr bitter, Geruch schwach und eigenthümlich.

Bestandtheile. Stärkemehl, Berberin an Colombosäure gebunden,
Colombin, ein krystallinischer Bitterstoff.

Anwendung. In der inneren Medizin gegen Diarrhoe, Ruhr etc.

Radices colubrinae seu serpentariae.   Schlangenwurz.
Aristolochia serpentaria.   *Aristolochieae.*
Nordamerika.

Horizontaler Wurzelstock ca. 2—3 cm lang, einige mm dick. Auf
der Oberseite mit Stengelresten, auf der Unterseite dicht mit fadenförmigen, blassbraunen Wurzeln besetzt. Geruch eigenthümlich baldrian-
ähnlich. Geschmack bitter, kampherartig.

Bestandtheile. Aetherisches Oel ca. $\frac{1}{2}$ %, Harz.

Anwendung. Innerlich als Aufguss oder Pulver gegen Hysterie,
epileptische Zufälle, in Amerika auch gegen Biss von Schlangen und
tollen Hunden.

Radices consolidae seu symphyti. Schwarzwurzeln.
Symphytum officinale. *Borragineae.*
Deutschland, an Gräben und auf feuchten Wiesen.

Hauptwurzel vielfach mehrköpfig, 20—30 cm lang, oben ca. 2 cm dick; kommt meist gespalten in den Handel. Aussen schwarzbraun, auf dem Bruch hornartig gelblich. Geruch schwach: Geschmack schleimig, süsslich. Die Wurzel löst sich beim Kochen zu fast $^3/_4$ Theilen auf.

Bestandtheile. Schleim, Zucker, Asparagin etc.

Anwendung. Als schleimiges, Husten linderndes Mittel, gleich der Altheewurzel. In der Volksmedizin wird sie in vielen Gegenden als Pulver mit Honig genommen; hierfür lässt sich ohne Bedenken Pulv. rad. althaeae substituiren.

Radices rect. Rhizoma curcumae. Curcuma oder Gelbwurzeln.
Curcuma longa. *Scitamineae.*
Ostindien, China, Réunion, Afrika, Westindien kultivirt.

Man unterscheidet im Handel runde und lange C. Die ersteren, ca. wallnussgross, sind die Mittelstöcke; die letzteren, ca. fingerlang und dick, die Seitenäste des Wurzelstockes. Beide Arten finden sich gewöhnlich gemengt, werden später vielfach sortirt gehandelt. Aussen graugelb, innen goldgelb bis rothgelb, dicht, mit fast wachsglänzendem Bruch. Schlechte verdorbene Waare erscheint auf dem Bruch fast schwarz. Die Wurzel wird, um das Auswachsen zu verhüten, vor dem Trocknen mit kochendem Wasser abgebrüht. Geruch eigenthümlich, gewürzhaft; Geschmack ebenfalls, etwas scharf. (Die C. bildet einen Hauptbestandtheil des bekannten Curry powder.) Nach dem Pulver erscheint die Wurzel goldgelb bis safrangelb. Sie färbt beim Kauen den Speichel dunkelgelb.

Bestandtheile. Curcumin, ein harzartiger Farbstoff (in reinem Wasser unlöslich, löslich dagegen in Alkohol, ätherischen und fetten Oelen). Aetherisches Oel, Stärkemehl.

Anwendung. Hier und da zum Färben von Salben, Fetten, Butter, Käse, Backwaaren, Likören. In der eigentlichen Färberei immer mehr verdrängt, da die Farbe nicht haltbar ist und von Alkalien braun wird. Mit C. gefärbtes Fliesspapier dient in der Chemie als Reagenspapier auf Alkalien und Borsäure.

Die Curcuma kommt in Ballen, zuweilen auch in Binsenkörben in den Handel, und zwar über England, Holland, Hamburg und Bremen. Der jährliche Import für Deutschland beziffert sich auf einen Werth von ca. M. 250,000.

Man unterscheidet, nach ihren Ursprungsländern benannt, verschiedene Handelssorten. Die weitaus geschätzteste ist die chinesische, aussen gelb, innen orangegelb, ähnlich dem Gummigutt, gepulvert feuriggelb. Weniger geschätzt sind Bengal, Madras und Java, aussen mehr grau als gelb, innen weniger schön von Farbe als die chinesische. Grosse afrikanische Curcuma in handförmigen Knollen kommt nur selten in unsern Handel; sie stammt von einer anderen Scitaminee, Canna speciosa, soll aber sonst gleichwerthig sein.

Radices dictamni.   Diptamwurzeln, Spechtwurzeln.
Dictamnus albus.   Rutaceae.
Bergwälder Deutschlands und Südeuropas.

Nebenwurzeln stielrund, glatt, weiss. Rinde weiss, mehlig, schwammig. Holzkern weiss, fest. Geruch schwach aromatisch; Geschmack schleimig, bitter.
Bestandtheile. Unbekannt. Fast obsolet.

Radices enulae seu helenii.   Alantwurzeln.
Inula helenium.   Compositae.
Deutschland, England, Belgien, an feuchten Stellen.   Auch kultivirt.

Haupt- und Nebenwurzeln, theils in Quer-, theils in Längsschnitten. Die ganze Wurzel bis zu 15 cm lang, 3—4 cm dick, stark verästelt, aussen graubraun, innen' graugelblich, hornartig, nicht holzig, in nicht ganz trockenem Zustande zähe und biegsam. Auf dem Querschnitt zeigen sich zahlreiche Oelbehälter. Geruch und Geschmack eigenthümlich aromatisch.
Bestandtheile. Inulin 30--40 %, ätherisches Oel, Helenin oder Alantkampher. Letzterer ist in den Oelbehältern in kleinen Krystallen enthalten.
Anwendung. Hauptsächlich in der Likörfabrikation als Zusatz zu bitteren Schnäpsen.

Radices rect. Rhizoma filicis.   Wurmfarnwurzeln.
Aspidium filix mas.   Polypodiaceae.
In Laubwäldern Europas häufig.

Wurzelstock wagerecht wachsend, bis zu 30 cm lang, 3—5 cm dick, ringsum dachziegelförmig mit abgestorbenen Wedelbasen bedeckt. Aussen dunkelbraun, innen grasgrün; auf dem Querschnitt sind ringförmig angeordnete braune Gefässbündel sichtbar. Die Wurzel soll jedes Jahr im Herbst frisch gesammelt werden; sie kommt in zwei Formen in den Handel, entweder ungeschält, oder von der braunen Rindenschicht befreit als R. filicis mundatae. In diesem Zustande bildet sie kleine, aussen bräunliche, innen grüne Stückchen, welche gut getrocknet in fest verschlossenen Gläsern aufbewahrt werden müssen. In den Apotheken werden sie meistens gleich gepulvert und so in ganz kleinen Gläsern an dunklem Ort aufbewahrt. Geruch widerlich; Geschmack anfangs süss, dann bitter und herb.

Bestandtheile. Fettes, anfangs grünes, später braunes, die Farbe der Wurzel bedingendes Oel 6 %, Spuren von ätherischem Oel, Zucker, Gerbsäure, Filixsäure.

Anwendung. Als Mittel gegen Eingeweidewürmer, namentlich den Bandwurm. Entweder als Pulver oder Extrakt, Extractum filicis aethereum.

Verwechselungen mit den Wurzelstöcken anderer Filixarten sind leicht zu erkennen, wenn man die markige Konsistenz und die zimmtbraunen Spreuschuppen, welche die Oberfläche bedecken, beachtet.

Radices rect. Rhizoma galangae. Galgantwurzeln.
Alpinia officinarum. *Scitamineae (Zingiberaceae).*
China.

Diese Droge kommt hauptsächlich über Shanghai und Singapore in den europäischen Handel und zwar in Ballen von ca. 1 Ctr. Sie bildet ca. fingerdicke, etwa fingerlange, meist gekrümmte, einmal verästelte Stücke, aussen von rothbrauner Farbe mit ringförmigen Wulsten. Auf dem Querschnitt ist die Farbe heller, zimmtfarben, mit zwei, durch eine dunkle Kreislinie getrennten Schichten. Auf dem Bruch erscheint sie dicht, etwas faserig, holzig. Der Geruch ist angenehm aromatisch, der Geschmack gleichfalls, doch brennend scharf.

Bestandtheile. Aetherisches Oel (Ursache des Aroms), scharfes Weichharz.

Anwendung. Als magenstärkendes Mittel, hauptsächlich als Zusatz zu Magenschnäpsen, hie und da auch von den Landleuten als brunstbeförderndes Mittel bei dem Rindvieh angewandt. Die Wurzel soll nicht zu hell und möglichst schwer sein.

Radices gentianae (rubrae). Enzianwurzeln.
Gentiana lutea. *G. purpurea.* *G. Pannonica.* *G. punctata.* *Gentianeae.*
Alpen und Gebirge Südeuropas.

Ursprünglich ist nur die Wurzel von Gentiana lutea offizinell, doch gleichen ihr die der anderen angeführten Arten sowohl im Aeussern wie in ihren Bestandtheilen. Sie ist eine Pfahlwurzel von 20—24 cm Länge und 2—4 cm Dicke, häufig mehrköpfig, und kommt meist der Länge nach gespalten in den Handel. Sie ist aussen gelbbraun, am oberen Ende wulstig geringelt mit schwachen Längsfurchen. Innen mehr röthlich oder orangefarben, fleischig, nicht holzig, gut getrocknet spröde, aber weil hygroskopisch bald wieder zäh werdend. Die Ein-

4*

sammlung soll im Frühjahr geschehen. Geruch eigenthümlich süsslich,
nicht angenehm; Geschmack stark bitter.

Bestandtheile. Gentianin (krystallisirbarer Bitterstoff), Zucker,
gelber Farbstoff, Fett etc.

Anwendung. In der Medizin als magenstärkendes Mittel, entweder als Zusatz zu Tinkturen, oder als Extrakt; ferner in grossen
Massen zur Likörfabrikation.

Der in den Alpen in grossen Mengen fabrizirte Enzianschnaps ist
kein Auszug der Wurzeln, sondern wird bereitet, indem man die
frischen Wurzeln auskocht, die stark zuckerhaltige Flüssigkeit vergähren lässt und dann abdestillirt.

Die früher unter dem Namen Rad. gentianae albae gebräuchlichen
Wurzeln stammten von einer Umbellifere, Laserpitium latifolium, sind
jetzt völlig obsolet.

Radices ginseng Americanae.   Ginsengwurzeln.
Panax quinquefolius.   Araliaceae.
Nordamerika, namentlich Ohio und Virginien.

Diese in grossen Massen von Nordamerika nach China, wo sie zu
abergläubischen Zwecken Verwendung findet, exportirte Wurzel kam
auch eine Zeit lang zu uns und diente zur Darstellung verschiedener
Geheimmittel. Sie ist meist spindelförmig, 3—5 cm lang, bis zu 1 cm
dick; einfach, oder nach unten in zwei Aeste auslaufend. Aussen
bräunlich, innen gelblich weiss. Geschmack anfangs bitter, nachher
süsslich, dem des Süssholzes ähnlich.

Anwendung. Dient in Amerika zu gleichen Zwecken wie unser
Süssholz, wegen des darin enthaltenen dem Glycyrrhizin ähnlichen
Stoffes.

Radices rect. Stolones seu Rhizoma graminis.   Queckenwurzeln.
Triticum seu Agropyrum repens.   Gramineae.
Europa.

Diese Pflanze ist ein sehr lästiges Unkraut unserer Felder. Die
Droge besteht aus den meterlangen strohhalmdicken Wurzelstöcken
und Ausläufern derselben. Sie sind gelb, zäh, biegsam, knotig gegliedert, nur an den Knoten mit Fadenwurzeln und häutigen Scheiden
besetzt. Geruch schwach, süsslich; Geschmack gleichfalls süss und
schleimig.

Bestandtheile. Gährungsfähiger Zucker, Mannit, nach der
Jahreszeit wechselnd, Gummi.

Anwendung. Als blutreinigendes und schleimlösendes Mittel,
früher auch vielfach zur Bereitung des Extr. graminis liquidum seu
Mellago graminis, ein heute durch das Malzextrakt verdrängtes Präparat.

Verwechselungen sollen vorkommen mit den Wurzeln von Lolium perenne und Triticum caninum; doch treten bei diesen die Wurzelfasern auch zwischen den Knoten hervor.

Radices rect. Rhizoma hellebori albi seu veratri albi.
Weisse Nieswurz, Germerwurz.
Veratrum album. Colchicaceae.
Gebirge Mittel- und Südeuropas.

Wurzelstock 2—5 cm dick, 3—10 cm lang, kegelförmig, rings herum durch die entfernten Wurzelfasern weissnarbig, dunkelgrau, oben durch abgeschnittene Blattreste geschopft, innen weisslich mit dunklen Gefässbündeln marmorirt, hart, geruchlos, das Pulver die Schleimhäute reizend. Beim Pulvern sind daher die Augen und die Nase durch vorgebundene Flortücher zu schützen. Geschmack scharf bitter, anhaltendes Kratzen erregend.

Bestandtheile. Veratrin (sehr giftiges Alkaloid), Jervin, Jervasäure.

Anwendung. Innerlich selten, höchstens in kleinen Gaben von 2 Gramm als Brechmittel bei Schweinen. Aeusserlich als Zusatz zu Niespulvern und zu Krätzsalben.

Der von Nord-Amerika importirte Wurzelstock von Veratrum viride kann kaum als Verwechselung gelten, da derselbe von gleichem Bau und gleichen Bestandtheilen ist.

Radices rect. Rhizoma hellebori nigri. Schwarze Nieswurz.
Helleborus niger. Ranunculaceae.
Gebirge Mitteleuropas.

Der Wurzelstock mit den anhängenden Wurzeln, 5—8 cm lang, bis zu 8 mm dick, verästelt, vielköpfig gegliedert, braunschwarz, innen weiss. Geschmack bitterlich scharf, geruchlos.

Bestandtheile. Helleboreïn, giftig, zum Niesen reizend.

Anwendung. Früher zuweilen innerlich gegen Wassersucht und äusserlich gegen Hautausschläge.

An Stelle der Rad. hellebori nigrae sind jetzt meistens Rhizoma helleb. virid. von Helleborus viridis gebräuchlich. Diese sind im Aeusseren den vorigen gleich, sollen jedoch bedeutend stärker wirken.

Radices rect. Tubera jalapae. Jalappenwurzeln.
Ipomoea seu Convolvulus purga. Convolvulaceae.
Mexico, Abhänge der Anden, auch kultivirt.

Die Droge besteht aus den knollenförmigen Verdickungen der Haupt- und Nebenwurzeln. Erstere sind bis faustgross, dann entweder ganz oder nur zum Theil vierfach gespalten, meist birnenförmig;

letztere ca. wallnussgross. Die Oberfläche erscheint dicht und fein gerunzelt, die Furchen oft von ausgetretenem Harz gefüllt, grauschwarz, innen dicht, graubräunlich, hart. Auf dem Querschnitt bemerkt man konzentrisch wellige dunkle Linien, die Harzbehälter. Je weniger hiervon vorhanden, je schlechter ist die Sorte. Geruch eigenthümlich widerlich; Geschmack gleichfalls, dann bitter kratzend.

Bestandtheile. Convolvulin (drastisch purgirendes Harz) $8-17^0/_0$. (Die Pharmacopoea German. verlangt mindestens $10\,^0/_0$.) Weichharz $3\,^0/_0$, Zucker, Stärkemehl.

Anwendung. Als drastisches Purgirmittel in Pulverform, (höchstens 2 Gramm), als Tinktur, zur Bereitung des Resina jalapae (siehe dieses).

Die Droge kommt meistens über Veracruz, nach welchem die besseren Sorten genannt werden, in den Handel, und zwar in Ballen von 50 kg. Die mittleren, festen und schweren Stücke sind die besten. Ganz zu verwerfen ist die Tampico jalapa in fingerförmigen Stücken, die aus den Nebenwurzeln derselben Pflanze bestehen sollen. Graubraun, der Länge nach gerunzelt. Sie enthält nur wenig Harz, kann höchstens bei billigen Preisen zur Darstellung des Harzes benutzt werden.

Rad. jalapae orizabensis seu laevis auch Stipites jalapae von Ipomoea orizabensis sind gleichfalls zu verwerfen. Sie sind cylindrisch, sehr verschieden gross, aussen grau und sehr runzelig, innen gelblich, sehr faserig ohne konzentrische Ringe. Das Harz dieser Droge ist gänzlich in Aether löslich, das der echten Droge nur zu $5-8\,^0/_0$.

Radices rect. Rhizoma imperatoriae.   Meisterwurzeln.
Imperatoria ostruthium.   Umbelliferae.
Gebirge Süddeutschlands und der Schweiz.

Haupt- und Nebenwurzelstöcke mit ringförmigen Blattansätzen, gegliedert, dunkelgrau, innen blassgelb, 12—15 cm lang, 2—3 cm dick. Geruch und Geschmack aromatisch, beissend scharf. Die Wurzel ist dem Wurmfrass sehr ausgesetzt, muss daher in Blechkasten aufbewahrt werden.

Bestandtheile. Aetherisches Oel, Harz, Stärke.

Anwendung. Als Volksheilmittel hie und da als Zusatz zu Viehpulvern und Schnäpsen.

Radices ipecacuanhae.   Brechwurzeln.
Cephaelis ipecacuanha.   Rubiaceae.
Brasilien, Granada, Ecuador.

Die Droge wird über Rio und Matto grosso ausgeführt, verpackt in Aroben von ca. 15 kg. Nebenwurzeln, 5—15 cm lang, bis federkieldick, von grauer oder brauner Farbe. Die Wurzeln sind durch

wulstige Einschnürungen und Erhabenheiten höckerig und geringelt
(daher die Bezeichnung Rad. ipecacuanhae annulatae). Die Rinden-
substanz ist weissgelblich, hornartig, sich von dem dünnen weiss-
lichen Holzkörper leicht loslösend, etwa dreimal so stark als dieser.
Der Holzkörper ist zäh, der Rindenkörper leicht pulverisirbar. Im
Handel werden die bräunlichen Sorten mit dicker Rinde vorgezogen.
Geruchlos, das Pulver die Schleimhäute gefährlich reizend, daher grösste
Vorsicht beim Pulvern. Geschmack widerlich bitter.

Bestandtheile. Emetin (brechenerregendes Alkaloid) $1-2\,^0/_0$,
in der Holzsubstanz nur ca. der vierte Theil desselben. Stärkemehl
in der Rindensubstanz $30\,^0/_0$, in der Holzsubstanz $7\,^0/_0$.

Anwendung. In der inneren Medizin theils in Pulverform, theils
als Vinum ipecacuanhae als brechenerregendes, in kleinen Dosen auch
schleimlösendes Mittel.

Verfälschungen sind bei der eigenthümlichen Struktur der Wurzeln nicht leicht möglich, doch kommen ähnliche von verwandten
Rubiaceen stammende falsche Ipecacuanha-Wurzeln in den Handel, die
wohl auch Emetin enthalten, aber in viel geringeren Mengen und daher nicht substituirt werden dürfen. Hierher gehören

Rad. ipecacuanhae striatae, dicker, grauschwarz, in kurzen Abständen bis auf das Holz eingeschnürt und längsstreifig gefurcht. Das
Holz ist graubraun, porig, kaum bitter.

Rad. ipecac. alb. seu lignosae, weisslich, keine Einschnürungen, mit
Längsfurchen, Holz stärker als die Rinde, grossporig; Geschmack
schwach, nicht bitter.

Rad. ipecac. farinosae, ästig, hin und her gebogen, nur stellenweise
leicht eingeschnürt, Rinde mehlig, bräunlich; Geschmack scharf, nicht
bitter.

Radices rect. Rhizoma iridis seu ireos.   Veilchenwurzeln.
Iris Florentina.   I. pallida.   Irideae.
Nordafrika, Südeuropa, wild und kultivirt.

Der Name der Droge ist nur bedingt durch den starken, veilchenartigen Geruch, welchen die getrockneten Wurzeln haben; in frischem
Zustande fehlt derselbe gänzlich. Früher kam dieselbe auch ungeschält
in den Handel, neuerdings so gut wie gar nicht mehr. Horizontaler
Wurzelstock 5—12 cm lang, ca. daumendick, plattgedrückt, meist gekrümmt, zuweilen verästelt, knollig gegliedert, oben eben, unten nar-
big durch die abgeschnittenen Wurzelreste. Schwer, fest, weisslich
bis gelblich; auf dem Bruch körnig mehlig. Die besonders grossen
glatten Exemplare werden durch Schneiden und Feilen in glatte
Stäbchenform als Rad. iridis pro infantibus in den Handel gebracht.
Ferner dreht man erbsengrosse Kügelchen aus der Wurzel, zum Ein-

legen in sog. Fontanellen. Der Geruch ist stark veilchenartig, Geschmack bitter, etwas scharf, schleimig.

Bestandtheile. Aetherisches Oel in sehr geringer Menge,
Schleim, Stärkemehl, scharfes bitteres Weichharz.

Anwendung. Innerlich als Zusatz zum Brustthee, ferner zum
Aromatisiren von Zahnpulvern, Räucherpulvern etc. und in der Parfümerie.

Verwechselungen. Als solche werden angegeben die Wurzelstöcke
von Iris pseudacorus und I. Germanica. Jedoch sind die ersteren
innen röthlich, letztere deutlich geringelt.

Radices levistici seu ligustici.   Liebstöckelwurzeln.
Levisticum officinale seu Ligusticum levisticum.   *Umbelliferae.*

Südeuropa.   Deutschland kultivirt.

Perennirende Hauptwurzel, häufig vielköpfig, nach unten verästelt,
die stärkeren gespalten. Hauptwurzel 5—10 cm lang, 3—5 cm dick.
Nebenäste bis zu 30 cm lang, tief längsrunzelig, gelbbraun, schwammig, zähe. Auf dem Querschnitt zeigt sich die Rindensubstanz weisslich, das Markgelb mit dunklen Balsamgängen. Die Wurzel ist dem
Wurmfrass stark ausgesetzt. Geruch stark aromatisch, Geschmack
ebenfalls, vorher süsslich.

Bestandtheile. Aetherisches Oel, Harz, Zucker, Stärke.

Anwendung. Innerlich in der Volksmedizin als harntreibendes
Mittel, als Zusatz zu bitteren Schnäpsen.

Verwechselungen mit Rad. angelicae, von denen sie sich durch
das nichtstrahlige Aussehen des Querschnittes unterscheiden.

Radices liquiritiae seu glycyrrhizae.   Süssholzwurzeln.
Glycyrrhiza glabra.   Gl. echinata.   Papilionaceae.

Erstere Südeuropa, in Deutschland kultivirt.   Letztere Asien, Südrussland.

Man unterscheidet im Handel zwei Sorten: erstens spanisches oder
deutsches Süssholz von Gl. glabra, zweitens russisches von Gl. echinata.
Alle in den Handel kommenden Süssholzwurzeln stammen übrigens
von kultivirten Pflanzen. Die Kultur derselben geschieht in grossem
Massstabe in Süditalien, Frankreich, Spanien, Mähren, in Deutschland
in der Gegend von Nürnberg und Schweinfurt. Alle diese verschiedenen Provenienzen werden unter dem Kollectivnamen spanisches
Süssholz zusammengefasst, doch kommt für den deutschen Handel nur
die süddeutsche Waare und die aus Spanien selbst in Betracht, da
Italien und Frankreich ihre Produktion fast ganz zu Lakritzen verarbeiten. Die spanische Waare kommt meist über Sevilla und Alicante,
zum Theil auch über Marseille in den Handel in Ballen von 35—40 kg.

Sie besteht aus Stücken von 60—90 cm Länge, etwa fingerdick, aussen graubraun mit starken Längsrunzeln, innen goldgelb, dicht, faserig. Die in Deutschland produzirte Waare wird in länglich runde Kränze geflochten; sie ist meist dünner und von hellerem Gelb. Für die gepulverte und geschnittene Süssholzwurzel werden dieselben gewöhnlich geschält und in frischem Zustande geschnitten, hierdurch wird ein glatterer Schnitt ermöglicht. Die spanische Süssholzwurzel besteht nur aus den Nebenwurzeln und den Ausläufern. Letztere sind dünner und mit deutlichen Augen versehen. Die russische Süssholzwurzel kommt über Petersburg in mit Lindenbastmatten verpackten Ballen von 80—100 kg in den Handel. Diese besteht ausschliesslich aus der Hauptwurzel, sie ist meist geschält, ziemlich lang, bis zu 4 cm dick, das Holz locker, strahlig zerklüftet, leicht spaltbar, blasser gelb als die spanische Wurzel. Während letztere schwerer ist als Wasser, daher in diesem sofort untersinkt, ist die russische Wurzel leichter und schwimmt oben auf. Geruch beider schwach; Geschmack süss, hintennach kratzend. Letzteres bei der russischen etwas weniger.

Bestandtheile. Glycyrrhizin (Süssholzzucker), Harz, Asparagin, Stärke.

Anwendung. Als hustenlinderndes, schleimlösendes Mittel, Zusatz zum Brustthee etc. In den Heimathländern zur Bereitung des Lakritzensaftes.

Die neueste Pharmakopoe gestattet beide Sorten zur Anwendung.

Radices morsus diaboli. Teufelsabbisswurzeln.
Scabiosa succisa seu Succisa pratensis. Compositae.
Deutschland, überall häufig.

Wurzelstock 3—5 cm lang, ca. 1 cm dick, dunkelbraun, hart, dicht mit dünnen Nebenwurzeln bedeckt.

Bestandtheile. Gerbsäure und bitterer Extraktivstoff.

Anwendung. Nur in der Volksmedizin.

Radices ononidis. Hauhechelwurzeln.
Ononis spinosa. Papilionaceae.
Deutschland, dürre Felder und Haiden.

Die bis zu 40 cm lange Wurzel ist fingerdick, meist der Länge nach gespalten, zäh, faserig, aussen graubraun bis schwarz, innen weisslich, porös. Holzkörper meist einseitig entwickelt mit breiten Markstrahlen, Rinde blättrig, sich ablösend. Geschmack bitter adstringirend.

Bestandtheile. Ononin, Harz, Stärke, Ononid, ein dem Glycyrrhizin ähnlicher Körper.

Anwendung. Als harntreibendes und blutreinigendes Mittel; Zusatz zu verschiedenen Thees.

Radices paeoniae. Pfingstrosenwurzeln.
Paeonia officinalis, P. peregrina. Ranunculaceae.
Südeuropa, bei uns in Gärten kultivirt.

Knollig verdickte Nebenwurzeln, aus der holzigen Hauptwurzel entspringend. Kommt meist geschält und der Länge nach gespalten in den Handel. Die Stücke 5—8 cm lang ca. 1 cm dick, grauröthlich oder graugelblich, innen mehr weisslich, mehlig. Geschmack schleimig, bitter. Jetzt fast gänzlich obsolet, früher gegen Krämpfe und epileptische Zufälle gebraucht.

Radices pareirae bravae. Griesswurzeln.
Botryopsis platyphylla. Menispermeae.
Westindien, Mexico, Brasilien.

2—8 cm dicke grössere und kleinere Bruchstücke, cylindrisch, runzelig, rissig, Rinde dunkelbraun, innen gelblichbraun. Geruchlos, Geschmack süsslichbitter.

Bestandtheile. Pelosin (ein bitteres Alkaloid), Harz etc.

Anwendung. Harntreibendes Mittel.

Radices petroselini. Petersilienwurzeln.
Petroselinum sativum. Umbelliferae.
Südeuropa, bei uns kultivirt.

Die Wurzel ist rübenförmig, kommt gespalten in 5—10 cm langen und einige Millimeter dicken Stücken in den Handel. Aussen gelblich, mit Quer- und Längsrunzeln, innen gelblich, schwammig. Geruch schwach nach Petersilie; Geschmack süsslich, schleimig.

Bestandtheile. Spuren von ätherischem Oel, Zucker, Schleim.

Anwendung. Als harntreibendes Mittel, ziemlich obsolet.

Radices pimpinellae. Pimpinellwurzeln, Bibernellen.
Pimpinella saxifraga. P. magna. Umbelliferae.
Ueberall in Deutschland.

Wurzel theils mehrköpfig, theils einfach, 10—20 cm lang, oben etwa fingerdick, spitz zulaufend, gerunzelt mit rundlichen Höckern. Aussen röthlichbraun, innen weissgelblich, schwammig. Auf dem Querschnitt Rinde weisslich, mit goldgelben Balsamgängen, ebenso breit wie der Holzkörper. Geruch und Geschmack aromatisch, dabei scharf und brennend.

Bestandtheile. Aetherisches Oel, Stärkemehl, Harz, Zucker etc.

Anwendung. Als Tinktur gegen Heiserkeit, hier und da auch als magenstärkender Zusatz zu Likören.

Radices rect. Rhizoma podophylli.   Fussblatt.
Podophyllum peltatum. Berberideae.
Nordamerika.

Wurzelstock 5—10 cm lang, 4—6 mm dick, hin- und hergebogen, unten mit dünnen Wurzeln oder Wurzelresten bedeckt. Aussen rothbraun, innen weisslich, hart, mehlig oder hornartig. Geruchlos; Geschmack süsslich, nachher stark bitter.

Bestandtheile. Stärkemehl, Gerbsäure, Podophyllin und ein von Einigen Podophylline, von Anderen Berberin oder Saponin genannter Körper.

Anwendung. Als drastisches Purgirmittel, ähnlich der Jalapa. Auch das daraus dargestellte Podophyllin wird vielfach für sich angewandt.

Radices rect. Rhizoma polypodii.   Engelsüsswurzeln.
Polypodium vulgare. Polypodiaceae.
Deutschland.

Wurzelstock von Blattansätzen und Wurzelresten befreit, 5—8 cm lang, federkieldick, etwas flach, durch die Wedelnarben gezahnt erscheinend, unten durch die Wurzelreste genarbt. Aussen zimmtbraun, innen gelbbraun. Geschmack süsslich, hinterher kratzend.

Bestandtheile. Fettes Oel, Mannit, ein dem Glycyrrhizin ähnlicher Stoff etc.

Anwendung. Nur in der Volksmedizin gegen Halsleiden.

Radices pyrethri.   Bertramwurzeln.
Anacyclus officinarum. A. pyrethrum. Compositae.
Erstere Böhmen, in Deutschland kultivirt; letztere Küsten des Mittelmeeres.

Man unterscheidet im Handel zwei Sorten der Bertramwurzel, deutsche und italienische, erstere von A. officinarum, letztere von A. pyrethrum.

Rad. pyrethri Germanici. Hauptwurzel durch die Blattreste geschopft, 15—20 cm lang, oben federkieldick, unten fadenförmig verjüngt. Aussen graubraun, gerunzelt. Rinde dick, harzglänzend, einen Kreis von Oelbehältern enthaltend. Holzkörper braun, marklos.

Rad. pyrethri Italici seu Romani. Cylindrisch, stark gerunzelt, borstig geschopft, mehr als doppelt so stark wie die vorigen. Aussen graubraun, innen hart mit strahligem, gelbem Holzkörper. Beide sind geruchlos, von brennend scharfem, speichelziehendem Geschmack.

Bestandtheile. Scharfes Weichharz, auch Pyrethrin genannt, besonders in der äusseren Rinde; ätherisches Oel, Inulin.

Anwendung. Gekaut und als Tinktur zur Linderung der Zahnschmerzen.

Radices ratanhae seu ratanhiae Peruvian. Ratanhawurzeln.
Krameria triandra. Polygaleae.
Peru und Bolivien.

Strauchartige Pflanze. Die Droge kommt meist über Callao in
den Handel in Seronen von 90—100 kg und bildet die bei uns vor-
geschriebene Waare. Sie besteht aus grossen, nach unten stark verästelten Wurzelstücken (oft noch mit starken Stammstücken), mit rissiger,
dunkelbrauner, faseriger Rinde. Auf dem Querschnitt ist die Rinde
heller rothbraun, das Holz zimmtbraun, 6 mal stärker als die Rinde.
Diese stark adstringirend, das Holz geschmacklos.

Granada oder Savanilla ratanha von Krameria ixina. Ist in Frankreich gebräuchlich. Bei ihr ist das Holz nur 3 mal so stark als die
Rinde und wäre sie deshalb als wirksamer vorzuziehen. 15—20 cm
lange Wurzeläste von hell chocoladenbrauner Farbe. Rinde tief ein-
gerissen, weniger faserig als körnig.

Brasilian. ratanha ist der peruvianischen in der Dicke der Rindensubstanz fast gleich, mehr dunkelbraun, innen lebhaft braunroth, Rinde
faserig, Holz sehr porös.

Texas oder Mexicanische ratanha von Krameria secundiflora. Mexico,
Texas, Nordamerika. 2—3 cm dicke Wurzeln, schwarzbraun, uneben,
runzelig. Auf dem Querschnitt röthlich marmorirt, stärker als das
sehr dünne, helle Holz. (Das im Handel vorkommende Extr. ratanhae
American. stammt wohl ausschliesslich aus dieser Wurzel.)

Bestandtheile. Ratanhagerbsäure 20 — 40 % (Eisenoxydsalze
braungrün fällend), Ratanharoth, wahrscheinlich aus der Gerbsäure entstehend.

Anwendung. Als starkes Adstringens bei Durchfällen, Blutungen
etc. Ferner als Zusatz zu Zahntinkturen. Das Ratanhaextrakt soll
zuweilen in der Gerberei verwandt werden.

Radices rhei (Chinensis). Rhabarber.
Rheum officinale, Rh. undulatum, Rh. compactum, Rh. palmatum, Rh. emodi. Polygoneae.
Asien (Bucharei, Tartarei, China).

Welche der verschiedenen Rheumarten (krautartige Pflanzen), hauptsächlich zur Gewinnung des echten Rhabarber dienen, ist durchaus nicht
genau festgestellt. Man weiss nur, dass die Wurzel von 6—8 jährigen
Pflanzen gesammelt wird, und zwar sowohl von wilden als von kultivirten.
Die tartarischen Provinzen Chinas liefern weitaus die grösste Menge,
doch auch die Bucharei und einige Theile Ostindiens produziren diese
Droge. Die knollenförmige Wurzel von sehr verschiedener Grösse
kommt stets mehr oder weniger geschält (mundirt) von den Nebenwurzeln befreit in den Handel. Je nach der Schälung unterscheidet
man $^1/_1$, $^3/_4$, $^1/_2$, $^1/_4$ mundirt, doch geschieht diese Mundirung zum grössten

Theil erst in Europa, beim Sortiren der naturellen Waare. Die Gestalt und Grösse der einzelnen Stücke ist, je nachdem sie ganze Wurzeln oder Theilschnitte derselben sind, sehr verschieden, kegelförmig, walzenförmig, planconvex (d. h. auf der einen Seite flach, auf der andern abgerundet) und je nach dem Grade des Mundirens mehr oder weniger eckig. Die besseren Sorten aussen lebhaft gelb, durch Bestäuben mit R.-pulver. Konsistenz fest, markig, nicht holzig, oder faserig. Reibt man die Aussenseite ab, so zeigt sich auf der Oberfläche ein ziemlich regelmässiges, weissliches Gewebe rhombischer Maschen, aus Gefässbündeln gebildet, in welchem gelbrothe Strichelchen, die Markstrahlen, sich zeigen. Auf dem Bruch zeigt sich die Grundmasse weisslich, gelb und roth marmorirt, mit eigenthümlichen, maserartigen, strahlenförmigen, dunkleren Partien, entstehend durch die innere Anlage der Nebenwurzeln. Bei den nicht ganz geschälten Stücken erkennt man deutlich die weissliche Rinde mit gelbrothen Strahlen, durch einen dunkleren Ring vom Holzkörper getrennt. Geruch und Geschmack eigenthümlich aromatisch, bitter. Der echte R. knirscht beim Kauen zwischen den Zähnen, hervorgerufen durch eingelagerte Krystalle von oxalsaurem Kalk, die den europäischen Sorten fehlen; färbt den Speichel gelb.

Von den früheren beiden Hauptsorten, der russischen und der chinesischen, ist die echte russische R.-wurzel, der sog. Kronrhabarber, fast ganz aus dem Handel verschwunden, eine Folge des Erlöschens der Lieferungsverträge der russischen Regierung mit den bucharischen Kaufleuten. Das, was heute unter dem Namen russischer R. in den Handel kommt, ist meistens ziemlich geringwerthige, bucharische Waare. Der Kronrhabarber war insofern die beste Sorte, als er in Kiachta, wo er abgeliefert wurde, einer genauen und strengen Kontrolle der Regierungsbeamten unterlag. Jedes einzelne Stück wurde durch Anbohren auf seine Güte geprüft und die schlechten vernichtet. Auf dem Bruche war diese Sorte feinkörnig, die rothe Farbe überwiegend, daher das Pulver rothgelb. Die Stücke hatten stets zwei Bohrlöcher, ein durchgehendes für den Strick, auf welchem sie getrocknet wurden, und ein bis zur Mitte gehendes, mehr trichterförmiges, von dem Prüfungsinstrument des Beamten herrührend. Sie kam über Petersburg in Holzkisten von 100—200 kg in den Handel. Die Kisten waren mit getheerter Leinwand überzogen und in Thierfelle eingenäht.

Der Chinesische Rhabarber kommt über Canton, Macao und Hongkong, jetzt namentlich die geringeren, platten Sorten über den nördlicher gelegenen Hafen von Shanghai in mit Blech ausgeschlagenen Kisten (ca. 60—65 kg) in den Handel. Die Stücke sind sehr verschiedenartig geformt; die jetzt vielfach vorkommenden flachen Stücke sind ohne Bohrloch, die kegelförmigen zeigen stets nur eins, welchem oft noch Strickreste anhaften, bei den ganz mundirten wird das Loch durch

Weiterbohren gereinigt. Auf dem Bruche ist die chinesische R.-wurzel
grobkörniger als die russische, die weisse Grundmasse überwiegend,
das Pulver mehr hochgelb. Man unterscheidet bei dem chinesischen R.
wiederum zwei Hauptsorten, den wilden oder Shansi, auch Tschensi R.,
welcher auf den Bergen in der gleichnamigen chinesischen Provinz
wildwachsend geerntet wird und im Frühjahr nach Shanghai kommt,
ferner den cultivirten oder Szechuen R., der im Herbst geerntet wird.

Bestandtheile sind in Folge zahlloser Untersuchungen eine
lange Reihe festgestellt, ohne dass man genau sagen könnte, welche
die den Werth der R. bestimmenden sind. (Chrysophansäure in den
Zellen der rothen Markstrahlen gilt meistens als das wirksame Prinzip. Sie ist geruch- und geschmacklos, der in der Senna und der
Cort. frangulae enthaltenen Cathartinsäure ähnlich). Chrysophan (orangefarben), Rheumgerbsäure, Oxalsäure etc.

Ein guter R. soll nicht zu leicht sein, eine reine Bruchfläche haben,
überwiegend roth, ohne Hohlräume und schwarze Stellen sein; ferner
kräftig von Geruch, fest, aber dem Fingernagel nachgebend. Neuerdings
hat man auch in Europa angefangen, Rhabarber zur Gewinnung einer medizinisch brauchbaren Wurzel zu kultiviren, dieselbe erweist sich aber
als bedeutend schwächer in der Wirkung. Namentlich England, Frankreich, Oesterreich (Mähren) produziren derartigen R. Diese letztere
Sorte kommt auch häufig in den deutschen Handel. Sie ist äusserlich sehr sauber behandelt, jedoch sind die Stücke viel kleiner, gewöhnlich kegelförmig, leichter und von hellerer Farbe. Aussenfläche
ohne das weisse Netz; auf dem Bruche deutlich strahlig, nur selten
gemasert mit dunklem, sehr sichtbarem Ring zwischen Rinde und Holzsubstanz. Das Pulver erscheint weit heller als das echte.

Bestandtheile mit der asiatischen Wurzel übereinstimmend,
nur ist der Stärkemehlgehalt grösser und die Oxalsäure fehlt.

Anwendung. Der R. gilt als eines der besten magenstärkenden
Mittel. In kleinen Dosen wirkt er wohl in Folge des Gerbsäuregehaltes stopfend, in grösseren Dosen abführend. Er findet Verwendung zu zahlosen medizinischen Präparaten, theils in Stücken zu Auf-
güssen und zum Kauen, theils zu Pulver, theils als Extrakt, theils in
wässerigen, spirituösen oder weinigen Auszügen.

Radices rhei rhapontici.   Rhaponticwurzeln, Pferderhabarber.
Rheum rhaponticum.   Polygoneae.
Sibirien, bei uns kultivirt.

Stücke oft 15—20 cm lang, meist fingerförmig oder platt, 2—3 cm
dick. Rinde fast weiss oder blassgelblich, später mehr braunroth; auf
dem Bruch mattgelblich, strahlig. Geruch schwach, Geschmack wenig
bitter, adstringirend, mehr schleimig, wenig knirschend.

Bestandtheile. Aehnlich wie bei Rheum, nur geringer.

Anwendung. Ziemlich obsolet, nur noch als Thierarznei gebräuchlich.

Rad. rubiae tinct. (s. Farbwaaren).

Radices rect. Tubera salep. Salep.

Orchis mascula. *O. morio.* *O. militaris und andere Arten.* *Orchideae.*

Deutschland.

Von den eben genannten Arten stammt der sog. deutsche Salep ab, welcher im Rhön, Spessart und Odenwald gesammelt wird. Die Knollen werden im Juli und August gegraben, die absterbende vorjährige Knolle entfernt, ebenso bei den fingerförmigen die Spitzen, dann gewaschen, in kochendem Wasser einige Minuten abgebrüht, abgerieben, auf Fäden gezogen und rasch bei 60—70⁰ getrocknet. Sie bilden nun kleine haselnuss-, selten bis wallnussgrosse Stücke, aussen rauh, gelblich weiss, Bruch gleichmässig, strukturlos, hornartig, sehr hart, und schwer zu stossen. Geruch schwach, angefeuchtet eigenthümlich; Geschmack schleimig, schwach salzig.

Die orientalische, levantiner oder persische Salepwurzel stammt von anderen Orchideen, namentlich aus der Gattung Habenaria und Eulophia. Die Stücke sind z. Th. grösser, mehr bräunlich, so dass das Pulver bedeutend dunkler als das der deutschen Salepwurzel erscheint. Letztere Sorte ist daher immer höher im Preise.

Bestandtheile. Bassorinartiges Gummi (in Wasser nur aufquellend) 40—50 %, Stärkemehl 15—30 %, Zucker etc.

Anwendung. Als Salepschleim 1 : 100, gegen Durchfall der Kinder, seltener als ernährendes Mittel, ferner in der Technik zum Appretiren feinerer Gewebe.

Radices saponariae rubrae. Seifenwurzeln.

Saponaria officinalis. *Caryophylleae.*

Mitteleuropa, kultivirt in Thüringen u. a. O.

Hauptwurzel mehr oder weniger verzweigt, cylindrisch, 20—30 cm lang, bis federkieldick, Rinde rothbraun, fein längsrunzelig, Holz dicht, gelb. Geruchlos; Geschmack süsslich, schleimig, hinterher bitter, kratzend.

Bestandtheile. Saponin (amorph, geruchlos, süss, hinterher bitter, kratzend), in Wasser und Weingeist löslich, Fette und Harze gleich der Seife lösend, daher die Anwendung der Wurzel zum Waschen von Wolle und farbigen Stoffen.

Bedeutend minderwerthig sind die

Radices saponariae Levantici seu Aegyptiaci von Gypsophila struthium, einer Caryophylee Südeuropas und Nordafrikas. Sie kommt über Triest oder Pest in den Handel. Wurzeln 30—40 cm lang, 6—10 cm dick, graugelb bis bräunlich, längsrunzelig, meist gedreht, querrissig. Auf dem Bruch gelblich, radial gestreift.

Bestandtheile wie oben, nur schwächer.

Die ziemlich werthlose ungarische Seifenwurzel kommt meist in fingerdicken, weisslichen Scheiben in den Handel; sehr leicht und zerklüftet.

Radices sarsaparillae. Sarsaparillwurzeln.
Smilax officinalis, S. medica, S. Sarsaparilla u. A. Smilaceae.
Süd- und Mittelamerika.

Es ist nicht immer bekannt, von welchen der verschiedenen Smilaxarten die betreffende Handelswaare stammt. Sie unterscheiden sich im Aeussern durch die Farbe, in der Form aber nur, indem manche durch grösseren Stärkemehlgehalt bedingt, mehr rund, andere, bei denen das Stärkemehl in Folge der Behandlung (Räuchern) grösstentheils in Dextrin verwandelt ist, mehr schrumpflig, längsfurchig, strohartig erscheinen. Für den Handel giebt die Art der Verpackung charakteristische Unterscheidungen ab. Anatomisch, d. h. durch mikroskopische Untersuchungen des Querschnittes lassen sich die einzelnen Sorten in zwei Gruppen scheiden; jedoch sind das Untersuchungen, die selbst für den Apotheker kaum Werth haben, da die Güte dadurch nicht bestimmt werden kann, für den Drogisten aber vollkommen überflüssig sind, sobald er in Folge der Packung und des ganzen Aeussern unterscheiden kann, welche der Hauptsorten er vor sich hat.

Die in Deutschland beliebteste Sorte ist die sog.

Honduras S., welche an der östlichen Küste Centralamerikas gesammelt wird und von Guatemala über New-York und Havanna in den Handel kommt. (Mikroskopisches Merkmal: Zellen der Kernscheide quadratisch, nach allen Seiten gleichmässig verdickt.) Man unterscheidet zwei Sorten nach der Art der Verpackung, entweder sind die Wurzelstöcke mit den Stengelresten dabei, dann sind die einzelnen Wurzelsysteme so in Ballen vereinigt, dass die Wurzelstöcke in der Mitte liegen, während die Nebenwurzeln rechts und links bogenförmig eingeschlagen sind, oder die Wurzelstöcke sind, wie bei den besseren Sorten, entfernt, die Wurzeln zu armdicken Bündeln gelegt, oben und unten eingeschlagen und der ganzen Länge nach dicht mit einer gleichen Wurzel umwickelt. Die Länge und Dicke der Bündel variirt sehr. Farbe der Wurzel gelbbraun, ca. federkieldick, fast stielrund, nicht strohig, Rindensubstanz mehlig, weissgrau, Mark rein weiss, mehlig, ziemlich gross und scharf vom Holztheile abgegrenzt. Genaue Abstammung nicht bekannt, wahrscheinlich von mehreren Arten. Geschmack etwas kratzend.

Eine der vorigen fast gleiche Sorte kommt unter dem Namen **Carracas S.** über Laguayra namentlich nach Frankreich in den Handel. Die Wurzelstöcke sind meist vorhanden, die einzelnen Wurzelsysteme mit einer Wurzel umwunden und dann viele solcher einzelnen Bündel in ca. 50 kg schwere, umschnürte Seronen vereinigt. Farbe konstant lehmgelb; Stammpflanze unbekannt.

Lissaboner, Para- oder Maranho S. (mikroskopisches Merkmal: Zellen der Kernscheide radial gestreckt, keilförmig, nach Innen und seitlich verdickt). Diese hochgeschätzte Sorte kommt aus Brasilien. Wurzelstöcke meist entfernt, die Wurzeln der Länge nach in $1-1^1{}_2$ m lange, armdicke Bündel vereinigt, die unten und oben abgeschnitten, an mehreren Stellen mit Papier umwickelt und über denselben verschnürt sind. Mehrere solcher Bündel werden dann mittelst einer gespaltenen Liane zu etwa 30 cm dicken Bunden vereinigt. Farbe gelbbraun bis braun, zuweilen schwärzlich durch Rauch. Die Rinde erscheint etwa so dick als das Mark, von blassröthlicher Farbe. Holz schmal.

Veracruz, Lima oder Tampico S. von Smilax medica abstammend, wird in grossen $75-150$ kg schweren, mit Stricken verschnürten Ballen über Veracruz exportirt. In der Regel sind die Wurzelstöcke dabei und die Wurzeln gegen diese hin aufgeschlagen. Farbe in Folge anhängender Lehmerde heller oder dunkler rehbraun. Rinde tief längsfurchig, hornartig, der Holzring sehr breit, Mark schmal, mehlig, weiss. Ordinärste Sorte.

Bestandtheile. Smilacin (ein indifferenter krystallisirbarer Stoff) $1-2\,\%$. Stärkemehl ca. $50\,\%$, bitteres, scharfes Harz etc.

Anwendung. Vielfach in der innern Medizin als blutreinigendes Mittel gegen syphilitische und skrophulöse Krankheiten.

Radices seu Lignum sassafras. Sassafrasholz.
Sassafras officinalis. Laurineae.
Nordamerika.

Verschieden grosse, oft sehr dicke, knorrige, ästige Stücke der Wurzel, stellenweise noch mit der korkigen Rinde bedeckt, blass bis dunkelröthlich braun, nicht sehr schwer, mit sichtbaren Jahresringen und radial gestreift. Geruch aromatisch, fenchelartig, Geschmack gleichfalls.

Bestandtheile. Aetherisches Oel (schwerer als Wasser) $1-2\,\%$, Sassafraskampher, (Sassafrid) etc.

Anwendung. Als blutreinigendes, schweisstreibendes Mittel.

Radices rect. Bulbi scillae seu squillae. Meerzwiebeln.
Scilla maritima seu Urginea scilla. Liliaceae.
Küsten des Mittelmeeres.

Die frischen Zwiebeln sind $10-20$ cm lang, $10-15$ cm dick, birnförmig, bis zu mehreren Pfund schwer, aussen von trockenen braun-

rothen Häuten umgeben, nach innen fleischig wie die Speisezwiebel,
jedoch nicht von so scharfem Geruch. In den Handel kommt sie zerschnitten, getrocknet, in gelblich weissen, oder röthlichen, hornartig
durchscheinenden Stücken, ziemlich geruchlos, von scharfem, bitterem
Geschmack. Man unterscheidet im Handel die röthliche Sorte aus
Calabrien und Sicilien, und die weisse aus Griechenland und Malta.
Die Wurzel zieht sehr leicht Feuchtigkeit an und soll dadurch unwirksam werden; sie muss daher, stark ausgetrocknet, in gut schliessenden
Gefässen aufbewahrt werden.

Bestandtheile. Aetherisches Oel, Scillitin etc.

Anwendung. Als Brechmittel bei Kindern (Oxymel scillae)
ferner als harntreibendes Mittel bei Wassersucht etc. Wirkt drastisch,
in grossen Gaben giftig.

Die frische Wurzel, aber nur diese, gilt als ein ausgezeichnetes
Gift für Ratten und Mäuse (Scillitin-Latwerge). Es werden zu diesem
Zweck frische Zwiebeln importirt, welche sich in feuchtem Sand eine
Zeit lang halten; die bei uns in Töpfen kultivirte Meerzwiebel soll eine
andere Art und gänzlich wirkungslos sein.

Radices senegae seu Polygalae Virginianae.   Senegawurzeln.

Polygala senega.   Polygaleae.

Nordamerika.

Wurzel vielköpfig, hellgelbbraun, 10—15 cm lang, ca. $\frac{1}{2}$ cm dick,
wenig verästelt, faserig, gedreht, auf der Innenseite mit vorspringender,
kielartiger Kante, nach aussen höckerig, wulstig. Geruch eigenthümlich süss, Geschmack widerlich, kratzend.

Bestandtheile. Senegin, dem Saponin ähnlich, ca. 30 %, flüchtige
Fettsäure, fettes Oel, Gerbstoff.

Anwendung. In der inneren Medizin, meist im Aufguss, als
schleimlösendes Mittel.

Radices sumbuli.   Sumbul- oder Moschuswurzeln.

Sumbulus moschatus.   Umbelliferae.

Centralasien.

Die Waare kommt über Russland oder Bombay in den Handel.
Sie bildet Abschnitte einer rübenförmigen, ungemein leichten und
porösen Wurzel, gelblich oder bräunlich. Dem Wurmfrass stark ausgesetzt. Geruch kräftig, moschusartig, Geschmack aromatisch, bitter.

Bestandtheile. Aetherisches Oel, Sumbulsäure(flüchtig), Harz etc.

Anwendung. Galt eine Zeit lang als nervenerregendes Mittel
gegen Cholera etc. Meist aber nur in der Parfümerie, hie und da in
der Likörfabrikation gebräuchlich.

Radices taraxaci. Löwenzahnwurzeln.

Taraxacum officinale seu Leontodon taraxacum. *Compositae.*

Europa, überall gemein.

Die Wurzel ist meist mit kurzem Wurzelkopf versehen, walzenförmig, längsrunzelig, schwärzlich. Auf dem Querschnitt holzig, lebhaft gelb, mit dunkleren konzentrischen Ringen. Geschmack bitter, salzig.

Bestandtheile. Der Milchsaft mit seinen bitteren (Taraxacin) und salzigen Stoffen verliert sich im Herbst und macht einem grossen Zuckergehalt Platz, daher im Frühjahr zu sammeln. Ziemlich obsolet.

Radices rect. Rhizoma tormentillae. Heideckerwurzeln.

Potentilla tormentilla. *Rosaceae.*

Deutschland, auf Waldwiesen etc.

Wurzelstock höckerig, oft mehrköpfig, schwer und hart, fingerdick, 4—8 cm lang, mit zahlreichen vertieften Wurzelnarben. Aussen dunkelgraubraun, innen gelbbraun, allmälig rothbraun werdend. Geruchlos, von stark aromatischem Geschmack.

Bestandtheile. Gerbsäure 15—30 %, Tormentillroth, Harz, Stärkemehl.

Anwendung. In vielen Gegenden ein beliebtes Mittel gegen Durchfall.

Radices valerianae. Baldrianwurzeln.

Valeriana officinalis. *Valerianeae.*

Mitteleuropa, auch kultivirt.

Wurzelstock kurz, aufrecht, vollständig mit Nebenwurzeln besetzt, heller bis dunkelbraun. Vorzuziehen sind die von trockenen Standorten gewonnenen Wurzeln. Bei diesen sind die Nebenwurzeln dünner, aber voll, nicht runzelig. Im Herbst zu sammeln und beim Trocknen strengstens vor Katzen zu wahren. Geruch, der sich erst beim Trocknen entwickelt, ist eigenthümlich widerlich, aromatisch. Geschmack bitterlich, kampherartig, gewürzhaft.

Bestandtheile. Aetherisches Oel, Baldriansäure (flüchtig), Weichharz.

Anwendung. Als krampfstillendes, nervenstärkendes Mittel.

Verwechselungen mit Valeriana Phu. Wurzelstock länger, geringelt, nur unten mit Fasern besetzt. Valeriana dioica mit ähnlichem Wurzelstock und hellen, dünnen, geruchlosen Wurzelfasern.

Die kultivirte thüringer Waare erscheint im Allgemeinen grösser und kräftiger, ist aber lange nicht so geschätzt als die kleinere harzer. 3 Theile frische Wurzel geben 1 Theil trockene.

Radices vetiverae seu iwaranchusae.   Vetiverwurzeln, Cuscus.
Andropogon muricatus.   Gramineae.
Ostindien, auch kultivirt.

Wurzelstock kurz, bräunlich geringelt, mit dünnen 15—30 cm langen längsrunzeligen Wurzeln. Geruch eigenthümlich aromatisch, namentlich beim Anfeuchten hervortretend; Geschmack aromatisch bitter.

Bestandtheile. Aetherisches Oel.

Anwendung. In weingeistigem Auszug als Zusatz zu Parfümerien. Das aus demselben dargestellte ätherische Oel, Oleum vetiverae ist gelblich, dickflüssig und dient in der Parfümerie als Geruch verstärkender Zusatz.

Radices rect. Bulbi victorialis longi.   Allermannsharnisch.
Allium victorialis.   Asphodeleae.
Alpen.   Gebirge Deutschlands.

Fast cylindrische bis zu 10 cm lange, 2—3 cm dicke Zwiebel, mit netzartiger Hülle. Obsolet, nur noch von Landleuten zu abergläubischen Zwecken gefordert.

Radices rect. Bulbi victorialis rotundi.   Runder Allermannsharnisch.
Gladiolus communis seu Gl. palustris.   Irideae.
Südeuropa.

Zwiebel zusammengedrückt birnenförmig. Innen weissmehlig, von graubraunen, netzartigen, trockenen Häuten eingeschlossen.

Anwendung wie bei der vorigen.

Radices rect. Rhizoma zedoariae.   Zittwerwurzeln.
Curcuma zedoaria.   Scitamineae.
Ostindien, Bengalen, China.

Wurzelstöcke in Längsschnitte oder Querschnitte von 2—3 cm Breite, einige mm Dicke getheilt. Aussen graubraun, innen heller, von ebenem, mattem Bruch. Geruch erst beim Pulvern hervortretend, angenehm aromatisch; Geschmack bitter, aromatisch, kampherartig.

Bestandtheile. Aetherisches Oel, scharfes Weichharz, Stärke.

Anwendung. Als aromatisirender Zusatz zu Likören und Tinkturen.

Man hat in der rohen Waare öfter Nuces vomicae gefunden, die sich aber sofort durch ihr Aeusseres kennzeichnen.

Radices seu Rhizoma zingiberis. Ingwerwurzeln.

Zingiber officinale (Amomum zingiber). *Scitamineae.*

Heimisch in Ostindien; kultivirt aber auch in China, Cochinchina, Westindien, Brasilien, Westafrika etc.

Die Waare wird nur von kultivirten Pflanzen gewonnen, besteht aus dem Wurzelstock nebst dessen Seitenästen. Sehr verschieden von Grösse, platt rundlich, bis zu 10 cm Länge, vielfach doppelt verästelt. Die äussere Bedeckung ist entweder abgeschabt (geschälter Ingwer) oder unversehrt, dann schmutzig, graubraun bis schwärzlich. Innen mehr oder weniger faserig, mehlig, weiss gelblich oder, wie bei dem Bengal oder Barbados Ingwer, mehr hornartig, bleigrau bis schwärzlich. Die Ursache hiervon ist, dass bei dieser Waare, die man auch schwarzen Ingwer nennt, die Wurzeln vor dem Trocknen in kochendem Wasser abgebrüht werden, wodurch das Stärkemehl zum Theil in Dextrin übergeführt wird.

Bestandtheile. Aetherisches Oel, scharfes Weichharz, Stärke.

Anwendung. In der Medizin als reizender Zusatz zu allerlei magenstärkenden Tinkturen; hauptsächlich in der Likörfabrikation und als Speisegewürz.

Handelssorten: **Jamaica** oder westindischer I. Aeste einseitig sitzend, meist geschält, gelblich, innen sehr mehlig, kommt vielfach gleich der Cochinchina-Waare durch Kalkmilch gebleicht in den Handel.

Barbados I., sehr gross, ungeschält, graubraun, innen dunkel, hornartig.

Bengal I., graubraun oder schmutzig grau, stark gerunzelt, innen theils hornartig, theils mehlig.

Afrikanischer I. von Sierra Leone, kleine, rundliche Stücke, zuweilen mit langen Aesten.

Chinesischer I., grossstückig, ungeschält, runzelig, dicht, hart, auf dem Bruche bleigrau, glänzend.

In China werden die frischen Wurzelknollen in Seewasser aufgeweicht, nachher in Zucker klargekocht und dann als eingemachter Ingwer, Conditum zingiberis, in eigenthümlichen, runden, irdenen Töpfen oder in Fässern in den Handel gebracht.

Gruppe III.

Stipites.   Stengel.

Oberirdische Stengel krautartiger Pflanzen, von den Wurzeln und Wurzelstöcken unterschieden durch ihren Chlorophyllgehalt und durch die vorhandenen Blattnarben und Knospen. Im inneren Bau mit jenen übereinstimmend.

Stipites dulcamarae. Bittersüssstengel.
Solanum dulcamara. Solaneae.
Deutschland.

Grünlichgelb, längsrunzelich, federkieldick, mit zerstreuten Blatt- und Zweignarben. Hie und da mit glänzender Epidermis bedeckt, sonst matt. Geschmack bitter, hinterher süsslich; Geruch frisch narkotisch, getrocknet geruchlos.

Bestandtheile. Dulcamarin, Solanin(?).

Obsolet.

Stipites visci. Mistel.
Viscum album. Loranthaceae.
Europa (Schmarotzergewächs auf Bäumen).

Die einjährigen im Dezember und Januar gesammelten Zweige der Mistel. Gelbgrün, gabeltheilig, federkieldick.

Völlig obsolet.

Stipites rect. Pedunculi cerasorum.   Saure Kirschstiele.
Cerasus acida. Amygdaleae.
Kultivirt.

Die Bezeichnung Stipites ist gänzlich falsch, da die Waare kein Stengel ist. Es sind die getrockneten Fruchtstiele der sauren Kirsche. Sie werden hie und da in der Volksmedizin gegen Durchfall etc. gebraucht.

Gruppe IV.
Ligna. Hölzer.

Alle Pflanzen höherer Gattung bauen sich aus Zellen, meist schlauchartigen, langgestreckten Gefässen, auf. Die Anordnung derselben erfolgt bei den einzelnen Pflanzen und Pflanzentheilen nach stets gleichen Gesetzen (anatomischer Bau), so dass eine Untersuchung mittelst Lupe oder Mikroskop für den Fachmann häufig Auskunft über die Art der betreffenden Pflanze giebt. Jedoch liegen derartige Untersuchungen für den praktischen Geschäftsmann meist gänzlich fern. Während des Lebensprozesses der Pflanzen, namentlich bei ausdauernden, mehrjährigen, verdicken sich die anfangs zarten Zellenwandungen immer mehr, so dass der innere Hohlraum immer kleiner und das Zellgewebe immer dichter und fester wird. In diesem Zustande nennen wir es Holz. Der Holzkörper umschliesst den inneren Markstrahl, lagert sich um diesen konzentrisch an (Jahresringe) und wird selbst wieder umschlossen vom Bast oder Splint und der äusseren Rinde. Die Splintschicht ist der eigentliche Sitz des Wachsthums des Holzes. Die meisten der für uns wichtigen Hölzer gehören in die Gruppe der Farbhölzer und werden bei diesen besprochen.

Lignum guajaci seu L. sanctum. **Franzosenholz, Pockholz.**
Guajacum officinale. *Zygophylleae.*
Westindien, Venezuela.

Das Holz kommt in grossen 1 m langen, bis zu 30 cm dicken Stammenden in den Handel, welche meist noch mit der etwa fingerdicken, scharf begrenzten Splintschicht bedeckt sind. Das Holz ist braungrün, sehr dicht und schwer (sp. Gew. 1,3), nicht spaltbar, weil die Gefässbündel unter sich verschlungen sind. Geruch schwach, beim Reiben und Erwärmen angenehm benzoeartig, Geschmack scharf, kratzend.

Bestandtheile. Harz (s. Resina guajaci) 20—25 %. Guajacin, Guajaksäure.

Anwendung. In der Medizin innerlich als blutreinigendes Mittel, äusserlich auch zu Zahntinkturen und dgl. Weit grösser ist seine Anwendung in der Technik, zur Darstellung von Kegelkugeln, Lagern von Maschinenwellen etc.

Verwechselungen sind nicht möglich, sobald man das Holz im Ganzen vor sich hat. Das geraspelte soll dagegen zuweilen mit Buchsbaumspähnen vermischt werden, hauptsächlich ist es aber verunreinigt mit dem harzfreien, daher werthlosen Splintholz. Geraspelte Waare, welche viel von diesen gelben Splintstücken enthält, ist zu verwerfen.

Lignum quassiae Surinam.   Quassienholz, Fliegenholz.
Quassia amara.   *Simarubeae.*
Westindien, Brasilien.

Das Surinam Quassienholz ist das eigentlich offizinelle; es kommt in den Handel in Form finger- bis höchstens armdicker Stammenden, meist noch mit der weisslichgrauen zerreiblichen Rinde stellenweise bedeckt. Das Holz ist weisslich, dicht, kaum porös, häufig mit blauschwärzlichen Flecken, durch Pilzfäden bedingt, versehen. Geruchlos; Geschmack rein bitter.

Bestandtheile. Quassiin (der eigentliche Bitterstoff), krystallinisch $1-2\,\%$, kein Gerbstoff, daher wird die wässerige Lösung durch Eisenoxydsalze nicht verändert.

Lignum quassiae Jamaica.   Bitterholz.
Simaruba excelsa.   *Rutaceae.*
Jamaica.

Kommt in Scheiten von $1^{1}/_{2}-2$ m Länge, bis 30 cm Dicke in den Handel. Bedeckt von der fest aufsitzenden grauschwarzen Rinde. Holz sehr leicht, weissgelblich, dicht. Geruchlos; Geschmack rein bitter.

Bestandtheile. Wie bei dem vorigen, ausserdem Gerbsäure, daher mit Eisenoxydsalzen einen grauen Niederschlag gebend.

Diese Sorte dient vielfach zur Verfälschung des echten Quassienholzes, ferner zur Darstellung der bekannten Bitterbecher und in England als Hopfensurrogat.

Anwendung. Innerlich nur sehr selten als magenstärkendes Mittel, ferner im Aufguss als Klystier gegen Würmer und zu Waschungen gegen Ungeziefer, hauptsächlich als Fliegengift.

Lignum sassafras.   Siehe Rad. sassafras.

Gruppe V.

Cortices.   Rinden.

Unter Rinde versteht man den äusseren, durch den Splint vom eigentlichen Holz getrennten Theil des Stammes, resp. der Aeste und der Wurzeln. Sie besteht gemeinhin aus 3 Schichten, der äusseren Rindenschicht, vielfach aus abgestorbenen Zellen bestehend (Korkborke), der mittleren und endlich der inneren oder Bastschicht. Bei den gebräuchlichen Rinden sind nicht immer alle 3 Schichten vorhanden, vielfach ist die obere entfernt; einzelne, wie Cort. ulmi interioris, bestehen nur aus der inneren Bastschicht. Die Rinden einzelner Früchte, welche auch unter dem Namen Cortex aufgeführt werden, sind richtiger mit Schalen zu bezeichnen.

Cortex angusturae. Angosturarinde.
Galipea officinalis. *Diosmeae.*
Columbien, an den Ufern des Orinoco.

Rindenstücke, flach oder rinnenförmig, bis zu 15 cm lang, bis zu 5 cm breit, 1—3 mm dick, an beiden Seiten verjüngt (d. h. dünner als in der Mitte), aussen graugelb, Innenfläche hell zimmtfarbig (nie schwärzlich), glatt, hart und spröde, Bruch eben. Die äussere Korkschicht lässt sich leicht mit den Fingernägeln entfernen. Geruch schwach aromatisch; Geschmack gleichfalls und stark bitter.

Bestandtheile. Spuren von aeth. Oel. Cusparin; kein Gerbstoff.

Anwendung. Selten in der Medizin, fast nur zur Bereitung des sog. Angosturabitters.

Cortex angusturae spurius. Falsche Angusturarinde, welche früher der echten substituirt sein soll, stammt von einer ostindischen Strychnosart und ist in Folge ihres Brucingehaltes giftig. Selten rinnenförmig, aussen aschgrau mit gelblichen Korkwarzen. Innenfläche grau bis schwärzlich. Mit Salpetersäure befeuchtet wird der frische Bruch dunkelroth (Reaktion auf Brucin). Geruch fehlt; Geschmack nicht aromatisch, rein bitter.

Bestandtheile. Brucin (ein dem Strychnin ähnliches Alkaloid), Gerbsäure.

Cortex aurantiorum fructuum. Pomeranzenschale.
Citrus vulgaris. C. bigaradia. *Aurantiaceae.*
Orient, Südeuropa kultivirt.

Getrocknete Rinde der reifen, bitteren Pomeranze, dunkelroth oder grünlichbraun, runzelig mit starker Markschicht. Diese letztere muss für den medizinischen Gebrauch entfernt werden. Zu diesem Zwecke werden die Schalen $\frac{1}{4}$ Stunde in kaltem Wasser eingeweicht, das dann weiche Mark mittelst eines dünnen Messers ausgeschnitten. Die so gereinigte Waare heisst Flavedo cort. aurant.

Geruch kräftig, aromatisch; Geschmack gleichfalls, bitter.

Bestandtheile. Aeth. Oel, Aurantiin (Bitterstoff) im schwammigen Mark Hesperidin.

Die Schalen der Apfelsine sind heller, mehr gelbroth, dünner und schwächer von Geruch und Geschmack.

Die Curaçaoschale stammt von einer westindischen Spielart der Pomeranze; sie ist dünn, mattgrün, von kräftigem, schönem Geruch. Selten im Handel.

Confectio aurantiorum. Orangeade, wird durch Einkochen der reifen Fruchtschalen einer anderen Art von Citrus vulgaris, Citrus spatafora, mit Zucker gewonnen.

Anwendung. Die Pomeranzenschalen, von welchen nur die erste Sorte, auch Malagaschale genannt, offizinell ist, dienen in der Medizin als magenstärkendes Mittel, finden aber vor Allem in der Likörfabrikation grosse Anwendung.

Cortex canellae albae seu Costus dulcis.   Weisser Kanehl.
Canella alba.   Canellaceae.
Antillen.

Die Rinde des strauchartigen Gewächses ist rinnenförmig oder röhrig, gelblichweiss, hart, Bruch körnig. Innenfläche weissgrau. Geruch schwach zimmtartig; Geschmack gleichfalls, bitter und scharf.

Bestandtheile. Aeth. Oel; kein Gerbstoff.

Anwendung. Nur in der Volksmedizin.

Die Rinde kommt über Holland und England in den Handel und zwar in Bast umhüllten Bündeln von 50—60 kg.

Cortex caryophyllatae seu cassiae caryophyllatae.   Nelkencassia.
Dicypelium caryophyllatum.   Laurineae.
Brasilien.

Die Rinde kommt in 50—60 cm langen Rollen, aus 6—8 übereinandergelegten Stücken bestehend, in den Handel. Die Röhren sind 2—4 cm, die einzelnen Rinden etwa kartenblattdick, schmutziggraubraun, innen dunkler. Geruch nelkenartig; Geschmack feurig, mehr zimmtartig.

Bestandtheile. Aeth. Oel, Harz, Gerbstoff.

Dient vielfach zur Verfälschung des Nelkenpulvers. Die Rinde kommt in Bündeln von ca. $^1/_4$ Ctr. in Packtuch verpackt in den Handel. 6—8 solcher Bündel sind dann wieder zu einem Ballen verbunden, welcher mit grobem Zeug umgeben ist.

Cortex cascarillae.   Cascarillrinde.
Croton eluteria, Cr. cascarilla.   Euphorbiaceae.
Westindien, Südamerika.

Rinde fast immer gerollt, meist kurze Stücke. Aussen weissgrau mit feinen Längs- und Querrissen. Innenfläche rauh, dunkelbraun, Bruch hornartig eben. Geruch aromatisch, moschusartig; Geschmack gleichfalls, scharf bitter.

Bestandtheile. Aeth. Oel, Cascarillin (krystallinischer Bitterstoff), Gerbsäure, Harz.

Anwendung. Innerlich als magenstärkendes Mittel, ferner zu Räucherpulvern und Tabacksaucen.

Cortex cassiae variae. Zimmt, Kanehl.

Unter dem Namen Zimmt oder Kanehl, die Namen schwanken nach den Gegenden, kommen eine ganze Reihe Gewürzrinden in den Handel, welche von sehr verschiedenen Bäumen aus der Familie der Laurineen abstammen. Ihre ursprüngliche Heimath ist Vorder-indien, China und Cochinchina. Doch hat sich die Kultur der-selben über den ganzen indischen Archipel, sowie nach Westindien und Brasilien verbreitet. Die Sorten haben je nach ihrer Abstammung und der Art der Behandlung einen sehr verschiedenen Werth.

Cortex cinnamomi Ceylanici. Ceylonzimmt.
Cinnamomum Ceylanicum. Laurineae.

Diese geschätzteste Sorte wird auf der Insel Ceylon, namentlich in der Gegend von Columbo und Negumbo, in eigenen Plantagen ge-wonnen und zwar nur von einjährigen Schösslingen. Das Einsammeln beginnt nach der Fruchtreife im Mai bis Oktober. Man schneidet die etwa fingerdicken Schösslinge ab, löst die Rinde los, schabt die äussere Bedeckung von Kork und Mittelschicht ab, legt 6—8 so ge-reinigte Bastschichten über einander und trocknet sie in der Sonne. Dann verpackt man die aufgerollten, bis zu 80 cm langen Röhren in Bündel (Fardehlen) von 10—15 kg Gewicht. Von diesen werden 3 zu einem Ballen vereinigt, welcher in doppelter Leinwand verpackt gewöhnlich 42—43 kg wiegt. Zwischen die Bündel streut man vielfach schwarzen Pfeffer, um ein zu starkes Austrocknen auf der Seereise zu verhüten.

Ceylonzimmt ist von blasser Lehmfarbe, die Stärke des Bastes soll die Dicke eines Kartenblattes nicht übersteigen. Geruch und Ge-schmack feurig aromatisch, nicht schleimig und herb. Der sog. Javazimmt ist dem echten ceylonischen im Aeussern sehr ähnlich, nur ist er meist etwas dunkler und weniger kräftig von Geschmack, daher geringer an Werth. Seine Abstammung ist die gleiche.

Bestandtheile. Aeth. Oel 1 $\%$ (chemisch vom Cassiaöl nicht zu unterscheiden), Zucker, Harz.

Die Güte des Zimmtes ergiebt sich hauptsächlich aus dem Ge-ruch und Geschmack, wobei die dünnsten Rinden sich stets als die feinsten erweisen.

Pulver von echtem Zimmt mit Branntwein übergossen giebt einen gleichmässigen Brei, der bei längerem Stehen nicht zäh und gallert-artig wird, wie dies bei Cassia vera und Cassia cinnamom. der Fall ist.

Cortex cassiae cinnamomi.   Zimmtcassia.

Cinnamomum aromaticum.   Laurineae.

China, Cochinchina.   Ostindien, Südamerika kultivirt.

Es ist die vom Kork und einem Theil der Mittelrinde durch Abschaben mehr oder weniger befreite Rinde stärkerer Zweige. Die Gewinnung der Rinde ist dieselbe, wie beim echten Zimmt, nur wird
auf das Abschaben weit weniger Sorgfalt verwendet. Die Röhren sind
einfach, sehr verschieden lang (bis zu 50 — 60 cm), bis fingerdick,
die Dicke der Rinde selbst 1—2 mm. Einfach oder doppelt eingerollt, aussen matt, dunkler als Ceylonzimmt, stellenweise noch mit
grauem Kork bedeckt. Bruch nicht faserig, sondern derb, körnig.
Geruch angenehm zimmtartig, Geschmack weniger fein, etwas herb
und schleimig.

Bestandtheile. Dieselben wie im Ceylonzimmt, nur mehr
Gummi und Stärke.

Die Waare kommt hauptsächlich über Hamburg in den deutschen
Handel und zwar in mit Rohrmatten bedeckten sog. Gontjes, deren
jede eine Anzahl von 1 Pfd. schweren, mit Bast verschnürten Bündeln
enthält, oder auch in Kisten.

Unter dem Namen **Cassia vera** kommen im Handel ziemlich dicke,
meist kleine Rindenfragmente vor, die von den stärkeren Zweigen des
Zimmtbaumes in China und Japan gesammelt werden. Aussen wenig
abgerieben, meist von graubrauner, korkartiger Borke bedeckt. Geruch
und Geschmack gut, letzterer jedoch stark schleimig. Meist zu Pulver verwendet, ebenso wie die

Cassia lignea, der Malabar-Zimmt des Handels, angeblich von
einer Varietät des echten Cinnamomum Ceylanicum stammend. Theils
in Form von ca. fingerdicken, einfachen Röhren, welche von einem
graubräunlichen, feingerunzelten Kork umgeben sind. Innen und auf
dem Bruche dunkelbraun bis nelkenbraun. Theils als Cassia Tigablas
vollständig abgeschabt, aussen gelbröthlich, fein gerunzelt. Geruch und
Geschmack schwächer zimmtartig, stark schleimig.

Der Malabar-Zimmt kommt in Kisten von 30 kg Gewicht, in Bündeln à ½ kg in den Handel.

Der Verbrauch Deutschlands innerhalb des Zollvereins wird auf
6—7000 mctr geschätzt. Nur ein verschwindend kleiner Theil davon
wird in der Medizin verbraucht, alles Andere als Gewürz zu den verschiedenartigsten Zwecken.

Cortices chinae. Chinarinde, Fieberrinde.

Cinchona calisaya. C. micrantha, C. purpurea, C. lanceolata. C. succi rubra, C. officinalis und verschiedene andere Species. Cinchoneae.

Südamerika; kultivirt in Ostindien, Ceylon, Java, Algier, Westindien etc.

Das Studium und die Kenntniss der Chinarinden waren bis vor Kurzem eins der wichtigsten und schwierigsten Theile der Waarenkunde. Zahlreiche Pharmakognosten hatten die Chinarinde zu ihrem Spezialstudium gemacht und ganze Bände wurden über die zahllosen Sorten geschrieben. Trotzdem war auch schon damals der wirkliche praktische Werth dieses Studiums ein sehr fraglicher, da einestheils die einzelnen Handelssorten, wie sie importirt wurden, mit zahlreichen anderen vermengt waren, anderentheils wurde der Gehaltswerth der Waare durch die Sorte durchaus nicht festgestellt, ebenso wenig die Abstammung derselben, da nachweislich ein und dieselbe Cinchona-Art oft mehrere Sorten lieferte. Heute haben sich diese Verhältnisse gänzlich geändert, theils dadurch, dass der Gebrauch der Chinarinde als solche mehr und mehr dem Gebrauch der aus derselben hergestellten Alkaloide gewichen ist, theils dadurch, dass der Import aus Südamerika, dem eigentlichen Heimathlande, immer mehr zurückgeht, während der Import der ostindischen Rinden, welche nicht nach jenen alten Sorten benannt werden, mehr und mehr steigt. Die neueste Pharmakopoe hat diesen Verhältnissen Rechnung getragen und führt nur die ostindische China von Cinchona succi rubra und deren Kreuzungen als offizinell auf, indem sie zu gleicher Zeit einen bestimmten Gehalt an Alkaloiden verlangt. Von der ganzen kolossalen Produktion an Chinarinde möchte heute kaum 1 % in die Drogenhandlungen und von dort in die Apotheken gelangen, während die übrigen 99 % als sog. Fabrikrinden direkt an die Fabriken verkauft werden. Bei diesen aber richtet sich der Werth und Preis nicht etwa nach der Sorte, sondern einzig und allein nach dem vorher genau festgestellten Gehalt an Chinin. Die sog. Apothekerrinden werden erst durch Auslesen aus der Originalwaare hergestellt. Man wählt hierzu natürlich die guten, möglichst wenig zerbrochenen Rindenstücke, daher der Preis derselben wesentlich höher ist, als der der Fabrikrinden.

Die Familie der Cinchoneen hat die Eigenthümlichkeit, stark zu variiren und durch Kreuzungen sich in noch zahlreichere Sorten zu spalten. Es sind grosse, stattliche, immergrüne Bäume, deren eigentliche Heimath ein ziemlich scharf begrenzter Theil des südlichen Amerikas ist. Die Zone ihrer Verbreitung erstreckt sich vom 10^0 nördlicher bis zum 19^0 südlicher Breite. Sie umfasst einen Theil der Staaten Columbia, Venezuela, Ecuador, Neu-Granada, Peru und Bolivia. Die Bäume kommen niemals in geschlossenen Wäldern vor,

sondern finden sich stets vereinzelt in den dichten Urwäldern der
Cordilleren in einer Meereshöhe von 800—3000 m. Ihre Einsammlung ist daher mit grossen Schwierigkeiten verbunden; sie geschieht
durch Eingeborene, sog. Cascarilleros, vom spanischen Cascara, die
Rinde (Rindensammler), welche die Bäume einfach fällen, die Rinde
schälen und die Packen auf dem Rücken nach den Hafenplätzen schleppen müssen. Neuerdings ist dieser schwierige, deshalb sehr kostspielige Transport dadurch etwas erleichtert, dass der obere Amazonen-
strom mit seinen riesigen Nebenflüssen der Dampfschifffahrt eröffnet
ist. In Folge hiervon hat man nicht nöthig, die Waare an die weit
entfernteren Hafenplätze des Stillen Ocean zu schleppen, sondern versendet sie auf jenem riesigen Stromnetz.

Bei dem Raubsystem der Gewinnung der Rinde und bei dem
immer steigenden Verbrauch derselben lag die Befürchtung nahe, dass
die Waldungen Südamerikas in einer nicht zu fernen Zeit nicht mehr
im Stande sein würden, dem Konsum zu genügen. In Folge dessen,
zugleich veranlasst durch die hohen Preise der Rinde, trat die holländische Regierung vor mehreren Jahrzehnten der Frage der Kultur
in ihren ostindischen Besitzungen näher. Sie entsandte tüchtige Gelehrte zum Studium der geognostischen und botanischen Verhältnisse
nach dem Vaterlande der Cinchoneen; nachdem diese sich dort unterrichtet und mit Samen verschiedener Art versehen hatten, wurden auf
Java unter ihrer Leitung die ersten Pflanzungen angelegt. Hier zeigte
es sich, dass die geschätzteste südamerikanische Sorte, Cinchona calisaya, keine besonderen Resultate lieferte, es mussten andere Sorten
versucht werden, und hier war es namentlich Cinchona succi rubra und
Kreuzungen derselben, mit welchen ausgezeichnete Resultate erzielt
wurden. Während die beste amerikanische Calisaya höchstens 2—3 $^0/_0$
Chinin enthielt, hat man auf Java durch rationelle Kultur und durch verschiedene Kunstgriffe, z. B. Umwickeln der Stämme mit Moos, Rinden
produzirt, welche 5—6 und mehr Prozente, ja sogar bis 11 $^0/_0$ Chinin
enthielten. Den Holländern folgten alsbald die Engländer; es wurden
Plantagen auf dem Festlande Ostindiens, am Abhange des Himalaya,
in den blauen Bergen, in den Nilgherries und auf Ceylon angelegt.
Heute ist die Produktion aller dieser verschiedenen Pflanzungen eine
so kolossale, dass allein von Ceylon laut Gehe'schem Bericht 83/84 je
11—12 Millionen Pfund exportirt sind. Später ist die Ziffer sogar
noch gewachsen. Ferner brachte Java von seinen ungemein gehalt-
und werthvollen Rinden im Jahre 1884/85 1,350,000 ℔ an den europäischen Markt. Die grosse Produktion der Regierungsplantagen in
Ostindien wird fast gänzlich für den dortigen Bedarf in Anspruch genommen. Neuerdings hat man auch im Vaterlande den Cinchoneen,
namentlich in Columbien, Kulturen angelegt, deren Resultate ebenfalls
sehr günstig sein sollen.

Die Hauptimportplätze für Chinarinden sind vor Allem London für amerikanische und Ceylonrinden, Amsterdam für Javarinden und endlich Hâvre und Hamburg, letzteres fast ausschliesslich für amerikanische Rinden, in den letzten Jahren namentlich Porto Cabello und Macaraibo.

Der Name der Chinarinde stammt von dem indianischen Worte Quina, Rinde, ab. Die heilsame Wirkung derselben war den Indianern schon vor Ankunft der Europäer bekannt, sie nannten dieselbe Quina Quina, das heisst etwa: „Rinde aller Rinden". Daher stammen noch die heutigen französischen und englischen Bezeichnungen Quinquina.

Man unterscheidet bei den verschiedenen Chinasorten bedeckte und unbedeckte Rinden. Erstere meistens Zweigrinden, bestehen aus der vollen Rinde, mit mittlerer und äusserer Rindenschicht, letztere, von diesen Beiden befreit, nur aus der Splintschicht; da diese aber der eigentliche Sitz der Alkaloide ist, sind unbedeckte Rinden (Stammrinden) weit werthvoller.

Die Form der Rinden ist eine dreifache, entweder röhrenförmig, (Zweigrinden), rinnenförmig (Astrinden) oder mehr oder weniger flache Stücke aus den Stammrinden bestehend.

Die amerikanischen Rinden, welche theils in Kisten, theils in mit Ochsenhäuten umnähten Ballen (Seronen) von ca. 60 kg Gewicht in den Handel kommen, theilt man der Farbe ihrer Innenfläche nach in 1. braune oder graue, 2. gelbe, 3. rothe Rinden. Die braunen stammen fast sämmtlich aus dem mittleren Theil der Rindenregion, die gelben aus dem südlichen und die rothen aus dem nördlichen Theil.

Gelbe Rinden. Die werthvollsten von allen, daher in ihren besseren Sorten Königsrinden genannt, kommen meist in Gestalt von flachen Platten oder rinnenförmigen, seltener gerollten Stücken vor. Zimmtgelb, gelbröthlich, allmälig dunkler werdend, Bruch kurz, splittrig, faserig. Die mehr rinnenförmigen Stücke sind oft mit einem weisslichen Kork bedeckt, die flachen nicht, dagegen zeigen diese häufig muldenförmige Vertiefungen vom Abwerfen der Borke herrührend. Geschmack rein bitter, wenig adstringirend. Hauptsächlich Chinin und Cinchonin enthaltend.

Die wichtigsten von ihnen sind:

Cortex chinae Calisayae seu regius von Cinchona Calisaya, Peru und Bolivien. Ueber Arica und Cobija, in Seronen von ca. 130 ℔., oder in Kisten von 150 ℔. in den Handel kommend. Verschieden grosse, ziemlich schwere Platten, nur stellenweise Borke, dagegen fast immer muldenförmige Vertiefungen zeigend. Innenfläche durch wellenförmigen Verlauf der Fasern charakterisirt.

Cortex chinae Carthagena seu flava dura. Gewöhnlich rinnenförmig, bis zu 30 cm lang, 4—5 cm breit, aussen ockergelb, theilweise mit weisslichem, leicht ablöslichem Kork bedeckt. Bruch langfaserig, Innenfläche gelb bis bräunlich mit gerade verlaufenden Fasern.

Cortex chinae Maracaibo. Gross, flach, selten rinnenförmig, aussen mit schwammigem, grubigem, braunem Kork bedeckt; innen grobfaserig, rauh, braungelb ; mehr Chinidin als Chinin enthaltend.

Braune Rinden. Sie stammen nur von Zweigen und Aesten. Gerollte oder geschlossene, aussen von einem grauen oder weisslichen Kork bedeckte Röhren. Innen nelkenbraun. Geschmack mehr adstringirend, weil sie neben weniger Alkaloiden (vorwiegend Cinchonin) viel Chinagerbsäure enthalten. Die wichtigste dieser Rinden ist:

Cortex chinae Loxa. Röhren spiralig eingerollt $1^1/_2 - 2^1/_2$ cm dick. Aussen dunkelgrau mit schwarzen und weisslichen Flecken, oft mit Flechtenbüscheln versehen. Innen dunkel, zimmtbraun, Querrisse mit wenig gewulsteten Rändern. Querbruch bei dünnen Rinden eben, bei stärkeren innen faserig.

Hierher gehören ferner noch: Cort. chinae regius convolutus, Cort. chinae Huanuco, Cort. chinae Guajaquil u. a. m.

Rothe Rinden. Von den amerikanischen rothen Chinarinden kommt jetzt fast gar nichts mehr in den Handel; hierher gehörte früher die so hochgeschätzte Cort. chinae Peruvianus in oft sehr derben Stammrindenstücken, auch Cort. chinae rubr. durae genannt.

Ostindische Rinden. Diese jetzt von der Pharmakopoe allein aufgeführten Rinden stammen alle von Cinchona succi rubra oder doch deren Varietäten und Kreuzungen mit C. officinalis etc. Die Holländer, welche die werthvollsten derselben in den Handel bringen, benennen sie stets nach ihrer Stammpflanze, z. B. China Ledgeriana, Succirubra, Haskarliana, Pahudiana etc. Die Pharmakopoe giebt folgende Charakteristik derselben. Zweig- und Stammrinden kultivirter Cinchonen häufig in Röhren von ca. 60 cm Länge und 1—4 cm Durchmesser, bei einer Dicke von 2—4 mm, oder auch in Halbröhren von entsprechender Stärke. Diese mürbe brechenden Rinden tragen einen dünnen, graubräunlichen Kork mit groben Längsrunzeln und kurzen Querrissen. Innenfläche braunroth, faserig. Pulver rothbraun. In einer Glasröhre erhitzt liefern sie einen schön carminrothen Theer. Die Pharmakopoe verlangt ferner einen Alkaloidgehalt von mindestens 3,5 % und giebt hierfür eine bestimmte Prüfungsmethode an.

Die rothen Rinden enthalten neben reichlichem Chinin und Cinchonin bedeutend mehr Chinaroth als die andern.

Bestandtheile der sämmtlichen Chinarinden. Chinin (bis 8 %), Cinchonin, Chinidin und Cinchonidin, Chinagerbsäure, Chinaroth, aus der Chinagerbsäure entstehend; Chinasäure meist an Kalk gebunden etc.

Anwendung. Vor Allem zur Darstellung der China-Alkaloide, dann im Aufguss, Extrakt, Tinktur, Pulver, als stärkendes, nervenkräftigendes Mittel bei Schwächen der verschiedensten Organe. Als Fiebermittel wird jetzt wohl niemals mehr die Rinde selbst, sondern stets das Chinin angewandt.

Verwechselungen. In früherer Zeit wurden vielfach von Amerika sog. falsche Chinarinden in den Handel gebracht oder beigemengt, welche von anderen verwandten Arten, namentlich Ladenbergia, Exostemma etc. herrührten. Sie waren wohl bitter von Geschmack, enthielten aber kein Chinin.

Cortex citri.   Citronenschale.
Citrus Limonum Risso.   *Aurantiaceae.*
Südtirol, Italien kultivirt.

Meist in Spiralen geschält, hochgelb, lederartig oder brüchig. Bestandtheile. Aeth. Oel. Hesperidin (Bitterstoff). Anwendung in der Likörfabrikation.
Confectio citri. Succade, Citronat. Stammt von einer sehr dickschaligen Spielart der Citrone, Citrus medica Risso, durch Einkochen der frischen Schale mit Zucker.

Cortex condurango.   Condurangorinde.
Gonolobus condurango.   *Asclepiadeae.*
Ecuador, Mexico.

Rinde röhren- oder rinnenförmig. Aussenfläche bei jungen Rinden mit glänzend grauer Korkhaut, bei älteren Rinden mit einer rissigen, röthlichbraunen, weichen Korkschicht bedeckt. Innenfläche hellgrau, derb, längsstreifig. Zuweilen ganze, holzige Stengel mit gegenständigen Knoten. Geschmack bitter, schwach kratzend.
Bestandtheile. Zwei Harze, Bitterstoff und Gerbsäure.
Anwendung. Wird als Specificum gegen Krebs angepriesen.

Cortex frangulae.   Faulbaumrinde.
Rhamnus frangula.   *Rhamneae.*
Europa.

Die Rinde jüngerer Zweige in gänzlich eingerollten, federkiel- bis fingerdicken Röhren. Aussen matt graubraun oder schiefergrau, mit zahlreichen weissen Korkwarzen. Innen gelb- bis braunroth. Färbt beim Kauen den Speichel intensiv gelbbraun und schmeckt unangenehm bitter.
Bestandtheile. Frangulin (gelber krystallinischer Farbstoff): eine der Cathartinsäure ähnliche Säure von purgirender Wirkung.
Anwendung. Aehnlich der Rhabarberwurzel als Laxans etc.
Die Rinde darf erst im zweiten Jahre angewandt werden, da sie frisch brechenerregend wirkt. Die frische Rinde ist innen mehr gelb als bräunlich.

Buchheister.   6

Cortex granati fructuum. Granatschalen.
Punica granatum. Granateae.
Südeuropa, Nordafrika.

Die getrockneten Schalen der etwa apfelgrossen Früchte in verschieden grossen Stücken, oft mit dem Kelch gekrönt. Hart, brüchig,
aussen gelbroth bis braun, feinwarzig, innen gelblich. Geruchlos, Geschmack herb.

Bestandtheile. Gerbsäure 25 %, Gummi 30—34 %.
Anwendung. Als Volksheilmittel gegen Durchfall etc.

Cortex granati radicum. Granatwurzelrinde.

Die Wurzelrinde desselben Baumes mit Zweig- und Stammrinden
untermischt, soll jedoch hauptsächlich von wildwachsenden Exemplaren
gesammelt werden. Röhrenförmige oder flache, verschieden grosse
Stücke, häufig rückwärts gebogen, aussen graugelb, feinrunzelig oder
rissig, innen röthlich, auf dem Querschnitt gelbgrün. Beim Kauen den
Speichel gelb färbend; Geruch schwach, Geschmack herb, unangenehm
bitter. Man zieht die kleineren Stücke vor, weil die grösseren Stamm-
und Zweigrinden sind, welche weniger kräftig wirken sollen. Ebenso
soll alte Waare schwächer wirken, weshalb darauf zu achten ist, dass
der Speichel immer lebhaft gelb gefärbt wird, was bei alten Rinden
nicht der Fall ist.

Bestandtheile. Gerbsäure ca. 25 %. Punicin (scharf schmeckend).
Anwendung. In Abkochungen als Bandwurmmittel. 4—15 g
mehrere Mal täglich.
Verwechselungen. Als solche wird Berberitzenrinde angegeben,
die aber innen hochgelb ist.

Cortex juglandis fructuum. Wallnussschale.
Juglans regia. Juglandeae.
Asien, bei uns kultivirt.

Das getrocknete äussere, fleischige Fruchtgehäuse der Steinfrucht
schwarzbraun, eingeschrumpft, fast geruchlos, von sehr herbem Geschmack.

Bestandtheile. Gerbsäure, der Pyrogallussäure ähnlich, auch
Nucitannin genannt. Spuren von Citronen- und Apfelsäure.
Anwendung. Zur Bereitung von Holzbeizen (Nussbaumbeize).

Cortex mezerei. Seidelbastrinde.
Daphne mezereum. Thymeleae.
Deutschland.

Kommt meist zu Knäueln gewickelt in den Handel. Bandartige,
zähe, fusslange, bis zu 3 cm breite, etwa kartenblattdicke Streifen.

Aussenrinde hellbräunlich, roth punktirt. Innenbast weiss, atlasglänzend, sehr zäh und faserig. Mittelschicht grün. Geruchlos, Geschmack anhaltend scharf. Rinden, bei welchen die Mittelschicht nicht mehr grün ist, sind zu verwerfen.

Bestandtheile. Scharfes, blasenziehendes Harz (in Aether leicht löslich), ferner Daphnin, ein krystallinischer indifferenter Stoff.

Anwendung. Höchst selten innerlich, öfter als äusserliches Reizmittel als Zusatz zu Salben etc., wirkt innerlich sehr drastisch.

Cortex quercus. Eichenrinde.
Quercus pedunculata, Qu. robur, Qu. sessiliflore. Cupuliferae.
Europa.

Die im Frühjahr zu sammelnde Rinde jüngerer Zweige unserer heimischen Eichen. Aussen graubraun mit weisslichen Flecken, innen gelblich bis blassbräunlich, grobfaserig, sehr zäh. Geruchlos, Geschmack bitter, herb.

Bestandtheile. Gerbsäure bis zu 15 %. Quercin (krystallinischer Bitterstoff).

Anwendung. Innerlich als Adstringens, äusserlich als Abkochung zu Bädern und Einspritzungen.

Cortex quillajae. Quillajarinde, Panamarinde, Seifenrinde.
Quillaja saponaria. Rosaceae.
Chile, Peru.

Die Quillajarinde, welche von obengenannter baumartiger Rosacee abstammt, bildet neuerdings einen immer wichtiger werdenden Handels-Artikel, der schon jetzt in ganzen Schiffsladungen nach Europa von Chile und Peru importirt wird. Die Rinde besteht aus der eigentlichen Splint- oder Bastschicht, da die mittleren Rinden- und oberen Korkschichten entfernt sind. Sie bildet flache oder nur wenig gebogene Stücke von sehr verschiedener Länge, ca. 3—8 mm Dicke und bis zu 15 cm Breite, von schmutzig weissgelber Farbe (auf der Oberfläche noch hie und da Spuren der eigentlichen braunen Rinde zeigend) und von sehr grobfaseriger Struktur. Oberfläche meistens rauh, Innenfläche mehr glatt und etwas heller. Auf dem Bruch oder Schnitt sind mittelst der Lupe zahlreiche Krystalle erkennbar, welche aus oxalsaurem Kalk bestehen. Die Rinde ist geruchlos, doch reizt der Staub die Schleimhäute in heftiger Weise und ruft Niesen und Husten hervor (Folge des Saponingehaltes). Geschmack zuerst fade, hinterher scharf kratzend.

Bestandtheile. Saponin (auch Quillayin genannt) und zwar in weit grösseren Mengen als in der zu gleichen Zwecken angewendeten Seifenwurzel; der wässerige Auszug schäumt wie Seifenwasser.

Anwendung. In der Wäscherei, namentlich bei wollenen und farbigen Stoffen, da sie die Farben garnicht angreift, um so mehr, als ihr Preis ein sehr billiger ist und 1 kg als gleichwirkend mit 3 kg Schmierseife angegeben wird.

Cortex Quebracho blanco.   Quebrachorinde.
Aspidosperma Quebracho.
Argentinien, Brasilien.

Unter dem Namen Quebracho blanco kommt seit einigen Jahren die Rinde obigen Baumes in den Handel. Sie und ein aus ihr dargestelltes Alkaloid, Aspidospermin, wurden als ein ausgezeichnetes Mittel gegen Fieber angepriesen, scheinen sich aber doch nicht Bahn zu brechen. Dagegen wird das Holz als ein stark gerbsäurehaltiges Surrogat der Eichenlohe vielfach in der Gerberei verwendet; weniger für sich allein, als in Mischung mit Lohe zusammen. Das Leder soll mit diesem Zusatz weit schneller lohgahr werden als mit reiner Lohe.

Cortex salicis.   Weidenrinde.
Salix purpurea, S. fragilis, S. rubra u. A.   Salicineae.
Europa.

Die Rinde der jüngeren Zweige; bandartige Streifen, zäh, biegsam, aussen glatt, glänzend, grünlichgrau mit zerstreuten Korkwarzen, innen glatt, gelblich bis hellzimmtbraun. Geschmack herb, bitter.
Bestandtheile. Salicin und Gerbsäure.
Ziemlich obsolet.

Cortex simarubae.   Ruhrrinde.
Simaruba officinalis, S. amara.   Simarubeae.
Guiana, Jamaica.

Ist heute völlig obsolet. Ihre Bestandtheile sind etwa die des Quassiaholzes.

Cortex ulmi interioris.   Ulmenbast.
Ulmus campestris, U. effusa.   Ulmaceae.
Europa.

Von jüngeren Aesten gesammelt, durch Abschaben von den äusseren Rindschichten befreit. Bandförmige, auf beiden Seiten braunröthliche Streifen. Geruchlos, Geschmack herb, bitter, schleimig.
Bestandtheile. Gerbsäure (ca. 3 %).
Ziemlich obsolet.

Cortex winteranus.   Winterrinde.
Wintera aromatica.
Südamerika.

Anfänglich als Ersatz der Chinarinde empfohlen, später gegen Skorbut angewandt, ist heute obsolet.

Gruppe VI.

Gemmae. Knospen.

Unentwickelte Blatt- oder Triebknospen.

Gemmae populi. Pappelknospen.
Populus nigra, P. balsamea. Salicineae.
Deutschland kultivirt.

Die unentwickelten, aussen klebrigen Knospen der verschiedenen Pappelarten werden im März oder April gesammelt und getrocknet. Spitz, kegelförmig bis zu 2 cm lang, ca. 5 mm dick. Geruch angenehm balsamisch.

Bestandtheile. Scharfes Harz.

Anwendung. Fast nur zur Bereitung der Pappelsalbe. Hierzu am besten frisch verwandt.

Gemmae seu Turiones pini. Fichtensprossen.
Pinus silvestris. Coniferae.
Europa.

Die getrockneten Zweigknospen der Fichte. Cylindrisch, 2—3 cm lang mit bräunlichen Schuppen bedeckt, Geruch stark balsamisch, Geschmack gleichfalls und bitter.

Bestandtheile. Harz, Spuren von ätherischem Oel, Fichtenbitter (Pinipikrin).

Ziemlich obsolet (Darstellung von Tinct. pini composita).

Gruppe VII.

Folia. Blätter.

Unter Blätter (Laubblätter) verstehen wir meist flach ausgebreitete, gewöhnlich grüne Organe der höheren Pflanzen, welche theils aus dem Wurzelstock (Wurzelblätter), theils aus den Stengeln der Zweige entspringen. Sie dienen der Pflanze als Ernährungsorgane, indem sie aus der atmosphärischen Luft durch ihre feinen Poren Feuchtigkeit, Kohlensäure, wahrscheinlich auch Ammoniak einsaugen. Die Kohlensäure zersetzen sie in ihre Bestandtheile, assimiliren den Kohlenstoff und athmen den Sauerstoff zum grossen Theil wieder aus. Daher ihre Wichtigkeit nicht nur für die Ernährung der Pflanzen, sondern auch

für die Reinigung und Verbesserung der atmosphärischen Luft überhaupt.

Man unterscheidet eine grosse Reihe von verschiedenen Blatt-
formen, deren Charakterisirung grösstentheils durch ihre Bezeichnung
genau ausgedrückt wird; entweder 'durch ihre Form wie z. B. handförmig, herzförmig, lineal, spatenförmig, lanzettlich etc., etc., oder nach
der Art ihres Randes, ganzrandig, gezähnt, gesägt, geschlitzt etc., oder
nach der Art der Anheftung ihrer Stengelorgane als sitzend, gestielt,
gegenständig, quirlförmig, gefiedert, doppelt gefiedert etc.

Bei der Bezeichnung der hierher gehörenden Drogen gehen vielfach Folia und Herbae (Kräuter) durcheinander. Findet man die gewünschte Droge in der ersten Abtheilung nicht, suche man sie deshalb
in der zweiten.

Folia aurantii.   Pomeranzenblätter.
Citrus vulgaris Risso.   Aurantiaceae.
Südeuropa kultivirt.

Die gelbgrünen, lederartigen Blätter der bitteren Pomeranze bis
10 cm lang, 3—4 cm breit, stumpf zugespitzt, drüsig punktirt; Blattstiel gegliedert, beiderseits mit einem keilförmigen Flügel versehen.
Geruch schwach aromatisch, Geschmack ebenfalls, dabei bitter, herb.

Bestandtheile.   Aetherisches Oel, Gerbstoff, Bitterstoff.

Anwendung.   Als nervenstärkendes Mittel im Aufguss.

Folia belladonnae.   Tollkirschenblätter.
Atropa belladonna.   Solaneae.
Deutschland in Bergwäldern.

Die Blätter sind beim Beginn der Blüthezeit zu sammeln und
rasch zu trocknen. Sie sind oval, ganzrandig, zugespitzt; die jüngeren
weichhaarig, die älteren nur an den Nerven und am Blattstiel behaart; charakteristisch für die Blätter ist, dass sie fast stets kleine,
runde, dunkelgeränderte Löcher zeigen. Geruch schwach narkotisch,
Geschmack scharf, bitter (sehr giftig!).

Bestandtheile.   Atropin, Bitterstoff, Oxalsäure.

Anwendung.   Hauptsächlich zur Darstellung des Atropin, Extr.
belladonnae etc. In der inneren Medizin als narkotisches Mittel bei
Hals-, Nervenleiden etc.

Folia bucco.   Buccoblätter.
Barosma crenulata.   Empleurum serrulatum.   Diosmeae.
Cap der guten Hoffnung.

Oben genannte kleine, immergrüne Sträuche nebst einigen anderen
Arten von Barosma und Empleurum liefern uns die Droge. Blätter
eiförmig oder länglicheiförmig, gesägt oder gezähnt, punktirt, gelbgrün,

lederartig, 1—2 cm lang, ca. 1 cm breit. Geruch eigenthümlich, schwach kampherartig, Geschmack ähnlich, schwach bitter.

Bestandtheile. Aetherisches Oel in sehr geringer Menge. Diosmin (Bitterstoff), Gummi.

Anwendung. Als harntreibendes Mittel. Ziemlich obsolet.

Folia cocae. Cocablätter.
Erytroxylon coca. *Erytroxyleae.*
Bolivien, Peru, Chile, Brasilien etc. wild und kultivirt.

Die Cocablätter spielen in ihrer Heimath Südamerika, auch in Mittelamerika ungefähr dieselbe Rolle wie der chinesische Thee. Sie werden dort von reichlich 10 Millionen Menschen als nervenanregendes Mittel theils im Aufguss genossen, theils für sich oder mit Asche vermengt gekaut. Sie regen das Nervensystem an, befähigen zu grossen Strapazen und beseitigen das Gefühl des Hungers; jedoch scheinen sie diese Wirkung nur im frischen Zustande zu haben. Anhaltender und übermässiger Genuss wirkt aber ebenso erschlaffend auf den Organismus wie Opium, Alkohol und andere derartige Berauschungsmittel. Die Blätter sind länglicheiförmig oder verkehrteiförmig, zuweilen auch zugespitzt, 4—6 cm lang, 2—3 cm breit, ganzrandig, kahl: oben dunkelgrün, unten graugrün; zart geadert, mit bogenförmigen Seitennerven. (Charakteristisches Kennzeichen.) Die Waare, wie sie zu uns kommt, ist meist mit sehr vielen zerbrochenen Blättern, oft auch mit Stielresten vermengt, geruchlos und fast ohne Geschmack. Im frischen Zustande soll sie theeartig riechen und bitterlich schmecken.

Bestandtheile. Cocaïn (dem Theïn ähnlich) bis zu $\frac{1}{4}$ %. Spuren ätherischen Oeles; im frischen Zustande ein zweites flüchtiges Alkaloid, Hygrin.

Anwendung. Die Droge fand lange Zeit gar keine Beachtung, bis man die ausgezeichneten Wirkungen des Cocaïns (s. dieses) kennen lernte. Seitdem ist kaum so viel Waare zu beschaffen, als von den chemischen Fabriken zur Darstellung des Alkaloids verlangt wird.

Folia digitalis. Fingerhutblätter.
Digitalis purpurea. *Scrophularineae.*
Gebirge Mitteleuropas.

Blätter länglicheiförmig, zugespitzt, bis zu 25 cm lang, 5—10 cm breit, runzelig; Rand ungleich gekerbt, oben mattgrün, unten weissfilzig, mit stark hervortretendem, zierlichem Adernetz. Geruch schwach narkotisch, Geschmack ekelhaft bitter. Sehr giftig. Die Blätter sollen nur von der wildwachsenden Pflanze gesammelt werden, da die kultivirten schwächer wirken. Letztere unterscheiden sich von den wilden durch bedeutendere Grösse und schwächere Behaarung.

Bestandtheile. Digitalin (giftiges Alkaloid).

Anwendung. Sehr häufig in der inneren Medizin, namentlich gegen Herzleiden.

Folia farfarae. Huflattigblätter.
Tussilago farfara. Tussilagineae.
Europa überall gemein.

Blätter langgestielt, handgross, rundlich herzförmig, eckig ausgebuchtet. Oben dunkelgrün, unten dicht weissfilzig. Geruch und Geschmack schwach, schleimig, bitterlich.

Bestandtheile. Schleim, Spuren von Gerbsäure, Bitterstoff.

Anwendung. Als schleimlösendes Mittel.

Verwechselung namentlich mit den Blättern von Tussilago petasites; Blätter fast 3 mal so gross, wenig filzig, schwächer ausgebuchtet.

Folia hepaticae. Leberkraut.
Hepatica triloba. Anemoneae.
Europa, Laubholzwälder.

Blätter langgestielt, fast lederartig, dreilappig, die einzelnen Lappen eirund, ganzrandig; oben schwach glänzend, bräunlich, unten seidenhaarig. Geruchlos, Geschmack schwach und herb. Diese lange Zeit ganz vergessene Droge ist neuerdings wieder in Aufnahme gekommen.

Folia jaborandi. Jaborandiblätter.
Pilocarpus pinnatus. Rutaceae.
Nordbrasilien.

Die von Argentinien eingeführten Jaborandiblätter stammen von Piper jaborandi, einer Piperacee, sind aber durch die sog. Pernambucosorte von der erstgenannten Pflanze gänzlich verdrängt. Die Blätter sind 7—15 cm lang, 3—5 cm breit, mit kurzen Stielchen; länglich eirund oder zugespitzt, ganzrandig, an der Basis ungleich: gegen das Licht gehalten zeigen sich eine Menge unregelmässig stehender Oelbehälter; glatt, fast lederartig; oben braungrün, Unterseite etwas heller. Geruch aromatisch, Geschmack brennend, den Speichelfluss ungemein befördernd.

Bestandtheile. Aetherisches Oel, Pilocarpin.

Anwendung. Als ungemein stark schweisstreibendes Mittel, vor Allem dienen sie zur Darstellung des Pilocarpins.

Folia ilicis aquifolii. Stechpalm- oder Hülsenblätter.
Ilex aquifolium. Iliceae.
Mitteleuropa.

Blätter lederartig, glänzend, dunkelgrün, gezähnt mit Stachelspitzen, 4—5 cm lang, 2—3 cm breit, länglich, oval. Geruchlos, von bitterem Geschmack.

Bestandtheile. Krystallinischer Bitterstoff.
Anwendung. Hier und da in der Volksmedizin.

Folia ilicis paraguayensis.   Paraguaythee.
Ilex paraguayensis.   I. gigantea.   Aquifoliaceae.
Paraguay, Südbrasilien.

In seiner Heimath dient der Paraguaythee, dort Maté genannt, als tägliches Genussmittel, gleich dem chinesischen Thee. Er wirkt noch kräftiger als dieser und soll der Aufguss von angenehmem Geruch und Geschmack sein. Seiner Verwendung zu gleichen Zwecken in Europa steht der Umstand entgegen, dass er bei langem Seetransport verdirbt. Bei uns hat er nur Wichtigkeit zur Darstellung des Theïns. Er stellt, wie er zu uns kommt, ein gelblich grünes, grobes Pulver mit reichlichen Stengelresten vermischt, dar, eingestampft in Ballen von 100 kg, welche in Thierhäute genäht sind. Diese Sorte heisst Tercio (dritte), während die beiden ersten Sorten nur zu Genusszwecken in ihrer Heimath verbraucht werden. Die Waare wird bereitet, indem die Blätter und jungen Zweige der oben genannten Stechpalme entweder an der Sonne oder auf Hürden über Feuer gedörrt und dann zerstampft werden. Die zu uns kommende Waare riecht und schmeckt keineswegs angenehm.
Bestandtheile. Theïn ca. $^1/_2\,^0/_0$, Gerbsäure etc.

Folia juglandis.   Wallnussblätter.
Juglans regia.   Juglandeae.
Asien, Europa kultivirt.

Blätter länglich, eiförmig, zugespitzt, ganzrandig, kahl; 15—20 cm lang, bis zu 10 cm breit; sie sollen im Frühjahr, bevor sie gänzlich ausgewachsen, eingesammelt werden. Geruch angenehm aromatisch, Geschmack herb, bitter.
Bestandtheile. Gerbsäure, Spuren von ätherischem Oel.
Anwendung. Als blutreinigendes Mittel.

Folia lauri.   Lorbeerblätter.
Laurus nobilis.   Laurineae.
Südeuropa kultivirt und verwildert.

Blätter lederartig, 10—12 cm lang, 4—5 cm breit, ganzrandig, gelbgrün. Geruch aromatisch, Geschmack ebenfalls und bitter.
Bestandtheile. Aetherisches Oel, Bitterstoff.
Anwendung. Als Küchengewürz.
Man achte auf möglichst dunkle Farbe und kräftigen Geruch.

Folia lauro-cerasi.   Kirschlorbeerblätter.
Prunus lauro-cerasus.   *Amygdaleae.*
Kleinasien, bei uns kultivirt.

Die Blätter kommen nur im frischen Zustande zu Aqua laurocerasi zur Verwendung. Sie sind bis zu 15 cm lang, 6—8 cm breit,
lederartig, glänzend, dunkelgrün, unten heller, kahl, entfernt gesägt;
am Grunde der Blätter stehen zu beiden Seiten der Stielnerven zwei
weissgrüne Drüsen. Geruch zerrieben nach bitteren Mandeln.

Bestandtheile. Sie enthalten gleich den bitteren Mandeln Amygdalin und Emulsin, aus welchen sich, bei Zutritt von Wasser, Bittermandelöl und Blausäure bilden.

Folia matico.   Maticoblätter.
Arthante elongata.   *Piperaceae.*
Central- und Südamerika.

Die Droge kommt in festgepressten Ballen, hauptsächlich aus Peru
in den Handel. Sie besteht aus Blättern, Stengeln und Blüthen-
standfragmenten. Blätter eirund, zuweilen zugespitzt, netzförmig geadert, stark gerippt, auf der Unterseite graufilzig, Mittelrippe stark
hervortretend. Geruch aromatisch, Geschmack bitterlich, pfefferartig.

Bestandtheile. Aetherisches Oel, Bitterstoff, Gerbsäure.

Anwendung. Als blutstillendes Mittel (durch Aufstreuen des
Pulvers); das Destillat als Injektion.

Folia millefolii.   Schafgarbenblätter, Röhlsthee.
Achillea millefolium.   *Compositae.*
Europa.

Stengelblätter sind sitzend, die untersten gestielt, fein, 2—3 fach
gefiedert, graugrün; Geruch, namentlich frisch, angenehm aromatisch,
Geschmack bitter.

Bestandtheile. Aetherisches Oel (blau), Achilleïn (Bitterstoff).

Anwendung. Als Volksheilmittel gegen Schwindsucht, Lungenleiden etc.

In gleicher Weise wie die Blätter werden auch die Blüthen als Flores
millefolii benutzt. Die kleinen weissen Blüthen sind zu einer Trug-
dolde angeordnet. Geruch aromatisch, Geschmack gleichfalls, und bitter.

Bestandtheile. Wie bei den Blättern, nur mehr blaues, ätherisches Oel.

Folia nicotianae.   Tabaksblätter.
Nicotiana tabacum.   *Solaneae.*
Virginien; kultivirt auch in Deutschland u. a. O.

Von so grosser Wichtigkeit der Tabak für die allgemeinen volks-
wirthschaftlichen Interessen auch ist, von ebenso geringer Bedeutung

ist er für den medizinischen Gebrauch. Hierzu dürfen nur die einfach getrockneten Blätter der Tabakspflanze benutzt werden, nicht die zum Rauchtabak präparirten. Diese sind in Folge von sog. Beizen oder durch eine Art von Gährung in ihrer Zusammensetzung verändert. Die Blätter sind bis zu 50 cm lang, bis zu 15 cm breit, länglich, eirund, lanzettlich, ganzrandig, mit starken Rippen. Geruch narkotisch, Geschmack scharf, ekelhaft bitter.

Bestandtheile. Nikotin, sehr giftiges, flüchtiges und flüssiges Alkaloid, und das ebenfalls flüchtige, aromatische, nicht giftige Nikotianin, von anderen auch Nikotianakampher genannt.

Anwendung. Selten noch innerlich, im Aufguss als krampfstillendes Mittel, öfter noch zu Klystiren und zur Bereitung des Aqua nicotianae (ein Destillat der Tabaksblätter mit Wasser).

Folia rorismarini seu anthos. Rosmarinblätter.
Rosmarinus officinalis. Labiatae.
Mittelmeerländer, bei uns in Gärten.

Blätter linienförmig, 1—2$\frac{1}{2}$ cm lang, ca. 2 mm breit, Rand stark zurückgebogen, lederartig, oben dunkelgrün glänzend, unten weissfilzig. Geruch und Geschmack aromatisch, bitter.

Bestandtheile. Aetherisches Oel, Harz, Gerbsäure.

Anwendung. In der Volksmedizin zur Beförderung der Menstruation.

Folia salviae. Salbeiblätter.
Salvia officinalis. Labiatae.
Südeuropa, bei uns in Gärten.

Blätter länglich eiförmig, runzelig, dünnfilzig, graugrün, Rand fein gekerbt, mit feinem, hervortretendem Adernetz. Geruch aromatisch, Geschmack gleichfalls, dabei kühlend und adstringirend.

Bestandtheile. Aeth. Oel, Gerbsäure, Harz.

Anwendung. Hauptsächlich in der Volksmedizin zum Gurgeln, Mundspülen und Waschungen etc.

Folia saniculae. Sanickel, Sanickelblätter.
Sanicula Europaea. Umbelliferae.
Europa.

Wurzelblätter langgestielt, graugrün, tief hand- oder nierenförmig, 5 cm lang, 8 cm breit. Geruchlos, Geschmack bitter, etwas salzig und herb.

Bestandtheile. Gerbsäure, scharfes Harz.
Ziemlich obsolet.

Folia sennae. Sennesblätter.

Cassia angustifolia.   *C. acutifolia.*   *Caesalpineae.*

Nordafrika, Indien, an verschiedenen Orten kultivirt.

Die neueste Pharmakopoe giebt nur die beiden oben genannten
Arten als Stammpflanzen an, doch werden von anderen Pharmakognosten eine ganze Reihe von Cassiaarten aufgeführt, welche uns Sennesblätter liefern sollen. Hierher gehören C. lenitiva, C. obovata, C.
lanceolata etc. Zum Theil sind dies nur Synonima für die oben angeführten Arten, doch ist es bei der grossen Verschiedenheit in der
Form der Blätter wohl anzunehmen, dass dieselben von verschiedenen
Arten abstammen. Im Handel werden zahlreiche Sorten aufgeführt,
als Indische oder Tinnevelly Senna, Aegyptische oder Alexandriner S.,
Syrische oder Aleppo S., Tripolitaner S., Italienische und endlich
Amerikanische S.

Für uns kommen hiervon nur zwei Sorten in Betracht, die Indische
und die Aegyptische. Während die früheren Pharmakopoeen nur die
Aegyptische Sorte verlangten, stellt die neueste Auflage sogar die
Indische voran. Es hat dies seine vollständige Berechtigung, da diese
Sorte weit sorgfältiger behandelt und, weil kultivirt, stets rein von
fremden Beimengungen ist.

1. **Indische oder Tinnevelly S.,** auch Bombay oder Madras Senna
genannt, stammt von C. angustifolia, einem strauchartigen Bäumchen,
der in Indien wild wächst, aber auch in grossen Plantagen, namentlich in der Gegend von Calcutta, kultivirt wird. Die Blätter sind
schlank lanzettförmig, 4—6 cm lang, 1—2 cm breit, bräunlich grün,
wenig zerbrochen und frei von Stengeln und Hülsen. Geschmack
etwas schleimiger als der der Alexandriner. Diese Waare kommt über
England in den Handel.

2. **Aegyptische oder Alexandriner S.,** früher auch Tribut S. genannt, weil dieselbe von den Arabern als Tribut an die Regierung
geliefert wurde, welche den Handel mit derselben als Monopol betrieb.
Die verschiedenen Cassia-Arten, welche diese Sorte liefern, wachsen
namentlich in der Provinz Dongola (Oberägypten). Dort werden sie
von den Arabern gesammelt und an die Händler verkauft, welche sie
nach Kairo und Alexandrien senden. Hier werden sie umgepackt und
in Ballen nach Europa versandt. In den letzten Jahren ist dieser
Handel durch die Unruhen in jenen Gegenden sehr zurückgegangen.

Die naturelle Waare ist ungemein unrein, neben vielfach zerbrochenen Blättern finden sich Stengelreste, Fruchthülsen und oft in
grosser Menge die sog. Arghelblätter. Von diesen Unreinigkeiten, die
oft 50 $^0/_0$ betragen, wird die Waare erst in Europa durch Absieben
und Verlesen gereinigt. Die zerbrochenen Blätter werden dann nochmals durch Sieben vom Staub befreit uud als Fol. Sennae parvae in
den Handel gebracht.

Die Blätter sind blassgrün, 2—3 cm lang, bis zu $1^1/_2$ cm breit, etwas lederartig, länglich lanzettförmig, kahl, in der Mitte am breitesten, unten ungleich getheilt, oder verkehrt keilförmig, oben am breitesten, abgestutzt, zart behaart. Die Arghelblätter von Cynanchum Arghel, einer Asclepiadee, fühlen sich rauher an, sind dick, lederartig, runzelig, länglich lanzettförmig, gelblich, am Grunde gleich.

Geruch der Sennesblätter ist süsslich, unangenehm, Geschmack schleimig, unangenehm bitter.

Bestandtheile. Cathartinsäure, Sennapikrin, Cathartomannit. Ausserdem noch harzige Bestandtheile, welche sich in kochendem Wasser und Alkohol leicht lösen, aber Leibschneiden hervorrufen; man entfernt dieses Harz durch Ausziehen mit Sprit (Folia Sennae spiritu extracta), oder vermeidet beim Ausziehen alles direkte Kochen.

Anwendung. Die Senna ist sowohl in der ärztlichen Praxis, wie in der Volksmedizin eines der beliebtesten Abführmittel, theils für sich, theils als Zusatz zu einer grossen Zahl Arzneimischungen.

Beim Ankauf ist darauf zu achten, dass die Blätter möglichst frisch grün sind, da verlegene Waare schwächer wirken soll.

Folia strammonii. Stechapfelblätter.
Datura strammonium. *Solaneae.*
Asien, bei uns überall verwildert.

Blätter spitz eiförmig, buchtig gezähnt, bis zu 20 cm lang, bis zu 14 cm breit, langgestielt, oben dunkler, unten heller; Geruch schwach narkotisch, Geschmack ekelhaft, bitter.

Bestandtheile. Daturin, ein sehr giftiges Alkaloid, dem Atropin, auch in seiner Wirkung, ähnlich. Reichlich salpetersaure Erd- und Alkalisalze.

Anwendung. Innerlich als Tinktur, Extrakte etc. Ferner als Räucherungsmittel gegen asthmatische Leiden.

Strammoniumcigarren, welche ebenfalls zu diesem Zweck angewandt werden, bestehen aus einem Gemisch von Tabak- und Strammoniumblättern.

Folia sumach. Siehe Farbwaaren.

Folia theae Chinensis. Chinesischer Thee.
Thea Chinensis. *Camelliaceae.*
China, Japan, kultivirt in andern Ländern Asiens und Amerikas.

Die Kultur des Theestrauches und die Benutzung der Blätter desselben als Genussmittel ist in China, der eigentlichen Heimath, eine uralte. Von dort hat sich die Kultur zuerst nach Japan und zu Anfang dieses Jahrhunderts nach Ostindien, Java, Brasilien und zuletzt nach Californien verpflanzt. wenn auch alle diese letztgenannten Länder mit ihrer Produktion hinter China zurückbleiben. Der Genuss des Thee's hat sich allmälig, wenn auch in sehr verschiedenem Massstabe, über alle civilisirten Länder der Erde verbreitet. Während z. B. in England pro Kopf und Jahr der Verbrauch auf 2,5 kg berechnet wird, erreicht derselbe in Deutschland nur 0,3 kg und noch weit weniger in den südeuropäischen Läadern.

Die Theepflanze ist ein immergrüner Strauch, mit dunkelgrünen, jung weissfilzigen, lanzettlichen oder mehr eiförmigen Blättern; er wird bis 10 m hoch, jedoch in der Kultur stets weit niedriger gehalten, höchstens bis zu 3 m. Der Anbau desselben geht in China bis zum 40⁰ n. Br., jedoch liegt die Hauptregion zwischen dem 25 und 31⁰ n. Br. Man benutzt dazu Berg- und Hügelländereien mit leichtem, aber fruchtbarem Boden, entweder in dichten Pflanzungen oder in Reihenkultur gleich unseren Weinbergen. Zur Anpflanzung werden aus Samen gezogene Setzlinge benutzt; in einer Entfernung von $1^1/_3$ m gepflanzt, werden sie im dritten Jahre auf ca. 60 cm gestutzt. Der Boden zwischen den Sträuchern wird stets gut gelockert, vom Unkraut gereinigt und mässig gedüngt. Im siebenten Jahre werden alle Triebe entfernt, um ein vollständig neues Ausschlagen zu veranlassen. Jetzt beginnt nun die eigentliche Ernte, und zwar in den wärmeren Gegenden im Februar und März. Die ersten, noch weissfilzigen Blätter werden halbentwickelt für sich gesammelt und als sog. Blüthenthee besonders hoch geschätzt. Die sich fortwährend neu entwickelnden Blätter werden täglich gepflückt. Solche Ernten werden von jetzt an in Abständen von ungefähr $1^1/_2$ Monat bis in den September oder October fortgesetzt. Die ersten Ernten sind die werthvollsten. Es haben sich bei der grossartigen Kultur des Theestrauches verschiedene Varietäten herausgebildet, z. B. Th. viridis, mit grossen, breitlanzettlichen Blättern, Th. bohea, mit kurzen, verkehrt eiförmigen, Th. stricta, mit schmalen, Th. assamica, mit breiten, seidenartig glänzenden Blättern. Diese Varietäten sind natürlich von Einfluss auf die Qualität der Waare, doch scheinen Boden- und Temperaturverhältnisse und die Art der Behandlung von weit grösserer Einwirkung zu sein. Durch diese letztere werden vor Allem die beiden grossen Gruppen des Thee's: „grüner" und „schwarzer", bedingt. Der grüne Thee kommt (nach Merck, Waarenlexikon) hauptsächlich aus den Provinzen Kiangnan, Kiangsi und Chekiang, der schwarze aus Fokien und Kanton. Der Hauptausfuhrplatz ist Kanton. Die Gesammtausfuhr Chinas nach Europa wird auf rund 125 Millionen kg geschätzt. Von der japanesischen Produktion geht der grösste Theil nach Amerika, doch auch Deutschland und Holland beziehen von dort. Java exportirt fast ausschliesslich nach Holland, Ostindien dagegen nach England. Der ostindische, namentlich der Assamthee, ist sehr kräftig, so dass er für

den europäischen Geschmack mit leichteren chinesischen Sorten gemischt werden muss. Ueberhaupt soll in der richtigen Mischung der
einzelnen Sorten untereinander, zur Herstellung bestimmter Geschmacks-
nuancen, ein wichtiger Kunstgriff der chinesischen Händler liegen.
Bis zur Herstellung einer marktfähigen Waare muss der Thee
eine ganze Reihe der verschiedensten Manipulationen durchmachen.
Die Produzenten sammeln nur die Blätter und machen sie oberflächlich
lufttrocken. Von diesen kauft sie der Händler und führt sie den
eigentlichen Theefabriken zu. Hier werden sie einer ziemlich mühsamen und weitläufigen Behandlung unterworfen, die verschieden ist,
je nachdem man schwarzen oder grünen Thee fabriziren will. Die
Fabrikation des ersteren ist die einfachste. Die Blätter werden auf
kupfernen Platten oder in eisernen Kesseln, nachdem man sie zuvor,
wenn nöthig, befeuchtet, bei gelindem Feuer gedämpft. Hierbei krüm-
men sich die Blätter zusammen und rollen sich zum Theil auf; man
unterstützt diesen Vorgang durch fortwährendes Rühren mit Stäben,
sowie durch Reiben und Kneten zwischen den Händen. Diese Manipulation wird ein- bis zweimal unterbrochen, man lässt den Thee ab-
dunsten und erwärmt ihn von Neuem, bis er vollständig trocken ist.
So zubereitet heisst er grüner Thee; er zeigt eine grüne Farbe, ist
kräftig, aber von etwas herbem Geschmack.

Soll schwarzer Thee bereitet werden, so verlaufen die Arbeiten
in ähnlicher Weise, nur mit dem Unterschied, dass man ihn
zwischen den einzelnen Röstungen einer gewissen Gährung unterwirft,
indem man ihn noch warm in grosse Haufen schichtet und einige
Tage sich selbst überlässt. Hierbei erhitzt er sich ganz bedeutend
und schwärzt sich. Die Arbeiter beobachten diese Erhitzung sehr
genau und unterbrechen sie zur bestimmten Zeit, um den Thee dann
abermals in die Röstpfanne zu bringen. Diese Operation wird wiederholt, bis er die gewünschte Farbe erhalten hat. Zuletzt wird er noch
bis zur völligen Austrocknung geröstet und durch fortwährendes
Kneten in die beliebte Form gebracht, dann durch Sichten und Sieben
vom Staub und Schmutz befreit, je nach dem Geschmack der Konsumenten parfümirt, d. h. mit wohlriechenden Blüthen, wie Orangen
oder Jasmin, versetzt. Die jetzt marktfähige Waare wird nun sortirt
und verpackt.

Es würde uns viel zu weit führen, alle die zahllosen Handelssorten hier zu besprechen, umsomehr, als eine wirklich charakteri-
sirende Beschreibung unmöglich sein dürfte; wir begnügen uns, nur
die wichtigsten Sorten zu nennen.

Von den grünen sind dies hauptsächlich Haysanthee, zu diesem
gehören noch Junghaysan, ferner Imperial- oder Kaiserthee, von den
Engländern Gunpowder genannt, Tonkay etc. Von den schwarzen
Sorten, die in Deutschland fast allein gebräuchlich sind, nennen wir Pecco

(die feinste Sorte mit vielen weissen Spitzchen, Peccoblüthenthee),
Souchong, Congo. Die abgesiebten Bruchstücke der Blätter kommen
als Grusthee in den Handel. Die letzten Abfälle werden mit Blut
zusammengeknetet, in Ziegel geformt und getrocknet. Dieser sog.
Ziegelthee geht sämmtlich nach Mittelasien, wo er mit Milch und Talg
genossen wird. Auch als Scheidemünze wird er dort benutzt.

Russland importirte früher über Kiachta und Nischney Nowgorod,
quer durch Centralasien, bedeutende Mengen sehr feinen Thee's, welcher als Karawanenthee hochgeschätzt war.

Heute importirt auch Russland die grösste Menge seines Konsums
zu Wasser. Da der Thee durch langen Seetransport etwas an Güte
verlieren soll, benutzte man von jeher die schnellsten Schiffe dazu,
früher eigens dazu gebaute Klipper, heute fast ausschliesslich Dampfschiffe, und zwar, um den Weg zu kürzen, durch den Suezkanal.

Bestandtheile. Theïn bis zu 3 %, ein Alkaloid, dem Kaffeïn
ähnlich; ferner ätherisches Oel bis zu 1 %, Gerbsäure.

Anwendung. Der Thee dient vor Allem als Genussmittel, er
wirkt belebend, die Gehirn- und Nerventhätigkeit anregend, mild er-
wärmend. Nur im Uebermasse genommen, wirkt er erschlaffend, namentlich störend auf die Magennerven. Ebenso ist ein zu langes Ziehen
zu vermeiden, da er dann noch aufregender als sonst wirkt. Die
richtigste Bereitung des Thee's möchte wohl die russische sein, bei
welcher die Blätter mit wenig siedendem Wasser gebrüht, dann das
so entstandene Extrakt erst im Trinkgefäss mit der nöthigen Menge
siedenden Wassers verdünnt wird.

Thee ist ungemein empfindlich gegen äussere Einflüsse; er ist vor
Licht, namentlich vor Feuchtigkeit, durch welche er sehr leicht muffig
wird, zu schützen; auch fremde Gerüche zieht er sehr leicht an, ist
deshalb für den Detailverkauf in Glas- oder Blechgefässen, oder wenigstens in mit Blei oder Zinnfolie ausgelegten, gut schliessenden Kisten
aufzubewahren. Auch soll man ihn nicht mit starkriechenden Gegenständen in ein und demselben Schrank aufbewahren.

Verfälschungen. Der Thee soll sowohl in China, wie namentlich in England sehr vielfach mit anderen Blättern vermengt werden.
Es sollen hierzu die Blätter von Weidenarten, von Epilobium roseum,
Cerasus mahaleb, Prunus spinosa, verwandt werden. Durch Aufweichen
in Wasser und Ausbreiten der Blätter auf weissem Papier erkennt man
diese Zumengungen in Folge ihrer von den Theeblättern abweichenden
Form.

Schlimmer als diese Verfälschungen ist die in England, wie man
sagt, im grossen Massstabe betriebene Praxis, gebrauchte Theeblätter
wieder frisch zu bearbeiten. Hier können natürlich nur Geruch und
Geschmack Anhaltspunkte geben.

Grüne Thee's sollen auch vielfach aufgefärbt werden, indem man ihnen grüne Farbenmischungen beimengt. Schütteln mit kaltem Wasser und Absetzenlassen der Flüssigkeit geben hier Auskunft.

Folia toxicodendri seu F. rhois toxicodendri. Giftsumachblätter.

Diese von Rhus toxicodendron und Rhus radicans abstammenden Blätter sind heute so gut wie obsolet. Nur in der Homoeopathie spielen sie noch eine Rolle. Sie sind sehr giftig, wenigstens im frischen Zustande, wo sie, selbst beim Pflücken schon Entzündungen der Haut hervorrufen. Das eigentlich giftige Prinzip ist noch unerforscht.

Folia trifolii fibrini, seu menyanthis trifoliatae.
Bitterklee, Fieberklee.
Menyanthes trifoliata. Gentianeae.
Nord- und Mitteleuropa, auf Sumpfwiesen.

Blätter langgestielt, dreilappig, Blättchen eirund, lebhaft grün, Geruch schwach, Geschmack stark bitter.

Bestandtheile. Menyanthin (Bitterstoff) ein sog. Glucosid, welches sich beim Behandeln mit Säuren in Zucker und ätherisches Oel spaltet.

Anwendung. Im Aufguss und Extrakt als magenstärkendes Mittel. Wurde früher als Mittel gegen Wechselfieber angewandt. Dient ferner in grossen Mengen als Zusatz zu Magenschnäpsen und, wie man sagt, auch in der Brauerei.

Folia uvae ursi. Bärentraubenblätter.
Arctostaphylos seu Arbutus uvae ursi. Ericaceae.
Alpen, Norddeutschland.

Blätter immergrün, lederartig, kurzstielig, verkehrt eirund, auf beiden Flächen netzadrig, glänzend dunkelgrün, später bräunlich werdend, mit nicht umgeschlagenem Rand. Geruchlos, Geschmack herb, bitterlich.

Bestandtheile. Arbutin, ein bitterer krystallinischer Stoff, Gerbsäure in grossen Mengen.

Anwendung. Namentlich gegen Blasenleiden.

Verwechselungen. Blätter der Heidelbeere nicht netzadrig, Rand umgeschlagen, Unterseite rostfarben. Buchsbaumblätter eiförmig zugespitzt.

Gruppe VIII.
Herbae.   Kräuter.

Die in dieser Gruppe aufgenommenen Drogen sind durchaus nicht immer vollständige Kräuter, (krautartige Pflanzen) sondern grösstentheils nur Pflanzentheile, Zweige mit den daran hängenden Blättern und auch wohl Blüthen. Mehr und mehr kommt man aber dahin, die Blätter für sich allein, ohne die meist wirkungslosen Stengel, zu sammeln, so dass diese Abtheilung zu Gunsten der vorigen mehr und mehr zusammenschrumpft.

Herba abrotani.   Eberraute.
Artemisia abrotanum.   Compositae.
Südliches Europa, bei uns kultivirt.

Die blühenden Zweige der Eberraute. Blätter doppelt gefiedert, Blättchen fadenförmig, Blüthenköpfchen gestielt, einzeln in den Blattwinkeln, graugrün. Geruch aromatisch, Geschmack gleichfalls, bitter. Bestandtheile. Aetherisches Oel, Bitterstoff. Ziemlich obsolet.

Herba absinthii.   Wermuth.
Artemisia absinthium.   Compositae.
Europa, Nordasien.

Das Kraut ist im Hochsommer während der Blüthezeit zu sammeln und wenigstens von den ganz groben Stengeln zu befreien. Vorzuziehen ist das wildwachsende Kraut von trocknen Plätzen. Blätter 2—3fach gefiedert, Endlappen spatenförmig; Blättchen je nach dem Boden, sehr verschieden breit, beiderseits mit silbergrauen Seidenhaaren besetzt. Geruch kräftig, aromatisch, Geschmack stark bitter.

Bestandtheile. Aetherisches Oel, Absinthiin (Bitterstoff).

Anwendung. Als kräftiges, magenstärkendes Mittel, namentlich zur Bereitung bitterer Magenschnäpse.

In Südeuropa und England wird meistentheils Artemisia pontica und Artemisia maritima dafür substituirt; beide sind weniger bitter, aber von angenehmerem Aroma.

Herba aconiti.   Eisenhutkraut.
Aconitum napellus, A. stoerkeanum.   Ranunculaceae.
Südeuropa (in Bergwäldern), bei uns kultivirt.

Nur von wildwachsenden Pflanzen während der Blüthezeit zu sammeln. Blätter fingerig, handförmig getheilt, oben dunkel, unten heller grün. Geruchlos, selbst beim Zerreiben nur schwach; Geschmack scharf, bitter.

Bestandtheile. Aconitin (sehr giftiges Alkaloid); Napellin, Aconitsäure (nicht giftig).

Ziemlich obsolet. Durch die Tubera aconiti ersetzt.

Herba agrimoniae. Odermennig, Ackermennig.
Agrimonia eupatoria. Rosaceae.
Europa häufig.

Das blühende Kraut ist im Juli und August zu sammeln und von den groben Stengeln zu befreien. Gelblich, filzig. Zerrieben, Geruch schwach aromatisch, Geschmack schwach bitter, herb. Obsolet.

Herba artemisiae. Beifusskraut.
Artemisia vulgaris. Compositae.
Europa.

Kraut dem Wermuth ähnlich, nur nicht so weiss behaart. Geruch angenehm aromatisch, Geschmack gleichfalls, nicht bitter.

Anwendung. In vielen Gegenden als Küchengewürz, namentlich zum Gänsebraten.

Herba ballotae lanatae. Wolfstrapp.
Leonurus lanatus (Ballota lanata). Labiatae.
Sibirien.

Die kultivirte Pflanze darf nicht angewandt werden. Stengel viereckig, wollig, mit gleichfalls weisswolligen Blättern und gelben Blüthen. Blätter handförmig getheilt, Abschnitte dreispaltig. Geruch theeartig, Geschmack bitter, herb.

Bestandtheile. Ballotin (bitterer, harzartiger Stoff); Gerbstoff. Obsolet.

Herba basilici. Basilikumkraut.
Ocimum basilicum. Labiatae.
Ostasien, bei uns kultivirt.

Das Kraut wird während der Blüthezeit gesammelt. Stengel ästig, vierkantig, weisshaarig, 30—50 cm hoch; Blätter länglich, eiförmig, 4—5 cm lang, schwach gesägt; Geruch angenehm aromatisch, Geschmack gleichfalls, kühlend.

Bestandtheile. Aetherisches Oel.

Anwendung. Frisch und getrocknet als Speisegewürz.

Herba boraginis. Boretsch, Gurkenkraut.
Borago officinalis. Boragineae.
Orient, bei uns kultivirt.

Blätter bis zu 12 cm lang, zugespitzt eiförmig, in den Stengel verlaufend, rauhhaarig, fast ganzrandig. Geruch der frischen Blätter eigenthümlich aromatisch, der trocknen sehr schwach. Geschmack gleichfalls. Obsolet.

Herba botryos Mexicanae seu H. chenopodii ambrosioidis.
Jesuiter-Thee.
Chenopodium ambrosioides. Chenopodeae.
Mexico. Süddeutschland und an der Nordseeküste verwildert.

Gelbgrün, Stengel gefurcht, Blätter länglich lanzettlich, oben glatt, unten drüsig behaart, gezähnt. Blüthen in Knäueln; Blüthenschwänze beblättert. Geruch aromatisch; Geschmack gleichfalls und kampherartig.

Bestandtheile. Grünes Harz, ätherisches Oel, viele Salze.

Anwendung. Ziemlich obsolet. Früher gegen die Leiden der Respirationsorgane und Zungenlähmung.

Herba bursae pastoris. Hirtentäschchen.
Capsella bursa pastoris. Cruciferae.
Ueberall häufig.

Stengel bis zu 30 cm hoch; Blätter gefiedert oder fiederspaltig, die unteren in einer flachen Rosette. Schötchen verkehrt herzförmig, fast dreieckig. In manchen Gegenden als Volksmedizin (im Aufguss) gegen Blutungen der Nase, des Uterus etc.

Herba cannabis Indicae. Indisches Hanfkraut.
Cannabis sativa, (Varietas Indica). Urticeae.
Indien, bei uns kultivirt.

Der bei uns kultivirte Hanf darf, weil arm an narkotischen Bestandtheilen, nicht verwandt werden, obgleich er botanisch nicht von dem echten indischen zu unterscheiden ist. Der Hanf ist zweigeschlechtig und nur die weiblichen Pflanzen liefern die gebräuchliche Droge, sie besteht aus den oberen blühenden Zweigen, welche in Bündel zusammengepresst, und in Folge des sich an den Blüthenrispen ausscheidenden Harzes zusammengeklebt sind. Man unterscheidet im Handel 2 Sorten, von denen die beste, Ganja genannt, seltener zu uns gelangt. Sie wird über Calcutta exportirt und soll nur von Pflanzen gesammelt werden, die auf Anhöhen wachsen. Es sind bis zu 1 kg schwere, 60—80 cm lange Bündel. Schmutzig braun, Geruch stark narkotisch, Geschmack bitter. In Folge des starken Harzgehaltes zu festen Schwänzen zusammengeklebt.

Die geringere Sorte, Bang oder Guaza genannt, soll von Pflanzen aus der Ebene abstammen. Blüthenäste ohne die Stengel, weniger durch Harz verklebt, mehr locker und viele Früchte enthaltend. Die beigemengten Blätter sind bräunlich grün. Geruch und Geschmack schwächer.

Bestandtheile. Aetherisches Oel in geringer Menge, Harz, narkotisch wirkend.

Anwendung meist als Tinktur oder spirituöses Extrakt, als belebendes oder narkotisches Mittel, ähnlich dem Opium, namentlich in Fällen, wo dieses nicht vertragen wird. Bei den Orientalen spielt der Hanf eine grosse Rolle als Berauschungsmittel; sie geniessen ihn entweder als Haschisch (eine Art Marmelade) oder in Form des reinen abgekratzten Harzes, Churrus genannt. In letzterer Form wird er theils gekaut, theils geraucht. In grösserem Masse genossen ruft er die Folgen aller narkotischen Betäubungsmittel hervor, gänzliche Erschlaffung des Nervensystems und zuletzt Delirium.

Herba capillorum Veneris. Venushaar, Frauenhaar.
Adiantum capillus Veneris. Filices.
Südeuropa.

Die glänzend schwarzen Wedelstiele des genannten Farrenkrautes tragen zarte, federschnittige Blätter. Geruch beim Zerreiben schwach aromatisch, Geschmack etwas bitter und herb.

Bestandtheile. Gerbstoff und einen Bitterstoff.

Anwendung. Früher als Zusatz zu Brustthee, in Frankreich noch heute zur Darstellung des Sirop de Capillaire, eines beliebten Volksmittels gegen Husten.

Herba cardui benedicti. Cardobenediktenkraut.
Cnicus benedictus. Compositae.
Orient, Griechenland, bei uns kultivirt.

Blätter wollig, lanzettförmig, buchtig, fiederspaltig, dornig gezähnt, auf beiden Seiten mit weissen, klebrigen Haaren besetzt. 10—20 cm lang. Geruch schwach, unangenehm, Geschmack stark bitter.

Bestandtheile. Cnicin (krystallinischer Bitterstoff), Harz und sehr viele Salze.

Anwendung. Gegen Magen- und Leberleiden, vielfach als Zusatz zu bitteren Schnäpsen.

Herba centaurei minoris. Tausendgüldenkraut.
Erythraea centaureum. Gentianeae.
Deutschland.

Stengel 30—40 cm hoch, kahl, nur oben verästelt; Blätter kahl, ganzrandig; Blüthen in Trugdolden, klein, trichterförmig, rosenroth. Geruchlos, Geschmack sehr bitter.

Bestandtheile. Ein, dem Gentianin ähnlicher Bitterstoff, ferner das indifferente, krystallinische Erythrocentaurin.

Anwendung. Als magenstärkendes Mittel.

Verwechselung. Vielfach mit Erythraea pulchella, weit kleiner, von der Wurzel an verästelt. Soll übrigens die gleichen Bestandtheile enthalten.

Herba chelidonii majoris.   Schöllkraut.
Chelidonium majus. Papaveraceae.
Deutschland überall gemein.

Das Kraut wird nur im frischen Zustande verwandt und zwar kurz vor der Blüthe Ende April, Anfang Mai. Es enthält dann 25 $^0/_0$ eines gelben Milchsaftes, der scharf und giftig wirkt. Man bereitet aus demselben eine Tinktur und ein Extrakt.

Bestandtheile. Ein giftig wirkendes Alkaloid Chelerytrin, ein nicht giftiges Chelidonin und einen gelben Farbstoff.

Herba cochleariae.   Löffelkraut, Skorbutkraut.
Cochlearia officinalis. Cruciferae.
Am Meeresstrand, an Salinen und kultivirt.

Man benutzt nur das frische, weissblühende Kraut. Wurzelblätter gestielt, herzförmig rund; Stengelblätter sitzend, eirund, buchtig gezähnt. Geruch des frischen zerriebenen Krautes scharf und stechend; Geschmack kresseartig.

Bestandtheile. Schwefelhaltiges ätherisches Oel, dem Senföl ähnlich und wie dieses, nicht fertig in der Pflanze gebildet, sondern erst durch Aufeinanderwirkung verschiedener, nicht genau bekannter Stoffe, bei Gegenwart von Wasser und Luft entstehend.

Anwendung. Frisch genossen ein ausgezeichnetes Mittel gegen den Skorbut; ferner zur Darstellung des Spiritus cochleariae. Trocken wirkungslos.

Herba conii seu H. cicutae.   Schierlingskraut.
Conium maculatum. Umbelliferae.
Deutschland.

Die ganze Pflanze ist unbehaart, glatt; der Stengel rund, hohl und namentlich in seinen unteren Theilen meist braunroth gefleckt; Blätter tief fiederspaltig, 2—3 fach gefiedert; Blättchen oval, Endblättchen eine weisse Stachelspitze tragend. Das getrocknete Kraut ist mattgrün oder gelbgrün. Geruch widerlich, betäubend, an Mäuseharn erinnernd, namentlich beim Zerreiben oder wenn man es mit dünner Kalilauge befeuchtet. Geschmack ekelhaft, etwas bitter, hinterher scharf. Sehr giftig.

Bestandtheile. Coniin, giftiges, flüchtiges Alkaloid, s. d. Cony-
drin, gleichfalls giftig etc.

Anwendung. Meistens als Extrakt nur in der innern Medizin.

Verwechselungen. Das Kraut wird beim Einsammeln vielfach
mit ähnlichen Umbelliferen verwechselt, namentlich mit Antriscus- und
Chaerophyllum-Arten, auch mit Aethusa Cynapium u. a. m. Doch sind
diese Verwechselungen leicht zu erkennen, wenn man daran festhält,
dass alle diese ähnlichen Umbelliferen zwar auch kahl sind, aber keine
hohlen Stengel haben; auch fehlt ihnen der charakteristische Geruch.

Herba conyzae. Berufs- oder Beschreikraut.
Erigeron acer. *Compositae.*
Deutschland überall gemein.

In manchen Gegenden zu abergläubischen Zwecken gebräuchlich
in der Abkochung zum Waschen der Kinder und des Viehes zum
Schutz gegen die Hexen; sonst völlig obsolet.

Herba cynoglossi. Hundszungenkraut.
Cynoglossum officinale. *Boragineae.*
In Deutschland gemein.

Stengel rauhhaarig, bis zu 60 cm hoch, verzweigt, Wurzelblätter
gestielt, ellyptisch; Stengelblätter sitzend, stielumfassend, Blüthen in
Knäueln, röthlich. Geruch eigenthümlich.
Bestandtheile unbekannt; ziemlich obsolet.

Herba equiseti. Schachtelhalm.
Equisetum hiemale und E. arvense. *Equisetaceae.*
Europa.

Stengel 50—70 cm lang, einfach, mit Rillen versehen, graugrün;
an den Knoten mit schwarz geränderten und gezähnten Scheiden, rauh,
durch an der Oberfläche ausgeschiedene Kieselsäurekrystalle.
Bestandtheile. Kieselsäure bis zu 12 %.
Anwendung. Früher als harntreibendes Mittel; jetzt nur zum
Schleifen und Poliren des Holzes.

Herba fumariae. Erdrauch, Grindkraut.
Fumaria officinalis. *Fumariaceae.*
Deutschland.

Stengel liegend, kantig; Blätter glatt, graugrün mehrfach fiederspaltig, mit spatelförmigen Lappen; geruchlos; Geschmack bitter, etwas
salzig.
Bestandtheile. Fumarin (ein bitteres Alkaloid), Fumarsäure
und viele Salze. Ziemlich obsolet.

Herba galeopsidis.   Liebersche Kräuter, Blankenheimer Thee.

Galeopsis grandiflora, G. ochroleuca.   Labiatae.

Süddeutschland, Mitteleuropa.

Das Kraut ist während der Blüthezeit zu sammeln. Stengel viereckig, an den Verästelungen nicht verdickt; (Unterscheidung von
Galeopsis tetrahit und versicolor) Blätter länglich, lanzettlich, weichhaarig, von der Mitte an grob gesägt; Blüthen. gelb. Geruch und Geschmack schwach, bitterlich fade.

Spielte eine zeitlang unter obigem Namen eine grosse Rolle als
Schwindsuchtsheilmittel.

Herba genistae.   Brahmthee, Besenkraut.

Genista tinctoria.   Papilionaceae.

Deutschland.

Stengel gerieft; Blätter zerstreut, lanzettlich, sitzend, ganzrandig;
Blüthen gelb, geruchlos; Geschmack schleimig, etwas kratzend.

Bestandtheile. Gelber Farbstoff, ätherisches Oel, Gerbstoff.

Anwendung. Harntreibend, gegen Wassersucht.

Herba gratiolae.   Gottesgnadenkraut.

Gratiola officinalis.   Scrophularineae.

Mittel- und Südeuropa.

Während der Blüthezeit zu sammeln; Stengel unten rund, oben
deutlich vierkantig; Blätter sitzend. lanzettlich, 3—5nervig, kahl,
von der Mitte gesägt; Blüthen weiss, geruchlos; Geschmack unangenehm
bitter.

Anwendung. In der Medizin höchst selten, hie und da von
den Landleuten unter dem Namen Erdgalle gefordert, wirkt drastisch,
purgirend.

Herba hederae terrestris.   Gundermann, Hudethee.

Glechoma hederacea.   Labiatae.

Europa.

Stengel kriechend; Blätter gegenständig, langgestielt, nierenförmig;
Blüthen blau, in den Blattwinkeln stehend; Geruch schwach; Geschmack bitterlich.

Anwendung. Hie und da als Volksheilmittel.

Herba hyoscyami.   Bilsenkraut.

Hyoscyamus niger.   Solaneae.

Europa.

Soll nur von wildwachsenden, am besten 2jährigen Pflanzen,
während der Blüthezeit gesammelt werden. Stengel bis zu 1 m hoch,

mit oben sitzenden, unten gestielten Blättern; Blätter länglich, eiförmig, buchtig gezähnt, die grundständigen buchtig, fiederspaltig, (bei
1jährigen Pflanzen niemals fiederspaltige Blätter), frisch klebrig, filzig.
Blüthen schmutzig gelb, im Schlunde schwarz violett. Geruch frisch
widerlich, betäubend; getrocknet weit schwächer. Geschmack bitter,
scharf (sehr giftig!)

Bestandtheile. Hyoscyamin (giftiges Alkaloid, gleich dem
Atropin die Pupille erweiternd), viele Salze, Gummi.

Anwendung. Innerlich als beruhigendes Mittel, in sehr kleinen
Dosen, namentlich als Extrakt; äusserlich (Oleum hyoscyami coctum,
durch Kochen von frischem Kraut mit Oel). Das Kraut wird frisch
und getrocknet angewandt.

Herba hyperici. Johanniskraut.
Hypericum perforatum. Hypericeae.
Deutschland.

Der obere Theil der blühenden Pflanze; Blätter gegenständig,
oval, sitzend, durchsichtig, punktirt. Blüthen gelb. Geruch schwach,
Geschmack bitter, adstringirend.

Bestandtheile. Hypericin oder Hypericumroth, ein harzartiger
Farbstoff.

Anwendung. Diente früher zur Bereitung des Johannisöls,
Oleum hyperici coctum. Heute färbt man dies einfacher mit Alcanin.

Herba hyssopi. Ysop.
Hyssopus officinalis. Labiatae.
Südeuropa, bei uns kultivirt.

Das blühende Kraut meist von kultivirten Pflanzen. Blätter linienlanzettförmig, ungestielt, punktirt, am Rande zurückgerollt. Geruch
aromatisch; Geschmack gleichfalls, etwas bitter.

Bestandtheile. Aetherisches Oel; Spuren von Gerbsäure.

Anwendung. Als Küchengewürz; hie und da in der Volksmedizin.

Herba ivae moschatae. Ivakraut.
Achillea moschata. Compositae.
Schweiz.

Das unter diesem Namen in den Handel kommende Kraut soll,
ausser von der oben genannten Pflanze, auch von einigen anderen
Achilleaarten entnommen werden. Das Kraut hat einen angenehm
lieblichen, etwas moschusartigen Geruch und aromatischen, etwas
bittern, lange anhaltenden Geschmack.

Anwendung. Dient, ebenso wie das daraus bereitete Oleum
ivae moschatae, zur Darstellung des Ivalikörs.

Herba lactucae virosae. Giftlattig.
Lactuca virosa. Compositae.
Deutschland.

Gesammelt wird das blühende Kraut der 2 jährigen Pflanze. Stengel ca. 1 m hoch, oberhalb rispigästig; Blätter sitzend, bläulich, stengelumfassend; Mittelrippe unterseits mit steifen Borsten. Oberblätter ganz, Unterblätter gebuchtet. Blüthen gelb. Frisch von unangenehmem, betäubendem Geruch; Geschmack bitter, scharf.

Bestandtheile. Enthält frisch einen weissen Milchsaft, welcher zur Darstellung des Lactucarium dient. Es ist dies der an der Luft eingetrocknete Milchsaft; bräunlich, mit wachsglänzendem Bruch; in verschiedenartigen Stücken und von eigenthümlichem, narkotischem Geruch; enthält neben ca. 50 $^0/_0$ wachsähnlichen Substanzen Lactucin oder Lactucabitter.

Anwendung findet das Kraut zur Darstellung des Extractum lactucae virosae.

Herba ledi palustris. Porsch, Porst, Flohkraut.
Ledum palustre. Ericaceae.
Deutschland, auf sumpfigen Wiesen.

Die getrockneten Zweigspitzen der blühenden Pflanze. Blätter linienlanzettförmig, fast sitzend, lederartig, oben dunkelgrün, glänzend, Ränder zurückgebogen, unten rostbraunfilzig, 1—3 cm lang, einige mm breit. Blüthen weiss, traubig. Geruch betäubend; Geschmack gewürzhaft, bitter.

Bestandtheile. Aetherisches Oel, Gerbsäure, auch Leditannin genannt.

Anwendung. Hauptsächlich als Mittel gegen Ungeziefer, wurde auch gegen Keuchhusten empfohlen.

Herba linariae. Leinkraut.
Linaria vulgaris. Scrophularineae.
Deutschland.

Das blühende Kraut; die gelben Blüthen in dichter Rispe sitzend; Blätter fadenförmig, sehr zerstreut, graugrün, 3 nervig. Dient entweder frisch oder getrocknet zur Darstellung des Unguentum linariae; sonst obsolet.

Herba lobeliae. Lobelienkraut.
Lobelia inflata. Lobeliaceae.
Virginien, Canada.

Das blühende Kraut. Stengel 30—60 cm, kantig, verästelt, rauhhaarig, oben kahl. Blätter unten gestielt, oben sitzend, länglich eiförmig, ungleich gesägt, bis zu 10 cm lang; oberen Blüthen traubig. Geruchlos, Geschmack scharf, an Tabak erinnernd.

Bestandtheile. Lobelin, ein dem Nicotin ähnliches, aber weit weniger giftiges Alkaloid, Lobeliasäure.

Anwendung. Hauptsächlich als Tinktur bei asthmatischen Leiden; das Kraut wird auch zu Asthmacigarren verarbeitet.

Herba majoranae. Majoran oder Mayran.
Origanum majorana. *Labiatae.*
Orient, bei uns kultivirt.

Die oberen Theile des blühenden Krautes. Stengel 4 kantig, verästelt, flaumhaarig; Blätter gegenständig, bis $2^1/_2$ cm lang, verkehrt eiförmig, ganzrandig, graugrün bis weissfilzig. Die kleinen weissen Blüthchen fast kugelige, filzige Aehrchen bildend, zu dreien am Ende der Zweige sitzend. Das Kraut kommt meistens gebündelt oder abgerebbelt in den Handel. Geruch aromatisch; Geschmack gleichfalls und bitterlich.

Bestandtheile. Aetherisches Oel, Gerbstoff.

Anwendung. Medizinisch fast nur zur Darstellung von Unguentum majoranae; sonst als Speisegewürz.

Herba malvae. Malvenkraut, Käsepappelkraut.
Malva rotundifolia et vulgaris. *Malvaceae.*
Deutschland, gemein.

Blätter rundlich, herzförmig, undeutlich stumpf, 5 lappig. Geruchlos, Geschmack fade, schleimig. Obsolet.

Herba mari veri. Katzenkraut.
Teucrium marum. *Labiatae.*
Südeuropa, bei uns kultivirt.

Die oberen Spitzen der fast strauchartigen Pflanze; Blätter klein, länglich eiförmig, oben behaart, unten weissgrau filzig; Geruch namentlich beim Zerreiben scharf aromatisch; Geschmack brennend, gewürzhaft.

Bestandtheile. Aetherisches Oel.

Anwendung. Hie und da als Schnupfmittel gegen Stockschnupfen; ferner als Witterung für Marder, Füchse etc. Es ist auch ein Bestandtheil der Gewürzkräuter für die Anchovis.

Herba marrubii albi. Weisser Andorn.
Marrubium vulgare. *Labiatae.*
Deutschland.

Die oberen Stengel mit den Blüthen; Stengel röhrig und wie die Blätter weissfilzig; Blätter in dem Blattstiel verschmälert, runzelig, gezähnt gekerbt. Geruchlos, Geschmack bitter, scharf und etwas salzig.

Bestandtheile. Marrubiin (Bitterstoff), viele Salze.
Anwendung. Nur als Volksheilmittel.

Herba matrisilvae, seu asperulae odoratae.   Waldmeister.
Asperula odorata.   Rubiaceae.
Deutschland.

Das Kraut soll kurz vor dem Aufblühen gesammelt werden und
wird fast immer frisch zur Bereitung von Waldmeister und Waldmeisteressenz verwandt. Stengel 4 kantig, Blätter zu 7—9 quirlständig.
Blüthen weiss, in Trugdolden an der Spitze des Stengels. Geruch
sehr aromatisch, namentlich nach dem Welkwerden; Geschmack bitter.
Bestandtheile. Cumarin (s. d.).

Herba meliloti.   Steinklee, Melilotenkraut.
Melilotus officinalis.   Papilionaceae.
Deutschland.

Die blühenden Spitzen des gelben Steinklees; Blüthen rein gelb;
Geruch honig- und tonebohnenartig, trocken stärker; Geschmack
schleimig, bitterlich.
Bestandtheile. Aetherisches Oel, Cumarin, Melilotsäure.
Anwendung. Als Gewürzzusatz zu Tabaksaucen, namentlich zu
Kau- und Schnupftabak; in der Schweiz wird der blaue Steinklee,
Melilotus caeruleus, in grossen Mengen bei der Bereitung von Kräuter-
oder grünem Käse benutzt.

Herba melissae.   Melissenkraut.
Melissa officinalis (variatio M. citrata).   Labiatae.
Südeuropa, bei uns kultivirt.

Blätter unterseits fast kahl, (die stark behaarte Varietät riecht
schwächer), rundlich eiförmig, gestielt, an der Basis herzförmig, stumpf
gesägt, runzelig, oberseits nur an den Nerven schwach behaart. Geruch
angenehm citronenartig, Geschmack gleichfalls, etwas bitter.
Bestandtheile. Aetherisches Oel; Gerbstoff.
Anwendung. Hauptsächlich in der Volksmedizin.

Herba menthae crispae.   Krauseminze.
*Verschiedene durch die Kulturen erzielte Varietäten von Mentha aquatica, M. viridis
und in Süddeutschland auch von M. silvestris.   Familie der Labiaten.*

Blätter eiförmig, rundlich, gegenständig, kurzgestielt oder fast
sitzend, beiderseits schwach behaart, mit spitzen, gebogenen Zähnen,
stark kraus. Seitennerven verlaufen bogenförmig. Geruch eigenthümlich aromatisch; Geschmack gleichfalls, beim Kauen etwas brennend,
aber nicht wie bei der Pfefferminze hinterher kühlend.

Bestandtheile. Aetherisches Oel $1-2\,\%$; wenig Gerbstoff.

Anwendung. Als magenstärkendes Mittel, ähnlich der Pfefferminze. Das mit dem Kraut destillirte Wasser (Aqua menthae crispae)
wird vielfach beim Plätten schwarzer Stoffe verwandt, da man ihm
merkwürdiger Weise die Eigenschaft zuschreibt, die schwarze Farbe
zu erhöhen.

Herba menthae piperitae. Pfefferminze.

Mentha piperita. Labiatae.

Ursprünglich in England heimisch, bei uns kultivirt.

Die Waare kommt sowohl als Herb. menth. pip. aus den Zweigen
mit den Blättern bestehend, sowie als Fol. menth. pip. in den Handel.
Die Pharmakopoe schreibt diese Letztere vor. Sie soll vor der Blüthezeit gesammelt werden, jedoch nimmt man in den Kulturen mehrere
Ernten im Jahre vor.

Blätter gestielt, eilanzettlich, scharf gesägt, an der abgerundeten
Basis ganzrandig; nur auf der Unterseite an den Nerven schwach behaart, sonst kahl; die Seitennerven längs des ganzen Mittelnervs fieder-
artig abgehend. Geruch und Geschmack kräftig aromatisch, etwas
bitterlich, hinterher kühlend.

Bestandtheile. Aeth. Oel $1-2\,\%$, etwas Gerbstoff.

Anwendung. Innerlich als kräftiges, magenstärkendes Mittel.
Bei Kolik, Leibschmerzen etc.; äusserlich als Zusatz zu Umschlägen,
Bädern etc.

Verwechselungen mit Mentha silvestris und M. viridis; bei
beiden Blätter sitzend.

Die Pfefferminze wird im Grossen in England, Nordamerika, aber
auch in Deutschland, namentlich in Thüringen, kultivirt.

Herba menthae pulegii seu Herba pulegii. Polei.

Mentha pulegium. Labiatae.

Süddeutschland, kultivirt.

Blätter rundlich, stumpf gesägt, ca. 1 cm. lang, drüsig behaart,
schwach gesägt. Geruch aromatisch, Geschmack gleichfalls, bitter,
scharf.

Bestandtheile. Aeth. Oel.

Anwendung. Hie und da als Speisegewürz.

Herba origani cretici. Spanischer Hopfen.

Origanum Smyrnaicum, O. hirtum. Labiatae.

Länder des Mittelmeeres, namentlich Griechenland.

Die Waare kommt über Triest und Venedig in den Handel und
besteht hauptsächlich aus den kleinen gelblich grünen Blüthenährchen
der Pflanze, welche von kleinen dachziegelförmigen Bracteen umgeben

sind. Geruch eigenthümlich aromatisch; Geschmack gleichfalls, dabei scharf.

Bestandtheile. Aeth. Oel.

Anwendung. Vor Allem als Speisegewürz (Hauptbestandtheil der Anchoviskräuter).

Herba origani vulgaris. Brauner Dost.
Origanum vulgare. Labiatae.
Deutschland.

Stengel mit den Blüthenährchen; Ährchen mit braunvioletten Bracteen; Blätter eiförmig, gestielt, ganzrandig oder gezähnt; Geruch angenehm; Geschmack bitter, herb.

Bestandtheile. Aeth. Oel. Gerbsäure. Obsolet.

Herba plantaginis. Wegerich, Spitzwegerich.
Plantago major, Pl. media, Pl. lanceolata. Plantagineae.
Europa überall gemein.

Die Blätter dieser 3 Pflanzen werden, da ihre Bestandtheile etwa die gleichen sind, beliebig verwendet; sie sind neuerdings durch die sog. Spitzwegerichbonbons wieder in Erinnerung gekommen, während sie lange Zeit gänzlich vergessen waren. Die Bestandtheile derselben sind höchst unschuldiger Natur; sie bestehen nur in ein wenig Gerbstoff, geringen Mengen Bitterstoff und Schleim.

Herba pogostemonis seu patchouly. Patchoulykraut.
Pogostemon patchouly. Labiatae.
Ostindien.

Dieses in seiner Heimath zur Darstellung des Patchoulyöls verwandte Kraut kommt auch zuweilen als solches zu uns. Blätter dunkel graugrün, lang gestielt, breit eiförmig, weich behaart. Geruch stark, fabelhaft lange andauernd; Geschmack aromatisch, bitter und scharf.

Bestandtheile. Aetherisches Oel.

Anwendung. Nur in der Parfümerie und als Mottenvertilgungsmittel.

Herba polygalae amarae. Kreuzblumenkraut.
Polygala amara. Polygaleae.
Einheimisch.

Das **ganze** Kraut mit der Wurzel ist vor der Blüthezeit von bergigen, sonnigen Standpunkten zu sammeln, da das an feuchten Plätzen wachsende den bitteren Geschmack ganz verliert; Wurzel fadenförmig, aus derselben bis zu 10 cm lange Stengelchen hervortretend, Wurzelblätter spatelförmig, gestielt, eine Rosette bildend,

Stengelblätter lanzettlich, kleiner, Blüthen blau oder röthlich, geruchlos; Geschmack stark, anhaltend bitter.

Bestandtheile. Polygamarin (krystallinischer Bitterstoff). Spuren von ätherischem Oel. Ziemlich obsolet.

Herba pulmonariae. Lungenkraut.
Pulmonaria officinalis. Boragineae.

In feuchten Wäldern.

Blätter ganzrandig, herzförmig, durch steife Borstenhaare rauh; geruchlos; Geschmack herb, schleimig. Hie und da in der Volksmedizin als hustenlösendes Mittel.

Herba pulsatillae. Küchenschelle.
Anemone pulsatilla. Ranunculaceae.

Süddeutschland.

[In Norddeutschland wird dafür meist Anemone pratensis substituirt.]

Bei der ersten Art steht die Blüthe aufrecht; Stengel einblüthig, Blüthe violett, seidenartig behaart. Zipfel der Blüthenblätter nicht umgeschlagen; Blätter grundständig, 2—3 mal fiederspaltig. Anemone pratensis hat hängende Blüthen mit zurückgeschlagenem Zipfel. Geruch des nur frisch angewandten Krautes beim Zerreiben scharf reizend; Geschmack gleichfalls. Trocknes Kraut fast geschmacklos.

Bestandtheile. Anemonin, auch Anemonkampher genannt, (ein scharfer, flüchtiger Stoff), Anemonsäure.

Anwendung. Dient frisch zur Darstellung des Extractum und der Tinctura pulsatillae. Ziemlich obsolet.

Herba rutae. Gartenraute.
Ruta graveolens. Rutaceae.

Europa, bei uns kultivirt.

Blätter mattgrün, mehrfach fiederspaltig, Läppchen spatel- oder verkehrt eiförmig; Blüthen gelb. Geruch frisch zerrieben fast betäubend, wanzenartig; getrocknet weit schwächer; Geschmack bitter, beissend scharf. Der Saft der frischen Pflanze bringt durch seine Berührung bei vielen Leuten heftige Hautentzündung hervor.

Bestandtheile. Aetherisches Oel; Quercitrin, ein gelber Farbstoff. Ziemlich obsolet.

Herba seu Summitates sabinae. Sadebaumkraut.
Sabina officinalis, Juniperus sabina. Cupressineae.

Südeuropa, Kaukasus, bei uns kultivirt.

Die im Frühjahr zu sammelnden Zweigspitzen. Die kleinen Blättchen stehen angedrückt, schuppenartig, zweizeilig und tragen auf dem

Rücken eine kleine, vertiefte Oeldrüse. Geruch eigenthümlich balsamisch, stark und unangenehm; Geschmack bitter, adstringirend.

Bestandtheile. Aetherisches Oel, Harz, Gerbsäure.

Anwendung. Das Sadebaumkraut ist eins der bekanntesten und kräftigsten Abortivmittel, sowohl bei Thieren als Menschen; äusserlich wird es im Aufguss und als Salbe, ebenfalls gegen allerlei Uebel angewandt, es darf aber, weil vielfach zu verbrecherischen Zwecken benutzt, niemals im Handverkauf abgegeben werden, selbst nicht für den Gebrauch bei Thieren, um so mehr, als seine Einwirkung auf den Organismus eine ungemein drastische ist.

Verwechselung. Am häufigsten mit Juniperus virginiana, in Nordamerika heimisch und dort überhaupt dafür substituirt. Bei ihm stehen die Blätter dreizeilig, die Oeldrüse liegt in einer Längsfurche.

Herba saturejae.   Bohnenkraut, Pfefferkraut.
Satureja hortensis.   Labiatae.
Südeuropa, bei uns kultivirt.

Das getrocknete, blühende Kraut. Stengel aufrecht, 20—30 cm hoch, wenig verästelt; Blätter sitzend, linienförmig, kurz behaart, ca. 2 cm lang. Blüthchen winkelständig, kurz gestielt, weiss. Geruch angenehm eigenthümlich; Geschmack gleichfalls, etwas scharf.

Bestandtheile. Aetherisches Oel; scharfes Harz.

Anwendung. Nur als Speisegewürz.

Herba scolopendrii.   Hirschzunge.
Scolopendrium officinarum.   Polypodiaceae.
Mitteleuropa, auf felsigem Boden.

Die getrockneten Wedel, einfach lanzettlich, an der Basis herzförmig, 20—30 cm lang. Geruchlos; Geschmack schwach, zusammenziehend. In der Volksmedizin hie und da gegen Brustleiden.

Herba scordii.   Wasserknoblauch.
Teucrium scordium.   Labiatae.
Europa.

Dieses Kraut ist so gut wie ganz obsolet.

Herba serpylli.   Quendel, Feldkümmel, Feldthymian.
Thymus serpyllum.   Labiatae.
Deutschland.

Stengel liegend; Blüthenstiele aufsteigend; Blätter klein, eirund, ganzrandig; Blüthen röthlich, in Köpfchen; Geruch angenehm aromatisch; Geschmack gleichfalls, bitter.

Bestandtheile. Aetherisches Oel.

Anwendung. Fast nur äusserlich, zu Bädern und aromatischen Kräuterkissen.

Herba spilanthis oleraceae. Parakresse.
Spilanthes oleracea. Compositae.
Südamerika.

Das von Südamerika importirte Kraut, welches ein scharfes Weichharz enthält, wurde im spirituösen Auszug als ein ausgezeichnetes, zahnschmerzlinderndes Mittel anempfohlen. Die Tinktur lässt sich aber vollständig zu diesem Zweck durch eine Tinktur von Rad. pyrrethri ersetzen.

Herba thujae. Lebensbaum.
Thuja occidentalis. Cupressineae.
Nordamerika, Sibirien, bei uns kultivirt.

Die Aestchen sind flach, zweikantig, mit dachziegelförmig angedrückten Blättern. Geruch, namentlich zerrieben, stark balsamisch; Geschmack ähnlich, bitter und kampherartig.

Bestandtheile. Aetherisches Oel, Pinipikrin (harziger Bitterstoff), Gerbsäure.

Anwendung. Hie und da als harn- und schweisstreibendes Mittel; ziemlich obsolet.

Herba thymi. Thymian.
Thymus vulgaris. Labiatae.
Südeuropa, in Deutschland kultivirt.

Die getrockneten, blühenden Zweige. Blätter gegenständig, gestielt, eiförmig, bis zu 1 cm lang, Rand zurückgebogen; Blüthen röthlich; Geruch angenehm gewürzhaft; Geschmack gleichfalls.

Bestandtheile. Aetherisches Oel.

Anwendung. In der Medizin namentlich zu Kräuterkissen und Bädern; hauptsächlich als Speisegewürz.

Die Waare kommt theils in Bündeln, theils abgerebbelt in den Handel, besonders schön aus Frankreich.

Herba urticae. Brennnesselkraut.
Urtica urens, U. dioica. Urticeae.
Europa überall gemein.

Das getrocknete Kraut der grossen und kleinen Brennnessel wird noch hie und da als Volksmittel gebraucht. Wirksame Bestandtheile wenig bekannt. Die Brennhaare des frischen Krautes enthalten Ameisensäure, diese ist die Ursache des Brennens.

Buchheister. 8

Herba verbenae.   Eisenkraut.
Verbena officinalis.   *Verbenaceae.*
Europa.

Das getrocknete, blühende Kraut. Stengel vierkantig, kahl oder
mit wenigen Borsten, oberhalb gegenständig verästelt; Blätter gegenständig, sitzend, lanzettlich, kurzgezähnt, unterseits feindrüsig; Blüthen
bläulich, klein. Geruchlos; Geschmack etwas bitter, herb. Obsolet.

Herba veronicae.   Ehrenpreis, Männertreue.
Veronica officinalis.   *Scrophularineae.*
Europa.

Stengel liegend, am oberen Ende aufsteigend, behaart; Blätter
gegenständig, kurzgestielt, oval, gesägt, unten in dem Blattstiel verschmälert; Blüthen beim Trocknen abfallend, geruchlos; Geschmack
bitter, etwas adstringirend. Als Volksheilmittel früher sehr beliebt
gegen viele Leiden; daher der Name „Heil allen Schaden".

Herba violae tricoloris seu H. jaceae.   Stiefmütterchen.
Viola tricolor.   *Violaceae.*
Ueberall gemein.

Soll nur von der blau blühenden Varietät und von wild wachsenden Pflanzen während der Blüthezeit gesammelt werden. Geruch
schwach; Geschmack süsslich, schleimig, etwas scharf. Irgend nennens-
werthe Bestandtheile sind nicht bekannt, gilt jedoch als ein vorzügliches blutreinigendes Mittel.

Herba virgaureae.   Goldruthe.
Solidago virgaurea.   *Compositae.*
Europa.

Der obere Theil der blühenden Zweige mit goldgelben Blüthen.
Geruchlos; Geschmack herb, bitter, beissend scharf. Früher gegen
Blasen- und Nierenleiden gebraucht, jetzt obsolet.

Gruppe IX.

Flores.　Blüthen.

In dieser Gruppe sind nicht nur die vollständigen Blüthen auf-
gezählt, wie z. B. Flor. sambuci, sondern auch die Blumenblätter
(Flor. rhoeados, Flor. rosarum), ferner die unentwickelten Blüthen,
wie Flor. cinae, Flor. cassiae, Flor. caryophylli, endlich auch einzelne
Blüthentheile, wie Crocus. Bei einer Anzahl derselben fällt bei der
Handelsbezeichnung der Zusatz Flores ganz fort; wir erinnern hier an
Kusso, Caryophylli, oder auch die Bezeichnung ist fälschlich nach dem
äusseren Aussehen gegeben, wie das noch immer gebräuchliche „Semen"
cinae.

Unter Blüthe verstehen wir denjenigen Theil der höheren Pflanzen,
welcher die Fortpflanzungsorgane enthält und aus welchen sich, während des ferneren Wachsthums, die Frucht mit dem Samen entwickelt.
Sie besteht aus dem Kelch, den Blumenblättern, dem Stempel oder
Pistill mit der Narbe, den Staubfäden und endlich dem sog. Fruchtboden. In der Regel sind beide Geschlechter in einer Blüthe vereinigt (monoecische Pflanzen), oder die Geschlechter sind getrennt
(dioecische Pflanzen) entweder auf derselben Pflanze, wie z. B. bei
der Haselnuss, oder auf verschiedenen Pflanzen, wie beim Hanf.

Bei den Compositen sind die Geschlechter allerdings getrennt,
aber auf ein und demselben Fruchtboden, von einem Kelch umschlossen,
vereinigt; hier ist der äussere Blüthenkranz männlich, die inneren
oder Strahlenblüthen sind weiblich.

Vielfach sind die Blüthen in gewisser Beziehung verkümmert,
indem ihnen einzelne Theile, wie Kelch oder Blumenblätter fehlen.

Die Bezeichnung der Blüthenarten ist eine sehr verschiedene,
theils nach ihrer äusseren Form, theils nach Anordnung des Blüthen-
standes etc. etc., doch gehören die spezielleren Angaben hierfür in
die eigentliche Botanik.

Crocus seu Crocus orientalis.　Saffran.
Crocus sativus.　Irideae.
Orient, kultivirt in den meisten südeuropäischen Ländern, in geringem Masse
auch in Oesterreich, Deutschland und England.

Die unter dem Namen Saffran in den Handel kommende Droge
wird durchgängig von kultivirten Pflanzen gewonnen und besteht aus
dem getrockneten Griffel der Blüthe. Derselbe ist röhrenförmig und
2—3 cm lang. Der obere Theil läuft in drei Narben aus, die nach
der Spitze verbreitert und am oberen Rande gefranst sind. Der Saffran
erscheint nach dem Trocknen fadenförmig, von schöner dunkelorange-

rother bis bräunlichrother Farbe, von kräftigem, etwas betäubendem
Geruch und eigenthümlich bitterem, aromatischem Geschmack. Er fühlt
sich, auch wenn er rein ist, fettig an, ist ziemlich stark hygroskopisch
und färbt den Speichel beim Kauen gelb.

Die Kultur des Saffrans ist eine sehr mühsame und gedeiht am
besten in einem milden Weinklima, auf gutem, mergelhaltigem Thon-
boden und in geschützter sonniger Lage. Die Vermehrung der Pflanzen
geschieht durch Brutzwiebeln oder Zwiebeltriebe, die sich um die alte
Zwiebel ansetzen. Dieselben werden im Juni oder Juli in das gut
beackerte Feld gepflanzt und bleibt ein solcher Acker drei Jahre lang
in Benutzung, um dann im vierten neu bepflanzt zu werden. Die
Blüthe beginnt etwa um die Mitte des Septembers und dauert bis
Ende Oktober. Die Ernte wird häufig noch durch mancherlei Um-
stände geschmälert, indem das Wild, Feldmäuse, Insekten und ein
eigenthümlicher Pilz, der sog. Saffrantod, vielfach arge Verwüstungen
anrichten. Das Einsammeln erfolgt sofort nach Beginn der Blüthe.
Diese werden früh Morgens geschnitten, vorläufig auf Haufen geworfen und dann später die Griffel mit den Narben herausgekniffen.
Letztere werden nun, locker ausgebreitet, entweder an der Sonne, oder
durch künstliche Wärme getrocknet. Da man berechnet hat, dass zu
1 kg Saffran 60—80,000 Blüthen erforderlich sind, lässt sich leicht
ermessen, wie mühsam das Geschäft des Einsammelns ist.

Man unterscheidet eine ganze Reihe von Handelssorten, von denen
die wichtigsten der französische und spanische Saffran sind. Ferner
sind zu nennen der italienische, sowie der türkische oder persische,
auch wohl Levantiner genannte Saffran. Der sehr schöne österreichische, ebenso der englische Saffran, kommen für den Export nicht
in Betracht, da er gänzlich in der Heimath verbraucht wird. Früher
war die persische oder türkische Sorte als Crocus orientalis die geschätzteste. Dieselbe ist aber meist unrein und vielfach gefettet, ist
daher neuerdings von den weit schönern spanischen und französischen
Sorten mehr und mehr verdrängt.

Trotz des mühsamen Einsammelns kommen jährlich 200 bis
300,000 kg in den Handel, und fällt von diesem Quantum die be-
deutendste Ziffer auf die spanische Produktion. Die französische Produktion ist weniger gross, trotzdem der Export Frankreichs ein noch
grösserer ist als der Spaniens. Es wird nämlich ein grosses Quantum spanischen Saffrans über Frankreich und durch französische Häuser
als französischer Saffran in den Handel gebracht. Diese letztere Sorte
ist heute, ihrer schönen Farbe halber und wegen besonders sorgsamer
Behandlung, die geschätzteste; doch sollen ihr die bessern spanischen
Sorten an Güte völlig gleichstehen. Frankreich kultivirt den Saffran
namentlich im Departement du Loire und hier liefert wieder das Arron-
dissement Gatinais die besten Sorten. Man unterscheidet vom Saffran

de Gatinais wiederum zwei Sorten, den Saffran d'Orange, der, durch
künstliche Wärme getrocknet, von besonders schöner Farbe ist, und
den Saffran Comtal, der, an der Sonne getrocknet, ein weniger gutes
Aussehen hat.

Der italienische Saffran, meist sehr hell von Farbe, soll nicht
von Crocus sativus, sondern von Crocus odorus stammen.

Der Versand des spanischen Saffrans geschieht entweder in Säcken
von Packleinen oder Schafleder zu 20—40 kg oder in mit Blech
ausgelegten Holzkisten von sehr verschiedenem Inhalt. — Gatinais
kommt in Säcken von 12,5 kg Inhalt in den Handel und persischer
früher in Lederbeuteln von etwa gleichem Gewicht.

Guter Saffran muss von lebhafter, feuriger Farbe und kräftigem
Geruch sein und darf beim völligen Austrocknen nicht mehr als
10—12 % am Gewicht verlieren. Getrockneter Saffran soll beim Verbrennen 5—6 % Asche hinterlassen. Er muss ferner möglichst frei
sein von den gelben vielfach beigemengten Staubgefässen der Blüthe.
Ist er hiervon durch Auslesen gänzlich befreit, heisst er elegirt.

Bestandtheile. Gelber, in Wasser und Alkohol löslicher Farbstoff, Crocin, auch Polychroit genannt, 40—60 %; ausserdem aetherisches Oel und Traubenzucker.

Bei dem hohen Preise des Saffrans ist derselbe zahllosen Verfälschungen unterworfen. Dieselben bestehen zunächst in der Beimischung ähnlich gefärbter Blumenblätter (wie Flor. carthami, calendulae,
Blüthen von Punica granatum), ferner die getrockneten, meist künstlich aufgefärbten Staubfäden des Crocus, die unter dem Namen Feminell
als besondere Waare in den Handel kommen, und endlich neuerdings
in der Beimengung von eigens zu diesem Zweck präparirten und gefärbten Fleischfasern. — Sodann durch Fetten des Saffrans. Drittens
durch Tränken mit Glycerin, Honig oder Syrup und endlich durch
die sog. Beschwerung.

Diese letzte Verfälschung geschieht in der Weise, dass der Saffran
mit irgend einer klebrigen Flüssigkeit getränkt, hierauf mit Schwerspath, Gyps oder kohlensaurem Kalk durchgearbeitet und dann getrocknet wird.

Beschwerter Saffran lässt sich übrigens schon äusserlich leicht
erkennen; er erscheint rauh, nicht fettglänzend und fällt sofort auf
durch sein hohes spezifisches Gewicht.

Prüfung. Die Oelung des Saffrans oder die Beimischung von
Glycerin lässt sich leicht erkennen, wenn man ihn zwischen weissem
Papier presst; es zeigen sich dann deutliche Fettflecke. Mit Honig
oder Syrup behandelter Saffran klebt beim Pressen zwischen den Fingern
zusammen, namentlich wenn man ihn in gepresstem Zustande trocknet.

Im weitern Verlauf der Prüfung thut man ca. $\frac{1}{2}$ Gramm in ein
Fläschchen, übergiesst ihn mit reichlichem Wasser und lässt ihn nach

öfterem Umschütteln 5 Minuten ruhig stehen. War der Saffran beschwert, so haben sich die mineralischen Beimischungen am Boden der Flasche abgesetzt und können weiter untersucht werden. Der obenauf schwimmende Saffran wird auf weisses Papier ausgebreitet und nun genau nach seiner Form untersucht. Hierbei lassen sich, da Alles seine natürliche Form angenommen hat, etwa untergemischte Blumenblätter etc. leicht erkennen. Erscheint der Saffran hierbei verdächtig, so erneuere man das Einweichen mit einer neuen Probe mit Salpetersäure, welche mit 1 Vol. Wasser verdünnt ist. Reiner Saffran erscheint nach Verlauf von 5 Minuten fast ganz unverändert in Farbe und Aussehen, während fast alle Beimengungen blass und durchsichtig erscheinen. Weit schwieriger lässt sich gepulverter Saffran untersuchen; etwaige Verfälschung mit Fernambuk oder Rothholz zeigt sich nach dem Uebergiessen mit Salmiakgeist. Bei reinem Saffran ist die Färbung der Flüssigkeit gelb, im andern Falle weinroth. Zumischung oder Färbung durch Curcuma erkennt man durch Uebergiessen mit Petroleumaether, der den Farbstoff der Curcuma löst, den des Saffrans jedoch nicht.

Anwendung. Der Saffran findet sowohl in der inneren als äusseren Medizin Verwendung. Innerlich als Stimulans oder zur Beförderung der Menstruationen, äusserlich als Zusatz zu Augenwässern, Umschlägen, Pflastern etc. — Technisch zum Färben von Back- und Zuckerwaaren, Butter, Käse und der verschiedensten anderen Dinge. Vielfach auch, namentlich im Süden und bei den Juden als Speisegewürz.

Unter dem Namen Saffranin kommt in jetziger Zeit ein Farbstoff in den Handel, der nicht etwa aus Saffran, sondern aus Toluol bereitet wird.

Saffransurrogat ist ein künstlicher Farbstoff, der vielfach als Ersatz des Saffrans dient. Er besteht aus pikrinsaurem Kali und ähnlichen Nitro-Verbindungen. Er ist explosiv und muss daher mit Vorsicht behandelt werden, doch wird der Name Saffransurrogat jetzt vielfach für das Dinitrochresol benutzt.

Flores acaciae seu Fl. pruni spinosae. Schlehenblüthe.
Prunus spinosa. Amygdaleae.
Deutschland überall gemein.

Frisch riechen die Blüthen bittermandelartig und geben mit Wasser destillirt ein blausäurehaltiges Destillat. Getrocknet fast geruchlos.

Bestandtheile. Spuren von Gerbsäure.

Anwendung. Früher offizinell, jetzt hie und da in der Volksmedizin als gelindes Abführmittel.

Flores arnicae. Arnica- oder Wohlverleihblüthen.
Arnica montana. Compositae.
Mitteleuropa.

Die getrockneten Blüthen mit oder ohne Kelch, goldgelb, von angenehmem, aromatischem Geruch; der Staub zum Niesen reizend; Geschmack scharf, kratzend und scharf bitter.

Bestandtheile. Aeth. Oel; Arnicin (Bitterstoff); Harz.

Anwendung. Selten innerlich, als anregendes Mittel bei Lähmungen etc., desto häufiger äusserlich bei frischen Schnittwunden, Quetschungen etc. Arnica, in grösseren Mengen innerlich genommen, wirkt giftig, wahrscheinlich durch das darin enthaltene Arnicin.

Flores aurantii seu Fl. naphae. Orangenblüthen.
Citrus vulgaris Risso. Aurantiaceae.
Südeuropa, kultivirt.

Kommen theils getrocknet, theils gesalzen namentlich aus den südlichen Provinzen Frankreichs in den Handel. Dienen, sowohl im frischen wie gesalzenen Zustande, zur Darstellung von Aqua fl. naphae und Oleum neroli (s. d.).

Bestandtheile. Aeth. Oel, Spuren von freier Essigsäure, Gummi.

Flores brayerae seu Koso. Koso, Kosso, Kusso, Cousso.
Hagenia Abyssinica (früher Brayera anthelminthica) Rosaceae.
Abyssinisches Hochland.

Die getrockneten weiblichen Blüthen jenes Baumes, theils als ganze Blüthenstände mit der Spindel als „rother Koso", theils die von den Blüthenständen abgelösten Blüthen für sich als „brauner Koso". Der Blüthenstand selbst besteht aus etwa fusslangen, stark verästelten, lockeren Trugrispen, von welchen eine Anzahl zu ca. 120 g schweren, 50—60 cm langen Bündeln vereinigt sind. Diese sind mittelst gespaltener Rohrstreifen zusammengeschnürt. Untersucht man die einzelnen Blüthen genauer, so findet man, dass der Kelch aus zwei Blätterkreisen besteht, von welchen der erste grösser als der innere und violettröthlich erscheint. Dieser Kranz rother Kelchblätter gilt als charakteristisches Kennzeichen für die weiblichen Blüthen, im Gegensatz zu den weniger wirksamen männlichen. Koso, dem die rothen Kelchblätter fehlen oder welcher sehr verblasst oder braun geworden, ist zu verwerfen. — Geruch eigenthümlich; Geschmack anfangs schwach, allmälig scharf, kratzend und unangenehm.

Bestandtheile. Kossin (harzartiger Körper) gilt als das wirksame Prinzip; Spuren aeth. Oeles, Gerbstoff.

Anwendung. Koso gilt als eines der besten Mittel gegen Band-
und andere Eingeweidewürmer; auch gegen den Drehwurm der Schafe.
Man giebt ihn bei Erwachsenen in Dosen von 15—20 g als grobes
Pulver, in Zuckerwasser angerührt. (Die Abkochung ist weniger wirksam, da das Kossin in Wasser unlöslich ist.) Eine Stunde später
1—2 Esslöffel Ricinusöl.

Flores calendulae.   Ringelblume.
Calendula officinalis.   Compositae.
Südeuropa, bei uns als Zierpflanze.

Die getrockneten, goldgelben Blüthen, von eigenthümlichem, nicht
gerade angenehmem Geruch, dienen heute nur zur Darstellung von
Räucherpulverspezies. Ihr medizinischer Gebrauch hat gänzlich aufgehört.

Flores carthami.   Siehe Farbwaaren.

Flores caryophylli (Caryophylli aromatici).   Gewürznelken.
Caryophyllus aromaticus.   Myrtaceae.
Molukken, jetzt kultivirt in Zanzibar, Bourbon, Westindien, Südamerika.

Es sind die noch geschlossenen, unentwickelten Blüthen des obigen
Baumes. Der fast cylindrische Kelch ist $1^1/_2$—2 cm lang, mit 4 Kelch-
blättern gekrönt und zwischen diesen mit der halbkugelig geschlossenen
Blüthenknospe versehen. Die Farbe schwankt zwischen hell- bis dunkel-
nelkenbraun. Gute Nelken müssen voll, nicht verschrumpft und ziemlich schwer sein. Drückt man den Kelch mit den Fingernägeln, so muss
reichlich Oel austreten. Nelken, welche ein verschrumpftes Ansehen
haben oder welche feucht sind und denen vielfach die Blüthenköpfe
fehlen, sind zu verwerfen, da sie, wahrscheinlich durch Destillation,
schon ihres Oeles beraubt sind. Schüttet man Nelken in ein Gefäss
mit Wasser, so müssen sie entweder ganz untersinken oder wenigstens
so weit, dass nur die Köpfchen die Oberfläche berühren, während der
Kelch senkrecht nach unten hängt. Ihres Oeles beraubte Nelken thun
dies nicht. Geruch und Geschmack ist kräftig gewürzhaft, letzterer
brennend und scharf.

Bestandtheile. Aeth. Oel 16—20 % (s. Ol. caryophyllorum),
zwei kampherartige Körper, Eugenin und Caryophyllin; ferner Nelkensäure (im aeth. Oel) und Gerbstoff.

Anwendung. Medizinisch werden sie als anregendes und magenstärkendes Mittel, vielfach als Zusatz zu Tinkturen und sonstigen
Mischungen benutzt. Sie bilden ferner einen Bestandtheil verschiedener
Mundwässer, aromatischer Kräuter etc. Ihre Hauptverwendung haben
sie als Speisegewürz.

Die Nelken gehören zu den ältesten bekannten Gewürzen; sie wurden schon lange vor der Entdeckung des Seeweges nach Ostindien durch die Araber nach Europa gebracht. Als später die Portugiesen ihre Eroberungszüge nach Ostindien unternahmen, lernte man in den Molukken oder Gewürzinseln, die eigentliche Heimath des Baumes kennen. Die Portugiesen und ihre späteren Besitznachfolger, die Holländer, machten den Nelkenhandel zu einem Regierungsmonopol; sie gingen sogar so weit, einen Theil der Pflanzungen zu vernichten, um die Produktion zu verringern und den Preis dadurch zu erhöhen. Später gelang es den Franzosen, den Baum nach ihren Besitzungen auf Bourbon und Mauritius, wie auch nach Cayenne in Südamerika zu verpflanzen. Noch später begann der Anbau auf Zanzibar, dessen kolossale Produktion, 3—4 Millionen kg jährlich, heute den Weltmarkt beherrscht und die Preise ungemein herabgedrückt hat. Die Kultur geschieht in eigenen Pflanzungen, sog. Parks. Der Baum wird im 8.—10. Jahre tragfähig, liefert dann einen jährlichen Ertrag von 2—3, selbst bis zu 10 kg. Die Kelche der Knospen sind anfangs gelb, werden später roth, dann mit den ganzen Blüthenständen abgepflückt und auf Bastmatten im Schatten getrocknet. Die für den Export bestimmten werden einem schwachen Rauchfeuer ausgesetzt, bis sie gebräunt sind und dann von den Stielen befreit.

Als Handelssorten unterscheidet man hauptsächlich:

Ostindische, Molukken- oder englische Kompagnie-Nelken, gewöhnlich nach der Hauptinsel der Molukkengruppe Amboina benannt. Sie sind hell, voll, sehr reich an ätherischem Oel, sind die grösste und am meisten geschätzte Waare und kommen in Ballen von Packtuch, oder in Fässern von 50—75 kg in den Handel. Geringer sind die holländischen Kompagnienelken, vielfach mit Stielen vermischt und ohne Köpfchen.

Afrikanische, Zanzibar-Nelken sind etwas dunkler von Farbe, mit hellen, gelblichen Köpfchen, dem ostindischen fast gleichwerthig.

Antillen oder amerikanische-Nelken kommen fast nur in den französischen Handel. Sie sind die schlechteste Sorte, klein, schwärzlich, schrumpflich und von geringerem Oelgehalt.

Die Nelkenstiele kommen theils beigemengt, theils für sich in Binsenmatten von 25—30 kg in den Handel. Sie bilden dünne, bräunliche, gablig getheilte Stengelchen von nelkenartigem, aber weit weniger feinem und angenehmem Geruch und Geschmack. Sie dienen zur Darstellung des sog. Nelkenstielöles und als Pulver zur Verfälschung des echten Nelkenpulvers. Diese Verfälschung lässt sich an der etwas helleren Farbe und dem schwächeren Geruch und Geschmack des Pulvers erkennen, aber nur durch mikroskopische Untersuchung bestimmt nachweisen.

Anthophylli oder **Mutternelken** sind die reifen Früchte des Nelkenbaumes; sie enthalten in dem bauchig gewordenen Kelche einen einzigen,

dunkelbraunen Samen. Geruch und Geschmack schwach nelkenartig.
Sie werden hie und da zu sympathischen Mitteln benutzt und gefordert.
Man unterscheidet, je nach der Grösse und Schlankheit, männ-
liche und weibliche Mutternelken.

Flores cassiae. Zimmtblüthen.
Cinnamomum Loureisii. Laurineae.
Cochinchina.

Die nach dem Verblühen gesammelten Blüthen obiger und anderer
wilden Cinnamomumarten. Sie sind in der Form den Gewürznelken
ähnlich, jedoch höchstens halb so gross, braunschwärzlich, von angenehmem, süssem, zimmtartigem Geruch und Geschmack.

Flores cassiae mit zu sehr entwickelten, hervorragenden Früchten
sind zu verwerfen. Anwendung finden sie hie und da als Speisegewürz.

Flores chamomillae Romanae. Römische Kamillen.
Anthemis nobilis. Compositae.
Südeuropa. Deutschland, England, Belgien kultivirt.

Es sind die getrockneten Blüthenköpfchen der gefüllten Varietät,
welche namentlich in Sachsen und Thüringen, sowie in Belgien im
Grossen auf freiem Felde kultivirt wird. Weissgelblich, fast ganz aus
zungenförmigen Strahlenblüthen bestehend. Der Blüthenboden ist kugelförmig, nicht hohl, mit doppeltgesägten Spreublättchen besetzt.
Der Hüllkelch dachziegelförmig. Geruch stark aromatisch; Geschmack
bitter.

Bestandtheile. Aetherisches Oel.

Anwendung. Aehnlich der gewöhnlichen Kamille, jedoch auch
als Beförderungsmittel der Menstruation. Von den Handelssorten ist
die Belgische die am meisten geschätzte.

Verwechselungen oder Verfälschungen kommen vor mit gefüllten Pyrethrumarten oder Matricaria parthenioides, die allerdings
sehr ähnlich sind, aber einen nackten Fruchtboden haben.

Flores chamomillae vulgaris. Kamillenblüthen.
Matricaria chamomilla. Compositae.
Europa, überall gemein.

Die getrockneten Blüthen der gemeinen Feldkamille. Sie müssen
möglichst weiss und frei von Stengeln sein; alte Waare wird immer
dunkler, ebenso wird das Aussehen schlecht, wenn die Blüthen bei
nassem Wetter gesammelt, oder wenn sie zum Trocknen nicht dünn
ausgestreut sind. Namentlich ist auch darauf zu achten, dass sie nach
dem Pflücken nicht zu lange auf einander geschichtet liegen bleiben,

da sie sich sonst stark erhitzen und später missfarbig werden. Geruch kräftig; Geschmack bitterlich.

Bestandtheile. Aetherisches Oel. (s. d.)

Anwendung. Als schweisstreibendes oder krampfstillendes Mittel, im Aufguss oder als Klystier. Aeusserlich zu erweichenden Umschlägen etc. etc.

Verwechselungen mit der übrigens weit grösseren Hundskamille sind leicht zu erkennen, wenn man beachtet, dass der Fruchtboden der echten Kamille kegelförmig, hohl, auf der Oberfläche grubig und kahl ist, während derselbe bei der Hundskamille (Anthemis cotula) nicht hohl und mit Spreublättern besetzt ist.

Flores (fälschlich **Semen**) **cinae.** Wurmsamen, Zittwersamen.

Diese Droge besteht aus den noch geschlossenen Blüthenköpfchen einer, in den Steppen Mittelasiens, namentlich Turkestan, heimischen Komposite, von Einigen Artemisia cina, von Andern Artemisia maritima Turkestanica genannt. Die uns im Original vorliegende Pflanze ist eine echte Steppenpflanze, mehrjährig, in allen ihren Theilen graugelb, fast kahl von Blättern; der untere Theil des Stengels liegend und aus diesem treiben eine Menge aufrecht stehende, 30—50 cm hohe, besenförmig starre Blüthenzweige, die an ihrem oberen Ende rispenförmig, die zahllosen Blüthenknöspchen tragen. Die Blüthenkörbchen sind kaum 2—3 mm lang, ca. $\frac{1}{2}$ mm dick, an beiden Enden zugespitzt, von einem dachziegelförmigen Hüllkelche umgeben. Grünlichgelb, glänzend, im Alter mehr braun werdend. Geruch eigenthümlich, unangenehm; Geschmack gleichfalls und bitter.

Bestandtheile. Santonin (richtiger Acidum santonicum) (s. d.) ca. 2 %; aetherisches Oel, den Geruch der Blüthe bedingend, $1\frac{1}{2}$ %; Harz.

Anwendung. Als bestes Mittel gegen die kleineren Eingeweidewürmer, namentlich Arscariden. Da der Wurmsamen in grösseren Dosen nicht ganz unschädlich ist, (er ruft Uebelkeit, Kolik, Blutandrang zum Kopfe etc. hervor) so hat man das Publikum über die zu nehmende Menge zu instruiren. Man rechnet für Kinder von 2—3 Jahren höchstens $1\frac{1}{2}$ g (ca. $\frac{1}{2}$ Theelöffel voll); für grössere entsprechend mehr, bis 6—7 g pro dosi.

Die Waare, welche häufig noch nach ihren früheren Handelswegen persischer oder levantiner Wurmsamen genannt wird, kommt heute fast ausschliesslich über Orenburg, Nischnij Nowgorod und Petersburg in den europäischen Handel und zwar in Filzsäcken von 150 kg oder in Ballen von 40—80 kg. Sie bedarf nur einer geringen Reinigung durch Absieben.

Man achte darauf, dass nicht filzige, behaarte Blüthenknospen von anderen Artemisiaarten beigemengt sind, z. B. der sog. russische

124 Flores. Blüthen.

Wurmsamen von Artemisia Lercheana und A. pauciflora aus dem Kaukasus.

Der Berberische Wurmsamen von Artemisia ramosa, aus Nordafrika, ist sehr klein, weissfilzig, von schwächerem Geruch und Geschmack; kommt jetzt nur noch selten in den Handel.

Flores convallariae. Maiblumen.
Convallaria majalis. Smilaceae.
Deutschland, in Wäldern.

Die getrockneten Blüthen der bekannten Maiblumen, von schwachem Geruch und scharfem, bitterem Geschmack.

Bestandtheile. 2 krystallinische, wahrscheinlich giftige Stoffe, Convallarin und Convallamarin.

Die fast vergessene Droge (sie wurde höchstens zu Niespulvern gebraucht) ist neuerdings, namentlich in Nordamerika, wieder mehr in Aufnahme gekommen. Sie galt früher als nervenstärkendes, schwach abführendes Mittel.

Flores cyani. Kornblumen.
Centaurea cyanus. Compositae.
Europa.

Die getrockneten Strahlenblüthchen der Kornblume. Sie müssen rasch, womöglich mit künstlicher Wärme getrocknet und später vor Licht geschützt werden.

Dienen fast nur als Zusatz zu Räucherpulvern, hie und da in der Volksmedizin.

Flores gnaphalii seu Fl. stoechadis citrinae.
Katzenpfötchen, Imortellen.
Gnaphalium seu Helichrysum arenarium. Compositae.
Europa, auch kultivirt.

Blüthchen gelb oder orangefarben; Hüllkelch trocken, häutig; Geruch schwach, gewürzhaft; Geschmack gleichfalls, bitter.

Bestandtheile. Spuren von aetherischem Oel, Bitterstoff.

Anwendung. Hie und da gegen Blasenleiden.

Flores lamii albi. Weisse Nessel oder Taubnessel.
Lamium album. Labiatae.
Europa, überall gemein.

Die getrockneten, vom Kelch befreiten Blüthen der weissen Taubnessel. Geruch schwach, süsslich, honigartig; Geschmack süsslich, schleimig.

Anwendung. Hie und da in der Volksmedizin.

Die Blüthen müssen scharf ausgetrocknet, in gut schliessenden Gefässen aufbewahrt werden, um sie in guter Farbe zu erhalten.

Flores lavandulae. Lavendelblüthen.
Lavandula vera seu officinalis. Labiatae.
Südeuropa, bei uns kultivirt.

Blassblaue, kleine, filzige Blüthchen, mit stahlgrauem Kelch. Geruch angenehm, aromatisch; Geschmack bitter.
Bestandtheile. Aetherisches Oel ca. 2 $^0/_0$.
Anwendung. Aeusserlich zu Kräuterkissen, aromatischen Bädern, zwischen die Wäsche gelegt, als Schutzmittel gegen die Motten und in der Likörfabrikation.

Die Waare ist, je nach ihrer Abstammung, von sehr verschiedener Güte; am höchsten geschätzt werden die von Südfrankreich (Grasse und Montpellier) und aus den savoyischen Alpen.

Flores seu Strobili lupuli. Hopfen.
Humulus lupulus. Urticeae.
Deutschland, kultivirt.

Die getrockneten, zapfenförmigen, weiblichen Blüthenstände der Hopfenpflanze. Gelblich grün; Spindel und Deckblättchen mit goldgelben, später mehr bräunlichen Drüsen, dem Lupulin (s. d.) besetzt. Geruch kräftig, aromatisch, in grösseren Mengen betäubend; Geschmack gewürzhaft, bitter.
Bestandtheile. Lupulin, aetherisches Oel.
Anwendung. Ausser in der Brauerei hie und da in der Medizin zu Bädern etc.
Hopfen muss gut getrocknet aufbewahrt und darf nicht alt werden.

Flores macidis. Siehe Semen myristicae.

Flores malvae arboreae. Stockrosen.
Althaea seu Alcea rosea, Varietät atropurpurea. Malvaceae.
Südeuropa, bei uns kultivirt.

Die Blüthen werden mit oder ohne Kelch, kurz vor dem Aufblühen gesammelt und getrocknet. Blüthenblätter nach dem Trocknen schwarzpurpurn; Kelch graufilzig. Geruch eigenthümlich; Geschmack schleimig, herb.
Bestandtheile. Schleim und Farbstoff.
Anwendung. Medizinisch im Aufguss gegen Husten und zum Gurgeln; weit mehr aber zum Färben von Wein und Essig, (ohne Kelch). Die Stockrosen werden in Thüringen und Franken zu letzterem Zweck in grossem Massstabe kultivirt.

Flores malvae vulgaris. Malvenblüthen, Käsepappelblüthen.
Malva vulgaris, M. silvestris. Malvaceae.
Europa, überall gemein.

Die Blüthen sind im Juli, vor ihrer völligen Entwickelung zu sammeln. Frisch sind sie rosenroth, nach dem Trocknen mehr bläulich. Kelch doppelt, der äussere 3-, der innere 5 theilig; geruchlos, Geschmack schleimig. Sie enthalten viel Schleim, werden deshalb im Aufguss als lösendes Mittel und zu Gurgelwasser angewandt.

Flores millefolii. Siehe Herba millefolii.

Flores paeoniae. Paeonienblätter, Pfingstrosenblätter.
Paeonia officinalis. Ranunculaceae.
Kultivirt.

Die Blüthenblätter der dunkelrothen Varietäten werden gleich nach dem Aufblühen gesammelt und in künstlicher Wärme rasch getrocknet. Müssen in gut schliessenden Gefässen, vor Licht geschützt, aufbewahrt werden.

Dienen nur zur Bereitung von Räucherpulverspezies. Missfarbig gewordene Blüthen lassen sich durch Befeuchten mit ganz verdünnter Schwefelsäure und nachherigem Trocknen wieder auffrischen.

Flores primulae. Schlüsselblumen.
Primula officinalis. Primulaceae.
Deutschland in Wäldern.

Die getrockneten Blüthen der echten Primel, vom Kelch befreit. Sie sind frisch goldgelb, im Schlunde mit 5 tief saffranfarbigen Flecken und von kräftigem, angenehmem Geruch. Getrocknet werden sie grünlich und fast geruchlos. Geschmack süsslich, angenehm. Ziemlich obsolet.

Die Blüthen der viel häufigeren Primula elatior sind grösser, schwefelgelb, ohne saffrangelben Schlund und fast geruchlos.

Flores pyrethri seu chrysanthemi.
Pyrethrum roseum, P. carneum, P. cinerariaefolium, P. Willemoti. Compositae.
Dalmatien, Montenegro, Kaukasus, Persien, auch bei uns kultivirt.

Die Blüthen der oben genannten Pyrethrumarten liefern uns die verschiedenen Sorten des Insektenpulvers. Früher kam letzteres fast immer fertig in den europäischen Handel, ein Umstand, der jede Kontrolle über die Qualität der Waare ausschloss. Heute haben sich die Verhältnisse insofern geändert, als man im deutschen Grosshandel nur die ganzen Blüthen bezieht und diese selbst pulvern lässt; dadurch ist man beim Bezug der Waare aus renomirten Handlungen, betreffs der Güte, wenigstens einigermassen gesichert. Man thut aber immerhin gut, sich durch eigenen Versuch von der Wirksamkeit zu überzeugen. Zu diesem Behuf schüttet man ein wenig Pulver auf einen Teller und stülpt ein umgekehrtes Trinkglas darüber. Bringt man nun ein paar lebende Fliegen oder sonstige Insekten unter das Glas, so werden diese, wenn das Pulver gut ist, alsbald betäubt zu Boden fallen. In früheren Jahren war das kaukasische und persische Insektenpulver das geschätzteste. Heute ist fast allgemein das dalmatiner an seine Stelle getreten und erweist sich auch als weit kräftiger, wohl hauptsächlich aus dem Grunde, weil das Einsammeln und Trocknen dort sorgfältiger geschieht und weil der ungleich kürzere Transport die Waare nicht durch äussere Einflüsse verschlechtert. Die dalmatiner Waare kommt fast sämmtlich über Triest und wurden dort im Erntejahr 1884—85 ca. 500 000 kg eingeführt. Die Ernte beginnt im Juni und dauert bis in den Herbst. Man hat auch in Deutschland grössere Anbauversuche vorgenommen ohne besondern Erfolg, da es sich zeigte, dass die Blüthen von kultivirten Pflanzen weit schwächer wirken als die von wildwachsenden. Ebenso hat die Erfahrung gelehrt, dass die noch fast geschlossenen Blüthen weit kräftiger sind als die ganz aufgeblüthen. Geschlossene wilde Blüthen werden daher 30—40 % höher bezahlt als offene und kultivirte.

Dalmatiner Insektenpulver stammt von Pyrethrum cinerariaefolium, Köpfchen klein, Strahlenblüthen gelblich, Scheibenblüthen gelb. Ist von allen Insektenpulvern das gelbste, doch kommt auch Pulver vor, welches mit Curcuma gefärbt ist. Ein solches giebt, mit Speichel angerieben, eine gelbe Färbung auf der Haut.

Persisches I. von Pyrethrum carneum. Strahlenblüthen blassröthlich; Scheibenblüthen gelblich; Schuppen des Kelches dunkelgerändert.

Kaukasisches I. von Pyrethrum Willemoti (vielfach kultivirt). Strahlenblüthen gelb; Scheibenblüthen weiss; Hüllkelch bräunlich, weisswollig behaart.

Armenisches I. von Pyrethrum roseum. Strahlenblüthen rosenroth, getrocknet violett; Scheibenblüthen gelb.

Der Geruch des Insektenpulvers ist eigenthümlich, ziemlich schwach und verliert sich beim längeren Lagern immer mehr. Ueber den wirksamen, d. h. den insektentödtenden Bestandtheil ist man durchaus nicht ganz im Klaren. Vielfach nahm man an, dass das Pulver beim Verstäuben mechanisch wirke, indem es die kleinen Luftkanäle, welche die Insekten in ihrem Körper besitzen, verstopfe. Hiermit stimmt aber nicht, dass auch Räucherungen mit Insektenpulver oder der spirituöse Auszug desselben insektenwidrig wirken. Waschungen mit verdünnter Insektenpulvertinktur gelten als bester Schutz gegen Mosquitos und Mücken.

Flores rhoeados.   Klatschrosenblüthen.
Papaver rhoeas.   *Papaveraceae.*
Ueberall gemein auf Getreidefeldern etc.

Blüthenblätter frisch scharlachroth, am Grunde mit einem dunkel-
violetten Fleck; getrocknet violett. Die Blätter der beiden ebenso
häufigen Mohnarten Papaver dubium und P. argemone gelten als Verwechselung, sind aber im getrockneten Zustande nicht zu unterscheiden,
sollen auch gleichwirkend sein. Geruch schwach, eigenthümlich, süsslich; Geschmack schleimig, wenig bitter.

Bestandtheile. Spuren eines, auch im Opium gefundenen Alkaloids, Rhoeadin; 2 rothe Säuren, Rhoeadinsäure und Klatschrosen-
säure; Gummi.

Anwendung. Als schleimiges, hustenlinderndes Mittel, namentlich bei Kindern. Auch zum Färben von Likören.

Beim Trocknen sind die Klatschrosenblätter sehr dünn auszu-
streuen und häufig zu wenden. Nachdem sie lufttrocken, werden sie
am besten im Trockenofen vollständig ausgetrocknet und dann, weil sie
sehr leicht Feuchtigkeit anziehen, sofort in gut schliessende Blechgefässe gefüllt.

Flores rosarum pallidarum et rubrarum.   Rosenblätter.
Rosa centifolia, R. gallica.   *Rosaceae.*
Orient, bei uns kultivirt.

Erstere stammen von Rosa centifolia, werden theils frisch, theils
getrocknet, theils gesalzen, zur Destillation von Aqua rosarum, zu
Mel rosatum etc. verwandt.

Die Letzteren stammen von der sog. Essig-, Vierländer- oder
Damascenerrose, Rosa gallica. Sie dienen nur zur Bereitung der Räucherpulverspezies.

Bestandtheile. Aetherisches Oel, Gerbsäure, Zucker.

Flores Sambuci.   Flieder-, Hollunder-, Keilkenblumen.
Sambucus nigra.   *Caprifoliaceae.*
Ueberall gemein.

Die Blüthen müssen durchaus trocken gesammelt werden und dürfen
nicht zu lange aufeinander geschichtet bleiben, weil sie sich sonst erhitzen, sondern müssen möglichst bald recht dünn ausgestreut und
häufig gewendet werden; im andern Falle werden die Blüthen dunkel
und unansehnlich. Geruch stark, eigenthümlich, an Schweiss erinnernd;
Geschmack eigenthümlich, ziemlich unangenehm.

Bestandtheile. Aeth. Oel, Harz, Schleim, etwas Gerbstoff.

Anwendung. Innerlich als schweisstreibendes, aeusserlich als
erweichendes, schmerzlinderndes Mittel.

Verwechselung mit Sambucus ebulus und S. racemosus können kaum vorkommen, da die Blüthen und Blüthenstände ganz verschieden sind.

Flores spartii scoparii seu genistae. Ginster-, Besenkrautblumen.
Spartium scoparium. Papilionaceae.
Europa.

Die getrockneten Blumen mit den Kelchen. Goldgelb, bis zu 2,5 cm lang. Geruchlos, Geschmack bitter.

Bestandtheile. Gelber Farbstoff; Spartëin, ein Alkaloid von narkotischer Wirkung, welches in neuerer Zeit, namentlich als schwefelsaures Salz, medizinische Verwendung findet; Scoparin, stark harntreibend.

Anwendung. Als purgirendes und harntreibendes Mittel bei Wassersucht, Hautausschlägen etc.

Flores tanaceti. Rainfarnblüthen.
Tanacetum vulgare. Compositae.
Europa, Asien.

Gelbe, halbkugelige Blüthenköpfe, ohne hervorragende Randblüthen. Geruch gewürzhaft, kampherartig; Geschmack gleichfalls und bitter.

Bestandtheile. Tanacetin (ein dem Santonin ähnlich wirkender Bitterstoff), aeth. Oel 0,3—0,4 %.

Anwendung. Hie und da als Mittel gegen Eingeweidewürmer.

Flores tiliae. Lindenblüthen.
Tilia Europaea (grandifolia et parvifolia). Tiliaceae.
Europa.

Die ganzen Blüthenstände mit dem anhängenden Bracteenblatt. Frisch sehr angenehm riechend, trocken bedeutend schwächer. Geschmack schleimig.

Bestandtheile. Spuren von aeth. Oel, Schleim, Gerbstoff.

Anwendung. Im Aufguss als schweisstreibendes Mittel, namentlich bei Kindern.

Flores trifolii albi. Weisse Kleeblüthen.
Trifolium album. Papilionaceae.
Europa.

Die getrockneten Blüthenköpfchen des weissen Klees. Frisch weissgelblich, später braun werdend. Geruch angenehm süss, honigartig. Geschmack schleimig.

Anwendung. Als Volksheilmittel im Aufguss gegen Fluor albus.

Flores verbasci.   Wollblumen.
Verbascum thapsus, V. thapsiforme, V. phlomoides.   *Scrophularineae.*
Deutschland.

Die Blüthen ohne den Kelch; goldgelb mit gelben Staubfäden, Krone 5 lappig, 2—4 cm breit. Geruch angenehm, süsslich; Geschmack gleichfalls, schleimig.

Bestandtheile. Spuren von aeth. Oel, Zucker, Gummi, apfelsaure und phosphorsaure Salze.

Anwendung. Als schleimlösendes Mittel (Zusatz zum Brustthee).

Um die gelbe Farbe der Blüthen zu erhalten, muss beim Trocknen sehr vorsichtig verfahren werden. Die Blüthen dürfen nur bei trocknem Wetter gesammelt werden. Darauf breitet man sie auf Draht- oder Bindfadenhürden locker aus und hängt diese luftig auf. Sobald die Blumen einigermassen abgetrocknet sind, werden sie in einem Drahtsieb im Trockenofen oder an einem anderen warmen Orte so weit ausgetrocknet, bis sie brüchig werden. Darauf bringt man sie noch warm in gut schliessende Blechgefässe. Die Blüthen ziehen sehr leicht Feuchtigkeit an und werden dann bald schwarz, sind daher vor Luft und auch vor Licht zu schützen.

Flores violarum.   Veilchenblüthen.
Viola odorata.   *Violaceae.*
Europa, überall häufig.

Die frischen und getrockneten Blüthen des wohlriechenden Veilchens. Sie enthalten neben blauem Farbstoff Spuren von aeth. Oel und dienen fast nur zur Darstellung von Syrupus violarum. Letzterer dient als Volksheilmittel gegen Keuchhusten und Krämpfe der Kinder.

Gruppe X.
Fructus.   Früchte.

Unter Frucht im botanischem Sinne versteht man denjenigen Theil der höheren Pflanze, welcher während der Samenreife aus der Umwandlung des Pistills hervorgeht. Von dem Samen unterscheidet sich die Frucht, namentlich die kleine, samenähnliche, bei genauerer Untersuchung dadurch, dass Spuren von Griffel oder Narben vorhanden sind, sowie durch eine Fruchtwand, die einen oder mehrere Samen einschliesst. Bei den sog. Sammel- oder Scheinfrüchten nehmen meist noch andere Theile der Blüthe, z. B. der Fruchtboden, Blüthenaxe an der Fruchtbildung theil.

Die Art der Früchte ist eine sehr verschiedene: wir haben Sammel-früchte, wie Fructus anisi stellati, Fr. sabadillae, oder einfache echte Früchte, wie Fr. cardamomi, Siliqua dulcis; Beeren, wie Piper nigrum, Fr. myrtillorum; Steinfrüchte, wie Fr. lauri, Fr. cube-barum; Spaltfrüchte, wie Fr. anisi vulgaris, Fr. foeniculi; oder end-lich sog. Scheinfrüchte, wie Caricae, Fr. rubi Idaei etc.

Bei einer wissenschaftlichen Eintheilung der Rohdrogen ist es unumgänglich nöthig, in dieser Gruppe eine Reihe von Artikeln unter-zubringen, deren Handelsbezeichnung zuweilen eine ganz fälschliche ist, wie Semen anisi und Sem. foeniculi, statt Fructus anisi und Fr. foeniculi, oder deren Handelsbezeichnung auf ihre Klassifizirung als Frucht gar keine Rücksicht nimmt, z. B. Siliqua dulcis, Cardamomi, Caricae, Colocynthides etc.

Fructus seu Baccae alkekengi.   Judenkirsche.
Physalis alkekengi.   Solaneae.
Süd- und Mitteleuropa.

Scharlachrothe Beeren von der Grösse einer Kirsche mit zahl-reichen kleinen gelblichen Samen. Getrocknet faltig verschrumpft. Geruchlos, Geschmack säuerlich süsslich, etwas bitter.

Bestandtheile. Zucker, Pectin, Citronensäure und einen Bitter-stoff, Physalin. Obsolet.

Fructus (Semen) amomi.   Piment, Jamaicapfeffer, Nelkenpfeffer,
Englisches Gewürz.
Pimenta officinalis, (Eugenia, Myrtus pimenta).   Myrtaceae.
Westindien. Südamerika, Ostindien kultivirt.

Die unreifen, getrockneten Früchte obigen Baumes (ein älterer Baum soll bis zu 100 ℔. trockene Früchte liefern). Die Früchte sind frisch grün, nehmen aber beim Trocknen eine braunrothe Farbe an; kugelig bis erbsengross, an der Spitze meist von dem kleinen 4theiligen Kelch gekrönt. Die Früchte sind 2fächerig und 2samig. Die Samen sind von Geruch und Geschmack schwächer als die Fruchtschale.

Die kleineren (unreiferen) Früchte sind den grösseren vorzuziehen. Der echte Jamaica-Piment kommt in Säcken von 60—70 kg Ge-wicht in den Handel, namentlich über London, Amsterdam und Ham-burg. Der grosse mexicanische Piment (Piment d'Espagna) kommt in Bastballen von ähnlichem Gewicht in den Handel. Er stammt von Myrtus tabasco, ist viel grösser, dickschaliger, graugrün und weniger aromatisch. Der kleine mexicanische P. (Piment couronnée) stammt von Amomisarten, hat eine grosse 5 theilige Kelchkrönung, ist ebenfalls weniger aromatisch. Geruch und Geschmack des Piments aromatisch, nelkenartig.

Bestandtheile. Aeth. Oel bis zu 10 % (dem Nelkenöle chemisch gleich), Gerbstoff, Harz etc.

Anwendung. Medizinisch so gut wie gar nicht, nur als Speisegewürz.

Fructus anacardii occidentalis. Westindische Elephantenläuse, Acajounüsse.
Anacardium occidentale. Anacardiaceae.
Westindien, Südamerika.

Nussartige, nierenförmige Steinfrucht, $2\frac{1}{2}$ cm lang, ca. $1\frac{1}{2}$ cm breit, graubräunlich mit öligem Samen. Schale lederartig, hart, mit blasenförmigen Räumen, welche frisch einen fast farblosen, später dunklen, theerartigen Saft enthalten. Letzterer wurde früher durch Extrahiren mit Aetherweingeist und Verdunsten des letzteren für sich gewonnen und als Cardoleum vesicans angewandt. Da aber die dadurch hervorgerufenen Hautreizungen vielfach einen sehr gefährlichen Charakter annahmen, ist man von der Anwendung desselben ganz abgekommen.

Fructus anacardii orientalis. Orientalische Elephantenläuse, Malakkanüsse.
Semecarpus anacardium. Anacardiaceae.
Ostindien.

Diese Art der Elephantenläuse ist weit häufiger im Handel als die vorige. Sie ist etwas kleiner, herzförmig, glatt, braunschwarz, glänzend. Bestandtheile die gleichen der vorigen, nur ist das aus denselben dargestellte Cardol weniger scharf. Es war früher unter dem Namen „Cardoleum pruriens" gebräuchlich. Ein spirituöser Auszug der Früchte wurde vielfach als waschechte Zeichentinte empfohlen. Die dadurch entstehende Färbung auf der Zeugfaser ist tiefbraun oder, wenn nachher mit Kalkwasser bestrichen, schwarz. Es sollen jedoch selbst hierdurch Entzündungen der Haut vorgekommen sein, und ist die Tinte deshalb in manchen Orten polizeilich verboten. Hie und da werden die Elephantenläuse von den Landleuten, zu abergläubischen Zwecken, als Amulet getragen.

Fructus (Semen) anethi.   Dillsamen.
Anethum graveolens.   Umbelliferae.
Orient, Südeuropa, bei uns kultivirt.

Die getrockneten Früchte des allgemein bekannten Dillkrautes, bräunlich, oval, flach und von dem bekannten kräftigen Geruch des

Krautes. Während die frische Waare viel als Speisegewürz verwandt wird, ist die getrocknete so gut wie obsolet.

Fructus (Semen) anisi stellati. Sternanis.
Illicium anisatum. Magnoliaceae.
China, Cochinchina.

Die Frucht besteht aus 5—7 sternartig um eine Mittelsäule befestigten, kahnförmigen Fächern mit je einem glänzend braunen Samen. Die Fächer sind aussen graubraun, runzelig, meist an der oberen Naht geöffnet, innen glänzend braun. Der Schnabel der kahnartigen Fächer ist mässig gekrümmt. Geruch und Geschmack anisartig, aber feiner, süss und zugleich brennend.

Bestandtheile. Aeth. Oel (s. d.) ca. 4—5 % in den Schalen, 2 % in den Samen; fettes Oel, in ersteren grün, in letzteren farblos.

Anwendung. Früher ein beliebtes, hustenlinderndes Mittel (Zusatz zum Brustthee), von der neuesten Pharmakopoe jedoch ganz aus dem Arzneischatz verbannt. Als Volksmittel noch immer sehr beliebt. Ferner in grossen Mengen zur Likörfabrikation.

Diese früher so beliebte Droge ist in den letzten Jahren sehr in Misskredit gekommen, nachdem mehrfach von London und Hamburg aus grosse Quantitäten des japanesischen Sternanis, die sog. Skimifrüchte, von Illicium religiosum abstammend, theils für sich, theils mit echtem Sternanis vermischt, in den Handel gebracht wurden. Man entdeckte diese Verfälschung erst, nachdem Vergiftungsfälle damit vorgekommen waren. Die Skimifrucht ist allerdings meist etwas kleiner wie der echte Sternanis, sonst aber im Aeusseren demselben so vollständig ähnlich, dass das Heraussuchen derselben aus einer gemengten Waare fast zur Unmöglichkeit wird. Als äusseres Unterscheidungsmerkmal wird gewöhnlich ein weit längerer und mehr gekrümmter Schnabel angegeben; doch trifft dieses Merkmal nach uns vorliegenden Proben durchaus nicht immer zu. Dagegen ist der Geruch fast verschwindend, der Geschmack nicht süss, sondern bitter und scharf. Die Früchte sind giftig, doch ist die Art des in ihnen enthaltenen Giftes noch nicht genau festgestellt.

Fructus (Semen) anisi vulgaris. Anis.
Pimpinella anisum. Umbelliferae.
Orient, in Europa kultivirt.

Theilfrüchtchen, jedoch die beiden Theile zusammenhängend, eiförmig, ca. hirsekorngross, grau bis bräunlich grün, mit kurzen angedrückten Haaren; die Berührungsfläche glatt, auf dem Rücken gewölbt, mit 5 helleren Riefen. Geruch und Geschmack süsslich, aromatisch.

Bestandtheile. Aeth. Oel ca. 3 %/₀ (s. d.) Zucker.

Anwendung. Medizinisch als linderndes Mittel gegen Hustenreiz, Blähungen etc.; hauptsächlich als Speisegewürz und in der Likörfabrikation.

Anis wird in verschiedenen Gegenden im Grossen kultivirt; in
Deutschland z. B. in Franken, Thüringen, Provinz Sachsen, ferner
in Spanien, auf Malta, vor Allem in Südrussland, namentlich in der
Gegend von Charkow. Der Letztere, obgleich der kleinste, hat in
Folge seiner Billigkeit fast alle andern Handelssorten verdrängt. Der
grösste Anis ist der von Malta. Guter Anis muss schwer, voll, nicht
zu dunkel und von kräftigem Geruch und Geschmack sein.

Fructus (Poma) aurantii immaturi.   Unreife Pomeranzen.
Citrus vulgaris Risso.   Aurantiaceae.
Südeuropa, kultivirt.

Die unreifen, getrockneten Früchtchen der bitteren Pomeranze.
Erbsen- bis haselnussgross, grauschwarz, grubig, innen gelblich; namentlich zerstossen von sehr angenehmem Geruch, Geschmack kräftig, bitter.

Bestandtheile. Aetherisches Oel. (Huile de petits grains, s. d.)
Hesperidin.

Anwendung. Als magenstärkendes Mittel, als Zusatz zu aromatischen Tinkturen, hauptsächlich in der Likörfabrikation.

Fructus (Semen) cannabis.   Hanfsamen.
Cannabis sativa.   Urticeae.
Orient, bei uns kultivirt.

Ovale, nüsschenartige Schliessfrucht, am Rande gekielt, Frucht-
hülle lederartig, fest, graugrünlich, glänzend, einsamig; Samenfleisch
weiss. Geruchlos, Geschmack milde.

Bestandtheile. Fettes Oel 20 %/₀ (grünlich, fast nur zur Schmier-
seifenfabrikation dienend), Zucker, Eiweiss.

Anwendung. Selten in der Medizin, dann meist in der Form
von Emulsionen, als linderndes Mittel bei Entzündung der Harnorgane;
ferner als Vogelfutter und vor Allem zur Oelgewinnung.

Fructus capsici annui seu Piper Hispanicum.
Spanischer Pfeffer.
Capsicum annuum, C. longum.   Solaneae.
Südamerika, Europa kultivirt.

Früchte 5—10 cm lang, kegelförmig, unten 2—3 cm breit, plattgedrückt, trocken lederartig, glänzend, gelbroth bis braunroth, meist
noch mit kurzem Stiel und angetrocknetem Kelch. Der obere Theil

hohl, in dem unteren sitzen an den 3 Scheidewänden zahlreiche, flache, gelbliche Samen. Geruchlos, das Pulver die Schleimhäute scharf reizend (daher grosse Vorsicht); Geschmack brennend scharf.

Bestandtheile. Capsicin (scharfes Harz), Spuren von ätherischem Oel, Farbstoff.

Anwendung. Innerlich in kleinen Gaben als Reizmittel (wirkt stark auf die Harnabsonderung), äusserlich als Verschärfungsmittel für Senfteich und im spirituösen Auszug als Einreibung gegen Frostbeulen, Rheumatismus etc. (Spiritus Russicus, Pain Expeller etc.), ferner als Speisegewürz (Curry powder. Mixed pickles), hie und da zur Verschärfung von Spirituosen. Da grössere Gaben von spanischem Pfeffer gefährliche Magenentzündungen hervorrufen können, ist eine gewisse Vorsicht bei der Anwendung geboten.

In Ungarn kultivirt man eine etwas kleinere, mehr gelbrothe Varietät, Paprika genannt, welche ein besonders schönes, hochrothes Pulver liefert.

Fructus capsici minoris seu Piper Cayennense. Cayennepfeffer.
Capsicum minimum, C. frutescens. *Solaneae.*
Südamerika, Ost- und Westindien, kultivirt.

Die Früchte sind den vorigen ähnlich, jedoch weit kleiner und mehr gelbroth. Geschmack und Bestandtheile etwa die gleichen wie bei der vorigen Sorte.

Anwendung. Nur als Speisegewürz.

Das im Handel vorkommende Cayennepfefferpulver ist meistens mehlhaltig, weil die Früchte, des bessern Pulverns halber, mit Mehl verbacken werden; auch ist gewöhnlich Kochsalz zugesetzt.

Fructus (Semen) cardamomi. Kardamomen.
Elettaria- und Amomum-Arten. *Scitamineae.*
Ostindien, China, Madagascar etc.

Es sind die getrockneten Fruchtkapseln verschiedener Pflanzen aus der Gattung der Scitamineen (Gewürzschilfe), welche uns eine ganze Reihe von gewürzhaften Stoffen liefern (Ingwer, Galgant, Curcuma etc.). Die Fruchtkapseln haben derbe, zähe Häute, sind meist dreieckig oder rundlich und enthalten in ihren Fächern zahllose, eckige Samen, die eigentlichen Träger des Aroms. Letztere sind aussen graubraun, innen weiss, mehlig. Geruch angenehm aromatisch, etwas kampherartig, namentlich bei den geringeren Sorten.

Bestandtheile. Aetherisches Oel 4%, fettes Oel 10%, Stärke.

Anwendung. Als Zusatz zu aromatischen Tinkturen, Likören und vor Allem als Speisegewürz.

Die Pflanze wächst in oben angeführten Gegenden wild, und benutzt man zur Anlage der Kulturen meistens jene wildwachsenden Pflanzen. Man sucht in den Wäldern Vorderindiens in einer Höhe von 800—1500 m. Plätze auf, wo die Pflanze wächst. Hier werden die Bäume gefällt und der Boden gereinigt. Nach der Regenzeit sprossen die Pflanzen auf, der Boden wird nochmals gereinigt und nun sich selbst überlassen. Nachdem im 2. Jahre die 3. Reinigung vollzogen, beginnt im folgenden, nach Anderen erst im 4. Jahre, die Ernte. Auf jede Pflanze rechnet man 2—400 g Kardamomen und bleibt dieselbe 4—6 Jahre ertragsfähig.

Von den verschiedenen Handelssorten kommen für uns hauptsächlich die Malabar- und die grossen oder Ceylon-Kardamomen in Betracht; doch muss hier bemerkt werden, dass in den letzten Jahren die kleine Malabarsorte ebenfalls in grossen Quantitäten aus Ceylon kommt; es scheint, dass man in den dortigen Kulturen die ursprüngliche Ceylonsorte durch die von Malabar ersetzt.

Cardamomi minores seu Malabarici von Elettaria cardamomum. Auf Malabar heimisch und kultivirt. Kapseln 1—1 $1/2$ cm lang, reichlich $1/2$ cm breit, eiförmig, 3 seitig, längs gereift, 3 klappig und 3 fächerig, aussen bräunlich bis blassgelb. (Die ganz hellen Sorten sollen durch Einlegen in Kalkwasser gebleicht sein.) Samen eckig, feinrunzelig, graubraun, innen weisslich, von einem zarten Häutchen umgeben, welches sich nach dem Einweichen entfernen lässt. Geruch sehr fein und kräftig.

Cardamomi longi seu Ceylanici von Elettaria major. Kapseln 2 bis 4 cm lang, 5—8 mm breit, meist etwas gebogen, dreiseitig, längsfurchig; aussen graubräunlich, mit zahlreichen, in jedem Fache 2 reihig liegenden, bräunlichen Samen. Geruch und Geschmack schwächer.

Die übrigen Sorten sind bedeutend minderwerthig und finden fast nur zur Darstellung billiger Pulver Verwendung. Wir nennen hier noch:

Runde, Java- oder Sumatra-Kardamomen von Amomum cardamomum. Kapseln nicht sehr gross, kugelig 3 seitig, nicht gefurcht, gelbbräunlich; Samen netzgrubig, dunkelbraun; Geschmack gewürzhaft, mehr kampherartig.

Chinesische Kardamomen von Amomum globosum. Kapseln kugelförmig, kaum 3 seitig, gefurcht, braun.

Madagascar-Kardamomen von Amomum angustifolium. Kapseln sehr gross, bis zu 5 cm lang, unten bis 2,5 cm breit, eiförmig rundlich, oben verschmälert. Samen gross, braun.

Siam-Kardamomen von Cardamomum rotundum. Kapseln reichlich 1 cm lang, eben so breit, wenig 3 seitig, nicht gefurcht.

Fructus caricae. Feigen.
Ficus carica. Urticeae.

Orient, Nordafrika und Südeuropa.

Die Feigen sind keine echten, sondern nur Scheinfrüchte; in Wirklichkeit ist das, was hier Frucht genannt wird, nur der fleischig gewordene Blüthenboden. Auf diesem sitzen im Anfang die verschwindend kleinen Blüthchen, allmälig wird er immer fleischiger und durch die Ueberwucherung der Ränder schliesst er sich zuletzt fast vollständig, so dass die kleinen Nüsschenfrüchte eingeschlossen werden und im Innern der Scheinfrucht ausreifen. Die Feigen sind frisch von der Form und auch von der Grösse einer gewöhnlichen Birne, wenn reif, von braungrüner oder braunvioletter Färbung. Die unreifen, grünen Feigen enthalten gleich den Blättern und Zweigen des Baumes einen weissen, scharfen Milchsaft. Dieser verschwindet während der Reife und macht einem grossen Zuckergehalt Platz. Die reifen Feigen werden so ausgebreitet, dass sie sich nicht berühren, und entweder an der Luft oder durch künstliche Wärme so weit getrocknet, als dies bei einem so zuckerreichen Fleisch möglich ist. Sie erscheinen nun graugelb, meist von einer weisslichen, krümligen Masse, aus Traubenzucker bestehend, bedeckt. Bei älteren Feigen wird dieser Ueberzug der Sitz von zahllosen kleinen Milben, welche sich von demselben nähren. Geruch eigenthümlich süss; Geschmack sehr süss.

Bestandtheile. 60—70 % Frucht- oder Traubenzucker.

Anwendung. Medizinisch sehr selten; innerlich früher als Zusatz zu verschiedenen Brustthees; äusserlich noch hie und da als erweichendes Mittel bei Zahngeschwüren. Ihre Hauptverwendung finden sie auch bei uns als Leckerei.

Die Früchte des wilden Feigenbaumes sind ungeniessbar; nur die des kultivirten, von welchem zahllose Spielarten existiren, können benutzt werden.

Von den verschiedenen Handelssorten kommen für Deutschland hauptsächlich folgende in Betracht.

Smyrna- oder Tafelfeigen, gross, saftig, süss; die besten in Schachteln (Trommeln) oder Kistchen verpackt.

Kranzfeigen, meist von Griechenland (Morea) stammend, kleiner, scheibenförmig zusammengedrückt, fester und haltbarer, zu je 100 auf einen gedrehten Bastfaden gezogen und zu einem Kranz vereinigt.

Dalmatiner oder Istrianer Feigen, auch von Italien kommend, sind die kleinsten, sehr süss, aber nicht haltbar. Sie kommen in Kisten oder Körben verpackt in den Handel.

Spanische Feigen, ebenfalls nicht sehr haltbar, gehen meist nach England.

Feigenkaffee wird durch Darren und nachheriges Rösten und Mahlen meist schlechter Feigensorten bereitet. Ist in vielen Gegenden ein beliebter Kaffeezusatz.

Fructus (Semen) carvi.   Kümmel, Karbe.
Carum carvi.   Umbelliferae.
Europa, wild und kultivirt.

Die getrockneten auseinander gefallenen Theilfrüchte des kultivirten Kümmelkrauts. Der Kümmel wird im Grossen auf Feldern gebaut, in Deutschland namentlich in der Gegend von Halle, in grösserem Massstabe in Holland; ferner in Russland, Polen und Norwegen. Die sehr geschätzte Hallesche Waare wird fast ganz von den grossen Leipziger Oelfabriken verbraucht. Ausschlaggebend für den Preis sind nur die ungemein grossen holländischen Kulturen, welche eine sehr volle, schöne Waare liefern. Die nordischen Provenienzen sind klein und unscheinbar und kommen für den deutschen Handel nur in Betracht, wenn die bessere holländische und deutsche Waare fehlt. Geruch und Geschmack kräftig aromatisch, erst bei dem trocknen Samen hervortretend.

Bestandtheile. Aetherisches Oel (in der äusseren Hülle enthalten), im inneren Samenkern fettes Oel.

Anwendung. Medizinisch als magenstärkendes, Blähung vertreibendes Mittel, vor Allem als Speisegewürz und in der Branntweinfabrikation.

Fructus cassiae seu Cassia fistula.   Röhrenkassie.
Cassia (Bactyrilobium) fistula.   Caesalpineae.
Mexico, West- und Ostindien, kultivirt.

Holzige Gliederhülse (Schote), stielrund, bis zu 60 cm lang, 2 bis $2^{1}/_{2}$ cm dick; aussen schwarzbraun, glatt, innen mit zahlreichen Querscheidewänden, zwischen welchen je ein hellbraun glänzender Samen in dunklem Fruchtmark eingebettet liegt. Aus diesem Fruchtmark wurde früher die Pulpa cassiae bereitet, welche als gelindes Abführmittel angewandt wurde. Heute wird die Röhrenkassie nur noch hie und da zu Saucen für Kautabacke verwandt. Gute Röhrenkassie muss reichliches, nicht eingetrocknetes Fruchtmark enthalten; dasselbe ist von rein süssem Geschmack und enthält neben 50—60 % Zucker Spuren von Gerbstoff und Farbstoff.

Fructus ceratoniae seu Siliqua dulcis.   Johannisbrot, Karoben.
Ceratonia siliqua.   Caesalpineae.
Länder des Mittelmeeres.

Die nicht aufspringende Schote oben genannten Baumes. 10—20 cm lang, 3—4 cm breit, ca. $^{1}/_{2}$ cm dick, flach, glänzend braun, mit markartigem Fruchtfleisch, eingetheilt in 5—12 Fächer mit je einem glänzend braunen Samen. Geruch eigenthümlich; Geschmack schleimig, süss.

Bestandtheile. 40—50 $^0/_0$ Zucker, Gerb- und Buttersäure.

Anwendung. Medizinisch hie und da als Zusatz zu Brustthee, sonst bei uns zur Bereitung von Tabaksaucen, Kaffeesurrogat und als Leckerei der Kinder. In der Heimath des Baumes dient die Frucht als Nahrungsmittel für Menschen und Thiere, ferner zur Darstellung eines Syrups, wie auch zur Spritbereitung. Der Samen diente in alten Zeiten als Gewicht, und von seiner griechischen Bezeichnung Keration stammt der Name unseres früheren Goldgewichts Karat.

Fructus citri.   Citronen (Limonen).
Citrus limomum.   Aurantiaceae.
Südeuropa, in allen wärmeren Ländern kultivirt.

Diese Frucht bildet im frischen Zustande einen bedeutenden Handelsartikel. Der deutsche Bedarf wird fast ganz durch italienische Provenienzen gedeckt, entweder aus Norditalien über Triest, oder aus Süditalien, namentlich Sicilien, per Schiff über Hamburg etc. Die Frucht wird zum Versandt im halbreifen Zustande abgenommen, einzeln in Papier gewickelt und in Kisten von ca. 400 Stück verpackt. Die feinschaligen Sorten werden am meisten geschätzt. Aufbewahrt muss sie an einem kühlen Ort werden, am besten in einem trockenen Keller; sie sind häufig nachzuschen, um etwa angegangene Früchte daraus zu entfernen.

Bestandtheile. In den Schalen ätherisches Oel (s. d.), im Saft Citronensäure (s. d.).

Fructus cocculi.   Kokkelskörner.
Anamirta cocculus.   Menispermeae.
Ostindischer Archipel.

Die getrocknete Frucht oben genannter Schlingpflanze; frisch scharlachroth, in grossen Trauben stehend, getrocknet graubraun, kugelig, etwa von der Grösse der Lorbeeren. Unter der zerbrechlichen Fruchtschale liegt eine dünne, helle Steinschale, welche einen halbmondförmigen, bräunlichen, ölreichen Samen einschliesst. Geruchlos, Geschmack der Samen anhaltend bitter. Sehr giftig!

Bestandtheile. Pikrotoxin (giftiges, betäubendes Alkaloid im Samen); Menispermin, nicht giftig, (in den Schalen Menispermsäure), Fett, Stärke etc.

Anwendung. Als Zusatz zu Lausepulver. Wegen ihrer ungemein betäubenden Wirkung auf Fische werden sie vielfach für den Fischfang gefordert, dürfen aber, da ein solches Verfahren strafbar ist, im Handverkauf nicht abgegeben werden. In England sollen die K. mehrfach auch zur Bierfälschung verwandt worden sein.

Fructus colocynthidis.   Koloquinten.
Citrullus colocynthis.   Cucurbitaceae.
Aegypten, Türkei, Griechenland, in Spanien kultivirt.

Die ca. apfelgrosse Kürbisfrucht ist frisch mit einer harten, gelb-
braunen Schale bedeckt, kommt aber stets geschält in den Handel;
in diesem Zustande gelblich weiss, schwammig, sehr leicht, sechsfächerig,
mit zahlreichen, verkehrt eiförmigen, flachen, blassbräunlichen Samen
versehen. Geruch sehr schwach; Geschmack intensiv bitter. Von den
Handelssorten sind die besten die A e g y p t i s c h e n , blassgelblich, mit
wenigen Samen. Die T ü r k i s c h e n oder L e v a n t i s c h e n sind mattweiss, zäh, sehr samenreich, durch die Verpackung meist sehr zusammengedrückt. Die O s t i n d i s c h e n sind bei uns sehr selten; ungeschält,
aussen braun.

B e s t a n d t h e i l e . Colocynthin (drastisch purgirendes Alkaloid),
Harz, fettes Oel (in den Samen.).

A n w e n d u n g . Medizinisch in Pulver oder Extraktform in sehr
kleinen Dosen, als stark wirkendes Abführmittel. Ferner als Abkochung
zum Waschen gegen allerlei Ungeziefer, namentlich gegen Wanzen.

Fructus coriandri.   Koriander.
Coriandrum sativum.   Umbelliferae.
Orient, Südeuropa, Deutschland kultivirt.

Spaltfrüchte, beide Hälften zusammenhängend, kugelig, 2—3 mm
breit; gelblich braun, glänzend, mit welligen, helleren Riefen, hohl,
leicht. Geruch, zerrieben, sehr angenehm, kräftig aromatisch; Geschmack
gleichfalls, etwas süsslich und zugleich brennend.

B e s t a n d t h e i l e . Aetherisches Oel $^{1}/_{2}\ ^{0}/_{0}$ und fettes Oel.

A n w e n d u n g . In der Medizin selten als magenstärkendes,
Blähung treibendes Mittel; desto mehr als Speisegewürz und in der
Likörfabrikation. Frisch riecht die Frucht wanzenartig und betäu-
bend, daher der hie und da gebräuchliche Name S c h w i n d e l k ö r n e r .

Fructus cubebae (Cubebae).   Kubeben.
Cubeba officinalis.   Piperaceae.
Ostindien, Java, Malabar.

Die getrockneten halbreifen Steinfrüchte des genannten Strauches.
Erbsengross, graubraun oder schwärzlich, netzartig runzelig, an der Basis
in eine stielartige Verlängerung auslaufend, die länger als die Frucht
selbst ist, daher auch S c h w a n z p f e f f e r genannt. Unter der eingetrockneten Fleischhülle befindet sich eine dünne Steinschale, in dieser
ein einzelner, brauner und öliger Samen. Geruch eigenthümlich, aromatisch; Geschmack gleichfalls, dabei brennend pfefferartig.

Bestandtheile. Aetherisches Oel $3-10\,^0/_0$; Kubebensäure $3\,^0/_0$; Kubebin, ein harzartiger Stoff. Letzterem wird vielfach die eigentliche Wirkung der Kubeben zugeschrieben.

Anwendung. Die Kubeben waren früher ein häufig gebrauchtes Mittel gegen Gonorrhöe, sind jedoch jetzt, wegen ihrer übeln Nebenwirkung auf die Verdauungsorgane, in Misskredit gekommen.

Die sog. falschen Kubeben sollen die vollständig reifen Früchte sein, nach Andern aber von Piper anisatum abstammen. Sie sind bedeutend grösser, aber von schwächerem, mehr terpenthinartigem Geruch und Geschmack. Als Verwechselungen werden ferner angegeben **Piper nigrum, Fructus amomi,** Beide ungeschwänzt; **Fructus spinae cervinae,** mit leicht ablösbarem Stiel.

Fructus (Semen) cumini.
Cuminsamen, Mutterkümmel, Polnischer Hafer, Haferkümmel.
Cuminum cyminum. *Umbelliferae.*
Orient, Südeuropa, kultivirt.

Spaltfrüchtchen meist ungetheilt, $4-5$ mm lang, gelbgrün, auf dem Rücken mit 5 helleren Riefen und mit feinen, zarten Borsten besetzt. Geruch und Geschmack eigenthümlich aromatisch.

Bestandtheile. Aetherisches Oel ca. $^1/_2\,^0/_0$; fettes Oel; Harz.

Anwendung. Als Volksheilmittel zur Beförderung der Milchabsonderung. In Holland als Käsegewürz, hie und da in der Likörfabrikation (Cuminlikör).

Fructus cynosbati (Cynosbata). Hagebutten.
Rosa canina. *Rosaceae.*
Ueberall häufig.

Die getrockneten, meist in 2 Hälften getheilten, fleischig gewordenen Kelche der Heckenrose; roth bis braunroth, lederartig zäh, Geruch schwach, Geschmack sauer.

Bestandtheile. Citronensäure, Zucker.

Anwendung. Zu Suppen und Saucen.

Die in den Hagebutten enthaltenen harten Nüsschenfrüchte finden ebenfalls als Semina cynosbati hie und da Verwendung.

Fructus (Semen) foeniculi. Fenchel.
Anethum foeniculum, (Foeniculum officinale). *Umbelliferae.*
Südeuropa, Deutschland kultivirt.

Spaltfrüchte $4-6$ mm lang, $2-3$ mm dick, graugrün, fast stielrund; jede Hälfte mit 5 Rippchen, zwischen diesen dunklere Oelstriemen. Geruch und Geschmack süss, aromatisch.

Bestandtheile. Aetherisches Oel $3-4\,^0/_0$; fettes Oel $10\,^0/_0$.

Anwendung. Vielfach gebraucht als lösendes und beruhigendes Mittel, namentlich bei Kindern, sowohl im Aufguss, wie im wässerigen Destillat. Ferner als Gewürz etc.

Der Fenchel wird in Deutschland, (Sachsen, Thüringen, Württemberg etc.) im Grossen gebaut, auch in Mähren und Böhmen. Die besten, schön grünen Sorten kommen als Kammfenchel in den Handel. Der fast doppelt so grosse römische oder kroatische Fenchel stammt von Foeniculum dulce. Er ist feiner und kräftiger als der gewöhnliche Fenchel.

Fructus (Baccae) jujubae.   Brustbeeren.
Zizyphus vulgaris, *Z. lotus*.   *Rhamneae*.
Küsten des Mittelmeeres, auch kultivirt.

Man unterscheidet im Handel die grosse spanische und die kleine italienische Sorte. Erstere ist 2—3 cm lang, ca. 2 cm dick, letztere kaum halb so gross. Frisch scharlachroth, getrocknet braunroth, verschrumpft, äussere Haut dünn, lederartig. Fleisch markig. Geschmack süss, schleimig.

Bestandtheile. Zucker, Schleim.

Im Süden vielfach als Hustenmittel angewandt; bei uns ziemlich obsolet.

Fructus (Baccae) juniperi.   Wachholderbeeren, Kranewittbeeren.
Juniperus communis.   *Cupressineae*.
Europa.

Der Ausdruck Bacca, Beere, ist falsch; die Frucht ist keine Beere, sondern eine fleischig gewordene Zapfenfrucht. Die 3 ursprünglich vorhandenen Zapfenblätter verwachsen allmälig zu einer völlig geschlossenen, kugeligen Scheinfrucht von Erbsengrösse; oben noch gekrönt, mit den Andeutungen der Zapfenblätter. Sie reifen erst im 2. Jahre, im ersten bleiben sie hart und grün, im 2. werden sie fleischig, blauschwarz, meist weiss bereift. Fleisch bräunlich markig; 1—3 eiförmige, 3 kantige Samen. Geruch kräftig aromatisch; Geschmack ebenfalls, süss.

Bestandtheile. Aeth. Oel $\frac{1}{2}$ — $4\,^0/_0$ (s. d.); Harz 6—8 $^0/_0$; Traubenzucker 15—25 $^0/_0$.

Anwendung. Innerlich als harntreibendes Mittel; ferner sehr viel in der Veterinärpraxis; auch zu Räucherungen etc. etc. In grossen Massen in der Branntweinfabrikation, in Holland zum Genever, in England zum Gin. Der echte Genever wird übrigens nicht durch Destillation der Beeren mit Branntwein gewonnen, sondern durch Gährenlassen der Beeren selbst, die in Folge ihres starken Zuckergehalts eine ziemlich bedeutende Ausbeute an Alkohol geben.

Das in manchen Gegenden gebräuchliche Wachholdermuss, Succus juniperi inspissatus, seu Roob juniperi, ist ein durch Auskochen der

Beeren erhaltenes Extrakt, welches meist als Nebenprodukt bei der
Destillation des aetherischen Oels gewonnen wird.

Als beste und grösste Sorte gelten die italienischen Wachholderbeeren, doch liefern die Karpathen die bei Weitem grösste Menge für
den deutschen Handel. Gute Wachholderbeeren müssen voll, rund
und nicht verschrumpft sein.

Fructus (Baccae) lauri.   Lorbeeren.

Laurus nobilis.   Laurineae.

Mittelmeerländer.

Kirschgrosse Steinfrüchte; schwärzlich oder dunkelbraun glänzend.
Fruchtschale zerbrechlich, runzelich; Steinschale dünn, 2 halbkugelige
Samen umschliessend. Samen hellbraun, ölig. Geruch stark, nicht
gerade angenehm; Geschmack ähnlich, dabei bitter und fettig.

Bestandtheile. Aeth. Oel ca. 1 $^0/_0$; fettes grünes Oel 10 $^0/_0$
und wachsartiges Laurostearin.

Anwendung. Vielfach in der Veterinärpraxis, äusserlich auch
als Zusatz zu Krätzsalben.

Fructus (Baccae) myrtillorum.   Bickbeeren, Heidelbeeren, Besinge, Blaubeeren.

Vaccinium myrtillus.   Vaccineae.

Mitteleuropa.

Die bekannten, getrockneten Beeren des Heidelbeerstrauches. Sie
enthalten neben Zucker Weinsäure, Aepfelsäure, Gerbstoff und einen
rothen Farbstoff. Werden hier und da als Volksarznei gegen Durchfall benutzt. Der Saft der frischen Heidelbeeren wird vielfach zum
Färben des rothen Weines angewandt. Diese Verfälschung lässt sich
daran erkennen, dass der rothe Farbstoff durch Alkalien in grün verwandelt wird. Neuerdings bereitet man durch Gährung der Beeren
einen eigenen Wein, Vinum myrtilli, dem, seines grossen Gerbsäuregehaltes halber, in vielen Fällen günstige Heilwirkungen zugeschrieben werden.

Fructus papaveris immaturi (Capita papaveris).   Mohnköpfe.

Papaver somniferum.   Papaveraceae.

Orient, bei uns kultivirt.

Die getrockneten, halbreifen Fruchtkapseln des Mohns, sowohl
von der weiss- wie blausamigen Varietät. Geruchlos, von bitterlichem,
widrigem Geschmack.

Bestandtheile. Etwa die des Opiums, natürlich in weit
schwächerem Maassstabe.

Anwendung. Nur höchst selten noch in der Medizin; zur Darstellung des Syrupus diacodii. Die Abgabe im Handverkauf ist, wegen der grossen Gefährlichkeit als Schlafmittel für Kinder, mit Recht verboten.

Fructus (Semen) petroselini.   Petersilienfrüchte.

Petroselinum sativum.   *Umbelliferae.*

Kultivirt.

Spaltfrüchte, etwa stecknadelkopfgross, halb eiförmig, graugrün. Geruch beim Zerreiben stark aromatisch, Geschmack gleichfalls und bitter.

Bestandtheile. Aeth. Oel; Apiol.

Anwendung. Hie und da in der Volksmedizin als harntreibendes Mittel.

Fructus (Semen) phellandrii.   Wasserfenchel.

Oenanthe phellandrium.   *Umbelliferae.*

Mitteleuropa.

Spaltfrüchte länglich, fast stielrund, nach oben sich verschmälernd. 4—5 mm lang, röthlich braun und vom fünfzähnigen Kelche gekrönt. Geruch stark, unangenehm; Geschmack gleichfalls, bitter, brennend.

Bestandtheile. Aeth. und fettes Oel.

Anwendung. Als Volksheilmittel gegen Brustleiden und Schwindsucht; auch in der Veterinärpraxis zu Kropfpulvern.

Fructus piperis (Piper album, P. nigrum).   Pfeffer.

Piper nigrum.   *Piperaceae.*

Ost- und Westindien, Afrika kultivirt.

Der schwarze Pfeffer ist die halbreife (frisch grüne), der weisse Pfeffer die reife (frisch gelbrothe), geschälte Frucht des rankenden Pfefferstrauches. Die Früchte stehen in lockeren, 5—8 cm langen Trauben. Der schwarze Pfeffer bildet im getrockneten Zustande bis erbsengrosse, kugelige, schrumpfliche Beeren von grau oder braunschwärzlicher Farbe, welche unter einer dünnen, bräunlichen Schale einen weisslichen, theils hornartigen, theils mehligen Samen einschliessen. Man unterscheidet bei dieser Sorte harten oder Schrotpfeffer, halbweichen und weichen Pfeffer. Letzterer sehr leicht zerreiblich.

Der weisse Pfeffer wird durch Einweichen und Abreiben von der äusseren Fruchtschale befreit und dann getrocknet. Er bildet nun kugelrunde, gelblich bis grauweisse Körper mit glatter Oberfläche. Im Innern ist er dem schwarzen Pfeffer gleich, jedoch schwächer von Geruch und Geschmack. Beide Sorten haben einen kräftigen, aromatischen Geruch und einen gleichen, dabei brennend scharfen Geschmack.

Bestandtheile. Aeth. Oel, den Geruch des Pfeffers bedingend, Piperin, (ein krystallinisches Alkaloid) $2-3 \,^o/_o$. Chavicin und Weichharz, zum Theil die Schärfe des Pfeffers bedingend. Stärkemehl etc.

Der Pfeffer bedarf zu seiner Kultur einen feuchten, fetten Boden. Man pflanzt in den Plantagen zuvor rasch wachsende Pflanzen, namentlich Areca- und Erythrinaarten, welche den Pfefferranken als Stützpunkt dienen. Im 3. Jahre werden dieselben tragfähig und bleiben es dann 15—16 Jahre lang. Der Ertrag der einzelnen Pflanze wird pro Jahr auf 1—5 kg, je nach Alter und Boden, angegeben.

Die zahlreichen Handelssorten werden nach ihren Ursprungsländern oder nach den Ausfuhrhäfen benannt. Vom schwarzen Pfeffer, meist in Ballen von 60—65 kg versandt, Singapore, Penang, Malabar, Aleppi, Batavia und Tellichery. Vom weissen Pfeffer, in Ballen von 60—70 kg versandt, Singapore und Penang. Der Hauptimporthafen für Deutschland ist Hamburg.

Unter dem Namen Pfefferstaub kommen die Abfälle, hauptsächlich aus zerbrochenen Schalen, Fegsel etc. bestehend, in den Handel, meist zur Verfälschung des Pfefferpulvers dienend. Ueberhaupt kommt kaum ein anderes Gewürzpulver so arg verfälscht in den Handel, als das des Pfeffers, und da die genaue Untersuchung desselben, auf chemischem und mikroskopischem Wege, keine leichte ist, so thut jeder Drogist gut, das Pulver selbst herzustellen, eine Operation, die mittelst der Gewürzmühle leicht und rasch zu vollziehen ist. Beim Einkauf im Grossen kaufe man, um sich vor Schaden zu hüten, nur unter Garantie der Reinheit.

Fructus rhamni catharticae seu spinae cervinae.
Kreuzdorn oder Kreuzbeeren.
Rhamnus cathartica. Rhamneae.
Europa in Wäldern.

Die getrockneten Steinfrüchte obigen Strauches, schwärzlich, runzelig, erbsengross, meist gestielt, innen gelbbraun, mit 4 Steinkernen. Frisch enthalten sie einen dunkelgrünen Saft (Saftgrün), der sich durch Säuren roth färbt. Geruchlos, Geschmack anfangs süsslich, nachher widerlich bitter.

Bestandtheile. Rhamno-Cathartin, Frangulin, Farbstoff etc.

Anwendung. Ziemlich obsolet; hie und da als harntreibendes, gelind abführendes Mittel.

Die frischen Beeren dienen zur Darstellung des Syrupus rhamni catharticae, seu Syr. domesticus.

Fructus (Semen) sabadillae.   Läusekörner, Sabadillsamen.
Sabadilla officinalis seu Veratrum sabadilla.   *Colchicaceae.*

Mexico.

Früher meist als vollständige, zu je 3 zusammenhängende Balg-
kapseln in den Handel kommend, obgleich nur die Samen medizinisch verwandt werden. Jetzt kommen diese letzteren allein. Die
Samen, von denen 1—3 in jeder der 3 Kapseln sich befinden, sind
6—8 mm lang, ca. 2 mm dick, aussen runzelig, braunschwarz, innen
weisslich. Geruchlos, Geschmack bitter, scharf. Sehr giftig!

Bestandtheile. 2 giftige Alkaloide, Veratrin und Sabadillin;
Veratrumsäure; Fett.

Anwendung. Als Zusatz zum Lausepulver und Lauseessig. In
chemischen Fabriken zur Darstellung des Veratrin.

Fructus silybi mariani seu Semen cardui Mariae.   Stichkörner,
Mariendistelsamen.
Silybum marianum.   *Compositae.*

Südeuropa.

Früchtchen 4—5 mm lang, länglich, plattgedrückt, mit bräunlich
glänzender, lederartiger Haut und weissem öligem Samen. Geruchlos,
Geschmack schwach bitter. Wirksame Bestandtheile unbekannt. Hie
und da als Mittel gegen Seitenstechen gebraucht.

Fructus sorbi.   Vogelbeeren, Ebereschenbeeren.
Sorbus aucuparia.   *Pomaceae.*
Asien, Europa, auch kultivirt.

Die bekannten Vogelbeeren enthalten neben einem rothen Farbstoff sehr viel Aepfelsäure. Sie dienen im frischen Zustande zur Bereitung des *Succus sorborum inspissatus* seu *Roob sorborum* und zuweilen zur Darstellung der Aepfelsäure.

Fructus tamarindi, Tamarindi Indici.   Tamarinden.
Tamarindus Indica.   *Caesalpineae.*
Ost- und Westindien, Arabien etc.

Die ganzen Früchte sind geschlossene Schoten in der Art von
Siliqua dulcis; sie kommen aber nie in ganzer Form in den Handel,
sondern nur das innere Fruchtmark mit dem eingeschlossenen, rothbraunen, glänzenden Samen. Dasselbe ist schwarz, zäh, nicht schmierig
(sonst mit Wasser vermengt). Geruch schwach, Geschmack angenehm,
aber sehr sauer. Zu uns kommen meist die ostindischen Tamarinden,
während die mehr braunen westindischen in Frankreich und England
verbraucht werden. Die sehr unreine levantiner Sorte kommt über
Livorno und Marseille in den Handel.

Bestandtheile. Zucker, Weinsteinsäure, Citronensäure, Aepfelsäure.

Anwendung. Die rohen Tamarinden sind vielfach ein Zusatz
zu Tabaksaucen; medizinisch finden sie als Pulpa tamarindorum Verwendung und zwar als gelindes Abführmittel. (Bestandtheil der Lat-
werge.) Die Pulpa wird hergestellt, indem die Tamarinden mit Wasser
ausgekocht, die Masse durch ein Haarsieb gerührt und bis zur Mus-
konsistenz eingekocht wird. Man muss sie stets auf Verunreinigung
mit Kupfer prüfen, indem man eine blanke Messerklinge einige Minuten damit in Berührung lässt. Ist Kupfer zugegen, so schlägt es
sich auf der Klinge nieder.

Fructus vanillae. Vanille.

Vanilla planifolia u. a. Arten. Orchideae.

Centralamerika, kultivirt auf Bourbon u. a. O.

Die Vanillepflanze ist ein klimmender Strauch mit Luftwurzeln,
welcher in den Blattwinkeln grosse, mit zahlreichen gelbgrünen Blüthen
besetzte Blüthenstände trägt. Nach dem Verblühen entwickeln sich
lange (bis zu 25 cm), schmale, einfächrige, schotenartige Kapseln, die
erst im zweiten Jahre reifen, jedoch vor der völligen Reife gesammelt
und dann an der Sonne oder durch künstliche Wärme getrocknet die
Vanille des Handels geben. Die halbreifen Schoten enthalten einen
scharfen, wahrscheinlich giftigen Milchsaft. Dieser verwandelt sich
beim völligen Reifen in eine schwarzbraune, balsamartige Masse, die
das Arom der Vanille bedingt. Da die Schoten aber bei der Reife
sofort aufspringen und sich entleeren, ist man gezwungen, dieselben
vorher abzuschneiden und künstlich nachreifen zu lassen. Zu diesem
Zweck werden die abgeschnittenen, in diesem Stadium gelben Schoten
oberflächlich an der Luft getrocknet, dann dicht und fest in wollene
Tücher geschlagen, der Sonnenwärme oder der Wärme eines gelinden
Kohlenfeuers, über welchem sie hin und her geschaukelt werden, ausgesetzt. Hierbei fangen sie an zu schwitzen, bräunen sich, und der
scharfe Milchsaft verwandelt sich in den aromatischen Balsam. Die
Arbeiter, welche diese Vorgänge genau beobachten, unterbrechen die
Operation zur gegebenen Zeit; die Vanille wird nun auf Tafeln
ausgebreitet, an der Luft nachgetrocknet, dann der Länge nach sortirt,
je 50—60 gleich lange Schoten mittelst Baststreifen in Bündel gebunden und in Blechkisten verpackt.

Gute Vanille muss braun bis schwarzbraun, dünnschalig, fettig
anzufühlen, sehr biegsam und am Stielende gebogen sein. Die Schoten sind plattgedrückt, etwas längsfurchig, 14—25 cm lang, 6—8 mm
breit und müssen mit reichlichem Balsam und Fruchtmus, in welchem
die zahllosen schwarzen, kleinen Samen eingebettet sind, angefüllt sein.

Man hat darauf zu achten, dass die Schoten unverletzt und nicht des Fruchtmuses beraubt sind.

Gute Vanille, welche in verschlossenen Gefässen an mässig warmen Orten gelagert, bedeckt sich oft gänzlich mit kleinen feinen Krystallnadeln von Vanillin. Es ist dies jedoch nicht immer ein Zeichen von Güte, da es auch wenig aromatische Sorten giebt, welche dennoch stark krystallisiren. Das Vanillin, ein kampherähnlicher Körper (s. d.) ist entschieden nicht der alleinige Träger des Aroms, sondern es müssen in dem Fruchtmus neben dem Vanillin noch andere, wahrscheinlich balsam- oder harzartige Stoffe, das eigentliche Arom der Vanille bedingen, denn ganz reines Vanillin schmeckt und riecht nur ziemlich schwach vanilleartig. Das Arom lässt sich durch fette und aetherische Oele, sowie durch Spiritus ausziehen.

Es kommen im Handel nicht selten schon ausgezogene Vanilleschoten vor, welchen man durch Einreiben mit Perubalsam und Bestäuben mit Benzoesäure oder Zuckerkrystallen äusserlich wieder ein gutes Ansehen gegeben hat. Derartige Schoten, auf weisses Papier gedrückt, geben einen deutlichen Fettfleck. Es sollen jedoch auch in Mexico von den einsammelnden Indianern oft magere Schoten durch Bestreichen mit Acajouöl äusserlich aufgebessert werden.

Bestandtheile. Vanillin $1^{1}/_{2}-3^{0}/_{0}$, Harz, fettes Oel, Zucker etc.

Anwendung. Hie und da in der Medizin als erregendes Mittel, sonst als Gewürz.

Vanille muss in gut schliessenden Glas- oder Blechgefässen, am besten nochmals in Staniol gewickelt, aufbewahrt werden. Sie ist vor zu grosser Wärme und vor Feuchtigkeit zu schützen, da sie sonst leicht schimmelt.

Früher kam sämmtliche Vanille aus Mexico; doch hat man in den letzten Jahrzehnten auf Bourbon und Mauritius, ferner auf Ceylon und Java so gut gedeihende Kulturen angelegt, dass hierdurch und durch die Fabrikation des künstlichen Vanillins der Preis der Vanille fast auf $^{1}/_{10}$ seiner früheren Höhe zurückgegangen ist. Alle bessere Vanille stammt von kultivirten Pflanzen.

Die Kultur geschieht in der Weise, dass abgeschnittene Ranken am Fusse passender Bäume eingesenkt werden. Man bindet die Ranken einige Fuss über den vorher von Unkraut gereinigten Boden fest und überlässt sie nun sich selbst. Die Pflanze fängt erst im dritten Jahre an zu tragen, giebt dann aber 30—40 Jahre lang jährlich ca. 50 Kapseln.

Im Handel unterscheidet man vor Allem Bourbon- und mexicanische Vanille. Für Deutschland speziell ist namentlich die erstere massgebend, während die mexicanische mehr nach England geht. Je nach der Länge der Kapseln differirt der Preis der einzelnen Sorten. Eine geringe Sorte, die sehr lang, aber dünn und feucht ist, leicht schimmelt, kommt unter dem Namen „el Zacata" in Bündeln von je 100 in den Handel und dient mit der „el Rezacata" (Abfall) vielfach zum Ausfüllen der Kisten.

Die Bourbonvanille ist etwas breiter als die Mexicaner und an den Enden stark ausgetrocknet. Die früher vielfach in den Handel kommenden wilden Sorten, brasilianische, pompona, guyana Vanille sind sehr trocken, kurz und dick, aber mit wenig Fruchtmus. Sie sollen auch von anderen Vanillearten (V. angustifolia, V. pompona) abstammen, verschwinden aber bei dem billigen Preis der guten Sorten immer mehr.

Unter dem Namen Vanillon kommt von Guadeloupe eine eigenthümliche Vanille-Art in den Handel, deren Stammpflanze noch unbekannt ist. Die Schoten sind kurz, 12—14 cm lang, 2—3 mal dicker als die gewöhnliche Vanille und meist um das Aufspringen der Schoten zu vermeiden, mit einem schwarzen Faden spiralförmig umwickelt. Der Geruch ist eigenthümlich und schwankt zwischen Vanille, Cumarin und Heliotrop. Die Waare dient nur zu Parfümeriezwecken.

Es sind schon öfter in Folge des Genusses von Vanillespeisen Erkrankungsfälle vorgekommen, ohne dass man die Ursache genau entdeckt hätte. Vermuthlich sind derartige Erscheinungen dadurch hervorgerufen, dass völlig unreife Schoten vorhanden waren, welche noch von dem oben erwähnten, schädlichen Milchsaft enthielten.

Fructus vitis viniferae seu Passulae majores et minores.
Rosinen, Zibeben, Korinthen.
Vitis vinifera. Ampelideae.

Dies sind entweder am Stamme oder künstlich getrocknete Beeren sehr zuckerreicher Weinsorten. Die Haupterzeugungsländer sind für Korinthen Griechenland, wo dieselben von einer sehr klein- und fast schwarzbeerigen kernlosen Varietät des Weinstocks (Vitis Korinthiaca) gewonnen werden, für Rosinen vor Allem Kleinasien, Spanien und Südfrankreich. Auch die österreichischen Weinländer, Ungarn und Tyrol, liefern allerdings kleine, aber sehr wohlschmeckende Beeren.

Die feinsten Sorten kommen als Trauben, Tafelrosinen mit den Stielen in den Handel. Sultana- oder Sultaninrosinen sind kleiner, kernlos, stielfrei, von sehr feinem Geschmack. Elemé (Auslese) ist Primawaare, verpackt in Schachteln von 12—15 kg. Die gewöhnlichen R. kommen in Fässern von 100—150 kg. Für Deutschland kommen namentlich die kleinen Smyrna-R. und die spanischen von Malaga, Alicante etc. in Betracht. Rosinen sollen trocken, durchscheinend, fleischig, süss, nicht modrig oder mehlig, auch nicht von säuerlichem Geruch sein. Sie sind an einem kühlen, trockenen Ort aufzubewahren.

Gruppe XI.

Semina.   Samen.

Unter Samen haben wir denjenigen Theil der reifen Frucht zu verstehen, welcher durch die Umwandlung des Eichens entstanden ist und den Keim einschliesst.

Semina amygdalarum (Amygdalae amarae, A. dulces).   Mandeln.
Amygdalus communis.   Amygdaleae.
Orient, Südeuropa etc.

Die süsse Mandel ist wahrscheinlich eine Varietät der bitteren und nicht umgekehrt. Die zahlreichen Varietäten des Baumes geben zum Theil sehr verschieden aussehende Samen. Die Frucht besteht aus einem lederartigen, mit feinem grauem Filz bekleideten und bei der Reife aufspringendem Fruchtfleisch, welches eine entweder sehr harte, glänzende, oder matte, leicht zerbrechliche Steinschale umschliesst (Krachmandeln). In dieser Steinschale befindet sich 1, seltener 2 Samen, die eigentlichen Mandeln. Sie sind länglich eiförmig, zusammengedrückt, zugespitzt, mit zimmtbrauner, bestäubter, häutiger Samenschale und einem weissen, öligen, 2lappigen Samenkern. Geruchlos; Geschmack, namentlich ohne die viel Gerbsäure enthaltende Samenschale, süss und milde.

Bestandtheile. Fettes Oel ca. 50% (s. d.), Emulsin (ein dem Caseïn ähnlicher Körper), 20—25% Zucker und Gummi. Die bitteren Mandeln enthalten ausserdem noch das krystallinische bittere Amygdalin. Dies letztere spaltet sich, bei Gegenwart von Emulsin und Wasser, in Blausäure und Bittermandelöl (s. d.).

Die hauptsächlichsten Handelssorten sind die Jordan- oder Krachmandeln, meist aus der Provence stammend, fast immer mit der Steinschale in den Handel kommend; Samen gross und schlank. Valence-M. gross und voll; Provence-M. kleiner, dünner, länglich, mitteldick; Bari-M. von Sicilien, ziemlich klein (meist bittere) und endlich die geringste Sorte, die Berber-M. aus Nordafrika, klein, viele zerbrochene und viele bittere M. enthaltend, auch durch zahlreiche Bruchstücke der Steinschale verunreinigt.

Die bitteren Mandeln, welche grösstentheils aus Sicilien, der Berberei, auch aus Südfrankreich kommen, sind äusserlich von den süssen nicht zu unterscheiden.

Malaga-, Oporto- und Valencia-M. werden in Körben oder Fässern versandt, die übrigen gewöhnlich in Ballen von 100 kg. Gute M. müssen voll, glatt, nicht runzelig, innen rein weiss und von süssem, nicht ranzigem Geschmack sein. Angefressene und zerbrochene Stücke sind durch Auslesen zu entfernen. Da die M., namentlich die bitteren, dem Wurmfrass stark unterworfen, sind sie öfter zu sieben und zu verlesen.

Semina abelmoschi. Bisamkörner.
Hibiscus abelmoschus. Malvaceae.
Aegypten, Ost- und Westindien.

Samen nierenförmig, plattgedrückt, 3—4 mm lang, ca. 2 mm breit, wellig, grauschwarz gefurcht; Geruch stark moschusartig; ziemlich obsolet; früher als krampfstillendes Mittel und hie und da in der Parfümerie gebraucht.

Semina cacao. Kakaobohnen.
Theobroma cacao, (auch Th. bicolor, Th. glaucum, Th. angustifolium. Büttneriaceae.
Central- und Südamerika.

Der Kakaobaum ist heimisch zwischen dem 5. Grad südlicher und 15. Grad nördlicher Breite (etwa von Bahia bis Mexico). Er wächst dort in den dichten, feuchten Urwäldern wild, wird aber zur Gewinnung des Kakao in Plantagen kultivirt. Die Kultur hat sich vom Festlande auch über die westindischen Inseln verbreitet, doch liefern dieselben nur geringere Qualitäten. Ebenso hat man auf Java und Bourbon Pflanzungen angelegt, jedoch ohne besonderen Erfolg. Der Baum wird im 5. oder 6. Jahre tragfähig und bleibt dann ca. 30 Jahre nutzbar, in der Mitte dieser Zeit die besten Ernten liefernd. Er blüht und trägt das ganze Jahr hindurch Früchte, welche etwa 5—6 Monate zu ihrer Reife bedürfen. Die reifen Früchte werden alle Tage abgelesen, doch giebt es zwei Perioden im Jahr, welche die Haupternte liefern.

Die Frucht ist eckig, gurkenartig, fleischig, bis zu 15 cm lang, 6—8 cm dick; die 20—40 Samen sind im Fruchtfleisch 5reihig eingebettet. Der Ertrag eines Baumes an Bohnen wird auf 1—2 kg per Jahr angegeben. Die Samen sind anfangs farblos, nehmen erst am Licht und an der Luft eine braune Farbe an. Sie werden, nachdem sie vom Fruchtfleisch möglichst gereinigt, entweder, wie die gewöhnlichen Sorten, direkt an der Sonne getrocknet, oder man unterwirft sie, um ihnen eine gewisse Herbigkeit zu nehmen, einer Art Gährung, indem man sie entweder in Haufen aufschichtet und mit Erde bedeckt, oder sie direkt in Gruben schüttet und ebenfalls leicht mit Erde bedeckt. Die Bohnen erhitzen sich dabei, fangen an zu schwitzen, und während sie eine dunkle Farbe annehmen, verflüssigt sich das etwa noch anhängende Fruchtfleisch vollständig. Nach einigen Tagen werden sie dann ausgebreitet und an der Sonne getrocknet. Die Operation

heisst „Terrage" und derartig behandelte Bohnen „gerottet". Sie
haben in Folge dieser Behandlung ein erdiges, schmutziges Aussehen.
Die Kakaobohnen sind eiförmig, plattgedrückt, $1^1/_2 - 2^1/_2$ cm lang, 10
bis 12 mm breit, mit grauer, gelblicher oder bräunlicher Schale und
braunem Kern. Die Schale ist leicht zerbrechlich, bei den meisten
leicht ablösbar. Der 2 lappige Samenkern ist ölig, von einer zarten
Samenhaut eingeschlossen, welche vielfach in die Samenlappen ein-
dringt, so dass diese leicht in kleine 3 eckige Stücke zerfallen. Die
rohen Bohnen sind fast geruchlos, von nussartigem, etwas bitterlichem
Geschmack.

Bestandtheile. Theobromin (ein dem Theïn in chemischer und
physiologischer Beziehung ähnliches Alkaloid) $1 - 1^1/_2 °/_0$; festes fettes
Oel (s. d.) $40 - 50°/_0$; Stärke $10 - 18°/_0$; Zucker; Eiweiss bis zu $15°/_0$.

Gerottete Sorten. Hiervon kommen die feinsten, Guatemala,
Soconuczo, Esmeralda, sowie Maracaibo K. nicht in Betracht, weil sie
sämmtlich in ihrer Heimath verbraucht werden.

Carracas K. aus Carracas, Provinz Cumana in Venezuela, grosse,
zimmtbraune, erdig bestäubte, sehr fette Bohnen, mit leicht ablöslicher
Schale, von feinem, aromatischem, wenig bitterem Gaschmack. Sie
gehen hauptsächlich nach den südlichen Ländern Europas.

Guajaquil K. (Quito) braunroth, platt eiförmig, mit fest an-
haftender Schale. Bilden die Hauptsorte des deutschen Handels.

Surinam K. schmutzig grau, innen dunkel rothbraun.

Hierher gehören ferner Portocabello (Ausfuhrhafen Venezuelas)
und Guatemala K.

Ungerottete Sorten. Bahia K. aussen gelbroth, von weniger
aromatischem Geruch und herbem Geschmack.

Ferner Trinidad K. etc. etc.

Die ordinären brasilianischen Sorten stammen vielfach von wilden
Bäumen und werden in den Urwäldern von Indianern gesammelt und
an die Händler verkauft. Die feineren Sorten kommen in Säcken,
während die ordinären vielfach direkt in den Schiffsraum geschüttet
nach Europa versandt werden.

Zur weiteren Verarbeitung werden die Kakaobohnen gleich dem
Kaffee in offenen Kesseln oder eisernen Trommeln geröstet, und zwar
so weit, dass die äussere Schale brüchig und leicht ablösbar wird.
Durch das Rösten entwickelt sich erst das vollständige Arom, und
zu gleicher Zeit entstehen Spuren von brenzlichem Oel, welches, gleich
dem Theobromin, anregend wirkt. Hierauf kommen sie in einen
eigenen Apparat, der sie grob zerbricht; die leichtere Schale wird
dann vom Kern durch Gebläsevorrichtungen, ähnlich den Kornreini-
gungsmaschinen, getrennt und nachdem sie grob gemahlen, als Kakao-
schale in den Handel gebracht. Diese dient im Aufguss als Surrogat
für Kaffee und Thee.

Die Kerne werden, nachdem die Keime möglichst abgesiebt (sie sollen nachtheilig auf den Geschmack des K. wirken), mittelst erwärmter Walzen sehr fein gemahlen: hierbei schmilzt das in denselben enthaltene Kakaoöl, und die ganze Masse verwandelt sich in einen halbflüssigen, braunen Brei, welchen man mittelst blecherner Kapseln in die gebräuchliche und bekannte Tafelform bringt. (Kakaomasse, Massa cacaonis.) Aus dieser Masse bereitet man die verschiedenen Chocoladensorten durch Schmelzen bei mässiger Wärme, inniges Mengen mit Zuckerpulver im Verhältniss von 1 Th. Kakaomasse zu 1—2 Th. Zucker. Eine derartige Mischung, ohne Gewürz, heisst Gesundheitschocolade. Werden Gewürze, Vanille etc. hinzugefügt, so trägt sie den Namen Gewürz- oder Vanillechocolade. Vielfach setzt man der Chocoladenmasse medizinische Stoffe zu, um das Einnehmen der Letzteren angenehmer zu machen, oder auch Stoffe, welche die diätetische Wirkung der Chocolade nach gewisser Richtung erhöhen sollen, z. B. Isländischmoos-Chocolade u. A. m.

Wie sich aus den oben angeführten Bestandtheilen der Kakaobohnen ergiebt, sind dieselben nicht nur in Folge des Theobromingehaltes ein Genussmittel gleich dem chinesischen Thee, sondern in Folge der übrigen Bestandtheile zu gleicher Zeit, ein ausgezeichnetes Nahrungsmittel, welches nur in Folge seines grossen Fettgehaltes schwer verdaulich ist. Um diesen Uebelstand zu beseitigen, wird vielfach die Hauptmenge des Oeles durch warmes Pressen entfernt der gewonnene Presskuchen fein gepulvert und dann als entölter Kakao in den Handel gebracht. Löslicher Kakao wird aus entöltem K. entweder durch Erhitzen, wodurch das Stärkemehl zum grössten Theil in Dextrin übergeführt wird, oder durch Behandeln mit schwachen Alkalien erhalten. Der Verbrauch an Kakao und den daraus bereiteten Präparaten ist ein sehr grosser, namentlich bei den Völkern romanischer Abkunft, wie Spanier, Italiener, Franzosen.

Semina canariense. Kanariensamen.
Phalaris canariensis. Gramineae.
Canarische Inseln, Südeuropa, auch in Thüringen kultivirt.

Kleine glänzende, strohgelbe, längliche, beiderseits zugespitzte Körner, welche nur zu Vogelfutter verwandt werden.

Semina coffeae. Kaffee, Kaffeebohnen.
Coffea Arabica. Rubiaceae.
Abyssinien, Ost- und Westindien, Südamerika.

Als die ursprüngliche Heimath des immergrünen Kaffeestrauches wird allgemein das Hochland Abyssiniens angegeben, von dessen Bezeichnung „Kafa" auch der Name stammen soll. Von hier aus hat er sich allmälig durch die Kultur über die ganze tropische Welt verbreitet, und eine Masse Spielarten sind dadurch entstanden. Der Kaffeestrauch verlangt eine mittlere Jahrestemperatur von 25—28° C. Die Plantagen werden durch aus Samen gezogene Pflänzlinge besetzt und lässt man den Strauch, welcher wild eine Höhe von ca. 6 Metern erreicht, nicht höher als ca. 2 Meter werden. Er ist vom 3. bis zum 20. Jahre ertragsfähig. Die Frucht ist länglich oval, wenn reif, gelbroth. Unter dem widerlich süssen Fruchtfleisch liegen 2 gelbe Samengehäuse mit je einem Samen, der eigentlichen Kaffeebohne. Das, die Samen einschliessende Samenhäutchen fehlt vielfach bei den einzelnen Handelssorten, vielfach wird es auch erst in den Kaffeelägern Europa's durch besondere Behandlung entfernt. Die Grösse, Form und Farbe der einzelnen Kaffeesorten ist sehr verschieden; es würde uns zu weit führen, wollten wir versuchen, alle die zahllosen Handelssorten durch genaue Beschreibung zu charakterisiren. Eine wirkliche Kenntniss der Kaffeebranche, die obendrein nur in wenigen Drogengeschäften von Wichtigkeit ist, lässt sich nur durch langjährige Praxis erwerben.

Die Färbung der einzelnen Sorten, die zwischen gelb, graugrün und graublau schwankt, wird vielfach künstlich gegeben, um dem Vorurtheil des Publikums Rechnung zu tragen. Ueberhaupt unterliegt der Kaffee, bevor er in den Detailhandel gelangt, mancherlei Manipulationen. Verlesen, Sortiren, eventuell Auffärben, Appretiren, eine Operation, die in eigenen Appretiröfen vorgenommen wird, um die Bohnen zu vergrössern. Ferner das Perlen mancher Sorten, z. B. beim Java, wo die Perlform ganz besonders geschätzt wird. Diese 'perlförmigen Bohnen sind nicht etwa eine besondere Varietät, sondern finden sich gemengt mit Bohnen gewöhnlicher Form unter dem Java-Kaffee. Um das langsamere Auslesen zu vermeiden, hat man besondere Maschinen konstruirt, welche mittelst schräg stehender, in schüttelnder Bewegung gehaltener Rahmen in kurzer Zeit grosse Mengen der perlförmigen Bohnen von der gewöhnlichen Form trennen.

Bestandtheile. Die Anwendung des Kaffees als Genussmittel beruht vor Allem auf seinen Gehalt an Coffeïn, einem nervenerregenden Alkaloid, welches in demselben bis zu $1^0/_0$ enthalten, neben diesen Kaffeegerbsäure; Eiweiss in hornartigem Zustande; fettes Oel 10 $^0/_0$. Beim gebrannten Kaffee verringert sich, wenn derselbe stark gebrannt, der Coffeïngehalt ein wenig, jedoch tritt dafür ein brenzliches Oel hinzu, das ebenfalls nervenerregend wirkt.

Der Gewichtsverlust des Kaffees beim Brennen beträgt 15—20 $^0/_0$, während das Volumen sich erhöht.

Die Handelssorten lassen sich in 3 grössere Gruppen bringen. 1) Levantiner oder Afrikanische, auch Arabische Sorten genannt; hierher gehören Mokka und Saki. Sehr theuer und wenig im europäischen Handel.

2) Ostindische Sorten. Hierher gehören Java, Ceylon, Bourbon, Manila u. A.

3) Amerikanische Sorten. Diese liefern für den deutschen Handel weitaus die grösste Menge, und vor Allem beherrscht Brasilien mit seiner kolossalen Ausfuhr den Markt vollständig. Hierher gehören Rio, Santos, Campinas, Bahia, Venezuela, Costarica, Laguyra, Domingo, Guatemala und viele Andere.

Sakkakaffee. Unter diesem Namen kommt vielfach das getrocknete Fruchtfleisch der Kaffeefrüchte in den Handel; es dient geröstet und gemahlen als Kaffeesurrogat.

Semina colchici. Zeitlosensamen.
Colchicum auctumnale. Colchicaceae.
Deutschland.

Die Pflanze blüht vom September bis Oktober; der Samen reift jedoch erst im Juni und Juli folgenden Jahres, in dieser Zeit ist er zu sammeln. Er ist von der Grösse eines Hirsekornes, kugelig, dunkelbraun, matt, feingrubig punktirt. Geruchlos; Geschmack bitter, ekelhaft, kratzend. Sehr giftig!

Bestandtheile. Colchicin (giftiges Alkaloid); fettes Oel; Gallus- und Veratrumsäure.

Anwendung. Nur in der inneren Medizin.

Semina crotonis seu Grana tiglii. Krotonsamen.
Tiglium officinale (Croton tiglium). Euphorbiaceae.
Ostindien.

Die Samen sind von der Grösse einer kleinen Bohne, oval, auf 2 Seiten mit kantig hervortretenden Rändern, einer leicht zu entfernenden Oberhaut von graubrauner Farbe. Geruchlos; Geschmack ölig, anfangs milde, hinterher scharf brennend.

Bestandtheile. Fettes Oel (s. d.); Krotonsäure; Spuren von äth. Oel; scharfes Harz (drastisch purgirend).

Anwendung. Dienen nur zur Darstellung des Ol. crotonis, durch Pressen oder Ausziehen mittelst Aether. Beim Pressen der Samen ist grosse Vorsicht nöthig, da sie beim Erwärmen einen scharfen Dunst ausstossen, der Entzündungen der Schleimhäute und des Gesichts hervorruft.

Semina cucurbitae. Kürbiskerne.
Cucurbita pepo. Cucurbitaceae.
Bei uns kultivirt.

Die getrockneten Samen des Speisekürbis. Sie werden von der Samenschale befreit und zerhackt, hie und da als Bandwurmmittel gebraucht; 100—200 Stück für einen Erwachsenen, Kindern die Hälfte. Der eigentlich wirksame Bestandtheil ist nicht bekannt.

Semina cydoniae.   Quittenkerne.
Cydonia vulgaris.   *Pomaceae.*
Kultivirt.

Die Samen sind den Birnen- und Aepfelkernen ähnlich, jedoch durch Zusammendrücken 3 kantig; braun, nicht glänzend, von einer weissen, angetrockneten Schleimschicht umgeben und dadurch meist zu 4—5 zusammengeklebt. Geruchlos; Geschmack fade, schleimig, beim Durchbeissen bitter.

Bestandtheile. Schleim. Dieser wird in wässeriger Lösung durch Alkohol nur getrübt, nicht wie Gummi arabicum gefällt.

Anwendung. Hie und da dient der Quittenschleim als Zusatz zu Augenwässern; hauptsächlich zu kosmetischen Zwecken und als Schlichte zu feinen Geweben.

Russland und die Türkei liefern die grössten Mengen. Der Samen ist dem Wurmfrass sehr ausgesetzt, muss also in gut verschlossenen Gefässen aufbewahrt werden.

Semina erucae seu sinapis albae.   Weisser Senf.
Sinapis alba.   *Cruciferae.*
Südeuropa, bei uns kultivirt.

Die Schotenfrucht ist lang geschnäbelt, steif behaart, 2—4 samig, an den Samen aufgeschwollen. Der Samen ist kugelig rund, 2 mm dick, blassgelb, matt, feingrubig punktirt, innen heller. Geruchlos; Geschmack ölig, hinterher scharf und beissend.

Bestandtheile. Fettes Oel ca. 30 %; Myrosin, ein schwefelhaltiges Glucosid.

Anwendung. Hie und da innerlich im ganzen Zustande verschluckt als magenstärkendes, blutreinigendes Mittel. (Didiers Gesundheitssenfkörner.) Ferner zum Einmachen von Gurken und anderen Früchten und endlich als Zusatz zur Mostrichbereitung.

Das Pulver des weissen Senfes liefert, mit Wasser angerührt, nicht wie der schwarze Senf Senföl, da ihm die Myronsäure fehlt. Man setzt ihn aber bei der Mostrichbereitung zum schwarzen Senf hinzu, um durch seinen starken Myrosingehalt die Bildung des Senföls aus der Myronsäure des schwarzen Senfes zu erhöhen.

Semina foeni graeci.   Bockshornsamen, feine Margareth.
Trigonella foenum graecum.   *Papilionaceae.*
Südeuropa, Aegypten, Kleinasien, auch kultivirt.

Die Frucht dieser Pflanze ist eine sichelförmig gekrümmte, 10 bis 12 cm lange Schotenfrucht mit zahlreichen Samen. Diese sind

gelbbräunlich, sehr hart, fast 4 eckig; 3 mm lang, 2 mm breit. Der
Geruch ist, nach dem Pulvern, angenehm süsslich, an Meliloten erinnernd; Geschmack schleimig, bitter.

Bestandtheile. Aeth. und fettes Oel. Schleim.

Anwendung. Aeusserlich zu erweichenden Umschlägen; innerlich als Thierarzneimittel; das Destillat des Samens auch als Zusatz
zu Cognacessenzen.

Die häufige Verfälschung mit Getreide- oder Hülsenfruchtmehl
lässt sich leicht durch Jodwasser erkennen; da der Samen keine
Stärke enthält, zeigt eintretende Bläuung eine Verfälschung mit Mehl.

Semina guaranae (Pasta guaranae).   Guarana.

Paulinia sorbilis.   Sapindaceae.

Brasilien, am Ufer des Amazonenstromes.

Die Samen oben genannten Baumes kommen nicht als solche in
den Handel, sondern sie werden, nachdem sie getrocknet, grob gepulvert mit Wasser zu einem Teig angemengt und dieser in Stengel- oder
Kuchenform gebracht; letzterer kommt nun, nachdem er an der Sonne abermals getrocknet, als Pasta guarana in den Handel. Diese bildet braunschwarze, matte Massen, auf der Bruchfläche zuweilen weiss gesprenkelt,
sonst rothbraun. Geruch eigenthümlich; Geschmack kakaoähnlich, zusammenziehend, bitter.

Bestandtheile. Coffeïn, auch Guaranin genannt, 3—4 %; Gerbsäure; fettes Oel etc.

Anwendung. Innerlich in Pulverform bei Nervenschmerzen, Migräne etc.

Semina hyosciami.   Bilsenkrautsamen.

Hyosciamus niger.   Solaneae.

Mitteleuropa.

Samen nur stecknadelkopfgross, nierenförmig, zusammengedrückt,
graubraun. Geruchlos; Geschmack widerlich, scharf und ölig. Sehr
giftig!

Bestandtheile. Hyosciamin, ein giftiges Alkaloid, an Aepfelsäure gebunden; fettes Oel 25 %.

Anwendung. Innerlich in Form von Tinktur, Extrakt oder
Emulsion als beruhigendes Mittel. In der Volksmedizin hie und da
als Räucherung gegen Zahnschmerz. Hier aber, da seine Wirkung
problematisch ist, substituirt man am besten einen ähnlichen Samen,
z. B. Semen petroselini.

Semina lini. Leinsamen.
Linum usitatissimum. Lineae.
Mittelasien, jetzt überall kultivirt.

Samen plattgedrückt, länglich eiförmig, 3 mm lang, 2 mm breit, glänzend, hellbraun, von einer farblosen Schleimschicht umgeben, die sich beim Einweichen in Wasser löst. Geruch schwach; Geschmack süsslich, schleimig.

Bestandtheile. Fettes Oel (s. d.) 25—30 %; Schleim 15 % etc. Die Presskuchen, Placenta lini, liefern gepulvert die Farina lini. Etwaige Verfälschungen dieses Präparates mit Mehlabfällen, Kleie etc. erkennt man durch Jodwasser. Bläuung lässt Mehlzusatz erkennen.

Anwendung. Innerlich im Aufguss als schleimiges, reizlinderndes Mittel, bei Husten, Gonorrhöe etc.

Farina lini äusserlich zu erweichenden Breiumschlägen.

Semina myristicae seu Nuces moschatae. Muskatnüsse.
Myristica moschata, M. fragrans. Myristiceae.
Molukken, jetzt kultivirt in Ost- und Westindien, Brasilien
und einigen afrikanischen Inseln.

Oben genannte Bäume liefern uns neben einigen andern, minder wichtigen, theils baum-, theils strauchartigen Myristiceen, die Nuces moschatae und die sog. Muskat- oder Macisblüthe.

Die Myristicafrucht ist eine Steinfrucht, kugelig eiförmig, einsamig, mit seitlicher Naht versehen, gelblich-roth und mit Seidenhaaren bedeckt. Das derbe Fruchtfleisch wird später trocken und öffnet sich bei der Reife mit 2—4 Klappen. Unter denselben liegt der frisch rothe, später orangefarbige, lederartige Samenmantel, Arillus, der in verschiedene Lappen geschlitzt ist und als Macis oder Macisblüthe in den Handel kommt. In diesem Arillus liegt locker eingebettet die braune, zarte und glänzende Steinschale, welche wiederum die eigentliche Muskatnuss (richtiger Muskatsamen) einschliesst. Diese Samen werden nach vorsichtigem Abstreifen des Arillus und Zerklopfen der Steinschale über schwachem Rauchfeuer getrocknet und entweder, wie die englischen, so in den Handel gebracht, oder wie die holländischen zuerst (als Schutz gegen Wurmfrass) in Kalkmilch gelegt und dann getrocknet. Diese Sorten haben einen weissen abreibbaren Ueberzug.

Die Muskatnüsse sind eirund, $2\frac{1}{2}$—$3\frac{1}{2}$ cm lang, etwas weniger breit, unregelmässig, netzartig gerunzelt, mit schwacher Seitennaht, gelbbraun, oder wie die holländischen weiss bestäubt und innen gelblich weiss und braun marmorirt. Gute Muskatnüsse müssen schwer, voll und nicht wurmstichig sein. Vielfach findet man wurmstichige Muskatnüsse, bei welchen die Wurmlöcher zugekittet sind; solche Nüsse erscheinen äusserlich unversehrt, sind aber weit leichter.

Geruch kräftig aromatisch; Geschmack ebenfalls und dabei feurig.

Die Hauptproduktions-Stätten sind noch immer die Molukken-und unter diesen hauptsächlich die Banda-Inseln, die auch die besten Nüsse liefern. Früher war der ganze Handel mit Muskatnüssen Monopol der holländischen Regierung. Diese lieferte den Pflanzern (Parkiners) Sträflinge gegen feste Taxe zur Arbeit. Die ganze Ernte musste dann gleichfalls gegen festen Preis an die Regierung abgeliefert werden. Später aber verpflanzten Engländer und Franzosen die Myristicabäume nach ihren Kolonien, und heute wird die Waare im ganzen indischen Archipel, in Ost- und West-Indien, Süd-Amerika, auf den Inseln Isle de France, Réunion etc. gezogen, wenngleich von sehr verschiedener Qualität. Namentlich sind die südamerikanischen Sorten hell, blass und von schwachem Geruch; die westindischen sind rostbraun, mehr länglich und kantig, von sehr mässigem Arom. Häufig kommen auch die schlechten, angefressenen und zerbrochenen Nüsse als Rompnüsse in den Handel. Die sog. wilden Muskatnüsse, früher „männliche" genannt, werden vielfach von Bourbon importirt und sollen von Myristica fatua stammen. Sie sind weit grösser, länglich, spitz zulaufend, und von geringem Arom.

Bestandtheile. Aetherisches Oel 5—6 %; flüssiges, fettes Oel 6 % und festes Fett ca. 25 %, ausserdem Stärke und Gummi.

Die Macis werden nach vorsichtigem Ablösen aus der Frucht einzeln zusammengedrückt und nach dem Trocknen in Kisten von 140 kg verpackt. Die guten Sorten sind dunkelorangegelb (sehr blasse sind zu verwerfen), fettig anzufühlen, und von kräftigem, den Muskatnüssen sehr ähnlichem Geruch und Geschmack, nur ist letzterer etwas bitterlich. Die Bestandtheile sind ziemlich dieselben wie bei den Nüssen.

Anwendung finden beide Drogen hauptsächlich als Speisegewürz und zur Aromatisirung von Likören, seltener in der Medizin als erregendes Mittel. Unter dem Namen Muskatbutter, Oleum nucistae, kommt das, durch Pressen gewonnene Fett der Nüsse, das übrigens auch den grössten Theil des aetherischen Oeles mit enthält, in den Handel. Siehe Ol. nucistae.

Es dient in der Medizin zur Darstellung des Balsamum nucistae und ähnlicher Mischungen.

Semina nigellae.   Schwarzkümmel.
Nigella sativa, N. Damascena.   Ranuculaceae.
Orient, Südeuropa kultivirt.

Die Samen sind 2—3 mm lang, fast 3kantig, eiförmig, netzadrig, schwarz, nicht glänzend, innen weisslich. Geruch, wenn zerrieben, aromatisch kampherartig; Geschmack gleichfalls.

Bestandtheile. Fettes Oel 30—35 %; aeth. Oel; Nigellin (ein Bitterstoff); Harz.

Anwendung. Hie und da in der Volksmedizin, namentlich zu abergläubischen Zwecken.

Semina (Fructus) oryzae. Reis.

Oryza vulgaris. Gramineae.

Ostindien, von dort über die ganze gemässigte und heisse Zone der Welt verbreitet.

Die Kultur des Reises geschieht auf Feldern, welche durch künstliche Vorrichtungen zeitweise ganz unter Wasser gesetzt werden können. Das Unterwassersetzen der Felder geschieht während der Wachsthumsperiode mehrere Male, nur der sog. Bergreis, Oryza montana, verträgt trockenen Boden. Man baut in den verschiedenen Gegenden zahlreiche Spielarten, die auch äusserlich ein verschiedenes Produkt liefern. Der meiste Reis kommt im rohen Zustande nach Europa, wird dort erst in eigenen Reismühlen, durch Stampf- und Walzwerke, geschält und geschliffen und dadurch erst zur marktfähigen Waare gemacht. Die hierbei gewonnenen Abfälle sind als Reiskleie und Reisschrot sehr gesuchte Futterartikel. In ihnen sind der grösste Theil der stickstoffhaltigen Bestandtheile des Reises enthalten.

Guter Reis muss möglichst ganzkörnig, gleich gross, trocken, weiss und halb durchsichtig, frei von Staub sein, beim Kochen stark aufquellen und ohne säuerlichen Geschmack sein. Graue Waare ist stets ordinär, meist havarirt.

Bestandtheile. Stärkemehl bis zu $85^0/_0$; eiweisshaltige Bestandtheile $1—2^0/_0$; Spuren von Fett.

Von den Handelssorten sind die wichtigsten: Carolinreis, lang, eckig, mattweiss, durchscheinend (sehr geschätzt). Javareis (beste Sorte „Tafelreis") kleiner wie der vorige. Pattnareis klein, langgestreckt, weiss. Bengalreis gross, grob, etwas röthlich. Rangoonreis eine mittlere Sorte; italienischer Reis, derb, rund, weiss.

Der Reis, obgleich seiner Zusammensetzung nach für sich allein kein besonders gutes Nahrungsmittel, weil ihm die Stickstoffbestandtheile fehlen, ist dennoch eins der wichtigsten Nahrungsmittel der Welt. Er vertritt in den tropischen Ländern die dort nicht gedeihende Kartoffel, zum Theil auch unser Brotkorn.

Ausser zur Nahrung dient er in seiner Heimath zur Darstellung des Reisbranntweins, des sog. Arack.

Semina paeoniae. Paeonienkörner, Zahnperlen.

Paeonia officinalis. Ranunculaceae.

Kultivirt.

Die getrockneten reifen Samen der Pfingstrose, erbsengross, blauschwarz, glänzend. Dienen nur, auf Fäden, gereiht zu Zahnhalsbändern,

denen man abergläubischer Weise günstige Einwirkungen auf das Zahnen
der Kinder zuschreibt.

Semina papaveris. Mohnsamen.

Papaver somniferum. Papaveraceae.

Orient, bei uns kultivirt.

Die Samen sind sehr klein, fast nierenförmig, weiss oder grau-
bläulich; geruchlos; von süssem, fettigem Geschmack. Man unterscheidet weissen und blauen Mohnsamen. Zu medizinischen Zwecken
darf nur der weisse verwandt werden, während der blaue mehr zu
Speisen, Backwerk und als Vogelfutter benutzt wird.

Bestandtheile. Fettes trocknendes Oel (s. d.) bis zu 50 %;
Emulsin (eiweissartiger Körper); Spuren der Opiumalkaloide.

Anwendung. Medizinisch in Form von Emulsionen als beruhigendes Mittel, sonst zu Speisezwecken und zur Bereitung des
Mohnöls.

Semina seu Grana paradisi. Paradieskörner, Malaguetta-Pfeffer.

Amomum granum paradisi. Scitamineae.

Westküste Afrikas.

Samen 2—3 mm gross, kantigeckig, mit fester feinwarziger Samenschale, hart, glänzend braun, innen weiss, mehlig. Geruch, wenn zerrieben, aromatisch; Geschmack gleichfalls, brennend scharf, pfefferartig.

Bestandtheile. Aeth. Oel $^1/_2$ %; geruchloses, brennend scharfes
Harz 3 %, beide in der Samenschale.

Anwendung. Früher als Ersatz für Kardamomen, jetzt nur noch
hie und da zum Verschärfen von Branntwein, Essig etc.

Semina phaseoli. Weisse Bohnen.

Phaseolus vulgaris, Ph. nanus. Papilionaceae.

Kultivirt.

Dienen medizinisch nur zur Bereitung des Bohnenmehls. (*Farina
fabarum*), welches zu trockenen Umschlägen gegen Rose etc. seine
Verwendung findet. Die Bohnen enthalten neben 25 % Stärkemehl
eine sehr grosse Menge Leguminose (eiweisshaltiger Körper) und Spuren
einer Zuckerart, Phaseomannit.

Semina physostigmatis, Fabae calabaricae. Calabarbohnen.

Ordealbeans (Gottesurtheilbohnen), Eseresamen.

Physostigma venenosum. Papilionaceae.

Westafrika, Calabarküste.

Die Bohnen sind nierenförmig, 2—3 cm lang, $1^1/_2$—2 cm breit,
Schale glänzend, braunschwarz, der Nabel läuft an der Innenseite, in
Form einer breiten Furche hin; bei frischen Bohnen sind die scharf

Buchheister. 11

hervortretenden Ränder dieser Furche roth. Unter der harten Schale liegt ein weisser, 2 lappiger Samenkern. Geruchlos; Geschmack sehr schwach.

Bestandtheile. Physostigmin, auch Eserin genannt (sehr giftig!); Stärkemehl 45 %. Alles nur in den Samenlappen; die Schalen sind wirkungslos.

Anwendung. Die Calabarbohnen finden in Substanz so gut wie niemals Anwendung, auch das früher gebräuchliche spirituöse Extrakt weicht mehr und mehr dem Gebrauch des aus ihm dargestellten Eserins. (s. d.) Letzteres findet in der Augenheilkunde vielfache Anwendung, da es die Pupillen erweiternde Wirkung des Atropins und des Hyosciamins aufhebt. Es ist ferner ein Gegengift gegen das Strychnin und dessen Starrkrampf hervorrufende Wirkung.

Der von den Engländern gegebene Name Ordealbean hat darin seine Begründung, dass bei den Negerstämmen der Calabarküste das Essen einer solchen Bohne in zweifelhaften Fällen bei dem betreffenden Verbrecher als Gottesurtheil angewandt wird. Bleibt der Angeklagte nach dem Genuss einer Bohne leben, so gilt er als unschuldig.

Semina (Nuclei) pistaciae. Pistazien, grüne Mandeln.
Pistacia vera. Therebinthaceae.
Mittelmeerländer.

Die Frucht ist eine Steinfrucht, doch kommt fast immer nur der Samen in den Handel. Dieser ist etwas 3 kantig, meist von der Grösse einer länglichen Haselnuss. Aussen röthlich bis violett, innen grün oder gelb. Geruchlos; Geschmack süss, mandelartig.

Bestandtheile. Etwa dieselben wie die der Mandeln.

Anwendung. Nur zu Konditoreizwecken (Magenmorsellen). Die Haupthandelssorte ist die sicilianische, aussen violett, innen grün. Ferner Tunis P. klein, aussen roth, innen lebhaft grün. Aleppo P. sehr gross, innen gelb.

Pistazien werden des starken Oelgehalts halber rasch ranzig.

Semina psyllii. Flohsamen.
Plantago psyllium. Plantagineae.
Südeuropa.

Samen 2 mm lang, 1 mm breit, glänzend, schwarzbraun, schildförmig, oben convex, unten platt, mit einer Längsfurche und einem schleimigen Ueberzug, gleich dem Leinsamen. Geruchlos; Geschmack schleimig.

Bestandtheile. Schleim 15 %; Gummi.

Anwendung. Selten medizinisch gegen Durchfall, Harnröhrenentzündung etc., meist zur Appretur.

Die ganz gleichwerthigen Samen von Plantago arenaria und Pl. cynops sind bei uns, weil von hellbrauner Farbe, nicht beliebt.

Semina (Glandes) quercus. Eicheln.
Quercus pedunculata, Qu. robur, Qu. sessiflora. Cupuliferae.
Europa.

Die von den Schalen befreiten Samenlappen der Eichel; bräunlich grau; geruchlos; Geschmack herb, bitter.

Bestandtheile. Stärke 30—35 %; Quercit; fettes Oel; Gerbsäure. Die Eicheln finden immer nur im gerösteten Zustande, als Glandes quercus tostae praeparatae, Eichelkaffee, Verwendung. Beim Rösten geht der grösste Theil der Stärke in Dextrin über, zugleich entstehen brenzliche Produkte, die ihm einen dem Kaffee ähnlichen Geruch verleihen.

Anwendung. Als Ersatz des Kaffees, namentlich bei schwächlichen und skrophulösen Kindern.

Semina sinapis nigrae. Schwarzer Senf.
Brassica nigra, Br. juncea. Cruciferae.
Kultivirt.

Samen kugelig, noch kleiner als der gelbe Senf; Samenhülle rothbraun, matt, netzadrig, punktirt, innen gelb; trocken geruchlos; das Pulver, mit Wasser angerührt, nach kurzer Zeit einen scharfen, die Augen zu Thränen reizenden Geruch entwickelnd. Geschmack anfangs bitter, hinterher brennend, scharf.

Bestandtheile. Fettes Oel 18—25 %; Myrosin und Myronsäure, an Kali gebunden. Diese beiden letzteren Stoffe liefern bei Gegenwart von Wasser das aeth. Senföl (s. d.).

Anwendung. Innerlich kann das Senfmehl bei Vergiftungsfällen als leicht erreichbares Brechmittel dienen. Man giebt 5—10 Gramm mit reichlichem Wasser angerührt. Aeusserlich dient es in Form von Senfteig als hautreizendes Mittel. Seine Hauptverwendung findet der Senf zur Bereitung des Mostrichs.

Senfpapier als bequemer Ersatz des Senfteiges wird dadurch bereitet, dass man weiches, aber zähes Papier auf der einen Seite mit Kautschuklösung bestreicht, dann reichlich mit grobem Senfmehl bestreut und dieses dadurch auf dem Papier befestigt, dass man es durch Walzen laufen lässt.

Der Senf wird an sehr vielen Orten gebaut. Die beliebteste Handelswaare ist der holländische, Körner sehr klein, dunkel, aber kräftig. Weniger geschätzt sind die thüringer und russischen Sorten. Letzterer, der in Südrussland in der Gegend von Sarepta in grossen Massen gebaut wird, stammt von Sinapis juncea, mit hellbraunen, etwas grösseren Samen.

Das Sarepta-Senfmehl, wie es als solches in den Handel kommt, wird von enthülsten und entölten Senfsamen bereitet. In Russland wird nämlich das fette Senföl vielfach als Speiseöl benutzt und deshalb abgepresst.

Semina staphisagriae. Stephanskörner, Läusekörner.
Delphinium staphisagria. Ranunculaceae.
Südeuropa.

Samen plattgedrückt, 3eckig, ca. 6 mm lang und breit, 3 mm dick; Rückseite gewölbt, rauh, grubig, graubraun, innen gelblich. Geruchlos; Geschmack ekelhaft bitter, hinterher brennend scharf. Giftig!

Bestandtheile. Fettes Oel 15 %; 2 giftige Alkaloide, Delphinin und Staphisagrin und eine flüchtige Säure, Delphinsäure.

Anwendung. Als Zusatz zum Lausepulver; zur Darstellung des Delphinins und vielfach in der Homoeopathie.

Semina stramonii. Stechapfelkörner.
Datura stramonium. Solaneae.
Deutschland.

Samen klein, braunschwarz, glanzlos, ca. 2 mm lang und breit; feinpunktirt, innen weiss, geruchlos; Geschmack bitter, scharf.

Bestandtheile. Fettes Oel; Daturin (giftiges Alkaloid), an Apfelsäure gebunden $1^{1}/_{2}$ %.

Anwendung. In der innern Arznei zu Tinkturen, Extrakten etc.

Semina strychni (Nuces vomicae). Strychnossamen, Brechnüsse, Krähenaugen.
Strychnos nux vomica. Strychneae.
Ostindien, Coromandelküste.

Die Frucht des genannten Baumes ist einer Orange ähnlich. Unter der gelben Schale liegt ein saftreiches, säuerliches, nicht giftiges Fleisch, in welchem die Samen (8—15) eingebettet sind. Diese, die sog. Krähenaugen, sind kreisrund, scheibenförmig, mit wulstigem Rand, ca. 2 cm im Durchmesser, 2—3 mm dick: gelbgrau, mit dichten, von der Mitte nach dem Rande zu anliegenden Haaren. Die Samenlappen sind hornartig, weissgrau, berühren sich nur am Aussenrande, so dass zwischen ihnen ein hohler Raum entsteht. Geruchlos; Geschmack sehr bitter.

Bestandtheile. 3 sehr giftig Alkaloide, Strychnin 0,4 % (s. d.); Brucin und Igasurin, gebunden an Igasursäure.

Anwendung. Die Nuces vomicae werden innerlich in sehr kleinen Dosen als Pulver, Tinktur oder Extrakt gegen Nervenleiden,

Magenkatarrh und ähnliche Leiden, auch bei Ruhr und Durchfall gegeben. Die geraspelten Nuces vomicae werden vielfach als ein kräftig
wirkendes Gift gegen Ratten und Mäuse angewandt, am besten mit
Fett oder Brotteig vermengt.

Beim Raspeln und Pulvern ist grosse Vorsicht anzuwenden.
Grössere Mengen des Pulvers bewirken starkes Erbrechen, dann Lähmungserscheinungen, Starrkrampf; 3 Gramm sollen schon den Tod eines
erwachsenen Menschen herbeiführen. Bei eventuellen Vergiftungsfällen
ist sofort ein Arzt hinzuzuziehen; vorher sind die in der Einleitung gegebenen Gegenmittel, vor Allem starker Kaffee und etwas Gerbsäure
anzuwenden.

Semina St. Ignatii (Fabae Ignatii). Ignatiusbohnen.

Strychnos Ignatii. *Strychneae.*

Philippinen.

Die Frucht des kletternden Strauches ist kürbisartig; unter der
harten Schale liegt ein bitteres Fruchtfleisch, in welchem die zahlreichen Samen dicht aneinander eingebettet sind. Diese sind meist
3eckig, 2—$2\frac{1}{2}$ cm lang, bis zu 2 cm breit, sehr verschieden gestaltet.
Aussen grau bis braun, fein gerunzelt; innen hornartig, grau grünlich.
Geruchlos; Geschmack sehr bitter.

Bestandtheile. Dieselben wie bei den Nuces vomicae, nur
weit mehr Strychnin, bis zu $1\frac{1}{2}$ %, weniger Brucin.

Anwendung. Medizinisch so gut wie gar nicht, dagegen viel-
fach in den chemischen Fabriken zur Darstellung des Strychnins.
Da sie noch giftiger wie die Nuces vomicae sind, ist die grösste
Vorsicht bei ihrer Verarbeitung geboten.

Semina (Fabae) tonko. Tonkabohnen.

Dipterix odorata. D. oppositifolia. *Papilionaceae.*

Angostura, Guyana.

Die Bohnen der Angostura und der sog. holländischen Sorte sind
3—4 cm lang, bis zu 1 cm breit, ca. 8—10 mm dick; meist etwas
gekrümmt, an beiden Enden stumpf; mit dünner, zerbrechlicher,
schwarzer, fettglänzender, runzeliger Samenhaut. Samenlappen gelbbräunlich, meist durch einen mit Cumarinkrystallen bedeckten Spalt
getrennt. Die sog. englischen Tonkabohnen, aus Englisch-Guyana,
sind bedeutend kleiner, aussen mehr braun als schwarz, innen ebenfalls heller, selten krystallisirt.

Um das Krystallisiren der Bohnen zu verstärken, soll man sie
nicht gänzlich reif in Fässer packen und schwitzen lassen.

Geruch vanille- und melilotenartig; Geschmack bitter, gewürzhaft
und ölig.

Bestandtheile. Cumarin (s. d.); Fett; Stärke.

Anwendung. Zu Parfümeriezwecken und als Ersatz des Waldmeisters bei der Maiweinessenz.

In den letzten Jahren wird als Ersatz der zeitweilig sehr theuren Tonkabohnen eine neue Droge unter dem Namen Vanilla-Root in den Handel gebracht. Es sind die Stengel und Blätter von Liatris odoratissima.

Die Waare riecht ungemein stark nach Cumarin und wird namentlich von den Tabaksfabrikanten sehr gesucht.

Gruppe XII.

Sporen, Drüsen, Haare, Gallen.

Lycopodium (Semen lycopodii). Bärlappsamen, Hexenmehl, Streupulver, Blitzpulver, Wurmmehl.

Lycopodium clavatum. Lycopodiaceae.

Nördliches Europa.

Die Pflanze ist krautartig, kriechend, mit aehrchenartigen, aufrechtstehenden Sporenträgern. Diese werden im August bis September, bevor sie reif sind und zu stäuben beginnen, eingesammelt, in Gefässen getrocknet und dann ausgeklopft. Das so gewonnene Pulver ist das Lycopodium.

Es sind die Sporen der Pflanze, welche in eigenen Sporenbehältern (Sporangien), die in den Blattwinkeln der Sporenträger stehen, sich befinden.

Die Sporen vertreten bei den Kryptogamen die Stelle des echten Samens bei den Phanerogamen; sie unterscheiden sich vom Samen dadurch, dass sie weder Samenlappen noch Keim haben. Ihre wissenschaftliche Bezeichnung ist „Antheridien", daher wäre richtiger Antheridia statt Semen zu schreiben, eine Bezeichnung, die sich auch hie und da schon eingebürgert hat.

Lycopodium ist ein leichtes, blassgelbes, sehr bewegliches, gewissermassen fliessendes Pulver (Zeichen der Güte und Reinheit). In die Lichtflamme geblasen, blitzartig verbrennend, auf Wasser schwimmend, obgleich spezif. schwerer als dasselbe. Nur nachdem es im Mörser unter starkem Druck zerrieben, lässt es sich mit Wasser mengen.

Unter dem Mikroskop zeigt es eine eigenthümliche charakteristische Form; 4seitig pyramidal, mit gebogenen Flächen, netzadrig, auf den

Leisten mit kleinen Stacheln besetzt, dadurch von allen andern Beimengungen zu unterscheiden.

Bestandtheile. Fettes Oel 6 %; Schleim; Spuren von Pflanzensäuren.

Anwendung. Innerlich mit Wasser zu einer Art Emulsion verrieben, gegen Blasenleiden. Meist aber als Streupulver bei dem Wundsein der Kinder.

Als Verfälschungen kommen vor: Blüthenstaub der Fichte, Schwefel, Stärkemehl, Kreide (?). Erstere durch das Mikroskop zu erkennen; letztere fallen beim Schütteln mit Chloroform zu Boden, während das reine Lycopodium obenauf schwimmt.

Gutes Lycopodium muss hell von Farbe, frei von Blättern, Stengelchen und leicht fliessend sein.

Die bei weitem grösste Menge der Handelswaare stammt aus Russland, doch liefern auch Harz, Rhön und Spessart ziemlich bedeutende Quantitäten.

Lupulin (Glandulae lupuli). Lupulin.
Humulus lupulus. Urticeae.
Wild und kultivirt.

Das Lupulin besteht aus den Oeldrüsen der Hopfenkätzchen (s. Flor. lupuli) und wird durch Reiben und Absieben von diesen getrennt. Mehlartig fein; frisch gelbgrün. Geruch und Geschmack kräftig aromatisch. Mit der Zeit wird es braun, geruchlos und damit unwirksam. Guter Hopfen giebt ca. 10 % Oeldrüsen. Unter dem Mikroskop haben dieselben eine gedrungen pilzförmige Gestalt.

Bestandtheile. Lupulit (ein bitterer, krystallinischer Stoff) 10 %; bitteres, goldgelbes Harz ca. 30 %; aetherisches Oel 1--2 %; etwas Gerbsäure.

Anwendung. Das Lupulin ist der eigentlich wirksame Bestandtheil des Hopfens und beruht auf seiner Gegenwart auch die Anwendung desselben beim Brauen. Medizinisch findet es in kleinen Gaben Verwendung gegen verschiedene Leiden der Harn- und Geschlechtsorgane.

Kamala (Glandulae rottlerae). Kamala, Wurrus.
Rottlera tinctoria. Euphorbiaceae.
Vorderindien, Philippinen, Australien.

Die Früchte des strauchartigen Baumes sind 3fächrige Kapselfrüchte; dicht mit kleinen, rothbraunen Drüsen und Sternhaaren bedeckt. Diese werden zur Zeit der Reife abgebürstet und bilden die Kamala oder Wurrus des Handels; ein feines, dunkelrothes Pulver, welches für den medizinischen Gebrauch durch vorsichtiges Absieben möglichst von den Sternhärchen und etwa beigemengtem Sand befreit werden

muss. Das Pulver ist sehr leicht, verbrennt, in die Flamme geblasen,
gleich dem Lycopodium, mischt sich nicht mit Wasser und giebt auch
an dieses nichts ab; dagegen wird alkalisches Wasser tiefroth dadurch
gefärbt. Zieht man Kamala mit Aether aus, so erhält man beim Verdunsten gelbe Krystalle, das sog. Rottlerin, welche mit Alkali eine
tiefrothe Farbe geben. Geruch und Geschmack fehlen.

Bestandtheile. Rottlerin; Rottleraroth (harzartig); Spuren von
aetherischem Oel.

Anwendung. Als ausgezeichnetes Bandwurmmittel, 6—12 g, am
besten in mehrere Dosen getheilt. In Indien und England benutzt
man den Wurrus auch zum Färben von Geweben.

Penghawar Djambi, Pulu, Paku Kidang.

Unter diesen Namen kommen die Spreuhaare der Wedelbasen
verschiedener ostindischer Baumfarren, namentlich Cibotium Baromez,
in den Handel. Sie bilden eine weiche, krause, goldgelbe bis braune
Wolle (die einzelnen Härchen mehrere Centimeter lang), die als blutstillendes Mittel dient. Ihre Wirkung ist eine mechanische, indem sie
das Serum des Blutes aufsaugt und dasselbe dadurch verdickt.

Gallae. Galläpfel, Gallen.

Unter Galläpfel verstehen wir krankhafte Auswüchse, dadurch
hervorgebracht, dass verschiedene Insekten ihre Eier, mittelst Lege
stachels, in Blattknospen, Blätter oder Früchte legen. Durch den
Stich und die weitere Entwickelung der Eier entsteht an der betreffenden Stelle ein verstärkter Säftezufluss. Es bildet sich um das
Ei und später um die Larve eine starke Zellenwucherung und allmälig
entsteht der Auswuchs, den wir Gallen nennen.

Wir können 2 Hauptgruppen unterscheiden. Eichengallen, die
eigentlichen Galläpfel, hervorgerufen durch den Stich der Eichengall-,
wespe, Cynips gallae infectoria, und die chinesischen und japanesischen Gallen, durch den Stich der chinesischen Blattlaus, Aphis
chinensis, auf den Blättern und Zweigen einer Sumachart, Rhus semia-
lata, entstanden.

Von den Eichengallen unterscheidet man im Handel asiatische,
meist auf Quercus infectoria und europäische, auf Quercus cerris und
sessiflora gewachsen.

Die asiatischen sind voll, schwer, 1—2 cm im Durchmesser,
rundlich, stacheligwarzig; innen einen deutlich begrenzten, stärkehal-
tigen Kern zeigend. Die beste Sorte kommt unter dem Namen Aleppo
oder türkische G. in den Handel. Unsortirt sind sie gemengt aus
kleineren, fast schwärzlichen, sehr höckerigen und grösseren, grünlichen
weniger stacheligen, leichteren Gallen. Letztere sind minderwerthig-

vielfach schon mit einem Bohrloch versehen, aus welchem das Insekt ausgeschlüpft ist. Die Smyrna G. sind blass, glänzend, porös und leichter als die vorige Sorte.

Gute Galläpfel müssen möglichst frei von angebohrten sein, weil bei diesen der Gerbstoffgehalt geringer ist als bei den nicht völlig entwickelten.

Die europäischen Galläpfel sind aussen glatt, höchstens runzelig, leicht, bedeutend kleiner, ohne Stärkegehalt, aber so geringwerthig, dass sie für den Drogenhandel gar nicht in Betracht kommen.

Chinesische oder japanesische Gallen sind äusserlich von den Eichengallen sehr verschieden. 3—8 cm lang, 2—3 cm breit, meist nach beiden Enden verjüngt, aufgeblasen, dünnwandig, hornartig, mit zackigen Auswüchsen, leicht zerbrechlich; aussen graugelb, mit feinen Haaren bedeckt.

Bestandtheile. Gerbsäure 50—70 %; (s. Acidum tannicum) Gallussäure 2 %; Gummi; Stärke (europäische und chinesische nicht).

Anwendung. Vor Allem technisch zur Darstellung des Tannins; in der Färberei und zur Tintenfabrikation. (s. d.)

Bei den oft hohen Preisen der Galläpfel hat man zahlreiche andere Stoffe, welche ebenfalls eisenbläuenden Gerbstoff enthalten, als Surrogate in den Handel gebracht. Hierher gehören unter Anderen:

Knoppern, entstanden durch den Stich von Cynips quercus calicis, in den jungen Fruchtbecher von Quercus pedunculata und sessiflora. Sie sind ca. 2—3 cm gross, gelbbraun, kantig, umschliessen oft noch die verkrüppelten Samen. Hauptbezugsländer sind Ungarn, Kroatien, Dalmatien.

Valonen oder orientalische Knoppern, auch Ackerdoppen genannt, sind die Fruchtbecher von Quercus aegilops, Quercus valonia und kommen von den ionischen Inseln, der Krim etc.

Ferner gehören hierher Algorabilla, die Schoten einer chilenischen Papilionacee; Manglerinde von Afrika (dicke, rothbraune Rindenstücke) und vor Allem:

Dividivi oder Libidivi, die Schoten von Caesalpinia coriaria, aus Südamerika. Sie sind 3—5 cm lang, ca. 2 cm breit, gekrümmt, sichel- oder S-förmig, 3—9fächerig, nicht aufspringend, braun, glänzend. Enthalten neben Gerbsäure viel Gallussäure.

Bablah, die Schoten von Acacia bambola und einigen andern Mimosenarten Ostindiens. Glatt, 3gliedrig eingeschnürt, fein und kurz graubehaart; die Samen schwarzbraun, mit gelbem Rand.

Alle diese verschiedenen Surrogate, zu denen neuerdings noch die Quebrachorinde getreten ist, sind meist bedeutend gerbstoffärmer als die türkischen und chinesischen Gallen, können auch zur Darstellung des Tannins nicht benutzt werden, dienen daher nur zu Färberei- und Gerbereizwecken.

Gruppe XIII.
Stärkemehl, Dextrin. Zuckerarten.

Das Stärkemehl ($C^{12} H^{10} O^{10}$ oder $C_6 H_{10} O_5$) findet sich in allen höheren Pflanzen, namentlich in den Markstrahlen, Wurzeln, Wurzelstöcken, Knollen und den Samen abgelagert. Im Haushalt der Natur spielt die Stärke eine grosse Rolle; bei den Pflanzen ist sie gleichsam die aufgespeicherte Reservenahrung, aus der beim Wachsthum die Cellulose entsteht. Durch den Lebensprozess bildet sich aus der Stärke zuerst Dextrin, dann Stärkezucker oder Glycose; diese, in Lösung gebracht, setzt sich dann in Cellulose um. Sehr gut lassen sich diese verschiedenen Stadien bei der Kartoffel beobachten. Während sie im Herbst grosse Mengen Stärkemehl enthält, verschwindet diese gegen das Frühjahr hin immer mehr; sobald der Keimungsprozess eintritt, wird der Geschmack fade und beim weiteren Verlauf süss. Zuletzt, wenn die Triebe sich entwickeln, verschwindet auch dieser Zuckergeschmack und der ganze, ursprünglich vorhandene Stärkemehlgehalt ist in Cellulose umgewandelt, d. h., er hat zur Bildung der Triebe gedient.

Für den thierischen Organismus ist die Stärke nur ein indirektes, nicht plastisches Nahrungsmittel. Sie ist wie alle sog. Kohlenhydrate, das eigentliche Feuerungsmaterial, welches die für den Körper nöthige Wärme hervorruft. Fehlen bei der Nahrung die richtigen Mengen an Kohlenhydraten, so werden dieselben dem thierischen Organismus selbst entnommen und dieser magert ab. Werden sie dagegen in reichlicher Menge zugeführt, so findet eine starke Fettablagerung statt (Mästung der Thiere).

In chemischer Beziehung verhalten sich die verschiedenen Stärkearten ziemlich gleich; sie sind in kaltem Wasser, Alkohol, Aether, Chloroform vollständig unlöslich, in Wasser von $70-80^0$ C. dagegen quellen die Körner auf, es bildet sich sog. Kleister und ein kleiner Theil der Stärke geht in Lösung über. Wird der Stärkekleister anhaltend gekocht, namentlich bei höherer Temperatur oder unter Zusatz kleiner Mengen Mineralsäuren, so entsteht zuletzt eine vollständig klare Lösung, indem sich Dextrin und nachher Glycose bildet. Gleiche Vorgänge treten ein durch die Einwirkung des Magensaftes bei der Verdauung und bei der Gegenwart von Hefezellen. Bringt man Stärke mit wässeriger Jodlösung in Berührung, so färbt sie sich blau.

In der äussern Form unterscheiden sich die verschiedenen Stärkemehlkörper vielfach ganz charakteristisch. Es sind sogar häufig die Stärkekörner ein und derselben Pflanze verschieden, je nach den Organen, von denen sie entnommen sind. Daher ist denn auch die äussere

Form, welche sich ⁓allerdings nur durch ein kräftiges Mikroskop erkennen lässt, das einzige sichere Unterscheidungszeichen für die einzelnen Sorten.

Die Darstellungsweise ist im Grossen und Ganzen stets die gleiche. Die Gewebe werden zerkleinert und zerrissen; die Stärke durch Auswaschen und Abschlämmen abgesondert.

Die Rückstände finden noch Verwendung theils als Viehfutter, wie bei den Kartoffeln etc., theils zur menschlichen Nahrung wie bei dem Weizen, wo der als Nebenprodukt gewonnene Kleber zur Darstellung von Nudeln und Maccaroni dient.

Die verschiedenen Stärkesorten haben eine sehr grosse technische und kommerzielle Bedeutung; medizinisch wichtig ist nur eine derselben, das Arrow Root. Unter diesem Namen kommen allerdings ganz verschiedene Stärkemehle, dargestellt aus den Wurzeln verschiedener tropischer Pflanzen, in den Handel. Man unterscheidet westindisches, ostindisches und Brasil Arrow Root.

Amylum marantae, westindisches Arrow Root, ist das eigentliche echte A. oder Pfeilwurzelmehl. Es wird aus den fleischigen, mehligen Wurzelstöcken einer ursprünglich in Westindien heimischen, jetzt auch in Ostindien, West- und Südafrika kultivirten Maranthacee, Marantha arundinacea, bereitet. Die Wurzelstöcke werden sorgfältig gereinigt, so lange mit fliessendem Wasser gewaschen, bis dasselbe geschmacklos abfliesst, dann gequetscht und die Stärke ausgeschlemmt. Nach dem Absetzenlassen werden die oberen gefärbten Schichten entfernt, das Uebrige getrocknet und in Zinnbüchsen oder in mit Papier ausgelegten Fässern versandt. Das Pfeilwurzelmehl ist matt- aber reinweiss, knirscht sehr stark unter den Fingern und giebt mit 100 Th. heissem Wasser einen fast klaren, etwas bläulichen Schleim. Unter dem Mikroskop erscheinen die Körner rundlich oder breit eiförmig, von verschiedener Grösse (kleiner als die Kartoffelstärke), durchsichtig, mit wenig deutlichen Schichtungen, einen einfachen oder sternförmigen Riss oder Kernpunkt zeigend. Die Handelssorten werden nach den Ursprungsländern oder den Hafenplätzen, von wo sie exportirt werden, benannt, z. B. Bermuda-, St. Vincent-, Jamaica-, Barbados-, Demerara-, Sierra-Leone-, Porte Natal-Arrow Root etc.

Ostindisches Arrow Root, auch Bombay- oder Malabar-Arrow Root genannt, wird aus den Wurzelstöcken verschiedener Curcumaarten, namentlich Curcuma angustifolia und leucorhiza gewonnen. Das Pulver ist mattweiss, knirscht bedeutend schwächer und giebt einen reinweissen Kleister. Unter dem Mikroskop flacheiförmig oder länglich, an beiden Enden einen punktförmigen Kern und von hier ausgehende kreisförmige Schichten zeigend. Kommt von Bombay und Calcutta über England in den Handel und ist bedeutend billiger als die vorige Sorte.

Brasilianisches Arrow Root oder Cassava-Stärke kommt
nur selten noch als solche, sondern meist in Form durchsichtiger
Klümpchen, als Tapioca-Sago, in den Handel. Die Cassava-Stärke
bildet ein weissgraues, mattes, feines Pulver; die Körner sind rundlich
oder eckig, ohne sichtbare Schichtung, mit einfachem Kernpunkt. Sie
stammt von 2 südamerikanischen Euphorbiaceen, Manihot utilissima
und M. janipha. Der Saft der grossen, rübenförmigen Wurzel ist,
eines starken Blausäuregehaltes halber, sehr giftig. Die Blausäure
wird durch Erwärmen entfernt und da sich hierbei die Stärkekörner
leicht verändern, verarbeitet man sie gewöhnlich gleich zu Sago.

Weizenstärke (Amylum tritici) wird in Deutschland, namentlich
in der Gegend von Halle, in grossen Massen bereitet, theils aus Weizen-
mehl, theils direkt aus gequellten, hinterher zerquetschten Weizenkörnern.
Im ersten Falle wird der im Mehl enthaltene Kleber gewonnen und
zu Nudeln oder Maccaroni verarbeitet; im letzteren Falle sind die
Abfälle nur als Schweinefutter verwendbar. Unter dem Mikroskop erscheinen die Stärkekörnchen sehr verschieden gross, theils linsen-, theils
nierenförmig; Kernpunkt und Schichtungen sind nur bei sehr starker
(500facher) Vergrösserung zu erkennen. Kleister weisslich, mit bläulichem
Schein. Die Weizenstärke kommt entweder als Stengel- oder Krystall-
stärke oder mit Ultramarin gebläut als Waschstärke, seltener in Pulverform als Kraftmehl in den Handel.

Kartoffelstärke wird namentlich in Schlesien, Pommern, der
Provinz Sachsen in kolossalen Quantitäten hergestellt, von denen aber
die weitaus grösste Menge weiter zu Stärkesyrup und Stärkezucker
verarbeitet wird. Sie kommt in Brocken oder zu Pulver gemahlen
als Pudermehl oder Kartoffelmehl in den Handel. Die Kartoffelstärke zeigt unter dem Mikroskop von allen Stärkesorten die grössten
Körner, oval oder birnenförmig, mit 1 oder 2 Kernpunkten und deutlichen konzentrischen Schichtungen. Kleister durchscheinend mit grauem
Ton. Das Pulver selbst ist ebenfalls nicht so weiss als das der
Weizenstärke. Die Klümpchen sind leichter mit den Fingern zu zerdrücken, als bei der letzteren.

Maisstärke wird hauptsächlich in Nordamerika, vor Allem in
und um Cincinnati bereitet und zwar aus den gequellten und zerquetschten Maiskörnern. Die Stärkekörner sind klein, deutlich eckig,
mit querspaltigem, zuweilen auch vertieftem Kernpunkt.

Reisstärke wird in England, Belgien, neuerdings auch in Deutschland bereitet. Die Fabrikation ist insofern eine von den übrigen verschiedene, als sich die Stärke nicht durch einfaches Waschen aus dem
gemahlenen oder gequellten Reis gewinnen lässt: man muss hier die
Faserbestandtheile der Reiskörner durch chemische Manipulationen zerstören. Es geschieht dies durch längere Behandlung mit ganz dünner
Natronlauge (1—2° Bé.) und nachheriges anhaltendes Waschen mit reinem

Wasser, Schlemmen etc. etc. Die Stärkekörner erscheinen unter dem Mikroskop sehr klein, scharfkantig, vieleckig, häufig noch zu grösseren, kugeligen Körnern zusammenhängend. Reisstärke ist in kaltem Wasser nicht vollständig unlöslich, sondern giebt an dasselbe einen nicht ganz unbedeutenden Theil ab.

Die Stärke zieht, in feuchter Luft aufbewahrt, bedeutende Quantitäten Wasser an. Sie soll, fein zerrieben und längere Zeit auf 60 bis 80^0 erwärmt, nicht mehr als höchstens $15-20\ ^0\!/_0$ verlieren. Dies ist etwa das Quantum, welches eine jede Stärke bei gewöhnlicher Temperatur an Wasser zurückhält.

Verwendung findet Stärke, ausser zu Speisezwecken und zur Darstellung des Dextrins und Stärkezuckers, vor Allem zum Appretiren d. h. Steifen von Geweben. Für diesen Zweck haben angestellte Versuche folgende Werthskala festgestellt: 1) Reis- und Weizenstärke, 2) Maisstärke, 3) Kartoffelstärke.

Stärkeglanz. Unter diesem Namen kommen zahllose Präparate in den Handel, deren Zusammensetzung aber stets darauf hinausläuft, dass man zur Erzielung eines grösseren Glanzes und einer grösseren Steifigkeit der Wäsche der Stärke eine variirende Menge von gepulvertem Stearin und meist auch von Borax zugesetzt hat.

Crêmestärke ist nur durch einen Zusatz von Oker gelb gefärbt.

Sago ist weiter nichts als ein durch besondere Manipulationen zusammengeballtes, durch Wärme ein wenig verändertes Stärkemehl. Ursprünglich wurde der Sago nur aus dem Mark verschiedener Sagopalmen, Sagus Rumphii, S. laevis, S. farinifera etc. bereitet. Das Mark dieser Bäume enthält vor der Blüthezeit eine grosse Menge Stärkemehl. Die Bäume werden zur Gewinnung desselben gefällt, gespalten, das herausgenommene Mark nach gewöhnlicher Methode auf Stärke verarbeitet. Die noch feuchte Stärke wird mittelst Durchreiben durch Drahtsiebe gekörnt, dann in eisernen Gefässen unter beständigem Rühren auf ca. 80^0 C. erwärmt. Hierbei verkleistert sich die Oberfläche und die Körner erscheinen mehr oder weniger durchsichtig. Diese Operation geschieht in eigenen Sagofabriken, namentlich in Singapore und Calcutta (wohin die rohe Stärke noch feucht gebracht wird) fast immer durch chinesische Kulis. In neuerer Zeit wird auch in Westindien echter Sago fabrizirt. In Europa benutzt man zur Darstellung eines sehr guten Sagos die Kartoffelstärke. Diese wird in ganz ähnlicher Weise behandelt und zwar zuerst durch verschiedenartige Vorrichtungen gekörnt, die Körner dann in langsam rotirenden Trommeln gerundet, oberflächlich getrocknet, schliesslich in Cylindern auf 70 bis 80^0 C. erwärmt, und durch einen kurzen Dampfstrom, der die Körner oberflächlich verkleistert, glasirt. Kartoffelsago ist weiss und durchscheinend; von dem ostindischen Palmsago hat man weisse, gelbe und braune Sorten.

Dextrinum. Dextrin.

Stärkegummi, Postkleister, Kastanienmehl, Gommeline, Leiogomme.

Das Dextrin, eine Umwandlung des Stärkemehls, mit dem es die gleiche chemische Zusammensetzung hat, findet sich fertig gebildet in vielen Pflanzensäften vor, lässt sich aber auch, wie wir schon in der Einleitung des vorigen Artikels erwähnt haben, auf verschiedene Weise künstlich aus dem Stärkemehl herstellen. Der Name Dextrin, der ungefähr so viel bedeutet als Rechtskörper, ist ihm deshalb gegeben, weil es im Polarisationsapparat rechts dreht. Es wird für die Technik, die es in grossen Massen als Ersatz des arabischen Gummis braucht, auf verschiedene Art und Weise aus ordinärer Stärke, namentlich Kartoffelstärke, hergestellt. Man hat auch die Stärke der Rosskastanie, die man ihres bitteren Geschmackes wegen nicht anders benutzen kann, dazu verwandt. Daher der Name Kastanienmehl. Es kommt in drei verschiedenen Formen in den Handel, theils als feines, fast weisses bis gelbbraunes, wie Stärkemehl knirschendes Pulver, theils in festen, durchsichtigen, dem Gummi arabicum ähnlichen Stücken (Gommeline), theils in flüssiger Form, als Dextrinsyrup, von den Franzosen Leiogomme genannt.

Dextrinpulver wird gewonnen, indem man Stärke gut austrocknet und auf 160—200⁰ C. erhitzt. Man benutzt hierzu meistens schräg stehende, sich langsam drehende eiserne Cylinder, die durch Wärmezuführung auf die obengenannte Temperatur erhitzt werden. Das Stärkemehl wird dem oberen Theil des an beiden Seiten offenen Cylinders allmälig zugeführt, dreht sich mit diesem langsam um und verwandelt sich, während des sehr langsamen Passirens, in mehr oder weniger gelbliches Dextrin, welches in die untergestellten Gefässe fällt. Oder man erhitzt das Stärkemehl in flachen, eisernen Kästen, welche im Oelbade auf 160⁰ C. erhitzt werden, unter beständigem Umrühren so lange, bis eine herausgenommene Probe mittelst Jodwasser kein unzersetztes Stärkemehl mehr zeigt. Dextrin wird durch Jod nicht mehr gebläut, sondern roth gefärbt. Das Pulver hat einen eigenthümlichen, nicht gerade angenehmen, mehr oder minder starken Geruch und löst sich schon in kaltem Wasser zu einer stark klebenden Flüssigkeit auf.

Dextrin in Stücken wird dargestellt, indem man 1000 Th. Stärke mit 300 Th. Wasser und 2 Th. starker Salpetersäure zu einem Teig zusammenknetet, diesen zuerst bei 40⁰ C. austrocknet und dann längere Zeit auf 60—70⁰ erwärmt. Zeigt jetzt eine herausgenommene Probe, mittelst Jodreaktion, die annähernd vollständige Umwandlung in Dextrin, so erhitzt man die Masse kurze Zeit auf 110⁰, knetet nochmals mit etwas angesäuertem Wasser durch, und trocknet bei 110⁰ völlig aus. Die angewandte Salpetersäure verschwindet bei dieser Operation vollständig, sie ist im fertigen Dextrin nicht nachzuweisen.

Dextrinsyrup, der namentlich in der Strohhutfabrikation viel Verwendung findet, wird dargestellt, indem man das Stärkemehl, mit reichlich Wasser gemengt und mit Malzdiastase versetzt, längere Zeit auf 70° erwärmt. Die so erhaltene klare Flüssigkeit wird durch Eindampfen auf die gewünschte Konzentration gebracht.

Dextrin bildet sich ebenfalls beim Bierbrauen und beim Brotbacken.

Verwendung findet es zu den mannigfachsten Zwecken, als Klebmittel, zum Appretiren, zum Verdicken der Farben in der Zeugdruckerei etc.

Aus wässeriger Lösung wird das Dextrin durch starken Alkohol ausgefällt; hierauf beruht die Methode der Darstellung des chemisch reinen Dextrins, wie es hie und da in der Pharmazie gebraucht wird. Die ausgeschiedene Masse wird in dünnen Schichten getrocknet, gepulvert und stellt nun ein weisses, geruch- und geschmackloses, nicht hygroskopisches Pulver dar.

Das käufliche Dextrin zieht mit Begierde Feuchtigkeit an, ist deshalb an trockenen Orten in gut verschliessbaren Gefässen aufzubewahren.

Stärkezucker. $C^{12} H^{12} O^{12}$ oder $C_6 H_{12} O_6$.

Glykose oder Glukose, Dextrose, Krümelzucker, Traubenzucker.

Findet sich in der Natur als Bestandtheil der süssen Früchte, des Honigs etc.; lässt sich künstlich durch die Einwirkung verdünnter Mineralsäure und des Malzaufgusses (Diastase) auf Stärkemehl oder Cellulose bei erhöhter Temperatur herstellen. Er unterscheidet sich vom gewöhnlichen Zucker chemisch durch ein Plus von H O und dadurch, dass er direkt gährungsfähig ist. Er findet in der Technik grosse Verwendung zum Gallisiren des Weines, wenn die Trauben zu zuckerarm sind, ferner zum Versüssen von Spirituosen und hie und da als Malzsurrogat.

Seine Darstellung geschieht jetzt allgemein aus Kartoffelstärke, indem man diese mit Wasser und einem Zusatz von 2 % Schwefelsäure, am besten unter Dampfdruck (bis zu 6 Atmosphären) so lange erhitzt, bis die Flüssigkeit vollkommen klar geworden und eine Probe mittelst Jodwasser die gänzliche Ueberführung in Zucker anzeigt. Die Säure wird nun mittelst kohlensauren Kalks abgestumpft, der gebildete schwefelsaure Kalk durch Absetzenlassen entfernt, die Flüssigkeit durch Thierkohle entfärbt und nun über freiem Feuer oder im Vakuum bis zur Syrupskonsistenz oder soweit eingedampft, dass dieselbe beim Erkalten zu einer festen Masse erstarrt. In diesem Falle giesst man sie direkt in die etwa 50 kg haltenden länglichen Versandkisten und lässt sie hierin erkalten. Der Zucker bildet in diesem Zustande eine feste, dichte, gelblich weisse, etwas feuchte Masse, von muschligem Bruch und schwachsüssem Geschmack. Der Stärkesyrup ist mehr oder weniger gelb gefärbt, selten ganz farblos und kommt in Fässern von 4—500 kg in den Handel.

Aus ganz konzentrirten, wässerigen Lösungen krystallisirt der Stärkezucker in kleinen, blumenkohlartig angeordneten Krystallmassen, aus alkoholischer Lösung dagegen in klaren, tafelförmigen Krystallen.

Saccharum. Rohrzucker. $C^{12} H^{11} O^{11}$ oder $C_{12} H_{22} O_{11}$.

Es ist dieses die Zuckerart, welche man im gewöhnlichen Leben mit dem einfachen Namen Zucker bezeichnet. Sie findet sich im Safte des Zuckerrohres (Saccharum officinarum), der Zuckerrübe (Beta vulgaris), des Zuckerahorns (Acer saccharinum), der Zuckerhirse (Sorghum saccharatum), der Mohrrübe und dem Safte vieler Gramineen.

Fabrikmässig wird er namentlich in Europa aus der Zuckerrübe, in Westindien und anderen tropischen Ländern aus dem Zuckerrohr dargestellt. Die vor Allem bei der Zuckerrübe ziemlich komplizirte Fabrikationsweise hier zu beschreiben, würde weit über den Rahmen dieses Buches hinausgehen; wir müssen in dieser Beziehung auf die chemisch-technischen Lehrbücher verweisen.

Reiner Zucker ist vollkommen farb- und geruchlos, krystallisirt in schiefen Säulen, schmeckt rein, stark süss und löst sich schon in $1/3$ seines Gewichts Wasser auf, während Traubenzucker $1^{1}/_{2}$ Th. davon bedarf. Er vergährt mittelst Hefe nicht direkt, sondern verwandelt sich zuvor in Traubenzucker. Bis zu 160^0 C. erhitzt, schmilzt er und erstarrt zu einer glasigen, ganz allmälig wieder krystallinisch werdenden Masse. Hierauf beruht die Bonbonfabrikation, und auf dem wieder Krystallinischwerden das sog. Absterben der Bonbons. Bis 200^0 C. erhitzt, geht der Zucker in Karamel über, noch weiter erhitzt, entzündet er sich und verbrennt mit leuchtender Flamme unter Zurücklassung einer porösen Kohle, die sich bei noch stärkerer Erhitzung ohne Rückstand verbrennen lässt. Mit starken Basen, Kali, Natron, Kalk, Baryt, Strontian etc. bildet der Zucker eigenthümliche krystallinische Verbindungen; hierauf beruht die neuerdings so wichtig gewordene Entzuckerung der Melasse durch Strontian.

Der Zucker kommt in sehr verschiedenen Reinheitsgraden in den Handel. Man unterscheidet Roh- oder Lompenzucker, fälschlich auch Lumpenzucker genannt, von dem englischen „lump", Klumpen, abgeleitet. Muscovaden werden vielfach die westindischen Rohzucker genannt. Die eigentlichen Zuckerfabriken fertigen meist nur diese Rohzucker an, welche in eigenen Raffinerien weiter gereinigt werden. Der so gereinigte Zucker wird je nach dem Grade der Reinheit „Melis", die feinsten

Sorten „Raffinade" genannt und gewöhnlich in die bekannte Hutform gebracht. Um ihm eine scheinbar grössere Weisse zu geben, färbt man ihn vielfach mit Ultramarin, eine beim Kochen der Zuckersäfte sehr unangenehme Zugabe, da das Ultramarin, wenn es in den Saft übergeht, sehr leicht Zersetzungen erleidet und dem Saft durch Bildung kleiner Mengen von Schwefelwasserstoff, einen üblen Geruch verleiht. Man thut daher sehr gut zur Bereitung der Fruchtsäfte keinen Hutzucker, sondern die besten Sorten des sog. Krystallzuckers zu verwenden. Diese neuerdings bei der Fabrikation beliebt gewordene Form wird erhalten, indem man die bis zur Krystallisation eingedampfte Zuckermasse nicht in Hutformen erstarren lässt, sondern die sich bildenden kleinen Krystalle mittelst der Centrifuge von der flüssigen Melasse trennt. Aber selbst dieser Krystallzucker enthält immer noch Spuren fremder Beimengungen, so dass ein Klarkochen und Schäumen des Saftes auch hierbei erforderlich ist.

Bei dem Raffiniren des Zuckers fällt dann als Nebenprodukt die sog. Melasse oder der Melassesyrup ab. Diese enthält neben grossen Mengen einer unkrystallisirbaren Zuckermodifikation noch immer ziemlich viel krystallisirbaren Zucker, den man durch langsames Auskrystallisiren in Form grosser, mehr oder weniger gefärbter Krystalle, als Kandis gewinnt. Der jetzt verbleibende flüssige Rest heisst Syrup. Der indische Syrup dient zu Speisezwecken oder vergohren zur Bereitung des Rums. Der Rübenzuckersyrup hat in Folge einer grossen Menge pflanzensaurer Salze einen so unangenehmen Geschmack, dass er für Speisezwecke unbrauchbar ist. Früher verarbeitete man ihn deshalb theils zu Pottasche, theils benutzte man ihn zur Destillation des Rübensprits, welcher aber ebenfalls einen so unangenehmen Geruch besass, dass man ihn nur zu technischen Zwecken verwenden konnte. Heute wird mittelst des Strontianverfahrens auch aus der Rübenmelasse der grösste Theil des Zuckers abgeschieden.

Saccharum tostum, Zuckercouleur. Die unter diesem Namen in den Handel kommenden syrupartigen Flüssigkeiten werden dadurch bereitet, dass man Rohzucker oder auch Stärkezucker, meist unter Zusatz von etwas Soda, soweit erhitzt, dass derselbe schmilzt, dann bei noch grösserer Wärme, durch Bildung von Karamel und anderen Umsetzungsprodukten des Zuckers, sich braunschwarz färbt. Jetzt wird so viel Wasser zugesetzt, dass die Masse auch nach dem Erkalten dickflüssig bleibt. Neben unzersetztem Zucker enthält die Zuckercouleur Karamel und andere Brenzprodukte des Zuckers, die ihr einen eigenthümlichen Geruch und etwas bitteren Geschmack verleihen. Je nach der Art ihrer Anwendung, ob sie zum Färben von Spirituosen, Bier, Essig etc. dienen soll, werden von den Fabrikanten die Zusätze der Alkalien und auch der Grad der Erhitzung erhöht oder verringert.

Zuckercouleur besitzt ein so grosses Färbungsvermögen; dass man gut thut, sie beim Färben niemals konzentrirt, sondern im verdünnten Zustande anzuwenden.

Saccharum lactis.   Milchzucker.

Der Milchzucker findet sich in der Milch aller Säugethiere, hie und da auch in krankhaften Absonderungen des thierischen Körpers. Dargestellt wird er fabrikmässig nur aus der Milch der Kühe und zwar fast ausschliesslich in der Schweiz. Schlesien und Ostpreussen haben neuerdings kleine Anfänge in dieser Fabrikation gemacht, doch ist die Produktion nur eine geringe. Die Milch enthält 3—6 % Milchzucker, der sich nach Abscheidung des Fettes und des Käsestoffes in den Molken aufgelöst vorfindet. Aus diesen, jedoch nur aus süssen Molken, lässt sich derselbe darstellen. Da die Gewinnung des Milchzuckers immer nur als Nebenproduktion der Milchwirthschaft betrieben werden kann, ist sie überhaupt nur in den Gegenden möglich, wo bei einer ausgedehnten Milchwirthschaft eine Süsskäsefabrikation betrieben wird, d. h. wo der Käsestoff nicht durch saure Gährung, sondern durch Laab (Kälbermagen) aus der süssen Milch abgeschieden wird. Diese Bedingungen treffen im ausgedehntesten Masse in der Schweiz zu und hier wird auch die Fabrikation von Alters her, zum Theil noch heute in sehr primitiver Weise betrieben. Man verfährt in der Weise, dass man die abgeschiedenen klaren Molken in offenen Kesseln über freiem Feuer bis zu einem gewissen Grade eindampft und dann in hölzernen Gefässen, durch die entweder Wollfäden gespannt, oder hölzerne Stäbe eingehängt sind, zum Erkalten bei Seite stellt. Hierbei scheidet sich der Milchzucker an den Wandungen des Gefässes in dicken, harten Krusten oder um die Fäden und Stäbe in dichten Krystalldrusen aus. Die Krystallmassen erscheinen bei den Stäben immer keulenförmig, an dem einen Ende weit dicker als an dem anderen; dies hat darin seinen Grund, dass durch die Auskrystallisation die oberen Schichten der Flüssigkeit immer ärmer an Milchzucker werden. Bricht man eine solche Krystalldruse durch, so zeigt sich deutlich eine vom Mittelpunkt aus strahlenförmig angeordnete Krystallisation. Dieses so gewonnene erste Produkt ist immer noch sehr unrein und muss durch ein- oder mehrmaliges Umkrystallisiren gereinigt werden. Neuerdings fängt man in den grösseren Fabriken auch schon an, das Abdampfen im Vakuum vorzunehmen.

Der Milchzucker bildet mehr oder weniger weisse, im gänzlich reinen Zustande völlig farblose Krystalle (rhombische Prismen), die sehr hart, zwischen den Zähnen sandig knirschen und von schwach süssem Geschmack sind. Seine Löslichkeit ist bedeutend geringer als die des Rohrzuckers, da er drei Theile siedendes und sieben Theile kaltes Wasser zu seiner Lösung bedarf. In Weingeist, Aether und Chloroform ist er vollkommen unlöslich; er wird sogar aus starken wässerigen Lösungen durch Weingeist ausgefällt.

Der Milchzucker ist weit schwerer als die anderen Zuckersorten gährungsfähig; er bildet auch nicht wie diese bei der Gährung Alkohol und Essigsäure, sondern sofort Milchsäure.

Guter Milchzucker muss möglichst weiss sein, von schwach süssem Geschmack und ohne jeden Geruch. Ein säuerlich-ranziger Geruch zeigt an, dass zu seiner Darstellung auch saure Molken verwendet sind.

Anwendung findet er fast nur in der Medizin, namentlich in der Homöopathie zum Verreiben der Mischungen. Ferner als Zusatz zur Kuhmilch bei Säuglingen, da die Kuhmilch einen weit geringeren Zuckergehalt hat als die Frauenmilch.

Mel. Honig.

Der Honig wird von der Honigbiene, Apis mellifica, ein zu den Hymenopteren gehörendes Insekt, aus den Nektarien der Blüthen gesammelt und, nachdem er im Körper der Biene wahrscheinlich eine gewisse Umwandlung erfahren, in eigenen, aus Wachs geformten Zellen, den sog. Honigwaben abgelagert. Man unterscheidet bei dem europäischen Honig „Jungfern- oder Leckhonig", durch freiwilliges Ausfliessen der jüngeren Waben gewonnen, meist heller von Farbe und feiner von Geschmack, ferner rohen oder „Seimhonig" (*Mel crudum*), gewonnen durch Auspressen und Ausschmelzen der Waben. Letzterer ist dunkler und fast immer von scharfem, kratzendem Geschmack, indessen je nach den Blüthen, welche die Bienen hauptsächlich zu ihrer Nahrung benutzt haben, auch sehr verschieden. Am feinsten und auch am hellsten ist der von Lindenblüthen und Raps, während der Heide- und Buchweizenhonig strenger von Geschmack und sehr dunkel ist. Südfranzösischer Honig riecht häufig nach Rosmarin und Lavendel; ungarischer und italienischer H. nach Meliloten.

Frisch ausgelassener Honig ist klar, zähflüssig, erst nach Wochen fängt er an trübe zu werden; der in ihm enthaltene Traubenzucker scheidet sich allmälig in fester Form ab und die ganze Masse erstarrt nach und nach mehr oder minder.

Neuerdings kommen grosse Mengen Honig von Amerika zu uns, namentlich sind Westindien, Chile und Californien die Länder, welche am meisten nach Europa exportiren. Der amerikanische Honig ist gewöhnlich fast weiss, von schwachem Arom und etwas säuerlichem Geschmack. Nur die ganz feinen Valparaisosorten kommen dem europäischen Honig annähernd gleich. Für Speisezwecke sind sie daher wenig brauchbar, desto besser aber, ihrer hellen Farbe halber, zur Bereitung des gereinigten Honigs.

Bestandtheile. Hauptsächlich Fruchtzucker (flüssig bleibend) und Traubenzucker, das Festwerden bedingend. Ferner Spuren von Riechstoffen: freie Säure und etwas wachsartige Substanz.

Anwendung. Medizinisch hie und da als Zusatz zu Gurgelwässern, Haarwässern (Honey water): zur Darstellung der Honigseife; sonst vor Allem zu Genusszwecken.

Der Honig ist, da er leicht in Gährung übergeht, stets am kühlen Orte in Holz- oder Steingefässen aufzubewahren. Er unterliegt vielfachen Verfälschungen und da Geruch, Geschmack und Konsistenz nicht immer einen sicheren Anhalt geben, ist häufig eine weitere Prüfung nöthig. Zu diesem Zweck mischt man 1 Th. Honig mit 2 Th. Wasser und 4 Th. 90% Sprit. Die Lösung ist etwas trübe und setzt nach längerem Stehen einen geringen Bodensatz ab. War Stärkemehl zugesetzt, ist der Bodensatz grösser und zeigt mit Jodwasser blaue Färbung. Ein anderer Theil des Bodensatzes wird mit sehr verdünnter Salpetersäure erwärmt, filtrirt und mit einigen Tropfen Chlorbarium versetzt. Entsteht ein weisser Niederschlag von schwefelsaurem Baryt, so lässt dies auf einen Zusatz von Stärkezucker oder Stärkesyrup schliessen, da diese fast niemals frei von Gyps (schwefelsaurem Kalk) sind. Etwaiger Wasserzusatz macht den Honig dünner und spezif. leichter. Reiner Honig hat ein spez. Gewicht von 1,40—1,43.

Mel depuratum, seu despumatum. Gereinigter Honig.

Für die Reinigung des Honigs giebt es eine grosse Menge verschiedener Vorschriften, z. B. Klärung mittelst Eiweiss, oder Zusatz von Gelatinelösung und nachheriges Ausfällen des Leimes durch Gerbsäure etc. etc. Die einfachste und stets sichere Methode der Reinigung ist die, dass man 1 Th. Honig mit 1½ Th. Wasser in einem kupfernen Kessel bis zum Sieden erhitzt, nachdem man vorher reines weisses Filtrirpapier, in kleine Fetzchen zerrissen und in Wasser aufgeweicht, hinzugethan hat. Man lässt etwa ½ Stunde kochen, fügt dann etwas grob zerstossene, gut ausgewaschene Holzkohle hinzu, lässt noch einmal aufwallen und filtrirt noch heiss durch einen wollenen Spitzbeutel. Anfangs läuft die Flüssigkeit stets trübe durch; man muss sie deshalb so oft zurückgiessen, bis das Filtrat völlig klar erscheint. Das gesammelte Filtrat wird dann im Wasserbade unter stetem Umrühren bis zur Syrupskonsistenz eingedampft. War der Honig sauer, so thut man gut, sogleich mit dem Papier ein wenig Kalkmilch hinzuzusetzen. Der Zusatz des Papiers beim Kochen hat den Zweck, die beim Erhitzen sich ausscheidenden Unreinigkeiten des Honigs gewissermassen festzuhalten und in die Höhe zu reissen, so dass sie gegen das Ende des Kochens leicht mit einem Schaumlöffel abgenommen werden können.

Ein so gereinigter Honig erscheint völlig klar, goldgelb, von angenehmem Geruch und Geschmack. Beim Eindampfen ist freies Feuer möglichst zu vermeiden, da der Honig dadurch dunkler wird. Traubenhonig. Das unter diesem Namen in den Handel kommende Präparat ist kein Honig, sondern eingedickter Weinbeerensaft.

Fenchelhonig, schlesischer, soll eine Mischung von 0,5 kg gereinigtem Honig mit 1,0 kg Stärkesyrup und 5 Tropfen Fenchelöl sein.

Manna. Manna.
Fraxinus ornus. Oleineae.
Südeuropa. Calabrien, Sicilien, griechische Inseln: kultivirt.

Manna ist der an der Luft erhärtete Saft der kultivirten Mannaesche (wilde sollen keine Manna liefern). Man verfährt in der Weise, dass man während der trockenen Jahreszeit, etwa vom Juni bis Oktober, künstliche Einschnitte durch die Rinde des Stammes macht oder dass man, dicht über der Erde beginnend, allmälig immer höher hinauf ritzt. Der austretende Saft ist klar, flüssig, erhärtet aber während der Nacht und wird am anderen Morgen gesammelt. Regen und feuchtes Wetter können die Ernte sehr beeinträchtigen.

Man unterscheidet im Handel 2 Sorten. Manna cannellata, Röhrenmanna. Diese soll aus den Einschnitten des oberen Stammes und namentlich von jüngeren Bäumen gewonnen werden. Sie bildet längere oder kürzere, röhrenförmige Stücke von gelblich-weisser Farbe, auf dem Bruche, namentlich unter der Lupe, strahlig krystallinisch erscheinend, trocken, leicht zerreiblich, von mildem, rein süssem Geschmack. Sie ist, obgleich weniger stark abführend, dennoch bedeutend theurer als die folgende Sorte.

Als eine Abart der Manna cannellata kommt zuweilen Manna in lacrymis in den Handel. Diese bildet kleine, thränenförmige Stückchen, welche durch freiwilliges Ausfliessen des Saftes entstehen sollen.

Die häufigste Sorte ist die Manna in sortis, auch Manna Calabrina oder Manna Gerace genannt. Sie besteht aus mehr oder weniger zahlreichen Röhrenmannastücken, durch eine braune, schmierige Masse mit einander verklebt; häufig mit Rindenstücken und sonstigen Unreinigkeiten vermengt. Diese Sorte, medizinisch stärker wirkend, hat einen eigenthümlichen Geruch und einen süssen, nebenher kratzenden Geschmack.

Bestandtheile. Fruchtzucker 10—15%; ferner eine besondere, nicht gährungsfähige Zuckerart, Mannit bis zu 60%: geringe Mengen eines in Aether löslichen, sauren Harzes (möglicher Weise das eigentliche Purgans).

Anwendung. Nur medizinisch als gelindes Abführmittel, namentlich bei Kindern.

Mannit oder Mannazucker, $C^{12} H^{14} O^{12}$ oder $C_6 H_{14} O_6$, wird auch in reinem Zustande medizinisch angewandt und kommt daher als solches in den Handel. Es bildet ein feines, weisses, zart krystallinisches Pulver. Geruchlos und von rein süssem Geschmack. Es ist in 5 Th. Wasser, sehr leicht in kochendem, schwer in kaltem Alkohol löslich.

Das Mannit kommt übrigens auch in vielen anderen Pflanzensäften vor.

Gruppe XIV.

Gummata. Gummi.

Unter Gummi im pharmakognostischen Sinne verstehen wir an der Luft eingetrocknete Pflanzensäfte, welche im Wasser entweder löslich sind oder nur stark aufquellen und in dieser wässerigen Lösung eine klebrige Beschaffenheit zeigen. In Alkohol sind sie unlöslich, werden sogar durch denselben aus ihrer wässerigen Lösung ausgefällt. Das Pflanzengummi steht in enger Verwandtschaft mit dem Dextrin und entsteht wahrscheinlich aus einer Umsetzung der Cellulose. Das Gummi findet sich fast in allen Pflanzensäften, jedoch sind es nur die Familie der Papilionaceen und die Gattung Prunus, welche uns Drogen dieser Gruppe liefern.

Gummi mimosae seu G. africanum.

Acaciaarten. Papilionaceae.

Nordost- und Nordwestafrika.

Hierher gehören die beiden Hauptgruppen dieser Gummiart, das arabische und das Senegal-Gummi.

Gummi arabicum, arabisches Gummi. Der Name ist insofern ein falscher, als dasselbe nicht aus Arabien kommt, sondern nur in früheren Zeiten über Arabien ausgeführt wurde. Es stammt in Wirklichkeit aus Oberägypten, Nubien, Cordofan und kommt jetzt über Cairo, von dort über Triest in den Handel. Kleinere Quantitäten gehen auch noch heute über Ostindien in den europäischen Handel über. Als Stammpflanzen werden namentlich Acacia tortilis, A. Ehrenbergiana, A. Seyal angegeben, stachlige Bäume und Sträucher aus der Gruppe der Mimosen, die in den steppenartigen Wüsten jener Gegenden wachsen. Während der trockenen Jahreszeit reisst die Rinde der Bäume vielfach ein; aus diesen Rissen tritt das anfangs flüssige, bald aber erhärtende Gummi aus. Es bildet runde Stücke, diese zer-

bröckeln jedoch beim völligen Austrocknen in kleinere, eckige Bruchstücke von sehr verschiedener Grösse und weisser bis brauner Farbe.
Aussen matt; Bruch feinmuschelig, glasglänzend, durchsichtig. Das
echte arabische Gummi zieht keine Feuchtigkeit an, ist leicht zu
pulvern und löst sich in kaltem Wasser vollständig auf. Hierher gehören Suakim-, Djedda- und Embavi-Gummi.

Gummi Senegal, Senegalgummi von Acacia vera, A. Adansonii,
A. Verek, kommt aus den französischen Besitzungen am Senegal, meist
über Marseille in den Handel. Es bildet mehr längliche, oft thränen-
oder wurmförmige Stücke mit grossmuscheligem Bruch. Es unterscheidet sich von der vorigen Sorte sehr charakteristisch dadurch, dass
es nicht freiwillig zerbröckelt; es zieht im Gegentheil Feuchtigkeit an,
eignet sich deshalb schlecht zum Pulvern. Der Geschmack ist etwas
säuerlich; in kaltem Wasser löst es sich vollkommen, in heissem quillt
es mehr auf. Hierher gehören Galam-, Sabrabeïda-, Bonda-Gummi
u. A. m.

Ausser diesen beiden Hauptsorten kommen, namentlich in den letzten Jahren seit der enormen Preissteigerung des arabischen Gummis,
verschiedene andere Mimosengummi vom Cap der guten Hoffnung,
Australien und Ostindien in den Handel. Sie sind in einzelnen Sorten
recht schön von Aussehen, gleichen in Art und Form dem echten arabischen G., sind aber sonst sehr geringwerthig, da sie sich nur zum
Theil lösen. Sie sind nur für einzelne technische Zwecke, bei welchen
es sich nicht um eine völlige Lösung handelt, brauchbar. Einige
von ihnen quellen in kaltem Wasser nur zu einer gallertartigen
Masse auf.

Alles Gummi kommt naturell in den europäischen Handel und wird
hier erst nach Grösse und Farbe sortirt. Man unterscheidet electum
oder albissimum, die hellsten, fast farblosen Stücke; dann hellblond,
blond und naturell; endlich die abgesiebten, ganz kleinen Bruchstücke, vielfach untermischt mit Sand und sonstigen Unreinigkeiten,
als Gummi arabicum in granis. Kirsch- oder Pflaumengummi, mit
denen die ordinären Sorten häufig vermengt sind, ist weicher, mehr
braun und löst sich im Wasser nur zum Theil auf.

Bestandtheile. Arabin- oder Gummisäure ca. 80%; Kalk und
Magnesia 3%; Wasser 17%; Spuren von Zucker. Das Gummi besteht
also aus arabinsaurem Kalk und Magnesia. Die Bestandtheile sind
auch bei den nicht völlig löslichen Sorten dieselben. Man nimmt an,
dass es nur eine andere Modifikation der Arabinsäure sei, die man mit
Metaarabin bezeichnet hat.

Anwendung in der Medizin als reizlinderndes Mittel bei katarrhalischen Leiden, Durchfall etc. etc. (Pasta gummosa, Pasta althaeae).
Ferner als Bindemittel für Oel und Wasser (Emulsionen); als Bindemittel für Pillen etc. In der Technik ist seine Anwendung eine sehr

bedeutende; als Klebmaterial, als Schlichte und zum Verdicken der
Druckfarben etc.

Gummi tragacanthae. Traganth.

Astragalus verus, A. creticus, A. gummifer. *Papilionaceae.*
Kleinasien, Griechenland, Syrien, Persien.

Die genannten strauchartigen, dornigen Astragalusarten werden
nirgends kultivirt; die Waare wird nur von wildwachsenden Pflanzen
gewonnen. Der Traganth ist ein verhärteter Pflanzenschleim, der theils
freiwillig, theils durch künstliche Einschnitte und Stiche ausfliesst,
namentlich aus dem unteren Theil des Baumes. Man entblösst zu
diesem Zweck den unteren Theil des Stammes und den oberen Theil
der Wurzel von der Erde und macht hier die Einschnitte oder Stiche.
Der austretende Saft erhärtet bei günstigem, trockenem Wetter innerhalb 3 Tagen. Die Stücke sind blätterartig, bandförmig oder wurmförmig, vielfach gewunden und gedreht mit dachziegelförmig überein-
anderliegenden Schichten. Milchweiss bis gelblich, matt und durchscheinend, die ordinären Sorten bräunlich. Geruchlos und von fadem,
schleimigem Geschmack. Man unterscheidet im Handel Smyrna- oder
Blättertraganth von Astragalus verus, Kleinasien; er besteht aus
grossen, flachen, meist sichelförmig gebogenen oder bandförmigen
Stücken. Es ist die beste und theuerste Sorte. Morea- oder Ver-
micelltraganth von Astragalus creticus, Griechenland und Creta,
meist über Triest in den Handel kommend, wurmförmig. Syrischer
und Persischer Tr. von Astragalus gummifer ist freiwillig ausge-
flossen, bildet bedeutend grössere, mehr klumpige Stücke von gelber
bis brauner Farbe und bitterem Geschmack.

Bestandtheile. Bassorin ca. $60^0/_0$, im Wasser nur aufquellend;
lösliches Gummi $10-15^0/_0$; Spuren von Stärke und Cellulose; Wasser
ca. $20^0/_0$.

Anwendung ähnlich wie die des Gummi arabicum als Appreturmittel; als Bindemittel für Zucker, Konditorwaaren, Pastillen, Räucherkerzen etc.

Zur leichten Darstellung eines Traganthschleims bedient man sich
folgender Methode. Man schüttet das Traganthpulver in eine Flasche,
durchfeuchtet es mit Alkohol, gibt rasch die ganze, $50-100$ fache
Menge Wasser hinzu und schüttelt kräftig durch. Innerhalb weniger
Minuten hat man einen vollständig gleichmässigen Schleim von etwas
milchiger Farbe (Bandoline). Durch Kochen kommt der Traganth allerdings mehr in Lösung, der Schleim aber wird dünnflüssiger.

Traganth ist nur nach sehr scharfem Austrocknen zu pulvern.

Gruppe XV.
Gummi-resinae. Gummiharze.

Die in diese Gruppe gehörenden Drogen werden in den Preis-
couranten vielfach als „Gummi" aufgeführt, wie denn überhaupt dieser
Name für eine ganze Reihe anderer Stoffe im Gebrauch ist, die mit
dem eigentlichen Gummi nichts gemein haben.

Sehr viele Pflanzen, namentlich aus der Familie der Umbelliferen,
Euphorbiaceen und Burseraceen enthalten Milchsaft, der als eine Art
von Harzemulsion (innige Mischung von Harz, Gummi und Wasser)
anzusehen ist. Tritt derselbe aus, so erhärtet er sehr rasch, zum
Theil so rasch, dass man die Tropfen als sog. Thränen erkennen kann.
Der so erhärtete Milchsaft ist das Gummiharz; er ist theils in Wasser,
theils in Weingeist löslich und liefert mit Wasser innig verrieben eine
rahmartige Flüssigkeit (Emulsion). Die Gummiharze sind das Bindeglied zwischen dem Gummi und den Harzen.

Ammoniacum. (Gummi ammoniaci, Resina ammoniaci.)
Dorema ammoniacum. Umbelliferae.
Persien, Ural, caspisches Gebiet.

Kommt über Bombay und England in den Handel und zwar wie
die meisten Gummiharze in 2 Formen, als A. in granis oder lacrymis
und als A. in massis. Ersteres besteht aus den einzelnen oder zu
mehreren zusammengebackten Thränen, aussen gelblich, auf dem Bruch
bläulich weiss. Bei der letzteren Sorte sind die Körner vollständig
zusammengeflossen, vielfach vermengt mit Sand und sonstigen Unreinigkeiten, gelbbräunlich.

In der Hand erweicht das Ammoniacum und lässt sich nur im
Winter bei sehr starker Kälte pulvern. Geruch eigenthümlich; Geschmack bitter, kratzend.

Bestandtheile. Harz 60—70 %; Gummi ca. 20 %; aetherisches
Oel 1—3 %.

Anwendung. Innerlich in Form von Emulsionen gegen Lungen-
und Halsleiden; äusserlich als erweichendes Mittel (Zusatz zu verschiedenen Pflastern). Ferner als Zusatz zum englischen Porzellankitt.

Asa foetida. Stinkasant, Teufelsdreck.
Scorodosma foetidum, Narthex asa foetida, Ferula asa foetida. Umbelliferae.
Persien.

Von den oben genannten 3 Steppenpflanzen wird der Stinkasant in
der Weise gewonnen, dass man im April und Mai die ohnehin etwas
aus der Erde tretenden Wurzeln noch mehr von der Erde entblösst,

dann einritzt und den austretenden Milchsaft sammelt, entweder,
indem man ihn in Thränen von der Wurzel selbst abnimmt, oder die
an die Erde geflossenen Massen für sich oder mit den Thränen zusammen knetet. Asa foetida kommt nur selten in lacrymis in den
Handel, sondern fast immer in massis und wird um so mehr geschätzt,
je mehr Thränen in derselben sind. Er bildet bräunliche, frisch etwas
weiche Massen mit eingesprengten, mandelförmigen Thränen. Diese
sind auf dem frischen Bruch milchweiss; doch geht die Farbe bald
in pfirsichroth, dann in violett, schliesslich in braun über. Geruch
äusserst streng, knoblauchartig; Geschmack bitter, widerlich.

    Bestandtheile. Harz, (Ferulasäure) 30—40%; Gummi 18—30%;
Salze, namentlich apfelsaurer Kalk 10—12%; aetherisches Oel, dem
Knoblauchöl ähnlich und den Geruch der Asa foetida bedingend 3—4%.
Häufig, in Folge der Einsammlungsart, durch Sand und andere Stoffe
verunreinigt.

    Anwendung. Innerlich als krampfstillendes Mittel; äusserlich
als erweichender Zusatz bei Pflastern und ferner zu abergläubischen
Zwecken. Bei den alten Römern war und bei den Orientalen ist noch
heute der Stinkasant ein beliebtes Speisegewürz.

    Aeusseres Verhalten und Pulverung wie beim Ammoniacum.

Euphorbium.   Euphorbium.

Euphorbium officinarum, E. resinifera.   *Euphorbiaceae.*
Nordwestafrika.

Kaktusähnliche, strauchartige Pflanze mit 4 kantigen, fleischigen,
sparrig verästelten Zweigen; sie ist an den scharfen Kanten derselben in
kurzen Zwischenräumen mit drei neben einander stehenden dornigen
Stacheln besetzt. Um diese pflegt sich der ausfliessende Milchsaft
anzusetzen, so dass die erhärteten rundlichen, erbsen- bis bohnen-
grossen Stücke, von gelber bis bräunlicher Farbe, meist noch 3 Löcher,
von den Stacheln herrührend, zeigen. Das E. ist auf der Oberfläche
matt, häufig schmutzig bestäubt, auf dem Bruche wachsglänzend, wenig
durchscheinend. Geruchlos; Geschmack anfangs schwach, hinterher
brennend scharf. Sehr giftig!

    Der Staub des E. reizt die Schleimhäute der Nase, Augen etc.
auf das Allergefährlichste; beim Stossen ist daher grosse Vorsicht
geboten. Der Arbeiter darf nur mit vor das Gesicht gebundenem,
feuchtem Flortuch arbeiten. Selbst beim Abwägen des Pulvers ist
Vorsicht nöthig.

    Bestandtheile. Harz 30—40%; Euphorbon, ein in Wasser
unlöslicher, in Alkohol, Aether etc. löslicher, krystallisirbarer, chemisch
indifferenter, aber die giftige Wirkung des Euphorbiums bedingender
Körper, ca. 20%; Gummi 18%; apfelsaure Salze; Spuren von wachs-
und kautschukähnlichen Körpern.

Anwendung. Innerlich jetzt sehr selten; äusserlich als hautreizender Zusatz zu Blasenpflastern.

Galbanum. Mutterharz.

Ferula erubescens. Galbanum officinarum. Umbelliferae.

Persien.

Kommt fast nie in Thränen, sondern in gelbgrünlichen bis bräunlichen, formlosen Massen, mit einzelnen, eingesprengten, helleren Thränen in den Handel. Geruch eigenthümlich aromatisch; Geschmack bitter, scharf.

Bestandtheile. Aeth. Oel $3-5\,^0/_0$; Harz ca. $60\,^0/_0$; Gummi $20\,^0/_0$; Bassorin.

Anwendung. Als Zusatz zu Pflastern. (Empl. galbani crocatum.) Aeusseres Verhalten und Pulverung wie beim Ammoniacum.

Gutti seu Gummi gutti. Gummigutt.

Hebradendron- und Garciniaarten. Guttiferae.

Siam, Hinterindien, Ceylon, Borneo.

Ueber die Gewinnungsweise ist wenig bekannt; man soll die Bäume anzapfen, den Saft entweder in Bambusröhren eintrocknen lassen oder wahrscheinlich eingekochte Auszüge in Kokosschalen ausgiessen. Hierauf lässt die poröse Beschaffenheit der einen Sorte schliessen. In den europäischen Handel kommt nur das G. von Siam, und zwar in 2 Sorten. 1. in Röhren von $2-5$ cm Durchmesser, aussen gerieft durch die Eindrücke des Bambusrohres, gelblich grün bestäubt, Bruch grossmuschelig, wachsglänzend, orangegelb, Pulver goldgelb; mit Wasser angerieben, eine rein gelbe Emulsion gebend. (beste und theuerste Sorte.) 2. Schollen- oder Kuchengummigutt, halbkugeligen oder formlosen Klumpen bis zu 1 kg Gewicht, von mehr bräunlichem, rauhem, nicht glänzendem Bruch; meist porös, eine dunklere, nicht reingelbe Emulsion liefernd. Mit Sprit giebt gutes G. eine fast klare Lösung von so intensiver Färbekraft, dass eine 10000 fache in Verdünnung noch erkennbar ist. Mit Alkalien giebt G. eine orangefarbene bis blutrothe Lösung. Geruch fehlt, doch reizt das Pulver zum Niesen. Geschmack anfangs süsslich, hinterher etwas scharf. Giftig! Für Kinder gilt 1 Gramm, für Erwachsene $4-5$ Gramm als tödtliche Menge.

Bestandtheile. Harz (Gambogiasäure) $70-80\,^0/_0$; Gummi 18 bis 25 $^0/_0$.

Anwendung. Innerlich in sehr kleinen Dosen als drastisches Purgirmittel, namentlich bei Wassersucht; sonst als Malerfarbe. Hierbei ist Vorsicht geboten; es darf daher nie zu Konditor- und Zuckerwaaren benutzt werden.

Myrrha. Myrrhen.

Balsamodendron Ehrenbergianum. B. myrrha. Burseraceae.

Arabien.

Der freiwillig ausgeflossene Milchsaft obiger Sträucher. Anfangs ölig, dann butterartig, zuletzt gelb bis braunroth erstarrend. Die Stücke sind unregelmässig, zuweilen kugelig, sehr verschieden gross, mit rauher, unebener, meist bestäubter Oberfläche und wachsglänzendem Bruch. Ziemlich leicht zerreiblich; Geruch angenehm balsamisch; Geschmack gleichfalls, bitter. Erhitzt bläht M. sich auf ohne zu schmelzen und verbrennt schliesslich mit leuchtender Flamme. Wasser löst ca. 60 $^0/_0$, Weingeist 20—25 $^0/_0$. Die weingeistige Lösung, mit Salpetersäure versetzt und gelinde erwärmt, färbt sich violett.

Bestandtheile. Aetherisches Oel 2—2$^1/_2$ $^0/_0$; Harz 20—30$^0/_0$; Gummi 60$^0/_0$.

Anwendung. Innerlich nur selten gegen Leiden der Brust-, Hals- und Harnorgane; äusserlich gegen Krankheiten des Zahnfleisches und namentlich in der Veterinärpraxis gegen eiternde Wunden; ferner zu Räucherpulvern.

Die naturelle Waare ist sehr viel vermischt und verfälscht mit dunkelbraunen, erdigen Stücken; mit fast schwarzgrünen Stücken von Bdellium, einem früher ebenfalls offizinellen Gummiharze anderer Balsamodendronarten; endlich auch mit braunen Stücken von arabischem oder Kirschgummi. Alle diese Beimengungen lassen sich mit einiger Aufmerksamkeit leicht erkennen; in zweifelhaften Fällen geben die oben angeführten Löslichkeitsverhältnisse und das Verhalten gegen Salpetersäure sicheren Aufschluss. Vom Bdellium löst Wasser nur 10$^0/_0$, Alkohol ca. 60$^0/_0$ und giebt Salpetersäure keine Reaktion.

Olibanum, Thus. Weihrauch.

Boswellia serrata, B. floribunda. Burseraceae.

Abyssinien, Somaliküste am Rothen Meer.

Der Weihrauch kommt zum grössten Theil über Ostindien in den Handel, daher vielfach ostindischer genannt. Es soll auch dort Weihrauch gewonnen und zu Tempelräucherungen benutzt werden, der von dem unserigen verschieden, einen mehr citronenartigen Geruch hat. W. bildet kleine, etwa erbsengrosse, rundliche oder thränenförmige, weissbestäubte Körner, von gelblicher bis bräunlicher Farbe und wachsglänzendem Bruch; leicht zerreiblich, beim Kauen sich in eine rahmartige Flüssigkeit auflösend. Erhitzt bläht er sich auf, schmilzt dann und verbrennt zuletzt mit heller, russender Flamme. Geruch, namentlich erwärmt, angenehm balsamisch; Geschmack ähnlich.

Bestandtheile. Aetherisches Oel 4—8 $^0/_0$; Harz 50—60$^0/_0$; Gummi 30—40$^0/_0$.

Anwendung. Zu Räucherpulvern und Räucherkerzen: auch als Zusatz zu einigen Pflastern.

Der Weihrauch gehört ebenso wie die Myrrhen zu den ältesten aller Drogen, da schon das alte Testament ihrer gedenkt.

Scammonium. Scammonium.
Convolvulus scammonium. Convolvulaceae.
Kleinasien, Griechenland.

Der eingetrocknete, nach Verwundung der Wurzel ausfliessende Milchsaft; vielfach verunreinigt durch erdige und andere Stoffe. Als beste Sorte gilt das über Aleppo kommende Scammonium Halepense: unregelmässige, rauhe, matte Stücke von graugrünlicher Farbe, meist ein wenig porös, mit Wasser zu einer weissgrünlichen Milch zerreibbar. Scammon. Smyrnaicum ist weit dunkler, braunschwarz, schwerer als die vorige Sorte, mit Wasser keine weissgrüne Milch gebend. Soll vielfach mit den eingedickten Abkochungen der Wurzel verfälscht sein. Resina Scammonii oder Patent Scammonium (in England sehr gebräuchlich) ist das aus demselben dargestellte Harz. Im Aussehen und in der Wirkung etwa dem Jalappenharz gleich. In Frankreich hat man ein Scammonium de Montpellier; es ist dies der ausgepresste und eingetrocknete Saft von Cynanchum Monspeliacum, weit schwächer von Wirkung als das echte. Geruchlos; von unangenehmem, kratzendem Geschmack.

Bestandtheile. Harz, in guten Sorten bis 80 $^0/_0$; Gummi.

Anwendung. In kleinen Gaben als drastisches Purgirmittel.

Gruppe XVI.

Kautschukkörper.

Während die in der vorigen Gruppe genannten Pflanzenfamilien Milchsäfte enthalten, welche beim Eintrocknen Gummiharze liefern, giebt es wieder andere Familien, deren oft sehr reichlicher Milchsaft nicht wie bei jenen zu Gummiharzen eintrocknet, sondern sich beim Stehen oder Erwärmen in eine wässerige und eine zähe, harzartige Masse trennt. Letztere ist allerdings den Harzen in mancher Beziehung ähnlich, unterscheidet sich aber doch in physikalischer und chemischer Beziehung von ihnen. Diese Stoffe sind mit dem Gesammtnamen Kautschukkörper bezeichnet; sie gehören ihrer chemischen Zusammensetzung nach zu den Kohlenwasserstoffen, wohin Benzin,

Kampher und zahlreiche aetherische Oele gehören; physikalisch unterscheiden sie sich von diesen auf das Charakteristischste dadurch, dass sie sich nicht unzersetzt verflüchtigen lassen. Sie liefern bei der Destillation allerdings auch Kohlenwasserstoffe, aber von ganz anderer Zusammensetzung. Die Kautschukkörper sind im Wasser, Alkohol, Fetten vollständig unlöslich, sie lösen sich nur allmälig in Schwefelkohlenstoff, Chloroform, absolutem Aether und einigen anderen Kohlenwasserstoffen. Sie zeichnen sich durch eine ungemeine Widerstandsfähigkeit gegen atmosphärische und andere chemische Einwirkungen aus, und hierin, sowie in ihrer Elastizität ist ihre grosse Wichtigkeit für die Technik begründet.

Kautschuk findet sich in geringen Mengen in sehr vielen Pflanzensäften, aber nur wenige Familien enthalten ihn in so grossen Mengen, dass sich die Gewinnung daraus lohnt. Es sind vor Allem die Familien der Urticeen, Euphorbiaceen, Ficoideen, Apocyneen, welche uns in ihren tropischen Mitgliedern den Stoff liefern. Bis jetzt hat man in der gemässigten Zone trotz vieler Versuche noch keine Pflanzen gefunden, aus welchen sich Kautschuk in nennenswerther Menge herstellen liesse.

Kautschuk. Gummi elasticum, Resina elastica. Indian rubber.

Die Schreibweise von Kautschuk, welches Wort indianischen Ursprunges, ist eine sehr verschiedene. Alle nur irgend möglichen Schreibweisen sind gebräuchlich, ohne dass man sagen könnte, welches die eigentlich richtige sei. Früher war nur das brasilianische K. bekannt, heute kommt dasselbe auch von anderen Theilen Südamerikas, ferner von Afrika und in kolossalen Quantitäten von Ostindien.

Brasilianisches K., auch Paragummi genannt, stammt von riesigen Bäumen aus der Familie der Euphorbiaceen, namentlich Siphonia elastica und S. Brasiliensis, welche in den Urwäldern des Amazonenstromgebietes in ungeheuren Massen wachsen. Man haut die Bäume während der Fruchtreife an und fängt den ausfliessenden Saft in untergestellten Gefässen auf. Sobald sich das K. ausgeschieden, streicht man es vielfach über Thonkugeln, welche an einen Stock gesteckt über dem Feuer rasch gedreht werden, bis die Masse angetrocknet ist. Dann werden neue Schichten aufgetragen, bis das K. die gewünschte Dicke hat und zuletzt wird der Thonkern durch Aufweichen entfernt. Das auf diese Weise gewonnene K. heisst Flaschenkautschuk und ist durch Rauch vollständig geschwärzt. Oder, und das ist die jetzt gebräuchlichste Weise, man verdünnt den Saft mit der 4fachen Menge Wasser und erwärmt ihn. Hierdurch scheidet sich das im Milchsaft enthaltene K. sofort ab; dasselbe wird abgehoben und durch Pressen und Trocknen über Rauchfeuer in Platten- oder Kuchenform gebracht.

Das so gewonnene Produkt heisst Speckgummi, ist äusserlich vom Rauch geschwärzt, innen aber noch von der weissgelblichen Farbe des frischen K.

Cartagena K., auch Ule- oder Castilloa-K. genannt, aus Cartagena, Guatemala, Venezuela, kommt in kleineren Kuchen oder in grossen Blöcken bis zu 50 kg Gewicht in den Handel und erscheint auf dem Querschnitt sehr dunkel gefärbt. Soll von Castilloa elastica aus der Familie der Artocarpeen gewonnen und der Milchsaft durch Zusatz eines anderen Pflanzensaftes geschieden werden. Diese Sorte gilt als geringer wie die am meisten geschätzte Parasorte. Afrikanisches K. von Madagaskar, stammt von Vahea gummifera, doch spielt diese Produktion, welche auf 50,000 kg per Jahr geschätzt wird, noch keine grosse Rolle.

Ostindisches K. stammt ursprünglich von Ficus elastica, der sog. Gummifeige, Urceola elastica, einer schlingenden Apocynee und Urostigma elastica, einer baumartigen Urticee. Doch werden bei dem kolossalen Bedarf an K. immer neue Baumarten aufgesucht, welche diesen Stoff liefern und selbst von andern Ländern eingeführt und kultivirt, so dass der Bericht über die letzte Kolonialausstellung wohl ein Dutzend verschiedener Stammpflanzen angiebt. Das ostindische K. ist meist sehr unrein und, weil an der Sonne getrocknet, von hellerer Farbe; theils in losen Brocken, theils in dicken Klumpen und Platten. Es soll eine schwächere Elastizität und Härte besitzen als das Paragummi und steht daher niedriger im Werth; dasselbe kommt wenig in den deutschen Handel, sondern geht fast ausschliesslich nach England und Amerika. Die Hauptproduktion des ostindischen K. kommt von Java; andere Sorten sind Pulo, Penang, Singapore.

Die jährliche Gesammtproduktion der Erde an K. wird auf 8 Millionen kg geschätzt.

Das Kautschuk ist, wie schon oben bemerkt, im Wasser, Alkohol oder Säuren nicht löslich; auch in seinen Lösungsmitteln kommen nur einige Prozent zur Lösung, am meisten noch in dem sog. Kautschuköl, entstanden durch die trockene Destillation des K. Bei mittlerer Temperatur ist es ungemein elastisch, verliert aber diese Elastizität unter 0 Grad. Erhitzt schmilzt es, verwandelt sich dabei in eine zähe, klebrige Masse, die auch beim Erkalten nicht wieder elastisch wird; bei höherer Temperatur entzündet es sich und brennt mit leuchtender Flamme. In Retorten erhitzt liefert es 80% seines Gewichts an Kautschuköl, einem neuen Kohlenwasserstoff von anderer Zusammensetzung als das K.; durch anhaltendes Pressen oder Kneten bei mässiger Wärme erweicht es zu einer Masse, die sich leicht in Formen pressen lässt und diese Form auch nach dem Erhärten beibehält. Dies war die frühere Manier, Gegenstände aus K. herzustellen; sie wird auch noch heute für manche Zwecke angewandt. Die so

dargestellten Gegenstände hatten den Fehler, dass sie bei niederer
Temperatur spröde, bei einigermassen erhöhter Temperatur klebrig
wurden. Erst als man durch das sog. Vulkanisiren (einer Einverleibung
des Schwefels in die Kautschukmasse) eine Methode auffand, welche
alle diese Uebelstände beseitigte, erhielt das K. die Wichtigkeit, welche
es heute für die Technik hat; namentlich als man die Eigenthümlichkeit entdeckte, dass bei einer Einverleibung von ca. $20\,^0/_0$ Schwefel
die Masse, nachdem sie längere Zeit auf ca. 300^0 erhitzt, vollkommen
erhärtet eine hornartige Beschaffenheit annimmt und sich gleich diesem
verarbeiten lässt. Durch das Vulkanisiren geht die Löslichkeit des K.
in seinen Lösungsmitteln gänzlich verloren. Auf die zum Theil sehr
umständlichen Manipulationen bei dieser Bearbeitung können wir hier
nicht eingehen und verweisen in dieser Beziehung auf Wagners technische
Chemie und andere derartige Bücher. Erwähnt sei nur, dass heute
das Vulkanisiren gewöhnlich durch Kneten des erweichten K. mit
ca. $10\,^0/_0$ Schwefel ausgeführt wird. Bei einzelnen Gegenständen geschieht die Schwefelung in der Weise, dass man die vorher gepressten
Stücke in eine Lösung von Schwefel in Chlorschwefel eintaucht.

Bei dem Vulkanisiren tritt der grössere Theil des Schwefels in
eine chemische Verbindung mit dem K., ist daher von demselben
nicht wieder zu trennen.

Guttapercha seu Gutta Tuban.   Guttapercha.

Isonandra Gutta. Sapotaceae.

Ostindien, Java, Sumatra etc.

Ausser dem obigen, von den Indiern „Tuban" genannten Baume
sollen noch eine grosse Reihe ähnlicher Bäume Guttapercha liefern.
Seine Gewinnung ist dieselbe wie beim Kautschuk, dem es chemisch
überhaupt sehr ähnlich ist, während es sich in physikalischer Beziehung vielfach von demselben unterscheidet. Die rohe G. kommt in
gepressten Blöcken von $10-20$ kg Gewicht in den Handel. Sie ist
röthlich braun oder mehr grau; sehr verunreinigt durch Rinde- und
Holzsplitter, Sand etc. Hiervon lässt sie sich durch Kneten und
Waschen schon mechanisch reinigen; eine auf diese Weise behandelte
Waare kommt als gereinigte G. in den Handel, die aber immer noch
ziemlich viele Beimengungen enthält. G. ist bei gewöhnlicher Temperatur
ziemlich hart, lederartig; bei 25^0 wird sie weich, bei $60-65^0$ vollkommen knetbar und lässt sich dann in jede beliebige Form pressen, die
sie nach dem Erkalten beibehält (Trichter, Maasse, Cuvetten etc. etc.);
bei 120^0 schmilzt sie zu einer dünnen Flüssigkeit; bei höherer Temperatur zersetzt sie sich ganz, liefert Benzol und ähnliche Destillationsprodukte; an der Luft verbrennt sie mit leuchtender Flamme. Gegen
chemische Agentien ist die absolut reine G. fast noch weniger empfind-

lich als Kautschuk. Sie ist ferner völlig undurchdringlich gegen
Wasser und kein Leiter der Elektrizität (daher bestes Material zum
Ueberziehen unterirdischer Kabel); durch Reibung dagegen wird sie
elektrisch (Anwendung als Elektrophor); gegen Lösungsmittel verhält
sie sich dem Kautschuk gleich, lässt sich auch gleich diesem vulkanisiren und wird entweder für sich allein oder mit K. vermengt zu
gleichen Zwecken verwandt. G. wird vielfach, in ganz feine Blätter
gewalzt, als Deckmaterial bei feuchten Umschlägen, zum Verbinden
von Gefässen etc. benutzt. Diese feinen Blätter, anfangs weich und ge-
schmeidig, werden nach einiger Zeit, zuweilen schon nach Wochen, hart
und brüchig, zerfallen zuletzt vollständig und lösen sich nun in Alkohol
auf. Es beruht dies auf einem Oxydationsprozess, wobei die G. in
ein saures Harz umgewandelt wird. Schon die rohe G. enthält von
diesem Harz $10-15\%$. Man thut daher gut, das Guttaperchapapier
wenn möglich in Blechdosen, dagegen G. in kleinen Stücken unter
Wasser aufzubewahren.

Will man die G. ganz rein herstellen, so löst man sie zuvor in
20 Th. bestem Steinkohlenbenzin, schüttelt mit $^1/_{10}$ Th. Gyps durch und
stellt die Lösung an mässig warmem Ort bei Seite, bis sich dieselbe völlig
geklärt hat. Die abgegossene klare Flüssigkeit wird unter kräftigem
Umrühren mit dem doppelten Volumen 90% Alkohol gemischt. Hierbei
scheidet sich die G. blendend weiss ab, wird dann von der Flüssigkeit getrennt, tüchtig geknetet, um die letzten Spuren von Feuchtigkeit zu entfernen und dann in Stengelchen geformt. Diese, als Zahnkitt Anwendung findend, müssen immer unter Wasser gehalten werden.

Eine Lösung der G. in Chloroform wurde vielfach als Ersatz für
Collodium empfohlen. Sie führte den Namen Traumaticin, lieferte
allerdings weit elastischere Ueberzüge wie das Collodium, hat sich
aber doch nicht einzubürgern vermocht.

Gruppe XVII.

Resinae. Harze.

Harze sind natürliche Ausscheidungsprodukte verschiedener Pflanzenfamilien, namentlich der Koniferen und verwandter Gattungen. Wir
müssen sie betrachten als Umsetzungs-, d. h. Oxydationsprodukte der
aeth. Oele. Sie finden sich in den Pflanzen in eigenen Gefässen,
meist unter der Rinde in den sog. Balsamgängen und treten freiwillig oder aus künstlichen Oeffnungen in Form von zähem Balsam
(s. folgende Gruppe) aus; an der Luft erhärten diese dann durch

weitere Oxydation vollständig. Alle Harze sind sauerstoffhaltig, meist Gemenge von verschiedenen Säuren, verbinden sich daher mit Alkalien zu eigenen Verbindungen, den Harzseifen. In der Wärme schmelzen sie und verbrennen zuletzt mit stark russender Flamme. Sie lassen sich nicht unzersetzt verflüchtigen, sondern liefern bei der Destillation Umsetzungsprodukte, namentlich Kohlenwasserstoffe. Durch Reibung werden sie elektrisch und zwar um so mehr, je mehr Sauerstoff sie enthalten. In Wasser sind sie vollständig unlöslich, löslich dagegen in Aether, Chloroform, fetten und aeth. Oelen. Diese Löslichkeitsverhältnisse verändern sich aber durch sehr langes Lagern im Wasser oder unter der Erde. Derartig veränderte Harze nennen wir „fossile“; hierher gehören Bernstein und die echten Kopale.

An die eigentlichen Harze schliessen sich einige Produkte der trockenen Destillation, wie Asphalt, Pech, unmittelbar an.

Die Harze finden nicht nur in der Medizin, sondern vor Allem in der Technik eine ungemein grosse Anwendung zur Darstellung von Lacken, Harzseifen etc.

Resina acaroidis. Grasbaumharz, Acaroidharz.
Xanthorrhoea hastilis u. a. A. Asphodeleae.
Australien.

Dieses Harz wurde eine Zeit lang als Ersatz für Stocklack angepriesen und importirt, hat sich aber nicht eingeführt. Man unterscheidet 2 Sorten, rothes oder Nuttharz, auch neuholländisches Harz genannt und gelbes oder Botanybaiharz, welches aber selten in den europäischen Handel kommt. Das Nuttharz bildet dunkelrothbraune, in Splittern durchsichtige, glänzende Stücke; in Alkohol fast ganz löslich, schmilzt nicht, sondern bläht sich auf, verbrennt zuletzt mit stark russender Flamme.

Bestandtheile. Spuren von aeth. Oel; zweierlei Harz; Zimmtnach Anderen Benzoësäure.

Mit Salpetersäure behandelt liefert es Pikrinsäure in ziemlicher Menge, wurde daher zur Fabrikation derselben empfohlen.

Resina Anime seu Anime. Anime.
Icicaarten. Burseraceae.
West- und Ostindien.

Früher vielfach zur Lackbereitung anstatt des Kopals benutzt; da es aber weiche Lacküberzüge bildet, wird es nur noch selten hierzu angewandt; medizinisch zuweilen zu Räucherungen. Es bildet gelblich - weisse, leicht zerreibliche, weiss bestäubte Stücke von schwachem Harzglanz, beim Kauen erweichend; löst sich in kochendem Weingeist gänzlich auf (Unterschied von Kopal), ebenso in Terpenthinoel.

Asphaltum.   Asphalt, Judenpech, Erdharz.

Ein bituminöses Harz, entstanden durch Verkohlung organischer
Bestandtheile unter Einfluss von hohem Druck und Feuchtigkeit in
ähnlicher Weise wie das Petroleum. Es tritt entweder mit heissen
Quellen oder Wasserdämpfen zu Tage und wird dann einfach durch Abschöpfen gesammelt, wie auf Trinidad und am todten Meere, oder man
gewinnt es, indem man damit getränkte, poröse Gesteine mit Wasser
auskocht. Diese Art der Gewinnung geschieht namentlich in einigen
Gegenden vom Elsass (Val travers, Seyssel, Lobsann, Weissenburg).
Der hier gewonnene A. ist nur zu Bauzwecken, Asphaltpflaster (As-
phaltsteine, Dachpappe) verwendbar. Man unterscheidet im Handel
amerikanischen A. von der Insel Trinidad, Cuba, Havanna.
Schwarz, spröde, von muscheligem Bruch, fettglänzend, bei einem
Schlag mit dem Hammer zersplitternd; erwärmt von durchdringend
bituminösem Geruch. Syrischer A. im todten Meer gesammelt,
früher die geschätzteste Sorte zur Lackfabrikation, zäher, bräunlich
bestäubt. Neuerdings fällt er meist heller und weicher als der amerikanische A. aus, ist daher nicht so gesucht. Europäischer A.
von oben genannten Orten, eignet sich nicht zur Lackfabrikation.
A. ist in Wasser vollständig unlöslich, in Alkohol und Aether nur
zum Theil, in aeth. Oelen, Benzin vollständig, bis auf die beigemengten
Unreinigkeiten löslich (s. Kapitel Lacke). Bei 100^0 schmilzt der A.
und liefert, mit Wasser destillirt, $5-8\%$ Mineraloel.

Benzoë seu Asa dulcis.   Benzoï.
Styrax benzoin. Styraceae.
Hinterindien, Molukken, Siam.

Selten als Benzoë in lacrymis, gewöhnlich als Benzoë in massis
in den Handel kommend. Von letzterer wird die stark mit weissen
Thränen versetzte Sorte, als B. amygdaloides, am theuersten verkauft,
obgleich sich herausgestellt hat, dass die braunen Massen mit wenig
Mandeln mehr Benzoësäure enthalten. Für medizinische Zwecke verwendbar sind nur Siam- und Calcutta-B. Erstere besteht hauptsächlich aus weissen, später bräunlich werdenden Mandeln, in eine
braune, harzglänzende Masse eingesprengt. Calcutta-B. kommt in
grossen, porösen, rothbraunen, harzglänzenden Massen, die nur kleinere
Thränen enthalten, in den Handel.

Bestandtheile. Benzoësäure $10-15\%$; Spuren von aeth. Oel;
verschiedene Harze.

Anwendung medizinisch in Form von Tinktur; ferner zu kosmetischen und zu Räucherzwecken.

Ausser den oben genannten Sorten kommen in neuerer Zeit noch
2 andere in den Handel, welche, während die ersteren einen vanille-

artigen Geruch haben, mehr an Styrax erinnern und die anstatt der
Benzoësäure Zimmtsäure enthalten; sie dürfen für medizinische Zwecke
nicht verwendet werden, eignen sich aber vorzüglich zur Parfümerie,
da ihr Geruch ganz besonders fein ist. Es sind dies Sumatra-B. in
grossen viereckigen Blöcken, aussen Eindrücke von Matten zeigend; von
matter, grauröthlicher Grundmasse mit zahlreichen, weissgelblichen
Mandeln. Penang-B. braune Massen ohne Mandeln, augenscheinlich
durch Zusammenschmelzen gewonnen, meistens porös mit vielen Unreinigkeiten. Ob diese beiden letzten Sorten von anderen Styraxarten
abstammen, ist nicht bekannt. Sie enthalten neben wenig Benzoësäure
10—12% Zimmtsäure. Genau unterscheiden lassen sich diese beiden
Benzoëgruppen nur auf chemischem Wege. Man kocht B. mit Wasser
aus, dampft die Lösung ziemlich ein und giebt kochend ein wenig Kali
hypermanganicum zu. Zimmtsäure wird dabei in Bittermandeloel
übergeführt und zeigt sofort den charakteristischen Geruch, Benzoësäure nicht.

    Benzoë ist in Chloroform sehr wenig, in Aether nur zum Theil,
in Alkohol vollständig löslich. Die alkoholische Lösung in Wasser gegossen, giebt eine milchige Mischung (Jungfernmilch). In konzentrirter
Schwefelsäure löst sie sich karminroth, dann mit Wasser vermischt
färbt sich die Flüssigkeit dunkelviolett.

Copal seu Resina Copal. Kopal.

    Unter dieser Gesammtbezeichnung kommen eine ganze Reihe
verschiedener Harze in den Handel, die zum Theil den Namen Kopal
mit Unrecht führen. Alle wirklichen echten K. sind fossiler Natur,
d. h. sie werden nicht von lebenden Bäumen gesammelt, sondern
werden gegraben oder aus dem Sande der Flüsse ausgeschwemmt.
Ueber ihre Stammpflanzen lässt sich daher selten Bestimmtes angeben,
doch werden von neueren Naturforschern Bäume aus der Familie der
Caesalpineen, namentlich Hymenaea verrucosa, Trachylobium Peter-
sianum, dafür gehalten. Das Vaterland der echten K. ist Afrika und
zwar die Ost- und Westküste, doch ist dabei zu bemerken, dass die
ostafrikanischen Sorten, namentlich Zanzibar, früher häufig über Ostindien in den Handel kamen, daher fälschlich als ostindischer oder
Bombay-K. bezeichnet wurden. Ausser Afrika liefern Ostindien,
Australien und Südamerika Kopalsorten, die auch wohl falsche K.
genannt werden. In der Lackfabrikation, deren wichtigstes Material
die K. bilden, unterscheidet man „harte“ und „weiche“ K. Erstere,
die eigentlich echten K., haben durch längere Lagerung in der Erde
ihre Harznatur insofern verändert, als sie weder in Alkohol, noch in
Terpenthinoel direkt löslich sind. Man muss hier Umwege einschlagen,
wie wir sie später, beim Kapitel der Lacke, besprechen werden.

Sie schmelzen erst bei einer Temperatur von 300—350°; liefern daher, nebst dem Bernstein, die härtesten Lacke und können für die feineren, namentlich Schleiflacke, durch kein anderes Material ersetzt werden. Die weichen K., hierher gehören hauptsächlich ost- und westindische Sorten, lösen sich dagegen in heissem Alkohol und Terpenthinoel direkt, erweichen und schmelzen bei weit niedrigeren Temperaturen und sind daher nur für geringe Lacke verwendbar.

Afrikanische Kopale. Diese sämmtlich gegrabenen oder geschlämmten Sorten sind im frischen Zustande meist von einer erdigen, halb verwitterten Kruste bedeckt, von welcher sie jedoch, bevor sie in den Handel kommen, gewöhnlich durch Behandlung mit verdünnter Kalilauge befreit werden. Nach dieser Behandlung zeigen sie auf der Oberfläche häufig ein feinwarziges Aussehen, die sog. Gänsehaut, und gilt diese als ein besonderes Zeichen der Güte und Härte. Nach Einigen sollen diese Warzen davon herrühren, dass der anfangs weiche K. sich beim Erhärten zusammengezogen hat; nach Anderen sind es die Eindrücke der sie umlagernden Sandkörner. Man unterscheidet von den afrikanischen Sorten wiederum ostafrikanische und westafrikanische. Zu den Ersteren, welche besonders hoch geschätzt werden, gehören nach L. E. Andés „Rohmaterialien f. Lack- und Firniss-Fabrikation", namentlich folgende:

Zanzibar-Kopal. Diese Sorte wird am höchsten geschätzt, soll aber nicht in Zanzibar selbst, sondern an der gegenüberliegenden Küste Ostafrikas in einer Breite von 8 Meilen landeinwärts gegraben werden. Kam früher als Bombay-K. viel in den Handel. Grössere oder kleinere, meist glatte Stücke mit Gänsehaut; Farbe hellgelb bis rothbraun; Bruch flachmuschelig, glasglänzend oder matt.

Mozambique-K. von der Mozambique-Küste; flache Platten und Körner; weingelb bis röthlich, Aussenflächen roth gefärbt, vielfach mit Blasen und Sprüngen; Bruch flach, glasglänzend; weniger rein und warzig wie der Zanzibar-K.

Madagaskar-K. soll von Trachylobiumarten abstammen, bildet bald platte, bald längliche, dann meist rundliche oder ovale Stücke von hellgelber Farbe mit weisser Verwitterungskruste, nach Entfernung dieser ohne Gänsehaut. Das Harz selbst ist vielfach mit Pflanzenresten durchsetzt.

Von den westafrikanischen K. sind die wichtigsten:

Sierra Leone-K. Die ordinärste Sorte; sehr unrein, hellgelbe, aussen oft schwärzlich aussehende Stücke bis zur Grösse einer Nuss. Das Pulver haftet beim Kauen schwach an den Zähnen. Diese Sorte ist nicht völlig unlöslich in Alkohol. Das nach dem Ausziehen verbleibende Harz löst sich in kaltem Terpenthinoel.

Kiesel-K. im Flusssand des Cap verde; runde, kieselartig abgeschliffene Stücke bis zur Grösse eines Thalers; hellgelb, sehr hart.

Kugel-K. dem vorigen ähnlich, abgeschliffen, sehr rein.

Benin-K. in sehr unregelmässigen Stücken; meist knollig, seltener in Platten mit dünner, rother Kruste, vielfach mit Unreinigkeiten durchzogen.

Congo-K. Stücke unregelmässig, sehr klein bis kindeskopfgross; hart.

Angola-K. nebst dem Kiesel-K. die geschätzteste westafrikanische Sorte. Stücke unregelmässig, flach oder rund, mit undurchsichtiger rother Kruste. Innen glashell bis gelb, sehr rein.

Benguela-K. Knollige, faust- bis kopfgrosse Stücke von unebener Oberfläche mit tiefen Einschnitten; Verwitterungskruste weisslich, innen hell und durchsichtig.

Alle afrikanischen Kopale sind vollständig geruch- und geschmacklos.

Asiatische Kopale. Hierher gehören vor Allem der **Manilla-**, fälschlich auch westindischer K. genannt, von Vateria Indica. Grosse, unregelmässige Massen; hellgelb bis bräunlich, vielfach in demselben Stücke verschiedene Farben zeigend. Sehr verunreinigt durch Holzstücke und sonstige Beimengungen. Bruch grossmuschelig, glasglänzend, seltener matt. Pulver beim Kauen schwach anhaftend. Geruch und Geschmack balsamisch, etwas dillartig; löst sich in heissem Alkohol.

Formosa- oder **chinesischer K.** ähnelt mehr dem Anime.

Südamerikanische K. Unter dieser Bezeichnung kommen zum Theil Animeharze, zum Theil andere, dem Kopal mehr ähnliche, häufig grüne, glasglänzende Stücke von eigenthümlich unangenehmem Geruch in den Handel. Diese, gewöhnlich brasilianischer K. genannt, sollen von Hymenaea courbaril abstammen; ziemlich weich.

Australischer K. auch **Cowri-** oder **Kauri-K.** ist genau genommen ein Dammarharz, stammt von der Kaurifichte, Dammara Australis, einer fast ausgerotteten, früher dagegen sehr häufig, namentlich auf Neuseeland in sehr grossen Waldungen vorkommenden Konifere. Der Baum ist so harzreich, dass Stamm und Aeste sowie Wurzeln von Harz förmlich starren und der Boden, auf welchem sie gewachsen, meist ganz davon durchtränkt ist. Das Harz wird durchgehends an derartigen Stellen, wo früher Wälder gestanden, gegraben und zwar in sehr verschieden grossen, bis centnerschweren Klumpen von hellweingelber bis brauner Farbe. Bruch muschelig, glänzend. Geruch angenehm balsamisch. Kauri-K. ist nur zum Theil in Alkohol leicht löslich, liefert aber geschmolzen sehr gute Lacke. Alles in den Handel kommende ist halb fossil, daher in seiner ursprünglichen Natur wohl schon verändert.

Dammara seu Resina Dammarae. Dammar oder Katzenaugenharz.
Dammara orientalis. Coniferae. *Hopea splendida. H. micrantha.* Dipterocarpeae.
Ostindien.

Der Name „Dammar" bedeutet „Licht" in der malayischen Sprache
und ist dem Harz wegen seiner stark lichtbrechenden Eigenschaft
gegeben. Aus demselben Grunde Katzenaugenharz genannt.

Nach neueren Forschungen liefern noch eine ganze Reihe anderer,
über Ostindien und dem Archipel verbreiteter Bäume Dammarharze,
die aber ihrer geringeren Qualität halber nicht in den deutschen
Handel kommen. D. bildet unregelmässige, zuweilen thränenförmige,
weissbestäubte Stücke, ist spröde, erweicht bei 75⁰, wird bei 100⁰ dickflüssig und bei 150⁰ klar und dünnflüssig. Auf dem Bruch erscheint
es glasklar (milchigtrübe Stücke sind für die Lackfabrikation zu
verwerfen), in Alkohol und Aether löst es sich nur zum Theil, in
fetten und aeth. Oelen gänzlich. Die Farbe schwankt zwischen wasserhell bis bräunlich. Die geschätzteste Handelsorte ist die von Singapore, härter und schwerer zu pulvern als alle übrigen Sorten; sie
stammt von den oben angegebenen Hopeaarten. Weniger gut ist die
von Java, welche in Kisten von ca. 75 kg Inhalt importirt wird.
Das von Borneo kommende Daging oder Rose Dammar ist geringwerthig, weil weicher und ins Grünliche fallend.

Resina seu Sanguis draconis. Drachenblut.
Daemonocrops draco. Palmae.
Ostindien.

Das von diesem Baum stammende Harz ist das eigentlich echte
Drachenblut. Es tritt entweder freiwillig aus den Früchten aus oder
die Früchte werden in Bastkörben durch Wasserdämpfe erhitzt, um
das Harz reichlicher fliessen zu machen. Es wird nun mit Messern
abgeschabt und gewöhnlich in Stengel von 1—3 cm Dicke und bis zu
40 cm Länge geformt. Die Stengel werden in Palmblätter gewickelt und
eine Anzahl derselben mit Bast zusammengebunden. Zuweilen kommt
auch, namentlich schlechtes, durch Auskochen gewonnenes, sehr unreines Harz in Kuchen vor, die ebenfalls in Palmblätter eingeschlagen
sind. D. erscheint aussen braunschwarz, gibt auf Papier einen hoch-
rothen Strich und ein gleiches Pulver. Es ist in Alkohol völlig löslich und färbt den Speichel beim Kauen roth.

Canarisches Dr. stammt von Dracaena draco (Drachenbaum),
einer riesenhaften Asparaginee auf den canarischen Inseln. Es soll
freiwillig ausfliessen, ist dunkelroth, von harzigem Geruch und kommt
in verschieden geformten Stangen in den Handel.

Amerikanisches oder Cartagena-Dr. von Pterocarpus draco,
Familie der Papilionaceen, schliesst sich mehr dem Kino an. Echtes

Dr. löst sich in Alkohol, Aether und Oelen fast gänzlich, mehr oder
weniger auch in Alkalien, in Wasser nicht. Die alkoholische Lösung
wird durch Salmiakgeist ausgefällt, bei dem amerikanischen nicht.
Erhitzt schmilzt es, riecht storaxartig, verbrennt zuletzt mit russender
Flamme.

Bestandtheile. Saures, rothes Harz 90%; Benzoësäure $2-3\%$.
Anwendung. Hie und da als Zusatz zu Pflastern; hauptsächlich zum Färben von Tinkturen und Spirituslacken.

Elemi seu Resina elemi. Elemiharz.

Unter dem Namen Elemi kommen verschiedene, unter sich ähnliche Harze aus Brasilien, Ost- und Westindien in den Handel, die
auch von sehr verschiedenen Bäumen abstammen. Brasilianisches E.
von Icica Icicariba aus der Familie der Burseraceen; ist anfangs
salbenartig weich, (dem Gallipot ähnlich) blassgelb, allmälig intensiv
gelb und hart werdend. Veracruz- oder Yucatan-E. von Amyris
Plumieri, Familie der Amyrideen; fest, wachsglänzend, dunkel citronen-
gelb bis grünlich, nur wenig mit Rindenstücken verunreinigt. Ostindisches oder Manilla-E. soll von Balsamodendron Ceylanicum
und Canarium zephyrinum stammen; anfangs weich, weisslich oder
schwach gelb, später erhärtend und stark mit Rindenstücken verunreinigt. Geruch schwach elemiartig.

Der Geruch des westindischen E. ist angenehm balsamisch, an
Fenchel und Dill erinnernd. Geschmack balsamisch bitter. Es löst
sich leicht in kochendem, nur zum Theil in kaltem Alkohol. (Gallipot auch in kaltem gänzlich.) Es schmilzt schon unter 100^0 und ist
leicht in fetten und aeth. Oelen löslich.

Bestandtheile. Aetherisches Oel $10-15\%$; in kaltem Alkohol
lösliches Harz ca. 60%; krystallinisches, nur in kochendem Alkohol
lösliches Harz, Elemin $20-30\%$.

Anwendung. Als Zusatz zu Pflastern und Salben; ferner als
erweichender Zusatz zu Lacken.

Resina guajaci. Guajakharz.
Guajacum officinale. Zygophylleae.
Westindien, Nordamerika.

Dieses Harz kommt in 2 Formen in den Handel; entweder,
jedoch ziemlich selten, als Res. guajaci in lacrymis; unregelmässige, rundliche, sehr verschieden grosse Stücke; braungrün, in den
Vertiefungen grünlich bestäubt, in Splittern durchscheinend. Diese
Sorte entsteht durch freiwilliges Ausfliessen. Oder als Res. guajaci
in massis; braungrüne, unregelmässige Stücke von unebenem Bruch;

dadurch gewonnen, dass man entweder das geraspelte Holz mit Seewasser auskocht und das sich ausscheidende Harz sammelt oder dass
man meterlange Stammstücke mit einem Bohrloch versieht und das eine
Ende ins Feuer legt; das hierbei schmelzende Harz fliesst aus dem
Bohrloch in untergesetzte Gefässe. Erhitzt, Geruch angenehm vanille-
oder benzoëartig; Geschmack kratzend.

Bestandtheile. 3 verschiedene Harze ca. 80 %.

Anwendung. Nur selten in der Medizin.

Das Guajakharz hat die Eigenthümlichkeit durch Licht oder
oxydirende Substanzen Farbenveränderungen in grün oder blau zu
erleiden. Braunes Harz wird durch Licht grün, das anfangs graue
Pulver ebenfalls. Die braune, spirituöse Lösung geht durch oxydirende
Mittel vielfach in tiefes Blau über.

Resina jalappae.   Jalappenharz.

Wird aus der Jalappenwurzel (s. d.) durch Ausziehen mit 90 %
Sprit, Abdestilliren und Verdunsten des Letzteren gewonnen. Es
bildet graubraune, sehr spröde, leicht zerreibliche Massen. Geruch
schwach jalappenartig; Geschmack ekelhaft, kratzend.

Bestandtheile. Verschiedene Harze; als wirksamer Bestandtheil gilt ein in Weingeist lösliches, in Aether unlösliches Glycosid,
das sog. Convolvulin.

Anwendung. Innerlich in sehr kleinen Gaben als drastisches
Abführmittel.

Prüfung auf etwaige Beimengungen von Fichten-, Guajac- oder
dem Harz der Jalappenstengel geschieht durch Extraktion mit absolutem Chloroform; dieses darf nur 6 % lösen, während die genannten
Harze völlig löslich in demselben sind.

Resina laccae.   Gummilack, Stocklack, Körnerlack.

Die unter diesen Namen in den Handel kommenden Harze sind
das Produkt einer Schildlaus, Coccus lacca. Die ungeflügelten Weibchen dieses in ganz Ostindien, Siam und Anam heimischen Insekts
setzen sich auf die jungen saftreichen Triebe zahlreicher, ganz verschiedener Pflanzen, namentlich Croton lacciferus, Ficus religiosa, Ficus
Indica, Aleuritis laccifer, Butea frondosa u. A. m. Nach der Befruch-
tung schwillt es blasenförmig auf und umgiebt sich allmälig mit einer
harzartigen Kruste, die das ganze Thier einschliesst. Nach dem Eier-
legen stirbt die Schildlaus ab und löst sich in eine tiefrothe, die
Blasenräume füllende Flüssigkeit auf. Letztere dient dem aus dem
Ei schlüpfenden Insekt als erste Nahrung. Nach völliger Entwickelung durchbohrt es die Harzhülle und tritt aus. In diesen Verhält-

nisseu liegt es begründet, dass der Stocklack, je nach der Zeit des
Einsammelns, mehr oder weniger rothen Farbstoff enthält, da derselbe
nach dem Ausschlüpfen des Insekts gänzlich verzehrt ist. Jene oben
beschriebene Harzabsonderung legt sich, da die Schildläuse die Zweige
dicht bedecken, um diese in einer $1/2$—1 cm dicken Kruste an und
bringt die damit bedeckten Zweige zum Absterben. Man nahm früher
an, dass das Harz aus der Umsetzung der Säfte des betreffenden
Baumes entstehe; doch erscheint dies um so unwahrscheinlicher, als
die Stocklack liefernden Pflanzen ganz verschiedenen Familien angehören. Es ist daher fast gewiss, dass das Harz vom Thiere selbst
gebildet wird, analog der Wachsausscheidung der Wachsschildlaus,
Coccus pila. Die Krusten sind aussen rauh, matt, innen wachsglänzend, von strahligem Gefüge und gelber bis rothbrauner Färbung.
Sie kommen mit den Zweigen, an welchen sie festsitzen, oder in
groben Stücken abgebrochen als Stock- oder Röhrenlack in den
Handel. Gänzlich von den Zweigen losgelöst, in kleine Stückchen
zerklopft, gewöhnlich noch durch Waschen mit verdünnten Alkalien
vom Farbstoff befreit, heisst das Harz Körner- oder Samenlack.
Namentlich die Gangesländer liefern grosse Quantitäten dieses wichtigen Materials, das fast sämmtlich via Calcutta über England in den
Handel kommt. Die geschätzteste Sorte ist die sehr dunkele von Siam;
die geringste die von Bengalen. Der Stock- oder Körnerlack ist bei
gewöhnlicher Temperatur geruchlos, entwickelt aber beim Erwärmen
einen eigenthümlichen, angenehmen Geruch.

Bestandtheile. Harz 60—80$^0/_0$; Farbstoff (Coccusroth) 2—10$^0/_0$;
Coccusfett, Chitin.

Anwendung. Der Stock- oder Körnerlack findet medizinisch
nur noch hie und da Verwendung als Zusatz zu einigen Zahntinkturen;
auch technisch wird er nur noch selten zur Bereitung einzelner Lacke
verwandt. Desto wichtiger ist er als Rohmaterial für die Herstellung
des Schellacks und des Lac dyes. Diese Verarbeitung geschieht zum
grössten Theil in Ostindien selbst, neuerdings jedoch auch in Europa.
Das Verfahren hierbei ist folgendes: Der Stocklack wird zuerst zu
Pulver vermahlen, dieses in ausgemauerten Bassins, mit Wasser übergossen und einen Tag hindurch unter öfterem Umrühren ausgelaugt;
dann wird die Mischung mehrere Stunden fortwährend von Arbeitern
mit den Füssen getreten. Hierauf überlässt man die Masse der Ruhe,
zapft die darüberstehende dunkelrothe Flüssigkeit in eigene Behälter
ab und schlägt den darin enthaltenen Farbstoff mittelst Alaunlösung
nieder. Den schön violettrothen Niederschlag sammelt man auf
Tüchern, lässt abtropfen und schneidet die halbtrockene Masse in
kleine viereckige Tafeln, die man nach dem völligen Austrocknen als
Lac dye oder Lac lac in den Handel bringt. Die Täfelchen sind
aussen blauschwarz, zerrieben violettroth. Sie enthalten ca. 50$^0/_0$

reines Coccusroth (dem Carmin ähnlicher Farbstoff), welches mit Alkalien schön rothe, mit Zinnchlorid eine lebhaft scharlachrothe Farbe giebt. Dient in Indien und England zum Färben des scharlachrothen Militärtuches.

Die nach dem Auslaugen des Farbstoffes zurückbleibende Harzmasse wird nun weiter auf Schellack verarbeitet. Zu diesem Zweck wird sie getrocknet und in lange schlauchartige Säcke gefüllt, die unter fortwährendem Drehen an einem Feuer erhitzt werden. Das schmelzende Harz dringt durch die Poren des Gewebes, wird mittelst steifer Palmenblätter abgenommen und auf glasirte, mit warmem Wasser gefüllte Thonröhren gestrichen. Nach dem Erkalten blättert man die Harzschichten, welche dabei in Bruchstücke zerfallen, ab und packt sie in die Versandkisten.

Die so hergestellte Waare ist der eigentliche Schollenlack oder Schellack, Lacca in tabulis des Handels. Die ordinären Sorten, Blocklack, auch Rubinlack genannt, sollen insofern anders hergestellt werden, als man die Harzmassen durch Kochen mit Wasser zum Schmelzen bringt und die weiche Masse in dicken Lagen auf Platten erkalten lässt. Ueber die Darstellungsweise des sehr geschätzten Blut- oder Knopflacks, der ebenfalls in dicken, aber sehr glänzenden, dunklen, zuweilen blutfarbenen Stücken in den Handel kommt, ist nichts Genaues bekannt. Es ist anzunehmen, dass die eben beschriebenen, in Ostindien gebräuchlichen Darstellungsweisen in den europäischen Fabriken mannigfach modifizirt werden.

Der Schellack wird gewöhnlich nach seiner Farbe sortirt; die helleren Sorten sind am höchsten geschätzt, nur der Blutlack macht hiervon eine Ausnahme. Man unterscheidet hellblond, blond, hell, mittel- und dunkelorange, rubinroth, leberfarben etc., und auch für diese einzelnen Sorten werden gewöhnlich noch verschiedene Unterabtheilungen aufgestellt.

Bestandtheile. Harz ca. 90 %; Spuren von Farbstoff (Coccusroth); wachsähnliches Fett 5 %; geringe Mengen einer Gummiart.

Anwendung. Zur Lackfabrikation; zu Polituren; zu bengalischen Flammen; zum Steifen der Hüte; zur Siegellackfabrikation; zu Porzellan- und Steinkitten etc. etc.

Prüfung. Reiner Schellack löst sich in kochendem 90% Sprit klar auf, scheidet aber beim Erkalten die wachsartigen Bestandtheile wieder ab, so dass die Lösung trübe und, wenn konzentrirt, selbst gallertartig wird. Aether und Petroleumbenzin lösen aus gepulvertem Schellack ca. 5 %, Chloroform 10 %. Eine grössere Löslichkeit deutet auf Verfälschung mit Harz, namentlich Kolophonium, welche nicht selten vorkommt, hin. Reiner Schellack schmilzt ferner bei ca. 100° und entwickelt dabei einen eigenthümlichen, angenehmen Geruch, während mit Harz versetzter Sch. Terpenthingeruch zeigt. Kocht man

10 Th. Schellack, 5 Th. Borax mit 200 Th. Wasser, so entsteht,
wenn der Schellack rein, eine fast klare, kaum opale Lösung; bei
Harzzusatz ist sie dagegen milchig trübe. Es ist ferner vorgekommen,
dass man dunkle Schellacke durch Zusatz von Auripigment (gelbes
Schwefelarsen) heller gefärbt hat. Ein solcher Schellack erscheint,
gegen das Licht gehalten, trübe, nicht wie der reine Schellack durchsichtig klar und entwickelt beim Verbrennen einen knoblauchartigen
Geruch.

Raffinirter Schellack. Um das so sehr lästige, ziemlich
schwierige Filtriren der Schellacklösungen zu vermeiden, raffinirt man
ihn zuweilen, d. h. man befreit ihn von seinen Fettbestandtheilen. Es
geschieht dies in der Weise, dass man den Sch. durch Kochen mit
Soda und Wasser in Lösung bringt. Auf der erkalteten Flüssigkeit
setzt sich das Fett ab; nach Entfernung desselben wird die Lösung
mittelst Durchseihens geklärt und nun mit verdünnter Schwefelsäure
zersetzt. Der Sch. scheidet sich aus, wird mit kaltem Wasser so
lange gewaschen, bis keine Spur von Säure mehr zu erkennen ist,
dann in kochendem Wasser geschmolzen, geknetet und gewöhnlich in
Zöpfe geformt. So behandelter Schellack ist in Sprit klar löslich.
(S. Kapitel Lacke.)

Gebleichter Schellack. Da selbst die hellblonden Sorten
immer noch ziemlich stark gefärbte Lösungen geben, so bleicht man
den Sch. für ganz helle Lacke, wie Landkarten- oder Etiquettenlack,
auf chemischem Wege, indem man die wässerige, mittelst Soda bewirkte Lösung desselben mit Eau de Javelle (unterchlorigsaures Natron) einige Tage behandelt, dann den Sch. mit Salz- oder Essigsäure
abscheidet, stark auswäscht und wie bei dem raffinirten Sch. weiter behandelt. Die Stangen erscheinen nach dem Trocknen aussen rein weiss,
seidenglänzend, innen gelblich und geben eine blassgelbe, spirituöse
Lösung. Die Behandlung mit Chlor wirkt übrigens immerhin etwas
nachtheilig auf die Haltbarkeit der Lacküberzüge ein, sie verlieren
an Biegsamkeit, so dass man durch erweichende Zusätze zum Lack
diesem Uebelstande abhelfen muss. Bei langer Aufbewahrung verliert
der gebleichte Sch. fast gänzlich seine Löslichkeit in Weingeist.

Resina mastiche (Gummi m.).   Mastix.

Pistacia lentiscus. Terebinthinaceae.
Griechischer Archipel, namentlich Chios.

Dies kleine immergrüne Bäumchen wächst ausser auf den griechischen Inseln auch an der Nordküste Afrikas. Die Franzosen haben
versucht dasselbe in Südfrankreich zu kultiviren, doch liefert es dort
so gut wie gar keinen Mastix. Die ganze Produktion wird überhaupt,
bis auf einen kleinen Bruchtheil, der von der Insel Candia kommt,

von der oben erwähnten Insel Chios (oder Skio) geliefert. Hier kultivirt man eine etwas breitblätterige Art der Pistacia lentiscus, und wurde die Ernte früher gänzlich als Tribut von der Regierung beansprucht; selbst das Quantum, welches über die festgesetzte Tributmenge hinaus erzeugt wurde, musste gegen eine feste Taxe an die türkische Regierung abgeliefert werden. Seit der Befreiung Griechenlands vom türkischen Joch haben diese Verhältnisse aufgehört und die Produktion ist sehr gestiegen. Dennoch bleibt der Preis des Mastix auch jetzt ein sehr hoher, da alle Kulturversuche in anderen Gegenden bislang gescheitert sind. Der Mastix befindet sich in eigenen Balsamgängen in der Rinde des Stammes und der Aeste und tritt entweder freiwillig oder durch künstliche Verwundungen aus. Im April und Mai werden die Bäume angeritzt, der Balsam tritt dann in klarem, zähflüssigem Zustande heraus und erhärtet sehr langsam an der Luft. Im August beginnt das Einsammeln.

Der Mastix bildet kleine, erbsengrosse, in den guten Sorten immer runde Thränen von blassgelblicher Farbe, aussen weiss bestäubt, auf dem Bruch glasglänzend, durchsichtig, hart, spröde, leicht zerreiblich, beim Kauen alsbald zu einer weichen, wachsartigen Masse zusammenklebend. Geruch schwach, beim Erwärmen kräftig aromatisch. Geschmack ebenfalls aromatisch, dabei etwas bitter. Mastix von eben beschriebener Qualität kommt als Mastix electa in den Handel; die geringeren Sorten, welche namentlich die von der Erde aufgesammelten Thränen enthalten, sind häufig stark durch Sand verunreinigt und heissen Mastix in sortis.

Der Mastix löst sich in Aether, aeth. Oelen und kochendem Alkohol gänzlich, in kaltem Alkohol ungefähr zu $9/_{10}$ auf.

Bestandtheile. In kaltem Alkohol unlösliches Harz (Masticin) ca. 10%, in kaltem Alkohol lösliches Harz, Mastixsäure ca. 90%; Spuren von aeth. Oel. Das Masticin wird übrigens durch Schmelzen oder durch längeres Liegen an der Luft ebenfalls in kaltem Alkohol löslich.

Unter dem Namen ostindischer Mastix kommt über Bombay und England ein Harz in den Handel, das meist grössere, mehr oder weniger dunkele Massen bildet, in welchen nur vereinzelt helle Thränen eingeschlossen sind. Dasselbe soll von Pistacia Cabulica (Afghanistan und Beludschistan) abstammen, kann aber in keiner Weise selbst bei billigen Lacken den echten Mastix ersetzen.

Anwendung. Der Mastix dient im Orient zum Kauen, um das Zahnfleisch zu stärken und den Athem zu erfrischen, namentlich bei den Frauen. Die allerfeinsten Sorten gehen unter dem Namen Harem-Mastix nach Constantinopel. Ferner dient er zur Herstellung von Konfitüren, vor Allem zur Bereitung eines „Racki" (Branntwein), der, mit Wasser verdünnt, den Muselmännern vielfach den verbotenen Wein ersetzt. Bei uns ist seine Anwendung fast nur eine technische, da seine Verwendung in der Medizin sich auf wenige unbedeutende Präparate beschränkt. Man benutzt ihn in starker spirituöser Lösung als Zahnkitt, mit Hausenblase und Ammoniakgummi zusammen zur Herstellung eines sehr dauerhaften Porzellankitts, dann aber hauptsächlich entweder allein, oder mit anderen Harzen gemengt, zur Bereitung feiner Lacke und Lackfirnisse (Bilderlack, Negativlack). Mastix giebt einen sehr blanken, nicht rissig werdenden Ueberzug. (Siehe Kapitel Lacke.)

Verfälschungen. Mastix kann seines Aussehens halber nur mit Sandarak verfälscht werden; aber auch diese Beimischung ist leicht zu erkennen, da der Sandarak fast niemals in runden Thränen, sondern in länglichen Stengeln vorkommt, beim Kauen zwischen den Zähnen auch nicht erweicht, sondern pulverig bleibt. Sandarak löst sich ferner in aeth. Oelen nur zum Theil auf, Mastix dagegen gänzlich. Eine Lösungsprobe in Terpenthinöl entscheidet also bald über die Reinheit.

Resina pini seu Burgundica.   Fichtenharz.

Entsteht durch das Eintrocknen des Terpenthins (s. d.) von sehr verschiedenen Koniferen, theils Pinus-, theils Abiesarten. Das so gewonnene, rohe Harz kommt vor Allem aus Frankreich zu uns und zwar unter dem Namen Gallipot. Diese Sorte stammt hauptsächlich von Pinus pinaster; bildet bröckelige, gelblich weisse bis goldgelbe, innen meist noch weiche Klumpen, von angenehm balsamischem Geruch und gleichem bittern Geschmack; sie enthält bis 10 % Terpenthinöl und viele Unreinigkeiten. Wird G. mit Wasser geschmolzen und kolirt, so entsteht

Resina alba seu Pix alba, weisses Harz, weisses Pech. Dieses ist in Folge eines geringen Wassergehaltes trübe, sonst spröde, von muscheligem Bruch und sehr schwachem Geruch. Erhitzt man noch weiter, bis die letzten Wassertheile entfernt sind, so gewinnt man das

Kolophonium oder Geigenharz. ·Gelbe bis braune Stücke, durchsichtig, von flachmuscheligem, glasglänzendem Bruch, leicht zerreiblich, geschmacklos und von schwachem Geruch; (schmilzt ohne Knistern). In Alkohol, Aether und Oelen klar löslich, während Resina alba eine trübe Lösung giebt. Kolophonium wird in grossen Massen als Nebenprodukt bei der Terpenthinölbereitung gewonnen.

Das früher unter dem Namen Terebinthina cocta in den Handel kommende Harz war nichts weiter als der bei der Terpenthinöldestillation verbleibende, noch wasserhaltige Rückstand, zuweilen in Zöpfe oder sonstige Formen gedreht.

Bestandtheile. Wechselnde Mengen von Terpenthinöl bis zu
$10^0/_0$; Feuchtigkeit (ausser beim Kolophonium) $2-10^0/_0$; verschiedene
Harzsäuren (Pinin-, Silvinsäure) $80-90^0/_0$.

Anwendung. Medizinisch als Zusatz zu Pflastern und Ceraten;
technisch zu Lacken, Harzseifen, Siegellacken etc. etc.

Resina sandaracae seu Sandaraca.   Sandarak.

Callitris quadrivalvis, C. articulata.   Cupressineae.

Nordafrika, Atlasgebirge.

Bildet stengelige Thränen von hellgelblicher Farbe, aussen weiss
bestäubt, mit glasglänzendem Bruch, sehr spröde, leicht zerreiblich.
Beim Kauen zerfällt es in feines Pulver, ballt aber nicht zusammen.
Geruch harzig, terpenthinartig. S. ist in Alkohol völlig, in aeth.
Oelen nicht vollständig löslich. Nicht selten findet man Stücke ara-
bischen Gummis beigemengt.

Bestandtheile. Verschiedene Harzsäuren; Spuren von aeth. Oel.

Anwendung. Als Zusatz zu einigen Heftpflastermischungen;
das Pulver dient zum Einreiben radirter Stellen, um auf denselben
wieder schreiben zu können; hauptsächlich findet S. in der Lackfabrikation Verwendung.

Resina succini seu Succinum.   Bernstein.

Der Bernstein ist das fossile Harz längst untergegangener Koniferen. Nach den Forschungen von Professor Göppert ist es namentlich Pinites succinifer, dem der Bernstein entstammt. Wahrscheinlich
gleich dem Kauriharz hauptsächlich den Wurzeln entflossen. Es muss
jedoch im völlig weichen Zustande ausgetreten sein, da sich zuweilen
Insekten eingeschlossen in ihm vorfinden. Der griechische Name für
Bernstein war Elektron und hiervon stammt der Ausdruck Elektrizität,
da am B. zuerst die Reibungselektrizität erkannt wurde.

B. findet sich in Torf- und Braunkohlenlagern des ganzen nördlichen Deutschlands, hauptsächlich angeschwemmt an einzelnen Küsten-
stellen der Ostsee, namentlich in Ostpreussen und Livland. Er wird
dort theils im Schwemmland gegraben, theils durch Baggerung gewonnen, theils wird er durch heftige Stürme ans Land gespült. Seltener findet er sich auch an anderen Küsten vor, so in Jütland,
Grönland und in Sicilien. Er bildet abgeplattete, vielfach kieselartig abgeschliffene, sehr verschieden grosse Stücke in den Farbennüancen zwischen weissgelb bis rothbraun. Er ist sehr hart, spröde,
geruch- und geschmacklos, erweicht bei 215^0, schmilzt bei 290^0 unter
Ausstossung saurer Dämpfe. (Bernsteinsäure.) Das rückbleibende,
braune Harz (Bernsteinkolophonium) dient zur Lackbereitung (s. Kapitel

Lacke). Zuletzt verbrennt er mit leuchtender, bläulicher Flamme.
In Alkohol und Aether nur spurenweise, in Wasser, fetten und aeth.
Oelen gar nicht löslich.

    Bestandtheile. Spuren von aeth. Oel; mehrere Harze; Bern-
steinsäure.

    Anwendung. In den grösseren Stücken zu Schmuckgegenständen;
die bei der Bearbeitung dieser abfallenden Spähne als Succinum
raspatum zu Räucherungen, ferner zur Darstellung von Bernsteinsäure,
Bernsteinöl und Lacken.

Resina tacamahaccae. Takamahak.

    Amerikanischer oder westindischer Takamahak von Ela-
phrium tomentosum, Burseraceae, bildet unregelmässige, grosse, graubraune Stücke von flachem, glänzendem Bruch. Geruch balsamisch,
harzig, beim Erwärmen lavendelartig; brennt mit Hinterlassung poröser
Kohle; in Alkohol völlig löslich.

    Bourbon-T. von Colophyllum tacamahacca, Guttiferae, Madagascar,
Mascarenen-Inseln. Anfangs weich, später erhärtend, klebrig, weisslich
bis grün, von aromatischem Geruch. In Alkohol nur zum Theil löslich.

    Ziemlich obsolet, nur selten zu Pflastern und Räucherungen.

Resinae empyreumaticae. Empyreumatische Harze.

    Bei der trockenen Destillation organischer Substanzen gehen neben
wässerigen, meist saueren Produkten auch dunkle, dickflüssige, im
Wasser unlösliche Stoffe über, gewöhnlich Theere genannt. Sie haben
in chemischer Beziehung eine gewisse Verwandschaft mit den natürlichen Balsamen; auch sie sind Gemenge von Harzen und Kohlenwasserstoffen, welche mit den aeth. Oelen verwandt sind. Werden sie
für sich destillirt, so gehen die leicht flüchtigeren Kohlenwasserstoffe
zuerst über und die harzartigen Bestandtheile bleiben als Pech zurück.
Zu der Gruppe dieser Körper gehört genau genommen auch der schon
besprochene Asphalt; ferner Pix nigra seu navalis, schwarzes
oder Schiffspech. Es ist dies der Rückstand, welcher bei der Destillation des Holztheeres bleibt, kommt in Fässer gegossen in den
Handel und bildet herausgenommen schwarze, glänzende, in der Kälte
spröde Massen, die mit scharfkantigem Bruch splittern, ganz allmälig,
selbst bei niederer Temperatur, wieder zusammenfliessen. Es erweicht
schon durch die Wärme der Hand und wird bei 80—90° dünnflüssig.
Geruch eigenthümlich, brenzlich.

    Anwendung. Zuweilen innerlich, in Pillenform; äusserlich als
Zusatz zu Pflastern und Salben; hauptsächlich technisch zum Dichten,
(Kalfatern) von Fässern, Schiffen etc.

Einen ganz ähnlichen Rückstand wie das Schiffspech liefert der Steinkohlentheer bei seiner Destillation. Das hierbei verbleibende Pech dient als Surrogat des Asphalts bei Bereitung von Dachpappe, des Asphaltpapieres und zur Darstellung eines ganz billigen Eisenlackes. Dieser letztere hat eine mehr braune als schwarze Farbe und trocknet nur schwer und unvollständig.

An die empyreumatischen Harze anschliessend erwähnen wir hier kurz die auch in Drogengeschäften geforderten Theere.

Pix liquida, Holztheer wird durch Schwelen verschiedener Holzarten (Fichten, Buchen etc.), meist als Nebenprodukt bei der Holzkohlenfabrikation in den Meilern gewonnen. Er bildet eine tiefschwarze, in dünnen Schichten klar braune, syrupdicke Flüssigkeit von stark brenzlichem, durchdringendem Geruch und gleichem Geschmack. In Alkohol, Aether, aeth. und fetten Oelen völlig löslich. An Wasser, in welchem er untersinkt, giebt er nur einige seiner Bestandtheile ab.

Bestandtheile. Kreosot, um so mehr, wenn der Theer aus Buchenholz bereitet ist; Carbolsäure; Essigsäure; eine ganze Reihe von Kohlenwasserstoffen; Harzsubstanzen und verschiedene Brenzprodukte, welche die dunkle Farbe bedingen.

Anwendung. Selten innerlich in kleinen Gaben gegen katarrhalische Leiden, öfter zu Inhalationen gegen Lungenleiden; äusserlich in Salben und Seifen gegen Hautausschlag, zur Bereitung des Theerwassers und endlich technisch zum Theeren von Holz. Hierbei wirken das Kreosot und die Carbolsäure fäulnisswidrig.

Pix liquida lithanthracis, Steinkohlentheer wird in grossen Mengen als Nebenprodukt der Gasbereitung gewonnen. Er war früher fast werthlos, dient aber jetzt zur Darstellung der Carbolsäure und der verschiedenen basischen Körper (Anilin, Toluol etc.), welche die Grundlage der Anilinfarbenfabrikation bilden, ferner zur Bereitung des Steinkohlenbenzins (Benzol) und endlich des Steinkohlenpechs. Er ist chemisch von dem Holztheer sehr verschieden, indem ihm das Kreosot fast ganz fehlt, während neben den verschiedenen Säuren eine ganze Reihe basischer Körper in ihm enthalten sind. Er darf daher medizinisch nicht an Stelle des Holztheers angewandt werden.

Pix betulinum, Oleum Rusci, Birkentheer, Lithauer Balsam. In Russland und Polen durch Schwelung der Wurzel, Holz und Rinde der Birke gewonnen. Dickflüssig, röthlich braun, von eigenthümlichem, empyreumatischem Geruch; in Wasser kaum, in Aether, Weingeist und Oelen zum grössten Theil löslich.

Anwendung. In Russland gilt der Birkentheer als Universalmittel gegen alle nur erdenklichen Krankheiten; ferner zur Bereitung des Juchtenleders, dem er seinen eigenthümlichen Geruch verleiht.

Bei uns wird er von den Landleuten als Wundheilmittel bei den Thieren angewandt; dient auch zur Bereitung des Oleum cadinum (s. d.) und als Zusatz zur Rumessenz.

Gruppe XVIII.
Balsamum. Balsam.

Die echten Balsame sind Gemenge von aeth. Oelen und Harzen. Sie finden sich in den Pflanzen in eigenen Zellen, den sog. Balsamgängen, die auf dem Querschnitt vielfach schon mit blossem Auge erkennbar sind. Sie fliessen freiwillig oder in Folge künstlich gemachter Einschnitte aus, sind anfangs dünnflüssig, werden aber an der Luft allmälig zäher und fest, theils durch Verdunstung der aeth. Oele, theils durch Oxydation derselben zu Harzen. Ihrer chemischen Zusammensetzung entsprechend vereinigen sie die Eigenschaften der Harze und aeth. Oele in sich. Sie sind in Wasser fast unlöslich, löslich dagegen in Alkohol, Aether, aeth. und fetten Oelen. Der Geruch wird bedingt durch das in demselben enthaltene aeth. Oel.

In der Medizin werden häufig mit dem Ausdruck „Balsam" Mischungen bezeichnet, welche sich mit dem pharmakognostischen Begriff „Balsam" durchaus nicht decken. Es sind gewöhnlich alkoholische Lösungen von aeth. Oelen und anderen aromatischen Stoffen, welche mit diesem Ausdruck bezeichnet werden.

Balsamum Canadense.   Canadabalsam.
Abies balsamea.   Coniferae.
Canada.

Ein sehr klarer Terpenthin, gewonnen durch Anreissen der Balsambeulen der sog. Balsamfichte. Frisch syrupartig, später dicker werdend, glasklar; Geruch angenehm balsamisch; Geschmack bitter und scharf. An der Luft erstarrt er allmälig zu einer klaren, festen Harzmasse. In Alkohol völlig löslich.

Anwendung. Namentlich zum Einlegen mikroskopischer Präparate; in seiner Heimath auch zu medizinischen Zwecken.

Balsamum copaivae.   Copaivabalsam.
Copaifera multijuga, C. officinalis.   Caesalpineae.
Südamerika, Westindien.

Wird von oben genannten und, wie man annimmt, noch von mehreren anderen Copaiferaarten durch Anreissen der Stämme gewonnen. Die Einsammlung beginnt sofort nach der Regenzeit und soll ein grosser Baum in wenigen Stunden 4—6 kg liefern. Er wird in Kanistern oder Fässern von ca. 60 kg Inhalt exportirt. Je nach der Sorte ist er blassgelb bis bräunlich und von der Konsistenz der fetten Oele. Geruch eigenthümlich, balsamisch; Geschmack unangenehm, etwas bitter und scharf; löslich in 8 Th. 90 % Alkohol, in jedem Verhältniss in absolutem Alkohol, Aether, fetten und aeth. Oelen; mit Benzin giebt er ebenfalls eine klare Lösung und mit Alkalien verseift er. Das spezif. Gewicht schwankt sehr bedeutend, je nach seinem Gehalt an aeth. Oel. Man unterscheidet im Handel 3 Sorten:

Para- oder Maranhaobalsam. Die geschätzteste Sorte; klar, hell, dünnflüssig (frisch dünner als Olivenöl), auch nach längerem Stehen klar bleibend und keinen Absatz bildend. Geruch sehr kräftig.

Maracaibo- oder Venezuelabalsam. Dicker, dunkler von Farbe, klar, nach längerem Stehen eine braune harzige Masse absetzend. Kommt meist in Kanistern in den Handel.

Westindischer oder Cayennebalsam. Nur für technische Zwecke verwendbar. Dick, trübe, terpenthinartig riechend.

Bestandtheile. Aeth. Oel 40—80 %; eine eigenthümliche Harzsäure (Copaivasäure) 20—60 %. Letztere wird jetzt auch für sich dargestellt und als Acidum copaivicum, eine weisse, schneeige Masse, zu medizinischen Zwecken in den Handel gebracht.

Anwendung. Innerlich als erregendes Mittel für die Harnabsonderung bei Gonorrhöe; technisch als Zusatz zu Lacken, zur Erzielung eines biegsamen Lacküberzuges.

Prüfung. Copaivabalsam unterliegt sehr vielen Verfälschungen, namentlich mit fetten Oelen, Terpenthin und Gurjunbalsam. Erwärmt darf er nicht terpenthinartig riechen; auf Glas gestrichen und vorsichtig erwärmt muss er eine klare, zerreibliche Harzschicht hinterlassen. Zäher, klebriger Rückstand deutet auf Zusatz von fettem Oel. Zugemischter Gurjunbalsam wird erkannt, indem man 1 Vol. Balsam mit 4 Vol. Petroleumbenzin schüttelt. Die Mischung ist bei reinem Balsam klar, bei Zusatz von Gurjunbalsam milchig trübe in Folge einer flockigen, sehr voluminösen Ausscheidung, die sich erst nach 24 Stunden ablagert.

Balsamum gurjunicum. Gurjunbalsam, Wood oil.
Dipterocarpus turbinatus u. A.   Dipterocarpeae.
Ostindien.

Kommt erst seit einigen Jahrzehnten in den europäischen Handel und wird sowohl auf dem ostindischen Festlande, wie auf den Inseln durch Anbohren oder Anhauen der oben genannten riesenhaften Bäume gewonnen. Ein einziger Baum soll bis zu 200 kg (?) liefern. Der Balsam ist dünnflüssig, dünner als Olivenöl, im durchfallenden Licht

gelb bis gelbbraun, im auffallenden Licht trübe, mehr graugrün erscheinend; filtrirter B. zeigt diese Färbung etwas geringer. Geruch
schwach, an Copaivabalsam erinnernd; Geschmack aromatisch, nicht
sehr kratzend.

Bestandtheile. Aeth. Oel 50—60%; Harz; eine eigenthümliche
Säure (Gurjunsäure), welche zum Theil ungelöst in mikroskopisch
kleinen Krystallen, die sich nach langem Stehen als weisses Pulver
absetzen, im Balsam schwimmt.

Anwendung. Innerlich zu gleichen Zwecken wie der Copaivabalsam; äusserlich gegen Hautausschlag, namentlich Flechten, in Form
eines Kalkliniments; technisch zur Lackfabrikation. Der Balsam
trocknet allerdings sehr langsam aus, giebt aber dann einen sehr festen,
glänzenden Ueberzug.

Balsamum (de) Mecca seu B. Iudaicum. Meccabalsam.
Balsamodendron Gileadense. *Burseraceae.*
Arabien.

Bildet eine trübe, graugrünliche, dickflüssige Masse, die sich bei
längerem Stehen, ähnlich dem Terpenthin, in eine obere klare, dünne
und eine untere trübe, zähe Schicht theilt. Er wird gleich dem
Styrax durch Auskochen der jungen Zweige gewonnen. Geruch balsamisch, an Rosmarin erinnernd; Geschmack aromatisch, bitter.

Jetzt fast obsolet; galt früher als magenstärkendes Mittel.

Balsamum Peruvianum, B. Indicum seu B. nigrum. Perubalsam.
Myroxylon Pereirae. *Papilionaceae.*
San Salvador, Centralamerika.

Die Bezeichnung „peruvianisch" stammt daher, dass der Balsam
früher über den peruvianischen Hafenplatz Callao in den Handel gebracht wurde. Die Heimath des oben genannten Baumes ist, so viel
bis jetzt bekannt, eine sehr beschränkte; sie umfasst nur einen kleinen
Theil der Küste von San Salvador, die sog. Balsamküste und auch
hier sollen es kaum 1 Dtz. Indianerdörfer sein, in welchen die Fabrikation des Balsams betrieben wird.

Die Gewinnung ist eine eigenthümliche. Die Bäume werden erst
vom 25. Jahre an benutzt, sollen aber dann mehrere 100 Jahre alt
werden. Man lockert zuerst durch Klopfen einen Theil der Stammrinde
und löst durch Einschnitte an allen vier Seiten des Baumes Rindenstreifen, ohne sie vollständig loszulösen; auch lässt man immer
zwischen den einzelnen Einschnitten Rindenstreifen unverletzt, damit
die Bäume nicht etwa absterben. Unter die gelockerten Rindenstreifen
schiebt man Zeuglappen, damit diese den ausfliessenden Saft aufsaugen. Nach etwa 8 Tagen werden die Lappen fortgenommen, die

angeschnittenen Rindenstellen mittelst kleiner Harzfackeln erhitzt und angezündet, nach wenigen Minuten jedoch wieder ausgelöscht. Der Austritt des Balsams erfolgt nun weit reichlicher; neue Lappen werden untergeschoben, so oft sie sich vollgesogen entfernt und hiermit fortgefahren, so lange noch Balsam austritt. Während in den ersten 8 Tagen der Balsam hell und trübe erscheint, fliesst er nach dem Ankohlen klar und braun. Die gesammelten Lappen werden schliesslich mit Wasser ausgekocht, wobei der Balsam, der spez. schwerer ist als Wasser, zu Boden sinkt. Er wird von den Indianern nach dem Erkalten in sog. Kalebassen (Kürbisflaschen) gefüllt und so an die Zwischenhändler abgeliefert. Exportirt wird er theils in eisernen, sehr verschieden grossen Trommeln, theils in grünen, mit Leder umnähten Steintöpfen von ca. 20 kg Inhalt.

Der Balsam bildet eine fast syrupdicke, braunrothe bis schwarzbraune Flüssigkeit, die nur in dünnen Schichten durchscheinend ist. Geruch angenehm vanille- und benzoëartig; Geschmack ähnlich, anfangs milde, nachher stark kratzend. Der Balsam muss sich, zwischen den Fingern gerieben, fettig anfühlen, darf aber nicht kleben und Faden ziehen; er trocknet beim Erwärmen nicht aus und giebt beim Destilliren mit Wasser kein aeth. Oel. Hierdurch unterscheidet er sich von allen übrigen Balsamen. Seine Reaktion ist ziemlich stark sauer. In absolutem Alkohol ist er in jedem Verhältniss löslich; von 90 % Sprit bedarf er 6 Th. und giebt damit eine nicht völlig klare, braune Flocken absetzende Lösung. Im Aether ist er nur zum Theil löslich; mit fetten Oelen giebt er trübe Mischungen; nur von Ricinusöl löst er 15 % klar auf.

Bestandtheile. Zimmtsäure 5—6 %; ölartiges Cinnameïn (zimmtsaurer Benzylaether) 40—50 %; (das Cinnameïn geht beim Kochen mit Kalilauge an der Luft ebenfalls in Zimmtsäure über): Harz 20—30 % etc.

Anwendung. Innerlich als reizendes Mittel der Harnorgane; äusserlich als vortreffliches Mittel gegen die Krätze; ferner zur Heilung kleiner Wunden, namentlich entzündeter Brustwarzen. In weit grösseren Mengen in der Parfümerie; endlich in der Chokoladefabrikation als Ersatz der Vanille bei billigen Sorten.

Prüfung. Der Perubalsam ist seines hohen Preises wegen zahllosen Verfälschungen unterworfen, deren Nachweis nicht immer leicht ist. Die hauptsächlichsten sind fette Oele, namentlich Ricinusöl, Copaivabalsam, starke alkoholische Lösungen von Benzoë, Styrax, Canadabalsam und ähnlichen Stoffen. Will man sich überzeugen, ob der Balsam überhaupt mit derartigen Stoffen verfälscht ist, so genügt eine einfache Prüfungsmethode, die darauf beruht, dass reiner Perubalsam in Benzin fast unlöslich ist. Man schüttelt in einem dünnen, graduirten Cylinder gleiche Volumtheile Balsam und Benzin kräftig durch und überlässt die Mischung, gut verkorkt, mehrere Stunden der Ruhe. War der Balsam rein, so erscheint das oben stehende Benzin fast farblos und zeigt annähernd dieselben Theilstriche wie vorher; war fettes Oel, Copaivabalsam, Terpenthin etc. zugegen, so sind diese im Benzin gelöst, die Farbe ist meist verändert, das Volum vergrössert, und beim vorsichtigen Abdampfen der klar abgegossenen Lösung bleiben die Beimischungen im Schälchen zurück und können weiter untersucht werden. 10 Tropfen Perubalsam mit 20 Tropfen Schwefel- säure vermischt sollen eine zähe, kirschrothe Mischung geben, die, nach einigen Minuten mit kaltem Wasser ausgewaschen, einen brüchigen Harzrückstand hinterlässt; war Oel zugegen, so erscheint der Rückstand zäh und schmierig. Das spez. Gewicht des Balsams ist 1,135—1,145; doch lassen sich hierdurch nur selten Verfälschungen erkennen, da das spez. Gewicht durch dieselben nur unwesentlich verändert wird.

Balsamum tolutanum. Tolubalsam.
Myroxylon toluiferum. Papilionaceae.
Neugranada.

Fliesst, gleich dem Terpenthin, aus den Stämmen oben genannten Baumes: frisch zähflüssig, klebrig, gelb bis rothbraun, später zu einer klaren, bräunlichen Harzmasse erhärtend. Geruch angenehm, dem Perubalsam ähnlich, jedoch feiner; Geschmack ebenfalls, weniger kratzend wie beim Perubalsam. Leicht in Alkohol, zum Theil in Aether, fast gar nicht in Benzin löslich. Der erstarrte Balsam wird bei 30° wieder weich, bei 60° schmilzt er. Exportirt wird er gewöhnlich in Blechbüchsen von 2—3 kg. Seltener kommt er, wie der Carthagenabalsam, fest in den Handel.

Bestandtheile. Tolen (aeth. Oel, beim Destilliren mit Wasser übergehend) 20—30%; Zimmtsäure; Benzoësäure; Harze.

Anwendung in der Parfümerie.

Prüfung. Beimischung fremder Harze lässt sich durch Ausziehen mit Benzin nachweisen. Konzentrirte Schwefelsäure färbt reinen Tolu- balsam schön kirschroth, bei Gegenwart von Harz schwarz.

Balsamum styracis seu Styrax liquidus. Styrax oder Storax.
Liquidamber orientale. Balsamifluae.
Kleinasien, Syrien.

Wird aus der inneren, zerkleinerten Rinde des sehr grossen Baumes durch Auskochen mit Wasser und nachheriges Auspressen gewonnen. Er bildet eine dicke, zähe, schmierige Masse, durch ein- gemengtes Wasser trübe, frisch von graugrüner Farbe, allmälig, namentlich an der Oberfläche, mehr braun werdend. Geruch sehr angenehm, vanilleartig; Geschmack bitter, scharf. In Alkohol, Ter-

penthinöl und Benzin ungefähr zu 60 %% löslich; hart wird er nur in
sehr dünnen Schichten. Der Balsam kommt in Fässern über Constantinopel und Smyrna in den Handel. Die nach dem Pressen der aus-
gekochten Rinde verbleibenden Rückstände kamen früher als Storax
calamita in den Handel; heute wird diese Waare, wenn verlangt,
meist durch Mischen von Styrax mit Sägespähnen hergestellt. Die
Rinde des Styraxbaumes war früher als Cortex thymiatis offizinell.

Bestandtheile. Styrol (ein aeth. Oel); Zimmtsäure in bedeutenden Mengen, an diese gebunden ein krystallinischer Körper, Styracin;
Harze.

Anwendung. Aeusserlich, ähnlich dem Perubalsam, gegen Hautkrankheiten, namentlich Krätze; ferner in der Parfümerie und zu
Räuchermitteln.

Terebinthinae. Terpenthine.

a) Terebinthina communis, gemeiner Terpenthin. Wird
durch Anhauen, Anreissen oder Anbohren verschiedener Koniferen
Europas und Nordamerikas gewonnen und entweder in untergestellten
Gefässen oder in Gruben am Fusse des Baumes gesammelt. Von
den beigemengten Unreinigkeiten befreit man ihn durch Umschmelzen
und Koliren, oder indem man ihn, wie in Frankreich und Nordamerika,
in durchlöcherte Fässer füllt und diese der Sonnenwärme aussetzt. Er
bildet eine trübe, weissgelbliche, honigartige, körnige Masse, die sich
bei längerem Stehen in 2 Schichten theilt, eine obere klare, bräunliche, zähflüssige und eine untere festere, weisskörnige. Geruch stark
balsamisch; Geschmack bitter, scharf. In Alkohol, Aether und Oelen
leicht löslich; schmilzt, seines starken Wassergehalts wegen, mit
Prasseln. Im Handel unterscheidet man folgende Sorten:

1. Deutscher Terpenthin von Pinus silvestris, Abies Austriaca,
Abies excelsa. Geruch stark; Geschmack bitter; enthält 30—35 %%
aeth. Oel.

2. Französischer oder Bordeaux-Terpenthin von Pinus
pinaster, Pinus maritima. Wird namentlich in den Vogesen und in
den Landes, zwischen Bordeaux und Bayonne gewonnen; enthält nur
25 %% aeth. Oel.

3. Strassburger Terpenthin, von den Franzosen „Térebinthin
au citron" genannt. Dieser sehr feine Terpenthin, der im Elsass und
den Vogesen von Abies pectinata gewonnen wird, kommt nur wenig
in den deutschen Handel. Er ist frisch trübe, wird aber bald klar.
Geruch angenehm citronenartig; Geschmack sehr bitter; liefert ca. 35 %%
aeth. Oel. Dieses besitzt, namentlich nach mehrmaliger Rektifikation,
einen ausnehmend feinen Geruch und soll hauptsächlich zur Verfälschung theuerer aeth. Oele dienen.

4. Amerikanischer Terpenthin von Pinus palustris und Pinus taeda gewonnen. Weisslich, dick, zähe; Geruch kräftig aromatisch: Geschmack scharf, bitter; liefert nur 16—20% aeth. Oel.

b) Terebinthina Veneta seu T. laricina. Venetianer Terpenthin. In Tyrol, Südfrankreich und der Schweiz durch An- bohren der Stämme der Lärchentanne, Larix decidua, gewonnen. Völlig klar, in dünnen Schichten fast farblos, in grösseren Massen gelblich. Geruch feiner als der des gewöhnlichen Terpenthins; Ge- schmack brennend scharf. Giebt mit Alkohol und Benzin eine völlig klare, der gemeine Terpenthin eine trübe Lösung. Beim Schmelzen prasselt er nicht, weil wasserfrei; liefert 20—30% aeth. Oel.

Bestandtheile der Terpenthine. Aeth. Oele in wechselnden Mengen 15—35%; verschiedene Harzsäuren (Pinin-, Abietin-, Sylvin- säure).

Anwendung. Medizinisch innerlich zuweilen als harntreibendes Mittel, äusserlich als Zusatz zu zahlreichen Pflastern und Salben. Technisch vor Allem zur Darstellung des Oleum terebinthinae und Resina pini (s. d.); ferner als erweichender Zusatz zu Siegellack, Flaschenlack und zu Spirituslacken (s. d.).

Gruppe XIX.
Olea aetherea, aetherische Oele.

Zu dieser für den Drogenhandel so überaus wichtigen Gruppe gehören eine zahlreiche Menge von Körpern, welche sich häufig nur in ihren physikalischen Eigenschaften gleichen, während sie ihrer chemischen Natur nach höchst verschieden sind. Wir verstehen dem Sprachgebrauch nach unter „aetherischen Oelen" diejenigen flüchtigen Körper, welche den Pflanzen oder den Pflanzentheilen den Geruch verleihen. Diese Stoffe lassen sich gemeiniglich durch Destillation mit Wasser oder Wasserdämpfen aus den betreffenden Pflanzentheilen darstellen und isoliren. Sie zeigen dann den charakteristischen Geruch der Pflanzen in verstärktem Masse. Nur bei einzelnen Blüthen von besonders feinem Geruch, wie Veilchen, Lindenblüthe, Jasmin etc. etc., deren Duft entschieden doch auch auf einem Gehalt an aetherischem Oel beruht, giebt die Destillation kein Resultat. Hier müssen andere Wege eingeschlagen werden, welche wir später, bei der Bereitung der aetherischen Oele, besprechen werden.

Die aetherischen Oele finden sich bald in der ganzen Pflanze vertheilt, bald nur in einzelnen Theilen, wie Blüthen, Wurzeln,

Schalen etc.; häufig sind sogar in den verschiedenen Theilen der
Pflanzen ganz verschiedene Oele enthalten, welche in der Zusammensetzung und im Geruch gänzlich von einander abweichen. Bodenbeschaffenheit und Temperatur sind ebenfalls von grossem Einfluss
auf die Güte des Oeles.

Vom pflanzenphysiologischen Standpunkte sind die aetherischen
Oele als Ausscheidungsstoffe zu betrachten, welche mit der Ernährung
der Pflanze und dem Wachsthum nichts mehr zu thun haben. Im
Gegentheil wirken sie, in wässeriger Lösung den Pflanzen zugeführt,
selbst denen, welchen sie entstammen, schädlich. Ihren äusseren
Eigenschaften nach lassen sie sich etwa folgendermassen charakterisiren.
Sie stellen bei mittlerer Temperatur, mit wenigen Ausnahmen, Flüssigkeiten dar, welche vielfach stark lichtbrechend und im reinen Zustande
grösstentheils schwach gefärbt erscheinen. Hiervon giebt es nur wenige
Ausnahmen, wie das tiefblaue Kamillenöl, das grüne Wermuthöl,
das braune Kalmusöl und einige andere.

Einzelne, wie das Veilchenwurzelöl, das Arnicablüthenöl, sind
auch noch bei einer höheren Temperatur als 15^0 fest, das heisst
salbenförmig, und einige andere Stoffe, welche ihrer chemischen Natur
nach ebenfalls zu den aetherischen Oelen zu rechnen sind, die sog.
Kampherarten, bleiben selbst bei noch höherer Temperatur fest. Bei
niederen Temperaturen scheiden sich zahlreiche aeth. Oele in 2 Theile,
einen festen, das sog. Stearopten und einen flüssigen, das Elaeopten,
welches selbst bei grossen Kältegraden nicht erstarrt. Die Temperatur, bei welcher diese Scheidung erfolgt, ist bei den verschiedenen
Oelen eine sehr ungleiche; auch bringen hier Alter des Oeles, Gewinnungsweise etc. bei ein und demselben Oele kleine Differenzen
hervor. Die Ursache dieser Scheidung liegt darin, dass die aeth. Oele,
wie wir später, bei der Betrachtung ihrer chemischen Zusammensetzung
sehen werden, vielfach Gemenge ganz verschiedener Stoffe sind.

Der Siedepunkt der aeth. Oele liegt meistens weit über 100^0;
trotzdem verflüchtigen sie sich aber bei jeder Temperatur und werden
namentlich mit den Dämpfen des kochenden Wassers auf das Leichteste
verflüchtigt; hierauf beruht auch ihre Darstellung. Alle haben eine
grosse Affinität zum Sauerstoff der Luft, sie nehmen ihn mit Begierde auf und werden dadurch dunkler von Farbe und dicker von
Konsistenz; sie verharzen, wie der technische Ausdruck lautet.

Das spez. Gewicht ist ein sehr verschiedenes; es variirt zwischen
0,750—1,1. Doch treten auch hierin bei den einzelnen Oelen durch
Alter etc. bedeutende Schwankungen ein, so dass das spez. Gewicht
selten einen genauen Anhaltspunkt für die Reinheit des Oeles abgiebt.
Im Wasser sind sie grösstentheils nur spurenweise löslich, jedoch verleihen schon diese geringen Spuren demselben charakteristischen Geruch
und Geschmack. Leicht löslich sind sie dagegen in Aether, Chloro-

form, Schwefelkohlenstoff und absolutem Alkohol. Von 90 %/0 Alkohol
bedürfen sie ein grösseres Quantum zur Lösung; mit Fetten und
fetten Oelen mischen sie sich in jedem Verhältniss.

Echte aeth. Oele kennen wir bisher nur aus dem Pflanzenreiche, denn
die wenigen sog. „Erdöle" sind auch nur durch Umsetzung von Pflanzen-
stoffen entstanden. Die Riechstoffe der Thiere dagegen, wir erinnern
an Moschus, Zibeth, sind keine aeth. Oele; sie sind zum Theil
wahrscheinlich ammoniakalischer Natur, zum Theil aber beruhen sie
auf der Gegenwart freier Fettsäuren. Nicht alle aeth. Oele finden sich in
den betreffenden Pflanzen fertig gebildet vor, sondern einzelne entstehen
erst durch die Einwirkung verschiedener Stoffe derselben auf einander
bei Gegenwart von Wasser und Luft. (Wir erinnern hierbei an Bittermandelöl und Senföl.) Angezündet verbrennen die aeth. Oele mit lebhafter, stark russender Flamme; auf ein Stück weisses Papier getropft zeigt sich anfangs ein durchsichtiger Fleck (den Fettflecken
gleich), der aber allmälig, namentlich beim vorsichtigen Erwärmen, verschwindet.

Wenn wir in dem Vorhergehenden die physikalischen Eigenschaften
betrachtet haben, welche allen Gliedern der Gruppe gemein sind,
so wird die Charakterisirung weit schwieriger, sobald wir auf die
chemische Zusammensetzung und die Konstitution der aeth. Oele eingehen. Freilich ist uns die chemische Konstitution derselben erst bei
einer sehr kleinen Anzahl genau bekannt; aber selbst diese wenigen
zeigen uns, in wie viele verschiedene Gruppen dieselben eingereiht
werden müssten, wollten wir sie vom rein chemischen Standpunkte
aus betrachten. Denn, während einige reine Kohlenwasserstoffe sind,
gehören andere zu den Aldehyden, andere zu den zusammengesetzten Aethern (analog dem essigsauren Aethyläther — Essigäther),
oder zu den Haloidäthern, wie z. B. das Senföl, welches dem Chlor-
äthyl analog als Rhodan-Allyl erkannt ist. Eine weitere Schwierigkeit der chemischen Charakterisirung liegt darin, dass die meisten der
aeth. Oele gar keine einfachen Körper, sondern, wie wir schon oben gesehen, Mischungen verschiedener Körper sind, die wir durch Kälte,
fraktionirte Destillation und ähnliche Manipulationen von einander
trennen können.

Ihrer Zusammensetzung nach bestehen sie Alle aus nur wenigen
Elementen, sehr viele nur aus Kohlenstoff und Wasserstoff; bei anderen
tritt der Sauerstoff noch hinzu und nur eine sehr kleine Zahl enthält
ausser diesen 3 Elementen noch Schwefel und noch seltener tritt zu
diesen der Stickstoff.

Früher theilte man die Oele vielfach in reine Kohlenwasserstoffe
oder sauerstofffreie Oele (auch Terpene genannt) und sauerstoff-
haltige Oele ein. Es hat diese Eintheilung jedoch nichts für sich,
da die sauerstoffhaltigen häufig wiederum nur Auflösungen sauerstoff-

haltiger Oele in Terpenen sind. Neuerdings hat man gerade in der Trennung dieser Stoffe grosse Fortschritte gemacht. Man stellt eine ganze Reihe derselben für sich dar; wir erinnern dabei an Menthol, Thymol etc. (siehe später bei den einzelnen Oelen).

Je weiter wir in der Erkenntniss der chemischen Konstitution der Oele vordringen, um so mehr lernen wir dieselben künstlich darstellen. Während dies früher bei keinem einzigen der Fall war, hat uns jetzt die Chemie schon gelehrt, Bittermandelöl, Zimmtöl, Senföl, Wintergreenöl und einige andere künstlich darzustellen und die Hoffnung ist durchaus nicht ausgeschlossen, dass es gelingen wird, immer mehr und mehr diese zum Theil so kostbaren Artikel künstlich darzustellen, ganz ähnlich wie es der Chemie schon gelungen ist, den Duft vieler Früchte, welcher durch ganz unendlich kleine Mengen zusammengesetzter Aether bedingt ist, in den sog. Fruchtaethern künstlich nachzubilden.

Die Darstellung der aeth. Oele geschieht, abgesehen von den Riechstoffen, welche sich nicht durch Destillation isoliren lassen und deren Bereitung wir am Schluss eingehender besprechen werden, auf zwei Wegen: durch Pressung oder Destillation. Mehr oder weniger ist die Fabrikation an die Gegenden gebunden, in welchen die betreffenden Pflanzen wachsen oder sich mit Vortheil kultiviren lassen. Bei den meisten der aeth. Oele muss die Darstellung aus den frischen Rohstoffen vorgenommen werden, nur ein kleinerer Theil verträgt das Trocknen und allmälige Verarbeiten des Rohstoffes. Hierher gehören die Samenöle, wie Kümmel-, Anis-, Fenchel- oder die Wurzelöle, wie Kalmus- und die Gewürzöle. Bei diesen ist die Fabrikation nicht an den Ort gebunden und gerade dieses Zweiges hat sich Deutschland, an der Spitze Leipzig mit seinen grossartigen Fabriken, hauptsächlich bemächtigt. Ueberhaupt haben sich für die Fabrikation gewisse Centren herausgebildet, z. B. Sicilien für die Schalenöle (Citronen, Bergamottöl etc.), Südfrankreich für die feinen Blumenöle und Extraits, deren Gewinnung in der Gegend von Nizza und Grasse in wahrhaft grossartigem Massstabe betrieben wird. England excellirt in Pfefferminz- und Lavendelöl; die europäische Türkei produzirt am Abhange des Balkangebirges weitaus den grössten Theil alles Rosenöles u. s. w. Die letzten Jahrzehnte haben grosse Verbesserungen in der Fabrikation hervorgerufen, namentlich die Destillirvorrichtungen sind von der Technik immer mehr und mehr vervollkommnet worden.

1. **Pressung.** Diese Art der Gewinnung ist natürlich nur möglich bei Rohstoffen, welche das Oel in grossen Mengen enthalten; es sind dies einzig und allein die Fruchtschalen der verschiedenen Citrusarten (Citronen, Apfelsinen, Pomeranzen, Bergamotten etc.). Die Manipulation ist eine äusserst einfache. Die Schalen werden von der Frucht getrennt, die Oelbehälter durch eigene Vorrichtungen (Reibtrommeln)

zerrissen und der entstandene Brei durch Hand-, Dampf- oder hydraulische Pressen ausgepresst. Das Oel fliesst gemengt mit schleimigem Saft in untergesetzte Gefässe und wird nun rasch in grosse, geschlossene, kühl zu stellende Behälter gebracht, in welchen es sich allmälig durch Absetzen klärt. Ein so gewonnenes Pressöl enthält neben dem reinen aeth. Oel immer noch andere aufgelöste Stoffe, z. B. den Farbstoff der Schalen.

2. Destillation. Dieser Weg der Gewinnung wird bei der grössten Anzahl der aeth. Oele in Anwendung gebracht, obgleich es nicht zu leugnen ist, dass die Güte der Oele vielfach durch die Destillation beeinträchtigt wird. Es zeigt sich, selbst bei kräftigen Oelen, eine Veränderung; denn ein destillirtes Citronenöl ist an Feinheit des Geruches nicht mit einem gepressten Oel zu vergleichen, und ein destillirtes Rosenöl, so schön auch sein Geruch sein mag, ist doch nur ein schwacher Abglanz des Duftes der frischen Rose. Es ist wohl nur eine Frage der Zeit, dass man für die feineren Oele den Weg der Destillation verlassen wird, um zu dem der Extraktion, den wir später kennen lernen werden, überzugehen. Frankreich hat in dieser Beziehung mit der Bereitung von Rosenduft durch Extraktion den Anfang gemacht. Die auf diese Weise gewonnenen Extraits sind gar nicht zu vergleichen mit alkoholischen Lösungen von destillirtem Rosenöl.

Die Destillation selbst geschieht nun auf verschiedenen Wegen, theilweise direkt über freiem Feuer in einfachen Destillirblasen mit Kühlvorrichtung: es ist dies die älteste, einfachste, aber auch schlechteste Methode, nach der aber immer noch in den Ländern mit geringer Kultur gearbeitet wird. Noch heute z. B. wird alles türkische Rosenöl auf diese Weise gewonnen. In einzelnen Fällen, bei schwer flüchtigen Oelen, setzt man dem Wasser, mit welchem das Rohmaterial in der Destillirblase gemischt ist, Kochsalz hinzu, um den Siedepunkt zu erhöhen.

In grösseren Fabriken hat man die Destillation über freiem Feuer fast ganz aufgegeben und arbeitet entweder mit direktem Dampfstrom oder mit Manteldampf. Diese letzten beiden Methoden werden namentlich für alle Stoffe angewandt, welche ihr Oel leicht abgeben; nur bei sehr hartem, festem Rohmaterial, wie Rinden, harten Wurzeln und einigen Samen, zieht der Fabrikant die Destillation über freiem Feuer vor.

Dieser letzteren am nächsten steht das Arbeiten mit Manteldampf; der überhitzte Dampf vertritt einfach die Stelle des Feuers. Man benutzt hierzu Destillirblasen, welche mit einem doppelten Boden versehen sind. Die Blase wird ganz auf gewöhnliche Weise mit Wasser und dem Rohmaterial beschickt und dann in den Hohlraum, welcher den Kessel in seiner unteren Hälfte umgiebt, Dampf von ca. 3 Atm. Spannung eingelassen. Dieser Dampf, welcher eine bedeutend höhere Temperatur hat als siedendes Wasser, bringt den Inhalt der Blase

zum Kochen, ohne dass hierbei, wie es beim Destilliren über freiem
Feuer häufig vorkommt, ein Anbrennen des Stoffes stattfinden kann.
Noch häufiger aber geschieht die Destillation durch einen direkten
Dampfstrom; diese Methode wird namentlich in sehr grossen Etablisse-
ments ausgeführt, wo man dann mittelst eines einzigen Dampfkessels
eine ganze Reihe verschiedener Destillationen ausführen kann. Das
Verfahren hierbei ist ein sehr einfaches; die Rohmaterialien werden,
mit Wasser angefeuchtet, in metallene Cylinder gebracht, welche unterhalb eines Siebbodens einen Hahn zum Einströmen des Dampfes haben,
während der obere Theil helmartig mit einer Kühlvorrichtung verbunden ist. Sobald der Cylinder beschickt ist, wird der Dampf eingelassen und dieser reisst dann alles flüchtige Oel mit sich. Diese
Methode hat den Vorzug, dass sie neben dem aeth. Oel nicht so viel
Kondensationswasser giebt als die anderen Methoden; der Verlust an
Oel ist hier also geringer, da doch immer etwas Oel im Wasser aufgelöst wird.

Namentlich bei Oelen, welche in grossen Massen hergestellt werden,
wendet man sog. kontinuirliche Apparate an. Hier ist der Cylinder,
in welchen die Rohmaterialien eingeführt werden, zwischen dem Destillirkessel und dem Helm eingeschoben. Das Kondensationswasser fliesst,
sobald es sich vom Oel geschieden hat, durch eine sinnreiche Vorrichtung immer wieder in den Kessel zurück. Ist der Inhalt des Cylinders erschöpft, so wird die Verbindung zwischen Kessel und Cylinder
geschlossen, letzterer mit neuem Material gefüllt und die Destillation
nimmt sofort mit demselben Wasser ihren Fortgang. Auf diese Weise
ist es möglich, fast ohne Verlust an aeth. Oel zu arbeiten. Alle Massen-
artikel, wie Kümmelöl, Anisöl werden auf diese Weise dargestellt.

Bei allen Destillationen, sie mögen nach irgend einer beliebigen
Methode ausgeführt werden, ist das Haupterforderniss eine möglichst
starke Kühlung der entweichenden Dämpfe, damit diese gänzlich in
den tropfbar flüssigen Zustand übergeführt werden.

Die Kondensationsprodukte treten am Ausflussrohr der Kühlschlange
als milchig trübe Flüssigkeit hervor, welche in ein untergesetztes Gefäss
von eigenthümlicher Form, die sog. florentiner Flasche fliesst. Diese
ist derart konstruirt, dass über ihrem Boden ein S-förmig gebogenes
Rohr eingefügt ist, welches etwa zu Dreivierteln die Höhe der
Flasche erreicht. Der Vorgang ist nun folgender: in der Flasche scheiden
sich Oel und Wasser alsbald in 2 Theile, das fast immer leichtere
Oel schwimmt oben auf, das schwerere Wasser sinkt zu Boden und
tritt, sobald die Flüssigkeit die obere Höhe des S-förmigen Rohres
erreicht hat, aus diesem aus, während das Oel schliesslich, sobald
sich die Flasche völlig füllt, durch eine Tülle in ein zweites Gefäss
abfliesst. Bei Oelen, welche schwerer sind als Wasser, ist die Scheidung
selbstverständlich eine umgekehrte. Die gesammelten Oele werden durch

Dekantiren möglichst vom Wasser getrennt und dann in verschlossenen
Gefässen der Ruhe überlassen; hierbei scheidet sich noch immer etwas
Wasser aus, und diese letzten Spuren werden schliesslich im Scheide-
trichter von demselben entfernt. Bei allen diesen Operationen ist die
Luft möglichst fern zu halten, darum sind die Scheidetrichter stets
mit festschliessenden Deckeln versehen.

Die bei der ersten Destillation gewonnenen aetherischen Oele
haben selten den Grad von Feinheit und Reinheit, den man von ihnen
verlangt; sie enthalten fast immer andere, bei der Destillation aus
dem Rohmaterial mitgerissene Stoffe und sind auch mehr oder weniger
gefärbt. Um sie ganz zu reinigen, unterwirft man sie einer zweiten
Destillation mit Wasser, der Rektifikation. Dieselbe geschieht entweder mit direktem Dampf oder, indem man das Oel, mit der 5 bis
6 fachen Menge Wasser gemischt, in eine Destillirblase bringt. Bei
einzelnen Oelen, wie Pfefferminz- und Anisöl, die besonders reich an
Verunreinigungen harziger Natur zu sein pflegen, wird sogar vielfach
eine zweite Rektifikation vorgenommen. Ein solches Oel wird in den
Preiskuranten mit „bis rectificatum" bezeichnet. Bei feinen Blüthen-
ölen vermeidet man die Rektifikation gänzlich, weil deren Geruch
immer etwas darunter leidet.

Alte harzig gewordene Oele lassen sich durch eine Rektifikation
ebenfalls bedeutend verbessern.

Aufbewahrung. Alle aetherischen Oele sollen möglichst vor
Luft und Licht geschützt werden; die Vorräthe bewahrt man daher
am besten im dunklen Keller auf und zwar in ganz gefüllten und
fest verschlossenen Flaschen; im Verkaufslokal vermeide man zu
grosse Flaschen. Ein geringer Zusatz von Alkohol vermindert übrigens
ganz bedeutend die Verharzung der Oele. Leider lässt sich nur mit
grossen Schwierigkeiten der Prozentgehalt an zugesetztem Alkohol
genau konstatiren; andernfalls würde es durchaus zu rechtfertigen sein,
wenn alle aetherischen Oele, die es wegen ihrer Anwendung vertragen,
mit 4—5 % Alkohol versetzt würden.

Kleinere Mengen harzig gewordenen Oeles lassen sich nach Hager
dadurch wieder verbessern, dass man sie mit dem 5. Theile ihres
Volumens von einem Gemisch aus gleichen Theilen Borax, Thierkohle
und Wasser während einer halben Stunde unter öfterem Umschütteln
mengt. Nachher lässt man sie an einem kühlen Orte absetzen und
trennt sie durch Filtration.

Prüfung. Bei den zum Theil enorm hohen Preisen der aeth.
Oele (erreichen doch einzelne von ihnen, wie Rosenöl und Irisöl,
Preise von M. 1000—2000 per kg) sind dieselben zahllosen Verfälschungen ausgesetzt. Alle die gröberen Beimengungen, wie Alkohol, Chloroform, fette Oele etc. lassen sich mit verhältnissmässiger Leichtigkeit
nachweisen. Ganz anders liegt dagegen die Sache, sobald die Fäl-

schung mit anderen, billigeren aeth. Oelen stattgefunden hat; hier ist eine
sichere Erkennung bei der Raffinirtheit, mit welcher diese Fälschungen
vorgenommen werden, oft unmöglich. Hier müssen Nase und Zunge
die besten Reagentien abgeben und wirklich lässt sich mit einiger
Uebung auch viel damit erreichen. Auf den Geruch prüft man in
folgender Weise: zuerst riecht man in das Gefäss selbst; dann aber,
wenn man hierbei nichts Bedenkliches gefunden hat, tupft man mit
dem Stöpsel ein Tröpfchen des fraglichen Oeles auf die obere Hand-
fläche und verreibt dasselbe dort gänzlich. Hierdurch treten fremde
Gerüche, namentlich wenn sie, wie dies bei den billigeren Oelen meist
der Fall ist, strenger sind, weit deutlicher und klarer hervor. Oder
man taucht einen Streifen Fliespapier in das fragliche Oel und erwärmt diesen, indem man rasch mit demselben über einer Lichtflamme
hin und her fährt; hierbei treten harzige Gerüche zuletzt besonders
scharf hervor. Selbst ganz reine unverfälschte Oele variiren, je nach
Alter und Darstellungsweise, so wesentlich im Geruch, dass auch hier
die Nase den Ausschlag geben muss. Den Geschmack prüft man am
besten in der Weise, dass man ein Tröpfchen des Oeles mit ein wenig
Zuckerpulver verreibt und in einem Glase Wasser löst; in dieser
Verdünnung tritt der Geschmack am deutlichsten hervor. Das spez.
Gewicht wird nur in sehr seltenen Fällen einen Anhalt geben, da dasselbe,
je nach dem Alter des Oeles, grossen Schwankungen unterworfen ist.
Ganz dasselbe gilt vom Siedepunkt, der bis zu 20^0 schwankt. Bei
einzelnen Oelen, namentlich dem Rosenöl, kann dagegen der Erstarrungspunkt, d. h. der Temperaturgrad, bei welchem das Oel anfängt sich zu trüben und durch Ausscheiden von Stearopten dick zu
werden, einen Anhalt für seine Reinheit oder Verfälschung geben,
doch lassen sich auch hierdurch nur gröbere Verfälschungen erkennen.
Die selten vorkommende und nur bei dickem Oel mögliche Verfälschung
mit fettem Oel ist leicht zu erkennen, indem man ein Tröpfchen Oel
auf weisses Papier bringt und leicht erwärmt. Bei reinem Oel verschwindet der Fleck; ist fettes Oel zugegen, so bleibt derselbe.
Alte verharzte aeth. Oele geben einen ähnlichen Fleck, doch lässt sich
dieser mit Alkohol wegwischen. Erscheint das Oel nach der Papier-
probe verdächtig, so giebt man ca. 10 Tropfen in ein Uhrglas und
lässt diese verdunsten; fettes Oel bleibt als ein schmieriger Rückstand
zurück.

    Die häufigste aller vorkommenden Verfälschungen ist die mit
Alkohol. Ihre Erkennung ist in den meisten Fällen eine sehr leichte
durch das Verhalten der aeth. Oele zu Fuchsin. Alle aeth. Oele,
mit Ausnahme derjenigen, welche Säuren enthalten, wie Nelkenöl,
Cassiaöl, altes oder nicht von der Blausäure befreites Bittermandelöl,
wirken auf Fuchsin nicht lösend, während der geringste Zusatz von
Alkohol sofort eine Lösung bewirkt. Man prüft am besten folgender-

massen: man bringt einen Tropfen des zu untersuchenden Oeles auf eine weisse Porzellanplatte und legt mittelst einer Messerspitze ein ganz kleines Körnchen Fuchsin hinein. Ist das Oel rein, so schwimmt das Fuchsin unverändert in demselben umher; ist dagegen Alkohol zugegen, so färbt sich der Tropfen sofort roth. Diese Probe ist so scharf, dass noch $1\,^0/_0$ Alkohol angezeigt wird; selbst bei dunkler gefärbten Oelen, wie Kalmus-, Absynthöl, lässt sich in der dünnen Schicht auf dem weissen Untergrund die Färbung deutlich beobachten.

Nur bei den oben genannten säurehaltigen Oelen ist die Probe nicht zutreffend; sie lösen auch ohne Alkoholzusatz Fuchsin auf; hier muss die vorzügliche, aber schon etwas umständlichere Probe von Hager mit Tanin in Anwendung kommen. Diese beruht darauf, dass Tanin in reinem Oel völlig ungelöst bleibt, in mit Alkohol verschnittenem dagegen zu einer zähen Masse zusammenbackt. In ein kleines Probirröhrchen werden 10—20 Tropfen Oel gebracht und ein paar Körnchen nicht pulverförmiges Tanin hinzugefügt. Nach dem Durchschütteln wird das Röhrchen bei Seite gestellt und nach einigen Stunden schüttelt man von Neuem auf; war das Oel rein, so schwimmt das Tanin unverändert darin umher, im entgegengesetzten Falle dagegen hat es den Spiritus angezogen und bildet damit eine klebrige, mehr oder weniger schmierige Masse, welche meist dem Boden des Röhrchens anhaftet.

Diese beiden Proben, die letztere hat für alle Oele Gültigkeit, genügen so vollständig, dass man der sonst vorgeschlagenen, mit Natriummetall oder der ganz vorzüglichen von Oberdörffer mit Platinmoor nicht bedarf. Bei dieser Methode giebt man in ein Uhrschälchen ein wenig des zu untersuchenden Oeles, in ein zweites etwas Platinmoor und daneben ein Stückchen angefeuchtetes Lackmuspapier. Das Ganze bedeckt man mit einer Glasglocke oder einem Trinkglas, um es von der Luft abzuschliessen. War das Oel alkoholhaltig, so wird das blaue Lackmuspapier sich nach einiger Zeit röthen, dadurch verursacht, dass das Platinmoor die Eigenschaft hat, Alkoholdämpfe zuerst in Aldehyd und dann in Essigsäure überzuführen.

Hat man nach irgend einer der Methoden Alkohol gefunden, so lässt sich die Menge desselben auch annähernd genau quantitativ bestimmen, indem man in einen graduirten dünnen Cylinder gleiche Volumina aeth. Oel und Wasser, oder noch besser Glycerin füllt; nachdem man denselben verkorkt hat, schüttelt man stark durch und stellt ihn bei Seite; haben sich Oel und Wasser resp. Glycerin vollständig geschieden, so beobachtet man die Theilstriche. War das Oel rein, so werden die Volumina unverändert oder doch nur ganz schwach abweichend erscheinen; war Alkohol zugegen, so ist dieser vom Wasser oder Glycerin aufgenommen und deren Volum hat sich in Folge dessen vergrössert, das des Oeles dagegen verringert. Angenommen, wir hätten

10 Theilstriche Oel und eben soviel Wasser genommen, es zeigten sich nachher 11 Theilstriche Wasser und 9 Theilstriche Oel, so würde dieses einen Zusatz von 10 % Alkohol anzeigen.

Hin und wieder soll auch eine Fälschung mit Chloroform vorgekommen sein; es kann dies übrigens wegen des hohen spez. Gewichts des Chloroforms (1,490) nur in sehr geringen Mengen geschehen und obendrein nur bei den Oelen, die selbst sehr schwer sind. Das Verfahren zur Erkennung dieser Fälschung ist weitläufiger, aber sonst ganz sicher. Die Hager'sche Methode, Ueberführung des Chloroforms vermittelst Wasserstoffs in statu nascendi in Salzsäure, und Erkennung dieser mittelst Silbernitrats ist ziemlich umständlich und giebt leicht zu Irrthümern Veranlassung, wenn Bittermandelöl, bei welchem die Verfälschung mit Chloroform am ersten vorkommen kann, in Frage steht. Hier wird der Blausäuregehalt des rohen Bittermandelöles einen ebenso wie das Chlorsilber aussehenden Niederschlag von Cyansilber hervorrufen; es ist dann eine zweite Untersuchung zur Unterscheidung dieser beiden nothwendig. Eine andere Methode giebt Ragsky an.

Man schüttet in ein Reagensglas, das mit einem Korke geschlossen ist und durch dessen Bohrung ein rechtwinklig gebogenes dünnes Glasrohr geht, ein wenig des zu untersuchenden Oeles und erwärmt gelinde. Das Glasrohr wird an einer Stelle durch eine untergesetzte Lampe zum Glühen erhitzt. Hierdurch wird bewirkt, dass die aus dem Reagensglase sich entwickelnden Dämpfe zersetzt werden und, falls Chloroform beigemischt war, in Kohle, Salzsäure, Chlor u. s. w. zerfallen. Hat man nun in das Ende des Glasrohrs, wo die zersetzten Dämpfe entweichen, ein Stückchen Papier, das mit Jodkaliumkleister getränkt ist, hineingeschoben, so findet in diesem Falle sofort eine Bläuung statt, da das Jod des Jodkaliums durch das Chlor ausgeschieden wird.

Weit schwieriger wird die Aufgabe der Prüfung, wenn es sich um die Verfälschung mit billigeren aeth. Oelen handelt. Man thut gut, sich erst klar zu machen, welche Oele in einem gegebenen Falle etwa als Verfälschungsmittel in Frage kommen können. Es sind dies im Grossen und Ganzen nicht ganz viele; abgesehen von der Verfälschung des Rosenöles mit Rosengeraniumöl, handelt es sich meistens um feine Terpenthinöle (hier vor allen Dingen spielt Essence de térébenthine au citron eine Hauptrolle), ferner um Sassafrasöl, Copaivaöl und neuerdings Eucalyptusöl. Alle die bisher hierfür angegebenen Prüfungsmethoden sind in ihrer Allgemeinheit fast niemals charakteristisch. Sie reichen fast immer nur für einzelne Fälle aus, da sie gewöhnlich in den Mischungen die für reine Oele angegebenen charakteristischen Reaktionen nicht mehr zeigen, und gerade am allerschwierigsten ist die Erkennung der Verfälschung eines sauerstofffreien Oeles mit irgend einem Terpenthinöle, z. B. Citronenöl mit Terpenthinöl. Wir wollen hier nur im Allgemeinen die gebräuchlichen Prüfungsmethoden besprechen und den betreffenden Spezialfall später bei den einzelnen Oelen behandeln.

Zuerst hat man die Löslichkeitsverhältnisse der einzelnen Oele in Spiritus von 90% als Prüfungsmittel vorgeschlagen; diese sind zum Theil so weit auseinandergehend, dass man auf den ersten Blick glauben sollte, hierdurch in vielen Fällen glänzende Resultate erzielen zu können. Differirt doch z. B. die Löslichkeit des Terpenthinöles mit der des Citronenöles und die des Bergamottöles mit der seiner häufigsten Verfälschung, des Portugalöles, so bedeutend, dass man annehmen sollte, man würde eine Verfälschung nach dieser Seite hin sofort erkennen, und doch ist dieses nicht mit Bestimmtheit der Fall, da die Mischungen sich ganz anders verhalten als die reinen Oele. Obendrein wirkt auch hier das Alter der Oele stark umändernd auf ihre Löslichkeitsverhältnisse ein.

In nachfolgender Tabelle geben wir die Löslichkeitsverhältnisse der hauptsächlichsten aeth. Oele nach Hager.

1 Volum aeth. Oel erfordert zu seiner Lösung:

Ol. absinthii	1 Vol.	Ol. cinn. cass.	1 Vol.	Ol. petroselini	3,5 Vol.
- amygdal. am.	1 -	- Cort. aurant.	15 -	- rosae	90 -
- anisi	3,5 -	- citri	10 -	- rorismarini	2 -
- Aurant. dulc.	7 -	- Flor. aurant.	1 -	- rutae	1 -
- Bals. copaiv.	50 -	- foeniculi	1 -	- sabinae	2 -
- Bergamottae	$\frac{1}{2}$ -	- lavendul.	1 -	- sinapis	$\frac{2}{3}$ -
- cajeputi	1 -	- macidis	6 -	- terebinth.	10 -
- calami	1 -	- menth. crisp.	1 -	- thymi	1 -
- carvi	1 -	- menth. pip.	1 -	- valerian.	1 -
- caryophyll.	1 -	- petit grain	1 -		

Als zweite Prüfungsmethode gilt das Verhalten der aeth. Oele zu Jod. Es zeigt sich nämlich die Eigenthümlichkeit, dass das Jod von den sauerstofffreien Oelen, den reinen Kohlenwasserstoffen, mit Begierde aufgenommen wird. (Bei einzelnen ist die Reaktion so stark, dass eine Verpuffung eintritt.) Die sauerstoffhaltigen Oele dagegen zeigen keine irgendwie merkliche Reaktion. Wir sind also durch dieses Verhalten im Stande, grobe Verfälschungen sauerstoffhaltiger Oele mit sauerstofffreien zu entdecken. Die Probe wird ausgeführt, indem man in ein Uhrgläschen 6—8 Trpf. des zu untersuchenden Oeles giebt und dann ein kleines Körnchen Jod hineinfallen lässt.

Starke Erhitzungen resp. Verpuffungen zeigen folgende Oele:

Ol. aurant. cort., Ol. bergamott., Ol. citri, Ol. lavendulae, Ol. pini, Ol. spicae, Ol. terebinth.

Keine Reaktion zeigen

Ol. amygdal. amar.	Ol. calami	Ol. menth. pip.	Ol. tanaceti
„ balsami copaiv.	„ caryophyllor.	„ rosae	„ valerianae
„ cajeputi	„ cinnamomi	„ sinapis	

Eine 3. Gruppe zeigt schwache Erwärmung und geringe Dämpfe. Hierher gehören

Ol. anisi vulg.   Ol. cubebar.   Ol. rorismarini
„ „ stell.   „ foeniculi   „ salviae   Ol. thymi.
„ cardamomi   „ menth. crisp.   „ sassafras

Man ersieht leicht aus diesen Zusammenstellungen, in wie wenigen Fällen die Prüfung mit Jod zu irgend einem Resultat führen kann. Klar erkennbar sind eigentlich nur Verfälschungen von Oelen aus der 2. Gruppe mit denen aus der ersten und umgekehrt, allenfalls auch z. B. die bei amerikanischem Pfefferminzöl häufig vorkommenden Verfälschungen mit Sassafrasöl.

Die von Hepp vorgeschlagene Methode zur Erkennung sauerstofffreier Oele, namentlich des Terpenthinöles in sauerstoffhaltigen vermittelst Kochens mit Nitroprussidkupfer giebt so selten gute Resultate, dass wir sie hier ganz übergehen können.

Von weit grösserem Werth, wenigstens in einigen Fällen, ist die Hager'sche Schwefelsäure-Weingeistprobe. Sie wird in folgender Weise ausgeführt.

In einem kleinen Probircylinder werden 5—6 Tropfen Oel mit 25—30 Tropfen reiner konzentrirter Schwefelsäure durch Schütteln gemischt; es tritt hierbei eine verschieden starke Erwärmung ein, die sich in einzelnen Fällen bis zur Dampfentwickelung steigert. Nach dem völligen Erkalten giebt man 8—10 ccm Weingeist hinzu und schüttelt stark durch. Die Mischung zeigt nun nach dem Absetzen eine verschiedene Farbe und Klarheit.

Erkennbar sind durch diese Probe namentlich Sassafrasöl, Eucalyptusöl und Copaivabalsamöl. Ersteres zeigt in der alkoholischen Mischung eine dunkel kirschrothe Färbung. Das Pfefferminzöl und Krauseminzöl, welche häufig mit Sassafrasöl verfälscht werden, verhalten sich ganz anders. Copaivaöl zeigt in der Weingeistmischung eine himbeerrothe, Eucalyptusöl eine pfirsichblüthenrothe Färbung.

Nach dem Vorhergesagten ist es leicht ersichtlich, auf wie schwachen Füssen alle die verschiedenen Prüfungsmethoden stehen. Der praktische Fachmann wird daher immer wieder auf die Prüfung durch Geruch und Geschmack zurückgreifen. Das beste Schutzmittel gegen Betrug bleibt stets nur der Bezug aus bester renommirter Quelle.

Anwendung. Die aeth. Oele finden eine ungemein grosse Anwendung in den verschiedensten Branchen der Industrie. Während die billigen, vor Allem das Terpenthinöl, eine kolossale Anwendung in der Lackfabrikation findet, werden die feinen und wohlriechenden namentlich in der Likörfabrikation und in der Parfümerie verwandt.

Auch medizinisch dienen dieselben innerlich, in der Verreibung mit Zucker als sog. Oelzucker, Elaeosaccharum, vielfach entweder als Geschmackskorrigens oder als ein, die Magennerven reizendes Mittel.

15*

Aeusserlich werden namentlich die billigeren, wie Terpenthin-, Rosmarin-, Thymian-, Lavendelöl etc. als erwärmende Einreibungen gebraucht.

Wie wir schon in der Einleitung zu dem Artikel über die aeth. Oele bemerkt haben, giebt es eine ganze Reihe sehr fein duftender Blüthen, deren aeth. Oele sich nicht auf dem gewöhnlichen Wege der Destillation herstellen lassen, weil sie zu empfindlich sind, um eine Erwärmung auf 100° C. zu vertragen. Hier müssen andere Wege angewandt werden; es sind dies die „Mazeration" oder „Infusion", die „Absorption" und endlich die „Extraktion".

Wir wollen in dem Folgenden versuchen, ein kurzes Bild der einschlägigen Fabrikationen zu geben. Es ist dies ein Industriezweig, in welchem kolossale Summen umgesetzt werden, der sich aber, begünstigt durch die klimatischen Verhältnisse, fast gänzlich auf die Mittelmeerküsten Südfrankreichs in der Gegend von Nizza und Grasse konzentrirt hat. Deutschland besitzt unseres Wissens keine einzige derartige Fabrik, obwohl es hinreichende Mengen der duftigsten Blüthen mit Leichtigkeit produziren könnte. Wir erinnern nur an Maiglöckchen, Veilchen, Lindenblüthe und Syringen.

Die älteste der hierfür gebräuchlichen Methoden ist die „Mazeration". Sie beruht darauf, dass Oele oder feste Fette den Blüthen ihren Duft entziehen und in sich festhalten. Selbstverständlich können hierzu nur die feinsten und geruchlosen Oele und Fette verwandt werden. Von ersteren verwendet man Mandel- oder Pfirsichkernöl, Behenöl und die feinsten Sorten des Olivenöles; von festen Fetten werden Schweineschmalz und Talg angewandt. Beide müssen bei sehr gelindem Feuer ausgelassen und dann noch einem besonderen Reinigungsprozess durch Kochen mit etwas Alaun, Kochsalz und ein wenig schwacher Lauge unterworfen werden.

Ob hierzu Mazeration, d. h. ein Ausziehen bei gewöhnlicher Temperatur, oder Infusion, wobei die Temperatur bis zu 65° gesteigert wird, angewandt werden kann, richtet sich nach der Natur der Blüthen. Der Fabrikant zieht die Infusion vor, weil sie zu einem rascheren Resultate führt.

Das Verfahren hierbei ist ein einfaches. Man zieht die Blüthen in dem gelinde erwärmten Oel oder eben geschmolzenen Fett aus, bis sie geruchlos geworden sind; dann werden sie abgepresst, neue Blüthen in das Fett gebracht und damit so lange fortgefahren, bis dasselbe den gewünschten, kräftigen Geruch angenommen hat. Die Zeit, welche die Blumen bis zu ihrer Erschöpfung brauchen, ist eine sehr verschiedene, doch ist es gut sie nicht gar zu sehr auszudehnen, weil das Fett sonst leicht einen krautartigen Geruch annimmt. In den grossen Fabriken benutzt man hierzu den Piver'schen Apparat, welcher ein sehr rasches Arbeiten ermöglicht und dabei den Vortheil einer sehr einfachen Konstruktion hat.

In einem Wasserbade, welches durch eingeleitete Dämpfe stets auf der gewünschten Temperatur erhalten wird, befindet sich ein Kasten, meist mit Zinkblech ausgeschlagen, mit einem luftdichten Deckel versehen, welcher innen durch Scheidewände in 6 gleiche Abschnitte getheilt ist. In jede dieser Abtheilungen passt ein Drahtkorb hinein, in welchen die betreffenden Blüthen gefüllt werden. Ist die Füllung der Drahtkörbe besorgt, so werden dieselben in die betreffenden Abtheilungen eingehängt und der Deckel geschlossen. Durch einen seitlichen Hahn tritt nun das gelinde erwärmte Fett in die erste Abtheilung; ist diese gefüllt, so fliesst das Fett durch einen oberen Abflusshahn in Abtheilung 2, von dieser durch eine untere Oeffnung in Abtheilung 3, von dieser dann wieder oben in Abth. 4 und so fort, bis es schliesslich aus der letzten Abth. oben abfliesst. Sind die Blüthen in der ersten Abth. erschöpft (der Fabrikant kennt die dazu erforderliche Zeit aus Erfahrung), so wird der Zufluss des Oeles gehemmt, der Drahtkorb mit den Blüthen herausgehoben und die übrigen Körbe je um eine Abth. zurückgehängt, so dass der Korb aus No. 6 in No. 5 zu hängen kommt. In die 6. Abtheilung aber wird ein Korb mit frischen Blüthen eingehängt. Nun beginnt das Einströmen des Fettes von Neuem, und diese Operation wird fortgesetzt, bis alle vorhandenen Blüthen erschöpft sind. Das einmal durchgeflossene Oel kann natürlich immer von Neuem wieder durchgepresst und so ein Fabrikat von beliebiger Stärke erreicht werden.

Viele Blüthen vertragen aber noch nicht einmal diese geringe Erwärmung; für diese ist ein anderes Verfahren im Gebrauch, welches die Franzosen mit dem Worte „Enfleurage" bezeichnen. Zu diesem Zweck wird auf Glastafeln, welche in viereckige Rahmen einpassen, das betreffende Fett dünn aufgestrichen und auf dieses die Blüthen, mit dem Kelch nach oben, gelegt. Die Rahmen sind oben mit Löchern und unten mit Zapfen versehen, so dass sie sich mit Leichtigkeit fest aufeinander schichten lassen. Gewöhnlich werden 30—40 zu einer Art von Säule aufeinander geschichtet. Nach 24 Stunden wird die Säule auseinander genommen, die Blüthen werden entfernt und durch frische ersetzt. In dieser Weise wird fortgefahren, bis das Fett die gewünschte Stärke des Geruches angenommen hat, wozu oft eine Zeit von 30 bis 40 Tagen erforderlich ist.

Das auf diese Weise gewonnene Fett besitzt zwar einen sehr feinen Geruch, trägt aber, wegen seiner langen Berührung mit der atmosphärischen Luft, den Keim des Verderbens in sich. Es nimmt sehr bald einen etwas ranzigen Geruch an.

Um diesen Uebelstand zu vermeiden, hat man neuerdings eine sehr sinnreiche Methode in Anwendung gebracht, die es ermöglicht, innerhalb eines Tages dasselbe Resultat zu erzielen, welches bei der Enfleurage die Arbeit eines Monats erfordert.

Es ist dies die „Absorption". Sie beruht darauf, dass ein Strom von feuchtwarmer Luft oder noch besser feuchter Kohlensäure den Duft der Blumen mit sich reisst und diesen wiederum mit Leichtigkeit an Fett abgiebt. Man benutzt gleiche Rahmen wie bei der Enfleurage, jedoch werden hier nicht Glasplatten eingelegt, sondern es wird feine Gaze eingespannt. Auf diese werden entweder mit Oel getränkte Tücher gelegt oder aber Fett, welches durch Pressen durch ein Sieb in Nudelform gebracht ist. Die Rahmen werden aufeinander geschichtet und fest aufeinander gepresst. Jetzt füllt man grosse, eiserne Trommeln mit Blüthen, verschliesst sie luftdicht und treibt durch einen unteren Hahn einen Strom gewaschener, aber feuchter Kohlensäure oder feuchter, warmer Luft hindurch, der, nachdem er die ganzen Blüthen durchströmt hat, aus einem oberen Hahn vermittelst einer Röhrenleitung in das System der aufeinander geschrobenen Rahmen eintritt. An dem unteren Ende der Säule wird die Luft resp. die Kohlensäure mittelst einer Saug- und Druckpumpe ausgesogen und wiederum von Neuem durch die Blüthen gepresst. Sind die Blüthen erschöpft, so wird ein neuer Cylinder eingeschoben. Das auf den Rahmen befindliche Fett sättigt sich in kurzer Zeit völlig mit dem Dufte der Blüthen, ohne dass es doch, namentlich wenn Kohlensäure benutzt worden ist, den Keim des Ranzigwerdens in sich trüge.

Die nach irgend einer dieser Methoden gewonnenen parfümirten Oele nennt der Franzose „Huile antique", die festen Fette dagegen „Pomades". Dieser Bezeichnung wird dann noch der spezielle Blüthenname beigefügt. Soll der Duft nun auf Alkohol übertragen werden, so schüttelt man diesen während mehrerer Tage oftmals mit dem zu extrahirenden Fett durch. Der Alkohol entzieht demselben den grössten Theil seines Parfüms, löst aber auch Spuren des Fettes auf. Um diese Spuren zu entfernen, wird der Alkohol stark abgekühlt; hierdurch scheidet sich das gelöste Fett krystallinisch ab und wird durch Dekantiren davon getrennt. Die extrahirten Fette haben übrigens noch immer einen Theil des Duftes zurückgehalten und werden als Pomadenkörper verbraucht.

Die gewonnenen weingeistigen Auszüge heissen „Extraits" und zwar E. simple, double, triple, je nachdem sie mit der ein-, zwei- oder dreifachen Menge Fett behandelt sind. Sie haben einen ungleich feineren Geruch, als blosse alkoholische Lösungen von aeth. Oelen. Eine alkoholische Lösung von Oleum neroli ist gar nicht zu vergleichen mit dem Extrait des fleurs d'Orange.

Die letzte und neueste Methode zur Gewinnung von Blumendüften ist die „Extraktion". Ihr, das unterliegt gar keinem Zweifel, gehört die Zukunft. Der Name besagt schon, worin ihr Wesen besteht; es ist ein Auflösen, Extrahiren des in den Blüthen enthaltenen Oeles mittelst sehr leicht flüchtiger Körper. Verwendbar hierzu sind

Aether, Schwefelkohlenstoff, Chloroform und Petroleumaether. Aether, welcher allerdings schon bei 35° siedet, würde aus diesem Grunde am passendsten sein; jedoch ist sein Preis noch immer zu hoch und obendrein verändert er sich während der Operationen etwas, bildet Spuren von Essigsäure und wirkt dadurch schädlich auf die Feinheit der Gerüche ein. Chloroform verbietet sich aus gleichen Gründen; dagegen erzielt man mit Schwefelkohlenstoff und Petroleumaether vorzügliche Resultate. Namentlich der letztere wird jetzt ziemlich allgemein angewandt; er wird in kolossalen Massen und zu sehr billigen Preisen fabrizirt und stellt, wenn völlig gereinigt, eine ganz angenehm riechende, bei 50° siedende Flüssigkeit dar.

Seiner grossen Brennbarkeit wegen ist bei der ganzen Operation besondere Vorsicht nöthig. Alle Gefässe müssen absolut schliessen und die Feuerräume zur Erzeugung der nöthigen Dämpfe müssen gänzlich getrennt von den eigentlichen Arbeitsräumen sein.

Der Apparat, welchen man zu diesem Zweck konstruirt hat, ist von ziemlich einfacher aber sehr sinnreicher Konstruktion, welche es ermöglicht, dasselbe Quantum Extraktionsflüssigkeit immer wieder von Neuem zum Ausziehen zu benutzen, ohne dass wesentliche Verluste dabei eintreten können.

In einem geschlossenen Reservoir befindet sich der Petroleumaether; unterhalb des Reservoirs wird ein eiserner Cylinder eingeschaltet, der kurz über dem Boden einen zweiten Siebboden hat. Der Cylinder wird mit den frischen Blüthen gefüllt, der Deckel aufgeschraubt und mit einem Leitungsröhr aus dem Reservoir verbunden. Der Boden des Cylinders steht wiederum durch eine Rohrleitung mit einer Destillirblase in Verbindung, welche mit einem Wasserbade umgeben ist. Ist der Cylinder mit Blüthen beschickt, so wird der Abflusshahn des Reservoirs geöffnet, bis der ganze Cylinder mit Petroleumaether gefüllt ist. Nachdem dieser die nöthige Zeit eingewirkt hat, lässt man ihn langsam durch den unteren Abflusshahn in die Destillirblase, deren Wassermantel durch eintretende Dämpfe auf circa 60° erhitzt ist, einfliessen. Hier verflüchtigt er sich sofort wieder; der Dampf wird durch eine starke Kühlvorrichtung kondensirt und fliesst in das Anfangsreservoir zurück und von da wieder in den Extraktionscylinder u. s. w., bis die Blüthen erschöpft sind; dann werden frische Blüthen eingefüllt und so fortgefahren, bis alles zu Gebote stehende Material verarbeitet ist. Jetzt wird der in der Destillirblase befindliche Rückstand so lange vorsichtig erwärmt, als noch Petroleumaetherdämpfe entweichen. Um nun die letzten Spuren der Extraktionsflüssigkeit aus dem vorhandenen Rückstand zu entfernen, treibt man mittelst einer siebartigen Oeffnung einen Strom von Kohlensäure durch denselben, welcher die letzten Spuren mit sich reisst. Auf dem Boden der Destillirblase befindet sich nun ein verhältnissmässig sehr kleiner Rückstand, der erkaltet eine salbenartige, etwas gefärbte Substanz darstellt, welche den Duft der angewandten Blüthen in der grössten Reinheit und Feinheit zeigt.

Dieser Rückstand enthält neben dem aeth. Oel die wachsartigen Substanzen, welche fast in keiner Blüthe fehlen, ferner Spuren von Farb- und Extraktivstoffen.

Zur Bereitung der Extraits wird der Rückstand in der erforderlichen Menge des reinsten Alkohols aufgelöst.

Am Schlusse unserer Betrachtungen über die aeth. Oele und Extraits seien uns noch einige Bemerkungen gestattet, welche sich auf die Selbstbereitung von Eau de Cologne und sonstigen Parfüms beziehen. Die erste Bedingung zur Erzielung tadelfreier Fabrikate ist, dass man neben aeth. Oelen bester Qualität nur einen Alkohol anwendet, der völlig frei von Fuselöl, aber auch von der durch die neuen Rektifikationsmethoden häufig darin vorkommenden Ameisensäure ist. Ferner sollen die gemachten Mischungen niemals ganz frisch verbraucht werden; je länger man sie lagern lässt, desto feiner entwickelt sich der Duft. Hat man zu längerem Lagern keine Zeit, so kann man viel dadurch erreichen, dass man die Mischungen im lose verschlossenen Gefäss mehrere Tage hindurch an einen warmen Ort stellt, wo sie auf $50-60^0$ erwärmt werden. Schliesslich müssen die alkoholischen Mischungen mit so viel Wasser verdünnt werden, dass sie nur 80^0 stark sind; dadurch verschwindet der Spritgeruch und der Duft tritt ungleich feiner und kräftiger hervor.

Im Nachstehenden geben wir nach Professor C. Hofmann eine Ergiebigkeitstabelle für die hauptsächlichsten Rohmaterialien, wobei zu beachten ist, dass die Menge des Rohmaterials, wenn nichts Anderes dabei bemerkt, auf 50 kg angenommen ist.

Ergiebigkeitstabelle.

50 kg Rohstoff geben	aetherisches Oel in g	50 kg Rohstoff geben	aetherisches Oel in g
Anissamen, gereinigt...	1800—2000	Geranium.........	50—60
„ mit Spreu..	600—750	Hopfenmehl........	1000
Angelikawurzel......	350	Hopfendolden, frisch...	400
Baldrian..........	600—1000	Kamillenblumen......	25—50
Bergamotten, 100 Stück.	100	Kardamomen.......	750—1000
Brunnenkresse......	3—4	Krauseminze.......	750—1200
Calmuswurzel, frische..	100—125	Kümmelsamen, ohne Spreu	2000—2300
„ trockene.	400—500	Kümmelspreu.......	1250—1500
Cassia............	400—700	Lavendel.........	900—1000
Cedernholz........	600—900	Lavendelblüthen.....	700—750
Citronenschalen......	375—500	Lorbeeren........	400—450
Citronen, 15 St. destillirt	10	Macisblüthe........	2500—3000
„ 22 „ gepresst	10	Mandeln, bittere.....	100—125
Cuminsamen.......	1400—1600	Majorankraut, frisch...	40—50
Fenchel..........	1300—1800	„ trocken..	200—300

50 kg Rohstoff geben	aetherisches Oel in g	50 kg Rohstoff geben	aetherisches Oel in g
Melissenkraut, frisch . . .	20—25	Rosenholz	100
Muskatnüsse	1000—2500	Rosmarinkraut	600—750
Mutterkümmel siehe Cumin		Sandelholz	625—1375
Myrrhen	200—250	Sassafrasholz	420
Myrthe	100—150	Senf	250—550
Nelken	7000—9000	Sternanis	1000—1500
Orangenblüthen	6—10	Thymiankraut	50—60
Patchoulikraut	980	Veilchenwurzeln	2
Pfefferminzkraut	350—400	Vetiverwurzeln	490
Piment	2500—4500	Wachholderbeeren	400—450
Pomeranzenschalen . . .	300—350	Wermuthkraut	200—250
Rosenblätter	3—4	Zimmtrinde	300—800
Rosengeraniumkraut . . .	25—30		

Oleum abietis. (Ol. Pini foliorum.) **Fichtennadelöl, Waldwollöl.**

Wird aus Fichtennadeln als Nebenprodukt bei der Bereitung der Waldwolle und des Fichtennadelextrakts gewonnen. Es ist dünnflüssig, meist schwach grünlich gefärbt; von angenehmem, balsamischem Geruch. Spez. Gew. 0,870—0,880.

Echtes Waldwollöl löst sich in starkem Alkohol und Aether vollständig.

Anwendung. Zu Einreibungen; zur Darstellung der Fichtennadelseife; zu Inhalationen und zur Darstellung des Tannenduftes.

Von Terpenthinöl unterscheidet es sich durch seine völlige Löslichkeit in Alkohol.

Oleum absynthii. Wermuthöl.

Wird aus dem frischen, seltener aus dem getrockneten, blühenden Kraut gewonnen. Frisch ist es dunkelgrün, später braun und wird dann immer dickflüssiger. Durch Rektifikation über Kalk lässt es sich farblos darstellen. Geruch und Geschmack sind kräftig, stark, dem Kraut ähnlich. Spez. Gew. 0,920—0,960. Siedepunkt bei 180 bis 205° C. In starkem Alkohol leicht löslich; bei Zusatz von Wasser scheidet es sich zum Theil milchig ab.

Anwendung. Fast nur zur Likörfabrikation. Vor allem in Frankreich und der Schweiz zur Bereitung des „Absynth".

Soll bei anhaltendem Genuss ungemein schädigend auf die Gehirnnerven wirken.

Oleum amygdalarum amararum. Bittermandelöl.

Dasselbe ist in den bitteren Mandeln (siehe Artikel Amygdalae amarae) nicht fertig gebildet, sondern entsteht erst durch die Einwirkung des Emulsins auf das Amygdalin bei Gegenwart von Wasser. Das Amygdalin zerfällt hierbei in Bittermandelöl, Blausäure und Zucker.

Die Darstellungsweise ist etwa folgende. Bittere Mandeln werden durch Walzen zerkleinert und dann durch Pressen vom fetten Oel befreit. Hierbei ist grössere Wärme zu vermeiden, da das Emulsin bei 80° seine Wirksamkeit gänzlich verliert. Die Presskuchen werden gepulvert mit einer nicht zu grossen Menge Wasser angerührt, und der dünne Brei in der geschlossenen Destillirblase einige Stunden sich selbst überlassen. Die Destillation erfolgt dann mittelst Manteldampfes. Direkter Dampfstrom ist zu vermeiden, weil er zuviel Destillationswasser liefert; bei der verhältnissmässig starken Löslichkeit des Bittermandelöles in Wasser würde dadurch ein zu grosser Verlust an Oel hervorgerufen werden.

Das Bittermandelöl befindet sich, da es spezifisch schwerer als Wasser ist, am Boden der Vorlage. Das darüber stehende Wasser wird bei grösserem Betrieb immer wieder zur Destillation neuer Portionen benutzt; bei der letzten Destillation wird durch Auflösen von Glaubersalz das darin gelöste Oel abgeschieden. Zum Theil wird aber auch das Destillationswasser direkt in den Handel gebracht; es ist das „Aqua amygdalarum amararum" der Apotheker. Es enthält ausser gelöstem Bittermandelöl den grössten Theil der aus dem Amygdalin entstandenen Blausäure. Der letzte Theil der Blausäure ist in dem aeth. Oele gelöst und haftet diesem so fest an, dass es durch Rektifikation nicht von demselben getrennt werden kann. Soll das Bittermandelöl davon befreit werden, so geschieht dies durch Schütteln mit starker Natroncarbonatlösung.

Zur pharmazeutischen Verwendung ist ein blausäurehaltiges Bittermandelöl erforderlich. Für die Zwecke der Likörfabrikation, die ja hauptsächlich für uns in Betracht kommt, muss das Oel von der Blausäure befreit sein, da es im andern Falle stark giftig wirkt.

Das Bittermandelöl stellt eine schwach gelblich gefärbte, stark lichtbrechende Flüssigkeit dar, von 1,045—1,060 spez. Gew. und starkem Bittermandelgeruch. Das spez. Gew. wird um so höher, je mehr Blausäure das Oel enthält. Der Siedepunkt schwankt zwischen 170—180°.

Seiner chemischen Zusammensetzung nach stellt es sich dar als Benzaldehyd; seine Formel ist $C^{14}H^6O^2$ oder C_7H_6O. Es nimmt begierig Sauerstoff aus der Luft auf und wird dadurch zu Benzoësäure; Licht und Feuchtigkeit befördern diesen Vorgang. In altem Oele zeigen sich daher häufig ausgeschiedene Krystalle von Benzoësäure; ebenso bilden sich am Stöpsel durch hängengebliebene Tröpfchen ordentliche Krystallkrusten.

Neuerdings wird das Oel vielfach künstlich hergestellt, entweder nach dem Kolbe'schen Verfahren durch Einwirkung von Natriumamalgam auf Benzoësäure oder aus dem Toluol C_7H_8. Das Verfahren hierbei ist Fabrikgeheimniss. Die so hergestellten Oele sind blausäurefrei. Das vielfach künstliches Bittermandelöl genannte Produkt, welches auch sonst als Mirbanöl, Essence de Mirbane in den Handel kommt, ist in Wirklichkeit Nitrobenzol $C^{12}H^5NO^4$ oder $C_6H_5NO_2$ und wird durch die Einwirkung rauchender Salpetersäure auf Benzol hergestellt. Sein Geruch ist dem des Bittermandelöles ähnlich, jedoch darf es demselben höchstens in der Seifenfabrikation substituirt werden. Für Genusszwecke ist es strengstens zu vermeiden, da es stark giftig wirkt. Es stellt eine gelbliche bis gelbbräunliche Flüssigkeit dar ohne das starke Lichtbrechungsvermögen des Bittermandelöles. Sein spez. Gewicht ist 1,16—1,2; es ist in Wasser fast gar nicht und nur wenig in Weingeist löslich.

Prüfung des echten Bittermandelöles. Auf eventuellen Blausäuregehalt untersucht man in folgender Weise. 8—10 Tropfen Oel werden in einem Probirröhrchen mit einigen Tropfen gelbgewordener, d. h. zum Theil oxydirter Eisenvitriollösung und überschüssigem Aetzkali versetzt und mit Salzsäure übersättigt. War Blausäure vorhanden, so entsteht ein Niederschlag von Berlinerblau.

Bittermandelöl soll mit Chloroform verfälscht vorkommen. Prüfung hierauf siehe Einleitung. Die gewöhnlichste Verfälschung ist die mit Mirbanöl. Man erkennt dieselbe leicht durch Lösung des fraglichen Oeles in Wasser; 2 Tropfen sollen mit 100—120 Tropfen eine klare Lösung geben. Bleiben Tröpfchen ungelöst, so erscheint das Oel verdächtig und man verfährt, nach Professor C. Hofmann, zur sicheren Erkennung eines Zusatzes von Mirbanöl folgendermassen:

Man löst 1 Gr. Bittermandelöl in 8 Gr. Alkohol auf, fügt 1 Gr. Aetzkali hinzu, erhitzt das Ganze so lange, bis zwei Drittel des Alkohols verflüchtigt sind und stellt dann bei Seite.

War das Bittermandelöl rein, so hat man nur eine klare, braune Flüssigkeit, die ohne alle krystallinischen Ausscheidungen in jedem Verhältniss mit Wasser mischbar ist. Enthielt es aber Nitrobenzol, so findet man je nach dem Grade der Verfälschung eine grössere oder kleinere Menge einer harten, braunen krystallinischen Masse ausgeschieden; die dazwischen liegende alkalische Flüssigkeit ist ungefärbt. Diese Probe lässt noch 4 % Nitrobenzol erkennen.

Bekanntlich werden grosse Massen Pfirsichkerne zur Darstellung eines fetten Oeles, welches dem fetten Mandelöl substituirt wird, verarbeitet. Die hierbei verbleibenden Presskuchen werden dann einer Destillation unterworfen und liefern ein dem Ol. amygdal. amar. vollkommen gleiches Oel. Auch bei der Destillation der Kirschlorbeerblätter wird neben dem Aqua laurocerasi ein geringes Quantum aeth. Oel gewonnen, welches im Geruch ein klein wenig abweicht, sonst aber dem Bittermandelöl gleichwerthig ist.

Oleum anethi. Dillöl.

Wird aus dem Samen von Anethum graveolens gewonnen; es ist blass
gelblich; der Geruch ist dem des Samens gleich, der Geschmack süsslich
brennend. Spez. Gew. 0,89. Leicht löslich in Alkohol und Aether.

Oleum angelicae. Engelsüss- oder Angelikaöl.

Soll nur aus der Wurzel von Angelica archangelica bereitet
werden. Das vielfach im Handel vorkommende Ol. angelicae e semi-
nibus ist weniger fein von Geruch. Das Oel ist fast farblos, von
kräftigem Geruch und aromatischem, brennendem Geschmack; es verharzt
sehr leicht, wird dann braun und nimmt einen sehr unangenehmen
Geruch an. Dient zur Likörfabrikation.

Oleum animale. Thieröl, Franzosenöl.

Das unter diesem Namen vorkommende Oel gehört streng genommen nicht hierher. Es ist ein sogenanntes Brenzöl, gewonnen bei
der trockenen Destillation thierischer Stoffe; meistens als Nebenprodukt
bei der Darstellung von Knochenkohle und Blutlaugensalz. Es ist
eine schwarze, theerartige Flüssigkeit von stinkendem, widerlichem
Geruch und ziemlich stark alkalischer Reaktion. Bei längerem Stehen
scheidet sich oft eine wässerige Flüssigkeit ab. Das Oel enthält neben
zahlreichen Brenzstoffen Ammoniak und $30^0/_0$ eines flüchtigen Oeles,
welches den pflanzlichen aeth. Oelen ähnlich ist. Es kommt gleichfalls
in den Handel unter dem Namen

Oleum animale aethereum seu Dippelii.

Frisch farblos, später gelb werdend, sehr leichtflüssig, spez. Gewicht 0,760—0,840. Es reagirt alkalisch und theilt diese Reaktion
dem damit geschüttelten Wasser mit. Der Geruch ist eigenthümlich,
aber nicht im Entferntesten so unangenehm, wie der des rohen Oels.
Es wird hie und da innerlich gegen Hysterie und Krämpfe angewandt.
Das Rohöl dient namentlich in der Veterinärpraxis als äusserliches Heilmittel; ferner auch als Wanzenvertreibungsmittel.

Oleum anisi stellati. Sternanisöl.

Wird aus den Früchten von Illicium anisatum (s. Fructus anisi
stellati) dargestellt. Es ist farblos, höchstens schwach gelb und von
starkem Anisgeruch; der Geschmack ist süss, hinterher brennend; das
spez. Gewicht 0,970—0,980. Es gleicht in seinem Aeusseren fast
gänzlich dem Anisöl, erstarrt dagegen erst bei $+ 2^0$ C. Einmal erstarrt, wird es erst bei $+ 12^0$ wieder flüssig. Stark lichtbrechend.

Es kommt in grossen Mengen aus China (Canton) fertig destillirt zu uns und zwar in ganzen und halben Kisten mit je 2 oder 4 Blechkanistern. Das so importirte Oel wird meist mit Wasser nochmals rektifizirt. Auch in Deutschland wird jetzt aus den trockenen Früchten das Oel destillirt.

Von dem Ol. anisi vulgaris unterscheidet es sich hauptsächlich durch den Erstarrungspunkt, welcher bei diesem zwischen + 12 bis 15° liegt.

Anwendung. Hauptsächlich in der Likörfabrikation.

Oleum anisi vulgaris. Anisöl.

Es wird aus den Früchten von Anisum vulgare (Pimpinella anisum), hauptsächlich aus den Abfällen und der Spreu gewonnen und gleicht in seinem äusseren Verhalten ziemlich genau dem vorhergehenden; jedoch liegt sein Erstarrungspunkt um so höher, jemehr Spreu zu seiner Darstellung verwandt ist. Sein spez. Gew. ist 0,980—0,990; doch kommen Oele im Handel vor, welche schwerer sind als Wasser. Der Grund hiervon liegt im betrügerischen Zusatz von Stearoptenen des Anis- und des Fenchelöles, die eigens zu diesem Zweck von Russland versandt werden. Ein solches Oel ist minderwerthig, da die bei 0° abgepressten Stearoptene (das sog. Anethol) wenig oder gar keinen Anisgeschmack besitzen. Der Schmelzpunkt von Anethol liegt erst bei 17—18°, sein spez. Gew. ist 1,044.

Anwendung. Innerlich als schleimlösendes oder die Blähungen beförderndes Mittel, äusserlich gegen Ungeziefer; ferner in bedeutenden Mengen zur Likörfabrikation.

Oleum aurantii amarum. Bitteres Pomeranzenöl.
(Ol. corticis aurantii, Ol. Portugallicum.)

Aus der Fruchtschale von Citrus aurantium amara und Citrus Bigaradia, der bitteren Pomeranze, theils durch Auspressen, theils durch Destillation gewonnen. Das Pressöl ist bedeutend feiner von Geruch. Dasselbe ist gelb-grünlich, dünnflüssig, von sehr angenehmem Geruch und bitter aromatischem Geschmack. Sp. Gew. 0,830—0,880, Siedepunkt 180°.

Das destillirte Oel ist frisch fast farblos, wird aber bald dunkler und dickflüssiger. Pomeranzenöl löst sich erst in 10—15 Theilen Weingeist. Mit Jod explodirt es.

Anwendung. In der Likör- und Parfümerie-Fabrikation.

Oleum aurantii dulce. Apfelsinenöl.

Wird aus der Schale von Citrus aurantium Sinensis, der Apfelsine, und zwar in gleicher Weise wie das vorhergehende, namentlich in Süditalien und Sicilien gewonnen. Kommt ebenso wie das vorige in

kupfernen Estagnons in den Handel. Es ist gelb von Farbe, von
süsslichem Apfelsinengeruch und Geschmack. In 5—8 Theilen Weingeist ist es schon löslich.

Dient in der Heimath vielfach zur Verfälschung von Citronen-,
Bergamott- und Pomeranzenöl. (Letzteres wird dadurch leichter in
Weingeist löslich.) Verpufft mit Jod.

Anwendung. In der Likör- und Parfümeriefabrikation.

Oleum aurantii florum seu Ol. neroli seu Ol. naphae.
Orangenblüthenöl.

Wird in Südfrankreich in den grossen Parfümeriedistrikten, um
Nizza und Grasse, aus den Blüthen der bitteren Pomeranze und der
Apfelsine dargestellt. Es ist frisch schwach gelblich, wird aber bald
dunkel, mehr roth und dann dickflüssiger. Der Geruch ist fein,
bei alten Oelen streng, sogar widerlich. Spez. Gew. 0,850—0,890.
Die Reaktion ist neutral. Löslich in 1—3 Th. Weingeist. Weiter
verdünnt opalisirt die Lösung und scheidet bei längerem Stehen Stearopten aus. Mit Jod verpufft es. Im Handel unterscheidet man
3 Sorten:

1. Oleum neroli petale, soll aus den von den Kelchen befreiten Blüthen dargestellt werden.

2. Oleum neroli bigarade, wird aus den Blüthen der Bigarade-
apfelsine, denen vielfach noch Blätter und Fruchtschalen beigemengt
sind, hergestellt.

3. Oleum neroli petit grains, enthält nur wenig Blüthenöl;
wird fast ausschliesslich aus den Blättern und den unreifen kleinen
Früchten hergestellt.

Vielfach werden auch die Blüthen mit einem Zusatz von Oleum
bergamottae destillirt.

Bei dem hohen Werth des Neroliöles ist es zahllosen Verfälschungen
ausgesetzt, entweder mit billigeren Sorten oder vor Allem mit Schalen-
ölen.

Geruch und Geschmack müssen auch hier das beste Kriterium abgeben. Den Geschmack prüft man, indem man 1 Tropfen Oel auf ein
Stück Zucker giebt und dieses in Wasser löst. War das Oel rein, so
ist der Geschmack aromatisch, kaum bitterlich; bitter dagegen, wenn
es mit Bergamott- und ähnlichen Oelen versetzt war.

Von Werth ist ferner die Löslichkeitsprobe in Weingeist. Als
Nebenprodukt bei der Destillation des Neroliöles wird das Aqua florum
aurantii, das Orangenblüthenwasser des Handels gewonnen. Dasselbe kommt in grossen Estagnons als duplex, triplex oder quadruplex
in den Handel; es besitzt einen feineren und vom Ol. neroli verschiedenen Geruch. Die Ursache liegt darin, dass in der Orangenblüthe zwei

Oele vorhanden sind: ein in Wasser unlösliches und eins, welches darin löslich ist. Letzteres ertheilt dem Aqua aurantii florum seinen Geruch.

Stellt man Orangenblüthenwasser, wie dies häufig geschieht, durch Schütteln mit Oleum neroli dar, so hat ein solches Wasser nicht nur einen anderen Geruch wie das echte, sondern es lässt sich auch chemisch von demselben unterscheiden.

Versetzt man nämlich Orangenblüthenwasser mit Salpetersäure, so färbt sich das echte rosenroth, das künstliche gar nicht; ein Beweis, dass die beiden Oele von einander verschieden sein müssen.

Anwendung. Oel und Wasser vor Allem in der Parfümerie, in der Likörfabrikation und zu sonstigen Genussmitteln.

Oleum balsami copaivae. Copaivaöl.

Bestandtheil des Copaivabalsams, aus dem es durch Destillation mit Wasser gewonnen wird. Farblos, dünn, von aromatischem Geruch und gleichem, brennendem Geschmack. Spez. Gew. 0,880—0,910. In ca. 50 Theilen Weingeist ist es löslich und in jedem Verhältniss mischbar mit Aether, Chloroform und Schwefelkohlenstoff. Obgleich dem Terpenthinöl in der Zusammensetzung gleich, verpufft es nicht mit Jod, mit konzentrirter Salpetersäure dagegen schon in der Kälte; mit Schwefelsäure erhitzt es sich stark.

Anwendung. In der inneren Medizin in gleicher Weise wie Balsamum copaivae. Soll auch vielfach zur Verfälschung theurer Oele dienen.

Oleum bergamottae. Bergamottöl.

Aus den frischen Fruchtschalen von Citrus Bergamia, der Bergamottpomeranze durch Auspressen, selten durch Destillation gewonnen.

Der Baum wird in Süditalien und Westindien kultivirt, namentlich Sicilien liefert die grössten Massen; vor Allem wird das Oel von Messina geschätzt.

Die dunkel goldgelben Fruchtschalen liefern beim Pressen ein grüngelbes bis dunkelgrünes, zuweilen bräunliches Oel. Dasselbe ist anfangs fast immer trübe, klärt sich aber sehr allmälig unter Abscheidung eines gelben Bodensatzes, der von Einigen Hesperidin, neuerdings Bergapten genannt wird. Das Oel besitzt einen sehr kräftigen, aromatischen Geruch, bitteren Geschmack, ist dünnflüssig und von 0,870—0,880 spez. Gew.; Siedepunkt 180—190° C.

Es ist in $^1/_2$ Theil Weingeist löslich und dem Verharzen stark ausgesetzt; mit Jod erhitzt es sich unter Ausstossung violetter Dämpfe. Seine Reaktion ist meist sauer. Das Bergamottöl kommt sehr viel verfälscht in den Handel, namentlich mit Apfelsinenschalen- und Pomeranzenöl. Diese Beimengungen sind verhältnissmässig leicht zu erkennen durch seine Löslichkeitsverhältnisse in Weingeist; 10 Tropfen Bergamottöl müssen mit 5 Tropfen Alkohol eine klare Mischung geben. Ist anderes Oel zugegen, so bleibt dieses ungelöst. Mit Kalilauge geschüttelt löst sich Bergamottöl vollständig auf, die anderen Fruchtschalenöle nicht.

Auch die Geruchsprobe zeigt die Verfälschung gut an, namentlich, wenn man in einem Schälchen ca. 10 Tropfen gelinde erwärmt. Das Bergamottöl verdunstet zuerst, zuletzt tritt dagegen deutlich der Geruch fremder Oele hervor.

Bei der Prüfung auf einen etwaigen Alkoholzusatz darf die Fuchsinprobe nicht angewandt werden; das Fuchsin wird von dem Oel gelöst, sobald es säurehaltig ist.

Man wendet daher die Hager'sche Tanninprobe an oder prüft mit rothem Sandel.

Reines Oel löst den Farbstoff desselben nicht, dagegen tritt Lösung ein, sobald nur der geringste Zusatz von Alkohol vorhanden ist.

Anwendung. Fast nur in der Parfümerie.

Oleum cajeputi.   Cajeputöl.

Durch Destillation der frischen Blätter und Zweige von Melaleuca cajeputi seu minor und Melaleuca leucadendron gewonnen. Beides sind strauchartige Bäume und namentlich auf den Molukken heimisch.

Das Oel kommt fast immer in kupfernen Ramièren in den Handel, ist dünnflüssig, von eigenthümlichem, kampherartigem Geruch und mehr oder weniger grün gefärbt. Früher nahm man allgemein an, dass diese grüne Farbe stets durch Kupfer bedingt sei; doch scheint dies nicht der Fall zu sein (obgleich das Oel oft kupferhaltig ist), sondern von einem Chlorophyllgehalt herzurühren. Sein spez. Gewicht ist 0,910 bis 0,960, rektifizirt 0,910; sein Siedepunkt beginnt bei 175° und steigt bis 250°, da das Cajeputöl ein Gemenge verschiedener flüchtiger Oele ist.

Für den inneren Gebrauch verlangt die Pharm. German. ein kupferfreies rektifizirtes Oel. Da aber bei der Rektifikation mit Wasser das Kupfer zum Theil mit übergeht, muss dasselbe vorher entfernt werden.

Man erreicht dies durch Behandeln mit einer Lösung von Kaliumferrocyanid, und zwar genügt 1 Th. Salz auf 50 Th. Oel. Etwaiges Kupfer fällt als brauner Niederschlag aus und kann durch Filtration entfernt werden.

Rektifizirtes Oel ist farblos, höchstens schwach gelblich.

Cajeputöl soll vielfach mit Terpenthinöl und Rosmarinöl verfälscht werden, doch kann man diese beiden an ihrem Verhalten zu Jod erkennen, da reines Cajeputöl sich mit Jod nicht erhitzt.

Auch die Löslichkeitsprobe giebt einen Anhaltspunkt. 1 Th. Cajeputöl muss sich in 2 Th. Weingeist lösen. Zugesetzter Kampher, eine
Verfälschung, die ebenfalls vorkommt, wird erkannt, wenn man einige
Tropfen Oel in Wasser fallen lässt und gelinde umrührt. Ist Kampher
zugegen, so scheidet er sich in weisslichen Flocken ab.

Anwendung. Innerlich als krampfstillendes Mittel und gegen
Asthma; äusserlich gegen Rheumatismen, Zahnweh und als Zusatz zu
Gehöröl.

Oleum calami.   Kalmusöl.

Aus den Rhizomen von Acorus calamus (s. d.) gewonnen; dicklich,
gelb bis bräunlich, zuweilen, wenn es aus der geschälten Epidermis
destillirt ist, grünlich. Von kräftigem Kalmusgeruch und bitterem, scharf
brennendem Geschmack. Verharzt sehr leicht, wird dann immer dunkler
und fast zäh. Spez. Gew. 0,890—0,980. Besteht zum kleineren
Theil aus einem sauerstoffhaltigen Kampher, welcher bei 170° siedet,
zum grösseren Theil aber aus einem bei 260° siedendem Kohlenwasserstoff.

In 1 Volum Weingeist muss es löslich sein.

Mit Jod erhitzt es sich nur schwach unter Ausstossung grauweisser
Dämpfe.

Anwendung. Zuweilen in der Medizin als magenstärkendes
Mittel; vor Allem in der Likörfabrikation und als Seifenparfüm.

Oleum cardamomi.   Kardamomöl.

Wird gewonnen aus den Samen der verschiedenen Kardamomen-
arten. Blassgelb, von kräftig aromatischem Geruch, der jedoch, wenn
ordinäre Sorten angewandt, stark kampherartig erscheint; Geschmack
feurig, gewürzhaft; spez. Gew. 0,930—0,940.

Anwendung findet es namentlich in der Likörfabrikation und
zu Backwerk.

Oleum carvi.   Kümmelöl.

Fälschlich auch Kümmelsamenöl genannt, wird aus den Früchten
von Carum carvi durch Destillation mit Wasserdampf gewonnen.

Es ist dünnflüssig, farblos bis schwach gelblich, später dunkler
werdend, dann von saurer Reaktion. Spez. Gew. 0,910—0,930. Siedepunkt 175—230° C.

Besteht aus einem leichter siedenden Kohlenwasserstoff, dem
sog. „Carven" und einem schwerer siedenden, sauerstoffhaltigen Oel,
dem „Carvol".

Das Kümmelöl ist im gleichen Volum Weingeist löslich; war
es, wie dies vielfach vorkommt, mit Terpenthinöl verfälscht, so wird die

Mischung trübe. In diesem Falle macht man die Jodprobe; Kümmelöl verpufft nicht mit Jod, wohl aber, wenn es mit Terpenthinöl verfälscht ist.

Weit häufiger kommt eine Verfälschung mit Kümmelspreuöl vor. Ein solches Oel riecht weit weniger fein, hat sogar häufig einen etwas ranzigen Geruch.

Das Kümmelspreuöl wird in grossen Massen aus der abgesiebten Spreu gewonnen, dient aber gewöhnlich nur zur Parfümirung ordinärer Seifen.

Anwendung. In geringem Maasse in der Medizin als blähungswidriges und magenstärkendes Mittel; vor Allem in der Likörfabrikation. (In grösseren Dosen wirkt es schädlich.)

Oleum caryophyllorum.   Gewürznelkenöl, Nelkenöl.

Dasselbe wird zum grossen Theil in der Heimath der Gewürznelken (s. Caryophylli aromat.) hergestellt und dort theils durch Pressung aus den noch nicht getrockneten Nelken, meist aber durch Destillation gewonnen.

Auch in Deutschland, namentlich in Hamburg, wird die Destillation jetzt in grösserem Umfange betrieben.

Das erste Destillationsprodukt ist ziemlich bräunlich und dickflüssig; rektifizirtes Oel dagegen frisch, fast wasserhell, bald aber wieder dunkler werdend; doch auch dieses ist dickflüssig und stets von schwach saurer Reaktion (daher die Fuchsinprobe auf Alkohol nicht zulässig).

Spez. Gew. 1,030—1,060. Siedepunkt 140—240° C.

Es besteht aus einem bei ca. 143° siedenden Kohlenwasserstoff und einer öligen Flüssigkeit von saurer Reaktion, der Nelken- oder Eugeninsäure, früher Eugenol genannt, die erst bei 240° siedet.

In Weingeist sehr leicht löslich, ebenso in Aether und in 2 bis 3 Vol. konzentrirter Essigsäure. Mit gleichen Theilen Kalilauge geschüttelt, erstarrt es zu einer krystallinischen Masse von nelkensaurem Kali; hierbei schwindet der Geruch fast vollständig.

Mit wenig konzentrirter Schwefelsäure gemengt giebt es eine blaue Färbung, mit mehr Säure eine tiefrothe.

Der Geruch des Nelkenöles ist, wenn dasselbe rein, kräftig aromatisch und sehr fein; leider aber werden bei der Destillation grosse Massen von Nelkenstielen, die eigens zu diesem Zwecke importirt werden, mit verarbeitet. Hierdurch leidet die Feinheit des Geruches sehr, wenn auch die übrigen Eigenschaften dieselben bleiben.

Auch Sassafrasöl, Cassiaöl, Cedernholzöl und Copaivabalsamöl sollen vielfach zur Fälschung benutzt werden; hierüber giebt die Lösung in Essigsäure Aufschluss.

Anwendung. In der Parfümerie, der Likörfabrikation und als zahnschmerzlinderndes Mittel.

Oleum chamomillae. Kamillenöl.

Aus den Blüthen von Matricaria chamomilla (s. Flores chamomillae) durch Destillation mit Wasserdampf bereitet. Am vortheilhaftesten sind frische Blüthen zu verwenden, da durch das Trocknen die Ausbeute leidet.

Die Blüthen enthalten zweierlei Oel, von welchen das eine von blassgelber Farbe in Wasser löslich ist; es lässt sich aus dem Destillationswasser durch Schütteln mit Aether gewinnen, darf aber dem in Wasser unlöslichen Oel nicht zugesetzt werden. Dieses ist tief dunkelblau, dickflüssig, in der Kälte von salbenartiger Konsistenz.

Die Farbe verändert sich mit der Zeit in grün, zuletzt in braun, wird aber durch Rektifikation wieder hergestellt. Dies Blau rührt von einem eigenthümlichen Farbstoff her, dem Coeruleïn, und ist so intensiv, dass selbst sehr verdünnte Lösungen noch blau erscheinen.

Spez. Gew. 0,920—0,940. Beginnt bei 105° zu sieden.

Anwendung. Selten in der Medizin und in der Likörfabrikation.

Oleum cinnamomi cassiae seu Ol. cassiae. Zimmtcassiaöl, Kanehlöl.

Ist das Oel der Zimmtcassia und des chinesischen Zimmts (s. d.) und wird in der Heimath des Baumes aus den Abfällen der Rinde, den Blättern und Knospen gewonnen. Es kommt in Estagnons von 5 — 6 kg in den Handel, ist gelb bis gelbbraun, etwas dickflüssig, von 1,030 — 1,090 spez. Gew., kräftigem Cassiageruch und süssem, hinterher etwas scharfem Geschmack. Es siedet bei 225°. Durch die Rektifikation wird es heller, fast farblos, aber nicht feiner von Geruch. Es ist seiner chemischen Zusammensetzung nach das Aldehyd der Zimmtsäure; dieses verwandelt sich durch Aufnahme von Sauerstoff in Zimmtsäure, daher ist alles Oel des Handels zimmtsäurehaltig, alte Oele enthalten oft 30—40 % derselben.

Reines Cassiaöl ist in Wasser fast gar nicht löslich, dagegen schon in 1 1/2 Vol. Weingeist.

Bei Abkühlung unter 0° erstarrt es zu einer festen Masse. Seine häufigste Verfälschung soll die mit Nelkenöl, richtiger wohl mit Nelkenstielöl, sein, jedoch ist dieselbe unschwer nachzuweisen.

Reines Cassiaöl entwickelt beim Verdampfen süsse Dämpfe, ist aber Nelkenöl zugegen, so sind dieselben scharf und stechend. (Ulex.) Ist

16*

durch diese Probe der Verdacht einer Fälschung entstanden, so versetzt man das Oel mit rauchender Salpetersäure. Reines Cassiaöl schäumt nicht, erstarrt aber; Nelkenöl schäumt und wird rothbraun.

Löst man ferner einige Tropfen des Oeles in Alkohol und setzt einen Tropfen Eisenchloridlösung hinzu, so erscheint die Farbe braun, wenn das Oel rein, grünbraun dagegen, wenn es mit Nelkenöl versetzt war.

Beimengungen anderer Oele lassen sich durch sein Verhalten gegen Petrolaether erkennen. Reines Cassiaöl wird von demselben so gut wie gar nicht gelöst, wohl aber andere Oele.

Auf Alkohol darf nicht durch Fuchsin geprüft werden, sondern mittelst der Tanninprobe.

Anwendung. Vor Allem in der Parfümerie und der Likörfabrikation.

Oleum cinnamomi Ceylanici seu cinnamomi acuti.
Echtes Zimmtöl.

Wird auf Ceylon aus den Abfällen des Zimmts bereitet; es gleicht dem vorhergehenden im Aeussern und in seinen Eigenschaften, nur ist sein Geruch feiner und der Geschmack feuriger, das spez. Gew. etwas geringer, 1,010—1,050. Es ist auch chemisch von dem vorhergehenden nicht zu unterscheiden.

Oleum citri, Oleum de cedro.   Citronenöl.

Durch Auspressen der frischen Fruchtschalen von Citrus limonum, der Citrone, gewonnen; namentlich in Italien und Südfrankreich. Seltener wird es destillirt, doch kommt ein solches Oel über Citronenschalen destillirt unter dem Namen Citronenschalenöl, Oleum corticis citri, in den Handel; es ist weniger fein von Geruch.

Das gepresste Oel ist gelb bis blassgrünlich, frisch stets trübe. Man kann dasselbe sofort klären durch Schütteln mit ein wenig gebrannter Magnesia, doch wird es auch von selbst nach längerem Stehen unter Abscheidung eines weissen Bodensatzes klar. Es ist von kräftigem Citronengeruch und ebensolchem, aber nicht scharfem Geschmack. Spez. Gew. 0,840—0,860. Sein Siedepunkt liegt bei 160—175°. Es ist dünnflüssig, selbst wenn es etwas verharzt ist.

Citronenöl ist gleich dem Terpenthinöl ein reiner Kohlenwasserstoff, verpufft wie dieses lebhaft mit Jod. Es oxydirt sich namentlich unter dem Einfluss des Lichtes ungemein leicht und nimmt dann, selbst wenn es rein war, einen strengen, terpenthinartigen Geruch an. Ein solches verharztes Oel hat einen sehr unangenehmen Geschmack und ist namentlich für Genusszwecke völlig unbrauchbar geworden, da die geringste Menge davon den Backwerken oder Likören einen widerlichen Geschmack verleiht; es lässt sich wieder einigermassen durch die Hager'sche Methode: Schütteln mit Borax, Thierkohle und Wasser (s. Einleitung) verbessern. Gerade das Citronenöl ist zahllosen Verfälschungen ausgesetzt; namentlich in neuerer Zeit, wo das Oel zu ganz abnorm billigen Preisen aus Italien zu uns kommt, ist die grösste Vorsicht beim Einkauf geboten.

Seine Hauptverfälschungen sind feines Terpenthinöl, Apfelsinen- und Pomeranzenöl. Alle drei sind höchst schwierig mit völliger Gewissheit zu konstatiren, sie verrathen sich fast einzig und allein durch die Geruchsprobe.

Chemische Reagentien und die Löslichkeitsprüfung lassen uns völlig im Stich.

Die Prüfung auf Alkohol geschieht mit Fuchsin.

Anwendung. In grossen Massen in der Parfümerie, der Likörfabrikation und zu sonstigen Genusszwecken.

Es kommt in kupfernen Ramièren von 20—40 kg Inhalt in den Handel.

Oleum coriandri.   Korianderöl.

Aus den Früchten von Coriandrum sativum (s. d.) durch Destillation mit Wasserdampf bereitet.

Farblos bis blassgelb, von angenehmem Koriandergeschmack und Geruch. Spez. Gew. 0,870. Siedepunkt etwa bei 150⁰.

Mit Jod verpufft es und ist leicht löslich in Alkohol und Acidum aceticum.

Anwendung. Hauptsächlich in der Likörfabrikation.

Oleum cubebarum.   Kubebenöl.

Aus den Kubebenfrüchten (s. d.) durch Destillation mit Wasserdampf.

Farblos, bald gelb werdend, dickflüssig, von kräftig aromatischem Geruch und Geschmack.

Spez. Gew. 0,920—0,936.

Konzentrirte Schwefelsäure färbt es braunroth; mit Jod explodirt es nicht.

Anwendung. In der Medizin; hie und da in der Likörfabrikation.

Oleum cumini.   Cumin- oder Römisch Kümmelöl.

Aus den Früchten von Cuminum cyminum (s. d.) durch Destillation mit Wasserdampf gewonnen.

Es ist goldgelb, dünnflüssig, jedoch leicht durch Oxydation dick werdend, von kräftigem Geruch und Geschmack; letzterer ist etwas brennend. Spez. Gew. 0,890—0,970.

Löslich in 3 Th. Weingeist. Mit Jod verpufft es nicht, erwärmt sich jedoch unter Ausstossung schwacher Dämpfe.

Mit Schwefelsäure giebt es eine dunkelrothe Färbung.

Es besteht aus zwei verschiedenen Oelen, dem sauerstofffreien Cymen, auch Cymol genannt, und dem sauerstoffhaltigen Cuminol.

Anwendung. Hie und da in der Medizin gegen Hysterie etc. und in der Likörfabrikation.

Oleum dracunculi.   Dragon- oder Estragonöl.

Durch Destillation des frischen Krautes von Artemisia dracunculus.

Gelblich, von starkem, eigenthümlichem Geruch und gewürzhaftem, etwas kühlendem Geschmack.

Es hat ein spez. Gew. von 0,940, erstarrt bei $+2^0$ und besteht zum Theil aus dem auch im Anisöl enthaltenen Anethol.

Anwendung. Nur zur Bereitung des Estragon-Essigs (Vinaigre de l'Estragon).

Oleum eucalypti.   Eucalyptusöl.

Durch Destillation der frischen Blätter von Eucalyptus globulus und einigen anderen Eucalyptusarten aus der Familie der Myrtaceen. Die Bäume sind ursprünglich in Australien heimisch, werden jetzt aber, da man ihnen eine luftreinigende, fieberwidrige Wirkung zuschreibt, in vielen gemässigt warmen Ländern angebaut. Das Oel ist farblos, dünnflüssig; von starkem, aromatischem, an Kampher und Lavendel erinnerndem Geruch und aromatisch feurigem Geschmack. Siedepunkt $170-190^0$. Löslich in 2 Vol. Weingeist. Besteht aus zwei verschiedenen Oelen, einem sauerstoffhaltigen, Eucalyptol genannt, und einem sauerstofffreien, dem Eucalypten.

Mit Jod verpufft es nicht, deshalb ist ein eventueller Zusatz von Terpenthinöl durch die kräftige Reaktion leicht erkenntlich.

Anwendung findet das Oel medizinisch als desinfizirendes Mittel; auch zu Einathmungen bei Halsleiden etc.; ferner als Seifenparfüm und, wie man sagt, auch vielfach zum Verschneiden theurer aeth. Oele.

Oleum foeniculi.   Fenchelöl.

Durch Destillation aus den Früchten von Anethum foeniculum. Farblos bis blassgelb; spez. Gew. 0,940—0,997; alte Oele erreichen sogar das spez. Gewicht des Wassers.

In Folge seines sehr verschiedenen Gehaltes an Stearopten erstarrt es bei verschiedenen Temperaturen, gewöhnlich bei $+5^0$; es kommen jedoch Oele vor, die schon bei $+10^0$ und wiederum andere, die erst einige Grade unter 0 erstarren. Geschmack und Geruch sind angenehm fenchelartig, süsslich. Seine Löslichkeit ist verschieden, je nach dem Gehalt an Stearopten, sie schwankt zwischen 1—2 Vol. Weingeist. Mit Jod verpufft es nicht.

Das Elaeopten des Oeles ist leichter in Wasser löslich als das Stearopten, daher enthält das destillirte Fenchelwasser fast nur ersteres aufgelöst.

Bei der Destillation darf wegen der leichten Erstarrbarkeit des Oeles nicht stark gekühlt werden.

Anwendung. In der Medizin; hie und da in der Likörfabrikation.

Oleum gaultheriae.   Wintergreenöl.

Durch Destillation der Blätter von Gaultheria procumbens (dem sog. Bergthee), einer strauchartigen Pflanze aus der Familie der Ericaceen; in Nordamerika, namentlich in Canada heimisch.

Frisch ist es farblos bis blassgrünlich, wird aber bald röthlich bis roth.

Spez. Gew. 1,180.   Siedepunkt 204⁰.

Der Geruch ist höchst eigenthümlich, meistens angenehm, doch kommen auch häufig Oele von strengem, unangenehmem Geruch in den Handel.

Es besteht zu $^9/_{10}$ aus salicylsaurem Methylaether und zu $^1/_{10}$ aus einem Kohlenwasserstoff von starkem und strengem Geruch, dem Gaultherilen.

Der salicylsaure Methylaether lässt sich künstlich darstellen und bildet eine sehr angenehm riechende Flüssigkeit von 1,180 spez. Gew. und 214⁰ Siedepunkt.

Vielfach soll in Nordamerika ein aus der Rinde von Betula lenta dargestelltes Oel von ganz gleichen Eigenschaften substituirt werden.

Die häufigste Verfälschung ist die mit Sassafrasöl. Man erkennt sie, indem man 5 Tropfen Oel mit 10 Tropfen konzentrirter Salpetersäure mischt. Ist Sassafrasöl zugegen, so färbt sich die Flüssigkeit in einer Minute tief blutroth und scheidet danach ein braunes Harz ab. Gaultheriaöl zeigt diese Färbung nicht. (Hager.)

Anwendung. Namentlich in der Parfümerie zu Mundwässern etc.; ferner als Zusatz zu Fruchtaethern.

Oleum geranii roseï.   Geraniumöl.

Unter dieser Bezeichnung kommen sehr verschiedenwerthige Oele in den Handel, welche durch Destillation von Geraniumarten gewonnen werden.

Man unterscheidet im Handel 1. Französisches, wird in Südfrankreich aus den Blättern von Geranium odoratissimum (oder Pelargonium odorat.), nach Anderen von Pelargonium radula gewonnen.
2. Afrikanisches oder Spanisches, von Pelargonium roseum.
3. Türkisches oder Idrisöl oder Palmarosaöl, von verschiedenen Geraniumarten. Letzteres kommt in kupfernen Ramièren in den
Handel und ist in Folge eines Kupfergehaltes häufig grün gefärbt.

Das indische Geraniumöl, auch Gingergrasöl genannt, hat
nur eine sehr entfernte Aehnlichkeit mit Ol. geranii roseï und stammt
auch nicht von Geraniumarten, sondern von Andropogon pachnodes,
einer Grasart, ab.

Es kann nur als Seifenparfüm benutzt werden.

Die echten Rosengeranienöle sind gelb bis bräunlich, zuweilen
auch grünlich (die feinsten Sorten meist bräunlich), ziemlich dickflüssig; von rosenähnlichem, in den feinsten Qualitäten oft dem Rosenöl
fast gleichem Geruch.

Sein Siedepunkt liegt zwischen 216—220°. Es scheidet, unähnlich
dem Rosenöl, erst bei — 16° ein wenig Stearopten ab.

Anwendung findet es vielfach als Ersatz, aber auch zur Fälschung des theueren Rosenöles (s. d.).

Oleum iridis.   Veilchenwurzelöl.

Wird gewonnen durch Destillation der florentiner Veilchenwurzeln,
in welchen es nur in sehr geringer Menge (0,1 %) enthalten ist. Es
ist bei gewöhnlicher Temperatur butterartig fest, von gelber Farbe und
feinem, sehr starkem Veilchengeruch. Erst bei ca. 40° wird es flüssig, erstarrt aber schon bei 28°. In Weingeist ist es leicht löslich,
scheidet jedoch in konzentrirter Lösung nach einiger Zeit Stearoptene
aus. Trennt man diese durch Filtration von der Lösung, so soll der
Geruch weit feiner werden. Das Oel findet nur in der Parfümerie, hier
aber eine sehr ausgedehnte Anwendung, da wegen seiner enormen Ausgiebigkeit der hohe Preis nicht in Betracht kommt. Man hüte sich
bei seiner Verwendung vor dem Zuviel.

Oleum juniperi baccarum.   Wachholderbeeröl.

Wird bereitet aus den reifen, zerquetschten Früchten des Wach-
holder's (s. Fructus juniperi), entweder durch Destillation mit salz-
haltigem Wasser oder durch direkten Wasserdampf. Erstere Methode
liefert ein gelbliches, letztere ein wasserhelles Oel. Es ist mässig
dünnflüssig, von kräftigem Wachholdergeruch und gleichem, brennendem Geschmack.

Spez. Gew. 0,850—0,890. Siedepunkt von 155—280°.

Es besteht aus zwei verschiedenen Oelen, einem farblosen, leicht flüchtigen, welches schon bei 155 — 163° siedet, und einem schwer flüchtigen, gelblichen Oel. Unreife Früchte sollen mehr von dem ersteren, reife dagegen mehr von dem letzteren Oel liefern.

Mit $^1/_2$ Volum absoluten Alkohols giebt es eine klare Mischung, die sich auf Zusatz von mehr Alkohol trübt.

Mit 10 Th. Weingeist erhält man eine trübe Lösung.

Mit Jod verpufft es, doch sollen ganz farblose Oele dies zuweilen nicht thun.

Seine häufigste Verfälschung, die mit Terpenthinöl, ist kaum nachweisbar.

Anwendung. In der Medizin hauptsächlich als harntreibendes Mittel und in der Likörfabrikation.

Oleum juniperi ligni.   Wachholderholzöl, Krummholzöl, Kranewittöl.

Soll bereitet werden durch Destillation der Zweige und Blätter des Wachholders; in Wirklichkeit aber meist nur, indem man Terpenthinöl mit diesen zusammen destillirt.

Kommt aus Ungarn zu uns; es steht im Geruch zwischen Terpenthinöl und Wachholderbeeröl, gleicht auch in seinem sonstigen Verhalten dem Terpenthinöl.

Selbst Hager in seiner „Pharmazeutischen Praxis" giebt zu, dass es sehr wohl durch ein Gemisch von Terpenthinöl und Wachholderbeeröl ersetzt werden könne.

Anwendung. Nur in der Volksmedizin zu Einreibungen.

Oleum lavandulae.   Lavendelöl.

Entweder durch direkte Destillation oder durch Destillation mit Wasserdampf aus den frischen Lavendelblüthen (s. d.); namentlich in Südfrankreich und in England. Es kommt in sehr verschiedenen Qualitäten in den Handel, hervorgerufen durch Behandlung und Bodenbeschaffenheit.

Die feinste Sorte, welche leider nur wenig zu uns kommt, ist die von Mitcham in England. Hier wird die Lavendelpflanze im Grossen zu diesem Zwecke kultivirt, und nur die abgestreifte Blüthe zur Destillation verwendet.

In Südfrankreich dient vielfach der wildwachsende Lavendel zur Herstellung. Die beste Sorte, welche ebenfalls nur aus abgestreiften Blüthen hergestellt wird, führt den Namen Mont Blanc.

Bei den ordinären Sorten werden die Stengel mit destillirt.

Gutes Lavendelöl ist blassgelb, zuweilen etwas grünlichgelb; von angenehmem, feinem Lavendelgeruch und gewürzhaftem, brennendem Geschmack.

Spez. ˙Gew. 0,870—0,940.   Siedepunkt 200⁰.

Das anfangs dünnflüssige Oel verharzt sehr rasch, wird dick und bekommt einen unangenehmen Geruch.

Bei Lavendelöl, das fast nur in der Parfümerie gebraucht wird, muss vor Allem der Geruch über seine Güte entscheiden.

Eine Verfälschung mit Terpenthinöl lässt sich durch die Löslichkeit in Weingeist nachweisen.

Reines Lavendelöl giebt mit 4 Th. Weingeist eine völlig klare Lösung, mit Terpenthinöl versetztes nicht.

Die Prüfung auf Alkoholzusatz geschieht am besten mittelst der Tanninprobe, da altes Lavendelöl eine saure Reaktion zeigt und Fuchsin löst; frisches thut dies nicht.

Anwendung. In der Parfümerie.

Oleum lavandulae spicae seu Oleum spicae. Spiekeröl.

Unter diesem Namen kommt das aetherische Oel von Lavandula spica in den Handel. Dasselbe ist gelblichgrün, von strengem, terpenthinartigem, nur schwach an Lavendel erinnerndem Geruch; es wird daher meist durch ein mit etwas Lavendelöl parfümirtes Terpenthinöl ersetzt.

Anwendung. Nur in der Volksmedizin zu Einreibungen.

Oleum linaloë.   Linaloë-Oel.

Dieses neuerdings zu Parfümeriezwecken, namentlich zur Bereitung des Maiglöckchenparfüms so beliebt gewordene Oel kommt von Mittelamerika zu uns und soll von Elaphrium graveolens, nach Anderen von Amyris Linaloë, aus der Familie der Terebinthinaceen, abstammen. Das Oel ist fast wasserhell, dünnflüssig, leicht in Alkohol löslich; von starkem, eigenthümlichem, erst in grosser Verdünnung wirklich angenehmem Geruch und gleichem, angenehm aromatischem Geschmack.

Anwendung findet es nur in der Parfümerie.

Oleum macidis.   Muskatblüthöl.

Das aetherische Oel der Macis (s. d.), theils in seiner Heimath aus frischer Macis bereitet, theils auch bei uns aus getrockneter Waare. Letzteres ist aber weit weniger fein von Geruch. Es ist goldgelb, später röthlich werdend; von kräftigem Macisgeruch und gleichem, anfangs mildem, hinterher brennendem Geschmack.

Spez. Gewicht 0,920—0,950. Siedepunkt bei 160— 200⁰. Löslich in 6 Th. Weingeist.

Besteht aus zwei verschiedenen Oelen, einem leichten Kohlenwasserstoff, Macen genannt, und einem sauerstoffhaltigen Oel, welches dickflüssig und schwerer. als Wasser ist.

Anwendung. Selten in der Medizin, meist in der Likörfabrikation und der Parfümerie.

Oleum majoranae. Majoranöl.

Entweder aus dem frischen oder dem getrockneten Majorankraut (s. d.) durch Destillation mit Wasserdampf bereitet. Aus frischem Kraut ist es grünlich, aus getrocknetem gelblich.

Anfangs ziemlich dünnflüssig, bald dunkler, dicker, zuletzt fast zähe werdend.

Geruch eigenthümlich, etwas kampherartig; Geschmack gewürzhaft, kühlend.

Mit gleichen Theilen Weingeist giebt es eine klare Mischung. Spez. Gewicht 0,900—0,920. Siedepunkt 163⁰.

Es setzt bei längerem Aufbewahren in der Kälte zuweilen harte, dem Thymol gleiche, Krystalle ab.

Mit Jod tritt nur schwache Reaktion ein.

Anwendung. Fast nur in der Likör- und Seifenfabrikation.

Oleum melissae. Melissenöl.

Durch Destillation des frischen Melissenkrautes (s. d.). Das Oel besitzt einen angenehmen, etwas citronenartigen Geruch, ist gelblich, schwach sauer (daher Fuchsinprobe nicht anwendbar), von 0,850—0,900 spez. Gewicht; in 2—3 Th. Weingeist löslich.

Anwendung. Selten in der Medizin, mehr in der Parfümerie.

Oleum melissae Indicum seu Oleum citronellae.
Indisches Melissenöl, Citronellöl, Lemongrasöl.

Unter diesen Namen kommt von Ostindien, namentlich von Ceylon ein aetherisches Oel in den Handel, bereitet durch Destillation zweier Grasarten, Andropogon Nardus und Andropogon schoenanthus, nach Anderen citriodorus.

Dasselbe ist gelblich, von starkem, nur wenig an Citronenmelisse erinnerndem Geruch und kräftigem, nicht unangenehmem Geschmack. Besteht aus einem sauerstoffhaltigen, bei 200⁰ siedenden Oel.

Anwendung. In der Likörfabrikation und als Seifenparfüm.

Oleum menthae crispae. Krauseminzöl.

Durch Destillation mit Wasserdampf aus dem frischen oder getrockneten Krauseminzkraut (s. d.). Gelblich oder grünlich, rasch dick und dunkler werdend; von kräftigem Krauseminzgeruch und starkem, bitterem, ein wenig kühlendem Geschmack.

Spez. Gewicht 0,890 — 0,965. Mit starkem Weingeist ist es in jedem Verhältniss mischbar: mit Jod verpufft es nicht.

Man unterscheidet im Handel deutsches und amerikanisches Krauseminzöl. Letzteres ist fast immer schlecht von Geruch und vielfach mit Terpenthinöl oder Sassafrasöl verfälscht; erstere Beimengung ist durch das Löslichkeitsverhältniss in Alkohol erkennbar; letztere durch die Hager'sche Schwefelsäure-Weingeistprobe.

Anwendung. In der Medizin, hie und da in der Likörfabrikation.

Oleum menthae piperitae.　Pfefferminzöl.

Durch Destillation des Pfefferminzkrautes (s. d.) und zwar die feinsten Sorten nur aus den abgestreiften Blättern.

Das Kraut soll während der Blüthezeit gesammelt werden und wird am besten im frischen Zustande destillirt, da das getrocknete Kraut, bei weniger Ausbeute, eine geringere Qualität liefert.

Das erste Destillat ist grünlich, wenn aus frischem, bräunlich, wenn aus trocknem Kraut, doch kommt es jetzt meist in rektifizirtem Zustande, häufig sogar als „bis rectificatum", doppelt rektifizirt, in den Handel.

Rektifizirtes Oel ist farblos, höchstens schwach gelblich oder grünlich, mässig dünnflüssig, von kräftigem, angenehmem Pfefferminzgeruch und gleichem, anfangs feurigem, hintennach stark kühlendem Geschmack.

Spez. Gewicht 0,890—0,920. Siedepunkt 190—200⁰.

Mit gleichen Theilen Weingeist giebt es eine klare Mischung, die sich auf Zusatz von mehr Weingeist meistens etwas trübt.

Jod reagirt nicht auf dasselbe.

Das Oel besitzt eine saure Reaktion; bei der Alkoholprüfung darf daher nicht die Fuchsinprobe, sondern muss die Hager'sche Tanninprobe angewandt werden.

Im Handel unterscheidet man verschiedene Sorten, welche im Werth und im Preise sehr von einander differiren. Die Hauptsorten sind englisches, deutsches, amerikanisches und japanesisches oder chinesisches Pfefferminzöl.

Von diesen wurden die englischen Oele bisher am höchsten geschätzt; neuerdings dagegen machen ihnen die guten deutschen Oele den Rang streitig, so dass einzelne Fabriken, wie z. B. die in Gnadenfrei, höhere Preise erzielen, als selbst die besten englischen Marken.

England baut die Pfefferminze in einer etwas anderen Spielart, als Deutschland an, namentlich in der Grafschaft Surrey (Mitcham und Hitchin), wo grosse Quantitäten Oel von meist ausgezeichneter Beschaffenheit gewonnen werden. Man soll dort bei der Destillation

sehr vorsichtig verfahren, indem man die letzten Destillationsprodukte von den ersten, die einen feineren Geruch besitzen, trennt.

Ungemein fallen die amerikanischen Sorten gegen die englischen
und deutschen ab. Dort werden im Staate Michigan kolossale Quantitäten produzirt; doch scheint man bei der ganzen Fabrikation mit
sehr wenig Sorgfalt zu arbeiten.

Dies Oel hat meistentheils, selbst wenn es nicht direkt verfälscht
ist, einen unangenehmen Geruch. Die Ursache hiervon soll in einem
übelriechenden Unkraut (Echterites praealta) liegen, welches in grossen
Massen zwischen der Minze wächst und beim Abschneiden und Einsammeln des Krautes nicht davon getrennt wird.

Neuerdings haben übrigens einige Fabriken angefangen, grössere
Sorgfalt beim Einsammeln zu verwenden; es kommen jetzt auch von
dort weit bessere Qualitäten in den Handel. Beliebt sind namentlich
die Marken Hale, Parchale und Hotchkiss. Leider ist ein grosser
Theil des amerikanischen Oeles ausserdem gefälscht und zwar mit
Terpenthinöl, Sassafras- oder Copaivabalsamöl.

Die vierte Handelssorte, das japanische oder chinesische Pfefferminzöl, mit dem man früher, wegen eines etwas bitteren Geschmackes,
bei einem sonst feinen Geruch, nicht viel anzufangen wusste, spielt
neuerdings wegen seines bedeutenden Mentholgehaltes (siehe weiter
unten) eine grosse Rolle. Dasselbe soll von einer anderen Menthaart,
der Mentha Javanica, abstammen.

Es ist so stark stearoptenhaltig, dass es entweder schon bei gewöhnlicher Temperatur starr ist, oder doch schon bei $+ 12$ bis 15^0 C.
lange, spiessige Krystalle seines Stearoptens (Menthol) absetzt. Es
kommt vielfach in kleinen, viereckigen Fläschchen unter dem Namen
Poho-Oel in den Handel. Neuerdings ist dieses Poho-Oel meist
flüssig und besteht dann wahrscheinlich aus dem bei der Bereitung
des Menthols abgeschiedenen, flüssigen Theil des Oeles.

Bei der Prüfung des Pfefferminzöles auf seine Güte müssen Geruch und Geschmack das Hauptkriterium bilden. Bei den englischen und
deutschen Sorten handelt es sich überhaupt nur um mehr oder weniger
feine Geruchsqualitäten, seltener um eigentliche Verfälschungen. Anders liegt die Sache bei den amerikanischen; hier ist eine strenge
Prüfung durchaus am Platze.

Zuerst gibt die Löslichkeitsprobe in Weingeist (1 : 1) einen
Anhalt. Terpenthinöl, Eucalyptusöl etc. verringern die Löslichkeit
bedeutend. Terpenthinöl verräth sich schon bei genauer Geruchsprü-
fung, besser aber noch durch sein Verhalten gegen Jod. Copaivabalsamöl wird erkannt, indem man ein wenig Oel mit starker Salpetersäure erhitzt; reines Oel bräunt sich allerdings, bleibt aber nach
dem Erkalten dünnflüssig. Bei Gegenwart von Copaivaöl wird es in
Folge Verharzung desselben dickflüssig.

Auf Sassafrasöl prüft man mittelst der Hager'schen Schwefel-säure-Weingeistprobe (siehe Einleitung). Selbst bei wenigen Prozenten ist die Farbe des Weingeistes, namentlich nach dem Kochen, dunkelroth.

Das Pfefferminzöl besteht, wie so viele andere, aus zwei verschiedenen aetherischen Oelen, einem Kohlenwasserstoff und einem sauerstoffhaltigem Oele, dem sog. Pfefferminzkampher oder Menthol.

Das Menthol ist in neuerer Zeit gegen Migräne, Ischias und andere derartige Leiden stark angepriesen worden und wird in ziemlich bedeutenden Quantitäten zur Bereitung der Migränestifte gebraucht.

Das japanesische Pfefferminzöl enthält unverhältnissmässig mehr Menthol als die übrigen Sorten, wird daher hauptsächlich zur Mentholfabrikation benutzt. Man scheidet es aus dem Oel vermittelst starker Kälte ab. Es bildet weisse, feste Krystalle, die durch vorsichtiges Schmelzen und Ausgiessen in kleine Metallformen die gewünschte Form der Migränestifte erhalten.

Auch als Antisepticum ist es empfohlen worden.

Reines Menthol hat einen dem Pfefferminzöl ähnlichen, aber weit weniger starken Geruch.

Oleum nucis moschatae aethereum. Muskatnussöl.

Durch Destillation der Muskatnüsse gewonnen. Farblos bis schwach gelblich; von 0,920—0,950 spez. Gewicht und einem Siedepunkt von 135°.

Der Geruch ist dem der Muskatnüsse gleich; der Geschmack feurig aromatisch. Mit Jod verpufft es und ist in Schwefelsäure mit dunkelgelber Farbe löslich.

Anwendung. Namentlich in der Likörfabrikation.

Oleum origani Cretici. Spanisch Hopfenöl.

Durch Destillation des Herba origani cretici (s. d.) mit Wasserdämpfen gewonnen. Das Oel ist gelblich bis bräunlich, von eigenthümlichem, aromatischem Geruch und brennendem Geschmack.

Spez. Gewicht 0,945. Löst Jod ohne Verpuffung.

Anwendung. Nur als zahnschmerzlinderndes Mittel.

Oleum patchouli. Patchouliöl.

Durch Destillation der Blätter und jungen Zweige von Pogostemon patchouli, einer in Ostindien heimischen Labiate.

Man unterscheidet im Handel Penangöl und französisches. Ersteres ist leichter, letzteres etwas schwerer als Wasser.

Zuweilen kommt auch ein krystallinisches Oel, welches besonders reich an dem im Oel enthaltenen Patchoulikampher ist, in den Handel. Diese Sorte soll einen ganz besonders kräftigen Geruch haben.

Das Oel ist gelb oder grünlich, später braun werdend, ziemlich dickflüssig und von fabelhaft starkem, für die meisten Menschen fast unerträglichem Geruch.

Anwendung. In der Parfümerie, doch darf es hier nur in sehr starken Verdünnungen angewandt werden.

Es theilt mit dem Moschus die Eigenthümlichkeit, dass es, in ganz unendlich kleinen Mengen anderen Parfüms zugesetzt, den Geruch derselben kräftigt und gewissermassen mehr hervorhebt.

Oleum petrae Italicum. Petri- oder Steinöl.

Unter diesen Namen kommt aus Italien, Süddeutschland und Ungarn ein dem amerikanischen Petroleum sehr ähnliches Erdöl in den Handel und zwar, wenn rektifizirt, von weisser, sonst von gelber oder röthlicher Farbe.

Die rothe Farbe, welche bei der Waare am beliebtesten ist, wird übrigens vielfach durch Färben mit Alkannawurzel hervorgerufen. Der Geruch ist von dem des amerikanischen abweichend, stark und eigenthümlich.

Spez. Gewicht 0,750—0,850.

Es besteht aus verschiedenen Kohlenwasserstoffen.

Anwendung. Nur noch in der Volksarzneikunde zu Einreibungen.

Oleum petroselini. Petersilienöl.

Durch Destillation der frischen Petersilienfrüchte, meist unter Zusatz des Krautes gewonnen. Es ist gelblich oder grünlich und von 1,010—1,014 spez. Gewicht.

Geruch stark petersilienartig; Geschmack ähnlich und brennend. Verharzt besonders leicht, ist daher vor Luft und Licht zu bewahren.

Es besteht aus einem flüssigen Kohlenwasserstoff und einem festen, sauerstoffhaltigen Oel, dem Petersilienkampher.

Anwendung. In der Medizin als harntreibendes Mittel.

Oleum pimentae. Piment- oder Nelkenpfefferöl.

Durch Destillation der Pimentfrüchte (s. d.). gewonnen; es ist wasserhell oder gelblich, später braun werdend und von kräftigem, angenehmem, dem Gewürznelkenöl fast gleichem Geruch. Diesem ist es auch in der chemischen Zusammensetzung und den physikalischen

Eigenschaften fast gleich. Es enthält freie Nelkensäure, daher ist die Fuchsinprobe nicht anwendbar.

Spez. Gewicht 1,030.

Anwendung. In der Likörfabrikation und zur Parfümirung von Seifen.

Oleum pimentae acris.　Bayöl.

Wird gewonnen durch Destillation der Blätter und der beerenartigen Früchte von Pimenta acris, eines Baumes aus der Familie der Myrtaceen, der in Westindien heimisch ist und dort auch kultivirt wird. Es sollen jedoch auch die Blätter anderer verwandter, lorbeerartiger Bäume, wie Myrcia coriacea und Myrcia imrayana, dazu benutzt werden. Das Oel ist dünnflüssig, gelb bis gelbbräunlich, von angenehmem, aromatischem, an Nelken und Lorbeeren erinnerndem Geruch und brennend scharfem, gewürzhaftem, etwas bitterem Geschmack. In Weingeist ist es nicht völlig klar löslich.

Dient nur zur Bereitung des künstlichen Bay-Rum, eines in vielen Gegenden sehr beliebten Kopfwaschmittels. Man kann denselben für den Handverkauf selbst darstellen, wenn man 1 Th. Bayöl und 4—5 Th. Rumessenz mit 1000 Th. feinstem 60 % Weingeist mischt und nach einigen Tagen filtrirt.

Oleum rhodii ligni.　Rosenholzöl.

Es wird gewonnen durch Destillation des Wurzelholzes von Convolvulus scoparius und floridus mit Wasser. Das Oel ist gelblich, später bräunlich, dickflüssig; der Geschmack gewürzhaft, nicht milde, wie Rosenöl.

Dient in der Parfümerie, namentlich in der Seifenfabrikation als Surrogat für Rosenöl.

Oleum rorismarini seu Oleum anthos.　Rosmarinöl.

Wird durch Destillation des frischen blühenden Rosmarinkrautes (s. d.) gewonnen; namentlich liefert Spanien bedeutende Quantitäten. Das Oel ist dünnflüssig, von starkem kampherartigem Geruch und aromatischem, bitterem, zugleich kühlendem Geschmack.

Spez. Gewicht 0,880—0,910.　Siedepunkt 166^0.

Mit Jod erwärmt es sich nur schwach ohne Verpuffung.

In 1—1^1/$_2$ Th. Alkohol muss es sich klar lösen.

Das Rosmarinöl ist häufig mit Terpenthinöl verfälscht; diese Beimengung erkennt man an seinem Verhalten zu Jod und durch die Löslichkeitsprobe.

Anwendung. In der Medizin, namentlich äusserlich, seltener innerlich in ganz kleinen Dosen; in grossen Dosen kann es gefährlich, selbst tödtlich wirken.

Da man dem Oel vielfach Abortus befördernde Wirkung zuschreibt, so ist bei der Abgabe desselben und wegen seiner schädlichen Einwirkung auf den Organismus grösste Vorsicht geboten.

Seine Hauptanwendung findet es in der Parfümerie, namentlich
in der Seifenfabrikation.

Oleum rosae seu rosarum. Rosenöl.

Durch Destillation frischer Rosenblüthenblätter, entweder wie in
der Türkei über freiem Feuer, oder wie in Frankreich mittelst Wasserdampf gewonnen. Es werden verschiedene Spezies der Rosen verwandt,
vor Allem die Centifolie und Rosa damascena, hie und da auch Rosa
moschata; in Frankreich dagegen die Provencerose, Rosa Provincialis.

Das Hauptproduktionsland des in den Handel kommenden Rosenöles ist die europäische Türkei, und zwar sind es hier die Thäler am
südlichen Abhange des Balkan, namentlich die Gegenden von Kasan-
lyk, Eski Sagra und Philippopel, in welchen die Kultur der Rosen
und die Fabrikation des Rosenöles in grossartigem Massstabe betrieben
wird. Es sollen in diesen Distrikten ca. 2000 kg Rosenöl produzirt
werden, welche dann meistens über Konstantinopel in den Handel
kommen, und zwar entweder in kleinen viereckigen, aussen mit Gold
verzierten Krystallfläschchen, die nur wenige Gramm enthalten, oder
in kupfernen, aussen verzinnten, runden Flaschen, oder in flachen,
mit Filz überzogenen Zinnflaschen von $2^1/_2$—3 kg Inhalt.

Die Darstellung geschieht dort in folgender Weise. Man sammelt
frühmorgens die eben aufgebrochenen Blüthen und destillirt diese in
Mengen von 20—25 kg mit Wasser aus kupfernen Blasen.

Die geringe Menge des auf der Oberfläche des Destillationswassers
schwimmenden Oeles wird gesammelt und das Wasser dann bei Seite
gesetzt. Während der kälteren Nachtstunden scheiden sich aus dem
Wasser noch kleine Mengen Oel ab, welche dann ebenfalls gesammelt
werden. Die Ausbeute wird sehr verschieden angegeben, mag auch
durch Bodenbeschaffenheit, Temperatur etc. stark variiren, immer aber
ist sie nur eine sehr kleine.

Auch Persien produzirt ein ungemein feines, selbst bei höherer
Temperatur noch salbenartiges Rosenöl, doch kommt diese Sorte nicht
in den europäischen Handel.

Das in Frankreich produzirte Rosenöl, welches von ganz besonderer Feinheit des Duftes sein soll, kommt für uns nicht in Betracht,
da es gänzlich in den dortigen grossen Parfümeriefabriken verbraucht
wird. In allerneuester Zeit hat die Firma Schimmel & Co. in Leipzig
Versuche mit der Selbstdestillation von Rosenöl angestellt, welche zu
guten Resultaten geführt haben, so dass die Firma damit umgeht,
eigene Rosenkulturen in der dortigen Gegend anzulegen.

Rosenöl ist gelblich bis gelb, zuweilen auch etwas grünlich, wahrscheinlich in Folge eines kleinen Kupfergehaltes aus den Destillations- und Aufbewahrungsgefässen; dickflüssig, bei einer Temperatur von 15° etwa von der Konsistenz des Olivenöles. Bei ca. + 12° fängt es an Stearopten auszuscheiden, welches in dünnen, stark lichtbrechenden Krystallen auf der Oberfläche schwimmt; bei ca. + 5° erstarrt es gänzlich zu einer salbenartigen, durchscheinenden Masse, welche jedoch schon durch die Wärme der Hand wieder zum Schmelzen gebracht werden kann.

Spez. Gewicht 0,870—0,890.   Siedepunkt 230°.

Der Geruch ist sehr stark, in reinem Zustande fast betäubend und tritt erst bei grosser Verdünnung in seiner ganzen Lieblichkeit hervor.

Es besteht aus einem flüssigbleibenden, sauerstoffhaltigen Oel und einem sauerstofffreien Stearopten. Letzteres, von dem das Oel bis zu 60 °/₀ enthält, ist in reinem Zustande fast geruchlos, daher ist es wahrscheinlich ganz falsch, dass man die Oele am höchsten schätzt, welche am leichtesten erstarren.

Rosenöl bedarf zu seiner völligen Lösung in Alkohol 90—100 Theile.

Das Rosenöl unterliegt zahllosen Verfälschungen, und viele Kenner des Rosenölhandels wollen behaupten, dass fast nie ein absolut reines Rosenöl auf den europäischen Markt komme. Bei den eigenthümlichen Eigenschaften desselben können natürlich nur sehr wenige andere aetherische Oele zu seiner Verfälschung benutzt werden. Es sind dies vor Allem die verschiedenen Geranium- und Pelargoniumöle (s. d.), hie und da auch vielleicht das Rosenholzöl.

Die Prüfung geschieht in folgender Weise. Zuerst auf Alkohol mittelst der Tanninprobe, da Fuchsin auch vom reinen Oel gelöst wird. Dann auf etwaige Beimengung von fettem Oel; endlich auf etwa zugesetzten Walrath. Dieser Zusatz geschieht nämlich ziemlich häufig, um den durch die Beimengung anderer Oele verminderten Erstarrungspunkt wieder auf das richtige Niveau zu bringen. Walrath bleibt, beim Verdunsten von einigen Tropfen Oel, in einem Uhrgläschen zurück. Uebrigens lässt sich auch schon bei genauer Beobachtung der Erstarrung ein solcher Zusatz erkennen, indem die Walrathkrystalle sich nicht nur an der Oberfläche bilden, sondern durch die ganze Masse anschiessen.

Erwärmt man ferner ein solches Oel nach seinem völligen Erstarren vorsichtig in einem Gefäss mit Wasser von 20—25°, so bleiben die Walrathkrystalle vielfach ungelöst.

Für die Beimischung oben genannter fremder Oele hat man verschiedene Prüfungsmethoden aufgestellt. Die älteste ist die, dass man in ein Uhrgläschen einige Tropfen des zu untersuchenden Oeles bringt, daneben ein zweites Uhrglas mit einigen Jodkrystallen stellt und nun beide mit einer Glasglocke bedeckt. Nach einigen Stunden beobachtet man auf einer weissen Unterlage die Farbe des Oeles; sie zeigt sich unverändert, wenn das Oel rein war, dagegen gebräunt, wenn andere Oele zugesetzt waren.

Eine andere, sehr einfache Prüfungsmethode ist die von Guibourt. Man mischt einige Tropfen des Oeles mit reiner konzentrirter Schwefelsäure; bei reinem Rosenöl bleibt der Geruch unverändert, bei Gegenwart von anderen Oelen soll er unangenehm werden. Hager giebt übrigens an, dass diese Probe nicht immer zutreffe und empfiehlt deshalb seine Schwefelsäure-Weingeistprobe. 5 Tropfen Oel werden in einem kleinen Cylinder mit 25 Tropfen Schwefelsäure gemengt, nach dem Erkalten mit 10—12 ccm Weingeist versetzt und bis zum Kochen erwärmt. Reines Rosenöl giebt eine klare, braune Lösung; bei einem Zusatz von anderen Oelen erscheint dieselbe trübe und setzt beim Erkalten braune Harztheile ab.

Anwendung. In der Parfümerie, Likörfabrikation und zu anderen Genusszwecken.

Oleum rutae. Rautenöl.

Dargestellt aus dem frischen, blühenden Kraute der Gartenraute, Ruta graveolens, durch Destillation mit Wasserdampf. Frisch farblos bis gelblich, von kräftigem, eigenthümlich aromatischem Geruch und gleichem, etwas bitterem Geschmack.

Spez. Gewicht 0,830—0,900. Siedepunkt 218—240⁰. Bei — 2⁰ erstarrt es.

Das Rautenöl besteht aus einem Kohlenwasserstoff und einer Verbindung des Methylalkohols mit Caprinsäure.

Anwendung. Hie und da in der Arzneikunde; ferner als Zusatz zu einigen Essenzen und zum Kräuteressig.

Oleum sabinae. Sadebaum- oder Sevenbaumöl.

Durch Destillation der Blätter und jungen Zweige von Juniperus sabina mittelst Wasserdampf.

Frisch farblos bis gelblich, dünnflüssig, rasch aber dick und braun werdend; von starkem, fast ekelhaftem Geruch und bitterem, scharfem Geschmack.

Spez. Gewicht 0,890—0,930. Es verpufft mit Jod, in 1—2 Th. Weingeist ist es löslich.

Mit dem Terpenthinöl ist es isomer zusammengesetzt, unterscheidet sich aber von diesem durch seine Löslichkeit in Alkohol.

Anwendung. Nur in der Medizin und zwar wegen seiner Giftigkeit nur in sehr kleinen Dosen.

Oleum salviae.   Salbeiöl.

Durch Destillation des frischen Salbeikrautes (s. d.) mittelst Wasser-dampf gewonnen. Frisch ist es farblos bis gelblich oder grünlich, dünnflüssig, später dick werdend; Geruch stark aromatisch, Geschmack gleichfalls.

Spez. Gewicht 0,870—0,930. Siedepunkt bei 130—160°.

Mit Alkohol ist es in jedem Verhältniss mischbar. Mit Jod er-wärmt es sich nur mässig unter Ausstossung gelber Dämpfe.

Anwendung. Hie und da in der Medizin, innerlich in kleinen Gaben; zu aromatischem Essig etc.

Oleum santali.   Sandelholzöl.

Wird durch Destillation des gelben Sandelholzes mittelst Wasser-dampf gewonnen.

Das Holz stammt von Santalum album, einem Baume aus der Familie der Santalaceen, auf den Sundainseln und in Ostindien hei-misch.

Das Oel ist gelblich, schwerer als Wasser; von durchdringendem, etwas an Ambra erinnerndem Geruch; in der Kälte erstarrt es. Man unterscheidet im Handel ostindisches und westindisches Sandelholzöl; ersteres ist von feinerem Geruch.

Anwendung. In der Parfümerie; ist aber nur in sehr kleinen Mengen anzuwenden.

Oleum sassafras.   Sassafrasöl.

Es wird durch Destillation des Wurzelholzes von Laurus sassafras (siehe Lignum sassafras) bereitet. In Nordamerika wird es in grossen Quantitäten dargestellt.

Frisch ist es gelblich, bald dunkler mehr röthlich werdend; von starkem, an Fenchel erinnernden Geruch und Geschmack. Mit Jod verpufft es nicht, sondern löst es unter Entwickelung schwacher Dämpfe.

In der Schwefelsäure-Weingeistprobe erhitzt es sich stark und giebt nachher mit Alkohol gekocht eine tief kirschrothe Lösung.

Anwendung. Hie und da als Zusatz zu Seifenparfüm, soll aber in Amerika in grossen Massen zur Verfälschung anderer Oele benutzt werden.

Oleum serpylli.   Quendelöl.

Durch Destillation des frischen Krautes von Thymus serpyllum (siehe Herba serpylli) gewonnen. Frisch ist es gelblich, dünnflüssig, später braun und dick werdend. Ein solches Oel ist zu verwerfen, da es von schlechtem Geruch ist.

Spez. Gewicht 0,890—0,910. Mit Jod verpufft es nicht und ist in Weingeist in jedem Verhältniss löslich.

Anwendung. Hie und da in der Parfümerie.

Oleum sinapis. Senföl.

Das Senföl gehört gleich dem Bittermandelöl zu denjenigen aeth. Oelen, welche in den Stoffen, woraus sie bereitet werden, nicht fertig gebildet sind. Es entsteht durch eine Art Gährungsprozess bei Gegenwart von Wasser durch die Einwirkung des Myrosins (eine Art von Caseïn) auf die Myronsäure, zwei Stoffe, welche im schwarzen Senfsamen enthalten sind (siehe Semen sinapis). Der weisse Senf enthält keine Myronsäure und giebt daher kein Senföl.

Die Bereitung geschieht in folgender Weise. Der Senfsamen wird gepulvert und das fette Oel zuerst durch Pressen aus demselben entfernt. Die Pressung muss kalt oder doch wenigstens bei geringer Wärme geschehen, da das Myrosin schon bei ca. 70 Grad gerinnt und dadurch unwirksam wird.

Der Pressrückstand wird abermals gepulvert und nun mit kaltem Wasser zu einem dünnen Brei angerührt. Diesen Brei lässt man ca. 12 Stunden, am besten in hölzernen Bottichen, ruhig stehen, damit die Bildung des Senföles aus der Myronsäure erst vollständig beendet ist, bevor die Destillation beginnt.

Viele Fabrikanten setzen zu der Masse gepulverten weissen Senf hinzu, weil dadurch die Ausbeute aus dem schwarzen Senf etwas grösser werden soll.

Die Destillation geschieht am besten mittelst direkten Wasserdampfes; man braucht dabei die Vorsicht, dass die Rezipienten, in welchen das Kondensationswasser und das aeth. Oel sich sammelt, luftdicht mit dem Kühler verbunden sind und dass nur ein kleines Luftrohr vom Rezipienten direkt in's Freie führt. Es geschieht dies zum Schutz der Arbeiter, um sie möglichst vor den ungemein beissenden Dämpfen zu schützen.

Da das Senföl schwerer ist als Wasser, so sammelt es sich am Boden der Vorlage; das überstehende Wasser, welches eine ziemliche Menge Oel gelöst enthält, wird immer wieder zu neuen Destillationen benutzt. Aus dem letzten Quantum wird das gelöste Oel durch Auflösen von Glaubersalz ziemlich rein ausgeschieden. Es ist nämlich ein Erfahrungssatz, dass Salzlösungen, je konzentrirter sie sind, um so weniger andere Stoffe, z. B. aeth. Oel in Lösung halten. Das Senföl stellt eine wasserklare, höchstens gelbliche, stark lichtbrechende Flüssigkeit dar, von 1,010—1,030 spez. Gewicht und einem Siedepunkt von 150⁰.

Sein Geruch ist der bekannte Senfgeruch, doch ist derselbe so ausserordentlich scharf, dass er die Augen schon in ziemlicher Entfernung zu Thränen reizt; es ist daher grosse Vorsicht zu beobachten, und zwar um so mehr, als auch die Haut so stark dadurch gereizt wird, dass grosse Blasen bei der Berührung mit reinem Senföl entstehen.

Das Senföl besteht aus zwei verschiedenen Stoffen, dem Sulfo-Allyl und einer wechselnden Menge von Cyan-Allyl; je mehr es von letzterem enthält, um so niedriger ist das spez. Gewicht. Man hielt es früher für reines Schwefelcyan-Allyl (Rhodan-Allyl); als man dieses aber in reinem Zustande darstellte, zeigte es sich, dass es andere physikalische Eigenschaften besass. Doch entdeckte man bald dass es durch Erhitzen in die beiden oben genannten Bestandtheile des Senföles zerfällt, und so werden heute grosse Quantitäten Senföl auf künstlichem Wege gewonnen.

Man stellt zuerst aus dem Glycerin durch Behandlung mit Oxal-säure den Allylalkohol her, verwandelt diesen in Jod- oder Bromallyl und setzt endlich dieses Produkt durch Rhodankalium in Rhodanallyl und in Jod- resp. Bromkalium um. Das gewonnene Rhodanallyl wird dann durch Erhitzen in Senföl übergeführt.

Das auf diese Weise erhaltene Präparat weicht weder in physika-lischer, noch in chemischer Beziehung von dem echten Senföl ab.

Das Senföl ist mit Alkohol in jedem Verhältniss mischbar und löst sich auch in ca. 150 Th. Wasser auf. Es ist ferner von völlig neutraler Reaktion, daher ist die Fuchsinprobe auf Alkoholverfälschung zulässig. Mit Jod verpufft es nicht.

Um die Beimischung fremder Oele zu erkennen, soll man in der Kälte 1 Th. Senföl und 3 Th. Schwefelsäure mischen; war das Oel rein, so zeigt sich die Mischung nach 12 Stunden krystallinisch und nur wenig dunkel gefärbt.

Etwa beigemengter Schwefelkohlenstoff zeigt sich bei fraktionirter Destillation im Wasserbade; der weit flüchtigere Schwefelkohlenstoff destillirt mit Leichtigkeit über, das Senföl nicht.

Anwendung. In der Medizin vielfach als äusseres Reizungs-mittel der Haut, jedoch fast immer nur in starker Verdünnung, namentlich als Senfspiritus (1 Th. Senföl, 50 Th. Weingeist).

Unverdünnt wird es höchstens bei Wiederbelebungsversuchen Schein-todter angewandt.

Innerlich genommen können schon verhältnissmässig kleine Dosen tödtlich wirken. Hie und da wird das Senföl in den Senf- oder Mostrichfabriken zur Verschärfung des Fabrikates benutzt, namentlich wenn von dem Fabrikanten in nicht sehr lobenswerther Art ein Theil des Senfsamens durch Mehl ersetzt wird.

Oleum succini.   Bernsteinöl.

Bei der trockenen Destillation des Bernsteins gewinnt man neben der Bernsteinsäure eine braune, ungemein stinkende Flüssigkeit, welche neben brenzlichen Produkten Kohlenwasserstoffe und Bernsteinsäure in sehr variirenden Verhältnissen enthält. Dies ist das Oleum succini crudum. Wird dasselbe, mit 6 Th. Wasser gemischt, einer Rektifikation unterworfen, so gewinnt man das Oleum succini rectificatum. Es stellt ein dünnflüssiges, farbloses, bald dunkler werdendes Oel dar, von starkem, unangenehmem Geruch und brennendem Geschmack. Spez. Gewicht 0,880—0,930; es besitzt eine neutrale Reaktion und bedarf zu seiner völligen Lösung ca. 15 Th. Weingeist.

Anwendung. Selten innerlich in kleinen Dosen als krampfstillendes Mittel, häufiger äusserlich gegen Zahnschmerz.

Oleum tanaceti.   Rainfarnöl.

Durch Destillation des frischen, blühenden Krautes von Tannacetum vulgare gewonnen.

Es ist gelblich oder grünlich, dünnflüssig, vom kräftigen, etwas kampherartigen Geruch des Krautes und von scharfem, bitterem Geschmack.

Spez. Gewicht 0,900—0950. Mit Jod verpufft es nicht und ist in gleichen Theilen Weingeist löslich.

Anwendung. Namentlich früher, jetzt nur selten, als wurmtreibendes Mittel.

Oleum terebinthinae.   Terpenthinöl.

Wird durch Destillation der verschiedenen Terpenthine (s. d.) mit Wasser gewonnen. Es ist wegen seiner Billigkeit das wichtigste aetherische Oel und bildet einen ganz bedeutenden Handelsartikel.

Man unterscheidet im Handel namentlich 3 Sorten: deutsches, französisches und amerikanisches Terpenthinöl.

Deutschland produzirt übrigens selbst sehr wenig, doch kommen unter dieser Bezeichnung auch österreichische und russische Oele in den Handel. Das französische gilt als das beste, doch haben die meisten französischen Fabrikanten, seitdem durch die kolossalen Zufuhren aus Nordamerika die Preise stark heruntergedrückt wurden, die Fabrikation als unrentabel aufgegeben; Amerika beherrscht den Markt seitdem allein. Wir erhalten das amerikanische Oel theils direkt, theils über England.

Das erste Produkt der Destillation ist vielfach noch gefärbt und von saurer Reaktion, wird daher durch nochmalige Rektifikation, unter Zusatz von etwas Kalk, gereinigt. Die saure Reaktion ist durch Spuren von Ameisensäure bedingt, die sich übrigens auch in altem, lange gelagertem Terpenthinöl findet.

Es ist dünnflüssig, muss völlig klar, farblos oder höchstens ganz schwach gelblich gefärbt sein; besitzt einen starken, je nach seinem Ursprung etwas verschiedenen Terpenthingeruch und einen brennenden bitterlichen Geschmack.

Sein spez. Gewicht ist 0,860—0,890. Sein Siedepunkt liegt bei
180⁰ C. Von Weingeist bedarf es 10—12 Th. zu seiner Lösung; mit
Jod verpufft es heftig, mit einem Gemisch von rauchender Salpetersäure und Schwefelsäure entzündet es sich. Es nimmt aus der Luft
grosse Mengen von Sauerstoff auf und verwandelt diesen in Ozon;
daher seine Anwendung als Bleichmittel für manche Stoffe wie z. B.
Elfenbein. Diese bleichende Wirkung kann man häufig beobachten, wenn
Terpenthinöl in halbgefüllten Flaschen, mit Korkstopfen verschlossen,
am Lichte steht; die Korke erscheinen bald in ihrem unteren Theile
gebleicht. Ebenso nimmt Terpenthinöl eine grosse Menge Chlorwasserstoff auf und bildet damit eine feste, krystallinische, kampherartige
Verbindung (Terpenthinkampher oder künstlicher Kampher).

Gutes Terpenthinöl muss klar sein und darf, zwischen den Fingern
gerieben, nicht klebrig erscheinen; es muss, in einem Schälchen erwärmt,
ohne jeden Rückstand verdunsten und von völlig neutraler Reaktion
sein.

Von Verfälschungen mit anderen Oelen kann bei ihm des Preises
wegen keine Rede sein.

Lässt man Terpenthinöl in offenen Schalen an der Luft stehen,
so verdunstet es nur zum Theil, während der Rest Sauerstoff aufnimmt
und dadurch verharzt. In diesem Zustande heisst es Dicköl und
dient vielfach in der Glas- und Porzellanmalerei. In dünnen Schichten
trocknet es allmälig zu einem glänzenden Lacküberzug ein.

Von anderweitigen Terpenthinölen sind noch zu nennen das
„Tannenzapfenöl“, hie und da aus den Zapfen von Pinus picea etc.
destillirt; ferner das „Latschen- oder Krummholzöl“, auch Tem-
plinöl genannt, welches durch Destillation der jungen Zweige von Pinus
pumilio gewonnen wird. Dieses letztere hat viel Aehnlichkeit mit dem
schon früher erwähnten Fichtennadelöl.

Anwendung findet das Terpenthinöl sowohl in der innern wie äussern Medizin. Innerlich in kleinen Gaben als Diureticum, äusserlich
allein und mit verschiedenen andern Mitteln zusammen zu Einreibungen,
namentlich in der Volksmedizin; es dient hier als Hautreizungsmittel.

Vor Allem aber findet das Terpenthin eine grossartige Verwendung in verschiedenen Zweigen der Technik. Es ist ein vorzügliches
Lösungsmittel für Harze, Schwefel, Kautschuk etc., daher seine Verwendung in der Lackfabrikation und der Kautschukindustrie.

Endlich dient es als Zusatz zu Anstrichfarben; es bewirkt ein
rasches Trocknen der Oelfarben, vermindert den oft nicht gewünschten Glanz und macht zugleich den Anstrich hart.

Oleum thymi.   Thymianöl.

Wird dargestellt aus dem frischen, blühenden Thymiankraut
(s. d.) mittelst Destillation mit Wasserdampf. Frisch ist es gelblich

bis grünlich, wird aber bald rothbraun; durch Rektifikation lässt es sich farblos herstellen.

Das meiste Oel kommt aus Italien und Südfrankreich, wo das Kraut wild wächst, zu uns, wird aber vielfach, namentlich in den Leipziger Fabriken rektifizirt. Es ist dünnflüssig, von etwas kampherartigem, aber angenehmem Thymiangeruch und kräftig aromatischem Geschmack.

Spez. Gewicht 0,870—0,890. Siedepunkt 150—160°C. Mit Jod verpufft es nicht, sondern löst dasselbe unter schwacher Erwärmung; es mischt sich klar mit gleichen Theilen Weingeist. Besteht aus zwei verschiedenen Oelen, einem Kohlenwasserstoff, Thymen genannt und einem sauerstoffhaltigen festen Körper, dem „Thymol".

Letzteres wird neuerdings vielfach isolirt dargestellt, indem man das Thymianöl mit starker Kalilauge schüttelt, die entstandene krystallinische Verbindung von thymolsaurem Kali vom flüssigen Thymen abpresst und nun durch überschüssige Säure zersetzt. Durch Umkrystallisiren aus Aether erhält man das Thymol, auch Thymin- oder Thymolsäure genannt, in festen, weisslichen Krystallen; von schwach thymianartigem Geruch und pfefferartig scharfem Geschmack. In Wasser ist es sehr wenig, dagegen leicht in Alkohol und Aether löslich.

Es dient als Antisepticum in den Fällen, wo die Carbolsäure zu stark wirkt.

Oleum unonae seu anonae odoratissimae.
Ylang Ylangöl oder Orchideenöl.

Gewonnen durch Destillation mit Wasser aus den frischen Blüthen der Unona oder Anona odoratissima, eines Baumes aus der Familie der Unonaceen, welcher im ostindischen Archipel, vor Allem auf Manila heimisch ist; ausschliesslich von dort kommt das sehr theuere Oel in den Handel. Es ist farblos bis schwach gelblich, ziemlich dickflüssig; von eigenthümlich strengem, erst in der Verdünnung lieblichem Geruch. In Alkohol löst es sich nur schwierig und etwas trübe; die Lösung klärt sich erst allmälig unter Absetzung weisser Flocken. Mit Jod erhitzt es sich unter Ausstossung von Joddämpfen.

Anwendung. In der Parfümerie; es ist aber auch hier nur in sehr starker Verdünnung anzuwenden.

Oleum valerianae. Baldrianöl.

Durch Destillation der Baldrianwurzel (s. d.) mit Wasser oder Wasserdampf. Je nachdem man frisch getrocknete oder alte Wurzeln verwendet, erhält man Oele von verschiedenen äusseren Eigenschaften; aus frischen Wurzeln ein gelbliches oder grünliches, ziemlich dünnflüssiges, welches erst mit der Zeit dick und braun wird, aus alten dagegen ein von vorn herein braunes, dickflüssiges Oel. Es besitzt in hohem Grade den penetranten, nicht gerade angenehmen Geruch der Baldrianwurzel und einen gleichen, etwas kampherartigen Geschmack. Spez. Gewicht 0,940—0,960. Sein Siedepunkt beginnt bei 200° C. und steigt bis fast 400° C.

Es zeigt in Folge eines starken Gehaltes an freier Valeriansäure eine saure Reaktion.

Mit gleichen Theilen Alkohol löst es sich; mit Jod giebt es keine Reaktion. Es besteht im Wesentlichen aus Valeriansäure (ölartig flüssig) und Valerol, einem Körper, welcher sich durch oxydirende Substanzen ebenfalls in Valeriansäure überführen lässt.

Anwendung. Nur in kleinen Dosen innerlich gegen krampfartige und hysterische Zufälle.

Oleum vetiverae seu ivaranchusae.   Vetiveröl.

Wird dargestellt durch Destillation mit Wasserdampf aus den frischen Wurzelstöcken von Anatherum muriaticum, einer Graminee Indiens. Das Oel ist gelblich, dickflüssig; von eigenthümlich starkem, etwas an Iris erinnerndem Geruch.

Es findet nur in der Parfümerie Verwendung und zwar als Verstärkungsmittel anderer Gerüche, es soll dieselben kräftiger und dauernder machen.

Oleum vini seu Oleum Cognac.
Weinbeeröl, Cognacöl, Drusenöl, Oenanthaether.

Dieses Oel, welches in ungemein kleinen Mengen im Wein vorhanden ist, giebt diesem einen Theil seiner Blume und verleiht vor Allem dem echten Weinsprit (Cognac) seinen eigenthümlichen Geruch. Es ist ein Gährungsprodukt der Weinbeeren und lagert sich namentlich beim Gähren des Mostes in der sich abscheidenden Weinhefe (Drusen oder Geläge genannt) ab. Aus dieser wird es durch Destillation mit Wasserdampf gewonnen, nachdem die Drusen zuerst abgepresst, dann mit Wasser angerührt und mit etwas Schwefelsäure angesäuert wurden.

2500 kg Drusen sollen 1 kg Cognacöl liefern; auch soll die Qualität des Weines, aus welchem die Drusen gewonnen sind, von Einfluss auf die Güte des Oeles sein.

Dasselbe ist gelblich bis grünlich, nochmals rektifizirt ist es farblos; von starkem, fast betäubendem Geruch und brennendem, ziemlich unangenehmem Geschmack.

Wenn man es dagegen in ganz minimalen Mengen dem Weingeist zusetzt, so verleiht es diesem den angenehmen Geruch des Cognac.

Seiner chemischen Natur nach ist das Cognacöl ein zusammengesetzter Aether, der sog. Oenanthaether. Seitdem man seine Natur erkannt hat, wird es vielfach auf künstlichem Wege hergestellt; ein solches Oel ist weit billiger, besitzt jedoch nicht vollständig die feine Blume des echten Cognacöles.

Oleum zingiberis. Ingweröl.

Wird durch Destillation aus den Ingwerwurzeln (s. d.) gewonnen. Es ist farblos bis gelblich, dünnflüssig; von kräftigem Ingwergeruch und angenehm aromatischem, aber nicht scharfem Geschmack. Spez. Gewicht 0,890. Sein Siedepunkt liegt bei 246⁰ C.

Anwendung. Nur in der Likörfabrikation.

Camphora. Kampher.

Der offizinelle Kampher ist das Stearopten des Kampheröles. Er wird in rohem Zustande in sehr primitiver Weise, im Vaterlande des Kampherbaumes (Camphora officinarum oder Laurus Camphora, Familien der Laurineen) gewonnen. Dieser wächst in China, Japan, Cochinchina und verschiedenen Theilen Ostindiens, doch sind es namentlich Japan und die chinesische Insel Formosa, welche die weitaus grössten Mengen liefern. Das Kampherholz wird zerkleinert und in grossen Kesseln mit Wasser gekocht, während ein eisernes Gefäss über den Kessel gestülpt ist. An den Wandungen des Gefässes setzt sich der Rohkampher, in Form einer röthlichen oder grauen, krümeligen Masse an, noch gemengt mit dem flüssigen Theil des Kampheröles. Dieser letztere tropft beim Stehen aus der Masse ab und wird in China und Japan als besonders heilkräftiges Mittel verwandt.

Der japanische Rohkampher kommt meist über Holland in eigenthümlichen, aus Bast und Stroh geflochtenen, sog. Tobben (im Gewicht von 50 kg) in den europäischen Handel, der chinesische Kampher dagegen in mit Bleifolie ausgelegten Kisten von 50 — 75 kg Inhalt, und zwar gewöhnlich über England.

In Europa wird der Kampher durch Sublimation einer Reinigung unterworfen (raffinirt). Dies geschieht unter Hinzufügung kleiner Mengen Aetzkalk im Sandbade, entweder in gläsernen Kolben oder in halbkugeligen Gefässen, welche mit einem abnehmbaren, gleichfalls halbkugeligen und oben mit einer Oeffnung versehenen Deckel verschlossen sind. An diesen setzt sich der vorher dampfförmig gewordene Kampher in Krusten an, die nach dem Herausnehmen die bekannten Brode bilden.

Der raffinirte Kampher bildet weisse, fast durchsichtige, etwas zähe Massen, die sich leicht in krystallinisch eckige Stücke zerbröckeln lassen; er besitzt einen eigenthümlich durchdringenden Geruch und einen gleichen, dabei etwas bitteren und brennenden Geschmack. Sein spez. Gewicht beträgt 0,990 — 0,995; er schmilzt bei 175⁰ und siedet bei 204⁰ unter Bildung dichter, weisser Dämpfe, verflüchtigt sich aber schon bei gewöhnlicher Temperatur ziemlich stark. Im Wasser ist der Kampher sehr wenig löslich (1 : 1000), leicht dagegen in Alkohol, Aether, Chloroform, fetten und aetherischen Oelen, sowie in Essigsäure und den Mineralsäuren; angezündet brennt er mit leuchtender, stark russender Flamme. Kleine Stückchen Kampher, auf Wasser geworfen, gerathen in kreisende Bewegung, die aber nicht eintritt, sobald das Wasser oder der Kampher Spuren von Fett enthält. Eine Prüfung des Kamphers ist, bei dem jetzt billigen Preise desselben, kaum erforderlich; es genügt, seine völlige Flüchtigkeit zu konstatiren.

Anwendung. Der Kampher wird innerlich in kleinen Gaben als krampflinderndes und die Nerventhätigkeit, namentlich die der Geschlechtsorgane, beruhigendes Mittel angewandt; in grösseren Gaben ist seine Wirkung erregend, Dosen von 3 — 4 g sollen Vergiftungserscheinungen, selbst den Tod hervorrufen können. Aeusserlich gilt er als ein vorzüglich vertheilendes und schmerzlinderndes Mittel bei Verrenkungen, rheumatischen Leiden etc. Technisch findet der Kampher als mottenwidriges Mittel, hie und da auch als erweichender Zusatz bei Spirituslacken eine ausgedehnte Verwendung.

Camphora trita, zerriebener Kampher, Kampherpulver. Lässt sich herstellen, wenn man die Kampherstücke in einem Mörser mit ein wenig Alkohol befeuchtet; nach einigen Minuten lassen sie sich dann mit ziemlicher Leichtigkeit zu feinem Pulver zerreiben, das aber die unangenehme Eigenschaft hat, sich im Vorrathsgefässe bald wieder zusammenzuballen. Dies geschieht nicht, wenn man das Pulver mit einigen Tropfen fetten Oeles verreibt.

Der sog. Borneo-Kampher, der in ganz Ostindien zu Heil- und religiösen Zwecken sehr hoch geschätzt und bezahlt wird, stammt von einem andern, riesigen Baume, Dryobalanops Camphora, Familie der Dipterocarpeen, ab. Er findet sich zwischen Rinde und Holz der Bäume, sowie in Spalten des Holzes abgelagert, kommt aber gar nicht mehr in den europäischen Handel.

Zum Unterschiede von dieser Sorte wird der gewöhnliche Kampher auch Laurineen-Kampher genannt.

Anhang.

Oleum petrae Americanum. Amerikanisches Petroleum.

Stein- oder Erdöle kannte man schon seit den ältesten Zeiten, denn sie treten in den verschiedensten Theilen der Erde zu Tage, theils für sich, theils mit Quellen zusammen. Sie fanden nur sehr geringe, meist medizinische Anwendung; erst seitdem man die Oellager

Nordamerikas entdeckte und bald darauf die Verwendbarkeit des Petroleums als Brennmaterial erkannte, erhielt der Stoff die Wichtigkeit, welche ihn zu einem der bedeutendsten Welthandelsartikel machte. Wenn auch der Handel mit Petroleum nur in den wenigsten Drogengeschäften betrieben wird, so hat der Rohstoff doch auch in anderer Beziehung eine so grosse Wichtigkeit für uns, dass er einer eingehenden Erwähnung bedarf. Das Petroleum ist entschieden ein Produkt der trockenen Destillation, d. h. der Erhitzung organischer Stoffe bei Abschluss von Luft. Dasselbe hat sich wahrscheinlich aus ungeheuren Ablagerungen von Seepflanzen (Tangen) etc., welche in vorgeschichtlichen Zeiten im Meerbecken abgelagert und später durch nachfolgende Erdrevolutionen mit neu entstandenen Erdschichten bedeckt sind, durch die innere Erdwärme gebildet. Dass nicht Torf-, Braun- oder Steinkohlenlager die Bildung des Petroleums veranlasst haben, glaubt man daraus schliessen zu dürfen, dass die Produkte der trockenen Destillation dieser Stoffe, die man ja vielfach auf künstlichem Wege darstellt, anderer Natur sind, als die des Petroleums; auch pflegen sich stets Salzlager in der Nähe zu finden. Das Gebiet der Petroleumlager in Nordamerika erstreckt sich von Pennsylvanien quer durch bis Canada; doch ist es namentlich der erstere Staat, welcher die weitaus grösseren Mengen liefert. Auch Virginien hat bedeutende Petroleumquellen, deren Produkt sich zwar nicht für Brennzwecke, desto besser aber zur Bereitung des Schmier- oder Vulkanöles eignet. Angespornt durch die Erfolge Amerikas hat man an verschiedenen andern Orten der Erde ebenfalls Bohrversuche nach Petroleum angestellt, doch haben die wenigsten günstige Erfolge gehabt. In Betracht kommen ausserhalb Amerikas nur die von Alters her bekannten Quellen von Baku im Gebiete des caspischen Meeres und Galizien einigermassen beträchtliche Produktion. Das Petroleum tritt, wenn die bedeckenden Erdschichten durchbohrt sind, anfangs — durch Gasdruck — freiwillig aus den Bohrlöchern hervor, oft in mächtigen Fontainen; später pflegt dieser Gasdruck nachzulassen und man ist genöthigt zu pumpen. Es tritt aus diesen Bohrlöchern, stets gemengt mit Wasser, als grünliches, trübes und sehr stinkendes Oel zu Tage. Man lässt es zuerst in grossen Cisternen ablagern, wobei es sich ganz vom Wasser sondert und einigermassen klärt, um es dann einer fraktionirten Destillation zu unterwerfen und eine ganze Reihe verschiedener Präparate gesondert zu gewinnen. Das rohe P. besteht nämlich neben einigen andern Beimengungen aus einer grossen Menge von Kohlenwasserstoffen, welche alle einer und derselben Reihe angehören, jedoch von sehr verschiedenen Siedepunkten sind. Selbst die einzelnen Präparate, die man daraus darstellt, sind immer noch Gemenge verschiedener Kohlenwasserstoffe. Bei der besonders anfangs sehr vorsichtig vorgenommenen Rektifikation wird zuerst das Produkt aufgefangen, welches bis 60^0 übergeht; es ist dies der sog. Petroleum-

aether oder Naphta, von 0,660 spez. Gewicht. Er verdunstet, auf die
Hand gegossen, sofort; der Geruch ist kaum petroleumartig, namentlich
wenn das Präparat, wie es für manche Zwecke geschieht, nochmals
rektifizirt wird.

Anwendung findet der Petroleumaether medizinisch nur selten
gegen Rheumatismus, technisch dagegen in grossen Mengen bei der Extraktionsmethode feiner Parfüms, zum Lösen von Kautschuk etc. etc. Bei
seiner Aufbewahrung sowohl, wie bei seiner Anwendung, ist die allergrösste Vorsicht geboten; die Gefässe müssen nicht vollständig gefüllt und kühl aufbewahrt werden. Beim Umfüllen oder beim Arbeiten
mit demselben darf niemals offenes Licht in der Nähe sein.

Das folgende bei 60—80⁰ übergehende Destillat heisst Gasolin
oder Kerosén; es dient ungefähr zu gleichen Zwecken. Jetzt folgt
bei 80—120⁰ das Petroleumbenzin. Es hat ein spez. Gewicht
von 0,685—0,710, ist, wenn gut bereitet, ziemlich geruchlos und darf
auch nach dem Verdunsten keinen Geruch hinterlassen; ist dies der
Fall, so sind noch Destillationsprodukte, welche bei höherer Temperatur
übergegangen waren, mit demselben vereinigt. Es verdunstet bei jeder
Temperatur ungemein rasch, die Verdunstungsgase sind, namentlich mit
Luft gemischt, explosiv, daher ist auch bei ihm die grösseste Vorsicht geboten. Petroleumbenzin ist seiner grossen Billigkeit halber
ein sehr begehrtes Material in der Technik, namentlich zur Flecken-
reinigung (chemische Wäscherei), dann aber auch als Extraktionsmittel
der Fette (z. B. bei der Leimfabrikation) und anderer Stoffe der chemischen Industrie.

Das Destillat von 120—150⁰, welches leider vielfach nicht vom
Benzin getrennt wird, dient unter dem Namen künstliches Terpenthinöl oder Petroleumterpenthin als Surrogat für das echte
Oel zur Herstellung billiger Lacke, namentlich ordinärer Asphalt-
lacke.

Von 150—250⁰ geht dann die Hauptmasse, das eigentliche
Brennpetroleum über. Es stellt eine anfangs fast farblose,
bläulich schillernde, später mehr gelbliche Flüssigkeit von 0,800—
0,810 spez. Gewicht dar; sein Geruch ist mehr oder weniger streng;
es ist wenig löslich in Sprit von 90 %, in allen Verhältnissen leicht mischbar mit Aether, Chloroform, Schwefelkohlenstoff, flüchtigen und fetten
Oelen. Siedepunkt 150⁰ und darüber. Ueber seine Prüfung als Brennmaterial sind seit einigen Jahren feste Normen erlassen, ohne deren
Erfüllung dasselbe nicht als solches benutzt werden darf. Petroleum
kann nach 2 Seiten hin schlecht sein; entweder enthält es noch zu
viele leicht flüchtige Kohlenwasserstoffe des Rohpetroleums, dann
ist es feuergefährlich, und sein Entflammungspunkt liegt unter der
staatlich normirten Grenze; oder es enthält umgekehrt zu viele der
schwerer flüchtigen Kohlenwasserstoffe, wodurch seine Brennfähigkeit

und Leuchtkraft bedeutend beeinträchtigt wird. Hier giebt das spez. Gewicht den besten Anhaltspunkt.

Nach dem Petroleum, und zwar von 250^0—350^0 ansteigend, geht ein mehr oder weniger gefärbtes, dickflüssiges Oel über, welches unter dem Namen Vulkan- oder Globeöl als ausgezeichnetes Schmiermaterial für Maschinen Verwendung findet. Dasselbe hat vor allen andern Schmierölen den Vorzug, dass es niemals sauer und zähflüssig wird. Die dunkle Farbe desselben lässt sich durch abwechselnde Behandlung mit englischer Schwefelsäure und Kalilauge und nachfolgender Rektifikation fast ganz beseitigen; in diesem Falle stellt es das Nähmaschinenöl und das sog. Paraffinöl dar.

Der Rückstand, welcher im Kessel nach der Abdestillation des Vulkanöles bleibt, ist erkaltet salbenartig, enthält bedeutende Mengen von Paraffin und ähnlichen Kohlenwasserstoffen und ist das Rohmaterial für die Vaselinbereitung (s. d.).

Gruppe XX.
Flüssige und feste Fette.

(In dieser Gruppe werden wir der Einfachheit halber auch die thierischen Fette behandeln, da sie sich weder chemisch, noch physikalisch von den pflanzlichen Fetten unterscheiden.)

Die Fette sind Absonderungsprodukte des thierischen und pflanzlichen Lebens, sie bilden sich höchst wahrscheinlich durch Umsetzung des Stärkemehls und der ihm verwandten Stoffe. Die Fette sind bei den Thieren entweder unter der Oberhaut abgelagert (Speck), oder sie hüllen die Unterleibsorgane ein (Flomen), oder sie sind zwischen die Muskelsubstanz eingeschichtet; ferner bilden sie den Hauptbestandtheil des Hirns und der Knochenhöhlen (Mark). Bei den Pflanzen finden sich Spuren von Fett, fast in allen Theilen derselben; in grösseren Mengen aber sind sie nur im Samen, zuweilen auch im Fruchtfleisch enthalten. Gewonnen werden sie entweder, wie dies bei den thierischen Fetten der Fall ist, durch Ausschmelzen bei erhöhter Temperatur, oder wie bei den pflanzlichen Fetten, durch Pressung oder Extraktion. Die Pressung geschieht kalt oder bei mässiger Erwärmung; letztere Methode liefert zwar eine grössere Ausbeute als die kalte Pressung, dafür aber ein weniger feines Fett. Bei jeder Pressung, ob kalt oder warm, kommen wässerige und schleimige Bestandtheile in das Fett, von welchen dasselbe erst allmälig durch längeres Lagern und Ab-

setzenlassen befreit werden kann. Diese Beimengungen sind ein Haupt-
grund des raschen Verderbens und machen die Fette oder Oele für manche
Zwecke fast unbrauchbar. Bei den gröberen Oelen entfernt man sie
dadurch, dass man sie mit einigen Prozenten englischer Schwefelsäure
schüttelt und dann absetzen lässt; die schleimigen Bestandtheile
werden verkohlt und sinken schneller zu Boden (Raffiniren des
Rüböles). Alle diese Uebelstände werden vermieden, wenn man das
Fett mittelst geeigneter Lösungsmittel extrahirt; hierzu wählt man
Schwefelkohlenstoff oder Petroleumaether. Die zerkleinerten Substanzen
werden in geschlossenen Räumen extrahirt und die leicht flüchtigen Lösungsmittel im Wasserbade abdestillirt; auf diese Weise resultiren Fette,
welche von vornherein frei sind von schleimigen und wässerigen Beimengungen. Leider ist die Methode immerhin zu umständlich und auch
zu kostspielig, um überall angewandt werden zu können. Die Fette
werden nach ihrem Aggregatzustande in 3 Gruppen getheilt: 1. flüssige Fette oder fette Oele (hierher gehören die meisten Pflanzenfette); 2. halbweiche oder butterartige Fette (Butter, Schmalz etc.);
3. feste Fette (Talg, Wachs, Spermacet).

   Alle Fette sind leichter als Wasser, jedoch schwankt ihr spez.
Gewicht je nach Alter und Darstellungsweise. Sie sind völlig unlöslich in Wasser, wenig löslich in kaltem (Ricinusöl ausgenommen), etwas
mehr in kochendem Alkohol; in jedem Verhältniss mischbar mit Aether,
Chloroform, Schwefelkohlenstoff und aeth. Oelen. Alle Fette sind
nicht flüchtig, d. h. sie lassen sich nicht ohne Zersetzung destilliren;
bei höherer Temperatur stossen die meisten von ihnen scharfe, die Augen
stark zu Thränen reizende Dämpfe aus (das sog. Acroleïn), und noch
später entwickeln sie leicht entzündliche, mit russender Flamme bren-
nende Gase (Anwendung der Fette zu Leuchtzwecken). Mit überhitzten
Wasserdämpfen unter höherem Druck zusammengebracht, zersetzen sie
sich in ihre Bestandtheile (Darstellung von Stearinsäure und Glycerin);
mit Aetzalkalien oder kohlensauren Alkalien in wässeriger Lösung
erwärmt, bilden sie mit diesen in Wasser und Weingeist lösliche
Verbindungen, die sog. Seifen. Diese sind als Salze der Alkalien
mit den in den Fetten enthaltenen Säuren aufzufassen. Scheidet
man die gebildeten Seifen durch Kochsalz aus ihren Lösungen aus,
so findet sich in der wässerigen Flüssigkeit, neben überschüssigen
Salzen, ein eigenthümlicher Körper, den man früher Oelsüss, jetzt
Glycerin, Glyceryloxyd oder Lippyloxyd nennt. Erhitzt man Metalloxyde, namentlich Bleioxyd unter Zusatz von Wasser mit Fetten,
so entstehen sog. Pflaster, d. h. ölsaure Metalloxydverbindungen;
wäscht man diese mit Wasser aus, so findet sich auch hierin das
Glycerin. Aus diesen Verhältnissen geht hervor, dass die Fette
Verbindungen von verschiedenen Fettsäuren mit einer gemeinsamen
Base sind, und zwar, mit alleiniger Ausnahme von Walrath und

Wachs ist es immer dieselbe Base, das eben genannte Glycerin oder Lippyloxyd. Wir können die Fette betrachten als fettsaure Aether, analog dem essigsauren Aethyloxyd (Essigaether). In ein und demselben Fett ist oft eine ganze Reihe verschiedener Fettsäuren enthalten, von denen überhaupt eine grosse Anzahl bekannt ist. Dieselben gehören sämmtlich einer sog. homologen Reihe an, d. h. sie sind alle nach ein und derselben Grundformel zusammengesetzt und unterscheiden sich nur durch ein Multiplum von $C^2 H^2$. Die hauptsächlichsten in den Fetten vorkommenden Säuren sind die Oleïn- oder Elaïnsäure und die Palmitin-, Margarin- und Stearinsäure. Die letzten 3 herrschen in den festen, die erstere in den flüssigen Fetten vor. Auch die festen Fette werden bei höherer Temperatur flüssig; der Punkt, bei welchem dies eintritt, heisst Schmelzpunkt und dient häufig zur Erkennung ihrer Reinheit. Umgekehrt scheiden die flüssigen Fette bei niederer als der mittleren Temperatur feste Fette ab und werden dadurch mehr oder weniger starr; nur einige, z. B. das Leinöl, vertragen Temperaturen bis zu — 15° C. ohne zu erstarren. Der Erstarrungspunkt der einzelnen Oele schwankt nach Alter und Bereitungsweise derselben sehr bedeutend. Geruch und Geschmack sind bei frischen Fetten fast immer schwach und milde; angefeuchtetes Lackmuspapier zeigt bei ihnen keine saure Reaktion. Kommen Fette mit Luft und Feuchtigkeit, namentlich bei Gegenwart von Sonnenlicht in Berührung, so werden sie, wie der Ausdruck lautet, ranzig; sie reagiren dann sauer, der Geruch wird streng und der Geschmack meist kratzend. Es ist dies die Folge einer theilweisen Zersetzung; Fettsäuren werden frei, und da diese flüchtig sind, verleihen sie dem Fett ihren eigenthümlichen Geruch und Geschmack. Derartig ranzig gewordene Fette lassen sich durch Auswaschen mit einer ganz dünnen Natriumbicarbonatlösung bedeutend aufbessern.

Alle fetten Oele werden durch die Einwirkung der Luft allmälig etwas dickflüssiger; einzelne von ihnen erhärten in dünnen Schichten zu einer durchsichtigen, festen Masse, andere bleiben selbst in den dünnsten Lagen schmierig. Nach diesen Eigenschaften theilt man sie in trocknende (Leinöl, Mohnöl etc.) und nicht trocknende (Mandelöl, Provenceröl etc.) Oele. Einzelne, z. B. das Sesamöl, stehen zwischen diesen beiden Gruppen, sie heissen unbestimmte Oele.

Aus all' dem Vorhergesagten geht hervor, dass wir die sämmtlichen Fette möglichst vor Licht und Luft geschützt am kühlen Ort aufzubewahren haben.

Bei der grossen äusseren Aehnlichkeit der einzelnen Fette unter einander und bei dem Mangel von wirklich scharfen, charakteristischen Reaktionen gehört die Prüfung auf ihre Reinheit resp. Verfälschung zu den schwierigsten Aufgaben. Der praktische erfahrene Geschäftsmann wird vor Allem durch Geschmack und Geruch prüfen. Eine schlechte Beschaffenheit der Fette ist hierdurch leicht zu erkennen, weit schwie-

riger die Vermischung mit anderen billigeren Fetten; denn es möchte
selbst dem erfahrensten Kenner schwer werden, durch Geruch oder Geschmack absolut reines und frisches Sesam- oder Erdnussöl im Provenceröl zu erkennen. Hier muss die chemische Untersuchung zu
Hülfe kommen und wirklich gelingt es durch diese einige der hauptsächlichsten Verfälschungen zu erkennen. Man hat für die Prüfung der
Fette eine ganze Reihe verschiedener Methoden vorgeschlagen, doch
führen sie selten in ihrer Gesammtheit zu einem scharfen Resultat.
Die erste Frage bei einer Untersuchung muss immer die sein, welche
Fette können in einem gegebenen Falle überhaupt zur Verfälschung
benutzt sein? Preis und äussere Beschaffenheit ziehen hierbei schon
ziemlich enge Grenzen. Die verschiedenen Methoden, welche sich
ohne grosse Schwierigkeiten von Jedermann zur Prüfung benutzen
lassen, sind etwa folgende:

1. Die Elaïdinprobe. Sie beruht darauf, dass, wenn man
gleiche Volumina Oel und mässig starke Salpetersäure zusammenmischt,
dann ein Stückchen Kupferblech oder Draht hinzufügt und die Mischung
der Ruhe überlässt, die nicht trocknenden Oele innerhalb 2—24 Stunden sich in eine feste, verschiedenartig gefärbte Masse verwandeln.
Die unbestimmten Oele werden hierbei nur zum Theil fest, die trocknenden dagegen bleiben gänzlich flüssig. Durch die Zeit des Er-
starrens, die bei den einzelnen Oelen sehr verschieden ist, und durch
die Färbung lassen sich häufig schon Beimengungen erkennen, ebenso
die Verfälschung trocknender Oele mit nicht trocknenden.

2. Die Prüfung mit konzentrirter Schwefelsäure von 1,800 spez. Gewicht. Hierbei verfährt man folgendermassen. In ein kleines Porzellan-
schälchen (sehr gut sind hierzu die Farbenäpfchen aus dem Tusch-
kasten zu benutzen) giebt man 10—15 Trpf. des zu untersuchenden
Oeles, lässt dann vorsichtig 1 Trpf. Schwefelsäure in die Mitte desselben fallen und beobachtet nun die Farbeveränderungen, welche um
den Schwefelsäuretropfen stattfinden. Einige Oele zeigen hierbei charakteristische Färbungen; z. B. Hanföl grasgrün, Sesamöl gelbgrün,
Baumwollsamenöl gelb bis bräunlich, Leberthran kirschroth, nach dem
Umrühren violett, gewöhnlicher Thran blutroth, nach dem Umrühren
dunkelroth etc. etc.

3. Zu etwa 5 g Oel bringt man 8—10 Trpf. einer erkalteten
Mischung aus 1 Th. Schwefelsäure und 2 Th. Salpetersäure und schüttelt
damit stark durch. Man beobachtet die eintretenden Farbenveränderungen, die auch hier charakteristisch sind; z. B. lässt sich im Provenceröl die Gegenwart von Sesam- oder Baumwollsamenöl konstatiren. Beide zeigen, während die Mischung bei reinem Provenceröl
eine weissgrünliche Färbung annimmt, eine röthliche resp. bräunliche
Färbung. Das Sesamöl ist wiederum vom Baumwollsamenöl durch
die später anzuführende Salzsäureprobe zu unterscheiden.

Flüssige Fette.

Oleum amygdalarum dulce. Mandelöl.

Durch kalte Pressung der süssen oder bitteren Mandeln gewonnen; Ausbeute 40—50 %, klar, blassgelb, ziemlich dünnflüssig, vollkommen geruchlos; Geschmack milde, süss. Spez. Gewicht 0,915—0,920. Erstarrt erst bei — 10°; in 60 Th. kaltem und 20 Th. kochendem Alkohol löslich. Das Oel der süssen und bitteren Mandeln unterscheidet sich in keiner Weise.

Prüfung. In Frankreich wird sehr viel Pfirsichkernöl für das Mandelöl substituirt. Es ist in seinem Aeusseren demselben gleich, lässt sich aber erkennen, wenn man das Oel mit der Schwefelsäure- und Salpetersäuremischung schüttelt; reines Mandelöl wird weiss, Pfirsichkernöl rosenroth. Wird die Mischung dunkelroth, so lässt dies auf Zusatz von Sesamöl schliessen; ob dies wirklich der Fall ist, erkennt man durch folgende Probe. Man schüttelt 1 Vol. Oel mit 1 Vol. roher Salzsäure, in welcher ein wenig Zucker aufgelöst ist. Nach $1/_2$ stündigem Stehen erscheint die untere Salzsäureschicht bei Gegenwart von Sesamöl schön roth gefärbt. Diese Probe zeigt noch 10 % Zumischung an. Provenceröl verräth sich durch den Geruch, dunklere Farbe und dickere Konsistenz.

Oleum arachis. Erdnussöl, Erdmandelöl.
Arachis hypogaea. Papilionaceae.
Südamerika, in Südfrankreich und Spanien kultivirt.

Das kalt gepresste Oel ist in seinem Aeusseren dem Mandelöl sehr ähnlich und unterscheidet sich chemisch nur durch langsameres Erstarren bei der Elaïdinprobe; heiss gepresstes ist weit dunkler und hat einen an Bohnen erinnernden Geruch und Geschmack.

Oleum gossypii. Baumwollsamenöl.
Gossypium herbaceum, G. arboreum, u. A. m. Malvaceae.
Asien, Afrika, Amerika kultivirt.

Dies Oel hat in den letzten Jahren dadurch an Bedeutung gewonnen, dass es in grossen Massen zur Fälschung des Olivenöls verwandt wurde. Die bräunliche Farbe, welche es nach dem Pressen zeigt, wird ihm durch Digestion mit Kalkmilch oder Natriumbicarbonatlösung entzogen. Ein so raffinirtes Oel ist von der Farbe und Konsistenz des Olivenöls, frisch von mildem Geruch und Geschmack; es wird aber sehr leicht ranzig und dann streng riechend. Bei der Schwefelsäureprobe zeigt es braunrothe Färbung, ebenso mit der Mischung aus Schwefelsäure und Salpetersäure. Ausser zur Olivenölfälschung

dient es namentlich zur Seifenfabrikation, in Nordamerika auch zu Speisezwecken.

Oleum jecoris aselli. Leberthran.

Der Leberthran ist ein flüssiges Fett, welches aus den Lebern
verschiedener Fische der Gattung Gadus, Schellfisch, gewonnen wird.
Es sind dies namentlich Gadus morrhua der Kabeljau, Gadus callarias
der Dorsch, Gadus carbonarius der Köhler.
Die Heimath dieser Fische ist der nordatlantische Ocean, aus
welchem sie zu gewissen Zeiten oft in ungeheuren Zügen aufsteigen,
um in den seichteren Ufergewässern ihren Laich abzusetzen, vor Allem
an den Küsten Norwegens, Schottlands und New-Foundlands. Diese
drei Punkte liefern den gesammten Leberthran des Handels, doch kommt
für den deutschen Bedarf fast ausschliesslich Norwegen in Betracht;
hier ist es besonders die alte, von der Hansa gegründete Stadt Bergen,
die den ganzen Handel mit Leberthran vermittelt. Die eigentliche
Fabrikation findet übrigens durchaus nicht hier, sondern ein ganzes
Stück nördlicher auf der Lofodeninselgruppe statt. Diese Inseln liegen
zwischen dem 68—70° nördlicher Breite, und hier auf diesen öden, grösstentheils unbewohnten Inseln konzentrirt sich fast der ganze norwegische
Fischfang, da der Zug der Fische seit Jahrhunderten hierher gerichtet
ist. Die Gewinnung des Leberthrans geschah früher auf sehr primi-
tive Weise, so dass die damals erhaltenen Sorten nur wenig den heutigen Anforderungen an einen guten Leberthran entsprachen. Man
betrieb die Gewinnung nur nebenher bei der Bereitung des Stock-
fisches und da dieser alle Hände in Anspruch nahm, wurden die
Lebern in grosse Fässer gefüllt und darin der Sonnenwärme bis
nach Beendigung der eigentlichen Stockfischsaison überlassen. Dann
liess man das freiwillig aus den Lebern ausgetretene Fett als bestes,
als sog. hellen, blanken Leberthran ab; hierauf wurden die Lebern
ausgepresst und das bei dieser Pressung gewonnene Oel hiess gelber,
blanker Thran; schliesslich wurden die Lebern auch noch mit Wasser
ausgekocht und das Fett abgefüllt. Diese dritte Sorte war nach dem
Klären dunkel, braun, ziemlich dickflüssig und von widerlichstem Geschmack und Geruch, da die Lebern durch das lange Stehen in der Sonne
in eine gewisse Gährung übergegangen waren. Heute wird die Fabrikation vielfach von besonderen Gesellschaften und auf weit rationellere
Weise betrieben. Man vermeidet vor Allem das lange Liegen der Lebern und sucht sie im Gegentheil möglichst frisch zu verarbeiten. Die
Lofoden-Kompagnie unterhält sogar eigene kleine Dampfer, welche die
Lebern von den Fischerböten während der Fahrt abholen und tag-
täglich an's Land bringen. Ferner wendet man jetzt allgemein zum
Auslassen des Fettes Dampf oder Wasserwärme an, daher der Name
Dampfleberthran. Dieser ist weit heller (in den besten Sorten nur

blass strohgelb) an Farbe und von mildem, nur schwach fischartigem Geruch und Geschmack. Die drei oben angeführten Handelsbezeichnungen sind auch jetzt noch im Gebrauch, doch gelten nur die beiden ersten Sorten als Medizinalthrane, während man früher gerade die braune Sorte als besonders wirksam schätzte.

Eine Zeit lang kam eine fast farblose Waare in den Handel, da dieselbe jedoch auf chemischem Wege gebleicht war, so war sie dem Ranzigwerden sehr stark ausgesetzt und erwies sich auch sonst medizinisch wenig wirksam.

Guter Leberthran muss völlig blank, von stroh- bis goldgelber Farbe sein, sowie von mildem Geschmack und Geruch und von nur schwach saurer Reaktion. Mit Alkohol befeuchtetes blaues Lackmuspapier in den Thran getaucht, darf sich nur sehr schwach röthen.

Bestandtheile. Der Leberthran enthält neben den gewöhnlichen Bestandtheilen der Fette Spuren von Jod, Brom und Gallenbestandtheile.

Die Prüfung des Leberthrans darauf hin, ob wirklich reiner Leberthran vorliegt, ist eine sehr schwierige, so dass die neue Pharmakopoe sich darauf beschränkt hat, überhaupt zu konstatiren, dass das vorliegende Fett Leber- und nicht gewöhnlicher Fischthran sei. Sie lässt einen Tropfen in 20 Tropfen Schwefelkohlenstoff lösen und dann mit einem Tropfen Schwefelsäure durchschütteln; hierbei tritt eine violettrothe, später braun werdende Färbung ein, wenn das zu untersuchende Oel Leberthran ist oder enthält. Weiter aber wird nichts durch diese, in Folge der Gallenbestandtheile hervorgerufene Färbung konstatirt. Eine andere Probe ist die, dass man 1 Volum des fraglichen Thrans mit 2 Volum Schwefelsäure durchschüttelt und dann gegen ein brennendes Licht hält; die Mischung muss hierbei klar und dunkel weinroth erscheinen (erst allmälig bräunt sie sich). Waren fremde Oele zugegen, so ist die Mischung trübe und missfarbig.

Da der Leberthran zu den trocknenden Fetten gehört, so zeigt die Elaïdinprobe (s. d.) etwaige Beimengungen nicht trocknender Oele an. Guter Leberthran darf erst nahe bei 0° festes Fett abscheiden; im Übrigen giebt auch hier Geruch und Geschmack das beste Kriterium ab.

Anwendung. Die besseren Sorten des Leberthrans dienen in der Medizin zum innerlichen und äusserlichen Gebrauch. Innerlich namentlich gegen alle skrophulöse Krankheiten, dann auch zur allgemeinen Kräftigung schwächlicher Kinder und älterer Personen. Aeusserlich wird er, namentlich in der Thierarzneikunde, bei Hautkrankheiten angewandt. Die ordinären Sorten werden in der Gerberei und zum Fetten von Lederzeug in grosser Menge gebraucht.

Unter dem Namen „Eisenleberthran" kommen verschiedene eisenhaltige Mischungen in den Handel, die aber alle nicht haltbar sind, da sie in kurzer Zeit, selbst bei ganz vorsichtiger Aufbewahrung, ranzig werden.

Oleum lini. Leinöl.

Es ist das durch kalte oder warme Pressung, seltener durch Extraktion gewonnene Oel des Leinsamens (s. d.). Kalte Pressung liefert ein weit helleres, milderes Oel, doch nur eine Ausbeute von $20-22\%$, während warme Pressung $25-27\%$ eines dunkleren, strenger riechenden Oeles giebt. Die Extraktionsmethode, welche gerade beim Leinöl sehr angezeigt wäre, da sie ein schleimfreies Produkt liefern würde, soll $30-33\%$ ergeben, wird aber wenig angewandt. Die gepulverten Presskuchen finden grösstentheils als Viehfutter, in geringerem Masse auch medizinisch, zu „Farina lini", Verwendung. Frisches Leinöl ist stets stark schleimhaltig, und da dies seine Verwendung zur Malerei beeinträchtigt, lässt man es in ausgemauerten Cisternen durch Absetzenlassen sich klären. Gutes Leinöl soll $1-2$ Jahre gelagert haben; es ist goldgelb bis bräunlich, je nach seiner Bereitungsweise muss es vollständig blank sein und einen milden, nicht zu strengen Geruch zeigen. Sein spez. Gewicht schwankt zwischen $0{,}930-0{,}940$. Bei -15^0 wird es dickflüssig, bei 27^0 fest. Es gehört zu den trocknenden Oelen, erstarrt also bei der Elaïdinprobe nicht.

Prüfung. Das Leinöl war früher, bei höheren Preisen, zahlreichen Verfälschungen ausgesetzt; heute, wo sein Preis gewöhnlich niedriger ist als der aller anderen Oele, kommen fremde Beimengungen weit seltener vor. Beim Engroshandel bedient man sich der Fischer'schen Oelwaage zur Prüfung, doch liefert dieselbe so gut wie gar kein sicheres Resultat, da die Oele, welche beigemengt werden können, selbst bei grossem Zusatz das spez. Gewicht zu wenig ändern, um irgend einen festen Anhalt zu geben. Sicherer ist die Elaïdinprobe, welche eine Verfälschung anzeigt, sobald ein nicht trocknendes Oel zugesetzt ist. Da die Oele, um welche es sich bei der Verfälschung handelt, fast immer solche von Kruciferen sind, die sämmtlich Schwefel enthalten, so lassen sich dieselben durch eine leicht auszuführende Probe rasch erkennen. Man erhitzt in einem Probirröhrchen etwas Leinöl fast bis zum Sieden und setzt nun ein wenig Bleiglätte zu; sind Rüböl, Rapsöl, Senföl und ähnliche Oele vorhanden, so zeigt sich ein schwarzer Niederschlag durch Entstehung von Schwefelblei, reines Leinöl bräunt sich nur etwas. Eine andere Probe ist die, dass man in einem Schälchen 20 Tropfen des zu untersuchenden Leinöles mit 5 Tropfen Schwefelsäure verrührt; ist das Oel rein, so entsteht bald eine feste, braune Harzmasse, war es dagegen vermischt, so wird nur ein Theil fest, während das beigemengte Oel flüssig bleibt. Grüne Färbung des flüssig bleibenden Theils zeigt Hanföl an.

Die Hauptproduktionsländer für Leinöl sind Holland, England

und Russland. England verarbeitet meist ausländischen Leinsamen, namentlich ostindischen, egyptischen und auch russischen. Das englische und russische Oel steht übrigens dem holländischen im Werthe nach, ebenso auch das deutsche. Deutschland deckt seinen Bedarf lange nicht durch eigene Produktion, sondern führt grosse Quantitäten fremden Oeles ein. Anwendung. Medizinisch nur selten, meistens äusserlich als Kalkliniment gegen Brandwunden (1 Th. Oel, 1 Th. Kalkwasser); häufiger in der thierärztlichen Praxis. In manchen Gegenden wird das Leinöl von den ärmeren Volksklassen als Speiseöl benutzt. (Hierzu kann aber nur kaltgepresstes angewandt werden.) In kolossalen Massen wird es in der Technik benutzt zur Bereitung der Buchdruckerschwärze, von Schmierseifen, vor Allem in der Malerei, theils für sich allein, theils zur Darstellung von Firnissen und Lacken (s. d.).

Oleum moringae nucum. Behenöl.

Dieses sehr feine, das Mandelöl noch an Haltbarkeit übertreffende Oel, kommt nur sehr selten in den deutschen Handel; es wird grösstentheils in Frankreich zur Darstellung der Blumenöle benutzt. Es ist blassgelb, geruchlos, von sehr feinem Geschmack und erstarrt erst weit unter 0°. Sein spez. Gewicht ist 0,910.

Oleum olivarum. Oliven- oder Baumöl.
Olea Europaea.   Oleaceae.
Mittelmeerländer.

Der ursprünglich in Asien heimische Oelbaum wird jetzt in zahlreichen Varietäten in sämmtlichen Küstenländern Südeuropas und Nordafrikas kultivirt. Das Oel wird durch Pressung des Fruchtfleisches resp. der ganzen Frucht dargestellt. Letztere ist von der Form und Grösse unserer Pflaumen und von grünvioletter oder blauvioletter Farbe. Nicht nur das Fruchtfleisch, sondern auch der Samen enthält grössere Mengen von Oel, welches aber, weil streng von Geschmack, nicht zu Speiseöl benutzt werden darf. Man unterscheidet im Handel 3 Sorten Olivenöl.

1. Oleum olivarum Provinciale, Provenceröl. Unter dieser Bezeichnung werden alle mit grösserer Sorgfalt bereiteten Olivenöle, die zu Speisezwecken dienen sollen, verstanden. Der Name Provenceröl stammt daher, dass aus der Provence, namentlich aus der Gegend von Aix, die feinsten Sorten in den Handel kommen. Nächst diesem sind die Oele von Lucca, Genua und Nizza sehr geschätzt. Zur Darstellung werden die Früchte eben vor ihrer völligen Reife gepflückt, entsteint, zerquetscht und nun in die Pressen gebracht. Das zuerst ohne Anwendung von Druck ausfliessende Oel ist sehr hell, von vornherein klar und die theuerste Sorte, die unter dem Namen Jungfernöl, Huile de vierge, in den Handel kommt. Das durch Pressen gewonnene Oel ist etwas dunkler, anfangs trübe und klärt sich erst durch längeres Lagern (meist in gemauerten Cisternen). Gutes Provenceröl ist blass- bis goldgelb, von sehr mildem, süssem Geschmack und schwachem aber eigenthümlichem, angenehmem Geruch. Es ist ziemlich dickflüssig, setzt schon bei + 6° grobkörnige oder schuppige, weissliche Massen ab und erstarrt bei + 1 bis 2° gänzlich; die minder feinen Qualitäten des Oeles erstarren schon bei höheren Temperaturen.

2. Oleum olivarum commune seu citrinum seu viride, Baumöl. Die bei der ersten Pressung gewonnenen Presskuchen werden mit Wasser gekocht und dann heiss gepresst. Ebenso werden hierbei die angegangenen und überreifen Früchte, sowie die zerquetschten Samen mitverwendet. Das resultirende Oel ist sehr trübe, dunkelgelb bis bräunlich oder grünlich gefärbt und von unangenehmem, strengem Geruch. Auch die hierbei gewonnenen Presskuchen werden noch weiter auf Oel verarbeitet, indem man sie, mit Wasser angemengt, monatelang einer Art von Gährung überlässt und dann nochmals auspresst. Die Franzosen nennen diese Sorte Gorgon oder Huile d'enfér, Höllenöl, wegen ihres widerlichen, penetranten Geruches. Es findet nur als Maschinenschmiere oder Brennöl Verwendung.

3. Oleum olivarum album, weisses Baumöl. Setzt man ordinäres Provenceröl oder Baumöl in offenen Zinkkästen oder auch in hellen Glasflaschen monatelang dem Lichte aus, so wird es farblos, zugleich aber auch ranzig. Die Bleichung kann auch auf chemischem Wege durch Schütteln mit einer Lösung von übermangansaurem Kali, unter späterem Zusatz von etwas verdünnter Schwefelsäure, geschehen. Das durch Absetzen von der wässerigen Lösung getrennte Oel wird schliesslich durch Schütteln mit Natriumbicarbonat von der anhängenden Säure befreit. Das Ol. olivar. alb. war früher offizinell, diente auch vielfach zum Einölen von Gewehrtheilen etc.; eine Anwendung, zu der es seiner ranzigen Beschaffenheit wegen sehr wenig geeignet ist. Heute ist es ziemlich obsolet, dient nur noch hie und da in der Volksmedizin.

Das sog. Uhrmacheröl wird hergestellt, indem man vom erstarrten Olivenöl die flüssig gebliebenen Theile abpresst und filtrirt.

Anwendung. Die feineren Sorten dienen vor Allem zu Speisezwecken, und ist daher beim Einkauf ganz besonders auf reinen Geschmack und Geruch zu achten. Das gewöhnliche Baumöl wird medizinisch namentlich zur Bereitung des Bleipflasters benutzt, findet sonst auch technisch eine bedeutende Anwendung. In den südlichen Ländern vielfach als Brennöl, hauptsächlich aber zur Bereitung der unter dem Namen Venetianer-, Marseille- oder Spanische- bekannten Oelseifen. Die besseren Sorten werden in Frankreich ebenfalls zur Bereitung feiner Toiletteseifen angewandt.

Prüfung. Gerade die feineren Sorten des Olivenöles unterliegen zahlreichen Verfälschungen und es ist nicht immer leicht, dieselben nur durch Geruch und Geschmack zu entdecken; eine genauere Prüfung ist daher stets anzuempfehlen. Die Oele, um welche es sich hierbei handeln kann, sind vor Allem Sesam-, Erdnuss- und Baumwollsamenöl; hie und da vielleicht auch Mohnöl; letztere Beimengung ist nur durch die Elaïdinprobe (s. Einleitung) zu erkennen. Olivenöl als nichttrocknendes Oel erstarrt nach ca. 8 Stunden vollständig zu einer festen krümlichen Masse; ist Mohnöl zugegen, so bleibt dasselbe als trocknendes Oel, selbst nach längerer Zeit, flüssig. Sehr schwierig liegt die Sache beim Erdnuss- oder Arachisöl, da hierfür charakteristische Reaktionen fehlen. Für Sesam- und Baumwollsamenöl genügt die Probe mit der Schwefelsäure- und Salpetersäuremischung, welche noch 10 % Beimengung anzeigt. Man schüttelt in einem Gläschen ca. 10 g des Oeles mit 1—2 g der Säuremischung kräftig durch. Reines Olivenöl erscheint weissgrünlich; bei Gegenwart von Sesamöl färbt sich die Masse mehr oder weniger roth, bei Baumwollsamenöl dagegen bräunlich. Zur Unterscheidung dieser beiden benutzt man dann die charakteristische Reaktion des Sesamöles mit Salzsäure und Zucker, wie solche beim Mandelöl angegeben ist. Das gemeine Baumöl soll vielfach mit Rüböl oder anderen Kruciferenölen vermengt werden, diese zeigen bei der Schwefelsäureprobe gewöhnlich eine starke Bräunung und lassen sich dann durch Erhitzen mit Bleioxyd (s. Artikel Leberthran) bestimmter erkennen.

Oleum ovorum. Eieröl.

Durch warmes Pressen des hartgekochten Eigelbs erhalten. Es ist bei mittlerer Temperatur dickflüssig, erstarrt schon bei 5—10° vollständig zu einer butterartigen Masse und wird erst bei + 25° dünnflüssig und klar. Die Farbe ist goldgelb bis bräunlich; Geruch frisch milde und eierartig, Geschmack gleichfalls. Das Oel wird ungemein rasch ranzig und nimmt dann einen unangenehmen, strengen Geruch an. Man thut daher gut, das Eieröl in kleinen, vollständig gefüllten und sehr sorgfältig verschlossenen Gefässen aufzubewahren. Ein Eigelb liefert ca. 2 g Oel.

Anwendung. In der Volksmedizin als äusseres Heilmittel für wunde Brustwarzen etc.

Oleum papaveris. Mohnöl.

Das aus dem Mohnsamen (s. d.) durch kalte oder warme Pressung gewonnene Oel. Erstere Pressung liefert ca. 40 %, letztere ca. 50 %. Kaltgepresstes Oel ist kaum gefärbt, dünnflüssig, von schwachem

Geruch und mildem, süssem Geschmack. Es wird daher in vielen Gegenden als Speiseöl sehr geschätzt, hat aber die unangenehme Eigenschaft, dass es sehr leicht ranzig und dann streng schmeckend wird. Heiss gepresstes Oel ist dunkler und weit strenger von Geschmack, daher zu Speisezwecken nicht verwendbar. Mohnöl gehört zu den trocknenden Oelen, doch ist seine Trockenkraft etwas geringer als die des Leinöles. Es erstarrt erst bei — 18° und hat ein spez. Gewicht von ca. 0,924.

Anwendung. Medizinisch zu Oelemulsionen, ferner zur Bereitung des Linimentum volatile; technisch als Speiseöl und in der Kunstmalerei, namentlich bei hellen Farben.

Prüfung. Zuerst durch die Schwefelsäureprobe. Mohnöl wird wenig verändert, Sesamöl wird rothbraun, Bucheckeröl zunächst orange, dann blutroth, Baumwollsamenöl bräunlich, Leinöl braun, harzartig fest. Der Zusatz nicht trocknender Oele lässt sich auch durch die Elaïdinprobe leicht erkennen; das Mohnöl bleibt dabei dünnflüssig, setzt höchstens einige kleine Körnchen ab.

Oleum rapae.   Rüböl, Rapsöl.
Brassica rapa.   Cruciferae.
Kultivirt.

Das Oel des Winter- und Sommerrapses. Früher, vor der allgemeinen Benutzung des Petroleums, als Brennmaterial ungemein wichtig; heute für diesen Zweck fast verdrängt. Je nach Art der Pressung gelb bis bräunlich, von schwachem Geruch und mildem Geschmack; daher in vielen Gegenden von den ärmeren Volksklassen als Speiseöl benutzt. Es gehört zu den nicht trocknenden Oelen, ist ziemlich dickflüssig und hat ein spez. Gewicht von ca. 0,914—0,916. Es erstarrt bei — 6 bis — 8°. Das durch Schwefelsäure gereinigte (raffinirte) Oel ist blassgelb, weit dünnflüssiger, aber von unangenehmem Geruch.

Anwendung. Das raffinirte Oel dient nur zu Brennzwecken, das nicht raffinirte kann, ausser zu Speisezwecken, vielfach dort angewandt werden, wo es auf ein billiges, nicht trocknendes Oel ankommt.

Oleum ricini.   Ol. palmae Christi.   Ricinusöl, Castoröl.
Ricinus communis.   Euphorbiaceae.
Ostindien, jetzt in den meisten warmen Ländern kultivirt.

Der Ricinussamen, früher als Semen cataputiae majoris offizinell, hat eine gedrungene Bohnengestalt, eine glänzende, graue, braunschwarz gesprenkelte Samenhülle und einen weissen, öligen Kern. Das Oel wird entweder durch kalte oder durch warme Pressung der enthülsten Samen, oder durch Auskochen der zerquetschten Samen

gewonnen. Diese letztere Methode war namentlich in Ost- und Westindien gebräuchlich, während Italien und Südfrankreich, welche die
besten Sorten liefern, allgemein das Auspressen der enthülsten Samen
vorziehen. Die kalte Pressung liefert nur eine schwache Ausbeute,
aber ein fast farbloses, klares und sehr mildes Oel. Nach der kalten
Pressung wird noch eine zweite, warme vorgenommen, welche eine
weit grössere Ausbeute, aber ein dunkler gefärbtes Oel liefert. Um
dieses möglichst zu entfärben und von dem ihm anhaftenden, scharfen
Geschmack zu befreien, wird es längere Zeit mit der gleichen Menge
Wasser gekocht. Man lässt es nun absetzen und filtrirt; hierdurch
wird es bedeutend heller und milder von Geschmack. Ricinusöl bildet
gleichsam das Zwischenglied zwischen den trocknenden und nicht
trocknenden Oelen. In ganz dünnen Schichten erhärtet es fast vollständig. Es ist fast farblos, höchstens gelblich (die dunkleren Sorten
dürfen, wenigstens medizinisch, nicht angewandt werden), zähflüssig,
dicker als irgend ein anderes Oel, fast geruchlos, von anfangs mildem,
hinterher etwas kratzendem Geschmack, der bei dem italienischen
Ricinusöl äusserst gering ist. Altes, ranzig gewordenes Oel ist sehr
streng schmeckend und darf innerlich nicht angewandt werden, da
mehrfach üble Folgen nach dem Genuss desselben beobachtet worden
sind. Man soll ein solches Oel durch Schütteln mit heissem Wasser
und Magnesiumcarbonat und nachheriges Filtriren wieder brauchbar
machen können. In der Kälte setzt es ein stearinartiges Fett ab
und erstarrt bei − 18⁰ gänzlich; durch das Alter wird es immer
dicker und zäher. In absolutem Alkohol ist es in jedem Verhältniss
löslich, in Petrolaether und Benzin nur zum Theil. Das spez. Gewicht schwankt zwischen 0,950—0,970.

Man hat im Ricinusöl drei von anderen Oelen abweichende Fettsäuren gefunden, die man Ricinölsäure, Ricinsäure und Ricin-
stearinsäure genannt hat.

Anwendung findet es vor Allem in der Medizin als mildes,
leicht verträgliches Abführmittel; dann auch technisch zu Leder-
schmieren und in der Türkischroth-Färberei.

Prüfung. Die Beimengung aller fremden Oele lässt sich durch
die Löslichkeit des Ricinusöles in Alkohol leicht nachweisen. Man
nimmt zu diesem Zweck gleiche Volumina Oel und Alkohol von 90 %
Tr. und erwärmt im Wasserbade auf 35—40⁰. Reines Ricinusöl giebt
bei dieser Temperatur eine klare Lösung; der geringste Zusatz fremden Oeles macht die Mischung milchig trübe.

Die für Deutschland in Betracht kommenden Produktionsländer
sind fast nur noch Italien und Südfrankreich. Nordamerika, welches
grosse Quantitäten produzirt, verbraucht dasselbe für den eigenen Bedarf; auch Ostindien wird durch die schöne italienische Waare vollständig verdrängt. Das italienische Oel kommt in Blechkanistern von

ca. 20 kg Inhalt, je vier Kanister in einer Kiste, in den Handel; das ordinäre, gelbe Oel in Fässern.

Oleum Rusci siehe Birkentheer.

Oleum sesami.   Sesamöl.
Sesamum orientale.   *Bignoniaceae.*
Ostindien, China; in fast allen subtropischen Ländern kultivirt.

Die kleinen, eiförmigen, plattgedrückten Samen von verschiedener Farbe, enthalten 50—70 % Oel. Dasselbe vertritt im Orient die Stelle des Oliven- und Mohnöls als Speiseöl und bürgert sich auch bei uns immer mehr ein, da es in den feinen Qualitäten, wie sie heute aus Frankreich kommen, entschieden dem Provenceröl gleichwerthig ist. Der einzige Vorzug, den das letztere hat, ist der, dass es langsamer ranzig wird.

Das kalt gepresste Oel ist blassgelb, etwa von der Farbe des Mandelöles, ziemlich dünnflüssig, völlig geruchlos und von süssem, ungemein mildem Geschmack; warm gepresstes ist dunkler und wird hauptsächlich zu technischen Zwecken verwandt. Es verdickt sich einige Grad über 0 zu einer weisslichen Masse, und einige Grad unter 0 wird es vollständig fest. Bei der Elaïdinprobe zeigt es eine dunkelrothe Färbung, mit Schwefelsäure bräunt es sich, mit zuckerhaltiger Salzsäure geschüttelt färbt es letztere schön himbeerroth. Hinsichtlich seiner Trockenfähigkeit wird es zu den unbestimmten Oelen gerechnet, doch ist dieselbe ungemein gering.

Anwendung. Medizinisch wenig oder gar nicht, da es beim Pflasterkochen das Olivenöl nicht ersetzen kann. Dagegen eignet es sich sehr gut als Substitut desselben bei Salben und ähnlichen Mischungen. Seine Hauptverwendung findet es bei uns als Speiseöl und zur Fabrikation feiner Toiletteseifen. In Frankreich benutzt man es zur Darstellung von Blumenölen, im Orient auch zu Brennzwecken. Die chinesische Tusche soll aus seinem Russ dargestellt werden.

Es kommt in Fässern von 150 kg Inhalt oder in Blechflaschen in den Handel. Verfälschungen kommen bei seinem billigen Preise kaum vor.

Oleum tauri pedum.   Klauenfett.

Soll aus dem Mark der Ochsenklauen und Beinknochen durch Auskochen mit Wasser gewonnen werden; es ist bei gewöhnlicher Temperatur weisslich, halb flüssig, frisch von mildem, öligem Geschmack, hält sich sehr lange, ohne ranzig zu werden und wird daher häufig zur Bereitung von feinen Pomaden benutzt. Zu diesem Zweck muss es durch Zusatz von Paraffin härter gemacht werden. Man ersetzt es vortheilhaft zu Pomaden durch eine Mischung von 2 Th. Kakaobutter mit 1—2 Theilen Provenceröl.

Feste und halbweiche Fette.

Adeps suillus (Axungia porci). Schweinefett.

Stammt von Sus scropha, Hausschwein, Familie der Dickhäuter, und zwar soll hierzu nur das um die inneren Theile gelagerte Fett, die sog. Flomen, benutzt werden. Dies allein besitzt die nöthige Konsistenz; daher ist das amerikanische Schmalz, welches vom ganzen Schwein gewonnen wird, für unsere Zwecke nicht brauchbar. Auch das Futter der Thiere übt grossen Einfluss auf die Konsistenz; so ergiebt z. B. die in Ungarn gebräuchliche Eichelmast ein sehr weiches Schmalz. Wenn nicht unbedingt gutes Schmalz käuflich ist, so ist es immer rathsamer, es selbst bei sehr gelindem Feuer oder im Wasserbade auszulassen. Jedes starke Erhitzen ist zu vermeiden, da das Fett sonst einen Bratengeruch annimmt. Will man käufliches Schmalz auf seine Reinheit prüfen, so füllt man ein Probirröhrchen etwa zur Hälfte damit an und lässt dieses eine Zeit lang in heissem Wasser stehen. War das Schmalz rein, so bildet es jetzt eine völlig klare, ölartige Flüssigkeit; war Wasser mit Hülfe von Borax oder Lauge zugemengt, so ist die Flüssigkeit trübe, und bei längerem Stehen in der Wärme sondern sich die Beimengungen am Boden des Glases ab. Sehr einfach erkennt man den Wassergehalt auch in der Weise, dass man ein kleines Stückchen Schmalz auf glühende Kohlen wirft; ist Wasser darin, so prasselt es.

Für die Bereitung der besseren Pomaden kann man sich ein sehr schönes, gut haltbares, dabei billiges Fett herstellen, wenn man auf 1 kg Schmalz 20 g gepulverte Benzoë, einige g Alaun und einige g Kochsalz mit ca. 50 g Wasser angemengt, zusammen schmilzt und unter stetem Rühren bis zum Aufkochen erhitzt. Der entstandene Schaum wird abgenommen und die Masse dann an einem mässig warmen Ort durch Absetzenlassen geklärt. Ein so behandeltes Fett ist sehr haltbar und hat einen feinen Geruch; man spart daher an Parfüm. Der Schmelzpunkt des Schmalzes liegt bei 35^0.

Cera flava et alba. Gelbes und weisses Wachs.

Das Wachs ist das bekannte Abscheidungsprodukt der Honigbiene, Apis mellifica, welches diese, d. h. nur die geschlechtslosen Arbeitsbienen, zum Bau der Honigwaben benutzen. Nach dem Abfliessen, resp. Abpressen des Honigs bleibt es zurück, wird dann durch Umschmelzen mit Wasser und Durchseihen gereinigt und in Schüsseln ausgegossen, wodurch die sog. Brode entstehen. Je nach der Nahrung ist das Wachs heller oder dunkler gelb; einige afrikanische und amerikanische Sorten sind fast braun. Der Geruch des gelben Wachses ist angenehm honigartig. In der Kälte ist es spröde und nimmt dann einen Kreidestrich an (nicht bei Talgzusatz), auf dem Bruch ist es körnig. Durch die Wärme der Hand erweicht es und wird knetbar, beim Kauen darf es den Zähnen nicht anhaften (harzhaltiges W. thut dies). Der Schmelzpunkt liegt zwischen 60—63°. In Wasser und kaltem Alkohol ist es unlöslich, von kaltem Aether und kochendem Alkohol wird es zum Theil gelöst; es ist ferner löslich in heissen fetten und aetherischen Oelen, in Benzin, Chloroform und Schwefelkohlenstoff. Sein spez. Gew. ist 0,960—0,970. Tropische W. sind schwerer, stark mit Talg versetzte leichter.

Zum Bleichen des W. wird dasselbe geschmolzen und in dünnem Strahl in kaltes Wasser gegossen. Die hierdurch entstehenden Wachsbänder werden auf Tücher ausgebreitet, wo man sie unter öfterem Begiessen und Umwenden, durch das Sonnenlicht bleichen lässt. Da diese Operation eine lange Zeit in Anspruch nimmt, bleicht man neuerdings vielfach auf chemischem Wege, durch Kochen in schwefelsäurehaltigem Wasser, dem so lange Chlorkalklösung zugesetzt wird, bis das Wachs entfärbt ist. Da das gebleichte W. sehr spröde ist, setzt man ihm vor dem Ausgiessen in die Formen $3—5\%$ Talg zu; grössere Mengen sind als Verfälschung zu betrachten. Sein Schmelzpunkt ist 69°. Weisses W. ist, weil ranzig, von etwas strengem Geruch und bringt auch andere Fette, mit denen es zusammengeschmolzen wird, leicht zum Ranzigwerden; daher ist sein Zusatz zu Pomaden zu vermeiden.

Seiner chemischen Zusammensetzung nach besteht das W. aus ca. 20% freier Cerotinsäure und an Melissyloxyd gebundener Margarinsäure. W. enthält kein Glyceryloxyd, entwickelt daher beim Erhitzen nicht den scharfen Geruch nach Acroleïn.

Anwendung. Medizinisch als Zusatz zu Salben und Pflastern (Cerate); technisch zur Bereitung des Wachspapieres, des Bohnerwachses, zu Kerzen, als Modellir- und Formmaterial etc.

Fast alle europäischen Länder produziren bedeutende Mengen von Wachs, doch wird bei dem kolossalen Bedarf, namentlich in katholischen Ländern, auch von auswärts ein grosses Quantum importirt. Nordamerika, Westindien, Chile liefern mehr oder minder gute Sorten. Auch Afrika und Ostindien exportiren nach Europa, doch nicht immer in schöner Qualität; namentlich letzteres ist graubraun und schwer zu bleichen.

Prüfung. Wachs wird sehr viel verfälscht, und sind es namentlich Zusätze von japanischem Wachs, Erdwachs, Harzen, Stearin, Talg und mineralischen Körpern, worauf zu prüfen ist. Auf Mineralkörper, auch Erbsenmehl etc. prüft man, indem man das W. in heissem Terpenthinöl löst und die Lösung absetzen lässt. Reines W. giebt eine fast klare Lösung, während Ocker, Erbsenmehl, Schwerspath etc. zu Boden sinken. Harzzusatz erkennt man beim Kauen durch Ankleben an den Zähnen, dann auch, indem man W. mit der 15 fachen Menge Alkohol von etwa

80 °/₀ kocht; die Lösung, wenn völlig erkaltet, filtrirt und dann mit der gleichen Menge Wasser mischt. Ist Harz zugegen, so wird die Mischung milchig. Japanesisches W. verräth sich bei irgend grösserem Zusatz durch das spez. Gew. Eine solche Mischung sinkt in einem Gemenge von 2 Th. Wasser und 1 Th. Sprit von 95 °/₀ unter, während reines W. schwimmt. Zur genaueren Prüfung kocht man 1 Th. W. mit 1 ¹/₂ Th. Borax und 20 Th. Wasser einige Zeit lang. Nach dem Erkalten schwimmt das reine W. über der klaren Flüssigkeit, bei Gegenwart von Japanwachs ist die Flüssigkeit milchig, bei grösserem Zusatz gallertartig. Stearin erkennt man beim Lösen von 4 Th. W. in 10 Th. Chloroform und Schütteln dieser Lösung mit 200 Th. Kalkwasser. Stearin giebt einen körnigen Niederschlag von unlöslicher Kalkseife. Zur Erkennung von Ceresin (Ozokerit) und Paraffin erhitzt man 1 Th. W. vorsichtig mit 8 Th. rauchender Schwefelsäure. Die braune Flüssigkeit mischt sich bei reinem Wachs mit Wasser klar; Ceresin und Paraffin scheiden sich in Tröpfchen ab. Geschabtes W., mit starkem Salmiakgeist geschüttelt, giebt eine milchige Flüssigkeit, wenn Talg zugegen ist; auch zeigt ein mit solchem W. getränkter Papierstreifen nach dem Anzünden und Ausblasen den bekannten unangenehmen Talggeruch.

Chinesisches Wachs oder Pi-la wird von einer Schildlaus, Coccus ceriferus, auf den Zweigen von Fraxinus chinensis abgelagert. Es kommt in kleinen Broden in den Handel, die auf dem Bruch rein weiss, krystallinisch, ähnlich dem Walrath, erscheinen. Es enthält ebenfalls Cerotinsäure, ist sonst aber dem Bienenwachs wenig ähnlich. Geruch- und geschmacklos. Schmelzpunkt bei 82°.

Céara-, Carnauba-, Myrthen- oder Palmwachs. Diese mehr harzartigen Pflanzenfette sind schon bei gewöhnlicher Temperatur spröde und brüchig und finden nur technische Verwendung.

Cera Japonica.   Japanisches Wachs.
Rhus succedanea.   Anacardiaceae.
Japan.

Es ist kein echtes Wachs, sondern ein reines Pflanzenfett, gewonnen durch Auskochen der zerquetschten Früchte obigen Baumes. Diese enthalten ca. 25 °/₀ Fett, und da ein Baum bis zu 30 kg Samen liefern soll, so ist die Ausbeute eine recht beträchtliche. Das Japanwachs kommt entweder in kleinen, konvexen Kuchen oder in viereckigen Blöcken in den Handel. Es ist weiss bis gelblich, von Wachskonsistenz, jedoch bei 10° noch spröde, erweicht aber durch Kneten in den Händen und klebt beim Kauen nicht an den Zähnen. Geruch schwach ranzig, bewirkt auch, mit andern Fetten zusammen geschmolzen, das Ranzigwerden derselben (daher nicht zu Pomaden zu verwenden). Der Schmelzpunkt liegt zwischen 45—50°. Das spez. Gew. zwischen 0,990—1,010.

Die Stücke sind äusserlich meist weiss beschlagen und gilt dies als ein Zeichen grossen Wassergehaltes, welches sich bis zu 20% in demselben findet. Gegen Lösungsmittel verhält es sich ähnlich dem Bienenwachs, nur ist es in 6—8 Th. heissem Sprit von 90% und in 3 Th. heissem, absolutem Alkohol löslich.

Es enthält ungleich dem Wachs als Basis Glyceryloxyd, gebunden an Margarinsäure, liefert also beim Erhitzen Acroleïn.

Cetaceum seu Sperma ceti.   Walrath (Wallrath).
Physeter macrocephalus.   Walfischartige Säugethiere.
Südliches Polarmeer.

Das Fett befindet sich in besondern Höhlen des Schädels und in einem eigenthümlichen, schlauchartigen Gefäss, welches unter der Haut der oben genannten, riesigen Walfischart, Pottwal, Cachelot oder Spermwal genannt, vom Kopf bis zum Schwanz, sich verjüngend, liegt. Ein einziger Fisch soll in diesem Gefäss bis zu 200 Mtrctr. Fett enthalten; dies besteht aus Walrath, gelöst in einem flüssigen Oel. Der Walrath scheidet sich beim Erkalten in krystallinischen Blättern aus. Er wird nach dem Auskrystallisiren durch Abseihen vom flüssigen Fett, dem sog. Spermöl, getrennt, durch mehrfaches Waschen mit Pottaschelösung von etwa noch anhaftendem Oel gereinigt, dann umgeschmolzen und in Kastenformen ausgegossen. Er stellt nun eine völlig weisse, auf dem Bruch perlmutterartig glänzende Masse, von blättrig krystallinischem Gefüge dar. Geruch schwach und eigenthümlich; Geschmack milde, fettig. Spez. Gew. 0,943, Schmelzpunkt 45—50°. Walrath giebt auf Papier keinen Fettfleck, ist löslich in 7 Th. heissem und 35 Th. kaltem Alkohol, leicht löslich in Aether, Chloroform und Schwefelkohlenstoff, wenig in kaltem Benzin und Petrolaether.

Seiner chemischen Zusammensetzung nach besteht er hauptsächlich aus Palmitinsäure, gebunden an eine eigenthümliche Base, das sog. Cetyloxyd.

Anwendung. Früher zuweilen innerlich gegen Hustenreiz, sonst vielfach zu Pflastern, Salben und Pomaden. Ferner als Appreturmittel. (Bestandtheil vieler Stärkeglanzsorten.)

Prüfung. Zusatz von Stearin lässt sich schon durch das festere und kleiner krystallinische Gefüge erkennen; beim Kochen mit Pottasche braust er dann auf, während reiner W. nicht angegriffen wird. Zusatz von Talg erkennt man am bleibenden Fettfleck auf Papier und durch den Geruch beim Erhitzen. Bei längerem Aufbewahren wird der W. gelb und etwas ranzig, lässt sich aber durch Kochen mit Pottaschelösung wieder auffrischen. Das als Nebenprodukt gewonnene Spermöl kommt nur wenig in den deutschen Handel; es wird in Nordamerika, das den Pottwalfang fast allein betreibt, zur Seifenfabrikation und im gereinigten Zustande als Schmieröl benutzt.

Oleum seu Butyrum cacao. Kakaoöl oder Kakaobutter.

Wird durch heisses Pressen der gerösteten und enthülsten Kakaobohnen gewonnen. Filtrirt ist es gelblich weiss, talgartig fest; Geruch
und Geschmack milde, kakaoartig. Spez. Gew. 0,900. Schmilzt bei 30°
und erstarrt bei + 20°. Klar löslich in Chloroform, Aether und
Terpenthinöl. Es wird am schwersten von allen Fetten ranzig, eignet
sich daher besonders gut zu feinen Pomaden.

Anwendung. Medizinisch zu Suppositorien; als Zusatz zu Lippen-
pomaden und sonstigen kosmetischen Mitteln.

Prüfung. Durch Geruch und Geschmack, Schmelzpunkt und
klare Löslichkeit in kaltem Aether.

Oleum cocos seu Ol. cocois. Kokosöl, Kokosbutter.
Cocos nucifera. Palmae.
Ostindien, Südseeinseln, Afrika etc.

Das Fett wird entweder durch Auskochen oder Auspressen der
Kokosnusskerne gewonnen. Weiss bis schwach gelblich, von der Konsistenz eines weichen Schmalzes und von eigenthümlichem, strengem Geruch. Schmilzt bei ca. + 20°, erstarrt bei + 18°. Es ist in Alkohol
löslich, wird ziemlich rasch ranzig und besteht hauptsächlich aus palmi-
tinsaurem und myristinsaurem Gliceryloxyd.

Anwendung. Hie und da als Substitut des Schmalzes in kosmetischen Mischungen; ferner zur Darstellung des sog. Cocoinaethers
(Bestandtheile vieler Cognacessenzen); vor Allem in kolossalen Quantitäten zur Seifenfabrikation. Hierzu ist es als billigstes, weisses Fett
ganz besonders noch deshalb beliebt, weil es sich mit starken Laugen
schon durch einfaches Rühren bei 40° verseifen lässt. Die hierbei
entstehende Seife lässt sich nicht aussalzen, weil sie, entgegen anderen
Fettseifen, in Salzwasser löslich ist; sie bindet im Gegentheil die
ganze Lauge und giebt, selbst bei grossen Wassermengen, feste, harte
und stark schäumende Seifen. Sie behält diese Eigenschaft des Wasser-
bindens auch in der Mischung mit anderen Fetten. Derartige, stark
wasserhaltige Seifen heissen „gefüllte", im Gegensatz zu „ausgesalzenen"
oder Kernseifen. Dass Letztere, weil laugenfrei und von weit geringerem Wassergehalt, bedeutend werthvoller sind, als Erstere, versteht
sich von selbst.

Die Hauptproduktionsländer sind Ceylon und Cochinchina. Neuerdings kommen auch vielfach die getrockneten Kokoskerne nach Europa,
um hier auf Oel verarbeitet zu werden.

Oleum laurinum. Lorbeeröl.

Wird durch warmes Auspressen der gepulverten Lorbeeren (s. d.) in
Südeuropa, namentlich an den Ufern des Gardasee's gewonnen. Gelb-

grün, etwa von der Konsistenz des Gänseschmalzes, von strengem, ziemlich unangenehmem, lorbeerartigem Geruch und bitter aromatischem Geschmack. Es schmilzt bei 38° und ist vollständig löslich in Aether, während kalter Alkohol nur den grünen Farbstoff und das neben dem fetten Oel darin enthaltene aeth. Oel auflöst. Lorbeeröl enthält ein festes Fett (Laurostearin), ferner ein flüssiges Fett (das sich zuweilen als dunkelgrünes Oel von dem festen Fett sondert), aeth. Lorbeeröl und einen grünen Farbstoff.

Anwendung. Selten medizinisch zu Salben und Einreibungen; in grösseren Mengen bei der Hutfabrikation zum Fetten des Seidenfilzes; hie und da als Mittel gegen Insekten.

Prüfung. Durch die klare Lösung in Aether.

Oleum nucistae seu Ol. nucis moschatae.　Muskatbutter.

Wird gewonnen durch heisses Auspressen der gepulverten Muskatnüsse (s. d.). Das Fett ist von Talgkonsistenz, aber körniger und mürber; gelbröthlich marmorirt, fettig anzufühlen. Geruch kräftig aromatisch; Geschmack gleichfalls, entsprechend dem der Muskatnuss. Heisser Aether löst es vollkommen klar auf, kalter Alkohol dagegen nur den Farbstoff, das aeth. Oel und das darin enthaltene flüssige Oel (ca. $40\,^0/_0$); kochender Alkohol löst es ebenfalls klar auf.

Bestandtheile. Festes, krümliges Fett, sog. Myristicin $40-50\,^0/_0$; flüssiges oder butterartiges Fett $40\,^0/_0$; aeth. Muskatöl $6-8\,^0/_0$.

Anwendung. Vor Allem zur Darstellung des Ceratum oder Balsamum nucistae.

Prüfung. Ein mit dem Fett getränktes Papier darf, angezündet und ausgeblasen, nicht nach Talg riechen. Mit der vierfachen Menge Alkohol gekocht, muss es eine klare Lösung geben.

Die Waare kommt namentlich von Java und Penang und zwar meist in etwa armdicken, viereckigen, in Bananenblätter gewickelten Blöcken, seltener in tafelförmigen Stücken in den Handel.

Oleum palmae.　Palmöl, Palmbutter.
Elaïs Guineensis.　Palmae.
Westküste Afrika's, Brasilien kultivirt.

Das Palmöl ist, wenn auch nicht gerade für den Drogisten, so doch für die Seifenfabrikation ein sehr wichtiger Artikel geworden; sein Hauptexportplatz ist Lagos. Die etwa pflaumengrossen Früchte des Baumes liefern 2 verschiedene Fettsorten; aus dem Fleische derselben wird an Ort und Stelle durch Auskochen und Auspressen das eigentliche Palmöl gewonnen, während die Kerne als solche nach Europa exportirt und hier auf das Palmkernöl verarbeitet werden.

Letzteres ist chokoladebraun, lässt sich aber bleichen und wird gleichfalls zur Seifenfabrikation benutzt.

Das Palmöl ist goldgelb, etwa von Butterkonsistenz, schmilzt, je nach dem Grade des Ranzigseins, bei 27—37°. Frisch hat es einen angenehmen, veilchenartigen Geruch, es wird aber bald ranzig und streng riechend. Seine gelbe Farbe lässt sich durch die Einwirkung gespannter Dämpfe von 160° oder durch schnelles Erhitzen bis auf 240° zerstören; es wird hierdurch nach dem Absetzenlassen schmutzig weiss.

Anwendung. Medizinisch nur selten gegen Frostbeulen und spröde Haut; technisch dagegen in grossen Mengen zur Fabrikation von Seifen und von Stearin- und Oleinsäure; schliesslich als Schmiermaterial für Eisenbahnachsen etc.

Sebum seu Sevum. Talg.

Unter diesem Namen versteht man die bei gewöhnlicher Temperatur festen Fette der Wiederkäuer. Medizinisch werden namentlich das Rindertalg, Sebum bovinum seu S. taurinum, und das Hammeltalg, S. ovillum, verwandt. Das viel geforderte Hirschtalg, S. cervinum, wird wohl stets durch eine der beiden Sorten ersetzt. Man thut gut, das Talg bei gelindem Feuer selbst auszuschmelzen, da das käufliche immer von strengem Geruch ist. Ochsentalg ist mehr oder weniger gelb, von mildem Geruch und Geschmack, hält sich, gut aufbewahrt, auch ziemlich lange und schmilzt bei 37°. Hammeltalg (Nierentalg) ist rein weiss und härter, wird sehr schnell ranzig und streng riechend. Sein Schmelzpunkt liegt etwas höher, bei ca. 41°. Verwendung findet das Talg medizinisch als Zusatz zu Pflastern und Salben. Als Hirschtalg wird es in Tafel- oder Stangenform gebracht. Letztere lässt sich sehr hübsch und sauber herstellen, wenn man das geschmolzene Talg in vorher in Wasser getauchte Glasröhren von entsprechender Weite ausgiesst. Nachdem man diese 24 Stunden an einem möglichst kalten Ort bei Seite gestellt hat, kann man die Talgstangen durch leichten Druck gut aus den Glasröhren schieben.

Lanolin. Wollfett.

Unter diesem Namen kommt seit einigen Jahren das gereinigte Wollschweissfett in den Handel. Es bildet eine schmutzig weisse bis gelbliche, geruchlose, salbenartige Masse, welche die Eigenthümlichkeit besitzt, sich, ohne ihre äusseren Eigenschaften wesentlich zu verändern, mit 30—40°/₀ Wasser mischen zu lassen. Es ist, sobald es wirklich keine freien Fettsäuren enthält, dem Ranzigwerden fast gar nicht ausgesetzt. Diese Eigenschaft und die demselben nachgerühmte Eigenthümlichkeit, dass es von der Haut in hohem Maasse aufgesogen wird, machen es zu einem ausgezeichneten Material für Salben und Pomaden. Es soll in dieser Hinsicht dem Vaselin weit überlegen sein. Nach angestellten Untersuchungen enthält es nicht die gewöhnlichen Fettsäuren, sondern soll hauptsächlich aus Cholesterin bestehen.

Ambra grisea. Grauer Amber.

Eine fett- oder wachsartige Substanz, welche sich als krankhafte Sekretion in den Eingeweiden des Pottwals, Physeter macrocephalus, oder auf dem Meere schwimmend, oder an den Küsten angeschwemmt findet, und zwar in verschieden grossen, graubraunen, innen weisslich marmorirten Stücken von eigenthümlichem, angenehmem, an Benzoë erinnernden Geruch. Bruchfläche matt, bröcklig, schwer zerreiblich. Längere Zeit in der warmen Hand gehalten, wird er biegsam, bei ca. 100⁰ schmilzt er und verflüchtigt sich bei höherer Temperatur fast ohne Rückstand. In Alkohol, Aether und Oelen leicht löslich. Seine Bestandtheile sind noch nicht genau studirt; das in demselben enthaltene Fett (Ambrafett) ist nicht verseifbar. Die Natur des Riechstoffes ist nicht bekannt.

Anwendung. Fast nur in der Parfümerie.

Ambra muss in gut verschlossenen Glas- oder Blechgefässen aufbewahrt werden. Der Geruch der weingeistigen Lösung verstärkt sich bedeutend, wenn man eine Spur von Kaliumcarbonat zusetzt.

Mineralfette.

Die sog. Mineralfette tragen ihren Namen eigentlich mit Unrecht, da sie keine echten Fette sind; nur in einigen physikalischen Eigenschaften stimmen sie mit diesen überein, während sie in chemischer Beziehung gänzlich von ihnen verschieden sind. Sie enthalten keine Säuren, sind daher nicht verseifbar; sie sind ferner nicht zusammengesetzte Körper, gleich den Fetten, sondern einfache Kohlenwasserstoffe. Es gehören hierher die schon bei dem Petroleum erwähnten Körper Paraffin, Ceresin und Vaselin.

Paraffin. Dieser Name wird im Handel gewöhnlich nur dem aus Braunkohlen- oder Torftheer dargestellten Paraffin von niederem Schmelzpunkt (45—60⁰) beigelegt, während die neueste Pharmakopoe auch das sog. Ceresin, welches erst bei 74—80⁰ schmilzt, mit gleichem Namen belegt. Chemisch sind allerdings die beiden Stoffe nicht von einander unterschieden. Paraffin findet sich gelöst in allen Produkten der trockenen Destillation von Steinkohlen, Braunkohlen, Torf und dem in ähnlicher Weise entstandenen Petroleum. Letzteres enthält aber zu wenig davon, um seine Bearbeitung auf Paraffin lohnend zu machen.

Man benutzt dazu, wie schon erwähnt, vor allem Braunkohlentheere, welche mindestens 10 % davon enthalten. Die ganze Fabrikation konzentrirt sich fast auf die Reviere Halle, Merseburg und Erfurt. Die Kohle selbst, welche sich allein zu diesem Zweck eignet, ist erdig pulverig, verbrennt, in eine Lichtflamme gestreut, mit Leichtigkeit und findet sich nur in der Provinz Sachsen, zwischen Weissenfels und Zeitz. Ausserdem findet sich im Banat ein bituminöser Schiefer, der in seinen Destillationsprodukten so reichlich Paraffin enthält, dass auch dessen Verarbeitung lohnt. Das erste Destillationsprodukt der Braunkohle ist ein braunes, klares Oel, das nun einer fraktionirten Destillation unterworfen wird. Zuerst gewinnt man das Photogen, dann das Solaröl, und erst die über 200° übergehende Flüssigkeit, Paraffinöl genannt, wird zur Darstellung des Paraffins benutzt. Das Oel wird durch abwechselndes Behandeln mit Schwefelsäure und Natronlauge von seinen färbenden Bestandtheilen befreit und dann längere Zeit der Kälte ausgesetzt. Das Paraffin scheidet sich hierbei in Form feiner, perlmutterglänzender Schuppen aus, die nun durch die Centrifuge und durch starke Pressung möglichst von den anhängenden flüssigen Oelen befreit werden. Nach dem Umschmelzen wird es, wenn es nicht sofort zur Kerzenfabrikation verwandt wird, durch Ausgiessen in Platten geformt. Es stellt eine weisse, durchscheinende, mehr oder weniger geruchlose Masse dar, die eigenthümlich schlüpfrig, fettig anzufühlen und bei mittlerer Temperatur gewöhnlich etwas biegsam ist. Absolut reines Paraffin, wie man es durch Umkrystallisiren aus siedendem Alkohol erhalten kann, ist vollständig geruch- und geschmacklos. Es ist unlöslich in Wasser, schwer löslich in siedendem Alkohol, leicht in Aether, Benzin, Schwefelkohlenstoff und fetten Oelen. Von Säuren und Alkalien wird es nicht angegriffen; dieser Eigenschaft verdankt es seinen Namen, entstanden aus parum affinis, d. h. ohne Verwandtschaft. Sein Schmelzpunkt liegt zwischen 45—66°; sein Siedepunkt bei 300°; jedoch verflüchtigt es sich schon von 150° an. Es besteht nicht aus einem einzelnen, sondern aus verschiedenen Kohlenwasserstoffen einer homologen Reihe, deren Siedepunkt um so höher ist, jemehr Kohlenstoffatome sie enthalten.

    Anwendung. Ausser zur Kerzenfabrikation hie und da als Zusatz zu Salben und Ceraten, dann aber auch zur Darstellung des Paraffinpapieres, welches das früher gebräuchliche Wachspapier ganz verdrängt hat. Für Säuren und Laugenflaschen kann man sich durch Ausgiessen in geeignete Formen gute, haltbare Stopfen aus demselben herstellen, oder man tränkt Korkstopfen durch längeres Eintauchen in geschmolzenes Paraffin, um dieselben haltbar zu machen. Sehr praktisch sind derartig paraffinirte Korken auch für Lack- und Firnissflaschen; die Paraffinirung verhindert das Ankleben derselben.

    Ceresin (Ozokerit, Belmontin, Paraffinum solidum) Erdwachs. In verschiedenen Gegenden, in der Nähe von Petroleumquellen, findet sich theils in den Spalten des Gesteins, theils in ganzen, bis zu 1 m dicken Schichten, ein eigenthümlicher Stoff, den man mit Erdwachs oder Ozokerit bezeichnet. Die hauptsächlichsten Fundorte sind Galizien, Ungarn, Baku am kaspischen Meere, die Staaten Utah und Arizona in Nordamerika. Für den deutschen Bedarf sind die galizischen Lager, an den Abhängen der Karpathen, die wichtigsten; hier wird der Ozokerit bergmännisch gewonnen und weiter verarbeitet. Er wird zu diesem Zweck gewöhnlich zuerst durch Umschmelzen von den groben Beimengungen befreit und dann einer Destillation unterworfen. Hierbei verbleiben in der Retorte $10-15\,^0/_0$ eines coaksartigen Rückstandes, und ca. $75\,^0/_0$ paraffinhaltiges Oel destillirt über; aus diesem gewinnt man das feste Ceresin durch Auskrystallisiren in der Kälte. Die weitere Behandlung geschieht in derselben Weise wie beim Paraffin, nur wird es gewöhnlich noch mit Blutkohle behandelt, um die letzten Spuren von Geruch und Farbe zu entfernen. Die Ausbeute an reinem Ceresin beträgt ca. $25\,^0/_0$ des Rohmaterials. Es ist weissgelblich, völlig geruchlos, von fein körnigem Bruch, in seinem Aeussern und sonstigem Verhalten dem weissen Bienenwachs sehr ähnlich. Sein Schmelzpunkt liegt zwischen $74-80^0$. Das Ceresin des Handels, wie es namentlich zur Kerzenfabrikation verwandt wird, ist fast immer mit Japanwachs versetzt und die gelben Sorten durch Curcuma gelb gefärbt.

Prüfung. Für den medizinischen Bedarf, d. h. zur Darstellung von Vaselinum album seu Unguentum Paraffini, muss es auf seine Reinheit geprüft werden. Beim Kochen mit Natriumcarbonatlösung darf es an diese nichts Lösliches abgeben, ebenso mit Schwefelsäure auf 100^0 erhitzt, sich nicht verändern und die Säure höchstens schwach bräunen.

Vaselinum, Vaselin. Unter diesem Namen kommt seit 1875 ein Präparat von der Konsistenz eines weichen Schmalzes und von gelber oder weisser Farbe in den Handel, das aus den letzten Rückständen bei der Rektifikation des Rohpetroleums gewonnen wird. Die dabei resultirende braune, schmierige Masse wird durch abwechselnde Behandlung mit Schwefelsäure und Natronlauge gereinigt und, falls sie ganz weiss werden soll, zuletzt noch mit Thier- oder Blutkohle entfärbt. Vaselin ist gelblich oder weiss, schwach durchscheinend, bei mittlerer Temperatur salbenweich; es schmilzt bei 35^0, muss auch in der Wärme völlig geruch- und geschmacklos sein. Es ist eine Auflösung des Paraffins in leichteren und flüssigen Kohlenwasserstoffen. Da seine Zusammensetzung aber nie eine völlig konstante war, so lässt die neueste Pharmakopoe das weisse Vaselin durch Zusammenschmelzen von Paraffinum solidum mit Paraffinum liquidum (Paraffinöl) künstlich bereiten. Das auf diese Weise dargestellte Präparat unterscheidet sich von dem aus Petroleumrückständen gewonnenen dadurch, dass es meist etwas körniger und weniger homogen erscheint.

Anwendung. Das Vaselin findet, seitdem es durch die Errichtung einer grossen Menge von Fabriken ungemein billig geworden ist, eine kolossale Verwendung, theils medizinisch, theils in der Technik. Aerztlicherseits wurde es, weil vollständig indifferent und niemals dem Ranzigwerden ausgesetzt, als Salbengrundlage sehr warm empfohlen. Neuerdings hat sein Ruf in dieser Beziehung etwas gelitten, seitdem erwiesen ist, dass es von der Haut weit weniger resorbirt wird als die echten Fette. Ebenso wird es aus gleichem Grunde weniger für Pomaden empfehlbar sein; hierbei hat sich noch ein anderer Uebelstand gezeigt, nämlich der, dass es die Gerüche weniger gut festhält. Desto ausgezeichneter ist es dagegen zum Fetten des Leders und als Schmiermaterial für schwere Maschinen. Auf metallene Gegenstände gerieben, schützt es dieselben vor dem Rosten.

Prüfung. Dieselbe, wie beim Ceresin.

Gruppe XXI.
Eingedickte Pflanzensäfte und Pflanzenauszüge.

Hierher gehören alle die zahllosen, wässerigen, spirituösen und aetherischen Extrakte, die in der Rezeptur der Apotheken benutzt werden. Diese haben aber nur ein rein pharmazeutisches Interesse, werden auch meist in den Apotheken selbst oder in speziellen Fabriken für pharmazeutische Präparate bereitet. Sie besitzen für den Drogisten so wenig Bedeutung, dass sie nicht in ein Lehrbuch der eigentlichen Drogenkunde gehören; nur einige wenige werden im Grossen bereitet und bilden allgemein wichtige Handelsartikel, theils für technische, theils für medizinische Zwecke.

Catechu (Terra catechu, Terra Japonica).   Catechu.

Unter der gemeinsamen Bezeichnung Catechu kommt die eingedickte Abkochung verschiedener gerbstoffhaltiger Pflanzen in den Handel. Man unterscheidet 3 Hauptsorten.

1. Mimosen-Catechu.
Mimosa catechu seu Acacia catechu.   *Papilionaceae.*
Ostindien, Siam, Pegu.

Dies ist die wichtigste Handelswaare; sie wird gewonnen durch Eindicken der Abkochung des Stammholzes obigen Baumes und bildet grosse, aussen braune, innen mehr schwarze Kuchen, die in Blätter eingeschlagen und auch innen vielfach mit diesen durchsetzt sind. Auf dem Bruch sind dieselben schwach glänzend, meist etwas erdig und blasig. Geruch sehr schwach; Geschmack bitterlich, stark adstringirend. In Wasser und Alkohol fast ganz löslich. Hierher gehören Bengal- und Pegu-Catechu.

2. Gambir-Catechu.

Uncaria Gambir, U. acida.   Cinchonaceae.

Java, Sumatra, Penang.

Wird gewonnen durch Auskochen der jungen Zweige obiger Sträucher. Bildet kleine, sehr leichte, würfelförmige Stücke, von lehmgelber bis bräunlicher Farbe; auf dem Bruch erdig und sehr porös; auf dem Wasser schwimmend, während Mimosen-C. untersinkt. Geruchlos; Geschmack der ersten Sorte gleich, jedoch bitterer. In kaltem Wasser nur zum Theil, in heissem Wasser und Alkohol dagegen ziemlich vollständig löslich. In seinem Vaterlande werden grosse Massen dieser Sorte als Zusatz bei dem Betelkauen verbraucht. Technisch weit minderwerthiger als Mimosen-Catechu.

3. Palm-Catechu (Cassu).

Areca catechu.   Palmae.

Ostindien.

Wird gewonnen durch Auskochen der Samen. Bildet schwärzliche, nicht poröse, mit Reisspelgen bedeckte und durchsetzte Kuchen. Kommt wenig in den europäischen Handel, da es in seiner Heimath, gleich dem Gambir-Catechu, als Zusatz bei dem Betelkauen gebraucht wird.

Bestandtheile. Catechusäure und Catechugerbsäure, je nach den Sorten 30—70%. Die Catechusäure scheint allmälig in Catechugerbsäure überzugehen (sie fällen Eisenoxydsalze grün); ferner ein eigenthümlicher Stoff, Catechin; Extraktivstoffe 20—30%; Gummi 5 bis 6%.

Anwendung. Medizinisch nur selten innerlich als adstringirendes Mittel, öfter dagegen als Zusatz zu Mundwässern, Zahntropfen etc.; technisch in der Färberei, namentlich mit Chrom- oder Kupferbeizen zur Darstellung schön brauner Farben und von sog. Echtschwarz und verschiedenen Mischfarben.

Prüfung. Gutes Mimosen-Catechu muss sich in kaltem Wasser fast gänzlich lösen. Etwa beigemengtes Stärkemehl, mit welchem namentlich das Gambir-Catechu häufig verfälscht wird, lässt sich in dem ausgewaschenen Rückstand durch die Jodprobe leicht erkennen.

Cachou oder Cachou aromatique. Dieses bekannte Korrektivmittel gegen übelriechenden Athem verdankt seinen Namen ebenfalls dem Catechu (französisch Cachou), welches ein Grundbestandtheil desselben sein soll. In Wirklichkeit besteht es jedoch meist nur aus Lakritzen und ein wenig Catechu, aromatisirt mit Spuren von Moschus und aeth. Oel.

Kino (fälschlich Gummi Kino).

Pterocarpus marsupium. Papilionaceae.
Malabar, Abhänge des Himalaya.

Diese Sorte des Kino kommt über Bombay und Tellicherry in den Handel; sie ist die medizinisch allein gebräuchliche und wird auch vielfach Amboina-, Malabar- oder indisches Kino genannt. Sie soll der freiwillig ausfliessende, eingetrocknete Saft des Baumes sein; wahrscheinlicher aber ist es, dass das Kino vielfach durch Abkochung des Holzes und nachheriges Eindicken gewonnen wird. Es bildet kleine, schwarze, glänzende, splittrige Bruchstücke, welche bei durchfallendem Lichte an den dünnen Rändern rubinroth erscheinen. Geruch schwach; Geschmack anfangs süsslich, nachher stark adstringirend. In kaltem Wasser etwa zur Hälfte, in heissem Wasser fast ganz, ebenso in Alkohol (mit dunkelrother Farbe) löslich.

Bestandtheile. Kinogerbsäure (färbt Eisenoxydsalze dunkelgrün); rother Farbstoff; Pectin etc. Der Gehalt an Pectin ist die Ursache des Gelatinirens der Tinctura Kino.

Anwendung. Nur selten als adstringirender Zusatz zu Zahnpulvern und Zahntinkturen; technisch findet es trotz seines hohen Gerbsäuregehaltes keine Verwendung, da die Kinogerbsäure, gleich der Catechugerbsäure, nicht zur Gerberei verwendbar ist.

Ausser diesem echten Kino kommen noch eine ganze Reihe anderer Sorten in den Handel, ohne irgend grössere Bedeutung zu haben. Wir nennen hier afrikanisches Kino, stammt von Mimosenarten; Bengaloder Butea-Kino, von Butea frondosa; ferner australisches oder Botany-Bay-Kino, von Eucalyptusarten und schliesslich das westindische Kino.

Aloë.

Aloë Sokotrina, A. Africana, A. ferox u. a. m.   *Asphodeleae.*
Afrika, Westindien.

Die Aloë ist der an der Sonne oder durch Feuer eingedickte Saft der fleischigen Blätter zahlreicher Aloëarten, von welchen die oben angeführten die wichtigsten sind. Der Saft wird meist durch Auspressen, seltener durch Auskochen gewonnen. Man unterscheidet 2 Gruppen: die klare oder glänzende, Aloë lucida, welche die bei uns in Deutschland gebräuchlichen Sorten in sich schliesst, und die undurchsichtige Aloë, wegen ihrer Farbe Leberaloë, Aloë hepatica genannt, welche namentlich in England gebräuchlich ist. Die Leberaloësorten enthalten den Hauptbestandtheil, das Aloïn, krystallinisch, wäh-

rend es in den glänzenden amorph auftritt. Zu letzteren gehören vor
Allem die Aloë Sokotrina, so genannt nach der Insel Sokotra im
Golf von Aden. In Wirklichkeit liefert diese Insel jetzt so gut wie
gar keine Aloë mehr, sondern fast alle Waare, welche unter diesem
Namen in den Handel kommt, stammt von den zanzibarischen
Küsten. Sie ist aussen braunschwarz, matt bräunlich bestäubt, der
Bruch muschelig, stark glänzend, in dünnen Schichten rubinroth
durchscheinend. Sie ist noch immer die geschätzteste Sorte, kommt
aber weit seltener in den Handel, als die Aloë capensis, welche
vom Kap der guten Hoffnung, der Tafel- und Algoa-Bay zu uns
kommt. Die Stammpflanzen dieser Sorte sollen namentlich Aloë
Africana und A. ferox sein. Sie ist aussen grünlich bestäubt, ebenfalls von glänzendem, muscheligem Bruch und an den Kanten grünlich
braun durchscheinend. Die dunkleren, fast schwarzen Curaçao- und
ostindischen Sorten kommen nur selten in unseren Handel. Von den
Leberaloësorten ist die wichtigste die

Barbados-Aloë. Sie ist die eigentliche Aloë hepatica des
Handels und stammt von Aloë vulgaris, welche in Westindien kultivirt
wird. Sie kommt, meist in Kürbisschalen, seltener in Kisten eingegossen, von Barbados und Jamaica in den Handel. Sie ist mehr
oder weniger leberbraun; der Bruch nicht muschelig, matt, höchstens
wachsglänzend, selbst in dünnen Splittern undurchsichtig. Geruch
kräftig, etwas verschieden von dem der A. lucida, beim Anhauchen
deutlich saffranartig. Legt man kleine Splitterchen angefeuchtet unter
ein kräftiges Mikroskop, so kann man die goldgelben Aloïnkrystalle
deutlich erkennen.

Aloë caballina, Pferdealoë, ist eine ganz ordinäre Sorte,
gewonnen durch Auskochen der schon ausgepressten Blätter. Schwarz,
nicht glänzend, oft durch grosse Mengen Sand und andere Stoffe
verunreinigt.

Alle Aloësorten haben einen starken, ziemlich widerlichen Geruch
und einen anhaltend bitteren Geschmack. Gute Aloë muss sich völlig
in kochendem Wasser, in Alkohol fast ganz, in kaltem Wasser zu
$60-70\%$ lösen. Der Rückstand besteht aus Harz.

Bestandtheile. Extraktivstoffe und Aloïn (Aloëbitter) $50-60\%$;
Aloëharz $30-40\%$; Spuren von Eiweiss und Wasser bis zu 15%.
Sorten mit einem höheren Gehalt als 10% Wasser sind in der Wärme
weich und fliessen zusammen.

Das krystallinische Aloïn, wie es in der Leberaloë enthalten ist,
geht durch längeres Kochen in die amorphe Form über und wird dann
von einigen Chemikern Aloëtin genannt.

Anwendung. Die Aloë gehört zu den drastischen Purgirmitteln,
welche nur mit Vorsicht angewandt werden dürfen; daher ist seine
Verwendung zu bitteren Schnäpsen möglichst zu vermeiden. In der

Veterinärpraxis dient sie, ausser zum inneren Gebrauch, vielfach in Form von Tinktur als äusseres Heilmittel für eiternde Wunden; technisch hie und da in der Zeugfärberei und zur Darstellung verschiedener Holzbeizen, namentlich der Mahagonibeize, und zwar durch Kochen mit Salpetersäure (wobei Pikrinsäure entsteht). Als stärkste Dosis für Menschen gilt 1 Gramm zur Zeit, für Pferde oder Rinder 15—30 g.

Succus liquiritiae. Lakritzen.

Lakritzen ist die eingedampfte Abkochung der Süssholzwurzel (s. d.). Die Darstellung geschieht in eigenen Fabriken, auch Siedereien genannt, und sind es namentlich Calabrien, Süditalien, Südfrankreich und Spanien, welche uns weitaus die grössten Mengen liefern. Süddeutschland produzirt nur wenig und zugleich schlechte Waare; die gute südrussische gelangt nur selten in den deutschen Handel. Das Verfahren ist meistens ein ziemlich primitives; die Wurzel wird grob zerschnitten, mittelst Walzen zerquetscht oder zerstampft und über freiem Feuer in grossen Kesseln ausgekocht. Diese Abkochung wird abgepresst, durchgeseiht und über freiem Feuer abgedampft, zuletzt unter beständigem Rühren, bis die Masse eine solche Konsistenz erlangt hat, dass sie nach dem Erkalten hart wird. Dann wird das Feuer entfernt und die halberkaltete Masse in mehr oder weniger dicke Stangen gepresst, welchen bei guten Sorten an beiden Enden die Fabrikmarke (meist der Name des Besitzers) aufgedrückt wird. Die Stangen sind sehr verschieden dick und lang; von Fingerlänge an bis zu 15 cm und von $1/2$—2 cm Dicke. Die calabrischen Sorten, welche am höchsten geschätzt werden, sind die grössten; von diesen sind namentlich die Marken Baracco, Cassani, Mastucci beliebt. Spanien liefert eine etwas kleinere Form; doch sind die dort herstammenden Sorten, mangelhafter Behandlung wegen, von brenzlichem Geschmack. Die französischen Fabriken liefern meistens kleine, dünne Stengelchen, von denen 100 auf 1 kg gehen, und verpacken dieselben kiloweise in Pappkartonnagen, während die Italiener und Spanier ihre Waare, zwischen Lorbeerblätter verpackt, in Kisten von 75—100 kg versenden. Der russische Lakritzen ist ebenfalls in Kisten, jedoch in Eichenblättern verpackt. Aus Bayonne (Frankreich) kommt vielfach imitirter Baracco in den Handel; jedoch sind die Stangen kleiner und mehr plattgedrückt als der echte. Guter Lakritzen muss von ausgeprägt süssem, reinem, hinterher ein wenig kratzendem, jedoch nicht brenzlichem Geschmack sein und bei raschem Biegen der Stange mit glatten, scharfen Rändern brechen; der Bruch ist tiefschwarz und blank. In Wasser löst er sich, selbst wenn er ganz unverfälscht ist, nur zu ca. 80°/₀ auf. Der Rückstand, welcher aus Wurzelfasern, Stärkemehl, Kalk, Magnesia und Thonerdesalzen besteht,

steigt bei schlechten Sorten oft bis zu 50%. Die klare Lösung besteht
aus Extraktivstoffen, Glycyrrhizin und 10—15% Krümelzucker.

Prüfung. Sie kann nur eine ziemlich oberflächliche sein. Geruch,
Geschmack, Farbe und Bruch geben meist die besten Kriterien.
Endlich noch die Bestimmung der unlöslichen Bestandtheile. Hierfür
gilt als Regel, dass ein guter Lakritzen nicht über 25% und wiederum
nicht unter 15% derselben enthalten darf. Ist das letztere der Fall,
so kann man bestimmt annehmen, dass der Lakritzen mit Dextrin,
Stärkezucker und ähnlichen Stoffen verfälscht ist. Die Bestimmung
der unlöslichen Bestandtheile lässt sich mit ziemlicher Genauigkeit,
wie vergleichende Versuche gezeigt haben, ohne Filtriren, Trocknen
und Wägen des Rückstandes nach folgender Methode ausführen. Man
löst 8 Gramm Lakritzen in 30—40 g destillirtem Wasser, giebt die
Lösung in einen graduirten Cylinder, verdünnt bis zu 50 ccm und
lässt 12 Stunden absetzen. Jeder ccm trüber Flüssigkeit zeigt
1% Unlösliches an.

Anwendung findet der Lakritzen fast nur zu medizinischen
Zwecken als treffliches, Hustenreiz linderndes Mittel. Bei den Apothekern heisst die eben besprochene Handelswaare Succus liquiritiae
crudus, sie wird für die Rezeptur, und zum Theil auch für den Handverkauf, von den unlöslichen Bestandtheilen befreit. Die so gereinigten
Präparate heissen, wenn zur Trockne gebracht, Succus liquiritiae depuratus oder, wenn nur bis zur Extraktkonsistenz abgedampft, Extractum liquiritiae.

Um das lästige Filtriren bei der Reinigung zu vermeiden, wendet
man eine sehr praktische Methode an. In ein oben offenes, unten
mit einem Hahn versehenes Fass schichtet man auf den Boden eine
Lage glattes, reines Stroh; auf dieses werden die Lakritzenstangen
nebeneinander gelegt, darauf die zweite Schicht Stroh, wiederum
Lakritzen u. s. w. Nun wird so viel kaltes Wasser aufgegossen, dass
Alles bedeckt ist und das Fass der Ruhe überlassen. Nach 24 Stunden
zapft man die Lösung, welche vollständig klar ist, ab und wiederholt
das Ausziehen mit frischem Wasser, wenn nöthig, noch zum 3. Mal.
Hierbei ist nur die Vorsicht zu beachten, dass man das Wasser beim
Nachgiessen vorsichtig am Rande des Fasses hinablaufen lässt, damit
der unlösliche Schlamm nicht aufgerührt wird. Die vereinigten Lösungen werden nun vorsichtig unter stetem Rühren bis zur gewünschten
Konsistenz eingedampft. Der gereinigte Lakritzen wird meist in dünne
Stengelchen geformt, was früher durch Ausrollen mit der Hand geschah;
heute, wo die Darstellung gewöhnlich fabrikmässig betrieben wird,
presst man die noch warme, teigförmige Masse durch Büchsen mit
durchlöchertem Boden. Auf diese Weise erhält man zu gleicher Zeit
eine ganze Anzahl gleichmässig dicker Stengelchen. Um ihnen grösseren Glanz zu geben, werden sie nach dem Erkalten mit Alkohol

bestrichen und dann getrocknet. Zuweilen setzt man dem Lakritzen noch weitere Arzneistoffe, wie Anisöl oder Chlorammonium, zu. Letztere Art wird unter dem Namen Succus liquiritiae cum ammonio, durch Auswalzen in dünne Platten und nachheriges Zerschneiden, in Tablettenform gebracht. Die Mischung mit Anisöl wird gewöhnlich Cachou pectorale genannt.

Opium (Laudanum, Meconium).   Opium.

Papaver somniferum. Papaveraceae.

Orient, auch kultivirt.

Opium ist der, nach der Verwundung halbreifer Mohnköpfe ausfliessende, an der Luft eingetrocknete Milchsaft derselben. Zur Gewinnung des Opiums wird die Mohnpflanze in der Türkei, Persien, Aegypten und Ostindien in kolossalen Massen kultivirt, bei uns nur zur Gewinnung des Mohnsamens resp. zur Oelbereitung. Hie und da hat man auch in Europa Versuche mit der Opiumgewinnung angestellt, namentlich in Südfrankreich und England. Die erhaltenen Produkte sind sehr gut ausgefallen; doch sind für Europa die Arbeitslöhne zu hohe, als dass die Gewinnung jemals eine lohnende werden könnte. Von der Gesammtproduktion des Opiums gelangt nur ein kleiner Prozentsatz in den europäischen Handel; der bei weitem grösste Theil wird in China und anderen Ländern als Berauschungsmittel verbraucht. Die Bereitung des Opiums geschieht in der Weise, dass die Mohnköpfe wenige Tage nach dem Abfallen der Blumenblätter, wenn ihre anfänglich graugrüne Farbe in eine mehr gelbliche übergeht, mit kleinen mehrklingigen Messern entweder senkrecht oder horizontal geritzt werden. Es geschieht diese Operation meist Abends; nur in Gegenden, wo viel Thau fällt, am Morgen. Der anfangs weisse Milchsaft tritt in kleinen Tröpfchen aus den feinen Einschnitten hervor, verdickt sich während der Nacht oder im Laufe des Tages und wird dann mit Messern vorsichtig abgeschabt. Das so gesammelte Opium wird mit den Händen zusammen geknetet und in runde, mehr oder weniger flache Kuchen geformt. Dieselben werden, um das Zusammenkleben zu vermeiden, mit Sauerampfersamen bestreut, in Mohnblätter gewickelt und endlich im Schatten getrocknet.

Diese Art der Bereitung und der Behandlung gilt namentlich für das türkische Opium, die Sorte, welche fast ausschliesslich für den europäischen und namentlich für den deutschen Handel in Betracht kommt.

Das türkische Opium, auch smyrnaer, levantiner und constantinopler O. genannt, wird hauptsächlich in der asiatischen Türkei, in Anatolien und Macedonien gewonnen. Es kommt in sehr verschieden grossen, 200—600 g schweren Kuchen in den Handel.

Die Aussenschichten der Kuchen oder Brode sind ziemlich hart; das
Innere ist noch weich und lässt die einzelnen Thränen deutlich er-
kennen. Die Farbe ist braun, nach innen etwas blasser, ungleichartig
heller und dunkler geschichtet. Beim völligen Austrocknen (die
Temperatur darf hierbei 60^0 nicht übersteigen) verliert es 15—25 %
Feuchtigkeit.

Es ist nun hart, zerspringt durch einen Schlag mit dem Hammer in Stücke mit wachsglänzendem Bruch und lässt sich pulvern.
Das Pulver ist hellbraun.

Das früher so geschätzte aegyptische O., das Opium thebaicum,
(daher der alte Name „Tinctura thebaica" für Tinctura opii) kommt
jetzt nur selten in den Handel und ist von geringem Werthe. Es
sind kleine, abgerundete Kuchen, in Platanenblätter eingehüllt, von
dunkel leberbrauner Farbe.

Die schlechteste aller Opiumsorten ist die persische, meist in
dicke, lange Stangen geformt und mit Papier umwickelt. Sie ist innen
völlig homogen, ohne jede Spur von Thränen, und wahrscheinlich
mehr ein Extrakt der Mohnpflanze als reines Opium. Das ostindische Opium, ziemlich verschieden an medizinischem Werth, kommt
nur selten in den englisch-europäischen Handel, da es fast ohne Ausnahme nach China geht. Die jährliche Produktion Indiens wird auf
6 Millionen kg geschätzt.

Das indische Opium bildet zum Theil 2 kg schwere Kugeln, aussen
mit einer Decke zusammengeklebter Blumenblätter, die sogen. Patna-
sorte dagegen 1 kg schwere, viereckige, mit Papier umwickelte Kuchen.

Gutes Opium ist frisch innen weich, knetbar, reinbraun, bei
längerem Aufbewahren wird es dunkler, zwischen den Fingern geknetet erweicht es auch jetzt noch. Gekaut färbt es den Speichel
gelb, nicht braun; am Licht entzündet es sich und brennt mit heller
Flamme. Geruch widerlich, stark narkotisch; Geschmack ekelhaft,
bitter, hinterher beissend scharf. Wasser löst von demselben 75 %,
mit Hinterlassung einer krümlichen Masse, zu einer klaren, braunen
Flüssigkeit auf, Alkohol bis zu 80 %. In der verdünnten Lösung
giebt Eisenchlorid eine blutrothe Färbung; Galläpfeltinktur, kohlensaure Alkalien bringen weisse voluminöse Niederschläge hervor.

Bestandtheile. In Folge zahlreicher Untersuchungen kennt man
eine ganze Reihe, ca. 20 verschiedene Bestandtheile. Theils sind es
Pflanzenbasen, theils indifferente Körper, theils Säuren. Von wichtigeren Basen sind zu nennen: Morphium oder Morphin 1—18 %, Nar-
cotin 5—6 %, Codeïn 1 %, Thebaïn, Papaverin, Narceïn etc. Gebunden sind dieselben an Meconsäure und Opiummilchsäure, auch Thebo-
lactinsäure genannt. Ferner Harz, Fett, Kautschuk, Salze.

Anwendung. Medizinisch findet das Opium sowohl innerlich,
wie äusserlich eine ausgedehnte Anwendung, wenn es auch in neuerer

Zeit vielfach durch die aus ihm dargestellten, präziser wirkenden Alkaloide, namentlich das Morphium, verdrängt wird. Es ist das beliebteste Narcoticum der Aerzte und bei krampfartigen Zufällen, sowie bei Diarrhöen ein geradezu unersetzliches Heilmittel. Die aus und mit ihm bereiteten Mischungen, Tinkturen, Extrakte etc. sind sehr zahlreich, haben aber nur ein rein pharmazeutisches Interesse, bedürfen also hier keiner weiteren Erwähnung.

Prüfung. Zuerst ist Konsistenz, Farbe und Geruch massgebend. Beim völligen Austrocknen darf es nicht mehr als 20 $\%$ verlieren, die Aschenrückstände sollen 6 $\%$ nicht übersteigen. Der massgebende Bestandtheil ist nach der Pharmakopoe das Morphin, von welchem dieselbe einen Minimalgehalt von 10 $\%$ verlangt. Die genaue quantitative Prüfung erfordert ziemlich umständliche, chemische Operationen, zu welchen die Pharmacopoea Germanica eine genaue Anleitung giebt. Es beträgt der Morphiumgehalt bei dem Smyrna- O. 8—10 $\%$, bei dem persischen 1—3 $\%$, bei dem aegyptischen 5—6 $\%$, bei dem ostindischen 3—10 $\%$. In europäischen Sorten, namentlich in deutschen und französischen, hat man wohl hauptsächlich wegen sorgfältigerer Behandlung bis zu 18 $\%$ gefunden.

Gruppe XXII.
Spongiae.   Meerschwämme.

Die Meer- oder Badeschwämme gehören zur Gruppe der sog. Pflanzenthiere, welche gewissermassen das Bindeglied zwischen den Pflanzen und den Thieren bilden. Ihnen fehlt eines der Hauptmerkmale des echten Thieres, die freie Beweglichkeit; sie sind im Gegentheil auf dem felsigen Boden des Meeres fest angewachsen.

Der für uns in Betracht kommende Meer- oder Badeschwamm ist, wie er in den Handel kommt, nur das Skelett eines solchen Pflanzenthieres und zwar von Spongia officinalis oder Achilleum lacinulatum. Im frischen Zustande ist das ganze Skelett nicht nur in seinen Poren mit einer gallertartigen Substanz, der sog. Sarkode, angefüllt, sondern auch mit derselben gänzlich überzogen. Die Sarkode zeigt beim Berühren eine schwach zitternde Bewegung als Zeichen des thierischen Lebens.

Man findet die Meerschwämme in zahlreichen Arten fast in allen wärmeren Meeren. Die Hauptfundplätze sind die Küsten des Mittelmeeres, zwischen den Inseln des griechischen Archipels und an der syrischen und dalmatiner Küste bis hinauf nach Triest; ferner im rothen Meere, an der marokkanischen Küste und im Bahama-Meere. Die Gewinnung geschieht mit Ausnahme der Bahamaschwämme fast ausschliesslich durch griechische Schwammfischer und zwar in den meisten Fällen durch Taucher; nur dort, wo die Schwämme in seichterem Wasser wachsen, durch Losreissen mittelst eines rechenartigen Instrumentes, welches an einem Tau befestigt und über den Meeresboden hingeschleift wird. Die Schwämme werden sofort durch Klopfen und wiederholtes Waschen von der Sarkode gereinigt, aber vielfach hinterher durch Sand beschwert, eine betrügerische Manipulation, welche beim Einkauf derselben sehr zur Vorsicht mahnt. Je nach ihrer Qualität unterscheidet man eine ganze Reihe verschiedener Sorten, von welchen die geschätztesten, besonders feinporigen von der syrischen Küste stammen. Ihnen am nächsten stehen die griechischen, dann folgen die istrianer und dalmatiner Schwämme, welchen die aus dem rothen Meere ungefähr gleichwerthig sind. Sehr gering, grossporig und meist hart sind die marokkaner und Bahama-Schwämme, gewöhnlich Pferdeschwämme genannt, die noch obenein den Fehler haben, dass sie am Boden, d. h. an der Stelle, wo sie am Felsen fest sassen, dunkelbraun gefärbt sind. Doch kommen in letzter Zeit auch von amerikanischen Schwämmen bessere Qualitäten in den Handel. Die Bahama-Sch. werden gewöhnlich feucht zusammengepresst und dann getrocknet. Diese Methode hat den Vortheil, dass die Sch. beim Versand wenig Platz einnehmen, dafür aber den Nachtheil, dass man ihre Qualität nicht früher beurtheilen kann, bis sie aufgeweicht sind. Sie pflegen kugelig zugeschnitten zu sein. Die dunkelbraune Färbung der Bodenfläche kann man dadurch ziemlich beseitigen, dass man sie längere Zeit in eine Oxalsäurelösung von 2 % legt und dann auswäscht. Die Mittelmeerschwämme kommen theils lose, in Kisten oder Ballen verpackt, theils nach Venezianer Art aufgereiht, oder nach Triester Art aufgeschnürt in den Handel. Die feinsten Qualitäten heissen gewöhnlich Champignons, sie sind sehr feinporig, weich, elastisch und von heller Farbe. Dann folgen die Damen- oder Toiletteschwämme und die Zimocca- oder Zemoccaschwämme; letztere sind meist dunkler und bedeutend härter. Sämmtliche Sorten werden dann nach Grösse und Form geschieden, zuweilen auch gleich gebleicht und gereinigt in den Handel gebracht.

Die Hauptplätze für den Schwammhandel sind Smyrna, Triest, Venedig, Genua, Livorno und Marseille, und zwar sind es meistens griechische Handelshäuser, welche das Geschäft — leider nicht immer in reellster Weise — betreiben.

Für den eigenen Detailhandel thut man immer gut, die besseren Sorten der Schwämme selbst zu reinigen und zu bleichen; sie gewinnen dadurch so sehr an Aussehen, dass sich die verhältnissmässig geringe Mühe durch bessere Preise reichlich lohnt. Selbst die guten Sorten sind ungereinigt mit einem feinen, kalkigen Ueberzug versehen, der sie hart macht. Auch sind vielfach im Innern grössere kalkige Konkretionen und Korallenstückchen eingebettet, die sich selbst durch anhaltendes Klopfen nicht entfernen lassen. Um sie von diesen Kalktheilen zu befreien, legt man die Schwämme 24 Stunden in ein mässig mit Salzsäure versetztes Wasser (ca. 2 %); dann werden sie so lange ausgewaschen, bis weder durch Geruch, noch durch Lackmuspapier die geringste Spur von Säure nachweisbar ist. Die Sch. erscheinen jetzt bedeutend weicher und elastischer. Zum Bleichen benutzt man sehr verschiedene Methoden; die beste ist die, dass man die Sch. in etwas angesäuertes Wasserstoffhyperoxyd legt. Leider ist diese Methode, welche die Sch. nicht im geringsten angreift, so theuer, dass man sie nur bei den allerfeinsten Sorten anwenden kann. Wenig empfehlenswerth ist das Bleichen mit Chlor oder schwefliger Säure; selbst bei der grössten Vorsicht werden die Sch. hierdurch nach einiger Zeit mürbe und brüchig. Gute Erfolge dagegen erzielt man durch übermangansaures Kali.

Man verfährt hierbei folgendermassen: Die entkalkten Sch. werden zuerst in eine Lösung von Kalium hypermanganicum (2—3 : 1000) gelegt; sie werden hierin dunkelbraun. Nach einigen Stunden bringt man sie in ein Gemisch von 1—2 Th. Salzsäure und 100 Th. Wasser und lässt sie hierin eine Nacht hindurch liegen. Jetzt erscheinen sie blassgelb, oft fast weiss; nun drückt man sie zuerst gut aus, am besten und bequemsten, indem man sie durch eine Wringmaschine gehen lässt, spült, drückt wieder aus und wiederholt diese Operation, bis alle Salzsäure entfernt ist. Man versuche nicht etwa die letzten Spuren der Säure durch ein verdünntes Alkali zu entfernen; die Sch. werden dadurch sofort wieder dunkler gefärbt.

Früher wurden aus den Sch. noch verschiedene andere Präparate bereitet, welche jetzt nur noch selten Verwendung finden.

Hierher gehören:

Spongia cerata, Wachsschwamm. Feinporige, gereinigte Sch. werden in geschmolzenes Wachs eingetaucht und der Ueberschuss desselben durch Pressen zwischen erwärmten Platten entfernt. Nach dem Erkalten nimmt man die flachgedrückten Stücke heraus und befreit sie von etwa noch anhaftendem Wachs. Sie werden in Wunden, zur Erweiterung derselben, eingelegt.

Spongia compressa, Pressschwamm. Man formt angefeuchtete, fingerlange und ca. 3 cm breite Stücke gereinigter Schwämme mittelst kräftiger Umschnürung mit Bindfaden in Stengel von der Dicke einer Bleifeder. In dieser Umhüllung werden sie getrocknet und aufbewahrt. Sie dienen, nach Entfernung der Schnur, zur Erweiterung von Wundkanälen.

Spongia tosta seu Sp. usta seu Carbo spongiae.   Schwammkohle.

Der Schwamm besteht in seiner ganzen Masse aus einer eigenthümlichen, eiweissähnlichen, jodhaltigen Substanz, die ausser den Kalksalzen auch alle übrigen, im Meerwasser vorkommenden Chlor- und Bromverbindungen des Natriums und Magnesiums enthält. Alle diese Verbindungen bleiben in der Kohle zurück, welche neben 30—40% reiner Kohle ca. 2% Natriumjodid, ca. 25% Kalkcarbonat etc. etc. enthält. Man bereitet sie durch schwaches Rösten der gereinigten Schwammabfälle, am besten in einer Kaffeetrommel, bis sie sich leicht zu einem braunschwarzen Pulver zerreiben lassen. Diese Kohle kommt als Kropfschwamm in den Handel und galt früher als ein Spezifikum gegen Kropf und Skropheln.

Luffa - Schwämme.

Die unter diesem Namen oder als Lufaschwamm in den Handel kommende Waare hat mit den wirklichen Schwämmen nichts weiter gemein, als dass sie zu denselben Zwecken benutzt wird. Man verwendet sie allerdings weniger als Waschschwamm, sondern wegen ihrer grösseren Härte mehr zum Frottiren. Sie bestehen aus dem Fasergewebe der gurkenartigen Früchte verschiedener Luffa- oder Momordica-Arten, namentlich von Luffa Aegyptiaca (nach Anderen Momordica Luffa) aus Aegypten und Luffa Petola von China, Japan und Cochinchina. Das Fruchtfleisch wird durch Klopfen und Auswaschen von den Fasern entfernt, und diese bilden dann nach dem Trocknen ein dichtes, gelbgraues Gewebe von der ursprünglichen Form der Früchte.

Gruppe XXIII.

Thiere, Thiertheile und Thiersekrete.

Die Gruppe dieser Drogen wird allmälig immer kleiner, während in früheren Jahrhunderten eine ganze Reihe verschiedener Stoffe, oft der ekelhaftesten Art, aus dem Thierreich benutzt wurden. Wir erinnern nur an den kalkigen Hundekoth, der als Graecum album Verwendung fand, ferner an Fuchslungen, Wolfslungen, Kellerasseln, Kröten, Vipern, Skorpione und dergleichen mehr. Sie alle bildeten sehr geschätzte Volksarzneimittel, die in früheren Jahrhunderten auch von den Aerzten nicht verschmäht wurden. Noch heute spielen sie zum Theil im Arzneischatz der Landleute eine gewisse Rolle, selten aber mögen sie wirklich noch in Drogenhandlungen zu finden sein.

Blatta orientalis. Schaben, Schwaben, Russen, Kakerlaken.

Dieses zur Familie der Gradflügler gehörige Insekt, als eine der lästigsten Hausplagen Jedermann bekannt, ist neuerdings als Mittel gegen die Wassersucht wieder in Aufnahme gekommen. Es soll hierzu die grosse, schwarzbraune Art verwandt werden. Die Thiere werden getrocknet und in gut verschlossenen Glasflaschen aufbewahrt. Sie sollen einen krystallinischen Stoff, den man Antihydropin genannt hat, enthalten. Man verwendet sie theils als Pulver, theils als Tinktur.

Cantharides. Spanische Fliegen.
Lytta vesicatoria. Meloideae.
Südeuropa.

Der genannte Käfer aus der Familie der Meloideen, welche sich dadurch von andern Käferfamilien unterscheidet, dass die lederartigen Flügeldecken den Hinterleib nur zum Theil bedecken, ist im südlichen Europa, namentlich in Südrussland, Ungarn und Italien heimisch; jedoch kommt er in einzelnen Jahren oft in grossen Schwärmen auch nach Süd-, seltener nach Norddeutschland.

Er wird vom Mai bis Juli gleich nach Sonnenaufgang, weil er durch die Nachtkälte leicht erstarrt, durch Schütteln von den Bäumen gesammelt, und zwar sind es hauptsächlich Eschen, Hollunder, Gaisblatt und Rainweiden, auf die er sich zu seiner Nahrung niederlässt und die er oft dicht bedeckt. — Die halberstarrten Käfer werden nach dem Einsammeln in weithalsige Flaschen gethan, mittelst einer kleinen Quantität Aether oder Schwefelkohlenstoff getödtet, dann durch Sonnenwärme oder durch eine 40^0 C. nicht übersteigende künstliche Wärme getrocknet, bis sie sich zwischen den Fingern leicht zerreiben lassen und dann sofort in festschliessende Glas- oder Blechgefässe verpackt.

Der Käfer ist fast cylindrisch, 2—3 cm lang und 4—5 mm breit, grüngoldig glänzend, mit schwarzen Fühlfäden und von eigenthümlichem, unangenehmem, etwas betäubendem Geruch. Der Geschmack ist anfangs etwas fettig, später scharf und brennend.

Bestandtheile. Das wirksame Prinzip der Canthariden ist das Cantharidin, auch wohl Cantharidinsäure genannt, da es sich mit Basen verbindet. Das Cantharidin, in den spanischen Fliegen zu $0,2—0,3^0/_0$ enthalten, ist in Aether, fetten Oelen und Alkohol löslich; es bildet kleine, weiche, weisse Krystallschuppen, die bei höherer Temperatur schmelzen und dann unverändert sublimiren. Es besitzt einen ungemein brennenden Geschmack und eine enorm reizende Wirkung auf die Haut und die Nerven. Auf die Haut gebracht, zieht es Blasen, die mit einer serösen, leicht in Eiterung übergehenden Flüssigkeit gefüllt sind. Wegen dieser Wirkung, die namentlich bei den Schleimhäuten der Nase und der

Augen von schlimmen Folgen sein kann, ist beim Pulvern der spanischen
Fliegen die grösste Vorsicht anzuwenden.

Die spanischen Fliegen werden am meisten in den mittleren und
grösseren Sorten geschätzt. In nicht gut schliessenden Gefässen ziehen
sie leicht Feuchtigkeit aus der Luft an und sind dann dem Wurmfrass
ganz besonders ausgesetzt; vollkommen trocken und in gut schliessenden Flaschen halten sie sich hingegen lange Zeit. Verwechselungen
sind bei der charakteristischen Form und Farbe der Käfer nicht gut
möglich.

Anwendung. Aeusserlich in den verschiedensten Formen als
Zusatz (theils in Pulverform, theils in aetherischem oder Oelauszug)
zu Pflastern, Salben etc.; ferner als Zusatz zu Pomaden wegen ihrer
anregenden Wirkung auf die Kopfhaut. Innerlich in sehr kleinen Dosen
als diuretisches (harntreibendes) Mittel.

Seine Wirkung auf die Geschlechtsorgane, an die man früher allgemein glaubte, ist gänzlich illusorisch, hat aber oft schon zu ver-
brecherischer Anwendung mit den allerschlimmsten Folgen geführt.

Neuerdings kommen über England und Hamburg vielfach grössere
Posten der chinesischen Canthariden in den Handel; ihr wissenschaft-
licher Name ist Mylabris cichorii. Sie sind etwa von gleicher Grösse
als die gewöhnlichen, dunkelgelb mit schwarzen bandartigen Zeichnungen
und werden von den chemischen Fabriken behufs Darstellung des Can-
tharidins gern gekauft, da sie grössere Mengen davon enthalten als die
offizinellen Cantharidin. Die Hauptmärkte dieser letzteren sind Sicilien,
Ungarn und vor allem die Messen zu Poltawa und Nischni-Nowgorod.

Coccionella. Cochenille.
Coccus cacti. Schildläuse.
Mexico, Ost- und Westindien, canarische Inseln.

Die Cochenille des Handels besteht nur aus den getrockneten
Weibchen der sog. Nopalschildlaus und zwar nur von gezüchteten
Thieren. Wilde, sog. Feld- oder Waldcochenille ist sehr klein und
arm an Farbstoff. Die Schildlaus, ursprünglich nur in Mexico heimisch,
ist jetzt nach den verschiedensten Gegenden verpflanzt und lebt, ähnlich
unsern Blattläusen, auf diversen Kaktusarten, namentlich Opuntia coccio-
nellifera, O. tuna etc. Diese werden in eigenen Plantagen, sog. Nopalerien,
angepflanzt und nach einigen Jahren mit trächtigen Weibchen der
Nopalschildlaus besetzt. Alsbald bedecken sich die Pflanzen mit den
anfangs sehr kleinen ungeflügelten Weibchen (die Männchen sind weit
kleiner als die Weibchen und geflügelt; auf 2—300 Weibchen soll
erst 1 Männchen kommen). Erstere setzen sich nach etwa 4 Wochen
mittelst des Saugrüssels auf der Pflanze fest und schwellen jetzt, nachdem sie befruchtet, immer mehr an. Nach ca. 6 Wochen, kurz vor der
vollen Entwickelung, werden die Thierchen mit Pinseln vorsichtig abge-

bürstet und getödtet. Es geschieht dies entweder durch heisse Wasserdämpfe, oder durch Eintauchen der in Körben befindlichen Insekten
in kochendes Wasser, oder nur durch trockene Wärme. Nach dem
vollständigen Trocknen erscheint die Cochenille entweder schwärzlich,
wenn sie durch Wasser, oder silbergrau, wenn sie durch trockene Wärme
getödtet ist. Es finden jährlich 2—5 Ernten statt; man lässt beim jedes-
maligen Absammeln, zum Zwecke der Fortpflanzung, einen kleinen Theil
der trächtigen Weibchen auf den Pflanzen sitzen. Die erste Ernte
liefert die geschätzteste Sorte, Sacatilla oder Zacatilla genannt.

Von den verschiedenen Handelssorten sind zu nennen: Honduras-
oder Guatemala-Cochenille in den 3 Sorten Zacatilla, Jaspeada
und Renegrida. Von Veracruz- (Mexico-)C. giebt es ebenfalls 3 Sorten.
Diese beiden Arten kommen in Ballen von 80—100 kg in den Handel
und haben eine dreifache Verpackung: zuerst ein graues Gewebe, dann
Thierhäute und schliesslich Matten. Teneriffa-C. ist schwärzlich oder
silbergrau und ist in Säcken von 25—30 kg verpackt. Die wenig geschätzte Java-C. ist klein und schwärzlich und kommt über Holland
in blechernen Kisten von 40—60 kg in den Handel.

Die Cochenille ist fast eiförmig, unterseits flach oder wenig konkav,
oben gewölbt, quer geriefelt, grau bis schwärzlich, in den Furchen
weiss bestäubt. Zerrieben giebt sie ein rothbraunes Pulver. Geruch
und Geschmack wenig hervortretend.

Bestandtheile. Neben den unwesentlichen Bestandtheilen enthält sie 40—45 % rothen Farbstoff, Carmin (s. d.). Dieser ist eine
schwache Säure, die sich mit Alkalien zu schön gefärbten, rothen oder
violetten Lösungen verbindet; mit Erd- und Metallsalzen giebt sie vielfach unlösliche Verbindungen, sog. Lacke (Florentiner Lack etc.)

Anwendung. Medizinisch fast nur in Verbindung mit Kaliumcarbonat als Mittel gegen Keuchhusten; sonst nur zum Färben von Zahnpulvern, Zahntinkturen etc. Technisch in grossen Quantitäten in der
Färberei, wo sie selbst durch die Anilinfarben nicht verdrängt worden ist.

Prüfung. Cochenille wird bei ihrem hohen Preise vielfach verfälscht, am häufigsten durch kleine Steinchen, Bleischrot und Thon-
kügelchen. Derartige Verunreinigungen sinken in Chloroform zu Boden,
während C. obenauf schwimmt. Auch durch Schlämmen mit Wasser
lassen sie sich ziemlich leicht trennen; hierbei lässt sich auch eine
künstliche weisse Bestäubung durch Talkum, Bleiweiss oder ähnliche
Stoffe wohl erkennen. Eine genaue Farbstoffprobe wird erreicht, wenn
man den wässerigen, mittelst ganz verdünnter Kalilauge hergestellten
Auszug so lange mit einer titrirten Lösung von rothem Blutlaugensalz
versetzt, bis die purpurroth gefärbte Lösung gänzlich gelbbraun geworden
ist. Eine anerkannt gute Sorte muss dabei zur Vergleichung als
Normalprobe dienen.

Früher wurde ausser der Nopalschildlaus, auch noch die Kermes-
schildlaus, als Kermes oder Alkermes, benutzt. Sie stammt von Coccus
ilicis, welche in Griechenland und Kleinasien auf der Kermeseiche lebt.
Sie ist ihres geringen Farbstoffs wegen jetzt fast ganz ausser Gebrauch.

Formicae. Ameisen.
Formica rufa. Hautflügler.
Wälder der gemässigten Zone.

Es sind die ungeflügelten, geschlechtslosen Arbeitsameisen (Drohnen)
der braunen Waldameise, welche namentlich in Nadelholzwäldern den
oft 1 Mtr. hohen Bau errichten.   Man fängt sie, indem man daneben
Flaschen eingräbt, in denen sich ein wenig Honig oder Syrup befindet.
Sie enthalten neben Ameisensäure Spuren von aeth. Oel und dienten
früher zur Bereitung der Tinctura resp. des Spiritus formicarum.   Nach
der neuesten Pharmakopoe wird dieser letztere durch eine Lösung
von Ameisensäure in Sprit ersetzt.   Die weit grösseren weiblichen
Ameisen legen zahlreiche Eier von der Grösse des weissen Senfkornes.
Aus diesen schlüpfen nach einigen Tagen kleine Maden, die sich später
in cylindrisch-eiförmige Puppen verwandeln; aus ihnen schlüpft wiederum
das vollständig entwickelte Insekt aus.   Diese Puppen werden im
Handel fälschlich als Ameiseneier, Ova formicarum, bezeichnet und
dienen zum Füttern der Stubenvögel und Goldfische.

Helices et Limaces.   Schnecken.

Früher wurde sowohl die Weinbergschnecke, Helix pomatia, wie
auch die schwarze und graue Wegschnecke, Arion empiricorum, zur
Bereitung des Schneckensaftes, Syrupus limacum, benutzt.   Man liess
zu diesem Zwecke die Schnecken mit Zuckerpulver in einem Durch-
schlag sich todtlaufen.   Die abfliessende, schleimige Flüssigkeit wurde
unter Zusatz von weiterem Zucker zu Saft gekocht.   Heute wird wohl
allgemein der Schneckensaft durch Altheesaft ersetzt.

Hirudines.   Blutegel.
Sanguisuga medicinalis, S. officinalis.   Nacktwürmer.
Erstere in Deutschland, letztere in Ungarn.

Die beiden oben genannten Sorten, der graue, deutsche und der
grüne, ungarische Blutegel, finden sich in stehenden Gewässern oder
im Moorgrund vom Mai bis Oktober. (Während der kälteren Monate
ziehen sie sich tiefer in den Erdboden zurück.)   Vielfach werden sie
auch künstlich in eigenen Blutegelteichen gezogen, wie in der Stölter'schen
Blutegelanstalt in Hildesheim u. a. m.   Versandt werden sie entweder
in feuchter Moorerde oder in nassen Leinwandsäckchen; doch ist hierbei
eine Temperatur unter -8^0 und eine solche über $+20^0$ zu vermeiden.

Man bewahrt sie am besten in gläsernen oder irdenen Gefässen auf, welche zu einem Drittel mit Wasser gefüllt sind; in dieses legt man Torfstücke in der Weise, dass sie aus dem Wasser hervorragen, sodass die Egel beliebig im Wasser oder ausserhalb desselben sein können. Das Gefäss wird dann mit Leinewand überbunden und an einem kühlen Orte aufbewahrt. Das Wasser ist, sobald es trübe wird, durch frisches von gleicher Temperatur zu ersetzen. Ebenso sind kranke und todte Blutegel sofort zu entfernen.

Meloë majales. Maiwürmer.
Meloë majalis. M. proscarabaeus. Coleopterae (Meloïdeae).

Die Maiwürmer sind Käfer mit sehr kurzen Flügeldecken, unter welchen der eiförmige, dicke Hinterleib weit hervorragt. Die Flügeldecken sind schwarzblau oder blaugrün, der Hinterleib bei der letzteren Art veilchenblau mit gelbgesprenkelten Ringen. M. majalis ist kleiner, mit rothen Rückeneinschnitten, 0,5—1,0 cm dick, 2,0—3,5 cm lang. Beim Berühren geben sie einen scharfen, gelben Saft von sich. Sie werden in Honig aufbewahrt und galten eine Zeit lang als Spezifikum gegen die Hundswuth. Sie enthalten einen scharfen, dem Cantharidin ähnlichen Stoff, dürfen daher nur in kleineren Dosen gegeben werden.

Stincus marinus. Meerstinz (Stenzmarin).
Stincus officinalis. Amphibiae.
Aegypten.

Das eidechsenartige Thier lebt in den Wüsten Aegyptens und Arabiens, wird 10—20 cm lang, ist bräunlichgelb, mit weisslichen und braunen Flecken gezeichnet. Der kurze, kegelförmige Kopf ist mit Schildern, der Leib mit Schuppen bedeckt; die 4 Füsse sind fünfzehig. Das Thier wird ausgenommen, dann getrocknet und in Lavendelblüthe aufbewahrt. In vielen Gegenden als Aphrodisiacum bei den Thieren gebräuchlich, obgleich man keine Bestandtheile kennt, welche irgendwie in dieser Beziehung wirken könnten.

Thiertheile.

Colla piscium seu Ichtyocolla. Hausenblase.

Die Waare stammt durchaus nicht, wie der Name sagt, nur vom Hausen, sondern von einer ganzen Reihe von Fischen aus der Gattung Accipenser. Die hauptsächlichsten sind Accipenser sturio, der Stör; A. huso, der Hausen; A. Güldenstaedtii, der Osseter; A. ruthenus, der Sterlett; doch kommen bei den geringen Sorten auch die Blasen von Silurus (Welsarten) zur Verwendung. Die Hausenblase ist die gereinigte und getrocknete Schwimmblase oben genannter Fische, und ist es vor

Allem Russland, welches die Hauptmenge und die besten Sorten davon liefert. Die Fische steigen zur Laichzeit in den grossen Strömen des schwarzen und des kaspischen Meeres, namentlich im Don, Dniepr, in der Wolga auf und werden dann im Innern Russlands gefangen; auch einige südsibirische Ströme liefern bedeutende Quantitäten. Die Schwimmblasen werden zuerst aufgeschnitten, gereinigt, mittelst Nägel auf Bretter ausgespannt, von der äusseren silberglänzenden Schicht befreit und dann an der Sonne getrocknet. Diese Methode liefert die Hausenblase in Blättern; die früher beliebte Lyraform wurde durch Zusammenrollen der halbtrockenen Blasen hergestellt; durch Uebereinanderlegen und Walzen erhielt man die sog. Buchform. Neuerdings kommt die H. auch vielfach durch Maschinen in feine Fäden geschnitten in den Handel. Die Blasen der im Winter gefangenen Fische sollen im Schnee vergraben und erst nach dem Aufthauen desselben verarbeitet werden; die Waare wird dadurch weisser und besser von Aussehen. Leider wird die Hausenblase vielfach auch durch schweflige Säure gebleicht, wodurch sie an Klebkraft verliert. Die Lösung einer so gebleichten Hausenblase zeigt mit Baryt eine deutliche Schwefelsäure-Reaktion. Die russische Hausenblase kommt über Nischni-Nowgorod und St. Petersburg in den Handel. Die gangbarsten Sorten sind Saliansky, Belugo, Samovy oder Samowa, Assetrowa etc. Die Verarbeitung, das sog. Bracken, geschieht jetzt vielfach erst in St. Petersburg, wohin die Waare in rohem Zustande gebracht wird. Neuerdings kommt auch von Nordamerika (Hudson) Hausenblase in grossen Mengen, aber von geringer Qualität, in den Handel; sie soll fast nur vom Stör gewonnen werden. Auch Brasilien und Ostindien liefern Einiges, aber von sehr mangelhafter Beschaffenheit.

Gute Hausenblase muss fast weiss, nur wenig gelblich sein; in kaltem Wasser quillt sie nur auf, in heissem dagegen muss sie sich mit Hinterlassung weniger, weisser Fäden (höchstens $2\,\%$) vollständig auflösen; ebenso verhält sie sich gegen warmen, verdünnten Sprit. Die wässerige Lösung muss geschmacklos und fast ohne Geruch sein, vor Allem darf sie nicht, wie die amerikanische H., fischig riechen.

Bestandtheile. Ca. $70\,\%$ thierischer Leim und $4\text{--}5\,\%$ Mineralbestandtheile.

Anwendung. Zur Darstellung des englischen Pflasters, des Glas- und Porzellankittes, feiner Gelées (1 : 50 giebt noch eine gute Gallerte), endlich als Klärmittel für Wein und Bier.

Der unter dem Namen Fischleim, Syndetikon etc. in den Handel kommende, dickflüssige Klebstoff wird, namentlich in Norwegen, durch Auskochen von allerlei Fischtheilen, Eingeweiden, Schwimmblasen etc. bereitet.

Cornu cervi raspatum. Geraspeltes Hirschhorn.

Die bei der Verarbeitung der Geweihe des männlichen Hirsches, Cervus elaphus, abfallenden Drehspähne wurden früher als schleimgebender Zusatz zu Brustthee und in der Küche zur Bereitung von Gallerten benutzt. Zu letzterem Zweck sind sie weit besser durch Gelatine oder Hausenblase zu ersetzen. Sie enthalten neben 50% phosphorsaurem Kalk etwa 25% leimgebende Substanz, die sich aber erst durch anhaltendes Kochen löst.

Cornu cervi ustum. Gebranntes Hirschhorn.

Heute wird dasselbe wohl niemals durch Brennen von Hirschhorn, sondern aus beliebigen Knochen dargestellt. Die Knochen werden bis zur Zerstörung aller organischen Bestandtheile weiss gebrannt, dann gemahlen, geschlämmt und noch breiartig in Hütchenform gebracht. Das Präparat besteht fast nur aus phosphorsaurem und Spuren von kohlensaurem Kalk. Verwendung findet es in der Volksmedizin.

Conchae praeparatae. Präparirte Austernschalen.

Die gewaschenen, vom Schmutz gereinigten Schalen der Auster, Ostrea edulis, werden gemahlen, geschlämmt und dann in Hütchenform gebracht. Sie bestehen neben wenigen % phosphorsauren Kalkes nur aus kohlensaurem Kalk, können daher bei ihrer gewöhnlichen Verwendung zu Zahnpulvern ohne Bedenken durch Calcium carbonicum praecipitatum ersetzt werden.

Lapides seu Oculi cancrorum. Krebssteine oder Krebsaugen.

Eigenthümliche, auf der einen Seite flache, auf der anderen Seite gewölbte kalkige Konkretionen, die sich alljährlich neben dem Magen des Flusskrebses, Astacus fluviatilis, ablagern und beim Abwerfen der Schale ebenfalls abfallen. Sie sind kreisrund, 2—10 mm breit, halb so dick und bestehen fast nur aus kohlensaurem Kalk. Sie werden zuweilen unter die Lider der Augen geschoben, um dieselben stark zum Thränen zu bringen und dadurch kleine, hineingeflogene Partikelchen gleichsam wegzuschwemmen. Sie wirken durch den mechanischen Reiz ihrer rauhen Oberfläche.

Ossa sepiae. Weisses Fischbein.

Es ist dies die Rückenschale des sog. Tintenfisches, Sepia officinalis, einer Molluske, welche sich namentlich im mittelländischen und adriatischen Meere findet. Sie ist länglich eiförmig, 10—25 cm lang, 6—10 cm breit, beiderseits flach gewölbt; die Rückenfläche ist hart, rauh, hornartig, ringsum über den unteren, schwammigen, leicht zerreiblichen Theil hervorragend. Dieser letztere besteht fast nur aus krystallinischem, kohlensaurem Kalk und etwas Chlornatrium.

Anwendung. Gepulvert als Zusatz zu Zahnpulvern; ganz als Schleifmittel für Holz und zur Verfertigung von Giessformen für Gold etc.

Die Ossa sepia finden sich, weil sehr leicht, theils auf dem Meere schwimmend und an den Küsten angespült als Ueberbleibsel verstorbener Thiere, theils werden diese letzteren zur Gewinnung der Sepia (s. d.) gefangen und hierbei die Ossa sepia als Nebenprodukt gewonnen.

Infusorienerde. Kieselguhr.

Das unter diesem Namen in den Handel kommende Produkt besteht fast nur aus reiner Kieselsäure, gebildet durch die Panzerplatten abgestorbener, mikroskopisch kleiner Infusorien (Diatomeen), und findet sich oft in mächtigen Lagern, theils aus völlig abgestorbenen, theils aus noch lebenden Infusorien bestehend, in Deutschland, namentlich in der Lüneburger Heide. Dort wird sie in grossen Quantitäten gewonnen und hat eine bedeutende Wichtigkeit erlangt. Sie dient in grossen Mengen zur Darstellung des Wasserglases, ferner als schlechter Wärmeleiter zum Verpacken von Dampfkesseln und Dampfröhren, namentlich aber auch, wegen ihrer bedeutenden Aufsaugungsfähigkeit bei Flüssigkeiten, zur Darstellung des Dynamits (Mischung von Kieselguhr mit Nitroglycerin). Für uns Drogisten hat die Infusorienerde dadurch Wichtigkeit, dass sie eins der billigsten und besten Putzmaterialien für sämmtliche Metalle ist. Entweder gepulvert, oder breiförmig in Formen gebracht und getrocknet, kann sie zu einem ausgezeichneten Handverkaufsartikel werden. Mit Phlegma, dem Rückstand bei der Branntweinfabrikation, zu einem dünnen Brei angemengt, giebt sie eine vorzügliche Bohnerflüssigkeit zum Abreiben ausgeschlagener, polirter Möbel.

Thiersekrete.

Castoreum. Bibergeil.

Es bildet häutige, mit einer eigenthümlichen Substanz gefüllte Beutel, die zu zweien unter der Haut verborgen zu beiden Seiten der Geschlechtstheile beider Geschlechter des Bibers, Castor fiber, liegen. Der Biber lebt in der gemässigten Zone von Nordamerika, Asien und Europa; in Deutschland findet er sich nur noch in den Elbniederungen bei Barby und Aken. Der amerikanische Biber wird von vielen Naturforschern für eine besondere Art gehalten und Castor Americanus genannt, eine Annahme, die auch durch die grosse Verschiedenheit des amerikanischen Castoreums von dem europäischen oder asiatischen bestätigt wird. Die frisch dem Thiere entnommenen

Beutel sind weich, etwas flach gedrückt und enthalten das Castoreum als eine gelbliche, salbenartige Masse von eigenthümlich durchdringendem Geruch, welche nach dem Trocknen dunkler und fest wird. Man unterscheidet im Handel und in der Medizin zwei Sorten, das amerikanische als Castoreum Canadense oder Anglicum und das europäische, gewöhnlich C. Moscoviticum oder Sibiricum genannt. Letzteres ist unverhältnissmässig theurer; die Beutel dieser Sorte sind meist einzeln, rundlich oder oval, nicht runzelig und eingeschrumpft. Die Haut lässt sich leicht in vier einzelne Blätter theilen und ist aussen braun bis schwärzlich. Die Masse ist heller bis dunkler braun, nie harzig glänzend, sondern mehr erdig und von starkem Geruch. Geschmack eigenthümlich, scharf, im Schlunde kratzend. Länge der Beutel 7—12 cm, Breite 3—6 cm, Dicke 2—4 cm, Gewicht 60—250 g.

Castoreum Canadense zeigt bedeutend kleinere, mehr keulenförmige Beutel, gewöhnlich zu 2 zusammenhängend, flach gedrückt, runzelig, schwarzgrau. Die Haut ist schwer ablösbar und nicht in Schichten theilbar. Der Inhalt rothbraun, auf dem Bruche harzglänzend; Geruch schwächer; Geschmack weniger scharf.

Bestandtheile. Aetherisches Oel; Harz; ein eigenthümliches, nicht verseifbares Fett, Castorin genannt; geringe Mengen kohlensaures Ammoniak; Spuren von Salicin (aus der Weidenrindennahrung herrührend) und wechselnde Mengen mineralischer Bestandtheile.

Anwendung. Nur medizinisch; früher als eines der geschätztesten krampfstillenden Mittel, jetzt immer seltener angewandt.

Prüfung. Die Unterscheidung der beiden Sorten in ganzen Beuteln oder in der Masse ist sehr leicht.

Die Tinkturen sind dadurch verschieden, dass die milchige Trübung derselben in Wasser bei dem moskovitischen B. durch Salmiakgeist gelöst wird, bei dem kanadischen dagegen nicht.

Moschus. Bisam.

Der Moschus befindet sich in einer Drüse beim männlichen Moschusthiere und zwar unter der Bauchhaut zwischen Nabel und Ruthenspitze. Die Moschusthiere gehören zur Gattung der Hirsche, sie haben keine Geweihe, sind sehr klein und zierlich und bewohnen die Hochgebirge des östlichen Centralasiens, Himalaya, Altaï und die südsibirischen Gebirge, unmittelbar unter der Schneegrenze. Man unterscheidet zoologisch eine ganze Reihe derselben, doch scheinen es nur 2 oder 3 zu sein, welche den Moschus liefern. Es sind dies Moschus moschiferus, M. Altaïcus und M. Sibiricus. Die Thiere werden theils geschossen, theils in Schlingen gefangen, und der Beutel sofort nach der Tödtung des Thieres mit einem Stück der Bauchhaut heraus-

genommen und getrocknet. Im frischen Zustande ist der Inhalt des
Beutels weich, fast salbenartig und nimmt erst durch das Trocknen die
eigenthümlich krümelige Konsistenz an.

Im Handel unterscheidet man mehrere Sorten von sehr verschiedenem Werthe.

Moschus Chinensis, seu Tunquinensis, chinesischer, ori-
entalischer, tibetanischer Moschus. Dies ist die eigentlich
offizinelle, beste und wichtigste Sorte, deren Preis 3—5 mal so hoch
ist als der der übrigen. Die Beutel sind fast kreisrund, 2—4,5 cm
im Durchmesser, 1,5—2 cm dick. Auf der, nach der Muskelschicht
gerichteten Seite sind sie kahl und flach, nach aussen hin dagegen
konvex, mit starken, borstenartigen Haaren besetzt, welche strahlenförmig nach der, etwa in der Mitte befindlichen Oeffnung gerichtet
sind; an der Peripherie sind dieselben weisslich grau, nach der
Oeffnung zu feiner und mehr rehbraun. Die Muskelhaut ist hell- bis
dunkelbraun und leicht von der Bauchhaut zu trennen; unter ihr liegt
der eigentliche Moschus. Dieser ist von äusserst feinen Häutchen durchzogen und bildet eine braune, wenig fettglänzende, leicht zerreibliche
krümelige Masse, welche oft hirsekorn- bis erbsengrosse Klümpchen
zeigt, die sich ebenfalls leicht zerdrücken lassen. Auch kleine
Härchen finden sich vielfach darin. Der Geruch ist eigenthümlich,
unangenehm, durchdringend und von fabelhafter Dauer; nur in ganz
minimalen Dosen erscheint er angenehm. Der Geschmack ist etwas
bitter und scharf. Das Gewicht der chinesischen Moschusbeutel
schwankt zwischen 15—40 g; der Inhalt an eigentlichem Moschus
soll 50—60 % betragen.

Der chinesische Moschus stammt von Moschus moschiferus und
zwar aus Tonkin, Tibet und China; er kommt stets über China in
den europäischen Handel. Die Ausfuhrplätze sind Canton und Shanghai,
von wo die Waare fast sämmtlich nach London geht. Die Beutel
werden zu je 25, jeder einzelne in weisses Seidenpapier mit chinesischen
Zeichen gewickelt, in längliche, viereckige Kästchen verpackt. Letztere
sind von ca. 20 cm Länge, 9—11 cm Breite und fast gleicher Höhe,
innen mit Bleifolie gefüttert, aussen mit starkem Seidenstoff überzogen. Die Zahl der jährlich getödteten Moschusthiere muss eine
kolossale sein, da der Export Shanghai's an Moschus, laut Gehe'schen
Handelsberichtes, im Jahre 1885 allein 2266 catties à 605 g betrug.

Seit einigen Jahren wird eine besondere Sorte des chinesischen
M. unter dem Namen Yunan-M. (nach der Provinz Yunan benannt)
in den Handel gebracht. Die Beutel dieser Art sind fast kugelig,
glatt, nur wenig behaart und dickhäutig; der Inhalt ist mehr gelblich
braun und von sehr feinem Geruch. Unter dem Namen Tamp'i kommt
neuerdings eine andere Yunansorte nach Shanghai, die aus sehr dünnen
Beuteln, ganz ohne Bauchhaut besteht. Dieselbe gilt als gefälscht.

Moschus cabardinus seu Sibiricus, cabardiner oder russischer Moschus, ist von weit geringerem Werth; wird in Süd-sibirien und der Mongolei im Altaïgebirge gesammelt und von dort nach der Messe in Irbit gebracht; von hier aus kommt die Waare grössten-theils über Russland, seltener über China und England in den europäischen Handel. Die Beutel sind grösser, mehr länglich oval, die häutige Unterseite schmutzig gelbbraun, eingeschrumpft; die Haare der Oberseite grau, mit weissen Spitzen, meist kurz geschnitten. Die Oeffnung des Beutels liegt mehr dem Rande zu, nicht wie bei dem chinesischen, in der Mitte. Die Moschussubstanz ist heller, frisch ziemlich weich, später feinkörnig, pulverig; ihr Gewicht beträgt 15—30 g; der Geruch ist weit schwächer, dem Bibergeil ähnlich. Die wässerige Lösung giebt mit Quecksilberchlorid eine starke Fällung. Verpackt werden die Beutel in Blechkisten von 2—6 kg Inhalt, welche wiederum in Holzkisten eingesetzt sind.

Bengal- oder Assam-Moschus ist in seiner äusseren Form dem chinesischen ziemlich ähnlich; die Beutel sind meist grösser, oft mit anhängenden Stücken der Bauchhaut; die Behaarung mehr roth-braun; Geruch schwächer, mehr dem sibirischen ähnlich. Die Beutel werden meist zu 200 in Säcke verpackt, welche in Holz- oder Blech-kisten eingeschlossen sind.

Buchharischer oder bokharischer Moschus ist sehr selten. Die Beutel sind sehr klein, fast rund, taubeneigross, die Unterhaut grau-schwarz; die Behaarung schwach und röthlich; der Geruch sehr schwach.

Von Nordamerika hat man neuerdings die Drüsen der Moschus-ratte in den Handel gebracht. Auch von Südamerika werden hier und da ähnliche Sekrete versandt.

Bestandtheile. Der Moschus variirt, selbst wenn er rein ist, je nach Alter und Nahrung der Thiere sehr bedeutend in seiner Zusammensetzung. Er enthält, neben verschiedenen Salzen, Gallen-bestandtheile, Fettsubstanz (wahrscheinlich Cholestearin) und Spuren von Ammoncarbonat; Rump will bis zu 8 % hiervon gefunden haben, doch erklären andere Forscher einen solchen Gehalt als betrügerischen Zusatz. Die eigentliche Natur des Riechstoffes ist noch völlig un-bekannt; man glaubt, dass derselbe durch ammoniakalische Umsetzungs-produkte entstehe. Hierfür spricht, dass völlig trockener Moschus, in fest verschlossenen Flaschen längere Zeit aufbewahrt, seinen Geruch fast gänzlich verliert; dieser tritt aber sofort wieder hervor, wenn man ihm eine Spur von Alkali zusetzt oder ihn an feuchte Luft liegen lässt.

Wasser löst bis zu 50 % vom reinen Moschus; die Lösung reagirt schwach sauer; absoluter Alkohol ca. 20 %, verdünnter weit mehr, Aether und Chloroform sehr wenig.

Anwendung. Medizinisch immer seltener, als Erregungsmittel

der Lebensthätigkeit, namentlich als letzter Versuch bei schwer
kranken Personen. Fast unentbehrlich ist er dagegen in der Parfümerie;
denn, wenn auch der Geruch unverdünnt für die meisten Menschen
fast unerträglich ist, so hat ein kleiner Zusatz dafür die Eigenschaft,
andere Gerüche gleichsam zu verstärken und dauerhafter zu machen.
Moschus fehlt daher fast in keinem feineren Parfüm, doch dürfen die
Zusätze nur ganz verschwindend klein sein; andernfalls übertäubt
derselbe alle anderen Gerüche und das Parfüm wird unfein. Man
verwendet den Moschus zu Parfümeriezwecken stets in weingeistigem
Auszug (80 %/0 Sprit), dem man vortheilhaft einige Tropfen Salmiakgeist hinzufügt.

Prüfung. Moschus gehört bei seinem hohen Preise zu den
Artikeln, welche leider vielen Verfälschungen unterliegen. Die Chinesen sind Meister in diesen Künsten und führen die Betrügereien
wohl schon im frischen Zustande der Beutel aus. Theils entnimmt
man diesen einen Theil ihres Inhalts, theils werden durch die Oeffnung
des Beutels fremde Substanzen eingeschoben; diese bestehen aus Blei-
stückchen, erdigen Beimischungen, kleinen Steinchen oder getrocknetem
Thierblute. Beim Einkauf der Beutel hat man zuerst auf die äussere
Beschaffenheit zu achten; dieselbe muss, wie oben angegeben, sein;
jede Verletzung oder eine Naht in der Haut macht den Beutel verdächtig. Nach dem Aufschneiden desselben ist die Masse selbst zu
prüfen; hierbei finden sich bei genauer Untersuchung etwaige Beimengungen von Steinen, Blei, etc. Ebenso muss die krümelige
Beschaffenheit geprüft werden. Eine Spur auf dem Platinblech erhitzt,
darf nicht nach verbranntem Horn riechen, sonst ist Blut oder
Aehnliches zugemischt. Eine wässerige Lösung (1 : 200) darf durch
Quecksilberchlorid höchstens schwach getrübt, nicht gefällt werden;
eine Fällung deutet auf einen Zusatz von Ammoncarbonat oder von
cabardiner Moschus. Die dem Beutel entnommene Moschusmasse,
welche als Moschus ex vesicis in den Handel kommt, sollte nur
von anerkannt guten und reellen Firmen entnommen werden. Die
Moschusbeutel, Vesica moschi, können zur Herstellung von Tinkturen
zu Parfümeriezwecken sehr gut verwendet werden.

Bei dem ungemein starken Anhaften des Moschusgeruchs ist bei
der Benutzung von Löffeln, Waagen etc. die allergrösste Vorsicht
nöthig. Wenn nicht eigene Löffel dafür vorhanden sind, so benutze
man lieber ein Stückchen Kartenblatt zum Herausnehmen. Der
Moschusgeruch wird ziemlich aufgehoben durch Kampher, Senföl,
Goldschwefel etc. Man kann also, wenn man mit Moschus gearbeitet
hat, die Hände durch anhaltendes Waschen mit Kampherspiritus oder
mit Senfmehl und Wasser ziemlich vom Geruch befreien.

Für die Zwecke des Handverkaufs, wenn der Moschus zwischen
Zeug gelegt oder am Körper getragen werden soll, vermischt man ihn

am vortheilhaftesten mit einem nicht sauren Schnupftabak, welchem man noch eine Spur von Ammoncarbonat zusetzt. Eine solche Mischung im Verhältniss von 1 : 50 ist noch von ausserordentlich starkem Geruch.

Zibethum. Zibeth.

Zibeth ist ein anfangs dickflüssiges, später salbenartiges Sekret, welches sich in einer eigenen Drüse, dicht unterhalb des Afters, bei beiden Geschlechtern der Zibethkatze findet. Man kennt von Letzterer 2 Arten: die asiatische, Viverra Zibetha, in ganz Ostindien heimisch, und die afrikanische, Viverra Civetta, in Egypten, Nubien, Cordofan, hie und da in Südeuropa, beide als Hausthiere gehalten. Der Zibeth wird der Drüse wöchentlich ein bis zwei Mal mittelst eines kleinen Hornlöffelchens entnommen, dann entweder in kleine Zinnbüchschen, oder wie der afrikanische, in Büffelhörner gefüllt und so versandt. Die Masse ist salbenartig, anfangs weiss gelblich, später mehr bräunlich, verbrennt mit leuchtender Flamme und ist in heissem Alkohol fast ganz löslich; der Geruch ist streng, eigenthümlich, etwas moschusartig; Geschmack scharf und bitterlich. Ueber die Bestandtheile ist wenig bekannt. Anwendung findet es nicht mehr in der Medizin, nur noch in der Parfümerie.

Hyraceum Capense.

Die unter diesem Namen in den Handel kommende Droge besteht aus den eingetrockneten Exkrementen und dem Harn des Klippdachses oder Klippschliefers, Hyrax Capensis, wie sie sich in den Felsspalten des Tafelberges (Cap der guten Hoffnung) neben den Lagerplätzen des Thieres finden. Der Klippdachs ist ein dem Murmelthier ähnliches Nagethier, welches in Heerden auf dem Felsplateau des Tafelberges lebt. Hyraceum bildet eine braune, bis braunschwarze, knetbare Masse, vielfach mit Haaren und Pflanzenresten durchsetzt; Geruch unangenehm, an Castoreum erinnernd; Geschmack ekelhaft, bitter. In Wasser fast ganz, in Alkohol und Aether nur zum Theil löslich.

Bestandtheile. Ein saures Harz; Fett; Gallen- und Mineral-stoffe.

Die Waare kommt in Blechdosen von 0,5 kg Gewicht in den Handel, wurde als Ersatz des Castoreum anempfohlen, hat sich aber wenig eingebürgert.

Fel tauri (inspissatum). Ochsengalle.

Besteht aus dem bis zur Extraktkonsistenz eingedickten Inhalt der Gallenblase des Rindviehes und bildet ein grünbraunes zähes Extrakt von anfangs süssem, hinterher stark bitterem Geschmack und eigenthümlichem, unangenehmem Geruch.

Bestandtheile. Dieselben wie die der frischen Galle; taurocholsaures und gallensaures Natron; Cholesterin; Gallenfarbstoff und verschiedene Salze.

Anwendung. Medizinisch als Mittel gegen verschiedene Verdauungsstörungen etc. Die Galle hat im thierischen Organismus die Aufgabe, den Magensaft resp. den Speisebrei, wenn er in die Dünndärme tritt, abzustumpfen und die in denselben enthaltenen Fettsubstanzen zu lösen. Auf dieser fettlösenden Eigenschaft beruht auch die technische Verwendung der Galle zum Waschen wollener und farbiger Gewebe. Die für diesen Zweck vielfach hergestellte Gallseife darf nur mit völlig neutraler laugenfreier Kernseife fabrizirt werden, da sie andernfalls dem Zwecke, die Farben der Gewebe intakt zu lassen, nicht entspricht.

Gruppe XXIV.
Rohdrogen aus dem Mineralreiche.

Aus dem Mineralreiche sind es im Ganzen nur wenige Körper, die in unverarbeitetem Zustande für uns in Betracht kommen; desto grösser ist die Zahl der Handelswaaren, welche daraus bereitet werden. Diese gehören zu den sogenannten Chemikalien, welche im folgenden Theile des Buches besprochen werden sollen. Eigentliche Mineralien, d. h. natürlich vorkommende, anorganische Körper, die roh oder nur gepulvert im Drogenhandel vorkommen, sind ausser den Erdfarben (s. III. Abth.):

Graphit seu Plumbago.   Reissblei, Bleiglanz, Wasserblei, Pottloth. Ofenschwärze.

Der Graphit, welcher in vollkommen reinem Zustande aus einer krystallinischen Modifikation des Kohlenstoffs besteht, findet sich mehr oder weniger unrein (70—96 % reiner Kohlenstoff) in den Spalten des Urgesteins, Granit, Gneis, Porphyr etc. an verschiedenen Punkten der Erde. Künstlich bildet er sich häufig beim Hochofenprozess. Ordinäre Sorten finden sich z. B. in Böhmen, bei Passau, in der fränkischen Schweiz bei Wunsiedel, im Odenwald etc.; sehr reine Sorten in England, Sibirien, Brasilien und auf Ceylon (an der letzteren Fundstelle häufig in schönen, grossen Krystallen). Die Beimengungen, welche neben reinem Kohlenstoff in dem Graphit enthalten sind, sind Kieselsäure, Eisenoxyd, Mangan, Kalkerde, Thonerde, Wasser. Der Graphit ist gewöhnlich blättrig, seltener körnig krystallinisch, grauschwarz, von lebhaftem Wismuthglanz. Er färbt stark ab, fühlt sich schlüpfrig fettig an und ist fast unverbrennlich. Ebenso ist er unlöslich in allen chemischen Agentien.

Anwendung. In seinen reinsten Sorten zur Fabrikation der Bleistifte. Hierzu war namentlich der Graphit der Grafschaft Cumberland in England geschätzt; doch sind die dortigen Gruben nahezu erschöpft. An deren Stelle sind die sibirischen Sorten getreten, da der sehr reine Ceylongraphit wegen seines grossblättrigen Gefüges nicht zur Bleistiftfabrikation geeignet ist. Auch die Provinz Minas Geraes in Brasilien liefert gute Sorten. Die geringeren, mehr erdigen Qualitäten dienen als Ofenschwärze, ferner zur Herstellung feuerfester Schmelztiegel, sog. Passauer Tiegel, sowie auch bei Maschinenlagern, um die Reibung zu vermindern etc. etc. Den besten und schönsten Ofenglanz liefert uns die gepulverte Ceylonsorte.

Calcaria sulfurica seu Gypsum. Gyps.

Findet sich in grossen Massen in der Natur vor als erdiger Gypsstein, sowie als sog. Fasergyps, theils auch krystallinisch als Gypsspath, Marien- oder Frauenglas (in diesem Falle 2 Atome Krystallwasser enthaltend), dann körnig krystallinisch und durchscheinend (Alabaster); endlich als wasserfreier, schwefelsaurer Kalk, sog. Anhydrit. Technisch verwendet wird nur der wasserhaltige, krystallinische Gyps, den man durch Erhitzen auf 170^0 von den 2 Atomen Krystallwasser befreit. Dieses ausgetriebene Wasser nimmt der gebrannte, gepulverte und mit Wasser angemengte Gyps leicht wieder auf und die vorher breiige Mischung erhärtet dadurch zu einer festen Masse. Hierauf beruht seine grosse technische Wichtigkeit zur Herstellung von Formen, Figuren, Kitten, Gypsverbänden etc. etc. Er muss in gut verschlossenen Gefässen und an trockenem Ort aufbewahrt werden, da er sonst leicht die Feuchtigkeit aus der Luft aufsaugt und dadurch unbrauchbar wird. Ebenso ist dies der Fall, wenn der Gyps beim Brennen zu stark erhitzt (todtgebrannt) wird, weil er dadurch die Fähigkeit verliert, das ausgetriebene Wasser wieder zu binden.

Talcum. Talk, Speckstein.

Kommt als sog. Talkschiefer vielfach in den Alpen, namentlich aber in Südtyrol vor; von dort kam er früher über Venedig in den Handel, daher sein Name Talcum Venetum. Er besteht neben einigen % Wasser aus kieselsaurer Magnesia (Talkerde) und ist in reinem Zustande weiss, meist aber durch Eisenoxydul grünlich oder gelb gefärbt. Das Gefüge ist blättrig krystallinisch; er ist fettig anzufühlen und in dünnen Splittern biegsam; er lässt sich leicht auf der Drehbank bearbeiten

(Stöpsel auf Säureflaschen) oder in ein feines, ungemein zartes und weiches Pulver verwandeln.

Anwendung. Als Streupulver, um Handschuhe, Stiefel, Tanzböden, Schiebkästen schlüpfrig zu machen; um die Reibung bei Maschinenlagern aufzuheben; in den ganz feinen, weissen Sorten zur Herstellung unschädlicher Schminken und des Puders; ferner zum Tapetendruck, zur Darstellung von Glanzpapieren, als Zusatz bei Seifen etc. etc. Eine sehr weiche, etwas erdige Art von Talkschiefer findet als Brianconer Kreide Verwendung zur Darstellung der sog. Schneiderkreide.

Bolus alba, B. rubra, B. Armena.   Bolus.

Bolus ist ein mehr oder weniger reines Aluminium- (Thonerde-) Silikat, im rothen und armenischen Bolus durch Eisenoxyd roth gefärbt. Er kommt geschlämmt, dann in länglich 4-eckige Stücke geformt, in den Handel. Namentlich der weisse B. fühlt sich weich und fettig an; im Wasser zerfällt er allmälig und klebt an der feuchten Zunge. Weisser B. wird vielfach zum Entfernen von Fettflecken benutzt, indem man ihn mit Wasser zu einem Brei angemengt aufträgt; nach dem Trocknen hat der B. das Fett aufgesogen. Alle drei oben genannten Sorten dienen ferner in der Veterinärpraxis als Zusatz zu verschiedenen Viehpulvern.

Die sog. Rothkreide ist ein dem rothen Bolus sehr ähnlicher Thonschiefer; er kommt in 4-eckige Stangen geformt in den Handel.

Lapis calaminaris.   Galmeistein.

Unter diesem Namen kommen zwei Mineralien in fein geschlämmtem Zustande in den Handel, nämlich Zinkspath (kohlensaures Zinkoxyd) und Kieselzink (kieselsaures Zinkoxyd). Beide sind gewöhnlich durch Eisenoxyd röthlich gefärbt. Der Galmei diente früher vielfach zur Bereitung von austrocknenden Wundsalben.

Lapis haematitis.   Blutstein, Glaskopf.

Reines Eisenoxyd, zuweilen auch mit Eisensilikat vermengt. Meist nierenförmige oder traubige Gebilde von strahligem Bruch. Er ist stahlgrau bis bräunlichroth; das Pulver blutroth. Auf rauhem Stein giebt er einen rothen Strich, daher seine Anwendung als Schreibstift für Steinhauer. In Pulverform wurde er früher zuweilen innerlich benutzt, lässt sich aber zu diesem Zwecke durch jedes beliebige Eisenoxyd ersetzen.

Lapis pumicis. Bimstein.

Eine schwammig aufgeblähte Schlacke in verschieden grossen
Stücken, weiss bis grau, matt perlmutterglänzend. Er ist ein Produkt vulkanischer Thätigkeit und wird meist von der Insel Lipari
(Italien) und Santorin (Griechenland) in den Handel gebracht. Er
besteht zum grössten Theil aus geschmolzenem Aluminiumsilikat mit
wechselnden Mengen von Eisen, Kalium, Natrium, Kalk und Magnesia;
zuweilen enthält er auch Chloride dieser Metalle. Er muss leichter sein
als Wasser, sinkt aber in demselben, nachdem seine Poren vollgesogen
sind, unter. Sehr schwere, dichte Stücke sind zu verwerfen. Verwendung findet er in sehr geringem Masse als Zusatz zu Zahnpulvern,
Zahnpasten und zur Anfertigung der Bimsteinseife; hauptsächlich theils
in ganzen Stücken, theils in Pulverform als Schleifmaterial für Holz,
Leder, Steine etc.

Die Verwendung des Bimsteinpulvers zum Putzen der Zähne
darf nicht andauernd fortgesetzt werden, weil die Glasur derselben
dadurch stark angegriffen wird.

Lapis smiridis. Schmirgel.

Ist eine Abart des Korunds, zu dem auch Rubin und Saphir
gehören, und besteht aus reiner Thonerde mit wechselnden Mengen
von Kieselsäure. Das Mineral ist derb, grauschwarz oder blaugrau
und wird durch Stampfen, Absieben und Schlämmen in die verschiedensten Grade der Feinheit gebracht, vom staubfeinen Pulver bis zu
erbsengrossen Körnern. Schmirgel ist nächst dem Diamant der härteste
aller bekannten Körper, und daher ein fast unentbehrliches Schleifmittel für Metalle, Glas, Stein etc. geworden. Er findet sich an sehr
verschiedenen Punkten der Erde, in Sachsen, Böhmen, England, Spanien, Schweden etc. Doch ist eigentlich nur eine einzige Sorte zum
Schleifgebrauch völlig geeignet; es ist dies der Sch. von der griechischen Insel Naxos. Die dortigen Gruben sind im Besitz einer
englisch-französischen Gesellschaft, welche, obgleich jährlich grosse
Quanten gewonnen werden, die Preise selbstverständlich sehr hoch
hält. Man hat daher neuerdings in dem benachbarten Kleinasien die
dortigen Schmirgellager genauer untersucht und auch dort Sorten
von vorzüglicher Qualität entdeckt, welche sich wenigstens zum Schleifen und Poliren von Stahl sehr gut eignen. Für die Glasschleiferei
bleibt jedoch der Naxosschmirgel unersetzlich. Die verschiedenen
Feinheitsgrade des gepulverten oder gekörnten Schmirgels werden
durch Nummern bezeichnet.

Anwendung. Wie schon oben bemerkt, zum Schleifen aller
nur möglichen Körper, von Holz, Stahl, Glas bis zu den Edelsteinen;
man schleift entweder trocken, oder mit Oel angemengt. Ferner ver-

fertigt man aus dem Pulver mittelst Leim Schmirgelpapier und Schmir-
gelleinen und endlich, durch Zusammenschmelzen mit Schellack, kleine
Schleifsteine und Feilen, wie sie z. B. von den Zahnärzten zum
Schleifen der künstlichen Zähne benutzt werden.

Zu grosse, daher undichte Stöpsel auf Glasflaschen kann man
sehr gut selbst einschleifen, wenn man den Stöpsel in Oel taucht und
mit mittelgrobem Schmirgelpulver bestreut. Der so vorbereitete
Stöpsel wird anhaltend im Glashalse unter mässigem Druck hin und
her gedreht, bis er genügend eingeschliffen ist, eine Operation, die
verhältnissmässig kurze Zeit erfordert.

Alumen plumosum.   Asbest, Federalaun, Amianth, Bergflachs.

Dies Mineral, hauptsächlich aus den Silikaten von Kalk und
Magnesia bestehend und in seiner Zusammensetzung der Hornblende
gleich, ist von strahliger, oft sehr feinfaseriger Natur. Die Fasern
sind seidenglänzend, biegsam, weiss bis grünlich, durch Hitze nicht
zerstörbar; durch Säuren und Laugen wird der Asbest nur wenig
angegriffen. Die Waare wird um so höher bezahlt, je feiner und
länger die Fasern sind.

Die besten Sorten kommen aus Tyrol, der Schweiz und Sibirien.

Anwendung. Früher, bevor man die Glaswolle kannte, wurde
der A. vielfach zum Filtriren von Säuren und ähnlichen Flüssigkeiten
benutzt; heute dient er hauptsächlich zum Dichten von Maschinen-
stopfbüchsen, in Platten geformt als Zwischenlage zwischen die Flan-
schen der Maschinentheile; ferner zur Herstellung von feuerfesten Zeugen;
in einigen Gegenden sogar zur Herstellung von Spitzen etc. etc.

Spathum fluoricum.   Flussspath.

Er besteht aus Fluorcalcium (Fluor ist ein dem Chlor ähnliches,
zu den Halogenen gehörendes Element) und kommt theils derb, theils
in durchsichtigen, würfelförmigen, entweder glasklaren oder blau, auch
grün gefärbten Krystallen vor. England, Norwegen, der Harz und
das Erzgebirge liefern uns denselben.

Anwendung. Dient zum Aetzen des Glases, resp. zur Darstellung der Fluorwasserstoffsäure (s. d.); in der Metallurgie als Zusatz beim Schmelzen der Erze, um leicht flüssige Schlacken zu erzielen, daher sein Name Flussspath.

Tutia grisea.   Tutia oder grauer Galmei.

Unter diesem Namen war früher ein graues, unreines Zinkoxyd
resp. Zinkcarbonat gebräuchlich, wie es in den Messinghütten als
Nebenprodukt gewonnen wurde. Er bildete graue, zerbrechliche Stücke,
welche, fein gepulvert, zur Bereitung von Salben benutzt wurden.

Zweite Abtheilung.

Chemische und technische Präparate.

Hierher sind alle die Drogen zu rechnen, welche durch chemische oder umfangreichere technische Prozesse aus den Rohmaterialien gewonnen werden. Es gehören hierzu auch eine Reihe von künstlich hergestellten Farben organischer, resp. anorganischer Natur, welche wir, des Zusammenhanges wegen, erst in der 3. Abtheilung besprechen werden.

Wir haben aus praktischen Gründen bei dieser Abtheilung von aller Systematik abgesehen und die Körper nur nach der alphabetischen Reihenfolge besprochen. Ein Verständniss der bei der Bereitung der Chemikalien sich abspielenden Vorgänge ist eben nicht möglich ohne einige Vorkenntnisse in der allgemeinen Chemie. Diese muss und soll aber ein jeder Drogist, der sein Fach ordentlich betreiben will, besitzen. Wollten wir bei dieser Abtheilung überall ausgiebige, chemische Betrachtungen einfügen, so würde sie sich weit über die vorgesteckten Grenzen ausdehnen. Für den ersten Unterricht in der Chemie empfehlen wir unsern jungen Fachgenossen vor Allem das leicht fassliche Lehrbuch von J. Stöckhardt. Aus den gleichen Gründen sind bei der Prüfung der Chemikalien nur die einfachen, leicht ausführbaren Methoden berücksichtigt; bei den Körpern, welche in der Pharmakopoe aufgenommen sind, bleiben die dort angegebenen Prüfungen massgebend. Wir verweisen also in den betreffenden Fällen stets auf diese.

In der Nomenklatur der Chemikalien hat sich in den letzten Jahren ein grosser Umschwung vollzogen; wir haben die neue, jetzt gebräuchliche Nomenklatur überall vorangesetzt, doch auch die ältere Bezeichnung stets hinzugefügt. In gleicher Weise haben wir die Formeln in der alten und neuen Auffassung nach der Atom- oder Volumtheorie aufgeführt. Wir glaubten die ältere Schreibweise der Formeln nicht entbehren zu können, da noch ein grosser Theil der Fachgenossen gewohnt ist, nach diesen zu schreiben; welche der beiden Arten die leichter verständliche ist, bleibe dahingestellt.

Dass wir die technisch wichtigen Artikel weit ausführlicher behandelt haben, als dies bei den seltener und nur medizinisch verwendbaren der Fall ist, bedarf wohl keiner Rechtfertigung; das Buch ist eben für Drogisten, nicht für Apotheker geschrieben.

Acetaldehyd seu Aethylaldehyd. $C^4 H^3 O + HO$ oder $C_2 H_4 O$.

Acetaldehyd gehört zu einer ganzen Reihe homologer Körper, welche durch Wasserstoffentziehung in Folge oxydirender Agentien aus der homologen Reihe der sog. Alkohole entstehen und dann bei weiterer Oxydation Säuren liefern.

Er wird aus dem Aethylalkohol dargestellt und liefert bei weiterer Oxydation Essigsäure. Im reinen Zustande bildet er eine farblose, schon bei 22^0 siedende, neutrale Flüssigkeit von eigenthümlichem, reizendem Geruch, die sich in Aether, Alkohol und Wasser leicht löst. (Der Geruch in den Essigfabriken ist durch ihn bedingt.) Spez. Gew. 0,790. Der Aldehyd des Handels pflegt selten absolut zu sein; er wird bereitet durch Destillation eines Gemisches von je 100 Th. zerriebenem Kaliumbichromat und Sprit von 90 %, unter allmäligem Zusatz von 133 Th. konzentrirter Schwefelsäure. Das gewonnene Destillat wird von seinen Beimengungen durch ziemlich umständliche Manipulationen gereinigt.

Anwendung. Nur selten bei der Bereitung künstlicher Fruchtaether.

Acetonum, Aceton. $C^6 H^6 O^2$ oder $C_3 H_6 O$.

Eine klare, farblose und sehr flüchtige Flüssigkeit, deren spez. Gew. 0,790—0,800 beträgt. Siedepunkt 56^0. Der Geruch erinnert an Essigaether; der Geschmack ist scharf, hinterher kühlend; es brennt mit leuchtender Flamme. Bereitet wird es durch trockene Destillation von 2 Th. wasserfreiem Kalkacetat mit 1 Th. Aetzkalk aus einer eisernen Retorte. Das Destillat wird mit Natriumcarbonat gesättigt und dann über geschmolzenem Chlorcalcium rektifizirt.

Anwendung. In vollkommen reinem Zustande wurde das Aceton in kleinen Gaben gegen Schwindsucht, Gicht etc. empfohlen. Die rohe Handelswaare wird hie und da als ein kräftiges Lösungsmittel für Harze, Kautschuk und zur Fabrikation von Lacken verwandt.

Prüfung. Auf die Abwesenheit von Wasser durch Schütteln mit Chlorcalcium; dasselbe zerfliesst, sobald Wasser zugegen.

Acetum. Essig.

Essig besteht in der Hauptsache aus einer sehr verdünnten Lösung der Essigsäure in Wasser $(2-6 \%)$ mit verschiedenen nebensächlichen

Stoffen, welche durch die Bereitungsweise bedingt werden. Man unterscheidet im Handel Weinessig, Cideressig, Bieressig, Fruchtessig, Branntwein- oder Schnellessig. Die Bereitung aus den erstgenannten Stoffen wird immer seltener ausgeführt und beschränkt sich nur noch auf einzelne Gegenden, während im Allgemeinen die Bereitung aus verdünntem Sprit die vorherrschende ist. In Mischungen von geringem Alkoholgehalt verwandelt sich derselbe unter dem Einfluss des Sauerstoffs der Luft bei Gegenwart von sog. Fermenten und etwas erhöhter Temperatur zuerst in Aldehyd, dann in Essigsäure; hierauf beruht jede Essigfabrikation. Im Bier, Wein, Cider sind die nöthigen Fermente schon enthalten; man braucht sie daher nur in offenen Gefässen bei etwas erhöhter Temperatur der Einwirkung der atmosphärischen Luft auszusetzen, um ihren Alkohol allmälig gänzlich in Essigsäure überzuführen. Selbstverständlich enthalten derartige Essige neben ihrer Essigsäure auch alle die in den Urstoffen enthaltenen, festen Bestandtheile, als: Extraktivstoffe, Farbstoffe, Wein- oder Aepfelsäure etc. etc. Namentlich der Bieressig ist wegen seines Gehaltes an stickstoffhaltigen Substanzen sehr der weiteren Zersetzung ausgesetzt und verdirbt daher sehr rasch. Guter Weinessig, aus wirklichem Wein oder Most bereitet, ist von sehr angenehmem Geschmack, weil er einen Theil des Weinduftes behält. Sehr verdünnte Spiritusmischungen mit ein wenig Ferment in gleicher Weise wie oben angegeben behandelt, verwandeln sich gleichfalls in Essig, doch erfordert die Umwandlung von grösseren Mengen einen Zeitraum von mehreren Wochen. Diese Methode wird daher wenig oder gar nicht mehr benutzt, sondern allgemein die sog. Schnellfabrikation in Anwendung gebracht; diese beruht im Wesentlichen darauf, die Alkoholmischung in möglichster Ausdehnung dem oxydirenden Einfluss der Luft auszusetzen. Zu diesem Zweck hat man eigene Fässer, sog. Essigbilder konstruirt, welche etwa in $^1/_{10}$ ihrer Höhe einen hölzernen Siebboden haben. Auf diesen bringt man mit Essig getränkte Hobelspähne aus Buchenholz, bis zu $^9/_{10}$ der Fasshöhe; hier ist ein zweiter Siebboden genau eingefügt, dessen ziemlich kleine Oeffnungen mittelst Bindfadenendchen, welche durch einen oben angebrachten Knoten am Durchfallen verhindert werden, fast gänzlich verstopft sind. Direkt unterhalb des unteren Siebbodens sind rings um das Fass schräg nach unten gehende Löcher eingebohrt, welche den fortwährenden Zutritt von atmosphärischer Luft ermöglichen, während durch den oberen Siebboden längere Glasrohre gehen, die den Austritt der Luft nach oben vermitteln. Da während der Essigbildung im Fasse eine höhere Temperatur entsteht, so ist die Zirkulation der Luft von unten nach oben eine fortwährende und sehr grosse. Auf dem oberen Siebboden lässt man nun die Mischung aus Sprit und Wasser in derselben Weise zufliessen, als sie aus einem am Boden angebrachten Hahn abfliesst. Sie sickert langsam an dem Bindfaden entlang und verbreitet sich so über die ganzen Hobelspähne. Auf diese Weise bietet sie der Luft eine viel tausendmal grössere Oberfläche dar, als wenn man das gleiche Quantum der Mischung einfach in einem Fass der Luft aussetzte. Da man die Mischung aus Sprit und Wasser zur Essigbildung nur sehr schwach verwenden kann, so pflegt das durch einmaliges Durchlaufen gewonnene Produkt noch nicht von der gewünschten Essigsäurestärke zu sein; um diese zu erreichen, lässt man es unter Zusatz einer neuen Menge von Sprit und Wasser durch einen zweiten, zuweilen sogar durch einen dritten Essigständer laufen. Der so gewonnene Essig wird gewöhnlich mit Essigsprit bezeichnet, enthält $8-14\,{}^0/_0$ Essigsäure und wird zur Herstellung des gewöhnlichen Speiseessigs auf $3-5\,{}^0/_0$ Essigsäuregehalt verdünnt, zuweilen auch mit Zuckercouleur gefärbt, um ihm das Aussehen von Bieressig zu verleihen. Zum Rothfärben des in manchen Gegenden beliebten, rothen Tafelessigs darf k ein Anilin verwendet werden; auch Cochenille eignet sich nicht dafür, sondern am besten der Saft von Heidel- oder Fliederbeeren.

E s t r a g o n e s s i g, Vinaigre de l'Etragon, kann man sehr vortheilhaft selbst darstellen durch Zumischung von $4-5$ Trpf. bestem Oleum dracunculi zu 1 Liter starkem Essig. Färbung nach Ortsgebrauch. Zur Prüfung des Essigs auf seine Stärke benutzt man sein Sättigungsvermögen alkalischer Flüssigkeiten nach volumetrischer Methode. Die hierzu nöthigen, auf einen bestimmten Prozentgehalt eingestellten (titrirten) Normalalkalilösungen kann man nebst den erforderlichen Instrumenten in allen Handlungen physikalischer Instrumente kaufen. Weitere Prüfungen auf einen Zusatz fremder Säuren oder anderer scharfer Ingredienzien erfordern ziemlich umständliche Untersuchungen, die nur dem geübten Chemiker gelingen.

Neuerdings werden vielfach sog. Essigessenzen in den Handel gebracht, die nichts weiter sind als eine sehr reine Essigsäure von ca. $80\,{}^0/_0$. Sie liefern, mit dem nöthigen Wasser gemengt, sehr reine, wohlschmeckende, absolut haltbare Essige.

Acetum pyrolignosum. Holzessig.

Ebenso wie aus dem Alkohol durch Einfluss des Sauerstoffs der Luft Essigsäure entsteht, bildet sich diese auch bei der Verkohlung organischer Substanzen, namentlich des Holzes bei Abschluss der Luft. Hier ist es die Cellulose (Faserstoff), aus welcher sich dieselbe bildet, allerdings neben zahlreichen andern Produkten der trockenen Destillation. Grosse Quantitäten von Essigsäure werden auf diese Weise gewonnen. Bei der früher gebräuchlichen Methode zur Bereitung der Holzkohle in Meilern gingen diese Nebenprodukte fast gänzlich verloren; man hat daher in vielen Gegenden angefangen, die Verkohlung des Holzes

in eisernen Retorten vorzunehmen, wobei man dreierlei Destillationsprodukte gewinnt: 1) gasförmige, die man als Leuchtgas oder zu Heiz-
zwecken verwendet; 2) Holztheer (s. d.); 3) eine saure, bräunliche
Flüssigkeit.

Acetum pyrolignosum crudum, roher Holzessig. Dieser
ist von strengem, brenzlich saurem Geruch und Geschmack und
enthält neben 5—9 °/₀ Essigsäure (Birken- und Buchenholz liefern die
meiste Essigsäure) Holzgeist (s. d.), Kreosot, Brandöle, Brandharze etc.
Anwendung. Medizinisch wird der rohe Holzessig als fäulnisswidriges Mittel bei eiternden Wunden benutzt; in der Veterinärpraxis
als Waschmittel gegen Ungeziefer und Hautausschläge; technisch zum
Bestreichen von Fleischwaaren (sog. Schnell- oder Kalträucherung)
und ferner in grossen Massen zur Darstellung essigsaurer Salze und
aus diesen wieder zur Gewinnung der Essigsäure.

Acetum pyrolignosum rectificatum, rektifizirter Holzessig. Destillirt man rohen Holzessig aus einer Retorte zu ⁴/₅ seines
Gewichtes ab, so erhält man eine anfangs fast farblose oder schwach
gelbliche, später wieder dunkler werdende Flüssigkeit von etwas
weniger unangenehmem, brenzlichem Geruch. Der so gereinigte Holzessig enthält ziemlich alle Bestandtheile des rohen, mit Ausnahme der
Brandharze.

Anwendung. Medizinisch als antiseptisches Mittel zu Einspritzungen, Gurgelwässern, Waschungen und in Dosen von 0,5—2,0
auch innerlich.

Acetum saturninum seu plumbi, siehe **Plumbum subaceticum.**

Acidum aceticum glaciale.   Eisessig, Essigsäurehydrat.
$C^4 H^3 O^3$, HO oder $C_2 H_4 O_2$.

Eine farblose Flüssigkeit von stechend saurem Geruch und Geschmack; die Haut ätzend und blasenziehend. Sie erstarrt schon
zwischen + 5 bis 10° zu einer krystallinischen Masse, die erst bei
+ 16° wieder flüssig wird. Sie siedet bei + 100° unter Entwickelung
brennbarer Dämpfe. Ihr spez. Gew. ist 1,060; jedoch ist letzteres
nicht massgebend für die Stärke, da bei etwas grösserer Verdünnung
das Gewicht bis 1,070 steigt, um dann bei weiterer Verdünnung zu-
rückzugehen, so dass eine Säure mit 45—50°/₀ Essigsäureanhydrit
dasselbe spez. Gew. zeigt als der reine Eisessig, welcher 84°/₀ wasserfreie Essigsäure enthält; 10 Theile von letzterem lösen 1 Th. Citronenöl klar auf, die verdünnte Säure thut dies nicht.

Die konzentrirte Essigsäure wird dargestellt, indem man entwässertes essigsaures Natron oder essigsauren Kalk (beide gewöhnlich
aus Holzessig dargestellt) mit überschüssiger konzentrirter Schwefel-

säure zersetzt und das gewonnene Destillat über einem Gemisch aus
1 Th. Kaliumbichromat und 4 Th. entwässertem, essigsaurem Natron
rektifizirt.

Sie kommt im Handel in verschiedenen Graden der Reinheit
und der Stärke vor. Für den pharmazeutischen Gebrauch muss sie
chemisch rein und von oben genannter Stärke sein, während für die
technische Benutzung eine absolute Reinheit und gleiche Stärke nicht
immer erforderlich ist.

Anwendung. Medizinisch nur höchst selten als Hautreizungsmittel oder zum Aufweichen von Hautverhärtungen, Hühneraugen etc.
(Hierzu wird der Eisessig am besten mit gleichen Theilen Wasser
verdünnt, weil die reine Säure leicht Entzündungen auf der gesunden
Haut hervorruft.) Ferner wird sie gebraucht zur Darstellung des
Acidum aceticum dilutum seu Acetum concentratum, eines
Gemisches von 25 % Essigsäureanhydrit mit Wasser; technisch findet
die konzentrirte Essigsäure in der Photographie, der Färberei und in
der Theerfarbenindustrie bedeutende Anwendung.

Prüfung. Wenn es darauf ankommt die Konzentration der
Säure zu ermitteln, so genügt für uns die Lösungsprobe mit Citronenöl
oder die Erstarrungsprobe. Schwächere Säure erstarrt bei + 10° entweder gar nicht oder nur zum Theil. Die Anwesenheit von brenzlichen
Produkten verräth sich nach dem Sättigen mit Natriumcarbonat durch
den Geruch. Eine solche mit 2 Vol. Wasser verdünnte Säure entfärbt
wenige Tropfen Kaliumhypermanganatlösung nach einigen Minuten.

Acidum arsenicosum seu Arsenicum album.
Arsenige Säure, Weisser Arsenik.
$As\,O^3$ oder $As_2\,O_3$.

Die arsenige Säure kommt in zweierlei Formen in den Handel, entweder als weisses Pulver (Arsenmehl, Hüttenrauch) oder in festen, derben Krusten, die anfangs glasartig durchsichtig, amorph sind, bald aber
undurchsichtig (wie weisses Porzellan) und krystallinisch werden. Diese
Umwandlung aus dem amorphen in den krystallinischen Zustand geht
ganz allmälig vor sich und bedingt auch eine Veränderung in dem physikalischen Verhalten; denn während die amorphe Säure in 30 Th.
Wasser löslich ist, bedarf die krystallinische 80 Th. Ebenso verändert sich das spez. Gew. von 3,738 in 3,700. Die arsenige Säure
ist geruch- und fast geschmacklos, verflüchtigt sich beim Erhitzen in
Form eines weissen, geruchlosen Dampfes, der sich beim Abkühlen zu
kleinen oktaëdrischen Krystallen verdichtet. Erhitzt man die arsenige Säure auf Kohlen oder mit Kohlenpulver gemengt in einem
Röhrchen, so wird sie zu Arsenmetall reduzirt, welches sich unter
Entwickelung eines knoblauchartigen Geruches verflüchtigt und im
oberen Theil des Röhrchens als metallglänzender Arsenspiegel wieder-

um ansetzt. Sie ist nur wenig in Alkohol und fast gar nicht in Aether und Chloroform, leicht dagegen in Salzsäure und Laugen löslich.

Die arsenige Säure wird meistens als Neben- seltener als Hauptprodukt bei der Verhüttung arsenhaltiger Erze gewonnen. Der Harz und das Erzgebirge, namentlich Freiberg, liefern die grössten Mengen. Die Erze werden unter stetem Zutritt der Luft geröstet und die entweichenden Dämpfe durch ein langes Röhrensystem geleitet, in welches grössere Kammern eingeschaltet sind. In diesen Röhren und Kammern verdichtet sich die Säure theils pulverförmig, theils glasig.

Anwendung. Medizinisch in höchst kleinen Gaben (1—5 Milligramm) innerlich gegen Flechten, Gicht, Magenleiden etc., äusserlich als Aetzmittel gegen Krebs; in der Veterinärpraxis als Waschmittel bei Schafen und anderem Vieh gegen Läuse und Hautausschlag; technisch vor Allem zur Vertilgung der schädlichen Thiere (Ratten, Mäuse, Füchse, Hamster etc.) und zur Darstellung von Arsenfarben (Schweinfurter, Neuwieder, Altonaer Grün etc.). In ganz kleinen Gaben wirkt die arsenige Säure anregend auf die Herzthätigkeit und verlangsamend auf die Verdauung. Sie bewirkt auch eine stärkere Fettablagerung im menschlichen und thierischen Organismus. Auf dieser Eigenschaft beruht das in Steiermark vielfach gebräuchliche Arsenessen; es soll beim Bergsteigen das Athmen erleichtern und zum Ertragen grösserer Strapazen fähig machen; ferner soll sie dem Körper ein frischeres und kräftigeres Ansehen verleihen. Die Arsenikesser steigern die Dosis immer mehr und sollen zuweilen Gaben zu sich nehmen, welche ohne diese Gewöhnung sofort tödtlich sein würden. Pferdehändler geben den zu verkaufenden Pferden oft wochenlang Gaben von 1 bis 2 Decigramm arseniger Säure, um ihnen ein runderes und blankeres Aussehen zu verleihen. Die von Frankreich angepriesenen Grains de beauté sind arsenhaltige Pillen.

Arsen ist eins der stärksten Gifte, die wir kennen, da schon 1 bis 2 Decigramm unter Umständen tödtlich wirken können; es ist daher beim Arbeiten mit demselben die allergrösste Vorsicht nothwendig. Sind grössere Mengen abzuwägen, so sollte der betreffende Arbeiter nie versäumen, Mund und Nase mit einem feuchten Flortuch zu verbinden. Auch müssen eigene Waagen und Löffel dafür vorhanden sein. Selbstverständlich darf es überhaupt nur den speziellen Landesverordnungen entsprechend verkauft und aufbewahrt werden.

Als Gegengift bei Arsenvergiftungen gilt zuerst jedes beliebige Brechmittel, dann vor Allem das in jeder Apotheke vorräthige Antidotum arsenici (Eisenoxyduloxyd mit Magnesia in feuchtem Zustande), ferner gebrannte Magnesia, Kalkwasser und kleine Dosen Opium.

Beim Transport auf Eisenbahnen muss die arsenige Säure, so wie alle andern Arsenpräparate, in doppelten Fässern, von welchen das

Innere noch besonders verwahrt sein muss, oder in Eisentrommeln mit Holzumkleidung versandt werden.

Acidum arsenicicum. Arsensäure.
$$As\ O^5\ oder\ As_2\ O_5.$$

Bildet eine weisse, amorphe Masse, dargestellt durch Kochen von arseniger Säure mit Salpetersäure und Abdampfen der Lösung bis zur Trockne. Verwendung findet sie bei der Anilinfarbenfabrikation und hie und da als arsensaures Natron in der Zeugfärberei und -Druckerei. Seiner grossen Giftigkeit halber sucht man die Arsensäure auch zu diesen Zwecken durch andere gleichwirkende Substanzen zu ersetzen.

Acidum benzoicum. Benzoësäure.
$$C^{14}\ H^5\ O^3,\ HO\ oder\ C_7\ H_6\ O_2.$$

Die Benzoësäure kommt im Handel, je nach ihrer Herkunft und Bereitungsweise, in verschiedenen Formen vor.

Acidum benzoicum sublimatum wird bereitet durch Sublimation der Siambenzoë. Man verfährt in der Weise, dass ein eiserner Topf etwa zur Hälfte mit Siambenzoë angefüllt, oben mit Filtrirpapier verbunden oder verklebt und ein zweites Gefäss in der Weise übergestülpt wird, dass es auf dem Rande des unteren Topfes ruht. Man erhitzt nun langsam; die Benzoësäure des Harzes verflüchtigt sich dadurch, geht in Dampfform durch das Filtrirpapier und sammelt sich im oberen Gefässe an. Sie bildet seidenglänzende, dünne Krystallblättchen, seltener Nadeln von weissgelblicher bis bräunlicher Farbe und angenehmem, vanilleartigem Geruch und ist die eigentliche offizinelle Benzoësäure.

Acidum benzoicum crystallisatum (e resina) wird bereitet durch Auskochen von Siambenzoë mit Kalkmilch und Zersetzung des entstandenen, im Wasser löslichen benzoësauren Kalkes mittelst Salzsäure. Feine, glänzende Krystallschuppen, vollkommen luftbeständig und ohne jeden Geruch.

Acidum benzoicum arteficiale, künstliche Benzoësäure. Diese wurde früher in grossen Quantitäten aus Pferde- oder Kuhharn, resp. aus der darin enthaltenen Hippursäure hergestellt. Eine so bereitete Säure gleicht in ihrem Aeussern der vorigen gänzlich, hat aber fast immer einen leichten Harngeruch. Neuerdings hat man gelernt, aus mehreren Bestandtheilen des Gastheeres, namentlich dem Naphthalin und dem Toluol durch chemische Manipulationen Benzoësäure künstlich herzustellen, die von absoluter Reinheit und vorzüglicher Beschaffenheit ist.

Die Benzoësäure ist in reinem Zustande völlig geruchlos, aber von scharfem, kratzendem, schwach saurem Geschmack. Bei 110^0 schmilzt sie zu einer farblosen Flüssigkeit; sie siedet und verdampft unverändert bei 240°; die Dämpfe reizen stark zum Husten. Löslich ist sie bei mittlerer Temperatur in 200 Th. Wasser, in 20 Th. kochendem Wasser, leicht in Alkohol.

Anwendung. Medizinisch innerlich für sich allein bei Lungen- und Halsleiden, häufiger in ihren Salzen als Natrium benzoicum, Lithium benzoicum, Ferrum benzoicum etc.; technisch jetzt in grossen Mengen bei der Anilinfarbenfabrikation. Die benzoësauren Aether, benzoësaurer Aethylaether oder Amylaether haben einen sehr angenehmen Geruch und kommen bei der Fruchtaetherbereitung zur Verwendung. Aeusserlich wird die Benzoësäure neuerdings als antiseptisches Verbandmittel benutzt.

Prüfung. Vor Allem auf die vollständige Flüchtigkeit und auf die Abwesenheit von Zimmtsäure, die bei einer etwaigen Bereitung aus Penangbenzoë in dieselbe hineinkommt. Man löst ein wenig Benzoësäure in kochendem Wasser, fügt einige Körnchen Kaliumhypermanganat hinzu und erhitzt noch einige Zeit; ist Zimmtsäure zugegen, so entwickelt sich der Geruch nach Bittermandelöl.

Acidum boricum seu boracicum. Borsäure.

Krystallinisch BO^3, $3HO$ oder $BH_3 O_3$; wasserfrei BO^3 oder $B_2 O_3$.

Sie bildet kleine, schuppige, etwas fettig anzufühlende, seidenglänzende Krystalle, ist vollständig geruchlos und von schwach saurem Geschmack. Löslich in 25 Th. Wasser von 15°, in 3 Th. kochendem Wasser und in 6 Th. Sprit von 90%. Die spirituöse Lösung brennt mit grüner Flamme und färbt Curcumapapier braun. Zwischen 80—100° verliert die krystallisirte Borsäure die Hälfte, in der Rothglühhitze den ganzen Wassergehalt und schmilzt zu einer glasartigen Masse. Die wasserfreie Borsäure ist eine starke, die krystallinische eine schwache Säure; während die letztere mit ihren Lösungen verdampft, verflüchtigt sich das Anhydrit erst bei stärkster Weissglühhitze.

Ueber das Vorkommen der Borsäure in der Natur siehe Borax. Gewonnen wird sie in ziemlich bedeutenden Mengen, allerdings nicht rein, in Toskana, aus den sog. Borsäurelagunen. Hier steigt sie mit Wasserdämpfen aus Erdspalten auf, diese verdichtet man, indem man sie in Wasserbassins leitet, aus welchen sie dann durch Verdunsten gewonnen wird. Auch findet sie sich an den Kraterwänden auf der Insel Volcano. Die italienische, natürliche Borsäure ist übrigens schwer zu reinigen; wo es daher auf unbedingte Reinheit ankommt, stellt man sie durch die Zersetzungen von künstlichen oder natürlichen Boraten her.

Anwendung. Früher zuweilen innerlich, jetzt vor Allem als antiseptisches Mittel zu Gurgel- und Mundwässern, Verbandstoffen etc.

Technisch findet sie gleich dem Borax Verwendung als Konservirungsmittel für Milch, Fleisch etc. (Konservesalz); doch wird von vielen
Chemikern und Physiologen die Unschädlichkeit dieser Konservirungs-
methode angezweifelt; endlich benutzt man sie auch bei der Darstellung von Glasuren, Emaillen, zum Färben des Goldes etc. etc.

Acidum carbolicum seu phenylicum. Carbol- oder Phenylsäure, Phenol. $C^{12} H^6 O^2$ oder $C_6 H_6 O$.

Die Carbolsäure, in wissenschaftlichen Werken gewöhnlich Phe-
nylalkohol genannt, kommt in sehr verschiedenen Graden der Reinheit in den Handel, als rohe (diese auch wieder in verschiedenen
Graden der Stärke), als halb und als chemisch völlig reine Waare;
letztere wiederum in fest krystallinischer Masse oder in losen Krystallen. Sie ist ein Bestandtheil des Steinkohlentheers und wird aus
diesem, da sie eine grosse medizinische und technische Wichtigkeit
erlangt hat, in sehr grossen Massen gewonnen.

Acidum carbolicum crudum, rohe Carbolsäure, bildet eine
braune bis braunschwarze, ölige Flüssigkeit von sehr strengem, unangenehmem, theerartigem Geruch. Sie ist in Wasser nur zum Theil,
in Alkohol und Kalilauge grösstentheils löslich. Neben der Carbolsäure enthält sie eine ganze Reihe anderer im Steinkohlentheer ent-
haltener Stoffe, namentlich Cresylsäure oder Cresol, Rosolsäure,
Naphthalin und andere Kohlenwasserstoffe. Die rohe Säure wird nach
ihrem Gehalt an Carbolsäure gehandelt; die Preiskurante führen
Sorten von $20-100^0/_0$ an, letzteres freilich nicht ganz mit Recht, da
eine solche Säure keine rohe mehr wäre.

Die rohe Carbolsäure wird hergestellt, indem man den Theil des
Gastheers, welcher zwischen $150-200^0$ übergeht, mit Natronlauge
ausschüttelt, die wässerige Lösung mit Säure zersetzt und die abgeschiedene ölige Masse rektifizirt. Das Destillat bis 190^0 ist die rohe
Carbolsäure, das bei höherer Temperatur übergehende rohes Cresol.

Anwendung findet die rohe Carbolsäure ausser zur weiteren
Reinigung hauptsächlich als Desinfektionsmittel, theils für sich, theils
mit Kalk oder Gyps etc. gemischt (Desinfektionspulver); ferner zum
Konserviren von Fellen, zum Imprägniren von Holz etc. etc.

Acidum carbolicum depuratum, hie und da auch purum
genannt, stellt frisch eine weisse, krystallinische Masse dar, die erst
bei einigen 30^0 schmilzt; sie nimmt an der Luft Feuchtigkeit auf,
wird bald roth, später bräunlich und hat einen noch ziemlich unangenehmen Geruch. Sie enthält immer noch Cresol und gewöhnlich
$5-10^0/_0$ Wasser. Sie bedarf zu ihrer völligen Lösung $25-30$ Th.
Wasser, und ist namentlich für die Farbenindustrie sehr wichtig zur
Herstellung von Korallin, Resorcinfarben und Pikrinsäure.

Acidum carbolicum purissimum seu recrystallisatum bildet entweder lose, spiessige Krystalle, welche durch Centrifugiren von der minder reinen, daher langsamer erstarrenden Säure getrennt sind, oder ziemlich feste, vollkommen weisse Krystallmassen, in welchen die spiessige Krystallform noch deutlich zu erkennen ist. Sie schmilzt bei 40—45° zu einer klaren, öligen Flüssigkeit, erstarrt aber schon bei + 36°. Der Geruch ist eigenthümlich, sehr lange anhaftend, der Geschmack brennend scharf. Der Siedepunkt liegt bei 188°; sie verflüchtigt sich in geringen Mengen mit den Dämpfen des siedenden Wassers. Löslich ist sie in $17^{1}/_{2}$ Th. Wasser von 15°, in jedem Verhältniss mischbar mit Alkohol, Chloroform, Glycerin, fetten und aeth. Oelen, konzentrirter Essigsäure etc., nicht löslich in Petroleumaether und Benzin. Die wässerige Lösung reagirt nicht sauer; überhaupt hat die Carbolsäure einen so schwach sauren Charakter, dass sie aus den Carbonaten der Alkalien nicht einmal die Kohlensäure austreibt. Dagegen verbindet sie sich mit den Aetzalkalien zu krystallisirenden und alkalisch reagirenden Verbindungen, ebenso auch mit vielen Metalloxyden. Auf die Haut gebracht ruft sie ein eigenthümlich kitzelndes Gefühl hervor, welches sehr lange anhält; die Haut wird weiss, schrumpflig und stirbt zuletzt ab.

Die Darstellung der absolut reinen Carbolsäure ist eine ziemlich schwierige. Die letzten Reste des Cresol sind sehr schwer davon zu trennen; man destillirt wiederholt, bis der genaue Siedepunkt von 188,5 erreicht ist und krystallisirt dann noch ein oder mehrere Male um.

Anwendung. Die vollständig reine Carbolsäure findet, ausser zur Darstellung der Salicylsäure, nur medizinische Verwendung. Innerlich wird sie in sehr kleinen Gaben (höchstens 0,05) gegeben, jedoch nur sehr selten. Aeusserlich war sie längere Zeit das beliebteste und geschätzteste antiseptische Mittel bei Wundverbänden, eiternden Wunden; ferner als desinfizirendes Mittel (1 : 500) zum Spülen des Mundes und zum Gurgeln, sowie überhaupt zur Vernichtung aller Fäulniss erregenden Stoffe. In letzter Zeit hat sie jedoch viel von ihrer Schätzung verloren, da bei ihrer grossen Giftigkeit vielfach Unglücksfälle damit hervorgerufen sind und überhaupt bei dauerndem Gebrauch mancherlei unangenehme Nebenwirkungen auftreten. Carbolsäure ist so giftig, dass schon 5 Gramm tödtliche Wirkungen hervorrufen können; selbst beim äussern Gebrauch zu starker Mischungen sind direkte Vergiftungsfälle beobachtet worden. Sie gehört also zu den Stoffen, welche nur mit „Vorsicht" abzugeben und zu behandeln sind. Beim Umschmelzen z. B. hüte man sich vor zu starkem Einathmen der Dämpfe und ebenso davor, dass unverdünnte Carbolsäure nicht mit offenen Wunden, Schnittwunden etc. in Berührung kommt.

Die krystallisirte Carbolsäure hat die unangenehme Eigenschaft, bei starkem Temperaturwechsel, namentlich im Winter, durch die Veränderung des Volums die Glasflaschen zu sprengen. Man fülle dieselben daher nicht zu voll und vermeide den Versand in der Kälte. Dieser Uebelstand wird bei den losen Krystallen vermieden. Die vielfach angewandten Blechflaschen sind insofern unpraktisch, als die Säure darin häufig durch Rost verunreinigt wird.

Carbolsäure ist möglichst vor Licht und Luft zu schützen; selbst die beste Säure färbt sich häufig dadurch.

Für die Dispensation in kleineren Mengen hält man am besten eine verflüssigte Säure (1 Th. Glycerin, 9 Th. Säure) vorräthig.

Bei der rohen Carbolsäure kommt es zuweilen vor, dass dieselbe nach Schwefelwasserstoff riecht (durch mangelhaftes Waschen bei der Gasbereitung); eine solche Säure lässt sich durch Schütteln mit etwas Bleiessig oder mit Bleioxyd vom Schwefelwasserstoff befreien und für Desinfektionszwecke brauchbar machen.

Acidum chromicum.   Chromsäure.
$$Cr\,O^3 \text{ oder } Cr_2\,O_3.$$

Lange, spiessige Krystalle von dunkelrother Färbung, in Wasser und Sprit sehr leicht löslich, stark hygroskopisch, daher an der Luft zerfliessend. Chromsäure, welche absolut frei von Schwefelsäure ist, soll diese Eigenschaft nicht haben. Bei 300^0 schmelzen die Krystalle, bei noch höherer Temperatur zerfallen sie in Sauerstoff und Chromoxyd; in konzentrirter Lösung auf die Haut gebracht, färben sie diese schwarz und zerstören sie.

Man stellt sie dar durch Zersetzung von Kaliumbichromat mit Schwefelsäure.

Anwendung. Medizinisch nur selten als Aetzmittel für Warzen etc.; öfter dagegen bei chemischen Arbeiten als eines der kräftigsten aller bekannten Oxydationsmittel.

Sie muss stets in kleinen Glasflaschen mit gut schliessenden Glasstöpseln aufbewahrt werden.

Acidum citricum.   Citronensäure.
$$C^{12}\,H^8\,O^{14} + 2\,HO \text{ oder } C_6\,H_8\,O_7 + H_2\,O.$$

Kurze, gedrungene, rhombische Krystalle mit gleichfalls abgekürzter Spitze; farb- und geruchlos, von stark aber angenehm saurem Geschmack; löslich in 1 Th. Wasser von 15^0, in $^1/_2$ Th. von 100^0, ebenso in der gleichen Menge Sprit von $90\,^0/_0$. Bei 165^0 schmelzen die Krystalle im eigenen Krystallwasser, bei 175^0 tritt Zersetzung ein. Wird die Erhitzung bis zur Verkohlung fortgesetzt, so zeigt sich hierbei kein Karamelgeruch, was bei der Weinsäure der Fall ist.

Die Citronensäure kommt in einer grossen Menge von Früchten

vor, wird jedoch nur aus dem Saft der Citronen bereitet und zwar
hauptsächlich in England. Früher wurde meist der gepresste Saft
dorthin versandt, jetzt aber, da dieser dem Verderben leicht ausgesetzt
ist, gewöhnlich der citronensaure Kalk. Man erhitzt den Citronensaft
und versetzt ihn so lange mit Kreide, als ein Aufbrausen stattfindet; der
entstehende citronensaure Kalk ist in heissem Wasser so gut wie unlöslich. Entweder wird er von der Flüssigkeit abgepresst und getrocknet, um ihn so zu versenden, oder er wird durch eine berechnete
Menge Schwefelsäure zersetzt. Der entstandene schwefelsaure Kalk
wird dann von der gelösten Citronensäure getrennt und die Lösung in
Bleipfannen bis zur Krystallisation abgedampft. Die zuerst erhaltenen
Krystalle sind gelblich und werden durch nochmaliges Lösen, Filtriren
durch Thierkohle und erneute Krystallisation gereinigt. Fast alle auf
diese Weise dargestellte Citronensäure enthält kleine Mengen anhängender, freier Schwefelsäure und schwefelsauren Kalk, da dieser
nicht ganz unlöslich ist. Um diesen Uebelstand zu vermeiden, hat
man neuerdings angefangen die Citronensäure statt an Kalk, an Baryt
oder Strontian zu binden und die Umsetzung der Schwefelsäure in
der Weise vorzunehmen, dass man einige Prozente des Salzes unzersetzt lässt.

Anwendung. Medizinisch wird sie neuerdings als Mittel gegen
den Skorbut empfohlen, sonst meist in Form von citronensauren Salzen
verwendet; ferner zur Darstellung kühlender Getränke und Limonaden,
als Ersatz des frischen Citronensaftes (4 Gramm entsprechen 1 Citrone);
hie und da auch in der Zeugdruckerei.

Prüfung. 1) Auf Blei. Schwefelwasserstoff darf keine Schwärzung
hervorrufen. 2) Auf freie Schwefelsäure. Eine Lösung von 1 : 10
darf, mit einigen Tropfen Chlorbaryum versetzt, keinen in Salpetersäure unlöslichen, weissen Niederschlag geben. 3) Auf beigemengte
Weinsteinsäure. Die wässerige mit Kalkwasser versetzte Lösung muss
klar bleiben; beim Kochen scheidet sich ein Niederschlag aus, welcher
beim Erkalten wieder verschwindet; anwesende Weinsteinsäure giebt
einen bleibenden, krystallinischen Niederschlag.

Acidum formicicum.   Ameisensäure.
$$C^2 HO^3 + HO \text{ oder } CH_2 O_2 + H_2 O.$$

Die offizinelle Ameisensäure ist nicht wasserfrei, sondern enthält
auf 100 Th. nur 25 Th. wasserfreier Säure. Sie stellt eine farblose
Flüssigkeit von 1,060 spez. Gew. dar, ist vollkommen flüchtig und von
stechendem Geruch und stark saurem Geschmack. Dargestellt wird
die Säure durch Erhitzen von Glycerin mit Oxalsäure in einer gläsernen
Retorte. Die hierbei entstehende Ameisensäure destillirt über, wird
mit Natriumcarbonat gesättigt, das entstandene ameisensaure Natron

zur Trockne gebracht und durch eine berechnete Menge Schwefelsäure zersetzt.

Anwendung. Zur Darstellung des Spiritus formicarum nach Vorschrift der neuesten Pharmakopoe.

Acidum gallicum. Gallussäure.

$$3HO, C^{14} H^3 O^7 + 2HO \text{ oder } C_7 H_6 O_5 + H_2 O.$$

Feine, seidenglänzende, nadelförmige Krystalle, geruchlos, von schwach saurem, hinterher ein wenig zusammenziehendem Geschmack. Sie ist in 100 Th. kaltem und 3 Th. kochendem Wasser, sowie 10 Th. Sprit von 90 $^0/_0$ löslich. Bei 100^0 verliert sie ihr Krystallwasser, bei 215^0 zerfällt sie in Pyrogallussäure (s. d.) und Kohlensäure.

Die Gallussäure ist ein Umsetzungsprodukt der Gerbsäure (Tannin) und findet sich neben dieser in sehr vielen Pflanzentheilen. Gerbsäure, mit atmosphärischer Luft und Wasser in Berührung, verwandelt sich zuletzt gänzlich in Gallussäure; noch schneller geht diese Umwandlung vor sich, wenn man die Gerbsäure in wässeriger Lösung mit verdünnter Schwefelsäure oder Salzsäure erwärmt. Die gewöhnliche Bereitungsweise ist die, dass man Galläpfelpulver mit Wasser zu einem Brei anrührt und einige Wochen unter öfterem Umrühren und Ersetzen des verdunsteten Wassers der Luft aussetzt. Die Umwandlung ist vollendet, wenn eine kleine Extraktionsprobe Leimlösung nicht mehr fällt. Jetzt wird die Masse mit Wasser ausgekocht, der braune Auszug mit Kohlenpulver eingedampft, der Rückstand mit Alkohol extrahirt und die nach dem Verdunsten gewonnenen Krystalle nochmals aus kochendem Wasser umkrystallisirt.

Anwendung. Selten medizinisch; hauptsächlich in der Photographie als reduzirendes Mittel.

Acidum hydrochloratum seu hydrochloricum seu muriaticum. Salzsäure. H . Cl.

Die Salzsäure ist eine Auflösung von Chlorwasserstoffgas in Wasser; letzteres hat eine so grosse Affinität zu dem Chlorwasserstoff, dass es bei mittlerer Temperatur 475 Vol. desselben auflösen kann. Eine solche vollkommen gesättigte Lösung hat ein spez. Gew. von 1,160 = 22^0 Bé. und enthält etwa ein Drittel ihres Gewichtes an wasserfreiem Chlorwasserstoff. Man unterscheidet im Handel rohe und chemisch reine Säure.

Acidum hydrochloricum crudum (Spiritus salis), rohe Salzsäure. Klare, gelbliche, bis dunkel- oder grünlichgelbe Flüssigkeit von stechendem Geruch und stark saurem Geschmack. Sie stösst an der Luft weisse Dämpfe aus; ihr spez. Gew. ist 1,150—1,160

= 20—22° Bé. Die gelbe Färbung rührt von einem ziemlich starken Gehalt an Eisen her; ausserdem ist sie gewöhnlich durch Thonerde, Chlornatrium, Schwefelsäure, schweflige Säure, Chlor, häufig auch durch arsenige Säure verunreinigt; letztere rührt aus der Schwefelsäure her. Die rohe Salzsäure wird in so grossen Massen als Nebenprodukt bei der Sodafabrikation nach dem Leblanc'schen System (s. d.) gewonnen, dass die Industrie trotz zahlreicher Anwendungen dieselbe kaum bewältigen kann. Sie entsteht aus der Zersetzung von Chlornatrium (Kochsalz oder Steinsalz) mittelst Schwefelsäure oder durch schweflige Säure unter gleichzeitiger Zuführung atmosphärischer Luft und Feuchtigkeit. Die Umsetzung geschieht in grossen, gusseisernen Retorten; denn, wenn auch die Schwefelsäure, wie auch die Salzsäure das Eisen bei gewöhnlicher Temperatur stark angreifen, so ist dies doch wenig der Fall in der Rothglühhitze. Die entweichenden Chlorwasserstoffgase werden nun entweder durch ein langes System von Röhren mit abwechselnd dazwischen geschobenen, zur Hälfte mit Wasser gefüllten Kammern geleitet und zwar so, dass die verbindenden Röhren nicht in das Wasser eintauchen dürfen; das Gas streicht nur über das Wasser hin und wird von diesem begierig aufgenommen. Oder man leitet die Gase in ziemlich hohe und weite Thürme, welche unten mit einem Sandsteinrost versehen sind. Diese Thürme, Kondensatoren genannt, sind mit Kokesstücken angefüllt, oben durch einen zweiten Sandsteinrost bedeckt, gewöhnlich auch in der Mitte durch eine senkrechte Scheidewand in 2 Hälften getheilt, so dass die Gase an der einen Seite hinauf- und an der andern hinabsteigen müssen. Die Gase treten durch den unteren Rost in den Kondensator ein, während ihnen durch den oberen Rost kaltes Wasser entgegen fliesst; dieses vertheilt sich über die Kokesstücke und sättigt sich beim Herabfliessen gänzlich mit Chlorwasserstoffgas, so dass unten eine konzentrirte Salzsäure abfliesst. Bei gut geregelter Zuleitung werden die Gase im aufsteigenden Theile des Kondensators fast völlig absorbirt, so dass aus dem absteigenden Theil nur eine verhältnissmässig schwache Säure abfliesst. Durch diese letztere, namentlich in England gebräuchliche Methode wird es den Sodafabriken möglich, ohne Belästigung der Umgebung zu arbeiten, weil alles Chlorwasserstoffgas absorbirt wird. Für einige Zwecke der technischen Verwendung ist es nothwendig eine Salzsäure herzustellen, welche frei von jedem Chlorgehalt ist. Man verfährt hier nach der ersten Methode und sondert die zuerst und die zuletzt übergehende Säure ab; die mittleren Antheile sind fast rein und fast farblos.

Acidum hydrochloricum purum, reine Salzsäure. Klare, farblose, vollständig flüchtige Flüssigkeit von stark saurem Geschmack, welche nicht in reiner, wohl aber in ammoniakhaltiger Luft raucht. (Salzsäure stösst bei gewöhnlicher Temperatur und in reiner Luft erst weisse Dämpfe aus, wenn sie über 28 % Chlorwasserstoff enthält.)

Das spez. Gew. ist 1,124, einem Gehalt von 25 °/₀ H Cl entsprechend. Sie wird in chemischen Fabriken durch Zersetzung von reinem Chlornatrium mit reiner, namentlich arsenfreier Schwefelsäure in gläsernen Retorten unter Vorlage von destillirtem Wasser hergestellt.

Acidum hydrochloricum dilutum der Pharmakopoe ist ein Gemenge von gleichen Theilen destillirten Wassers und reiner Salzsäure.

Die reine Salzsäure muss vollständig frei sein von allen fremden Beimengungen. Zu ihrer Prüfung giebt die Pharmakopoe eine genaue Anweisung.

Anwendung. Die reine Salzsäure hat ausser ihrer grossen, chemischen Verwendung eine medizinische Anwendung sowohl innerlich wie äusserlich; innerlich in kleinen Dosen von 0,25—0,50 g als die Verdauung beförderndes, zugleich die übergrosse Magensäurebildung verhinderndes Mittel; äusserlich zu Pinselungen für Croup, Mundfäule etc. etc. Rohe Salzsäure findet in der Technik in kolossalen Massen Verwendung; zur Chlorkalkfabrikation, zum Auffrischen gebrauchter Knochenkohle in den Zuckerfabriken (eine einzige Zuckerfabrik mittlerer Grösse verbraucht jährlich 4—500 Ballons Säure), zum Ausziehen der Knochen bei der Leimbereitung, zur Darstellung des Chlorzinks und zahlloser anderer Chloride, zum Ausziehen armer Kupfererze etc. etc.

Versandt wird die Säure bei uns in den bekannten Glasballons, während man in England zuweilen hölzerne Fässer verwendet, die innen mit einem Guttapercha-Ueberzug gedichtet sind.

Ueber den Transport von Säuren auf den Eisenbahnen siehe Anhang.

Acidum hydrocyanicum seu Borussicum seu zooticum. Blausäure.
$H C^2 N$ oder $H C N$.

Früher war eine sehr schwache (2 °/₀) Lösung des Cyanwasserstoffes in Wasser offizinell; jetzt kommt dieselbe kaum noch irgend wie in Anwendung und dient höchstens zur Vergiftung von Thieren. Sie wurde bereitet durch Destillation von gelbem Blutlaugensalz mit verdünnter Schwefelsäure und Einleiten des entstehenden Cyanwasserstoffes in destillirtes Wasser. Die ganze Operation und die Verarbeitung des gewonnenen Produktes erforderten die grösste Vorsicht, da der Cyanwasserstoff das stärkste aller bekannten Gifte ist. Das Präparat ist um so mehr in Misskredit gekommen, weil es wenig haltbar ist. Sie wurde früher innerlich in kleinen Gaben von $^1/_4$—1 Tropfen gegen allerlei Krankheiten gegeben; heute wird sie in dieser Beziehung fast immer durch das Bittermandelwasser ersetzt. Zum Vergiften von Thieren ist das Cyankalium weit geeigneter als die unsichere Blausäure.

Acidum hydrofluoricum. Fluorwasserstoffsäure, Flusssäure. H.Fl.

Farblose, ätzende Flüssigkeit von scharfem, stechendem Geruch; sie stösst an der Luft weisse Dämpfe aus; Glas greift sie derartig an, dass sie nicht in gläsernen Gefässen, sondern in Flaschen aus Guttapercha aufbewahrt werden muss. Sie besteht aus einer verschieden starken Lösung des farblosen Fluorwasserstoffgases in Wasser und wird bereitet, indem man ein Gemenge von gepulvertem Flussspath (s. d.) mit stärkster Schwefelsäure in Platin- oder Bleigefässen erhitzt und den entstehenden Fluorwasserstoff in eine mit Wasser zum Theil gefüllte Vorlage aus Guttapercha leitet. Die Flusssäure dient in der Technik zum Aetzen des Glases, da es demselben einen Theil seiner Kieselsäure entzieht. Die Anwendung ist hier genau dieselbe wie beim Kupferstich; die betreffenden Glasgegenstände werden zuerst mit einem Lacküberzug versehen, in diesen die Zeichnung hineingravirt und die freigelegten Glasstellen mit der Säure abgeätzt. Es kann ein solches Aetzen auch durch dampfförmigen Fluorwasserstoff geschehen, indem man in einem bleiernen Gefäss Flussspathpulver mit konzentrirter Schwefelsäure zu einem Brei anrührt und im Sandbade ein wenig erwärmt. Die zu gravirende Glasplatte wird als Deckel über das Bleigefäss gelegt und einige Stunden den Dämpfen ausgesetzt.

Bei dem Arbeiten mit Flusssäure ist grösste Vorsicht anzuwenden, weil nicht nur die wässerige Lösung, sondern auch besonders die Dämpfe äusserst ätzend auf die Haut und Respirationsorgane wirken.

Acidum lacticum. Milchsäure.
HO, $C^6 H^5 O^5$ oder $C_3 H_6 O_3$.

Die offizinelle Säure soll eine farblose, höchstens schwach gelbliche, syrupdicke, geruchlose Flüssigkeit von rein saurem Geschmack und einem spez. Gew. von 1,210—1,220 darstellen. Mit Wasser und Alkohol ist sie in jedem Verhältniss mischbar; erhitzt verkohlt sie und verbrennt ohne Rückstand mit leuchtender Flamme. Bei der Prüfung auf ihre Reinheit siehe Pharmakopoe.

Milchsäure entsteht als Umsetzungsprodukt (Gährungsprodukt) von Kohlenhydraten; sie bildet die Säure des Sauerkohls und der Salzgurken, findet sich im Magensaft etc. etc. Dargestellt wird sie, indem man Milch- oder Rohr- oder Stärkezucker bei Gegenwart von Zinkoxyd, von Kalk oder Baryt mittelst saurer Molken, am besten unter Zusatz von ein wenig altem, faulem Käse, gähren lässt und zwar bei einer 35° nicht übersteigenden gleichmässigen Temperatur. Die hierbei sich bildenden milchsauren Salze werden durch Umkrystallisiren gereinigt, dann in Lösung gebracht und, wenn Baryt oder Kalksalze angewandt wurden, durch Schwefelsäure, bei Zinksalzen durch Schwefelwasserstoff zersetzt. Die dadurch entstehende dünne Milchsäure wird durch vorsichtiges Eindampfen auf die gewünschte Konzentration gebracht.

Die offizinelle Säure ist übrigens kein reines Milchsäurehydrat, sondern enthält ausserdem noch 6—8 % Wasser.

Verwendung findet sie fast nur zur Darstellung der milchsauren Salze.

Acidum molybdaenicum.   Molybdänsäure.   Mo O³.

Bildet ein lockeres, weisses, krystallinisches Pulver; geruchlos, von schwach metallischem Geschmack. Sie ist löslich in 800 Th. Wasser, leicht in Aetzammon, garnicht löslich in Alkohol. Erhitzt wird sie gelb, nach dem Erkalten wieder weiss.

Sie wird entweder aus dem Molybdänglanz (Schwefelmolybdän) oder dem Gelbbleierz (molybdänsaures Bleioxyd) in chemischen Fabriken bereitet und dient nur zur Darstellung einiger in der Analyse unentbehrlicher Molybdänsalze, namentlich des Ammonmolybdänats.

Acidum nitricum, Aqua fortis.   Salpetersäure, Scheidewasser.
NO⁵, HO oder H NO₃.

Das Salpetersäure-Anhydrit NO⁵ hat man neuerdings krystallinisch dargestellt; es ist aber ein äusserst gefährlicher Körper, welcher nur in zugeschmolzenen Glasröhren einige Zeit aufbewahrt werden kann, meist aber auch hier sehr bald unter Explosion in seine Bestandtheile zerfällt. Die käuflichen Säuren bestehen übrigens selbst in ihren stärksten Sorten nicht aus reinem Salpetersäurehydrat, der obigen Formel entsprechend, sondern sie enthalten ausserdem noch verschiedene Mengen Wasser.

Acidum nitricum crudum. Rohe Salpetersäure, Scheidewasser. Farblose oder schwachgelbliche Flüssigkeit von eigenthümlichem, etwas stechendem Geruch und ätzend saurem Geschmack. Beim Verdunsten hinterlässt sie meist einen ganz geringen Rückstand. Ihr spez. Gew. schwankt zwischen 1,380—1,390 = 40⁰ Bé., entsprechend einem Gehalt von 60—64 % Salpetersäurehydrat. Diese Säure heisst im Handel doppeltes Scheidewasser. Das sog. einfache Scheidewasser hat ein spez. Gew. von 1,210 = 25⁰ Bé., entsprechend einem Gehalt von 34 % Salpetersäurehydrat. Es kommen jedoch im Handel zwischen diesen beiden Grenzen noch verschiedene andere Stärkegrade vor; namentlich eine Säure von 36⁰ Bé. = 51—53 % Salpetersäurehydrat wird viel gehandelt; sie hat ein spez. Gew. von ca. 1,330.

Die rohe Salpetersäure ist stets verunreinigt durch Spuren von Untersalpetersäure, Eisen, Schwefelsäure, zuweilen auch Salzsäure. Sie lässt sich von einzelnen dieser Beimengungen durch längeres Erwärmen auf mässige Temperatur befreien. Eine solche, theilweise gereinigte

Säure, wie sie für viele Zwecke erforderlich ist, wird in einzelnen
Fabriken bereitet und heisst gebleichte Säure. Die rohe Salpetersäure wird fabrikmässig in kolossalen Quantitäten dargestellt und zwar durch Erhitzen und Zersetzen von salpeter-
saurem Natron (Chili- oder Perusalpeter) mit Schwefelsäure. Die Operation geschieht in gusseisernen Retorten, welche, um sie den Einwirkungen der Säure zu entziehen, stets in Glühhitze erhalten werden
müssen. Man wendet daher vielfach röhrenförmige, freiliegende Kessel
an, welche rundumher von den Flammen bestrichen werden können.
Die sich entwickelnden Salpetersäuredämpfe werden in ein System von
thönernen, mit 2 Oeffnungen versehenen Vorlagen geleitet, welche unter
sich durch gebogene Thonröhren verbunden sind; die Salpetersäuredämpfe verdichten sich in diesen und die Säure wird von Zeit zu Zeit
durch einen unteren Abflusshahn, welchen jede Vorlage besitzt, abgelassen. In der ersten Vorlage verdichtet sich die stärkste Säure; das
Destillat wird um so schwächer, je weiter die Vorlage in dem System
zurückliegt. Will man nur schwache Säuren gewinnen, so wird noch
etwas Wasser vorgeschlagen, oder die zur Zersetzung angewandte
Schwefelsäure wird verdünnter genommen. Für die starken Säuren
ist eine Schwefelsäure von mindestens 1,750 spez. Gew. nöthig.
Rechnungsmässig würde man zur Zersetzung von 1 Atom salpetersauren Natrons auch nur 1 Atom Schwefelsäurehydrat nöthig haben.
In der Praxis werden aber 2 Atome der Letzteren angewandt, denn
bei gleichen Atomen wird anfangs nur die Hälfte des Salpeters zersetzt und es entsteht Natriumbisulfat (doppelschwefelsaures Natron).
Bei noch höherer Temperatur setzt sich allerdings das Bisulfat mit
dem Reste des Salpeters um in einfaches Natriumsulfat und freie
Salpetersäure; diese zerfällt aber bei so hoher Temperatur sofort in
Untersalpetersäure (NO^4) und Sauerstoff. Um dies zu vermeiden, wird
die Menge der Schwefelsäure, wie schon gesagt, verdoppelt; man erreicht hierdurch den weiteren Vortheil, dass der Retortenrückstand
leicht flüssiges Natriumbisulfat ist, welches in der Färberei als sog.
Weinsteinsurrogat vielfache Anwendung findet, während das einfache Natriumsulfat (Glaubersalz) einen so schwerflüssigen Rückstand
liefert, dass es nur mit Mühe aus den Retorten entfernt werden kann.

Acidum nitricum fumans. Rauchende Salpetersäure. Sie
bildet eine orangegelbe bis braunrothe Flüssigkeit von ca. 1,500 spez.
Gewicht. Sie stösst an der Luft dunkelrothe, erstickende Dämpfe aus
und wird durch Erhitzen farblos. Sie wirkt noch ätzender und zer-
störender als die gewöhnliche Salpetersäure und ist eine Lösung von
Untersalpetersäure in stärkster Salpetersäure, wird daher von Manchen
Acidum nitroso-nitricum genannt. Ihre Bereitungsweise gleicht
der der Vorhergehenden, nur werden hier gleiche Atome Salpeter und
Schwefelsäurehydrat angewandt. Anfangs destillirt gewöhnliche Sal-

petersäure über und in dieser löst sich die im zweiten Theile der
Operation entstehende Untersalpetersäure (s. oben) auf.

Acidum nitricum purum. Reine Salpetersäure. Klare,
farblose Flüssigkeit von 1,185 spez. Gewicht, 30% Salpetersäurehydrat entsprechend. Bezüglich ihrer Prüfung auf Reinheit siehe Pharmakopoe. Ihre Darstellung geschieht entweder durch Umsetzung von
chemisch reinem Salpeter mittelst einer reinen, dünnen Schwefelsäure
oder durch Reinigung der rohen Salpetersäure. Diese wird dabei aus
Glasretorten destillirt und zwar unter Zusatz von gepulvertem Kalisalpeter, um die etwa darin enthaltenen Spuren von Schwefelsäure zu
binden. Man destillirt nun langsam, bis sich keine rothen Dämpfe
mehr im Retortenhals zeigen; jetzt prüft man das abfliessende Destillat
durch Silbernitrat, ob es auch frei von Chlor ist. Sobald dieser Zeitpunkt eingetreten, wird eine reine Vorlage vorgelegt und so lange
destillirt, bis etwa noch $^1/_{10}$—$^1/_{12}$ in der Retorte rückständig ist. Das
erhaltene, mittlere Destillat ist rein und wird jetzt bis zum gewünschten spez. Gewicht verdünnt.

Anwendung. Medizinisch nur höchst selten innerlich in sehr
verdünnten Mischungen; äusserlich zu Fussbädern und zu Aetzungen;
doch ist bei ihrer Anwendung zum Abätzen der Warzen die grösste
Vorsicht nöthig, weil sonst leicht gefährliche Entzündungen im gesunden Fleisch dadurch entstehen. Weit grösser ist die Anwendung
der reinen Säure im chemischen Laboratorium, theils zur Darstellung
salpetersaurer Verbindungen (Silbernitrat etc.), theils als unentbehrliches Lösungs- und Oxydationsmittel. Salpetersäure giebt sehr leicht
Sauerstoff ab, ist daher auch ein in der Technik sehr häufig ange-
wandtes Oxydationsmittel für alle möglichen Körper. Namentlich
werden alle organischen Verbindungen sehr leicht durch sie verändert,
theils einfach oxydirt zu sauerstoffreicheren, neuen Körpern, theils
tritt die dabei entstehende Untersalpetersäure in die Verbindungen
ein, indem sie an die Stelle von einem Atom Wasserstoff tritt. Auf
dieser Eigenthümlichkeit beruht die Darstellung einer ganzen Reihe
technisch ungemein wichtiger Stoffe; wir erinnern nur an Nitrobenzol,
Nitrotoluol, die Grundlagen für die Anilinfabrikation, ferner an die
als Sprengstoffe so wichtigen Verbindungen: Nitroglycerin (Dynamit),
Nitrocellulose (Schiessbaumwolle) etc. etc. Auch manche salpetersauren
Metallsalze haben eine grosse technische Wichtigkeit. Ausgebreitet
ist auch die Verwendung der Salpetersäure, resp. die der Untersalpetersäure bei der Schwefelsäurefabrikation (s. d.). Die meisten
organischen Gebilde, wie thierische Haut, Holz etc., werden anfangs
durch die Salpetersäure gelb gefärbt; es beruht dies auf der Bildung
von Pikrinsäure (Anwendung in der Färberei und zum Holzbeizen); bei
längerer Einwirkung werden sie dagegen gänzlich zerstört.

Bei dem Arbeiten mit Salpetersäure, namentlich der rauchenden, und des doppelten Scheidewassers ist in jeder Beziehung die grösste Vorsicht nothwendig; anhaltendes Einathmen von Salpetersäure- oder Untersalpetersäuredämpfen hat schon öfter den Tod herbeigeführt. Uebergiessen von empfindlicheren Körpertheilen mit Salpetersäure ruft gefährliche Entzündungen hervor, wenn nicht sofort Gegenmittel angewandt werden; hierzu eignet sich am besten anhaltendes Waschen mit einem Brei aus Wasser und Natriumbicarbonat, Kreide oder Magnesia. Eine weitere Gefahr liegt in dem Umstande, dass Salpetersäure in Berührung mit organischen Körpern, wie Sägespähne, Stroh etc. eine so heftige Umsetzung bewirkt, dass die dabei entstehende Wärme unter günstigen Bedingungen sich bis zur Entzündung steigern kann. Wird daher verschüttete Salpetersäure mit Sägespähnen aufgenommen, so sind die damit getränkten Spähne durch Wasser unschädlich zu machen oder sonst zu vernichten. Für den Eisenbahntransport hat daher die Behörde besondere Vorschriften erlassen (s. Anhang). Die Aufbewahrungsflaschen sind stets durch Glasstöpsel oder durch solche aus gebranntem Thon verschlossen zu halten; wo dies, wie bei den Ballons, nicht immer angängig ist, kann man sie einigermassen durch gut paraffinirte Korkstopfen ersetzen.

Acidum oleïnicum seu elaïnicum.   Oelsäure, Oleïn.

Die unter diesem Namen in den Handel kommende Waare ist eine rohe Oelsäure, die neben der Oleïnsäure noch verschiedene Mengen von Stearin oder Margarin enthält (s. Einleitung zur Gruppe „Fette"). Sie ist ein Nebenprodukt bei der Stearinsäurebereitung (s. d.) und stellt gewöhnlich eine gelbbraune, unangenehm ranzig riechende, ölige Flüssigkeit von schwach saurer Reaktion dar. Chemisch reine Oleïnsäure erstarrt erst bei $+ 4^0$, während die käufliche schon bei $+ 15$ bis 16^0 weissliche Krystalle absetzt und bei $+ 8$ bis 10^0 gewöhnlich schon völlig erstarrt. Man thut daher gut, die Vorrathsgefässe nicht im Keller, sondern an einem möglichst warmen Orte aufzubewahren und, wenn theilweise Erstarrung eingetreten ist, die beiden Schichten durch Rühren oder Schütteln wieder mit einander zu vereinigen.

Anwendung. Technisch vielfach zum Putzen von Kupfer, Messing und andern Metallen, weil sie die Oxyde der Metalle leicht auflöst und zu gleicher Zeit einen schützenden Oelüberzug bildet. Für diese Zwecke wird sie vom Publikum meist unter dem Namen Stearinöl gefordert. Die Oelsäure ist ferner ein ausgezeichnetes Material für die Bereitung des Heftpflasters; zu diesem Zwecke wird von den Apothekern am meisten eine Oelsäure geschätzt, welche nicht zu arm an Stearinsäure ist.

Acidum oxalicum crystallisatum. Oxalsäure, Kleesäure, Zuckersäure.

$$\text{HO, C}^2\text{O}^3 + 2\text{HO} \quad \text{oder} \quad \text{C}_2\text{H}_2\text{O}_4 + 2\text{H}_2\text{O}.$$

Weisse, kleine, nadelförmig prismatische Krystalle, die an der
Luft etwas verwittern. Sie sind geruchlos, von rein saurem Geschmack,
leicht in heissem, schwieriger in kaltem Wasser löslich. Auf dem
Platinblech erhitzt, schmelzen sie anfangs und verbrennen zuletzt,
wenn rein, ohne jeden Rückstand, indem sie in Wasser, Kohlensäure
und Kohlenoxydgas zerfallen. Die gewöhnliche Handelswaare ist
jedoch nicht rein, sondern enthält oft $8-10\%$ fremder Beimengungen,
namentlich Kali und Natron.

Oxalsäure findet sich vielfach im Pflanzenreich vor, z. B. im
Sauerampfer, Rhabarber und vor Allem im Safte des Sauerklees,
Oxalis acetosella, aus welchem die Säure früher dargestellt wurde,
daher der Name Oxal- oder Kleesäure. Heute wird sie stets auf
künstlichem Wege erzeugt, und zwar sind es namentlich zwei Methoden, nach welchen sie hergestellt wird. Nach der einen, zuerst fast
immer angewandten, wurde Zucker, meist Melasse, oder auch Stärkemehl
oder Sägespähne (Cellulose) so lange mit Salpetersäure gekocht, bis
die organischen Körper gänzlich in Oxalsäure übergeführt waren (wovon der Name Zuckersäure); zu der sauren Flüssigkeit wurde Kalkmilch gesetzt, der entstandene unlösliche oxalsaure Kalk ausgewaschen
und durch Schwefelsäure zersetzt. Es entstand schwefelsaurer Kalk
und freie Oxalsäure, die dann durch Krystallisation gewonnen wurde.
Diese Methode hatte den grossen Uebelstand, durch die Salpetersäure
und die Dämpfe der salpetrigen Säure die Arbeiter und die Nachbar-
schaft der Fabrik zu belästigen. Man benutzt deshalb jetzt fast
immer eine andere Methode. Aetznatron oder Aetzkalilauge wird mit
einem bestimmten Quantum Sägespähne bis zur Trockne eingedampft
und die erhaltene feste Masse in eisernen Kesseln geschmolzen. Auch
hierbei wird die Cellulose des Holzes zersetzt und in Oxalsäure übergeführt, die sich mit dem Kali oder Natron verbindet; das entstandene oxalsaure Salz wird zuerst in oxalsauren Kalk umgewandelt
und dann, wie oben angegeben, zersetzt.

Anwendung. Medizinisch so gut wie gar nicht; dagegen ist
die Oxalsäure im chemischen Laboratorium ein viel gebrauchtes
Reagens auf Kalk; technisch findet sie ziemlich bedeutende Verwendung in der Zeugdruckerei zur Herstellung heller Muster auf
dunklerem Grunde; ferner zur Herstellung des Kleesalzes; endlich
ist sie in wässeriger Lösung ein viel benutztes Mittel zum Putzen
metallener Gegenstände; hierbei ist aber, da die Säure giftig ist,
Vorsicht anzuwenden, um so mehr, als sie im krystallinischen Zustande viel Aehnlichkeit mit dem unschädlichen Bittersalz hat. Der
Verfasser lässt in Folge dessen in seinem Geschäft, wie dies auch

von anderer Seite schon vorgeschlagen ist, stets gepulverte Weinsäure
dafür substituiren, wenn sie zu Putzzwecken verlangt wird. Man erreicht damit ganz dasselbe und nie hat das Publikum sich darüber
beklagt.

Acidum phosphoricum. Phosphorsäure.
PO^5 oder $H_3 PO_4 (P_2 O_5)$.

Die Phosphorsäure ist eine Verbindung von 1 Atom Phosphor,
5 Atomen Sauerstoff und ist eine sog. dreibasische Säure, d. h. sie kann
sich mit 1, 2 oder 3 Atomen Wasser oder Basis verbinden. Sie
kommt im Handel in sehr verschiedenen Arten vor, theils als offizinelle, chemisch reine Säure, theils unrein (zu technischem Gebrauch),
ferner geschmolzen, sogar als Anhydrit d. h. ohne jedes Wasser.

Acidum phosphoricum anhydricum. Wasserfreie Phosphorsäure.
PO^5 oder $P_2 O_5$.

Feine weisse, schneeartige, vollständig geruchlose Krystalle, die
an der Luft leicht zerfliessen. Sie wird bereitet durch Verbrennung
von Phosphor in vollständig trockener Luft und im geschlossenen
Raume. Dient nur für chemische Zwecke.

Acidum phosphoricum purum (Pharm. Germ.). Reine Phosphorsäure.
$3HO, PO^5$ oder $H_3 PO_4$.

Klare, farb- und geruchlose Flüssigkeit von rein saurem Geschmack
und 1,120 spez. Gewicht, welche in 100 Th. 20 Th. Phosphorsäure
enthält. Bezüglich der Prüfung s. Pharmakopoe.

Sie ist dreibasisch und wird bereitet, indem man chemisch reinen
Phosphor (frei von Schwefel und Arsen) in einer tubulirten Retorte
mit reiner Salpetersäure so lange vorsichtig erwärmt, bis der ganze
Phosphor in Lösung gebracht ist. Die entstandene Flüssigkeit wird
so lange in einer Porzellanschaale gekocht, bis die letzten Spuren noch
unzersetzter Salpetersäure verjagt sind und dann durch Verdünnen
mit Wasser auf das gewünschte spez. Gewicht gebracht.

Anwendung. Medizinisch in kleinen Gaben innerlich, sonst
auch zu chemischen Zwecken.

Acidum phosphoricum glaciale. Eisphosphorsäure.

Dies früher offizinelle Präparat besteht zum grössten Theil aus
einbasischer Phosphorsäure (HO, PO^5 oder HPO_3) und stellt vollständig
klare, glasartig durchsichtige Stückchen oder Stengelchen dar. Sie ist
sehr hygroskopisch, muss daher in vollständig trockenen, gut schliessenden Gefässen aufbewahrt werden. Sie wird bereitet, indem man ge-

wöhnliche Phosphorsäure in Porzellanschaalen bis zur Syrupskonsistenz abdampft, dann in einem Platingefäss gelinde glüht und nun auf Porzellanplatten oder in Formen ausgiesst. Die käufliche Waare ist selten rein, enthält oft bis zu $20^0/_0$ fremder Beimengungen, namentlich phosphorsaures Natron.

Acidum phosphoricum ex ossibus seu crudum.
Rohe Phosphorsäure.

Diese nur für technische Zwecke brauchbare Säure wird bereitet, indem man weissgebrannte Knochen pulvert und mit Schwefelsäure kocht; es entsteht schwefelsaurer Kalk und freie Phosphorsäure. Diese, allerdings noch ziemlich kalkhaltige Säure wird bis zur gewünschten Konzentration eingedampft. Anwendung findet sie theils zur Darstellung phosphorsaurer Salze, theils in der Kattun- und Zeugdruckerei.

Acidum picrinicum seu picronitricum.
Trinitrophenol oder Pikrinsäure. $C^{12} H^2 N^3 O^{13}$, HO oder $C_6 H_3 (NO_2)_3$ O.

Sie bildet gelbe, feine, schuppenförmige oder säulenförmige Krystalle, geruchlos und von stark bitterem Geschmack. Sie ist löslich in 100 Th. Wasser von mittlerer Temperatur und in 25 Th. heissem Wasser; ferner in Weingeist, Chloroform, Petrolaether, Benzin. Vorsichtig erhitzt schmilzt sie zu einer gelben Flüssigkeit, die später unter Entwickelung gelber, erstickender Dämpfe sublimirt; rasch erhitzt verpufft sie.

Pikrinsäure ist chemisch betrachtet eine Carbolsäure (Phenol), in welcher 3 Atome Wasserstoff durch 3 Atome Untersalpetersäure (NO^4) ersetzt sind. Sie entsteht bei der Einwirkung von Salpetersäure auf eine ganze Reihe von organischen Stoffen. Die durch Salpetersäure auf der Haut hervorgerufenen gelben Flecke sind durch die Bildung von Pikrinsäure bedingt. Ihre erste Darstellung geschah durch Behandeln von Indigo mit Salpetersäure; später benutzte man dazu Botanybayharz (s. d.), schweres Steinkohlentheeröl oder rohe Carbolsäure; heute dagegen verwendet man allgemein reine, möglichst kresylfreie Carbolsäure, und zwar gewöhnlich in Schwefelsäure gelöst. Letztere hat nur die Wirkung, der Salpetersäure Wasser zu entziehen und sie dadurch zu verstärken. Man verfährt folgendermassen: Die Lösung der Carbolsäure in Schwefelsäure wird sehr allmälig und vorsichtig in eine stark erwärmte Salpetersäure eingetragen, da die Umwandlung der Carbolsäure in Pikrinsäure ungemein heftig und stürmisch vor sich geht. Aus der erhaltenen dunkelgelben Flüssigkeit krystallisirt die Pikrinsäure beim Erkalten aus und wird durch Umkrystallisiren gereinigt. Die im Handel zuweilen vorkommende teigförmige Pikrinsäure ist sehr unrein und bei den billigen Preisen der krystallisirten Säure ganz zu vermeiden.

Die Säure kommt nicht selten mit allerlei Salzen vermengt in den Handel. Man prüft auf ihre Reinheit, indem man 1 Th. fein zerriebene Pikrinsäure in 150 Th. Benzin löst; reine P. löst sich vollständig, die Beimengungen bleiben ungelöst zurück.

Anwendung. In grossen Massen in der Färberei. Sie giebt ein klares, reines Gelb, bedarf keiner Beize und ist von grosser Ausgiebigkeit; ferner, namentlich in Frankreich, zur Darstellung von sog. Pikratpulver (zu Sprengzwecken).

Die Pikrinsäure ist giftig, darf daher niemals zum Färben irgend welcher Speisen benutzt werden.

Während sie an und für sich durch Stoss oder Schlag nicht explosiv ist, sind dies ihre Natron-, Kali- und Ammoniaksalze in hohem Masse. Das französische Pikratpulver besteht hauptsächlich aus pikrinsaurem Kali. Die Salze selbst sind zum Theil wieder schöne Farben, namentlich orange, und kamen früher unter allerhand Namen, als Saffransurrogat, Jaune des anglais etc. in den Handel; sie sind aber jetzt, wegen ihrer grossen Gefährlichkeit, vom Eisenbahntransport gänzlich ausgeschlossen.

Acidum pyrogallicum. Pyrogallussäure.

$$C^{12} H^6 O^6 \text{ oder } C_6 H_6 O_3.$$

Leichte, feine Krystallschüppchen und -Nadeln von rein weisser bis gelblicher Farbe, völlig geruchlos, von sehr bitterem Geschmack, leicht löslich in Wasser, Weingeist und Aether. Sie schmelzen bei 115^0, verflüchtigen sich bei 210^0 und zersetzen sich bei 250^0. In Lösung auf die Haut oder auf Gewebe gebracht, färben sie diese braunschwarz, namentlich in Gegenwart von Alkalien. Metallsalze werden durch sie reduzirt; Lackmus wird durch die Lösung nicht geröthet. Der Körper ist überhaupt kaum als Säure anzusehen, wird daher neuerdings von vielen Chemikern „Pyrogallol" genannt.

Die Darstellung kann eine sehr verschiedene sein, entweder durch vorsichtiges Sublimiren (bei 210^0) von Gallusgerbsäure oder Galläpfelextrakt, wobei eine zu starke Erhitzung zur Vermeidung weiterer Zersetzungen vermieden werden muss; oder Gallussäure wird in Lösung unter Dampfdruck bis auf 210^0 erhitzt und die so gewonnene rohe Pyrogallussäure durch Sublimation gereinigt. Kommt es auf ein absolut reines Präparat an, so wird die Sublimation in einem Strom von Kohlensäuregas vorgenommen.

Anwendung. Wegen ihrer stark reduzirenden Wirkung auf Gold- und Silbersalze wird die P. in der Photographie vielfach angewandt. Ferner ist sie ein ausgezeichnetes, unschädliches Haarfärbemittel, das am besten in schwach ammoniakalischer Lösung, ohne Benutzung von Silber- oder Bleisalzen, angewendet wird.

Aufbewahrt muss die P. entweder in farbigen Hyalith- oder in schwarz lackirten Gläsern werden, weil sie durch das Licht gebräunt wird.

Acidum salicylicum. Salicylsäure.
$$2HO, \ C^{14} H^4 O^4 \text{ oder } C_7 H_6 O_3.$$

Weisse, .lockere, nadelförmige Krystalle oder krystallinisches Pulver von anfangs süsslichem, hintennach saurem, kratzendem Geschmack; löslich in ca. 540 Th. kaltem Wasser, leicht in Alkohol, Aether und heissem Chloroform, während es von kaltem Chloroform 80 Th. bedarf. Geringer Zusatz von Borsäure oder Borax erhöht die Löslichkeit im Wasser ungemein, giebt der Lösung aber einen bitteren Geschmack. Die Krystalle schmelzen bei 159⁰ und lassen sich, vorsichtig erhitzt, sublimiren; bei schnellem Erhitzen zerfällt die Salicylsäure in Carbolsäure und Kohlensäure. Die Lösungen werden durch Eisenchlorid violett gefärbt. Diese Wirkung der Eisensalze auf Salicylsäure ist die Ursache, dass das bekannte Salicylstreupulver sich roth färbt, wenn der dazu verwendete Alaun nicht ganz eisenfrei ist. Der eingeathmete Staub erregt Niesen und Husten. Die Salicylsäure findet sich in der Natur fertiggebildet nur höchst selten; man hat sie in organischer Verbindung bisher nur im Wintergreenöl (s. d.) und in der Spiräablüthe gefunden, daher der Name Spirsäure, den sie früher führte. Der Ausdruck Salicylsäure stammt daher, dass man sie zuerst aus dem Salicin, dem Bitterstoff der Weidenrinde, herstellte. Sie ist gleichsam eine Verbindung von Carbolsäure (Phenol) mit Kohlensäure; aus diesen beiden Komponenten wird sie auch heute noch dargestellt. Zuvor wird carbolsaures Natron in der Weise bereitet, dass man 1 Atom Natriumoxyd mit 1 Atom reiner Carbolsäure zusammenmischt und unter stetem Rühren bis zur staubigen Trockne abdampft. Dieses Pulver wird nun in eine Retorte gebracht und letztere durch ein Oelbad erhitzt. Sobald die Temperatur des Pulvers auf 100⁰ gestiegen ist, wird langsam ein Kohlensäurestrom eingeleitet, indem man die Temperatur während mehrerer Stunden allmälig bis auf 180⁰ steigert; zuletzt wird bis auf 220⁰ erhitzt, um die letzten Spuren überschüssigen Phenols zu verjagen. Der Retortenrückstand besteht aus einem Gemenge von Natriumcarbonat und basischem Natriumsalicylat. Er wird in heissem Wasser gelöst und durch Salzsäure zersetzt; beim Erkalten scheidet sich die Salicylsäure ab und wird durch Umkrystallisiren gereinigt. Man unterscheidet im Handel krystallisirte und präcipitirte Salicylsäure. Letztere, meist nicht ganz so rein, bildet ein mikroskopisch fein krystallisirtes Pulver und wird dargestellt, indem man die alkoholische Lösung mit einem grösseren Quantum Wasser versetzt.

Anwendung. Innerlich in kleineren Gaben als ein die Temperatur des Blutes herabsetzendes Mittel, meist in Oblaten oder Kapseln, um die unangenehme Einwirkung auf den Schlund zu vermeiden; grössere Dosen erregen Uebelkeit, Ohrensausen und Störung der Sehkraft. Ueberhaupt wird das Mittel von vielen Personen sehr schlecht vertragen. Aeusserlich wird sie angewandt als fäulnisswidriges Mittel zu Mundwässern, Verbandstoffen etc. Eine sehr grosse Verwendung hat die Salicylsäure im Haushalt und in der Technik als antiseptisches, die Gährung hinderndes, daher konservirendes Mittel gefunden, z. B. beim Einmachen der Früchte (man rechnet hierbei 0,5 g auf 1 kg), in der Bierbrauerei, der Weinfabrikation etc. In neuester Zeit hat sich gegen diese Anwendung eine ziemlich starke Opposition erhoben; so hat Frankreich die Anwendung salicylirter Getränke gänzlich verboten, während von anderer Seite die vollständige Unschädlichkeit kleiner Mengen Salicylsäure behauptet wird. Auch für Mundwässer soll sie deshalb nicht passend sein, weil sie die Glasur der Zähne angreift; hier ist sie am besten durch das in gleicher Weise wirkende Thymol zu ersetzen.

Prüfung. 1 Th. Salicylsäure muss mit 6 Th. kalter Schwefelsäure eine farblose, höchstens schwach gelbliche Lösung geben; ferner muss sie sich, im gläsernen Probirröhrchen vorsichtig erhitzt, ohne Rückstand verflüchtigen. Auch die Löslichkeitsverhältnisse geben Anhaltspunkte über ihre Reinheit.

Acidum stearinicum.   Stearinsäure, Stearin.

Die Stearinsäure des Handels ist nicht rein, sondern stets gemengt mit Palmitinsäure; in Folge dessen schwankt der Schmelzpunkt derselben oft sehr bedeutend, da die Palmitinsäure bei tieferer Temperatur als die Stearinsäure schmilzt. Sie bildet weisse, mehr oder minder geruchlose, fettglänzende Tafeln, auf dem Bruch mit deutlich krystallinischem Gefüge. Sie ist klar löslich in 50 Th. Alkohol, ebenfalls in Aether und Chloroform; vollständig unlöslich in Wasser. Der Schmelzpunkt liegt zwischen 60—65°.

Die Darstellung der Stearinsäure geschieht in grossen Fabriken nach sehr verschiedenen Methoden. Die älteste ist die, dass man zuerst mittelst frischer Kalkmilch aus dem Fett eine in Wasser unlösliche Kalkseife herstellt und diese mittelst einer nicht zu starken Schwefelsäure oder Salzsäure in der Wärme zersetzt. Die sich abscheidenden Fettsäuren schwimmen obenauf, werden abgeschöpft, mit Wasser nochmals umgeschmolzen und schliesslich durch sehr starken hydraulischen Druck von der flüssigen Oelsäure (s. d.) befreit. Diese Methode wird namentlich dort angewandt, wo man Talg verarbeitet; wird Palmöl benutzt, so befreit man dieses zuvor durch Pressen von seinem flüssigen Fett, das ein ausgezeichnetes Material für weiche Seifen giebt. Die bei der Kalkseifenbildung abfallende Unterlauge enthält das sämmtliche Glycerin des Fettes und wird auf dieses weiter verarbeitet. Die zweite Hauptmethode beruht darauf, dass die Fette, ebenso wie durch Alkalien, durch Säuren sich zersetzen lassen. Diese Methode eignet sich namentlich für die Verarbeitung sehr schlechter Fette; es können hierbei die fetthaltigen Abfallprodukte aller möglichen technischen Operationen benutzt werden. Die Fette werden zuerst mit starker Schwefelsäure $(4—12 \%)$ erhitzt; hierdurch werden sie zersetzt und die frei gewordenen Fettsäuren verbinden sich mit der Schwefelsäure zu sog. Sulfofettsäuren. Diese zerfallen, wenn sie mit Wasser von 100^0 längere Zeit erwärmt werden, in ihre Bestandtheile. Die Fettsäuren werden getrennt, mittelst überhitzter Wasserdämpfe bei $250—350^0$ überdestillirt und schliesslich, wie bei der ersten Methode, durch Pressen von der Oelsäure befreit. Neuerdings wird noch eine dritte Methode benutzt, indem man die Fette durch blosses Kochen in geschlossenen Kesseln und unter sehr hohem Dampfdruck zerlegt oder Zersetzung und Destillation durch überhitzte Wasserdämpfe gleichzeitig ausführt.

Anwendung. Die Stearinsäure hat ausser ihrer Hauptverwendung zur Kerzenfabrikation auch für unsere Branche Interesse, indem sie einen Hauptzusatz zu den verschiedenen Glanzstärken bildet. Ferner dient sie hie und da bei billigen Pomaden als Ersatz des weissen Wachses und in gepulvertem Zustande als ein vorzügliches, nicht stäubendes Pulver für Tanzsäle an Stelle des Talkum. Wer hierfür Verwendung hat, kann sich das Pulver, bei dem es auf Feinheit ankommt, leicht und billig selbst durch eine kreisrunde Reibe, sog. Seifenreibe, herstellen. Diese Reiben sind trommelförmig, ruhen in einer Achse mit Kurbel und liefern mit Leichtigkeit ein feines Pulver.

Acidum succinicum.   Bernsteinsäure.
$$2HO, C^8 H^4 O^6 \text{ oder } C_4 H_6 O_4.$$

Die Bernsteinsäure war früher offizinell, ist jedoch jetzt aus der Pharmakopoe gestrichen. Sie kommt in zwei Formen in den Handel: als Acidum succinicum depuratum und chemisch rein. Letztere wird gewonnen durch die Umwandlung von äpfelsaurem Kalk mittelst Gährung in bernsteinsauren Kalk. In diesem Falle bildet sie kleine, prismatische, farb- und geruchlose Krystalle, die bei 180^0 schmelzen, bei 235^0 sieden und sich, unter Bildung eines zum Husten reizenden Dampfes, vollständig verflüchtigen. Löslich ist sie in 20 Th. kaltem oder 2 Th. kochendem Wasser, in 15 Th. kaltem oder 1,5 Th. kochendem Alkohol, wenig in absolutem Aether, gar nicht in Benzin und Terpenthinöl. Sie dient fast nur zu chemischen Zwecken. Acidum succinicum depuratum bildet gewöhnlich

Krystallkrusten von gelblicher Farbe und schwachem Geruch nach Bernsteinöl. Sie wird als Nebenprodukt bei der Bereitung des Bernsteinkolophoniums (s. Bernsteinlack) gewonnen und durch Umkrystallisation gereinigt. Verwendung findet sie hie und da noch medizinisch, namentlich in der Form von Liquor Ammonii succinici als krampfstillendes Mittel.

Acidum sulfuricum. Schwefelsäure.

SO^3 Schwefelsäureanhydrid, SO^3, HO oder $H_2 SO_4$ Schwefelsäurehydrat.

Im Handel sind eine ganze Reihe verschiedener Schwefelsäuren gebräuchlich, deren Gehalt an dem Anhydrid resp. dem Hydrat derselben, ebenso wie ihre Reinheit, sehr verschieden ist. Leider ist es der Technik bisher noch nicht gelungen, die unberechenbaren Mengen an Schwefelsäure, welche in der Natur im schwefelsauren Kalk aufgespeichert sind, direkt zu gewinnen, da sie sich, als die stärkste aller flüchtigen Säuren, durch keine anderen verdrängen lässt; nur durch feuerfeste Säuren, wie Borsäure, Kieselsäure und Phosphorsäure, lässt sie sich aus ihren Verbindungen mit Alkalien oder alkalischen Erden in der Glühhitze austreiben. Diese Möglichkeit hat aber mehr eine theoretische als praktische Bedeutung. Anders verhalten sich die Verbindungen der Metalloxyde mit der Schwefelsäure; diese geben in der Glühhitze, unter Zurücklassung von Metalloxyd, die Schwefelsäure frei und auf dieser Erkenntniss beruht die älteste Methode der Darstellung der sog. Nordhäuser oder rauchenden Schwefelsäure, die noch heute, namentlich in Böhmen, ausgeübt wird. Zu den bisher gebräuchlichen Handelssorten der rauchenden, der englischen und der chemisch reinen Schwefelsäure ist neuerdings auch das Anhydrid derselben getreten, welches zu verschiedenen chemischen Fabrikationen benutzt wird.

Acidum sulfuricum fumans seu Nordhusiense.
Rauchende oder Nordhäuser Schwefelsäure, Vitriolöl.

Sie ist eine Auflösung von ca. $12-16\%$ Schwefelsäureanhydrid in Schwefelsäurehydrat und stellt eine klare, öldicke, meist bräunlich gefärbte Flüssigkeit dar, welche schon bei gewöhnlicher Temperatur weisse Nebel ausstösst. Spez. Gew. 1,860—1,890. Bei niederer Temperatur scheidet sich eine krystallinische Masse aus, welche sich oft in dicken Krusten am Boden des Gefässes absetzt. Es ist dies eine Verbindung von Anhydrid mit Schwefelsäurehydrat, welche erst bei 35^0 wieder schmilzt; man hat sie Pyroschwefelsäure genannt.

Sie ist die stärkste aller flüssigen Schwefelsäuren, wirkt ungemein ätzend und unter Abscheidung von Kohlenstoff zerstörend auf alle organischen Körper ein. Ihre Behandlung muss daher eine ausserordentlich vorsichtige sein; beim Umfüllen oder Abwägen muss man sich auf das Sorgsamste vor jeglichem Umherspritzen hüten. Eine weitere Vorsicht besteht darin, dass die Gefässe, wenn sie aus kalten in wärmere Räume kommen, niemals ganz gefüllt sein dürfen, weil sie sonst in Folge der starken Ausdehnung ihres Inhaltes zertrümmert werden. Ausserdem bringt die Ausscheidung der Pyrosäure am Boden der Gefässe leicht die Unannehmlichkeit hervor, dass die feste Masse beim Neigen der Flasche leicht nach vorn schiesst und so ein starkes Spritzen verursacht. Man bewahrt deshalb die rauchende Schwefelsäure in mässig warmen Räumen auf, damit sie nicht zum Krystallisiren kommt. Die Säure wird heute nicht mehr, wie man aus ihrem Namen schliessen sollte, in Nordhausen, sondern hauptsächlich in einigen böhmischen Fabriken dargestellt und zwar aus den Mutterlaugen des Eisenvitrioles (daher der Name Vitriolöl). Diese Laugen werden eingedampft und vollständig zur Trockne gebracht; sie bestehen nun aus einem sehr unreinen Ferrisulfat (schwefelsaurem Eisenoxyd), aus dem die Schwefelsäure durch Glühen in thönernen Retorten abgetrieben wird, während in die ebenfalls thönernen Vorlagen ein wenig englische Schwefelsäure gebracht wird. Das Ferrisulfat würde reines Anhydrid geben, wenn es im Grossen gelänge dasselbe wasserfrei herzustellen; da dies aber niemals der Fall ist, so wird nur ein Theil der Säure als Anhydrid, der andere als Hydrat gewonnen. Der Retortenrückstand, aus mehr oder weniger unreinem Eisenoxyd bestehend, kommt unter dem Namen Colcotar vitrioli oder Caput mortuum in den Handel.

Anwendung. Die rauchende Schwefelsäure kommt überall da zur Verwendung, wo es entweder auf eine sehr starke Säure ankommt, oder darauf, dass dieselbe gänzlich frei von Nitroverbindungen ist. Früher diente sie namentlich zur Auflösung des Indigo (1 Th. Indigo, 4 Th. Säure), heute in grossen Mengen zur Reinigung des rohen Ozokerits, und in der Theerfarbenindustrie zur Herstellung des Eosins etc.

Acidum sulfuricum anhydricum. Wasserfreie Schwefelsäure.

Kommt heute ebenfalls in den Handel, und zwar entweder als festes, fast reines Anhydrid, nur 1—2% Wasser enthaltend, oder als krystallinische Masse mit 40% Anhydrid und 60% Säurehydrat. Sie wird bereitet entweder durch Glühen von vollständig entwässertem Ferrisulfat, oder durch Erhitzen eines Gemisches von Magnesiumsulfat und Natriumpyrosulfat. Diese Mischung giebt schon unter der Rothglühhitze das Schwefelsäureanhydrid her. Ferner gewinnt man dieselbe durch Glühen eines Gemenges von Borsäure mit vollständig entwässertem Natriumsulfat.

Das Schwefelsäureanhydrid findet namentlich bei der Herstellung des künstlichen Alizarins Verwendung. Es wird in eisernen Trommeln versandt.

Acidum sulfuricum crudum seu Anglicum.
Rohe oder englische Schwefelsäure.

Diese wichtigste aller Schwefelsäuren kommt in sehr verschiedenen Stärkegraden in den Handel, doch bestehen selbst die stärksten Sorten noch nicht aus reinem Säurehydrat (SO^3, HO), sondern enthalten immer noch $6-8\%$ Wasser, die schwächeren bis zu 40%. Die gewöhnliche Konzentration der käuflichen Säure beträgt $60-66^0$ Bé., wobei jedoch zu bemerken ist, dass die Baumé-Skala der Schwefelsäurefabriken nicht immer genau mit den korrespondirenden spez. Gewichten stimmt. Es hat dies darin seinen Grund, dass die Fabrikanten sich empirische Skalen selbst konstruiren.

Diese Säure stellt eine farblose, ölige Flüssigkeit von 1,810 bis 1,830 spez. Gewicht dar; sie färbt sich aber sofort gelblich oder bräunlich, wenn nur die geringsten Spuren organischer Substanzen hineingelangen. Sie stösst an der Luft keine weissen Dämpfe aus und gleicht in ihren sonstigen Eigenschaften der Nordhäuser Säure, nur dass die ätzenden Wirkungen schwächer sind. Gleich dieser zieht sie mit Begierde Feuchtigkeit aus der Luft an, muss daher stets in gut verschlossenen Gefässen aufbewahrt werden.

Die Säure des Handels ist niemals völlig frei von Verunreinigungen; die hauptsächlichsten sind Bleisulfat und verschiedene Nitroverbindungen, von der Darstellung herrührend; ferner schweflige Säure, arsenige Säure, Chlor, Selen, Thonerde, Eisen etc. Von der arsenigen Säure, der schlimmsten der Verunreinigungen, muss die Schwefelsäure für viele Zwecke befreit werden; es geschieht dies auf später anzugebende Weise in vielen Fabriken, so dass auch arsenfreie Säure stets im Handel zu haben ist.

Die Herstellung der englischen Schwefelsäure, deren Name daher rührt, dass ihre Fabrikation zuerst in England betrieben wurde, ist eine ziemlich komplizirte und ohne spezielle chemische Vorkenntnisse schwer verständliche. Sie beruht auf der Ueberführung der schwefligen Säure (SO_2) mittelst Salpetersäure, atmosphärischer Luft und Wasserdampf in Schwefelsäure. Der ganze Prozess zerfällt gewissermassen in 3 Abschnitte: 1) Bildung der schwefligen Säure, 2) Ueberführung derselben in Schwefelsäure, 3) Darstellung der starken aus der gewonnenen schwachen Säure.

1) Bildung der schwefligen Säure. Diese geschieht entweder durch Verbrennung von Schwefel unter reichlicher Zuführung von atmosphärischer Luft. Man benutzt hierzu neuerdings in grosser Menge den aus den Rückständen der Sodafabrikation (s. d.) regenerirten Schwefel, so dass diese Fabriken fast ihren ganzen Bedarf an Schwefelsäure aus dem gewonnenen Schwefel decken können. Ferner wird die schweflige Säure als Nebenprodukt bei Hüttenprozessen (Rösten von

23*

Schwefelkiesen) gewonnen. Diese letztere Methode ist in gewisser
Weise die billigste, bringt aber den Uebelstand mit sich, dass die
dadurch gewonnene schweflige Säure sehr unrein ist und namentlich
viel arsenige Säure enthält.

2) Ueberführung der schwefligen Säure in Schwefelsäure.
Diese geschieht in der Weise, dass man in die sog. Bleikammern die
betreffenden Gase, schweflige Säure, Salpetersäure- oder Untersalpeter-
säuredampf, atmosphärische Luft und Wasserdämpfe in den durch die
Erfahrung geregelten Verhältnissen einströmen lässt und dabei die
Temperatur auf ca. 40° erhält. Die Bleikammern sind grosse, viele
Kubikmeter haltende Hohlräume, welche aus 2 Theilen gebildet sind.
Sie bestehen aus dem etwa $^1/_2$ m tiefen, aus Bleiplatten gebildeten
Boden, welcher mit wenig Wasser oder dünner Schwefelsäure bedeckt
wird und aus dem oberen, mehrere Meter hohen Theil der Bleikammer,
der nur an den Seiten und oben geschlossen ist und gleich einer Gaso-
meterglocke in die Flüssigkeit des Bodens niedergelassen wird. Selbstverständlich sind die betreffenden Bleiplatten durch Bretter und Balken-
lagen unterstützt. Die sich fortwährend bildende Säure fliesst durch
eine seitliche Oeffnung ab. Der Vorgang hierbei ist nach R. v. Wagner's
chemischer Technologie etwa folgender: „Die Oxydation der schwefligen
Säure erfolgt in der Bleikammer unter Einfluss des Wasserdampfes,
hauptsächlich durch den Sauerstoff der salpetrigen Säure, die sich
im Anfang der Operation aus der Wechselwirkung der schwefligen
Säure und der Salpetersäuredämpfe gebildet hat. Die salpetrige Säure
giebt ein weiteres Atom Sauerstoff ab und wird zu Stickstoffoxyd.
Durch die anwesende atmosphärische Luft wird das Stickoxyd wiederum
zu Untersalpetersäure resp. salpetriger Säure oxydirt; in dieser Weise
erfolgt der Kreislauf immer von Neuem. Die Zersetzung der Salpetersäure erfolgt namentlich unter Beihülfe der schon gebildeten Schwefelsäure. Das Wasser disponirt hier zur Schwefelsäurebildung in derselben Weise, wie bei anderen durch die schweflige Säure bewirkten
Reduktionsprozessen. Durch die Wechselwirkung der Untersalpetersäure und der schwefligen Säure unter Einfluss des Wasserdampfes
bildet sich eine Verbindung von Schwefelsäure und salpetriger Säure,
welche sich in der Kammer in Form weisser Nebel zu Boden senkt,
hier mit der dünnen, warmen Kammersäure in Berührung kommt und
sich in derselben auflöst; hierbei wird die salpetrige Säure in Gas-
form frei. Aus ihr entsteht wieder Untersalpetersäure, so dass bei
wohl regulirter Zuströmung der schwefligen Säure der Kreislauf ein un-
unterbrochener ist. Die mitunter sich bildenden sogenannten Bleikammer-
krystalle sollen aus $H_2SO_4 + N_2O_3$ bestehen; sie bilden sich nur bei
fehlerhafter Leitung des Prozesses, besonders bei Mangel an Wasser.

Die in den Bleikammern gewonnene sog. Kammersäure hat durchschnittlich eine Stärke von 50° Bé. = 1,520 spez. Gew. Sie ist für

viele Anwendungen vollständig stark und rein genug und wird dann ohne
Weiteres verwendet. Bevor man sie anderenfalls weiter konzentrirt,
wird die Befreiung von ihren schlimmsten Verunreinigungen, der arsenigen Säure und den Nitroverbindungen, vorgenommen. Etwa vorhandene salpetrige Säure wird durch Zusatz von etwas Oxalsäure entfernt, indem dieselbe bei der Zersetzung Kohlensäure und Kohlenoxyd
abgiebt und die salpetrige Säure unter Bildung von Kohlensäure und
Stickstoff reduzirt.

Die arsenige Säure entfernt man auf verschiedene Weise, gewöhnlich
durch Einleiten von Schwefelwasserstoffgas in die mässig erwärmte
Kammersäure; hierbei entsteht gelbes Schwefelarsen, welches durch
Absetzenlassen und Filtration durch Asbest von der Säure getrennt
wird. Auch setzt man der Säure kleine Mengen von Schwefelbaryum
zu; es entsteht neben Schwefelwasserstoff, der das Arsen ausfällt,
schwefelsaurer Baryt, welcher sich ebenfalls ausscheidet.

3) Konzentration der Kammersäure. Diese geschieht auf
zweierlei Weise. Zuerst durch einfaches Abdampfen in offenen, sehr
flachen Bleipfannen über freiem Feuer. Hierbei kann jedoch nur eine
Konzentration von 60° Bé. = 1,700 spez. Gew. erreicht werden, da
eine noch stärkere Säure das Blei angreift. Soll dieselbe weiter konzentrirt werden, so geschieht dies durch Ueberdestilliren des überschüssigen Wassers aus Platin- oder Glasgefässen. Neuerdings hat die
Benutzung von Glas zu diesem Zwecke immer mehr zugenommen, da
neben den kolossalen Kosten für Platindestillirgefässe diese dennoch
mit der Zeit angegriffen werden; der Verlust, welcher durch öfteres
Springen der Glasgefässe hervorgerufen wird, kommt gar nicht in Betracht gegen die laufenden Zinsen bei der Anschaffung von Platingefässen.
Man verwendet dazu, namentlich in England, cylindrische Ballons von
ca. 80 l Inhalt, mit halbkugligem Boden; dieser steht in einem Sandbade, während die Seiten durch einen gusseisernen Mantel, die obere
Wölbung durch eine thönerne Manschette geschützt werden; die obere
Oeffnung ist durch ein Bleirohr mit einer Vorlage verbunden. Die
Destillation wird so lange fortgesetzt, bis das Uebergehende eine bestimmte Stärke hat; sie zeigt erfahrungsmässig an, dass der Rückstand in der Destillirblase eine Konzentration von 66° Bé. erreicht hat.

In nachstehender Tabelle geben wir die betreffenden spez. Gew.
für die Grade nach Bé. (genaue Skala) bei mittlerer Temperatur.

Grade nach Baumé.	Spez. Gew.
66	1,842
63	1,774
60	1,711
57	1,652
53	1,580
50	1,530
45	1,453

Grade nach Baumé.	Spez. Gew.
40	1,383
35	1,320
30	1,263
25	1,210

Anwendung. Die Schwefelsäure ist für die Technik die weitaus wichtigste Säure. Wir wollen nur einige der hauptsächlichsten Anwendungen aufzählen: zur Darstellung anderer Säuren, als Salzsäure, Salpetersäure, Kohlensäure (bei der Mineralwasserfabrikation), Citronensäure, Weinsäure etc.; in der Düngerfabrikation zum Aufschliessen von Phosphaten; bei der Soda- und Pottaschendarstellung nach Leblanc; zur Bereitung von Alaun, Kupfer- und Eisenvitriol; ferner zu einer Reihe von Scheideprozessen in der Hüttentechnik; zur Bereitung von Wichse etc. etc. etc.

Die Produktion von Schwefelsäure per Jahr wird geschätzt

für England   auf 12,000,000 Ctr.

\- Frankreich   -   4,000,000 -

\- Deutschland   -   2,225,000 -

die Gesammtproduktion Europa's auf 20,025,000 Ctr.

Acidum sulfuricum purum.   Reine Schwefelsäure.

Eine klare, farb- und geruchlose, ölige Flüssigkeit von 1,836 bis 1,840 spez. Gew. Sie muss vollständig frei von allen Beimengungen sein. Prüfung siehe Pharmakopoe.

Bereitet wird dieselbe aus der englischen Schwefelsäure durch Reinigung und nachfolgende Rektifikation.

Anwendung. Medizinisch sowohl innerlich wie äusserlich, stets aber in verdünntem Zustande. Sie ist ein Bestandtheil der Mixtura sulfurica acida (Haller'sche Säure), von Aqua vulneraria, Tinctura aromatica acida etc. etc.; ferner dient sie zur Darstellung chemisch reiner schwefelsaurer Salze und als ein wichtiges Reagens, namentlich auf Baryt und Strontian.

Acidum sulfuricum dilutum.   Verdünnte Schwefelsäure.

Sie wird hergestellt, indem man vorsichtig unter fortwährendem Umrühren 1 Th. Schwefelsäure zu 5 Th. Wasser mischt. Wichtigkeit für uns hat nur die verdünnte, rohe Säure, die in vielen Gegenden unter dem Namen Kupferwasser oder Klärwasser ein beliebtes Putzmittel für messingene und kupferne Gegenstände ist.

Allgemeine Vorsichtsmassregeln. Die Schwefelsäure bildet ausser dem in der englischen Schwefelsäure enthaltenen Monohydrat (einfaches Hydrat) eine grosse Reihe weiterer Hydrate, in welchen 2, 3 oder mehr Moleküle Wasser chemisch gebunden sind. Das

Mischen von englischer Schwefelsäure mit Wasser ist daher keine
Mischung im gewöhnlichen Sinne, sondern eine chemische Verbindung:
in Folge dessen wird alle vom flüssigen Wasser gebunden gewesene
Wärme frei und die Mischung erhitzt sich bedeutend und zwar um so
stärker, je mehr Wasser von der Säure gebunden werden kann. Wegen
dieser physikalischen Erscheinungen darf eine Verdünnung starker
Schwefelsäure niemals in der Weise vorgenommen werden, dass das
Wasser allmälig der Säure zugesetzt wird, sondern immer muss umgekehrt die Säure zum Wasser gemischt werden: anderenfalls wird
die Erhitzung so gross, dass die Gefässe leicht springen oder ein
Kochen und Spritzen der Mischung hervorgerufen wird. Diese grosse
Affinität der Schwefelsäure zum Wasser ist auch die Ursache, dass sie
mit Begierde Feuchtigkeit aus der Luft anzieht; die Gefässe müssen
deshalb stets gut verschlossen gehalten werden, wenn nicht die Säure
sich von selbst bedeutend verdünnen soll.

Ueber die Vorsichtsmassregeln beim Abwägen und Umgiessen haben
wir schon bei der Nordhäuser Säure gesprochen.

In den Fällen, wo trotz aller Vorsicht Schwefelsäure auf die Haut
gekommen ist, thut man gut, diese sofort mit Kreide oder Natriumbicarbonat und etwas Wasser abzureiben. Man vermeide dagegen jedes
Abwischen mit feuchten Tüchern, weil hierdurch die ätzende Wirkung
in Folge der Erhitzung erhöht wird. Will man mit Wasser abspülen,
so muss sofort ein grosses Quantum genommen werden; dasselbe gilt
auch beim Abspülen der etwa auf dem Fussboden verschütteten Säure.
Hüten muss man sich ferner davor, dass beim Abfüllen der Ballons
Säure an diesen hinunterläuft; das umhüllende Stroh und selbst der
Weidenkorb werden dadurch mürbe und derartig zerstört, dass sie den
leicht zerbrechlichen Ballon nicht mehr schützen können.

Beim Verschlucken von Säure, wie solches irrthümlicher oder ver-
brecherischer Weise nicht selten vorkommt, sind sofort grössere Mengen
von Magnesia usta mit Wasser oder von Kreide oder Natriumbicarbonat
zu geben; hinterher Oel und schleimige Sachen. 5—15 g können,
wenn nicht bald Hülfe eintritt, tödtlich wirken; daher ist bei der
Abgabe von Säure im Handverkauf jede nur irgend mögliche Vorsicht
zu beachten. Nie darf dieselbe z. B. in Tassen, Trinkgläsern oder
ähnlichen Gefässen verabfolgt werden.

Acidum sulfurosum. Schweflige Säure.

SO^2 oder SO_2.

Die reine schweflige Säure bildet bei gewöhnlicher Temperatur
ein farbloses, stechend riechendes Gas, das sich durch starke Kälte
oder durch hohen Druck zu einer wasserhellen Flüssigkeit verdichten
lässt. Dieses reine Gas bildet aber keinen Handelsartikel, sondern

nur die wässerige Lösung desselben. Wasser verschluckt davon bei mittlerer Temperatur sein 45 faches Volum. Diese Flüssigkeit schmeckt stark sauer und hat den bekannten stechenden Geruch des Gases. Lackmuspapier wird durch sie zuerst geröthet, dann gebleicht. Sie wird jetzt im Grossen in chemischen Fabriken dargestellt, indem man schweflige Säure (bereitet durch Verbrennung von Schwefel oder durch Erhitzen von Schwefelsäure mit Holzkohle) in Wasser leitet, bis dieses damit gesättigt ist. Verwendung findet sie als eines der kräftigsten Bleichmittel für Gewebe, Schwämme etc. Das Bleichen mit ihr hat nur den Uebelstand, dass die dabei entstehende Schwefelsäure sehr schwer aus den damit behandelten Körpern zu entfernen ist. Die wässerige schweflige Säure lässt ihr gelöstes Gas bei etwas höherer Temperatur sehr leicht fahren und nimmt anderntheils aus der atmosphärischen Luft allmälig Sauerstoff auf und wird dadurch zu Schwefelsäure. Aus diesen Gründen müssen die Aufbewahrungsgefässe stets möglichst gefüllt und gut verschlossen gehalten werden.

Man hüte sich vor dem Einathmen des Gases, da dasselbe die Respirationsorgane sehr stark angreift.

Acidum tannicum seu gallotannicum seu Tanninum.

Gerbsäure, Gallusgerbsäure, Tannin. $3HO, C^{54} H^{19} O^{31}$ oder $C_{27} H_{22} O_{17}$.

Bildet im reinen Zustande, wie sie für medizinische Zwecke verlangt wird, ein weissgelbliches, sehr leichtes, amorphes Pulver, fast ohne Geruch, von anfangs schwach saurem, hinterher stark zusammenziehendem Geschmack. Klar löslich in gleichen Theilen Wasser oder 2 Th. Weingeist oder in 8 Th. Glycerin, unlöslich in absolutem Aether. Die wässerige Lösung giebt mit Eisenoxydsalzen eine blauschwarze Fällung, die auf Zusatz von Schwefelsäure wieder verschwindet; sie fällt ferner aus Leimlösungen den Leim vollständig aus. Für den technischen Gebrauch kommt das Tannin weniger hell und locker, doch von ziemlich gleicher Reinheit in den Handel.

Man stellt das Tannin heute fast ausschliesslich aus den chinesischen Galläpfeln (s. d.) dar, da diese einen noch grösseren Gerbsäuregehalt als die türkischen Galläpfel haben, ausserdem auch weit billiger und leichter zu pulvern sind. Man zieht die grobgepulverten Galläpfel in geschlossenen Gefässen mittelst einer Mischung, bestehend aus 30 Vol. absolutem Aether, 5 Vol. Wasser und 2 Vol. Weingeist, aus; der syrupdicken Lösung wird die Hauptmenge des Aethers durch Destillation entzogen und die letzten Reste werden in offenen Schaalen unter häufigem Umrühren abgedunstet. Um dem Tannin die im Handel so beliebte lockere Form zu geben, wird folgendes Mittel angewandt. Die dem Destillirapparat entnommene, schon ziemlich dicke Masse wird in eine Spritze mit feinen Oeffnungen gefüllt und auf heisse Metallplatten gespritzt; hierdurch bläht sich die zähe Masse stark auf und lässt sich leicht zu einem sehr lockeren Pulver zerreiben. Das zuweilen in den Preiskuranten mit Tanninum crystallisatum bezeichnete Präparat ist nichts weiter als das gewöhnliche Tannin, welches man durch Aufstreichen auf Glas oder Porzellanplatten und nachheriges langsames Austrocknen in dünne, ziemlich durchsichtige Lamellen gebracht hat.

Anwendung. Medizinisch innerlich in kleinen Dosen bei Durchfall, Ruhr, inneren Blutungen; äusserlich als adstringirendes Mittel zu Gurgel- und Mundwässern, Injektionen, bei Nasenbluten etc. etc. In der Technik in Verbindung mit Leim als Klärmittel für Bier und Wein; in grossen Mengen namentlich als Beize für Anilinfarben auf Baumwolle.

Prüfung. Das Tannin muss sich in 5 Th. destillirtem Wasser fast völlig klar lösen und beim Verbrennen auf dem Platinblech nur einen kaum nennenswerthen Rückstand hinterlassen.

Acidum tartaricum. Weinsteinsäure, Weinsäure.

$$2 HO, C^8 H^4 O^{10} \text{ oder } C_4 H_6 O_6.$$

Grosse, farblose, sehr harte, prismatische Krystalle oder Krystallkrusten, die vollständig geruchlos, von rein saurem Geschmack, luftbeständig und in ca. 1 Th. Wasser oder 3 Th. Alkohol völlig löslich sind.

Erhitzt schmelzen sie bei 135^0 zu einer klaren Flüssigkeit, später verkohlen und verbrennen sie unter Entwickelung von Karamelgeruch.

Sie ist eine zweibasische Säure, die Salze mit 1 oder 2 Atomen Basis liefert und kommt in einer Menge von Früchten vor; technisch wird sie aber stets aus dem Weinstein, dem Ablagerungsprodukt des Traubensaftes (s. d.), bereitet. Man wandelt den Weinstein, Kaliumbitartrat, zuerst in weinsauren Kalk um und zersetzt diesen mit einer berechneten Menge Schwefelsäure. Die entstandene Weinsäurelösung wird in Bleipfannen eingedampft, zur Krystallisation gebracht und — wenn für medizinische Zwecke — noch einmal in Porzellangefässen umkrystallisirt.

Anwendung. Medizinisch als kühlendes Mittel, namentlich zur Bereitung des Brausepulvers; technisch vielfach statt der Citronensäure, welche sich aber weit besser zur Bereitung von Limonaden, Punschextrakten etc. eignet; ferner auch in der Färberei und Zeugdruckerei.

Prüfung. Auf freie Schwefelsäure, die sich häufig bei nicht umkrystallisirter Säure findet, durch Zusatz von Chlorbarium zur schwachen wässerigen Lösung; ferner auf Blei (aus den Bleipfannen) durch Schwefelwasserstoff.

Weinsteinsäure, welche freie Schwefelsäure enthält, wird an der Luft etwas feucht.

Die Pulverung der Weinsteinsäure darf nur in steinernen Mörsern vorgenommen werden.

Acidum valerianicum.   Baldriansäure.

$$HO, C^{10} H^9 O^3 + 2 HO \text{ oder } C_5 H_{10} O_2, H_2 O.$$

Sie ist eine farblose Flüssigkeit von eigenthümlichem, baldrian-
ähnlichem Geruch und brennend scharfem, etwas saurem Geschmack;
spez. Gew. 0,950—0,955. Bei — 15⁰ erstarrt sie, ihr Siedepunkt liegt
bei 175⁰, in 28—30 Th. Wasser ist sie löslich. Dargestellt wird sie
entweder aus der Baldrianwurzel, in welcher sie neben Baldrianöl enthalten ist, oder künstlich durch Oxydation des Amylalkohols (Fuselöls)
mittelst Kaliumbichromat und Schwefelsäure. Medizinisch findet sie
für sich keine Verwendung, sondern nur zur Darstellung baldriansaurer
Salze; technisch ist sie wichtig für die Herstellung der sog. Fruchtaether, bei welchen sie als baldriansaurer Aethyl- oder Amylaether
Verwendung findet.

Aether (rectificatus seu sulfuricus).   Aether, Schwefelaether, Naphta.

$$C^4 H^5 O \text{ oder } C_4 H_{10} O.$$

Klare, wasserhelle, sehr leicht bewegliche Flüssigkeit von eigenthümlichem Geruch und brennendem Geschmack. Er ist sehr flüchtig,
siedet schon bei 34 bis 36⁰ und hat ein spez. Gew. von 0,724—0,728.
Mit fetten und aetherischen Oelen, ebenso mit Alkohol ist er in jedem
Verhältniss mischbar; Wasser nimmt ca. $^1/_{10}$ des Vol. an Aether auf,
umgekehrt lösen 35 Th. Aether 1 Th. Wasser. Angezündet brennt er
mit bläulicher, russender Flamme.

Aether, welcher längere Zeit mit Luft in Berührung ist, nimmt
Sauerstoff auf unter Bildung von Essigsäure; Aetherdampf, mit Luft
gemengt, explodirt heftig.

Ausser dem eben beschriebenen Aether, welcher noch nicht absolut
reines Aethyloxyd ist, kommen im Handel noch andere Sorten vor,
ein schwächerer bis zu einem spez. Gew. von 0,750 und ein stärkerer,
sog. absoluter Aether, von 0,720 spez. Gew.

Aether, genauer Aethylaether, kann betrachtet werden als das
Oxyd des Aethyls ($C^4 H^5$), während der gewöhnliche Alkohol als
Oxydhydrat ($C^4 H^5 O, HO$) des Aethyls anzusehen ist, oder nach neuerer
Ansicht als ein Oxyd des Alkohols, wobei 2 Molekülen desselben ein
Molekül Wasser ($H_2 O$) entzogen wird. $(C_2 H_5 . O H)_2 — H_2 O =$
$C_4 H_{10} O$.

Die Darstellung des Aethers, eine wegen der sehr leichten Entzündlichkeit äusserst gefährliche Operation, geschieht in chemischen
Fabriken in der Weise, dass man zu kochendem Alkohol in eine Destillirblase vorsichtig Schwefelsäure fliessen lässt. Diese entzieht demselben 1 Atom Wasser und bleibt als verdünnte Schwefelsäure im
Destillirgefäss zurück. Der Vorgang hierbei ist kein so einfacher, wie
es auf den ersten Blick scheint, sondern es entsteht nach genaueren

Forschungen zuerst eine Verbindung der Schwefelsäure mit dem Aethyl-oxyd, die sog. Aetherschwefelsäure, welche aber bald wieder in Aether und Säurehydrat zerfällt. Das zuerst gewonnene Destillat wird dann durch Rektifikation gereinigt und auf die gewünschte Stärke gebracht.

Anwendung. Medizinisch innerlich in mancherlei Mischungen als anregendes belebendes Mittel; äusserlich mittelst der Aetherspritze als lokales Betäubungsmittel; ferner zur Darstellung von Collodium, aeth. Extrakten etc. In der chemischen Industrie ist der Aether eines der am meisten gebrauchten Lösungsmittel für Alkaloide und eine Menge anderer Körper.

Prüfung. Auf einen etwaigen Säuregehalt durch angefeuchtetes Lackmuspapier; auf die Stärke durch Schütteln von 10 Th. Aether mit 10 Th. Wasser in einem graduirten Cylinder; hierbei darf nach dem Absetzenlassen die Menge des Wassers sich nur um 1 Th. ver-mehrt haben; stärkere Zunahme zeigt einen grösseren Gehalt an Alkohol an, als der Aether besitzen darf.

Der Aether erfordert wegen seiner ungemein leichten Entzündlich-keit, noch mehr wegen seiner Explosionsgefahr bei der Mischung seines Gases mit Luft, die allergrösste Vorsicht. Beim Umfüllen benutze man stets einen Trichter und beleuchte den Raum, wenn nöthig, nur von Aussen, da offenes Licht schon auf 6—8 Schritte Distanz ent-zünden kann. Wegen seiner grossen Ausdehnung bei höheren Tempe-raturen dürfen die Gefässe nur etwa zu $^4/_5$ gefüllt werden. Im Laden bewahre man stets nur ein kleines Quantum auf, die Vorräthe an möglichst kühlem Orte. Für den Eisenbahntransport müssen tadelfreie Ballons mit gutem Verschluss, oder in Sägespähne und Holzkisten verpackte starke Flaschen verwendet werden; die Beförderung geschieht nur mit den sog. Feuerzügen.

Aether aceticus. Essigaether, Essignaphta, essigsaurer Aethylaether.
$C^4 H^5 O$, $C^4 H^3 O^3$ oder $C_2 H_3 (C_2 H_5) O_2$.

Klare, farblose, flüchtige Flüssigkeit von eigenthümlichem, er-frischendem, an Essigsäure erinnernden Geruch; spez. Gew. 0,900 bis 0,904; Siedepunkt 74—76⁰. 17 Th. Wasser lösen 1 Th. Essigaether, 28 Th. Essigaether wiederum 1 Th. Wasser. Mit Alkohol ist er in jedem Verhältniss mischbar.

Der Essigaether (essigsaures Aethyloxyd) wird durch Destillation eines Gemenges von Alkohol, Schwefelsäure und essigsaurem Natron mit nachfolgender Rektifikation (wenn nöthig über Chlorcalcium) ge-wonnen.

Anwendung. Medizinisch in ähnlicher Weise wie der gewöhn-liche Aether, sonst vielfach als Zusatz zu Fruchtaether, Cognaces-senz etc.

Prüfung. Auf Säuregehalt und Stärke, wie bei dem gewöhnlichen Aether.

Der Essigaether ist zwar nicht so feuergefährlich als der gewöhnliche, muss aber doch immerhin mit Vorsicht behandelt werden. Er wird leicht sauer, namentlich wenn er dem Licht ausgesetzt ist. Man kann diese Säuerung durch Schütteln mit etwas trockenem Natriumbicarbonat und nachheriges Filtriren fortnehmen.

Aether chloratus. Chloraether, Chloraethyl.

Das reine Chloraethyl ist eine spezifisch schwere, im Wasser untersinkende und nicht mit demselben mischbare Flüssigkeit von angenehmem, aetherischem Geruch; doch ist es in reinem Zustande nicht gebräuchlich, sondern nur in der Verdünnung mit Weingeist, als

Spiritus aetheris chlorati seu Spir. muriatico-aethereus.
Versüsster Salzgeist.

Klare, farblose, neutrale, vollständig flüchtige Flüssigkeit von angenehmem, aetherischem Geruch und gewürzhaftem, etwas süsslichem Geschmack. Spez. Gew. 0,838—0,844.

Er wird bereitet durch Destillation eines Gemenges aus Braunstein, Spiritus und Salzsäure, Ausschütteln des ersten Destillats mit trockenem Natriumcarbonat und nachfolgender Rektifikation. Er muss in gut verkorkten, vor Licht und Luft geschützten Flaschen aufbewahrt werden, um erneute Säuerung zu vermeiden und findet jetzt nur wenig medizinische Verwendung, so dass die neueste Pharmakopoe das Präparat nicht mehr aufgenommen hat.

Anwendung. Nur selten als Zusatz zu spirituösen Getränken.

Aether nitrosus. Salpetrigsaures Aethyloxyd.
$C_4 H_5 O, NO_3$ oder $N (C_2 H_5) O_2$.

Auch diese Verbindung bildet im reinen Zustande keine Handelswaare, sondern nur in der Mischung mit Weingeist, als

Spiritus aetheris nitrosi seu Spir. nitrico-aethereus seu
Spir. nitri dulcis. Salpeter-Aetherweingeist, versüsster Salpetergeist.

Klare, farblose oder schwach gelbliche Flüssigkeit von angenehmem, aetherischem, obstartigem Geruch und anfangs süsslichem, nachher scharfem Geschmack. Neutral, völlig flüchtig, mit Wasser klar mischbar. Spez. Gew. 0,840—0,850.

Prüfung siehe Pharmakopoe.

Er wird bereitet, indem man ein Gemisch von Weingeist und Salpetersäure 12 Stunden stehen lässt und dann vorsichtig aus dem

Wasserbade destillirt. Das erste Produkt wird mit Magnesia geschüttelt, dann dekantirt und rektifizirt.

Anwendung. Nur selten medizinisch als belebendes Mittel, hie und da auch als Geschmackskorrigens namentlich für Balsamum copaivae; ferner auch als Zusatz zu Fruchtaether und Spirituosen.

Der Salpeteraether wird der besseren Haltbarkeit wegen über einigen Krystallen von Kaliumtartrat, vor Luft und Licht geschützt, aufbewahrt, da er sich andernfalls unter Bildung von allerlei Umsetzungsprodukten, wie Salpetersäure, Essigsäure, Aldehyd etc. zersetzt.

Ausser den hier aufgeführten Aetherarten (wir bemerken, dass man die zusammengesetzten Aether, zur Unterscheidung von den einfachen, vielfach „Ester" nennt) kommen noch eine grosse Reihe verschiedener anderer Aethyl- oder Amylaether, namentlich in Verbindung mit Essigsäure, Ameisensäure, Buttersäure, Valeriansäure, Benzoësäure u. A. m. im Handel vor, die alle in chemischen Fabriken hergestellt werden und zur Bereitung von Fruchtaethern und Spirituosenessenzen vielfach Verwendung finden. Es würde uns zu weit führen, wollten wir diese zahlreichen Artikel hier einzeln besprechen. Wer sich für die Fabrikation von Fruchtaethern etc. interessirt, den verweisen wir auf ein kleines Werk von Prof. C. Hofmann, Berlin bei Friedrich Stahn, „Chemisch-technisches Universal-Receptbuch".

Aethylalkohol.
$C^4 H^5 O, HO$ oder $C_2 H_6 O$.

Der Name Alkohol, welcher von diesem Körper auf eine ganze Reihe chemisch ähnlicher Körper (in homologer Zusammensetzung) übertragen ist, stammt aus dem Arabischen; denn arabische Aerzte haben den Stoff seiner Zeit zuerst dargestellt und in den abendländischen Arzneischatz eingeführt. Ursprünglich wurde er nur für medizinische Zwecke hergestellt und verbraucht; erst ganz allmälig hat er sich die merkantile Bedeutung errungen, die er heute besitzt, wo Millionen Hände mit seiner Herstellung und seinem Vertrieb beschäftigt sind. Diese Bedeutung hat er erst dadurch erlangt, dass neben seinem Verbrauch zu alkoholischen Getränken kolossale Massen im technischen Gross- und Kleingewerbe verarbeitet werden. Aethylalkohol ist der erregende, später berauschende Bestandtheil aller gegohrenen, sog. geistigen Getränke.

Die Rohmaterialien, aus welchen er hergestellt wird, sind sehr verschiedener Natur; theils sind es zuckerhaltige Früchte und sonstige Pflanzensäfte, theils Reis, Mais, Cerealien, Kartoffeln und eine grosse

Menge anderer Stoffe, welche aber alle einen gemeinsamen Bestandtheil
enthalten, das Stärkemehl, resp. den aus demselben entstandenen
Zucker. Dieser Letztere allein, in welchen alles Stärkemehl erst übergeführt werden muss, liefert uns den Aethylalkohol des Handels, in
welcher Form und unter welchem Namen er auch vorkommen mag.
Man hat allerdings versucht, Alkohol direkt aus der Holzfaser (Cellulose), die sich ebenfalls durch Behandeln mit verschiedenen chemischen
Agentien in Zucker überführen lässt, darzustellen. Auch ist es gelungen, den Alkohol synthetisch, d. h. künstlich, aus seinen Bestandtheilen zusammenzusetzen, doch haben diese Versuche bis jetzt nur
einen theoretischen, aber keinen praktischen Werth.

Der Aethylalkohol kommt nur zum allerkleinsten Theil in reinem,
der obigen Formel entsprechendem Zustande in den Handel, fast immer
ist er mehr oder weniger wasserhaltig. Man pflegt gewöhnlich nur die
reine, absolut wasserfreie Waare mit Alkohol oder Alkohol absolutus
zu bezeichnen, während Mischungen von 80—95 % Gehalt, mit Sprit
oder Spiritus (vini), Weingeist, bezeichnet werden. Mischungen von
50 % und darunter pflegt man Branntwein zu nennen, eine Bezeichnung, die, weil von gebranntem Wein herstammend, in Wirklichkeit
nur dem Cognac und ähnlichen, aus dem Wein hergestellten Spriten
zukommt.

Selten pflegen die verschiedenen Alkoholmischungen gänzlich frei
zu sein von anderen, aus der Bereitung herrührenden Stoffen. Theils
sind es Spuren von Aldehyd, theils andere, schwerer siedende Alkohole, die sog. Fuselöle, theils Säuren oder durch diese entstandene
Aether. Oft müssen diese Beimengungen durch besondere Reinigungs-
prozesse und durch Rektifikation entfernt werden, oft aber sind gerade diese minimalen Beimengungen von Aethern etc. ungemein wichtig
für die Werthschätzung der Waare. Wir erinnern an Rum, Cognac,
Arrac.

Die Hauptmaterialien für die Bereitung des Sprits im Grossen
sind in den europäischen Ländern das Korn, unter diesem der Roggen,
dann vor Allem die Kartoffeln, welche die weitaus grössten Mengen
liefern. Die Darstellung zerfällt, abgesehen von der später erfolgenden
Reinigung, in zwei in sich abgeschlossene Manipulationen, „der Gährung", d. h. der Umwandlung des Stärkemehls resp. Zuckers in Alkohol und „der Destillation", d. h. der Abscheidung des gebildeten Alkohols aus den Gährungsflüssigkeiten.

Die erste Operation, gewöhnlich das „Maischen" genannt, ist
natürlich verschieden nach den Rohmaterialien, welche gemaischt werden sollen. Sind es Cerealien, so werden diese zuerst erweicht, dann
gequetscht, mit mässig warmem Wasser zu einem Brei angerührt und
mit einem Zusatz von Malzauszug versetzt. Die Diastase des Malzes
wandelt das Stärkemehl (wie wir schon beim Artikel „Dextrin" und

„Stärkezucker" gesehen haben) in Zucker um. Nach vollendeter Umwandlung, die mittelst der Jodprobe konstatirt wird, setzt man Hefe
zu und in der nun eintretenden Gährung zerfällt der Zucker in Kohlensäure und Alkohol, und zwar 1 Molekül Zucker in 2 Moleküle
Alkohol und 2 Moleküle Kohlensäure. Werden Kartoffeln angewandt,
so verfährt man folgendermassen: die gewaschenen Kartoffeln werden
mittelst Dampf gar gekocht, dann auf eigenen Apparaten fein zerquetscht und mittelst mässig warmen Wassers in einen gleichmässigen
Brei verwandelt, der nun wie oben mit Malz, nachher mit Hefe behandelt wird. Neuerdings hat man hie und da angefangen, die Umwandlung des Stärkemehls der Kartoffeln nicht durch Malz, sondern
durch Kochen mit verdünnter Schwefelsäure zu bewirken und dann
die freie Schwefelsäure durch Kalk zu neutralisiren. Sobald die ganze
Maische, wie der technische Ausdruck lautet, weingar, d. h. aller
Zucker in Kohlensäure und Alkohol umgesetzt ist, wird sie in die
Destillirgefässe gepumpt, und nun beginnt der zweite Theil der Arbeit
„die Trennung des Alkohols vom grössten Theil des Wassers und den
festen Bestandtheilen der Maische". Früher, als man nur die aller-
einfachsten Destillirapparate, bestehend aus Blase und Kühlschlange,
anwandte, war das Produkt der ersten Destillation stets ein verhältnissmässig dünner Branntwein; denn wenn der Alkohol auch schon bei
einigen 80° siedet, so hat er doch, wegen seiner Affinität zum Wasser,
die Fähigkeit, grosse Quantitäten Wasserdampf bei dieser Temperatur
mit sich zu nehmen. Es bedurfte dann mehrfacher Rektifikationen,
um dem Sprit eine Stärke von 90—95 % zu geben. Heute hat
man die Destillirapparate derartig vervollkommnet, dass es dem Brenner
gelingt, von vornherein diese Stärke zu erreichen.

Man hat hierzu Apparate von sehr verschiedener Konstruktion, deren
Grundprinzip meistens darauf beruht, dass die Abkühlung der alkohol-
haltigen Wasserdämpfe in verschiedenen Abtheilungen nach und nach
vorgenommen wird. Auf diese Weise werden in den ersten Abtheilungen, wo die Abkühlung nur eine sehr schwache ist, hauptsächlich
Wasserdämpfe verdichtet, die später wieder in die Blase zurückgeleitet
werden, während die folgenden Abtheilungen ein immer stärker werdendes Produkt liefern. Die höchste Stärke, welche sich überhaupt
durch Destillation erreichen lässt, ist 95 %; die letzten 5 % Wasser
lassen sich nur durch später zu besprechende, chemische Operationen
entfernen. Der bei der ersten Destillation gewonnene Sprit heisst
„Rohsprit" und wird gewöhnlich in besonderen Fabriken einem weiteren Reinigungsprozess unterworfen. Zu bemerken ist übrigens dabei,
dass bei den oben beschriebenen Apparaten der grösste Theil der Fuselöle in den vorderen Abtheilungen, den sog. Dephlegmatoren, verdichtet wird, so dass das Endprodukt verhältnissmässig rein ist und
für eine Menge von Zwecken vollständig genügt. Um die letzten

Reste der Fuselöle zu entfernen (sie bestehen aus Propyl-, Amyl- und Butylalkohol in verschiedenen Mischungen, je nach dem Rohmaterial, Kartoffelsprit enthält fast nur Amylalkohol), hat man sehr verschiedene Methoden vorgeschlagen und die Entfuselung namentlich mit stark oxydirenden, chemischen Agentien versucht. Man erhält dabei allerdings zum Theil sehr gut riechende Sprite, welche die Fuselöle aber noch grösstentheils, wenn auch in veränderter, gebundener Form, als Ester enthalten. Die Methode, durch welche man immer noch am besten zum Ziele gelangt, ist die Entfuselung durch frisch geglühte Kohle. Man verdünnt den Sprit auf 50 %/0 und lässt ihn langsam durch hohe, mit frisch geglühter Kohle gefüllte Cylinder laufen; die Kohle wirkt hierbei in doppelter Weise, einmal mechanisch, indem sie das Fuselöl auf sich niederschlägt, dann aber auch chemisch durch den in ihr aufgespeicherten, gleichsam kondensirten Sauerstoff, welcher oxydirend, geringe Mengen von Aldehyd bildend, wirkt. Bei der darauf folgenden Rektifikation wird der erste Theil des Destillats, welcher das Aldehyd enthält, als sog. Vorlauf gesondert. Dieser wird später zur Essigsäurebereitung verwandt. Die letzten Destillationsprodukte, der Nachlauf, sind reich an Fuselölen und werden in chemischen Fabriken auf diese hin verarbeitet. Zuweilen wird die Entfuselung mit Kohle auch in der Weise ausgeführt, dass man die Dämpfe, mässig gekühlt, durch grobgekörnte Kohle streichen lässt, um so direkt bei der Rektifikation die Entfuselung vorzunehmen.

Um den wahren Alkoholgehalt einer alkoholischen Mischung, die aber keine wesentlich anderen Bestandtheile enthalten darf als Alkohol und Wasser, festzustellen, bedient man sich allgemein der sog. Aräometer oder Alkoholometer. Diese beruhen auf dem Prinzip, dass ein in eine Flüssigkeit getauchter Körper ein dem seinigen gleiches Volumen Wasser verdrängt und von seinem Gewichte eben so viel verliert als die verdrängte Wassermenge wiegt. Je nachdem nun die das Aräometer bildende Spindel mehr oder weniger in die Flüssigkeit einsinkt, erfährt man das spez. Gew. derselben, aus welchem man dann den Gehalt an absolutem Alkohol berechnen kann. Die Alkoholometer von Tralles und Richter sind die gebräuchlichsten. Beide sind Prozentalkoholometer, d. h. sie geben durch die Zahl, bis zu welcher sie einsinken, an, wie viel Prozent an absolutem Alkohol in je 100 Th. enthalten sind. Sie unterscheiden sich aber dadurch, dass Tralles nach Volumprozenten, Richter nach Gewichtsprozenten rechnet. Das Alkoholometer von Tralles ist im Deutschen Reiche das gesetzliche Mittel für die Bestimmung des Alkoholgehaltes.

Nach Prof. R. von Wagner giebt folgende Tabelle eine Vergleichung der beiden Skalen unter einander und mit den wahren Gewichtsprozenten, sowie das entsprechende spez. Gew. an und zwar bei einer Temperatur von 15⁰.

Spez. Gew.	Wahre Gewichtsprozente.	Angebliche Gewichtsprozente nach Richter	Volumprozente nach Tralles
0·990	4·99	5	6·23
0·981	11·11	10	13·73
0·972	18·12	15	22·20
0·964	24·83	20	30·16
0·956	29·82	25	36·50
0·947	35·29	30	42·12
0·937	40·66	35	48·00
0·926	46·00	40	53·66
0·915	51·02	45	58·82
0·906	54·85	50	62·65
0·899	60·34	55	67·96
0·883	64·79	60	72·12
0·872	69·79	65	76·66
0·862	74·66	70	80·36
0·850	78·81	75	84·43
0·838	83·72	80	88·34
0·827	88·36	85	91·85
0·815	92·54	90	95·05
0·805	96·77	95	97·55
0·795	99·60	100	99·75

Der absolute, wie überhaupt der konzentrirte Alkohol, zieht begierig Wasser an; hierauf beruht die Anwendung desselben bei anatomischen Präparaten. Er bildet mit dem Wasser augenscheinlich mehrere chemische Verbindungen (Hydrate), denn wenn man starken Alkohol mit Wasser mengt, so tritt eine Erwärmung des Gemisches und zugleich eine Zusammenziehung ein, das Volum vermindert sich. Mengt man z. B. 53,9 Vol. Alkohol mit 49,8 Vol. Wasser, so ist das Vol. der Mischung nicht 103,7, sondern 100 Vol. Diese Mischungsverhältnisse entsprechen ziemlich genau der Formel $C_2 H_6 O + 3 H_2 O$. Ueber eine solche Verdünnung hinaus tritt keine Erwärmung und Zusammenziehung mehr ein. In Folgendem geben wir nach Dr. Freise's Drogisten-Kalender eine

Tabelle zur Berechnung der Wassermenge, um 100 Maass stärkeren Weingeist zu Weingeist von geringerer Stärke umzuwandeln.

	95 Proz. Alkohol	94 Proz. Alkohol	93 Proz. Alkohol	92 Proz. Alkohol	91 Proz. Alkohol	90 Proz. Alkohol	85 Proz. Alkohol	80 Proz. Alkohol	75 Proz. Alkohol	70 Proz. Alkohol	65 Proz. Alkohol	60 Proz. Alkohol	55 Proz. Alkohol
90	6·4	5·1	3·8	2·5	1·3								
85	13·3	11·9	10·6	9·2	7·9	6·6							
80	20·9	19·5	18·1	16·6	15·2	13·8	6·8						
75	29·5	27·9	26·4	24·9	23·4	21·9	14·5	7·2					
70	39·1	37·5	35·9	34·3	32·6	31·0	23·1	15·3	7·6				
65	50·2	48·4	46·7	45·0	43·2	41·5	33·0	24·6	16·4	8·1			
60	63·0	61·1	59·2	57·3	55·5	53·6	44·4	35·4	26·4	17·6	8·7		
55	78·0	76·0	73·9	71·9	69·9	67·8	57·9	48·0	38·3	28·6	19·0	9·5	
50	95·9	93·6	91·4	89·2	87·0	84·8	73·9	63·1	52·4	41·8	31·3	20·8	10·4
45	117·5	115·1	112·6	110·2	107·7	105·3	93·3	81·3	69·5	57·8	46·1	34·5	22·9
40	144·4	141·7	139·0	136·2	133·5	130·8	117·3	104·0	90·8	77·6	64·5	51·5	38·5
35	178·7	175·6	172·5	169·4	166·3	163·3	148·0	132·8	117·8	102·8	87·9	73·1	58·3

Der Gebrauch vorstehender Tabelle ist höchst einfach. Gesetzt den Fall, man wolle 95 prozentigen Weingeist in 85 prozentigen umwandeln, so hat man nach der Tabelle auf 100 Maass 95 prozentigen Weingeist 13,3 Maass Wasser zuzusetzen; oder es soll 75 prozentiger Weingeist in 35 prozentigen Weingeist umgewandelt werden, so sind zu 100 Maass 75 prozentigen Weingeist 117.8 Maass Wasser zu nehmen.

Bei der Prüfung des Weingeistes kommt, ausser der Bestimmung seines Gehaltes an absolutem Weingeist durch das Alkoholometer, vor Allem Geruch und Geschmack in Betracht; beide müssen nur den eigenthümlichen Geruch und Geschmack des Weingeistes zeigen und frei von allen fremden Beimengungen sein. Den Geschmack prüft man in starker Verdünnung; den Geruch entweder durch Verreibung in der Hand oder noch besser dadurch, dass man in ein Gefäss mit siedend heissem Wasser ca. 1 Gramm des zu prüfenden Alkohols giesst; hierbei tritt nach einigen Augenblicken etwaiger Fuselgeruch deutlich hervor. Eine genauere Prüfung auf Amylalkohol (Fuselöl) giebt die Pharmakopoe an. Sie lässt 50 g mit einem Zusatz von 10 Trpf. Kalilauge bis auf etwa 5 g verdunsten und den Rückstand mit verdünnter Schwefelsäure übersättigen. War Fuselöl vorhanden, so tritt der Geruch jetzt deutlich hervor.

Spiritus vini absolutus seu Alkohol absolutus. Absoluter Weingeist.

Klare, farblose, leicht bewegliche Flüssigkeit, von reinem, weingeistigem Geruch und einem spez. Gew. von 0,793 bei 15^0. Er siedet bei 78^0 und erstarrt selbst nicht bei $- 90^0$. Entzündet brennt er mit wenig leuchtender, bläulicher, nicht russender Flamme. Der Geschmack ist unverdünnt sehr brennend (wohl namentlich wegen der Wasserentziehung); unverdünnt ist er direkt giftig.

Der käufliche absolute Alkohol enthält fast immer noch Spuren (etwa 1 $^0/_0$) Wasser. Er wird dargestellt, indem man Sprit von 95 $^0/_0$ mit geschmolzenem, also wasserfreiem Chlorcalcium oder mit Aetzkalk behandelt und bei der Rektifikation nur etwa $^4/_5$ abzieht.

Prüfung. Man stellt sich durch Erwärmen ein wenig völlig wasserfreien Kupfervitriol her und übergiesst das entstandene, fast weisse Pulver mit dem zu prüfenden Alkohol. Ist er wirklich absolut, (1 $^0/_0$ Wasser kommt nicht in Betracht) so bleibt das Pulver unverändert; ist der Wassergehalt stärker, so wird das Pulver blau, weil es das überschüssige Wasser bindet und wieder zu blauem Kupfersulfathydrat wird.

Anwendung. In der Photographie; zum Verschneiden der aeth. Oele, da er sich mit diesen in jedem Verhältniss klar mischt.

Spiritus vini Gallicus. Franzbranntwein.

Unter dem Gesammtnamen Franzbranntwein versteht man jeden aus Wein, Weintrestern und sonstigen Weinabfällen durch Destillation gewonnenen Sprit. Er wird übrigens nicht nur, wie der Name sagt, in Frankreich, sondern namentlich auch in Spanien in grossen Massen fabrizirt. Seine Qualität ist je nach den angewandten Materialien und der Art des Weines ungemein verschieden. Einzelne Sorten haben, namentlich wenn sie erst gelagert, einen sehr feinen, lieblichen Geruch und einen trotz des ziemlich starken Alkoholgehaltes milden Geschmack. Die weitaus geschätzteste Sorte ist der Cognac, genannt nach dem gleichnamigen Orte im Departement Charente. Er ist frisch ebenso farblos wie jeder andere Sprit, wird aber durch Lagern in eichenen Fässern allmälig gelb, zugleich aber auch dabei von kräftigerem Arom. Leider ist nur der wenigste Cognac des Handels echt, selbst wenn er aus Frankreich stammt. Sehr viel wird er auch dort einfach durch Destillation von gutem Kartoffelsprit über Weintrester und Weinhefe, sog. Drusen, fabrizirt und die gelbe Farbe des Alters durch Zuckercouleur hergestellt. Neuerdings wird auch am Rhein ein deutscher Cognac von vorzüglicher Qualität gewonnen. Ein anderer sehr kräftig riechender Weinsprit, der auch bei uns in Deutschland vielfach zum Verschneiden benutzt wird, ist der sog. Armagnac.

Wenn der Franzbranntwein nicht als Cognac zu Trinkzwecken verkauft wird, sondern, wie dies vielfach geschieht, zu Einreibungen, Kopfwaschungen etc., so genügt wohl vollständig ein selbst bereiteter, künstlicher Franzbranntwein, den man durch Parfümiren eines reinen Sprits von 60° mit etwas Cognacessenz und Gelbfärben mit etwas Zuckercouleur herstellt.

Die Unterscheidung des echten Cognacs von sog. Façonwaare, d. h. künstlichem Cognac aus Sprit, Wasser und Essenz, ist, wenn diese Mischung abgelagert, nicht immer ganz leicht. Die Verdunstungsprobe mit heissem Wasser führt bei einiger Uebung immer noch am besten zu einem Resultat.

Das Arom des Cognacs beruht ausser auf einigen anderen flüchtigen Bestandtheilen des Weines namentlich auf Gegenwart von Cognacöl oder Oenanthaether (s. d.). Aus einer Lösung dieses Aethers in Alkohol besteht daher jede Cognacessenz in der Hauptsache.

Spiritus sacchari. Rum oder Taffia.

Echter Rum wird hergestellt durch Vergährenlassen des Zuckerrohrsaftes unter Zusatz von Rohrzuckersyrup (Melasse) und allen möglichen zuckerhaltigen Abgängen der Fabriken. Rum wird überall dort fabrizirt, wo Zuckerrohr gebaut und verarbeitet wird, doch sind es namentlich die westindischen Inseln, welche den europäischen Markt versorgen. Hier ist wieder der Rum von Jamaica die geschätzteste Waare; Barbados, Demerara und andere Sorten sind weniger beliebt. Ueberhaupt weicht selbst der echte westindische Rum in seinen einzelnen Sorten ganz bedeutend von einander ab, jedenfalls begründet in

24*

der mehr oder minder grossen Sorgfalt und in der Auswahl der Materialien bei der Fabrikation. Gewiss ist, dass zur Erzeugung eines wirklichen Rums frischer Zuckerrohrsaft mit verwandt werden muss, denn Syrup allein, der allerdings auch dort überall beim Brennen mit verwandt wird, liefert für sich vergohren, wie dies in England massenweise geschieht, keinen Rum, sondern nur guten Sprit. Das Aroma des Rums ist ein ganz eigenthümliches, nicht zu beschreibendes, soll aber vielfach auch auf den Antillen noch durch allerlei Zusätze verstärkt werden; z. B. Ananas-Rum durch Zusatz von Ananasfrüchten bei der Destillation. Der Alkoholgehalt schwankt zwischen 50—70 $^0/_0$. Frisch destillirt ist der Rum vollständig farblos, doch wird er gleich an Ort und Stelle mit Zuckercouleur aufgefärbt. Er soll in frischem Zustande ungemein scharf, für europäische Zungen ungeniessbar sein, muss daher längere Zeit lagern.

In Europa wird der echte Rum, um billige Sorten herzustellen, oft mit der 3—4 fachen Menge Spritmischung von oben genannter Stärke versetzt. Ein solcher Rum heisst Verschnittrum und ist, wenn länger gelagert, kaum als solcher zu erkennen.

Façonrum heissen die gänzlich künstlichen Mischungen aus Sprit, Wasser, Rumessenz und Couleur.

Bei der Prüfung auf die Güte des Rums muss Geruch und Geschmack den alleinigen Ausschlag geben.

Wie bei der Rohrzuckerfabrikation hat man auch bei der von Rübenzucker vielfach eine Spritfabrikation mit derselben verbunden, namentlich um die als Speisesyrup nicht verwendbare Rübenmelasse zu verwerthen. Der dabei erhaltene Sprit ist aber von derartig üblem Geruch (wovon er sich auch durch keine Reinigung befreien lässt), dass er nur für Lacke oder Brennzwecke verwandt werden kann. Neuerdings hat man daher, seitdem man gelernt hat die Melasse durch Strontianit zu entzuckern, vielfach die Rübenspritfabrikation aufgegeben.

Spiritus oryzae.   Arrac. Rack.

Der Arrac wird in Ostindien aus Reis unter Zusatz verschiedener anderer Stoffe, namentlich Palmsaft und Rohrzucker, bereitet. Er ist völlig farblos, von höchst angenehmem, in den einzelnen Sorten aber ziemlich verschiedenem Geruch. Sein Alkoholgehalt schwankt zwischen 45—60 $^0/_0$. Reiner Arrac ist absolut fuselfrei; überhaupt ist sein Arom so eigenthümlich feiner Natur, dass die künstliche Nachahmung desselben kaum möglich ist; sog. Façonarrac ist daher leicht am Geruch zu erkennen. Die geschätztesten Sorten sind Goa- und Batavia-Arrac.

Der „Toddy" der Engländer soll eigentlich nur aus Palmenzucker. namentlich aus dem Blüthenschaft der Palme vergohren werden: doch wird meistens Arrac dafür substituirt.

Von anderen Spiritus- resp. Branntweinarten, die aber meist nur lokale Bedeutung haben, nennen wir Pflaumenbranntwein (Slibowicz) Kirschbranntwein, Entian (durch Vergähren der Entianwurzel erhalten), Wachholderbranntwein oder Genéver etc. etc.

Die Verarbeitung des Spiritus zu Likören, Bittern, Punschextrakten etc. bietet für manchen Drogisten, namentlich in kleineren Orten, ein recht lohnendes Nebengeschäft. Wer sich hierüber weiter unterrichten will, dem stehen viele Bücher zu Gebote, welche diese Branche behandeln. Wir nennen hier z. B. „Schedel's Destillirkunst", neu bearbeitet von Dr. Graeger, Weimar bei B. Fr. Voigt, oder „Praktisches Recept-Taschenbuch für Destillation" von Eduard Schubert, Braunschweig bei Vieweg.

Alumen. Alaun.

Mit dem Gesammtnamen Alaun werden heute eine ganze Reihe von Körpern bezeichnet, während man früher darunter nur den sog. Kalialaun verstand. Die Alaune sind Doppelverbindungen von einem Alkalisulfat mit einem Aluminiumsulfat und Krystallwasser. Sie zeichnen sich dadurch aus, dass das Alkali, z. B. das Kalium, beliebig durch Natron oder Ammon, und wiederum die Thonerde durch andere Metalle, welche gleiche Oxyde bilden, wie Eisen oder Chrom ersetzt werden können, ohne dass die physikalischen Eigenschaften der betreffenden Verbindungen sich wesentlich ändern. Im Handel sind namentlich 3 von Wichtigkeit: Der Kali-, der Ammon- und der Chromalaun.

Kalialaun, $KO\,SO^3 + Al^2\,O^3,\ 3\,SO^3 + 24\,HO$ oder $Al_2\,K_2\,(SO_4)_4 + 24\,H_2O$. Bildet grosse, klare, meist octaëdrische Krystalle oder Krystallmassen; sie verwittern an der Luft nur sehr schwach und bedecken sich dadurch mit einem weissen, leichten Pulver. Der Bruch ist glasartig, muschelig; Geschmack süsslich, zugleich zusammenziehend; löslich in $10 - 11$ Th. kaltem und $^3/_4$ Th. kochendem Wasser (die Lösung reagirt stark sauer): unlöslich in Alkohol. Der Alaun enthält ca. 45 % Krystallwasser, in diesem schmilzt er bei 82°, bei höheren Graden verdunstet dasselbe und es entsteht eine weisse, porös schwammige Masse (gebrannter Alaun, s. d.). In der Weissglühhitze giebt das Aluminiumsulfat seine Schwefelsäure ab, es verbleiben Kaliumsulfat und unlösliche Thonerde.

Der Alaun fällt Eiweiss, Leim und bildet mit den meisten Farbstoffen unlösliche Verbindungen, sog. Lacke.

Dargestellt wird der Alaun jetzt grösstentheils in der Weise, dass man schwach geglühten Thon mit Schwefelsäure erhitzt. Es entsteht unter Abscheidung von Kieselsäure Aluminiumsulfat, dessen Lösung mit Kaliumsulfat oder Chlorkalium versetzt wird. Der entstehende

Alaun fällt als Krystallmehl aus und wird durch Umkrystallisiren gereinigt.

In Italien und Ungarn kommt ein natürlicher Alaun vor, der sog. Alunit oder Alaunstein. Dieser besitzt weniger Krystallwasser; aus ihm wird durch schwaches Rösten und nachheriges Auslaugen mit heissem Wasser ein in Würfeln krystallisirender Alaun hergestellt, der unter dem Namen „römischer Alaun" (Alumen Romanum) in den Handel kommt. Eine weitere Handelssorte ist der sog. neutrale Alaun, der in der Technik vielfach benutzt wird; er bildet ein weisses, krystallinisches Pulver und enthält weniger Schwefelsäure als der gewöhnliche Alaun.

Anwendung. Medizinisch innerlich in kleinen Gaben gegen Blutungen, in grösseren Gaben bis zu 2 g gegen Bleivergiftungen (Bleikolik). in Gaben von 20—30 g kann er tödtlich wirken; äusserlich zu Gurgelwässern. Injektionen, zum Einstreuen in eiternde Wunden etc.; technisch zum Weissgerben des Leders: als Klärungsmittel für Flüssigkeiten, namentlich aber in der Färberei als Beize. Er bewirkt hier die innige Verbindung der Faser mit der Farbe, indem er sie in derselben unlöslich macht; ferner in der Papierfabrikation zur Herstellung des sog. geleimten Papieres.

Prüfung. Für medizinische Zwecke und auch für zartere Farben ist es nothwendig, dass der Alaun eisenfrei ist. Man prüft hierauf, indem man die dünne, wässerige Lösung mit einigen Tropfen Blutlaugensalz versetzt; bei Gegenwart von Eisen färbt sie sich blau. Ob Ammoniakalaun vorhanden, erkennt man durch Kochen der wässerigen Lösung mit überschüssiger Natronlauge: es darf sich kein Geruch nach Ammoniak entwickeln.

Alumen ustum. gebrannter Alaun. Weisses, geruchloses Pulver, vom Geschmack und den Eigenschaften des Alauns. Es soll sich in 25 Th. Wasser langsam aber vollständig lösen. Früher wurde das Präparat bereitet durch Schmelzen und Erhitzen des Alauns in Thontiegeln bis ca. 300°, wobei eine leichte, weisse, schwammige Masse entstand. Nach der neuesten Pharmakopöe geschieht die Darstellung in der Weise, dass man 100 Th. Alaunpulver in dünner Schicht so lange bei 50° trocknet, bis sie etwa 30 Th. an Gewicht verloren haben, dann in einer Porzellanschaale im Sandbade unter beständigem Umrühren so lange bei einer 160° nicht übersteigenden Temperatur erhitzt, bis der Rückstand nur 55 Th. beträgt.

Anwendung. Namentlich zu Streu- und Inhalationspulvern: (zur Darstellung von Gurgelwässern, zu welchem Zweck er vom Publikum sehr viel verlangt wird, ist der gebrannte Alaun wegen seiner schweren Löslichkeit unpraktisch, daher ist es besser, hier gewöhnlichen Alaun zu substituiren.) Vielfach wird er auch zum Klären spirituöser Getränke benutzt.

Prüfung. Nur auf seine Löslichkeit: zu stark erhitzter Alaun wird fast unlöslich.

Gebrannter Alaun zieht leicht Feuchtigkeit aus der Luft an, muss daher in gut verschlossenen Glasgefässen aufbewahrt werden.

Alumen ammoniacale, Ammoniakalaun. Wird vor Allem in England dargestellt und benutzt. In ihm ist das Kaliumsulfat ganz oder zum Theil durch Ammonsulfat ersetzt; er enthält noch mehr Krystallwasser (49 $^0{}_0$) und dient technisch zu denselben Zwecken wie der Kalialaun.

Natronalaun wird aus dem Grunde nicht dargestellt, weil das Salz sehr leicht verwittert und zu einem weissen Pulver zerfällt.

Alumen chromicum, Chromalaun. In diesem Präparat ist die Thonerde durch Chromoxyd ersetzt. Es bildet fast schwarze, nur bei durchfallendem Lichte tiefrothe, octaëdrische Krystalle, die sich im Wasser mit tiefvioletter Färbung lösen. Der Chromalaun findet in der Färberei Verwendung.

Aluminium aceticum. Essigsaure Thonerde.

Die essigsaure Thonerde lässt sich nicht trocken darstellen, weil sie sich beim Eindampfen zersetzt. Sie wird nur in Lösung angefertigt, indem man frisch gefälltes und ausgewaschenes Thonerdehydrat, unter Vermeidung von Wärme, noch feucht in Essigsäure löst. Sie bildet eine klare, farblose, schwach nach Essigsäure riechende Flüssigkeit. Findet medizinisch innerlich in kleinen Gaben gegen Bluthusten und Diarrhöen, äusserlich zu Injektionen und Waschungen, ferner zu antiseptischen Verbänden Anwendung: technisch in der Färberei als Beize.

Aluminium sulfuricum purum. Schwefelsaure Thonerde.

$$Al^2 O^3 . 3SO^3 + 18HO \text{ oder } Al_2 (SO_4)_3 + 18H_2 O.$$

Weisse, atlasglänzende, meist schuppenförmige Krystalle; geruchlos, von anfangs süsslichem, nachher stark zusammenziehendem Geschmack. Löslich in 2 Th. kaltem Wasser; die Lösung reagirt stark sauer.

Prüfung s. Pharmakopoe.

Anwendung. Medizinisch gleich der des Alauns, doch soll die Wirkung milder sein.

Aluminium sulfuricum crudum. Rohe schwefelsaure Thonerde (konzentrirter Alaun).

Kommt in derben, weisslichen oder gelben krystallinischen Stücken in den Handel und ist von gleichen Eigenschaften wie das reine Präparat.

Anwendung. Gleich dem Alaun in der Papierfabrikation und der Färberei; vielfach auch als desinfizirendes und klärendes Mittel für schlechte Trinkwässer, Kloaken, Abzugsgräben etc.

Sie wird dargestellt durch Behandeln von Kryolith oder irgend einem möglichst eisen- und kalkfreien, schwach geglühten Thon mit konzentrirter Schwefelsäure. Die entstandene Lösung von schwefelsaurer Thonerde wird von der ausgeschiedenen Kieselsäure getrennt und so weit eingedampft, bis sie nach dem Erkalten zu einer festen Masse erstarrt. Aus diesem Rohprodukt wird das reine durch Umkrystallisiren gewonnen.

Amalgama. Amalgame.

Unter diesem Namen versteht man die Auflösungen von Metallen in Quecksilber. Es giebt deren eine grosse Reihe für die verschiedensten technischen Verwendungen. Für den Drogisten hat namentlich das Zinnamalgam zur Darstellung des Pulvis albicans, Mützenpulver, Interesse. Man bereitet es, indem man 5 Th. Zinn und 6 Th. Quecksilber unter gelinder Erwärmung zusammenreibt und mit 8 Th. Schlemmkreide zu einem Pulver mischt.

Das Amalgam für Elektrisirmaschinen wird durch Zusammenreiben von je 1 Th. geraspeltem Zinn und Zink mit 2 Th. Quecksilber hergestellt.

Das Amalgam zum Plombiren der Zähne wird bereitet, indem man 2 Th. Zinn mit 1 Th. Cadmiummetall unter Kohlenpulver in einem kleinen Tiegel zusammenschmilzt, die entstandene Legirung raspelt und mit so viel Quecksilber zusammenreibt, dass eine weiche Masse entsteht. Das überschüssige Quecksilber muss bei diesem Präparat mittelst Abpressen durch weiches Schafleder entfernt werden.

Ammonium bromatum. Bromammonium. Ammoniumbromid.
$NH^4 Br$ oder $NH_4 Br$.

Ein weisses, krystallinisches Pulver, geruchlos und von salzigem Geschmack; löslich ist es in 2 Th. kaltem Wasser und 150 Th. Weingeist von 90 %.

Es wird dargestellt entweder durch Umsetzen einer wässerigen Lösung von Bromkalium mit Ammonsulfat, Ausscheiden des entstandenen Kaliumsulfats durch Zusatz von Alkohol und nachheriges Krystallisiren, oder durch vorsichtige Sublimation eines Gemisches von 100 Th. trockenem Bromkalium und 55 Th. Ammonsulfat.

Prüfung s. Pharmakopoe.

Anwendung. Medizinisch als nervenberuhigendes Mittel, namentlich bei epileptischen Zufällen.

Ammonium carbonicum rect. sesquicarbonicum, Sal volatile.
Kohlensaures Ammoniak, flüchtiges Salz, Hirschhornsalz.
$2NH^4 O, HO, 3CO^2$ oder $(NH_4)_4 H_2 O_3 (CO_2)_3$.

Es bildet harte, zuweilen strahlig krystallinische, durchsichtige
Krusten, an der Oberfläche gewöhnlich leicht mit weissem Pulver bedeckt, von stark ammoniakalischem Geruch und laugenhaftem Geschmack; es ist in 3—4 Th. kaltem Wasser löslich und vollständig
flüchtig.

Es wird durch Sublimation eines Gemisches von Chlorammon mit
kohlensaurem Kalk (Kreide) bereitet; Chlorcalcium bleibt in der Retorte zurück. In früheren Zeiten wurde es durch trockene Destillation
von Knochen, auch wohl Hirschhorn, gewonnen, daher der Name Hirschhornsalz. Das hierbei resultirende Produkt war aber von so üblem
Geruch nach brenzlichem Oel, dass es sich nur sehr schwer reinigen liess.

Es findet noch hie und da als Ammonium carbonicum
pyrooleosum medizinische Verwendung.

Anwendung. Das kohlensaure Ammoniak wird medizinisch nur
noch selten angewandt, dagegen in bedeutenden Mengen in der Bäckerei
zum Lockermachen des Teiges, in der Wollwäscherei und hie und da
zur Verstärkung der Hefe.

Die Aufbewahrung desselben muss eine sehr sorgfältige sein; sie
geschieht am besten in gut schliessenden Blechgefässen, für die kleineren Mengen in Glashäfen, deren Stöpsel durch Aufstreichen von Talg
noch besser gedichtet werden können. Diese Vorsicht ist nothwendig,
da das Salz an der Luft das einfache Ammoniumcarbonat entweichen
lässt; es verwandelt sich dadurch in pulveriges Ammoniumbicarbonat,
welches von schwachem Geruch und erst bei weit höherer Temperatur
flüchtig ist. Ein solches doppeltkohlensaures Ammon ist für Back-
zwecke durchaus unbrauchbar, da es sich erst bei einer Temperatur
verflüchtigt, bei welcher der Teig schon fest geworden ist. Es ist
beim Einkauf deshalb stets darauf zu achten, dass die Stücke noch
völlig fest, nicht bröckelig und möglichst durchsichtig sind. Das
Pulvern darf nicht in metallenen, namentlich nicht messingenen, sondern nur in Steinmörsern geschehen, da andernfalls Spuren von Kupfer
etc. in das Salz hineingelangen.

Prüfung. Auf die Gegenwart von Bicarbonat durch die Lösung
in 4 Th. Wasser; hierbei muss eine vollständige Lösung erzielt
werden, andernfalls ist das weit schwerer lösliche Bicarbonat vorhanden. Auf unzersetztes Chlorammonium: die wässerige Lösung wird
mit Salpetersäure übersättigt und dann mit einigen Tropfen Silbernitrat
versetzt; es darf kein weisser käsiger Niederschlag entstehen, sonst
ist Chlor zugegen. Endlich, namentlich bei Pulver, auf die Beimen-

gung fixer Bestandtheile: eine nicht zu kleine Probe darf, auf dem Platinblech erhitzt, keinen Rückstand hinterlassen.

Ammonium seu Ammonium causticum.   Ammon. Aetzammon.
NH^3 oder NH_3.

Das Ammon oder Ammoniak ist ein farbloses, ungemein stechend riechendes Gas, welches sich durch grosse Kälte oder sehr hohen Druck verflüssigen und selbst in den festen Zustand bringen lässt. Es entsteht bei der trockenen Destillation und bei der Fäulniss stickstoffhaltiger Stoffe. Die Hauptquellen für seine Darstellung sind die Waschwässer bei der Gasbereitung aus Steinkohlen. Es bildet jedoch für sich keinen Handelsartikel, sondern nur in wässeriger Lösung, in welcher es, nach der Ansicht vieler Chemiker, als Ammoniumoxydhydrat enthalten ist. Wasser löst davon grosse Quantitäten, bei mittlerer Temperatur ca. das 500fache Vol., bei 0^0 etwa das doppelte Quantum. Eine solche Flüssigkeit, die in sehr verschiedenen Stärken in den Handel kommt, heisst

Liquor ammonii caustici, Spiritus salis ammoniaci.
Salmiakgeist, Aetzammonflüssigkeit, Hirschhorngeist.

Er bildet eine klare, farblose Flüssigkeit von stechendem, die Augen zu Thränen reizendem Geruch und ätzendem, in der Verdünnung laugenhaftem Geschmack. Er bläut rothes Lackmuspapier, ist vollständig flüchtig und giebt bis 100^0 erhitzt alles Ammongas ab. Das spez. Gew. ist je nach seinem Gehalt an Ammon sehr verschieden: die Pharmakopoe verlangt ein solches von 0,960, entsprechend 10 % Ammoniakgehalt. Für die Technik wird gewöhnlich eine stärkere Sorte von 0,920 spez. Gew. verfertigt, die man durch Verdünnung mit einem gleichen Vol. Wasser auf die von der Pharmakopoe verlangte Stärke bringen kann. Für den Betrieb der Eismaschinen wird ein Salmiakgeist von 0,880 spez. Gew., dessen Bereitung nur in der kalten Jahreszeit möglich ist, dargestellt und in starken Eisenblechtrommeln versendet. Folgende Tabelle zeigt den Gehalt an trockenem Ammongas bei den verschiedenen spez. Gew. und bei 15^0 C. an. (Nach R. v. Wagner.)

Spez. Gew.	Proz. an NH^3.	Spez. Gew.	Proz. an NH^3.
0,875	32,50	0,959	10,0
0,884	31,30	0,961	9,5
0,900	26,00	0,963	9,0
0,905	25,39	0,965	8,5
0,925	19,54	0,968	8,0
0,932	17,52	0,970	7,5
0,947	13,46	0,972	7,0
0,951	12,0	0,974	6,5
0,953	11,5	0,976	6,0
0,955	11,0	0,978	5,5
0,957	10,5		

Der Salmiakgeist kommt von sehr verschiedener Stärke und auch von sehr verschiedener Reinheit in den Handel. Für viele technische Zwecke genügt die rohe, mancherlei Brenzprodukte enthaltende Sorte: für medizinische Zwecke darf diese natürlich nicht angewandt werden. (s. Prüfung.)

Dargestellt wird er durch Umsetzung von Chlorammon oder Ammonsulfat mittelst Aetzkalk und Wasser. Die Zersetzung geschieht in gusseisernen Retorten, in welchen, wenn man den Aetzkalk rechnungsmässig anwenden würde, reines Chlorcalcium resp. Calciumsulfat zurückbliebe. Da die Erfahrung aber gezeigt hat, dass die Ausbeute eine bessere ist, wenn man mehr Aetzkalk anwendet als zur Zersetzung nöthig, so wird das doppelte Quantum genommen. Für die Darstellung des rohen Salmiakgeistes werden zuweilen die Gaswaschwässer direkt verwendet, ohne dass man das in denselben enthaltene Ammon vorher an Säuren bindet, um so zuerst Chlorammon oder Ammonsulfat herzustellen. In diesem Falle wird das Ammon mittelst heisser Wasserdämpfe ausgetrieben: doch ist ein solcher Salmiakgeist stets von brenzlichem Geruch und enthält auch geringe Mengen von Ammoncarbonat. In beiden Fällen wird das entweichende Ammongas in kaltes Wasser bis zur Sättigung desselben geleitet.

Anwendung. Medizinisch innerlich in kleinen Gaben (6—10 Trpf.) in $\frac{1}{2}$ Glas Wasser gegen Trunkenheit und Katzenjammer, ferner als anregendes, auch als schleimlösendes Mittel (Liqu. ammon. anisat. und Elix. pectorale): äusserlich als hautreizendes Mittel zu verschiedenen Einreibungen (Linimente, Opodeldoc etc.); eingeathmet zur Wiederbelebung Ohnmächtiger etc. Technisch als Fleckreinigungs- und Waschmittel; zum Ausziehen des Orseille- und des Cochenillefarbstoffes: ferner als ausgezeichnetes Putzmittel für viele Metalle, namentlich Kupferlegirungen (da es das Kupferoxyd mit Begierde löst): zum Ausziehen des Chlorsilbers aus Niederschlägen (bei der Photographie) etc. etc.

Da der Salmiakgeist selbst bei gewöhnlicher Temperatur Ammon verliert, dagegen etwas Kohlensäure aufnimmt, so muss er stets in gut verschlossenen Gefässen und am kühlen Orte aufbewahrt werden. Beim Umfüllen, namentlich der starken Sorten, hüte man sich vor reichlichem Einathmen des Gases, da höchst unangenehme, erstickungsartige Zufälle dadurch hervorgerufen werden können. Auch reizt er die Haut an empfindlichen Stellen bis zur Blasenbildung. In grösseren Mengen eingenommen gilt der Salmiakgeist, wie alle starken Alkalien, für giftig: Gegengifte sind Essig, überhaupt verdünnte Säuren. nachher schleimige oder ölige Getränke.

Prüfung. 1. Auf die Stärke: durch das spez. Gew.: 2. auf das Freisein von brenzlichen Stoffen: durch Uebersättigen mit verdünnter *Salpetersäure*; der Geruch muss danach vollständig rein sein; 3. auf Chlor: die mit Salpetersäure übersättigte und verdünnte Lösung darf auf

Zusatz von Silbernitrat keinen weissen, käsigen Niederschlag geben; 4. auf die Gegenwart fixer Bestandtheile: im Uhrschälchen vorsichtig verdunstet, darf er nicht den geringsten Rückstand geben; 5. auf etwaige metallische Beimengungen prüft man nach dem Uebersättigen mit Salpetersäure durch Schwefelwasserstoff.

Ammonium chloratum, A. hydrochloricum, A. muriaticum, Sal ammoniacum. Chlorammon, Ammoniumchlorid. Salmiak.

$$NH^4 Cl \text{ oder } NH_4 Cl.$$

Bildet entweder harte, weisse, faserig krystallinische Kuchen (sublimirter S.) oder weisses, farb- und geruchloses, luftbeständiges Krystallpulver (krystallisirter S.) von stark salzigem Geschmack; löslich in 3 Th. kaltem und gleichen Th. heissem Wasser, fast unlöslich in Weingeist. In der Hitze ist er flüchtig, ohne vorher zu schmelzen.

Das Salz kam in früheren Jahrhunderten ausschliesslich aus Aegypten, wo es durch Verbrennung des Kameelmistes hergestellt wurde. Von der Stadt Ammon, wo die Fabrikation betrieben wurde, wird der Name „Sal ammoniacum" abgeleitet. Heute wird dasselbe nur aus den Gaswässern hergestellt, indem man diese entweder direkt mit Salzsäure sättigt und den so entstandenen Salmiak durch Umkrystallisiren reinigt, oder indem man, wie im vorigen Artikel beschrieben, das Ammongas aus den Gaswässern durch Wasserdämpfe austreibt und, statt in reines Wasser, in Salzsäure leitet. Der sublimirte Salmiak wird vielfach durch Erhitzen einer Mischung von Chlornatrium mit Ammonsulfat hergestellt. Man wählt diesen Weg, weil das Ammonsulfat (schwefelsaures Ammoniumoxyd) leichter zu reinigen ist als das Chlorammonium. Das sublimirte Salz ist stets viel reiner als das krystallisirte, welches namentlich oft bedeutende Mengen von Eisen enthält.

Die Sublimation geschieht aus gusseisernen Kesseln, in welche der Salmiak resp. die oben angegebene Mischung eingestampft und durch mässiges Erhitzen von allem Wasser befreit wird. Auf den flachen Rand des Kessels wird alsdann eine konvexe, gleichfalls gusseiserne Schaale gestülpt, welche in der Mitte eine mässig grosse, mit einer Eisenstange verschliessbare Oeffnung hat. An diese obere, durch einen Luftstrom gekühlte Schaale setzt sich der im unteren Kessel verflüchtigte Salmiak in Krusten an. Die Eisenstange, welche die Oeffnung verschliesst, wird von Zeit zu Zeit gelüftet, um den Gang der Sublimation zu beobachten oder nicht verdichtete Dämpfe abzulassen.

Anwendung. Medizinisch als schleimlösendes Mittel, sowohl innerlich (bis zu 1 g), wie auch in Form von Inhalationen. Technisch in der Färberei; zum Löthen und Verzinnen kupferner Gefässe, denn der Salmiak löst die Metalloxyde auf und stellt eine reine, metallische Oberfläche her; ferner zu sog. Kältemischungen, da beim Lösen des Salzes in Wasser eine starke Kälte entsteht und endlich zu elektrischen Batterien etc. etc.

Prüfung. Ist nur für medizinische Zwecke nöthig (s. Pharmakopoe).

Ammonium jodatum. Jodammon. Ammoniumjodid.

$NH^4 J$ oder $NH_4 J$.

Rein weisses, geruchloses, krystallinisches Pulver von stark salzigem Geschmack. An der Luft wird es sehr leicht gelb und riecht dann schwach nach Jod. In gleichen Theilen kaltem Wasser ist es löslich (die Lösung reagirt deutlich sauer), ebenso in 8—9 Theilen Alkohol.

Dargestellt wird das Präparat durch Zersetzung des Eisenjodids durch Aetzammon und Abdampfen der filtrirten Lösung unter stetem Umrühren und jeweiligem Zusatz von etwas Aetzammon bis zur Trockne. Das Salz muss noch warm in kleine Gläser gefüllt und in diesen gut verschlossen aufbewahrt werden. Es zieht sehr leicht Feuchtigkeit an, wird dann zum Theil zersetzt und durch Ausscheidung von etwas Jod gelb gefärbt.

Anwendung findet es nur medizinisch in gleicher Weise wie das Jodkalium.

Ammonium sulfuratum seu sulfhydricum. Schwefelammon.

$NH^4 S$, HS oder $H (NH_4) S$.

Dieses sehr wichtige und viel gebrauchte Reagens wird hergestellt durch Einleiten von gewaschenem Schwefelwasserstoffgas in Salmiakgeist von 10 % bis zur völligen Sättigung. Es bildet frisch eine fast farblose. später mehr gelbe, nach Ammon und faulen Eiern stinkende Flüssigkeit, welche in gut verschlossenen, ganz gefüllten Gefässen aufbewahrt werden muss.

Ammonium sulfuricum. Ammonsulfat, schwefelsaures Ammoniak.

$NH^4 O. SO^3$ oder $(NH_4)_2 SO_4$.

Feine weisse, seltener säulenförmige Krystalle, luftbeständig, von scharf salzigem Geschmack: löslich in 1 Th. heissem, 2 Th. kaltem Wasser; bei 140^0 schmelzen sie und zersetzen sich bei 280^0 in ihre Bestandtheile. Im Handel kommt auch unreines schwefelsaures Ammoniak vor, aus dem das reine durch Umkrystallisiren gewonnen wird. Das Salz wird in grossen Massen aus den Gaswässern durch Neutralisation mit Schwefelsäure gewonnen; es dient entweder zur Herstellung anderer Ammonsalze oder wegen seines hohen Stickstoffgehaltes als Zusatz zu Dungmitteln.

Amylalkohol, Amyloxydhydrat.   Fuselöl.
$C^{10} H^{11} O$, HO oder $C_5 H_{12} O$.

Klare, farblose, stark lichtbrechende Flüssigkeit von unangenehmem, zum Husten reizendem Geruch und scharfem, brennendem Geschmack. Es ist in ca. 40 Th. Wasser löslich, mischbar in jedem Verhältniss mit Alkohol, Benzin, fetten und aeth. Oelen. Sein Siedepunkt liegt bei 132^0: spez. Gew. 0,818: es ist mit leuchtender Flamme brennbar. Das Fuselöl wird aus den Rückständen der Spiritusrektifikation durch fraktionirte Destillation gewonnen, indem man das bei $130-132^0$ übergehende Destillat besonders auffängt. Die Rückstände in der Destillirblase bestehen grösstentheils aus Amylestern, aus welchen der Amylalkohol durch Zersetzung mit Natronlauge ebenfalls abgeschieden werden kann.

Das Amylalkohol findet hauptsächlich Verwendung zur Darstellung verschiedener wohlriechender Ester, die namentlich zu Fruchtaethern benutzt werden. Neuerdings gebraucht man ihn auch vielfach gegen pflanzliche Parasiten, doch muss er hierbei in ziemlicher Verdünnung, am besten mit Seifenwasser gemischt, angewandt werden, weil er andernfalls den damit besprengten Pflanzen schadet. Auch für den menschlichen Organismus ist er ein Gift, dem man namentlich die schädlichen Wirkungen ordinärer Branntweine zuschreibt.

Anilin siehe 3. Abtheilung.

Apomorphinum chloratum.   Salzsaures Apomorphin.

Das Apomorphin ist ein Umsetzungsprodukt des Morphins, aus welchem es durch Erhitzen mit Salzsäure in verschlossenen Glasröhren erhalten wird. Es stellt theils ein amorphes, theils ein krystallinisches Pulver von weisser, bald grünlich werdender Farbe dar. Es ist sehr veränderlich, wird daher in ganz kleinen, fest verschlossenen Fläschchen von dunkler Farbe versandt. Es gehört zu den starken Giften und wird als ein rasch wirkendes Brechmittel in sehr kleinen Gaben entweder innerlich oder in subkutanen Injektionen empfohlen; auch dient es als vorzügliches Lösungsmittel bei Katarrhen.

Aqua destillata.   Destillirtes Wasser.

Um das gewöhnliche Brunnen- oder Quellwasser von den festen mineralischen und den organischen Bestandtheilen, sowie von den in ihnen aufgelösten Gasen zu befreien, wird allgemein der Weg der Destillation angewandt. Es ist für viele Zwecke, namentlich bei chemischen Operationen nothwendig, ein derartig gereinigtes Wasser zu verwenden, da die gewöhnlichen Bestandtheile des Quellwassers vielfach zersetzend oder sonst störend wirken. Es muss übrigens bemerkt werden, dass die auf gewöhnliche Weise bei der Destillation verdichteten Wasserdämpfe fast niemals absolut chemisch rein sind. Sie enthalten meist Spuren von Ammon, Kohlensäure, hie und da auch Chlorwasserstoffsäure, doch gewöhnlich in so geringer Menge, dass sie für die meisten Anwendungen unschädlich sind. Die gänzliche Beseitigung derselben ist nur durch besondere Vorsichtsmassregeln und chemische Zusätze zu dem zu destillirenden Wasser zu ermöglichen. Weit unangenehmer als diese kleinen Verunreinigungen ist, namentlich für die Mineralwasserfabriken, der sog. Blasengeruch, von welchem es nur schwer zu befreien ist; Filtration durch Kohle lässt dies noch am besten erreichen.

Reines destillirtes Wasser soll farb- und geruchlos sein, muss ohne jeden Rückstand verdunsten und darf weder durch Quecksilberchlorid, noch durch Silbernitrat, noch beim Vermischen mit dem doppelten Vol. Kalkwasser eine Trübung erleiden. Der Geschmack ist stets fade, selbst wenn es frei von jedem Blasengeruch ist, weil ihm die Kohlensäure fehlt, die dem Brunnen- und Quellwasser den frischen Geschmack verleiht.

Aquae destillatae im weiteren Sinne sind alle die zahlreichen, rein pharmazeutischen Präparate, welche durch Destillation von Pflanzentheilen, die flüchtige Stoffe enthalten, mit Wasser hergestellt werden. Sie sollen den charakteristischen Geruch und Geschmack der flüchtigen Stoffe derjenigen Körper haben, aus welchen sie bereitet sind.

Für den Drogisten haben sie wenig oder kein Interesse, da sie keine eigentliche Handelsartikel bilden, sondern fast immer im pharmazeutischen Laboratorium selbst hergestellt werden.

Argentum chloratum. Chlorsilber.
$AgCl$.

Das Chlorsilber ist weniger desshalb wichtig, weil es eine Handelswaare des Drogisten bildet, sondern weil man öfter in der Lage ist, dasselbe herzustellen, um das Silber aus schwach silberhaltigen Rückständen z. B. bei der Photographie oder aus Versilberungsflüssigkeiten niederzuschlagen. Aus allen Silberlösungen fällt, auf Zusatz von Salzsäure, das Chlorsilber in Form eines käsigen, anfangs weissen, bald durch den Einfluss des Lichtes violett, dann schwärzlich werdenden Niederschlages aus. Hat man nicht grössere Mengen zu verwerthen, die am besten in chemischen Fabriken zur Bereitung von Silbernitrat umgearbeitet werden, so lässt sich das Chlorsilber sehr gut zur Bereitung eines vorzüglichen Versilberungspulvers für Messing, Kupfer und schadhaft gewordene plattirte Gegenstände verwerthen. Man mischt 10 Th. trockenes Chlorsilber mit 65 Th. Weinstein und 30 Th. Kochsalz. Das Pulver wird mit Wasser zu einem Brei angerührt und

die Gegenstände damit abgerieben, oder man lässt den Brei darauf
antrocknen und putzt mit Kreide nach.

Argentum nitricum. Silbernitrat, salpetersaures Silber. Höllenstein.
$$Ag\,O,\,NO^5\ oder\ Ag\,NO_3.$$

Das Silbernitrat kommt in 2 Formen in den Handel, entweder
krystallisirt oder geschmolzen.   Beide Formen unterscheiden sich chemisch nicht von einander, da auch das krystallisirte Salz kein Krystallwasser enthält.   Das letztere bildet tafelförmige oder blättrige,
farb- und geruchlose Krystalle von ätzendem, metallischem Geschmack;
löslich in gleichen Th. kaltem Wasser, schwieriger in Alkohol und
Aether.   Die Lösung ist neutral, giebt mit Aetzammon im Ueberschuss
eine vollständig klare, farblose Lösung und wird durch alle organischen Substanzen leicht reduzirt.   Erhitzt man die Krystalle, so
schmelzen sie zu einer wasserhellen Flüssigkeit; wird diese nun in
metallene oder porzellanene Formen ausgegossen, so erhält man das
Argentum nitricum fusum, gewöhnlich als federkieldicke Stengelchen, welche porzellanartig weiss, leicht zerbrechlich und auf dem Bruch
von ausgeprägt krystallinischem Gefüge sind.   Um denselben für Aetz-
zwecke eine grössere Festigkeit zu geben, oder auch um ihre Wirkung
etwas abzuschwächen, wird das Silbernitrat häufig mit Kalisalpeter
zusammengeschmolzen.   Ein solcher Zusatz, selbst wenn er nur 2 %
beträgt, verräth sich schon äusserlich dadurch, dass der Bruch nicht
mehr strahlig krystallinisch erscheint.   Das Silbernitrat, welches heute,
namentlich in der Photographie, in kolossalen Massen verbraucht wird,
wird in chemischen Fabriken, aus chemisch reinem Silber (wie solches
auf elektrolytischem Wege in grossen Mengen erzeugt wird) durch
Auflösen in reiner Salpetersäure hergestellt.   Die Lösung wird unter
stetem Umrühren zur Verjagung etwaiger freier Salpetersäure bis zur
Trockne eingedampft, dann umkrystallisirt oder geschmolzen.   Alle
Operationen müssen an staubfreiem Orte vorgenommen werden, da die
geringste Menge hineinfallenden Staubes eine Reduktion und dadurch
eine Schwärzung des Präparates veranlasst.

Anwendung.   Medizinisch innerlich in sehr kleinen Dosen (es
ist stark giftig) gegen Magenleiden, Ruhr etc. etc.; äusserlich als
Aetzmittel für eiternde Wunden, wildes Fleisch, auch zu Pinselungen
des Schlundes bei Diphtherie und Croup; in sehr schwachen Lösungen
auch als Injektion etc; technisch zum Färben von Haaren, Horn etc.;
zur Darstellung von Versilberungsflüssigkeiten und vor Allem zu photographischen Zwecken.   Für diese wird das Silbernitrat am liebsten in
krystallisirter Form angewandt, weil hierbei eine Verfälschung mit
Kalinitrat ausgeschlossen ist.

Prüfung.   Die wässerige Lösung (1 : 10) darf sich nach dem Vermischen mit dem 4 fachen Vol. verdünnter Schwefelsäure und Erhitzen

bis zum Sieden nicht trüben. Nach Ausfällen eines anderen Theils der Lösung mit Salzsäure muss ein Filtrat erhalten werden, welches beim Verdampfen keinen Rückstand giebt.

Das Silbernitrat für sich verändert sich ohne Hinzutritt organischer Substanzen, wie Staub, Schmutz etc. am Lichte nicht. Sehr leicht aber wird es geschwärzt, sobald diese nicht völlig ausgeschlossen sind und dann um so leichter, je mehr das Licht Zutritt hat; es muss daher stets in farbigen, gut verschlossenen Gefässen aufbewahrt werden. Das vielfach gebräuchliche Aufbewahren der Stifte in Mohnsamen ist nicht zu empfehlen: besser verwendet man dazu kleine Glasperlen. Wenn das Anfassen der Höllensteinstifte nicht zu vermeiden ist, so sorge man wenigstens für absolut trockene Finger. Ist Höllensteinlösung auf die Haut gekommen, so kann man die Bildung schwarzer Flecke dadurch vermeiden, dass man sie sofort mit starker Jodkaliumlösung abwäscht; das entstehende Jodsilber wird im Ueberschuss vom Jodkalium gelöst und lässt sich dann abspülen.

Arsenum metallicum. Schwarzer Arsenik, Scherbenkobalt, Fliegenstein. As.

Arsen ist ein einfacher Körper, er gehört zur Gruppe der Metalloide und findet sich im Harz und Erzgebirge zuweilen gediegen, meist aber mit andern Metallen zusammen, sog. Arsenkiese. In den Handel kommt es gewöhnlich in der Form schaliger Krystallkonglomerate, daher der Name Scherbenkobalt. Aussen ist es mit einem grauschwarzen Häutchen (Arsensuboxyd) bedeckt; auf dem Bruch von lebhaftem Metallglanz. In vollständig reinem Zustande ist es in Wasser gänzlich unlöslich; ist es aber längere Zeit mit demselben in Berührung, so bilden sich neben Arsensuboxyd Spuren von arseniger Säure, welche sich in Wasser lösen. Hierauf beruhte seine frühere Anwendung zur Bereitung von Fliegenwasser und sein Name Fliegenstein. Im geschlossenen Raum erhitzt verdunstet es unter Entwickelung eines starken Knoblauchgeruches: der Dampf verdichtet sich wieder zu kleinen glänzenden Krystallen; unter Luftzutritt verbrennt es zu arseniger Säure (s. d.), auf der Bildung dieser beruht nur seine Giftigkeit.

Atropinum. Atropin.

Das Atropin gehört zu den Alkaloiden und wird aus dem Kraut oder der Wurzel von Atropa belladonna hergestellt. Zur Verwendung kommt es selten als reines Atropin, meist als Atropinum sulfuricum, zuweilen auch als Atropinum valerianicum. Früher galt allgemein das englische Fabrikat als das bessere und sicherer wirkende, heute ziehen die meisten Aerzte deutsches Fabrikat von Merck, Simon u. A. vor.

Das Atropin und seine Salze kommen in Form eines weissen, feinen Krystallpulvers, die Valeriansäureverbindung auch in Form von Krystall-

krusten in den Handel. Das letztere Salz riecht schwach nach Valeriansäure, die andern sind geruchlos: der Geschmack ist ekelhaft, anhaltend bitter. Sehr giftig.

Anwendung finden die Atropinsalze in sehr kleinen Dosen innner-
lich gegen Epilepsie, Hysterie, Krämpfe etc., äusserlich vor Allem in
der Augenheilkunde wegen ihrer, die Pupille andauernd erweiternden
Wirkung. Ein einziger Tropfen einer sehr schwachen Lösung erweitert
die Pupille auf Stunden fast um das doppelte.

Baryum aceticum (Baryta acetica). Essigsaurer Baryt, Baryumacetat.

$$Ba O, C^4 H^3 O^3 + 3HO \text{ oder } (C_2 H_3 O_2)_2 Ba + 3H_2 O.$$

Farblose, prismatische Krystalle, an der Luft verwitternd, löslich
in ca. 2 Th. kaltem Wasser und in 100 Th. Alkohol. Dargestellt
wird es durch Sättigung verdünnter Essigsäure mit Baryumcarbonat,
Filtriren und nachheriges Krystallisiren der Lösung. Es findet Verwendung in der Analyse, in der Zeugdruckerei an Stelle des Blei-
acetats und zur Darstellung der Thonerdebeize. Giftig!

Baryum carbonicum (Baryta carbonica). Kohlensaurer Baryt.
Baryumcarbonat. $Ba O, CO^2$ oder $Ba CO_3$.

Weisses, geruch- und geschmackloses Pulver, erst in 15 000 Th.
Wasser löslich, leicht dagegen löst es sich unter Aufbrausen in verdünnten Säuren, mit Ausnahme der Schwefelsäure. Es kommt entweder künstlich dargestellt in den Handel als Ausfällungsprodukt löslicher Baryumsalze mittelst Carbonaten, oder als Mineral (Witherit) in
ganzem oder gemahlenem Zustande. Letzteres ist das Material zur
Herstellung aller übrigen Baryumsalze.

Anwendung findet das Baryumcarbonat als solches fast nur als
Gift für Ratten und Mäuse. Es wirkt wie alle Baryumsalze giftig,
weil es im Magensaft in Lösung kommt.

Baryum chloratum (Baryta muriatica). Chlorbaryum.
$$Ba Cl + 2HO \text{ oder } Ba Cl_2 + 2H_2 O.$$

Geruchlose, luftbeständige, farblose, tafelförmige Krystalle oder
glänzende Schuppen; der Geschmack ist bitter, salzig. Löslich in
$2\frac{1}{2}$ Th. kaltem, sowie in $1\frac{1}{2}$ Th. kochendem Wasser. Erhitzt verliert
das Chlorbaryum zuerst das Krystallwasser und schmilzt zuletzt beim
Glühen.

Es wird dargestellt durch Sättigung verdünnter Salzsäure mit
Witherit. Giftig!

Anwendung findet es vor Allem in der Analyse als wichtigstes
Reagens auf Schwefelsäure.

Baryum nitricum (Baryta nitrica). Baryumnitrat. salpetersaurer Baryt. Ba O. NO⁵ oder $Ba(NO_3)_2$.

Farblose. luftbeständige Krystalle, löslich in 12 Th. kaltem, $3^1/_2$ Th. kochendem Wasser, unlöslich in Alkohol. Dargestellt wird es durch Sättigung verdünnter Salpetersäure mit Witherit, Filtriren und Krystallisiren.

Anwendung findet es in der Analyse und in der Feuerwerkerei zur Darstellung grüner Flammen. Giftig!

Baryum oxydatum (Baryta caustica). Baryumoxyd, Aetzbaryt. Ba O.

Kommt in verschieden reinem Zustande in den Handel, als weisses oder graues Pulver, welches mit Begierde Feuchtigkeit und Kohlensäure aus der Luft anzieht. Mit Wasser angefeuchtet erhitzt es sich (wie Aetzkalk) und wird dadurch zu Barytoxydhydrat (Ba O, HO). Es wird dargestellt durch Glühen von Baryumcarbonat mit Kohlenpulver und dient hauptsächlich in der Analyse und zur Darstellung des Barytwassers. Giftig!

Baryum hyperoxydatum. Baryumsuperoxyd. Ba O².

Das Baryumsuperoxyd wird heute in grossen Mengen dargestellt zur Bereitung des Wasserstoffsuperoxyds. Im reinen Zustande lässt es sich herstellen. indem man Baryumoxyd in einer Röhre bis zum Rothglühen erhitzt und trockenen Sauerstoff darüber leitet. Es bildet ein weisslichgraues. in kaltem Wasser schwer lösliches Pulver, in kochendem Wasser zerfällt es in Baryumoxyd und Sauerstoff. In sehr verdünnter Salzsäure löst es sich unter Bildung von Chlorbaryum und Wasserstoffsuperoxyd.

Baryum sulfuricum (Baryta sulfurica).
Barytsulfat. schwefelsaurer Baryt, Blanc fixe, Schwerspath.
Ba O. SO³ oder $BaSO_4$.

Der schwefelsaure Baryt kommt natürlich in grossen Lagern, z. B. in Thüringen, in krystallinischer Form vor. Das Mineral wird Schwerspath genannt und aufs feinste gemahlen und geschlämmt in grossen Massen in den Handel gebracht. Er bildet ein rein weisses Pulver, das für sich allerdings nicht als Malerfarbe zu benutzen ist. da es so gut wie gar keine Deckkraft besitzt; mit anderen Farben vermengt ist es dagegen das beliebteste Material zur Herstellung billiger Farbenmischungen; wegen seiner mangelnden Deckkraft lässt er sich mit jeder Farbe mischen. Vielfach dient er leider auch zur Verfälschung des gepulverten Bleiweiss (s. d.), sowie

25*

als Füllmaterial für Papiere. Neuerdings kommt auch das künstlich
dargestellte Baryumsulfat in grossen Mengen in den Handel. Es wird
theils als Nebenprodukt bei manchen chemischen Operationen gewonnen,
theils in eigenen Fabriken aus Witherit oder natürlichem Schwerspath
hergestellt. Den Witherit (natürliches Baryumcarbonat) setzt man
übrigens nicht direkt mit Schwefelsäure um, weil derselbe hierbei,
wenn nicht staubfein gemahlen, zum grössten Theile unzersetzt bleiben
würde. Verarbeitet man natürlichen Schwerspath, so wird dieser zuerst durch Glühen mit Kohle in Schwefelbaryum verwandelt, dieses
durch Salzsäure in Chlorbaryum und letzteres, wie bei Bearbeitung
des Witherits, durch verdünnte Schwefelsäure oder Natriumsulfat in
Baryumsulfat verwandelt. Das Letztere kommt unter verschiedenen
Namen in den Handel, z. B. Permanentweiss, Blanc fixe, Barytweiss,
wenn im feuchten Zustande, (worin man es vielfach lässt, weil es
dadurch eine grössere Deckkraft bewahren soll) als Blanc fixe en
pâte. Es findet als völlig unschädliche Farbe zum Bemalen von Kinder-
spielzeug und in der Tapeten- und Zeugdruckerei vielfach Verwendung. Unschädlich ist es jedoch nur, wenn es kein unzersetztes
Chlorbaryum mehr enthält. Das reine Baryumsulfat ist nicht nur in
Wasser sondern auch in verdünnten Säuren vollständig unlöslich, nur
konzentrirte Schwefelsäure löst es etwas auf.

Benzol (Benzin). Benzol, Steinkohlenbenzin.

$C^{12} H^6$ oder $C_6 H_6$ (in reinem Zustande).

Der Name Benzin resp. Benzol kommt ursprünglich nur diesem
aus dem Steinkohlentheer dargestellten Präparate zu. Später ist er
auf das aus dem Rohpetroleum hergestellte ähnliche und zu gleichen
Zwecken verwandte Präparat übertragen worden, und heute versteht
man, wenn der Name Benzin im Handel ohne näheren Zusatz gebraucht wird, stets Petroleumbenzin (s. d.) darunter. Das Steinkohlenbenzin des Handels ist nur sehr selten reines Benzol von obiger
Formel, sondern meist ein Gemisch von Benzol und Toluol nebst
kleinen Mengen noch anderer, höher siedender Kohlenwasserstoffe. Es
bildet eine klare, farblose, stark lichtbrechende, leicht flüchtige Flüssigkeit von nicht unangenehmem, aetherischem Geruch und brennend scharfem Geschmack. Sein spez. Gew. schwankt je nach dem Toluolgehalt
zwischen 0,870—0,880, sein Siedepunkt zwischen 80—100⁰ (reines,
aus Benzoësäure dargestelltes Benzol siedet bei 80⁰); bei — 5⁰ muss
gutes Steinkohlenbenzin zu einer krystallinischen Masse erstarren. In
Wasser ist es unlöslich, dagegen mischbar mit absolutem Alkohol,
Aether, Chloroform, aether. und fetten Oelen etc.; es ist ein Lösungsmittel für Schwefel, Phosphor, Kautschuk, Guttapercha, Harze und
viele Alkaloide; es brennt mit leuchtender, russender Flamme.

Dargestellt wird es durch fraktionirte Destillation des Steinkohlentheeröls, indem man die zwischen 80—100° übergehende Flüssigkeit gesondert auffängt. Soll dasselbe möglichst frei von Toluol dargestellt werden, so wird diese Flüssigkeit einer nochmaligen fraktionirten Destillation unterworfen.

Um Steinkohlenbenzin von Petroleumbenzin zu unterscheiden, genügen folgende Merkmale. 1) Brennen mit russender Flamme (Petroleumbenzin brennt ohne Russ), 2) Löslichkeit in absolutem Alkohol (Petroleumbenzin löst sich nicht), 3) Steinkohlenbenzin löst sich in rauchender Salpetersäure auf (Petroleumbenzin nicht) und beim Verdünnen mit Wasser scheidet sich das nach bittern Mandeln riechende Nitrobenzol aus, 4) Steinkohlenbenzin löst Asphalt, Petroleumbenzin nicht.

Anwendung. Medizinisch so gut wie gar nicht, desto häufiger in der chemischen Technik zum Auflösen von Alkaloiden etc. etc.; ferner zum Lösen von Guttapercha, Kautschuk, vor Allem zur Darstellung des Nitrobenzols und hieraus wieder des Anilins; in seiner ursprünglichen Verwendung als Fleckenreinigungsmittel (Brönner's Fleckenwasser) ist es durch das billigere Petroleumbenzin verdrängt worden.

Bei seiner Aufbewahrung und Verarbeitung ist selbstverständlich wegen seiner leichten Entzündlichkeit die grösste Vorsicht nöthig.

Bismuthum (metallicum). Marcasita. Wismuth.
Bi.

Ein röthlich weisses, sehr grossblättrig krystallinisches Metall, welches so spröde ist, dass es sich in einem Mörser zu Pulver stossen lässt. Sein spez. Gew. ist 9,60—9,80; es schmilzt bei 265° und erstarrt bei 240°; in der Weissglühhitze verdampft es, unter Luftzutritt verbrennt es mit bläulicher Flamme zu Wismuthoxyd. Es ist leicht löslich in Salpetersäure, nur schwierig dagegen in kochender Salzsäure und verdünnter Schwefelsäure.

Sein Vorkommen ist ein sehr beschränktes, das Erzgebirge liefert fast den ganzen Bedarf. Es wird durch Aussaigern (Erhitzen auf schrägliegenden Rosten) der wismuthhaltigen Erze, namentlich Kupfer- und Silberkiese, gewonnen, doch enthält das Wismuth des Handels bis zu 5°/₀ Verunreinigungen mit andern Metallen, namentlich Eisen, Blei, Arsenik. Es wird hiervon durch Umschmelzen mit etwas Kali und Natronsalpeter befreit. Für die Darstellung einzelner Wismuthsalze ist übrigens eine solche Reinigung nicht nothwendig. Von den zahlreichen Wismuthverbindungen und Salzen hat nur das Bismuthum subnitricum eine grössere Bedeutung, die anderen seien daher hier nur kurz erwähnt.

Bismuthum oxydatum hydratum, BiO^3, HO oder $BiHO_2$. Wismuthoxyd.
Zur Darstellung werden 12,2 Wismuthsubnitrat mit 10,0 Aetzammon
und 15,0 Wasser einige Zeit digerirt, dann filtrirt und ausgewaschen;
es dient am besten im noch feuchten Zustande zur Darstellung anderer Wismuthsalze.

**Bismuthum carbonicum BiO^3, CO^2, HO oder $(BiHO_2)_2CO_2$, kohlensaures
Wismuthoxyd.** Ein weisses, schweres, geruch- und geschmackloses,
höchst fein krystallinisches Pulver, unlöslich in Wasser und Aetzkali,
beim Uebergiessen mit Säuren aufbrausend. Wird dargestellt durch
die Umsetzung einer Lösung von Wismuthnitrat mit Ammoncarbonat.

Bismuthum lacticum, milchsaures Wismuthoxyd. Weisses, geruch-
und geschmackloses, in Wasser schwer lösliches Pulver; dargestellt
durch Sättigen von Wismuthoxydhydrat durch Milchsäure und Eindampfen des Filtrats bis zur Trockne.

Bismuthum valerianicum, baldriansaures Wismuthoxyd. Schweres,
weisses, schwach nach Valeriansäure riechendes, im Wasser unlösliches
Pulver. Es wird dargestellt durch längere Digestion von Wismuthoxydhydrat mit der berechneten Menge Valeriansäure in Verdünnung
mit Wasser. Der Niederschlag wird ausgewaschen und bei sehr gelinder Wärme getrocknet.

**Bismuthum subnitricum (B. nitric. praecipitatum, Magisterium
bismuthi).** Wismuthsubnitrat, basisch salpetersaures Wismuthoxyd,
Perlweiss.

Rein weisses, nicht sehr schweres, geruch- und geschmackloses,
fein krystallinisches, in Wasser unlösliches Pulver; bei etwa 100^0
verliert es sein Krystallwasser, später schmilzt es unter Zersetzung.

Seine chemische Zusammensetzung ist keine ganz konstante; der
Wismuthoxydgehalt schwankt zwischen $79-82^0/_0$. Ein solcher Gehalt entspricht ungefähr einer Verbindung von 4 Atomen Wismuthoxyd mit 3 Atomen Salpetersäure und 9 Atomen Wasser. Dargestellt wird es nach der Pharmakopoe, indem zuerst durch heisses Auflösen von gereinigtem Wismuth in reiner Salpetersäure krystallisirtes
Wismuthnitrat hergestellt wird. Von diesen Krystallen wird 1 Th.
mit 4 Th. Wasser fein zerrieben und dann in 21 Th. kochendes
Wasser eingetragen. Der entstehende Niederschlag wird möglichst
bald von der überstehenden klaren Flüssigkeit getrennt, ausgewaschen
und bei 30^0 getrocknet. Bezüglich der Prüfung siehe Pharmakopoe.

Anwendung. Medizinisch wird das Wismuthsubnitrat, gleich
allen übrigen Wismuthsalzen, gegen allerlei Leiden des Magens und
der Eingeweide, namentlich auch gegen Brechdurchfall, Cholera, Magen-
krämpfe etc. angewandt; technisch findet es, namentlich in Frankreich, als Blanc des Perles, vielfach zur Bereitung weisser Schminke
Verwendung.

Borax siehe Natrium biboracicum.

Bromum. Brom.
Br.

Rothbraune, in dünnen Schichten hyacinthrothe Flüssigkeit von durchdringendem, die Athmungswerkzeuge stark angreifendem Geruch.

Bei jeder Temperatur stösst die Flüssigkeit braune Dämpfe aus: bei — 24^0 erstarrt reines, bei — 10^0 wasserhaltiges Brom zu grauen, metallisch glänzenden, jodähnlichen Krystallschuppen: bei $+ 60^0$ siedet es. Spez. Gewicht 2,980. Es löst sich in 40 Th. Wasser, leicht in Alkohol, Aether, Schwefelkohlenstoff und Chloroform mit tiefrothgelber Farbe.

Brom wirkt ungemein ätzend und zerstörend auf alle organischen Substanzen ein. Es gehört in chemischer Beziehung zur Gruppe der sog. Haloide, gleich dem Chlor, Jod und Fluor, und findet sich in der Natur in kleinen Mengen meist als Bromnatrium als ein fast ständiger Begleiter des Chlornatriums im Meerwasser, Soolquellen, Salzlagern, Salzpflanzen etc. In besonders grossen Mengen findet es sich, ausser in einigen nordamerikanischen Salzlagern, bei Stassfurt und Leopoldshall im sog. Abraumsalz; dort wird es jetzt in grossen Quantitäten fabrizirt, indem man es durch freies Chlor aus seinen Verbindungen abscheidet.

Anwendung findet es medizinisch nur ziemlich selten in wässeriger Lösung als Aqua bromi in ähnlicher Weise wie das Chlorwasser. Neuerdings ist es, wegen seiner stark desinfizirenden Wirkung, namentlich zur Zerstörung der Keimpilze in der Luft der Krankenzimmer etc. empfohlen worden. Es dient ferner zur Darstellung verschiedener Bromverbindungen zu medizinischen und photographischen Zwecken und endlich in bedeutenden Mengen in der Theerfarbenindustrie, wo es vielfach das theurere Jod ersetzt.

Es muss stets in starken Glasflaschen mit gut schliessenden Glasstöpfeln (verpicht mit geschmolzenem Wachs oder Schellack) an kühlem Orte aufbewahrt werden. Beim Versand müssen die Flaschen zwischen Sägespähne in starke Kisten verpackt sein. Dampfschiffe nehmen das Brom nicht flüssig, sondern nur von Kieselguhr aufgesogen zur Verfrachtung an.

Cadmium (metallicum). Cadmium.
Cd.

Zinnweisses, glänzendes, streckbares, beim Biegen wie Zinn schreiendes Metall. Spez. Gew. 8,60—8,90; bei 350^0 schmelzend, bei 860^0 siedend und verdampfend. Kommt meist in kleinen 1,0— 1,5 cm dicken Stäben in den Handel.

Es ist ein steter Begleiter des Zinks in seinen Erzen und wird auch bei der Verhüttung derselben als Nebenprodukt gewonnen, namentlich bei der Bereitung des Zinkweisses, wo es sich in den zuerst übergehenden Produkten befindet.

Anwendung. Zur Darstellung der verschiedenen Cadmiumsalze, zuweilen auch als Zusatz zu leichtflüssigen Metallen. Derartigen, aus Zinn, Blei und Wismuth bestehenden Legirungen in geringer Menge zugesetzt, verleiht das Cadmium die Fähigkeit, schon bei 66^0 zu schmelzen. (Wood's Metall.)

Cadmium bromatum (CdBr + 4HO) Bromcadmium. Farblose, durchsichtige, nadelförmige, geruchlose Krystalle, die leicht in Wasser und Alkohol löslich sind und an der Luft verwittern. Es muss daher in gut verschlossenen Gefässen aufbewahrt werden. Bereitet wird das Bromcadmium, indem man 110 Th. Cadmiummetall, 150 Th. Brom und 600 Th. Wasser aufeinander wirken lässt. Nach erfolgter Lösung wird filtrirt, bis zum Krystallhäutchen eingedampft und dann zur Krystallisation bei Seite gesetzt. Anwendung nur in der Photographie.

Cadmium jodatum (CdJ) Jodcadmium. Farblose, perlmutterglänzende, schuppige Krystalle, in Wasser und Alkohol leicht löslich aber luftbeständig. Es wird in gleicher Weise wie das Bromcadmium aus 115 Th. Cadmiummetall, 250 Th. Jod und 1200 Th. Wasser bereitet und dient ebenfalls zu photographischen Zwecken.

Cadmium sulfuratum siehe Abtheilung 3, Farben.

Cadmium sulfuricum $(Cd O, SO^3 + 4 HO$ oder $Cd SO_4 + 4 H_2O)$.
Schwefelsaures Cadmiumoxyd.

Schwere, farblose, an der Luft verwitternde Krystalle; geruchlos, von zusammenziehendem metallischem Geschmack; löslich in 2 Th. Wasser, unlöslich in Alkohol; die Lösung reagirt sauer. Wird dargestellt, indem man verdünnte Schwefelsäure mit Salpetersäure auf Cadmium einwirken lässt. Die Salpetersäure oxydirt das Cadmium zu Cadmiumoxyd und dieses löst sich in der Schwefelsäure zu schwefelsaurem Cadmiumoxyd.

Die Lösung wird bis zur Trockne eingedampft und dann umkrystallisirt. Findet medizinisch hie und da Verwendung, in gleicher Weise wie das Zinksulfat, zu Augenwässern, Injektionen etc.

Calcium carbonicum praecipitatum, Calcaria carbonica pura.
Gefällter kohlensaurer Kalk, Kalkcarbonat.
$Ca O, CO^2$ oder $Ca CO_3$.

Feines, rein weisses, ziemlich leichtes Pulver, aus mikroskopisch kleinen Krystallen bestehend. Geruch- und geschmacklos, in Wasser so gut wie unlöslich, schwer löslich in kohlensäurehaltigem Wasser, leicht löslich dagegen in Essigsäure, Salzsäure etc. Mit Wasser geschüttelt und filtrirt darf das Filtrat höchstens Spuren von Chlor oder Natriumcarbonat enthalten. Dargestellt wird das Präparat in chemischen Fabriken als Nebenprodukt, durch Ausfällen aus der bei

andern Operationen entstandenen Chlorcalciumlösung durch Natriumcarbonat. Geschieht die Fällung warm, so sind die Krystalle gröber
als bei kalter Fällung und das Pulver ist daher dann schwerer.
Anwendung. Innerlich zuweilen gegen zu starke Säurebildung
in den Verdauungsorganen; vor Allem zur Bereitung von Zahnpulvern,
für die es entschieden das beste Material abgiebt, da es, ohne die
Glasur zu sehr anzugreifen, doch genügend hart ist, um mechanisch
reinigend zu wirken.

Calcium chloratum fusum. Geschmolzenes Chlorcalcium.
Ca Cl oder Ca Cl$_2$.

Je nach seiner Reinheit weisse bis graue, krystallinische Massen,
welche so begierig Feuchtigkeit aufsaugen, dass sie an der Luft alsbald zerfliessen. Geruchlos, von unangenehm bitterlichem, salzigem
Geschmack. Das Chlorcalcium wird in kolossalen Massen als Nebenprodukt bei den verschiedensten Fabrikationen gewonnen, z. B. bei
der Darstellung des Salmiakgeistes und bei der Sodafabrikation nach
Solvay (Ammoniakverfahren). Die Lösungen werden bis zur Trockne
eingedampft, das erhaltene Salz wird in der Rothglühhitze geschmolzen
und auf Metall oder Steinplatten ausgegossen. Soll ein reines Präparat hergestellt werden, so muss die gewöhnlich sehr stark verunreinigte Chlorcalciumlösung von den Beimengungen, namentlich dem
Eisen, befreit werden.

Anwendung. Wegen seiner grossen Verwandtschaft zum Wasser
dient das Chlorcalcium zum Entwässern von Flüssigkeiten, Gasen,
überhaupt zum Austrocknen und Trockenhalten anderer Körper. Feuchte
Niederschläge, welche keine erhöhte Temperatur zum Austrocknen
vertragen, werden neben einer Schaale mit geschmolzenen Chlorcalcium-
stücken unter eine Glasglocke gestellt. Das Chlorcalcium trocknet
dann den Niederschlag durch Anziehen des Wassers vollständig aus.
Ebenso lassen sich feuchte Räume durch Aufstellen von Gefässen mit
geschmolzenem Chlorcalcium austrocknen.

Calcium chloratum crystallisatum. Krystallisirtes Chlorcalcium.
Ca Cl + 6 HO oder Ca Cl$_2$ + 6 H$_2$O.

Grosse, feuchte, säulenförmige Krystalle, vollständig wasserklar,
an der Luft bald zerfliessend; geruchlos, von bitterem, salzigem Geschmack; leicht löslich in Wasser und Alkohol; die Lösung ist neutral. Während das wasserfreie, geschmolzene Salz beim Auflösen
Wärme frei giebt, entsteht beim Auflösen des krystallisirten Chlor-
calciums eine bedeutende Kälte. Eine Mischung aus gleichen Th.
Schnee und Chlorcalcium erzeugt eine Kälte von — 49°. Die Darstellung geschieht ebenfalls in chemischen Fabriken, indem man ge-

reinigte Chlorcalciumlösung bis zur Syrupskonsistenz eindampft und krystallisiren lässt.

Anwendung. Nur zur Darstellung anderer Kalksalze, namentlich in der Mineralwasserfabrikation zur Erzeugung der Kalkcarbonate in den Mineralwässern: ferner zu Kältemischungen.

Calcium hypochlorosum, Calcaria hypochlorosa, Calcaria chlorata, Calcaria oxymuriatica. Chlorkalk.

Weisses oder schmutzig weisses, krümliges Pulver, an der Luft feucht werdend, alkalisch reagirend, von starkem, eigenthümlichem, an Chlor erinnernden Geruch und zusammenziehendem, scharfem Geschmack. In Wasser ist es nur zum Theil löslich, vollständig dagegen unter Chlorgasentwickelung in verdünnter, kalter Salzsäure. Der Chlorkalk ist ein durchaus nicht gleichmässig zusammengesetztes Präparat; er besteht aus wechselnden Mengen von Chlorcalcium, unterchlorigsaurem Kalk und unzersetztem Aetzkalk (Calciumoxyd). Der Werth des Chlorkalks beziffert sich nach seinem Gehalt an wirksamen Chlor resp. unterchloriger Säure, welcher zwischen 20—36 °/₀ schwankt. Die Bestimmung dieses Chlorgehaltes geschieht auf volumetrischem Wege durch die sog. Titrirmethode, und zwar entweder, indem man die Menge des durch Chlor aus dem Jodkalium ausgeschiedenen Jods bestimmt, oder durch Ueberführung der arsenigen Säure in Arsensäure, oder der Eisenoxydulsalze in Oxydsalze durch die unterchlorige Säure. Der Chlorkalk wirkt vermöge seines Gehalts an unterchloriger Säure auf Pflanzenfarben bleichend: in vieler Beziehung ist er auch ein kräftiges Oxydationsmittel.

Seine Darstellung geschieht vielfach als Nebenfabrikation der Sodafabriken nach Leblanc'schem System, um die kolossalen Quantitäten Salzsäure, welche hierbei gewonnen werden, wenigstens zum Theil zu verwerthen. Sie geschieht in der Weise, dass man trockenes Chlorgas auf dünne Schichten gebrannten und durch Besprengen mit Wasser zu Pulver zerfallenen Kalkes leitet. Man hat hierbei darauf zu achten, dass die Temperatur nicht über 25⁰ steigt, weil sonst höhere Oxydationsstufen des Chlors, namentlich die Chlorsäure, entstehen. Das Kalkhydrat nimmt das Chlorgas mit grosser Begierde auf; die Umsetzung findet hierbei etwa in folgender Weise statt. 1 Atom Calciumoxyd giebt seinen Sauerstoff an 1 Atom Chlor ab, bildet damit unterchlorige Säure ClO resp. HClO, die sich mit 1 Atom Calciumoxyd zu unterchlorigsaurem Kalk verbindet, während das vom Sauerstoff befreite Atom Calcium mit einem zweiten Atom Chlor Chlorcalcium bildet. Vielfach soll in den Fabriken, nachdem die Sättigung vollendet ist, der fertige Chlorkalk noch mit weiterem Kalkoxydhydrat gemengt, oder wie der technische Ausdruck

lautet, verlängert oder gestreckt werden. Sofort nach der Fertig-
stellung muss die Waare in Fässer aus gut getrocknetem Holz gepackt werden.

Die Herstellung des Chlorgases in den Fabriken geschieht auf
dreierlei Weise: 1. Indem man Salzsäure mit Braunstein erhitzt; hierbei resultiren
Manganchlorür und Chlorgas; 2. dass man ein Gemenge von Chlornatrium, Braunstein und Schwefelsäure mit einander erhitzt, also die
Herstellung des Natriumsulfats mit der des Chlorgases verbindet.
Beide Methoden, die sonst sehr einfach sind, haben den Uebelstand,
dass grosse Mengen von Manganchlorür oder Mangansulfat dabei abfallen, die erst durch ein ziemlich weitläufiges Regenerationsverfahren
in Mangansuperoxyd (Braunstein) für die weitere Benutzung zurückgeführt werden müssen. Man ist daher 3. zu dem Verfahren des
Engländers Deacon übergegangen, die Chlorwasserstoffsäure (Salzsäure)
dadurch in ihre beiden Bestandtheile zu zerlegen, dass man sie völlig
trocken, bei einer Temperatur von ca. 400°, durch Thonröhren leitet,
welche mit Kupfervitriol getränkt sind. Hierbei tritt, wenn eine
richtige Regulirung der Gasdurchströmung stattfindet, eine vollständige
Zersetzung ein, ohne dass lästige Nebenprodukte zu beseitigen wären.

Bei der Aufbewahrung ist der Chlorkalk vor Feuchtigkeit, Luft,
Licht und Wärme möglichst zu schützen. Er zieht wegen seines
Chlorcalciumgehaltes begierig Feuchtigkeit an; ebenso zersetzt die
Kohlensäure der Luft den unterchlorigsauren Kalk, auch Licht und
vor Allem Wärme wirken zersetzend ein. Wenn eine solche Zersetzung begonnen hat, schreitet sie allmälig immer weiter fort, so
dass sogar schon Explosionen fest verschlossener Fässer vorgekommen
sind. Der Chlorkalk wird überhaupt mit der Zeit immer schwächer
von Wirkung, indem der unterchlorigsaure Kalk sich nach und nach
in Chlorcalcium und chlorsauren Kalk umwandelt. Der im Anbruch
vorhandene Vorrath muss sich daher möglichst nach dem Konsum
richten, damit er niemals alt wird. Eine weitere Vorsichtsmassregel
ist wegen der stark oxydirenden Eigenschaften der unterchlorigen
Säure zu beobachten. Etwa verschütteter Chlorkalk darf nicht in die
allgemeine Schmutzkiste geschüttet werden, namentlich wenn sich in
derselben mit Terpenthinöl oder Fett getränkte Sägespähne oder Papiere befinden. Dem Verfasser ist ein Fall bekannt, wo durch eine
solche Unvorsichtigkeit Feuer entstanden ist. Auch vor dem Einathmen des Staubes hat man sich möglichst zu schützen. Um den
Chlorkalkgeruch, welcher den Händen ungemein lange anhaftet, zu
entfernen, wäscht man dieselben am besten mit etwas Senfmehl und
Wasser.

Anwendung. Der Chlorkalk findet technisch eine grosse Anwendung als kräftiges Bleichmittel, theils für sich, theils umgewandelt

als unterchlorigsaures Natron oder Kali (Fleckwasser, Eau de Javelle, Eau de Labaraque), indem man das unterchlorigsaure Kalksalz durch Kalium oder Natriumcarbonat, auch durch Natriumsulfat, umsetzt; ferner in der Zeugdruckerei und endlich als bestes Desinfektionsmittel.

Calcium oxydatum (Calcaria usta, Calx usta).   Gebrannter Kalk.
Ca O.

Der gebrannte Kalk wird durch Glühen (Brennen) von Kalkspath oder Kalksteinen in eigenen Oefen hergestellt; auch Muschelschaalen werden vielfach zum Kalkbrennen benutzt und geben ein für manche Zwecke sehr gesuchtes Material ab. Durch das Brennen wird die Kohlensäure des Kalkspaths oder Kalksteins ausgetrieben und Kalkoxyd bleibt zurück, verunreinigt durch die Beimengungen des Rohmaterials, namentlich Magnesia, Thonerde, Eisenoxyd und Kieselsäure. Eine $5^0/_0$ übersteigende Beimengung von Kieselsäure macht Kalkstein zum Brennen unbrauchbar, weil er dadurch zusammensintert. Wird frisch gebrannter Kalk mit Wasser besprengt, so erhitzt er sich nach einigen Minuten unter chemischer Aufnahme des Wassers ganz bedeutend und zerfällt in ein feines, weisses Pulver, Calciumoxydhydrat (CaO HO). Mit mehr Wasser angemengt, bildet dies die sog. Kalkmilch. Das Calciumoxydhydrat ist in Wasser etwas löslich, eine solche Lösung ist als Kalkwasser, Aqua calcis, offizinell.

Ein besonders weisser, namentlich sandfreier, gebrannter Kalk kommt unter dem Namen Wiener Kalk, Calcaria Viennensis, in den Handel. Er dient, entweder mit Oel oder Sprit fein gerieben, als Schleif- oder Putzmaterial für Metallwaaren. Wiener Kalk kann überall dort hergestellt werden, wo ein sandfreier und weisser Kalkstein zu Gebote steht. Auch das, unter dem Namen Diamantine in den Handel kommende Putzpulver ist weiter nichts als grauer und gepulverter Aetzkalk.

Gebrannter Kalk zieht mit Begierde Feuchtigkeit und Kohlensäure aus der Luft an, ist daher in fest verschlossenen Gefässen aufzubewahren.

Anwendung findet der gewöhnliche gebrannte Kalk hauptsächlich zu Bauzwecken, ferner auch vielfach in der chemisch-technischen Industrie; medizinisch zur Darstellung des Aqua calcis; die feineren Sorten zu Putzzwecken.

Calcium phosphoricum.   Phosphorsaurer Kalk.
$2 Ca O, HO, PO^5 + 3 HO$ oder $P_2 Ca_2 H_2 O_8 + 3 H_2 O$.

Leichtes, weisses, krystallinisches, geschmack- und geruchloses Pulver; es ist in Wasser unlöslich, in kalter Essigsäure schwer, in Salzsäure und Salpetersäure ohne Aufbrausen leicht löslich.

Es wird aus vollkommen reiner, eisenfreier Chlorcalciumlösung durch Fällung mit phosphorsaurem Natron dargestellt. Der entstandene Niederschlag wird gut ausgewaschen und getrocknet.

Anwendung. Innerlich in kleinen Gaben, namentlich bei zahnenden und skrophulösen Kindern zur Beförderung der Knochenbildung. Der rohe, phosphorsaure Kalk des Handels besteht aus weissgebrannten Knochen; er wird in gemahlenem Zustande (Knochenmehl) vielfach als Düngmaterial angewandt.

Calcium sulfuratum, Calcaria sulfurata. Schwefelcalcium, Calciumsulfid.

Weissgraues oder weissgelbliches Pulver, welches in trockener Luft geruchlos ist, in feuchter dagegen alsbald den Geruch nach Schwefelwasserstoff ausstösst. Von Wasser bedarf es 500 Th. zu seiner Lösung; mit Säuren übergossen entwickelt es reichlich Schwefelwasserstoff.

Dargestellt wird es durch Glühen eines Gemenges von gefälltem Kalksulfat mit Kienruss, oder von Kalkcarbonat mit Schwefelpulver im verschlossenen Tiegel.

Anwendung findet es äusserlich gegen Hautkrankheiten; es bildet einen Bestandtheil der künstlichen Aachener Bäderseife.

Calcium sulfuricum siehe Gyps.

Calcium sulfurosum. Schwefligsaurer Kalk.
$$Ca\,O, SO^2 + 2\,HO \text{ oder } Ca\,SO_3 + 2\,H_2O.$$

Der schwefligsaure Kalk kommt theils in Pulverform, theils als doppeltschwefligsaurer Kalk (Calciumbisulfid) in flüssiger Form in den Handel. Er wird hergestellt durch Einleiten von schwefliger Säure in Kalkmilch bis zur Uebersättigung. Die Lösung wird dann entweder für sich in einer Stärke von 5—10° Bé. und zwar in Fässern oder Ballons in den Handel gebracht, oder zur Trockne eingedampft als schmutzig-weissgraues Pulver. Es wird in der Technik in gleicher Weise wie die schweflige Säure angewandt, vielfach z. B. zum Spülen der Fässer in den Bierbrauereien.

Carboneum sulfuratum (Alcohol sulfuris).
Schwefelkohlenstoff, Schwefelalkohol.
$$CS^2 \text{ oder } CS_2.$$

Farblose, leicht bewegliche, sehr stark lichtbrechende Flüssigkeit von 1,280 spez. Gew.; rein ist er von eigenthümlichem, nicht gerade unangenehmem, unrein von stinkendem, stechendem Geruch; der Geschmack ist scharf, fast aromatisch, hinterher etwas kühlend. Der Schwefelalkohol siedet schon bei 45° und verdunstet bei jeder Temperatur; er erzeugt hierbei eine bedeutende Kälte. Die Dämpfe mit Luft gemengt exploriren mit grosser Gewalt, entzünden sich überhaupt so

leicht, dass schon eine glühende Kohle zur Entflammung hinreicht: er
verbrennt mit blauer, leuchtender Flamme zu Kohlensäure und schwefliger
Säure. Man hat daher vorgeschlagen, Feuer in Schornsteinen und geschlossenen Räumen durch entzündeten Schwefelkohlenstoff zu ersticken.
Er ist in Wasser fast unlöslich, bedarf von 90 proz. Alkohol ca. 20 Th.
zur Lösung: in absolutem Alkohol, Aether, fetten und aetherischen
Oelen löst er sich in jedem Verhältniss. Er löst ferner mit Leichtigkeit Schwefel. Phosphor, Kautschuk, Harze, Asphalt, fette Oele etc.

Er wird dargestellt, indem man Schwefeldampf über rothglühende
Kohlen leitet. Die entweichenden Dämpfe werden stark gekühlt und
die tropfbar gewordene Flüssigkeit unter Wasser aufgefangen. Das
erste Destillat ist gelb, von sehr stinkendem Geruch; es enthält neben
Schwefelwasserstoff eine grosse Menge ungebundenen Schwefel aufgelöst.
Vom Schwefelwasserstoff reinigt man ihn durch Chlorkalk. der den-
selben zersetzt, von ungebundenem Schwefel durch sehr vorsichtige
Rektifikation aus dem Wasserbade.

Anwendung. Medizinisch jetzt so gut wie gar nicht mehr, dagegen wird er technisch in kolossalen Quantitäten benutzt zum Ausziehen von Oelen und Fetten aus Knochen. gepulvertem Oelsamen,
überhaupt fetthaltigen Substanzen: ferner zum Lösen von Schwefel
und Kautschuk beim Vulkanisiren des Letzteren, sowie bei einer
grossen Menge anderer chemisch-technischer Manipulationen. Er ist
auch ein ausgezeichnetes Vertilgungsmittel von kleinen Insekten, welche
durch den Dampf des Schwefelkohlenstoffs vernichtet werden. Man
hat ihn mit grossem Erfolg auch gegen den Kornwurm, die Traubenkrank-
heit, zum Vernichten der Motten in Pelzen, Herbarien etc. angewandt.

Der Schwefelkohlenstoff ist der bei Weitem feuergefährlichste
Körper, mit welchem wir Drogisten zu thun haben. Die Entzündbarkeit
seiner Dämpfe ist weit grösser und gefahrdrohender als selbst bei
Aether. Umfüllen, Abwägen und Arbeiten damit darf niemals in
Räumen vorgenommen werden, in welchen sich Licht oder Feuerung
befindet; eine gute Lüftung hinterher ist nothwendig. Die Vorrathsgefässe sind stets im Keller aufzubewahren, sie müssen mit einem Kork
geschlossen, mit Blasenpapier verbunden und nur zu $^3/_4$ gefüllt sein.
Werden die Gefässe in einen wärmeren Raum gebracht, so ist der Kork
anfangs ein wenig zu lüften. Der Transport auf der Eisenbahn darf
nur mit den Feuerzügen, bei irgend grösseren Quanten nur in starkem
Zinkblech oder eisernen Trommeln geschehen.

Carmin siehe 3. Abtheilung, Farben.

Chartae variae. Verschiedene Papiere.

Charta cerata, Wachspapier wurde früher durch Tränken von
Papier mit gelbem oder weissem Wachs hergestellt, heute wird aber
stets das niemals ranzig werdende Paraffin dafür substituirt. Die Dar-

stellung geschieht fast immer in Fabriken, wo das Papier in eine
Lösung von Paraffin in Benzin getaucht wird. Nach dem Abtrocknen
lässt man es durch Satinirwalzen laufen, um es völlig zu glätten und
vom etwaigen Ueberschuss an Paraffin zu befreien. Dichtes Seidenpapier auf diese Weise behandelt, liefert ein vorzügliches Pausepapier.
Kleine Mengen Wachspapier kann man sich selbst herstellen,
wenn man auf einer erwärmten Metallplatte, z. B. einem Kuchenblech,
gut geleimtes Papier mittelst eines weichen Flanellballens mit geschmolzenem Paraffin bestreicht.

Charta pergamena. Vegetabilisches Pergament. Dasselbe
wurde anfangs durch kurzes Eintauchen einzelner Bogen ungeleimten
Papieres in eine Mischung aus 9 Th. englischer Schwefelsäure und
1 Th. Wasser und sofort nachfolgendes Auswaschen und Trocknen hergestellt. Die Cellulose des Papieres erleidet hierdurch eine eigenthümliche Umwandlung, über deren chemische Natur man nicht ganz klar
ist: sie wird dadurch vollständig amorph, das Papier zieht sich zusammen, wird für Flüssigkeiten und Gase undurchdringlich, erweicht
im Wasser, ohne selbst bei langem Liegen sich darin zu zersetzen und
nimmt eine 4—5 mal grössere Festigkeit im Vergleich mit gewöhnlichem Papier an. Es gleicht in seinen Eigenschaften der thierischen
Membran, daher der Name Blasenpapier, weil es die früher gebräuchlichen Schweine- oder Ochsenblasen beim Zubinden von Gefässen ersetzt. Die heutige Fabrikationsmethode ist eine ungemein sinnreiche;
man wendet dabei eine schwächere Säuremischung als früher an
(5 Gewichtstheile Säure auf 1 Th. Wasser). Das Papier wird in
Rollen angewandt (sog. endloses Papier) und geht das sich abwickelnde
Papier zuerst durch eine Kufe mit der Schwefelsäuremischung, die eine
Temperatur von 15° nicht übersteigen darf, dann durch ein ganzes
System von Walzen: zuerst durch Glas- oder Porzellanwalzen, welche
die überschüssige Säure entfernen, dann durch gleiche Walzen, über
welche fortwährend Wasser strömt, um das Papier auszuwaschen, ferner
über Filzcylinder zum Abtrocknen, endlich über erhitzte Trommeln zum
völligen Austrocknen und schliesslich durch Satinirwalzen zum Glätten.

Neuerdings hat man auch gelernt, das Pergamentpapier mittelst
Chromleim (Leim mit einem Zusatz von chromsaurem Kali) wasserdicht
zu leimen und auf diese Weise Beutel für feuchte Gegenstände herzustellen.

Charta exploratoria. Reagenspapier. Blaues Lackmuspapier zur Erkennung von Säuren wird hergestellt, indem man weisses
Filtrirpapier mit einem wässerigen Lackmusauszug tränkt und trocknet.
Rothes Lackmuspapier zur Erkennung der alkalischen Reaction wird
gewonnen, indem man blaues Lackmuspapier durch eine Mischung von
1 Th. Phosphorsäure und 15 Th. Wasser zieht und trocknet. Curcumapapier zur Erkennung der Borsäure, wird durch Tränken mit Curcuma-
tinktur bereitet.

Die Papiere müssen vor den Einflüssen der Luft gut geschützt aufbewahrt werden.

Chininum et ejus salia. Chinin und seine Salze.

Von den zahlreichen Chinaalkaloiden hat nur das Chinin und dessen Salze eine medizinische Bedeutung erhalten, während die übrigen, trotz vielfach angestellter Versuche, fast keine andere als wissenschaftliche Bedeutung erlangt haben. Es ist dies für die Fabrikanten der Chininsalze ein sehr grosser Uebelstand, da der Prozentgehalt, namentlich an Cinchonin, Chinidin und Cinchonidin, oft weit grösser ist, als der an Chinin. Die englische Regierung, welche in Ostindien ihre Chinarinden auf Chinaalkaloide für den Verbrauch der Truppen selbst verarbeiten lässt, stellt aus diesen Gründen kein reines Chinin mehr dar, sondern ein Präparat, in welchem die Gesammtalkaloide vereinigt sind. In Europa ist ein solches Verfahren nirgends gebräuchlich: hier muss der Fabrikant die einzelnen Alkaloide trennen. Die Fabrikation selbst geschieht ausschliesslich in eigenen Fabriken, welche die speziellen Einzelheiten möglichst geheim halten. In rohen Umrissen ist der Gang folgender: Die Rinden werden zerkleinert, mit angesäuertem Wasser extrahirt, die in saurer Lösung befindlichen Alkaloide durch Natriumcarbonat ausgefällt und dann durch die verschiedenen Lösungsmittel derselben von einander getrennt. In neuerer Zeit hat sich ein anderes Verfahren, welches ursprünglich Geheimniss einer pariser Fabrik war, Bahn gebrochen, nämlich die Extraktion der fein zerkleinerten Chinarinde mit den schwer siedenden Oelen aus dem Braunkohlentheer. Die Ausbeute soll hierbei eine weit grössere sein.

Chininum. Chinin.
$$C^{20} H^{12} CO^2 \text{ oder } C_{20} H_{24} N_2 O_2.$$

Weisses, leichtes, geruchloses Pulver von sehr bitterem Geschmack und alkalischer Reaktion. Es ist löslich in 1200 Th. kaltem und 260 Th. kochendem Wasser, leicht löslich in Alkohol, in geringer Menge auch in verdünnten Alkalien, am wenigsten in Natriumcarbonat, am meisten in Ammoniak. Bei 130^0 schmilzt es, vorsichtig weiter erhitzt sublimirt ein kleiner Theil, rasch erhitzt verbrennt es gänzlich unter Entwickelung ammoniakalischer Dämpfe.

Anwendung. Medizinisch für sich fast gar nicht, es dient vor Allem zur Darstellung der verschiedenen Chininsalze.

Chininum bisulfuricum. Chininbisulfat. doppeltschwefelsaures Chinin.

Es sind weisse, glänzende Prismen, geruchlos, von sehr bitterem Geschmack; löslich in 11 Th. Wasser und 32 Th. Alkohol. Die Lösung ist blauschillernd und reagirt sauer. Prüfung siehe Pharmakopoe.

Dargestellt wird es durch Lösen von schwefelsaurem Chinin in 4 Th. Wasser unter Zusatz von so viel Schwefelsäure als zur Lösung erforderlich ist. Dié Lösung wird sehr vorsichtig, bei einer 60° nicht übersteigenden Temperatur, langsam bis zur Krystallisation verdunstet. Verwendet wird es in gleicher Weise wie das Chininsulfat: der Vorzug vor diesem ist seine Leichtlöslichkeit in Wasser.

Chininum ferro-citricum. Chinineisencitrat.

Glänzende, durchscheinende, dunkelrothbraune Blättchen von eisenartigem, bitterem Geschmack; in Wasser sind sie langsam, aber in jedem Verhältniss löslich, wenig löslich in Alkohol.

Das Präparat ist keine chemische Verbindung der beiden Salze, sondern nur ein Gemisch. Die Lösungen derselben werden einzeln dargestellt, gemischt, zusammen eingedampft und zum Trocknen auf Glasplatten aufgestrichen.

Anwendung. Medizinisch als nervenstärkendes, zugleich die Blutbildung beförderndes Mittel.

Chininum hydrochloricum seu muriaticum. Salzsaures Chinin.

Weisse, nadelförmige Krystalle, seidenglänzend, geruchlos und von sehr bitterem Geschmack, welche neutral oder ganz schwach alkalisch reagiren. Löslich sind sie in 30 Th. Wasser von 15°, in 2—3 Th. kochendem Wasser und in Alkohol. Die Lösung ist nicht blauschillernd. Prüfung siehe Pharmakopoe.

Dargestellt wird das salzsaure Chinin in chemischen Fabriken durch Lösung des reinen Chinins in verdünnter Salzsäure und nachherige Krystallisation.

Anwendung. In gleicher Weise wie das Chininsulfat.

Es ist in gut verschlossenen Gefässen aufzubewahren, da es sonst einen Theil seines Krystallwassers verliert.

Chininum sulfuricum. Chininsulfat. Schwefelsaures Chinin.

Weisse, lockere, nadelförmige Krystalle, geruchlos, von sehr bitterem, lange anhaltendem Geschmack. Sie sind löslich in 750 bis 800 Th. Wasser von 15°, in 25 bis 30 Th. von 100°, in 65 Th. Alkohol von 90 %, wenig in Aether, gar nicht in Chloroform. Die Lösung in Wasser ist neutral und schillert nicht blau, diese Erscheinung tritt aber sofort ein, wenn einige Tropfen Schwefelsäure hinzugefügt werden. An der Luft verliert das Chininsulfat allmälig bis zu 11 % von seinem Krystallwasser, bei 120° verliert es dasselbe ganz (16,5 %); bei weiterem Erhitzen verbrennt es zuletzt ohne Rückstand. Prüfung siehe Pharmakopoe. Es hat sich übrigens nach den neuesten Untersuchungen herausgestellt, dass das bisher als rein betrachtete Chininsulfat des Handels bedeutende Mengen, selbst bis zu 20 %, Chinidinsulfat enthält.

Anwendung. Das Chinin ist ein völlig unentbehrliches Mittel bei allen fieberartigen Krankheiten, namentlich bei Wechselfiebern, Malarien etc. geworden. Der Aufenthalt in den Tropen, vor Allem in sumpfigen Gegenden, wird für den Europäer durch den Gebrauch des Chinins weit weniger gefährlich, als dies früher der Fall war. Es werden dort weit grössere Dosen genommen und vertragen, als in der gemässigten Zone. Während bei uns schon 1,0 eine starke Gabe ist, geht man dort bis 3,0 und 4,0. Ausser gegen Fieber dient das Chinin als eins der wichtigsten nervenstärkenden Mittel bei nervösem Kopfschmerz, Migräne etc.: da es hierbei anhaltender gebraucht wird, so kommen weit kleinere Dosen in Anwendung (0,1—0,2). Das Chinin ruft bei vielen Leuten unangenehme Nebenwirkungen hervor, wie Ohrensausen und Uebelkeiten, doch sollen in solchen Fällen saure Lösungen weit leichter und besser vertragen werden. Das Chininsulfat muss, um Gewichtsverluste zu vermeiden, in gut schliessenden Gefässen aufbewahrt werden.

Ausser den hier aufgeführten Chininsalzen kommen noch eine ganze Reihe anderer in den Handel, so mit Essigsäure, Arseniksäure, Gerbsäure, Salpetersäure, Salicylsäure, doch sind dieselben ohne jede Bedeutung.

Chinioidinum. Chinioidin.

Braune oder schwarzbraune, harzartige Massen, leicht zerbrechlich, mit muschligem, glänzendem Bruche, von schwachem Geruch und bitterem Geschmack. In Wasser ist es wenig, in angesäuertem Wasser, Alkohol und Chloroform leicht löslich. Prüfung siehe Pharmakopoe.

Gewonnen wird das Chinioidin als Nebenprodukt bei der Chininfabrikation. Als seine wirksamen Bestandtheile gelten Umsetzungsprodukte der Chinaalkaloide, namentlich Chinidin und Chinicin, ferner Cinchonidin und Cinchonicin.

Anwendung findet es gleich dem Chinin als fieberwidriges Mittel.

Chlorum. Chlorine, Chlor.

Das Chlor ist bei gewöhnlicher Temperatur ein gasförmiges Element (zur Gruppe der Haloide gehörend) von grünlich gelber Farbe, $2^1/_2$ mal schwerer als die atmosphärische Luft und von erstickendem Geruch. Durch Druck oder starke Kälte lässt es sich zu einer dunkelgelben Flüssigkeit verdichten. Wasser absorbirt bei + 10° 3 Vol., bei + 16° 1$^1/_2$ Vol. desselben. Das Chlorgas ist eingeathmet ein sehr gefährliches Gift; man schützt sich am besten durch ein vorgebundenes, mit Alkohol und ein wenig Ammoniak getränktes Tuch; auch einige Tropfen Spiritus aethereus eingenommen verschaffen Linderung.

Das Chlor kann auf sehr verschiedene Weise hergestellt werden; die gewöhnlichste ist die, dass man Salzsäure mit grobgekörntem

Braunstein (Mangansuperoxyd) übergiesst und erhitzt; die End-
produkte der Umsetzung sind hierbei Manganchlorür, Wasser und
Chlorgas.

Das Chlor für sich ist nicht als Heilmittel gebräuchlich, sondern
wird höchstens zur Desinfizirung ex tempore bereitet, wohl aber eine
Lösung desselben in Wasser als:

Aqua chlori, Aqua chlorata, Liquor chlori. Chlorwasser.

Klare, schwach gelblich grüne Flüssigkeit von unangenehmem,
zusammenziehendem Geschmack und stechendem Geruch. Es bleicht
Lackmuspapier und alle Pflanzenfarben. An der Luft verliert es fortwährend Chlorgas und zersetzt sich unter dem Einfluss des Sonnen-
lichtes in Salzsäure und freien Sauerstoff, indem es dem Wasser 1 Atom
Wasserstoff entzieht und sich damit zu Chlorwasserstoff verbindet. Es
muss an dunklen, kühlen Orten in gut verschlossenen Flaschen aufbewahrt werden. Nur selten ist es ein Artikel des Handels, sondern
wird fast ausschliesslich in pharmazeutischen Laboratorien durch
Sättigung von kaltem Wasser mit Chlorgas hergestellt.

Anwendung findet es theils innerlich bei fieberhaften Krankheiten, äusserlich zu Waschungen beim Biss giftiger Insekten und
Thiere; dann aber auch technisch als Desinfektions- und Bleichmittel.

Chloralum hydratum crystallisatum. Chloralhydrat, Trichloraldehydhydrat.

$$C^4 H Cl^3 O^2 + 2 HO \text{ oder } C_2 Cl_3 OH, H_2 O.$$

Trockene, farblose, luftbeständige Krystalle von stechendem Geruch und schwach bitterem, ätzendem Geschmack. Es ist leicht löslich in Wasser, Alkohol, Aether, Petrolaether, Schwefelkohlenstoff, verdunstet bei jeder Temperatur, schmilzt bei 58° und muss sich ohne
Entwickelung brennbarer Dämpfe gänzlich verflüchtigen. Aetzende
Alkalien bilden daraus Chloroform und ameisensaures Alkali. Prüfung
siehe Pharmakopoe.

Dargestellt wird es in chemischen Fabriken durch langsames Einleiten von Chlorgas in absoluten Aethylalkohol, anfangs unter Abkühlung, später unter Erwärmung. Es entstehen hierbei neben dem
Chloral, verschiedene andere Umsetzungsprodukte, aus welchen es durch
konzentrirte Schwefelsäure abgeschieden wird und zwar in Form einer
öligen, schweren Flüssigkeit; sie wird durch Rektifikation über kohlensaurem Kalk gereinigt. Dieses reine, leicht zersetzliche Chloral wird
durch Zusatz einer bestimmten Menge Wassers in das feste Chloralhydrat umgewandelt, welches dann durch Auflösen in Petroleumaether
zur Krystallisation gebracht wird. Auch mit Alkohol verbindet sich
das Chloral zu einer festen, krystallinischen Form, die früher vielfach

26*

mit in den Handel kam. Man erkennt diese Beimengung durch das
Auftreten brennbarer Gase beim Erhitzen.

Anwendung. Als sicheres schlafbringendes Mittel in Gaben von
1,0—2,0, nur bei Säuferwahnsinn kann die Dosis auf 6,0—8,0 gesteigert werden. Seine Wirkung beruht darauf, dass es sich in der
Blutbahn durch die alkalische Reaktion des Blutes allmälig in Chloroform verwandelt.

Aufbewahrt muss das Chloralhydrat in gut verschlossenen Gefässen werden; Spuren von Eisen färben es gelb.

Chloroformium.   Chloroform, Formyltrichlorid.
$C^2 H Cl^3$ oder $CH Cl_3$.

Klare, farblose, leicht bewegliche Flüssigkeit von eigenthümlichem,
angenehm süsslichem Geruch und süsslichem, hinterher brennendem
Geschmack; sehr wenig in Wasser (1:200), leicht in Alkohol, Aether
und fetten Oelen löslich. Es siedet bei 60—61°, verdunstet aber
leicht bei jeder Temperatur. Das spez. Gew. soll nach der neuesten
Pharmakopoe 1,485—1,489 sein, was einem Gehalt von 1% Alkohol
entspricht. Beim Verdunsten auf der Haut verursacht es starkes
Kältegefühl, nachher Brennen, selbst Röthung derselben. Es ist
schwer brennbar; der eingeathmete Dampf erzeugt Betäubung. Mit
Wasser geschüttelt darf dasselbe keine saure Reaktion zeigen. Genaue
Prüfung siehe Pharmakopoe.

Bereitet wird es entweder durch Zersetzung von Chloralhydrat
mittelst Aetzkali und Rektifikation des abgeschiedenen Chloroforms
über Chlorcalcium (Chloroformium ex chloralo), oder man mischt
100 Th. Chlorkalk (25%) mit 300 Th. lauwarmem Wasser, giebt in
eine Destillirblase und lässt allmälig 20 Th. Alkohol zufliessen. Es
tritt so starke Erhitzung ein, dass die Destillation von selbst beginnt.
erst später wird nachgefeuert, so lange noch Chloroformtropfen mit
dem Wasser übergehen. Das gesammelte Chloroform wird zuerst mit
Kalkwasser, dann mit Schwefelsäure gewaschen. zuletzt über geschmolzenem Chlorcalcium rektifizirt.

Anwendung. Selten innerlich in ganz kleinen Gaben, meist
in Dunstform eingeathmet als Betäubungsmittel, äusserlich oft mit
Oel gemengt zu Einreibungen gegen rheumatische und neuralgische
Schmerzen; technisch wird es zuweilen zum Lösen von Kautschuk
oder Guttapercha verwandt.

Das Chloroform der neuesten Pharmakopoe ist dem Sauerwerden
nicht mehr derartig ausgesetzt wie das frühere, schwerere und vollkommen alkoholfreie. Dieses zersetzte sich am Tageslicht allmälig
unter Säurebildung; ein derartig in Zersetzung begriffenes Chloroform
soll beim Einathmen sehr gefährlich wirken; schon ein Zusatz von
$\frac{1}{2}$% Alkohol hindert eine solche Zersetzung. Immer aber wird es

gut sein, das Chloroform au kühlem, dunklem Orte und in gut verschlossenen Gefässen aufzubewahren.

Chlorophyllum. Chlorophyll.

Chlorophyll oder Blattgrün ist der Farbstoff, welcher allen grünen
Pflanzentheilen die Färbung verleiht. Derselbe wird heute isolirt dargestellt und zwar in zwei Formen, einmal löslich in Oel, dann
löslich in Alkohol und Wasser. Der Farbstoff verdient zum Färben
von Oelen, Fetten, sowie für Spirituosen, Zuckerwerk, Konserven,
überhaupt für alle zu Genusszwecken bestimmten Dinge, eine ganz
besondere Beachtung, da er bei absoluter Unschädlichkeit eine grosse
Haltbarkeit, auch am Licht, und eine fabelhafte Ausgiebigkeit besitzt.
1:1000 giebt noch eine lebhaft grüne Färbung.

Cocaïnum. Cocaïn.

Das in den Cocablättern (s. d.) enthaltene Alkaloid hat in den
letzten Jahren eine bedeutende Wichtigkeit erlangt, namentlich nachdem man seine lokalbetäubende Einwirkung kennen lernte, die es bei
schwierigen Augen- und Rachenoperationen zu einem beliebten Anästhe-
ticum gemacht haben. Früher kannte man nur seine erregende Wirkung, welche die Cocablätter in ihrer Heimath zu einem beliebten
Erfrischungsgetränk gemacht haben. Neuerdings hat man es auch als
Substitut des Morphiums zu subkutanen Injektionen angewandt, und
glaubte damit die Morphiumsucht bekämpfen zu können; es hat sich
aber bald gezeigt, dass bei andauerndem Gebrauch dieselben üblen
Folgen eintreten, wie beim Morphium. In den Cocablättern, wie sie
zu uns kommen, ist höchstens $1\frac{1}{3}\%$ enthalten, so dass bei dem grossen
Bedarf an Cocaïn der Nachfrage nach demselben oft kaum genügt werden konnte. Ausser dem in Wasser schwer löslichen, reinen Cocaïn,
welches ziemlich grosse, farblose, 6seitige Krystalle von bitterem Geschmack bildet, ist namentlich das salzsaure Cocaïn (leicht löslich, etwa
wie Salmiak krystallisirend) und endlich das salicylsaure Salz zur
Anwendung gekommen. Neuerdings wird das Cocaïn im Mutterlande
als Rohsalz dargestellt und in Europa durch Krystallisation gereinigt.

Codeïnum. Codeïn.

Bildet farblose oder weisse, zuweilen oktaëdrische Krystalle, geruchlos, von schwach bitterem Geschmack; löslich in 17 Th. kochendem und in 80 Th. Wasser von 15°, die Lösung reagirt alkalisch. Es
ist leicht löslich in Alkohol, Aether, Chloroform und verdünnten Säuren,
wenig in Benzin. Die Krystalle verwittern in der Wärme. Prüfung
siehe Pharmakopoe.

Das Codeïn ist eines der Alkaloide des Opiums (s. d.) und wird als Nebenprodukt bei der Morphiumbereitung in chemischen Fabriken dargestellt.

Anwendung findet es in ähnlicher Weise, wie das Morphium; es soll von milderer Wirkung als dieses sein. In sehr kleinen Dosen wird es auch bei Hustenreiz der Kinder, namentlich bei Keuchhusten angewandt.

Coffeïnum. Coffeïn.

Seidenglänzende, weisse, biegsame, nadelförmige Krystalle, geruchlos und von schwach bitterem Geschmack. Es ist in 80 Th. Wasser von 15° und 10 Th. kochendem Wasser, in 50 Th. Alkohol oder 9 Th. Chloroform, wenig in Aether löslich. Bei vorsichtiger Erhitzung sublimirt es bei 180°. Prüfung siehe Pharmakopoe.

Das Alkaloid Coffeïn ist identisch mit dem sog. Theïn und dem Guaranin. Es findet sich ausser im Kaffee ($1/2$—1 $^0/_0$) im chinesischen Thee (2—3 $^0/_0$), in der Guarana (4—5 $^0/_0$), ferner im Paraguaythee und in den Kolanüssen (sog. Negerkaffee). In allen diesen, zu Genusszwecken dienenden Pflanzentheilen ist das Coffeïn das erregende Prinzip; es findet daher auch in der Medizin als nervenerregendes Mittel, namentlich bei Migräne Anwendung.

Ausser dem reinen Coffeïn werden heute eine grosse Reihe seiner Salze angewandt, vor Allem Coffeïnum citricum, ausser diesem noch zuweilen C. sulfuricum, C. salicylicum etc. etc.

Cumarinum. Cumarin.

Feine, weisse Krystallnadeln von aromatischem Geschmack und angenehmem, den Toncabohnen gleichem Geruch; leicht löslich in Alkohol und fetten Oelen, schwieriger in Wasser. Es ist das riechende Prinzip im Waldmeister, in den Toncabohnen, im Steinklee, Vanillaroot, vielen Grasarten und anderen Pflanzen. Es wurde früher nur aus den Toncabohnen hergestellt und hatte deshalb einen sehr hohen Preis; neuerdings wird es auf künstlichem Wege bereitet. Es ist seines sehr feinen Geruches halber ein werthvoller Zusatz zur Bereitung vieler Parfüms, Pomaden, zur Verstärkung der Waldmeisteressenz etc. etc.

Cuprum aceticum.   Essigsaures Kupferoxyd, Kupferacetat.

Aerugo crystallisata, krystallisirter oder destillirter Grünspan.

Cu O, C⁴ H³ O³ + HO oder $(C_2 H_3 O_2)_2$ Cu + H_2 O.

Es sind tief blaugrüne Krystalle, an der Oberfläche zum Theil verwitternd, von ekelhaftem, metallischem Geschmack; löslich in 5 Th. kochendem, 14 Th. Wasser von mittlerer Temperatur und in 15—16 Th. Alkohol. In einem Ueberschuss von Aetzammon oder

Ammoncarbonat lösen sich die Krystalle mit tiefblauer Farbe. Sehr giftig!

Es wird dargestellt durch Auflösung von Kupfercarbonat in Essigsäure und nachherige Krystallisation.

Anwendung. Medizinisch sehr selten; technisch in der Färberei und Zeugdruckerei, sowie zur Darstellung des Schweinfurter Grüns.

Cuprum aceticum basicum. Basisch essigsaures Kupferoxyd.

Aerugo, Grünspan, Spangrün.

Der gewöhnliche Grünspan kommt theils in Kugelform, theils in 4eckigen Platten oder Bruchstücken, seltener gepulvert in den Handel. Die Stücke sind sehr schwer zu zerreiben und zeigen bei genauer Besichtigung vielfach krystallinische Blättchen eingesprengt. Die Farbe ist entweder mehr bläulich (Kupferhalbacetat) oder mehr grünlich (Kupfer$^1/_3$acetat). In Wasser ist er nur zum Theil löslich mit Hinterlassung eines geringen Rückstandes, dagegen völlig in Aetzammon und verdünnten Säuren. Man kann ihn ansehen als eine Verbindnng von essigsaurem Kupferoxyd mit Kupferoxydhydrat. Bereitet wird er in den Weinländern, namentlich Südfrankreich, in ziemlich primitiver Weise, indem man alte Kupferplatten mit in Gährung getretenen Weintrestern in Töpfe schichtet und leicht bedeckt einige Wochen bei Seite setzt. Später werden die mit Kupferacetatkrystallen überzogenen Platten von Zeit zu Zeit benetzt und noch einige Zeit der Einwirkung der Luft ausgesetzt, der entstandene Grünspanüberzug dann abgeschabt, mit Wasser durchgeknetet, geformt und getrocknet.

Anwendung. Medizinisch zu einigen äusseren Arzneimischungen, als Spiritus coeruleus, Ceratum aeruginis etc.; in der Veterinärpraxis als Beizmittel; technisch zu denselben Zwecken wie der krystallisirte Grünspan. Immer ist bei der Abgabe und Verarbeitung grosse Vorsicht zu gebrauchen, da der Grünspan sehr giftig ist. Der auf kupfernen Gefässen, unter Einfluss der Luft und Feuchtigkeit, sich ansetzende grüne Ueberzug wird auch wohl Grünspan genannt, ist in Wirklichkeit aber etwas Anderes, nämlich basisch kohlensaures Kupferoxyd.

Cuprum oxydatum (nigrum). Kupferoxyd.
Cu O.

Feines, schwarzes, geruch- und geschmackloses Pulver; in Wasser völlig unlöslich, löslich dagegen in Aetzammon. Diese tiefblaue Lösung löst Pflanzenfaser auf und dient daher zur Untersuchung von Gespinnsten auf Pflanzenfaserzusatz. Es wird dargestellt durch Glühen von Kupfercarbonat oder Kupfernitrat oder durch Kochen einer Lösung von Kupfersulfat mit Aetzkalilauge. Das aus Kupfernitrat hergestellte Kupferoxyd ist schwerer als die anderen.

Anwendung. Medizinisch nur selten, hie und da in kleinen Dosen innerlich als Bandwurmmittel; technisch zu Feuerwerkssätzen (Blaufeuer); ferner bei der chemischen Analyse als oxydirendes Mittel.

Kupferoxydul, Kupfersemioxyd, erhalten durch Glühen von Kupferoxyd mit metallischem Kupfer im hessischen Tiegel, wird neuerdings in grösseren Mengen zur Färbung des Rubinglases verwandt, anstatt des früher hierzu gebräuchlichen Goldsalzes.

Cuprum sulfuricum.   Schwefelsaures Kupferoxyd.

Kupfersulfat, blauer Vitriol, Kupfervitriol.

$$Cu\,O,\,SO^3 + 5\,HO \text{ oder } Cu\,SO_4 + 5\,H_2\,O.$$

1) **C. sulf. crudum.** Roher Kupfervitriol, zuweilen auch cyprischer Vitriol genannt, wird bei verschiedenen hüttenmännischen Operationen, beim Rösten und Auslaugen der Kupferkiese, selbst aus Grubenwässern in Kupferbergwerken, endlich in grossen Mengen in den sog. Affiniranstalten (Anstalten zum Scheiden von Gold, Silber, Kupfer aus Metalllegirungen), gewonnen.

Bildet grosse, deutlich ausgebildete Krystalle oder Krystallkrusten von schön tiefblauer Farbe; er ist geruchlos und von ekelhaft herbem, metallischem Geschmack; löslich ist er in 4 Th. kaltem und in 1 Th. kochendem Wasser. In trockener Luft verwittern die Krystalle oberflächlich unter Bildung eines weissen Ueberzuges; bis 100° erhitzt, verlieren sie 29 %, bis 200° ihr ganzes Krystallwasser 35 % (gebrannter Kupfervitriol). Es entsteht hierbei ein weisses Pulver, das mit Begierde Wasser anzieht und sich dadurch wieder bläut (Prüfung des absoluten Alkohols).

Anwendung. In der Galvanoplastik, in der Färberei und Druckerei, zur Darstellung anderer Kupferpräparate, zum Beizen von Saatgetreide, um es vor Wurmfrass zu schützen; ferner in der Veterinärpraxis, zum Ausbeizen von Wunden, Eiterungen etc.

Doppelvitriol, Doppeladler, Salzburger Vitriol ist ein durcheinander krystallisirtes Gemenge von Eisenvitriol und Kupfervitriol. Wird zu manchen Färbereizwecken mit Vorliebe benutzt. Uebrigens enthält jeder rohe Kupfervitriol geringe Mengen von Eisenvitriol, zuweilen auch von Zinkvitriol.

2) **C. sulf. purum,** reiner Kupfervitriol, blauer Galitzenstein, wird hergestellt durch Auflösen von Kupferblech oder Kupferfeile in etwas verdünnter, reiner Schwefelsäure, unter allmäliger Hinzufügung reiner Salpetersäure bis zur völligen Lösung. Hinterher wird die Lösung, zur Verjagung aller Nitroverbindungen, längere Zeit gekocht, dann filtrirt und krystallisirt. Gleicht in seinem Aeusseren und sonstigen Eigenschaften dem rohen Vitriol, nur sind die Krystalle meist kleiner.

Anwendung. Medizinisch innerlich in kleinen Dosen bei Veitstanz und epileptischen Zufällen, in grösseren Gaben bis zu 1 g als Brechmittel; äusserlich als Aetzmittel bei wildem Fleisch, Blutungen, in sehr verdünnter Lösung auch zu Injektionen etc.

Der Kupfervitriol gehört, gleich den anderen Kupfersalzen, ebenfalls zu den Giften.

3) C. sulf. ammoniatum, schwefelsaures Kupferoxydammon. Blaues, krystallinisches Pulver von schwach ammoniakalischem Geruch und ekelhaft metallischem, dabei laugenhaftem Geschmack. An der Luft verwittert es allmälig, indem es einen Theil seines Ammons und seines Krystallwassers verliert.

Wird dargestellt, indem man 50 Th. Kupfersulfat in 150 Th. Aetzammon löst und dann mit 300 Th. Alkohol mischt. Das niederfallende Pulver wird ohne Anwendung von Wärme zwischen Fliesspapier getrocknet.

Anwendung. Nur medizinisch und zwar in ähnlicher Weise, wie das Cuprum sulfuricum crystallisatum.

Emplastra. Pflaster.

Die Pflaster waren ursprünglich rein pharmazeutische Präparate und wurden nur im Laboratorium des Apothekers hergestellt; neuerdings hat sich die Grossindustrie auch dieses Zweiges der Pharmazie bemächtigt, so dass die Pflaster, wie hundert andere Artikel, Handelswaare geworden sind, welche die meisten Apotheker nicht mehr selbst anfertigen, sondern aus Fabriken beziehen.

Unter Pflastern im engeren Sinne versteht man Verbindungen der Fettsäuren mit Metalloxyden, namentlich des Bleioxydes. Das fettsaure Bleioxyd, Emplastrum plumbi, ist die Grundlage für die Herstellung einer ganzen Reihe anderer Pflaster. Man stellt dasselbe dar, indem man Olivenöl unter Zusatz von Bleioxyd und ein wenig Wasser, das bei seiner allmäligen Verdunstung immer wieder ersetzt wird, unter fortwährendem Umrühren vorsichtig erhitzt, bis die vollständige Verseifung des Bleioxydes vor sich gegangen ist. Das entstandene Pflaster wird, halb erkaltet, tüchtig mit Wasser ausgeknetet, um das aus dem Fett abgeschiedene Glycerin zu entfernen; dann wird es in Stangen geformt und für sich verwandt, oder als Grundlage für andere Pflaster benutzt. Die Zusätze sind sehr verschiedener Natur, theils sind es Harze, theils andere Metalloxyde, wie Cerussa (Bleiweiss) etc.

Eine zweite Art der Pflaster sind die sog. Cerate. Sie sind durch Zusammenschmelzen bewirkte Mischungen von Wachs, Harz, auch wohl Talg, gleichfalls häufig unter Zusatz anderer, grösstentheils pulverförmiger Stoffe, z. B. Cantharidenpulver, Pulver von narkotischen Kräutern etc.

Drittens werden die sog. Klebtaffete, englische Pflaster, ebenfalls mit dem Namen Pflaster bezeichnet, obgleich sie sich von den wirklichen Pflastern ganz wesentlich dadurch unterscheiden, dass die letzteren durch Wärme, die Klebtaffete aber durch Wasser erweicht werden. Als Klebmaterial dient bei ihnen fast immer die Hausenblase, welche in warmer, wässeriger Lösung auf die betreffenden Unterlagen, dünnen Seidentaffet, Goldschlägerhäutchen oder Guttapercha aufgetragen wird. Auch hier werden zuweilen medizinisch wirksame Zusätze, wie Salicylsäure, Arnicaauszug und ähnliche, gemacht.

Die Fabrikation der Pflaster, das Streichen oder Ausrollen derselben sind Operationen, welche uns wenig oder garnicht interessiren. Ihre Anwendung ist eine sehr verschiedene, je nach der Art der Zusätze und der Bestandtheile überhaupt. Ausser zu Klebzwecken dienen sie als heilende, erweichende oder hautreizende, selbst blasenziehende Mittel.

Ergotinum.   Ergotin.

Unter dem Ergotin des Handels ist nicht etwa ein reines Alkaloid zu verstehen, sondern nur das, aus dem Mutterkorn hergestellte, wässerig spirituose Extrakt.

Eserin seu Physostigmin.

Ist das aus der Calabarbohne hergestellte, ihre Wirkung bedingende, ungemein giftige Alkaloid, das gewöhnlich als schwefelsaures, zuweilen auch als salicylsaures Salz, namentlich in der Augenheilkunde angewandt wird, um die pupillenerweiternde Wirkung des Atropins aufzuheben.

Ferrum aceticum.   Essigsaures Eisenoxyd, Eisenacetat.

Das essigsaure Eisenoxyd kommt in verschiedenen Formen in den Handel und zur Verwendung: medizinisch meist in flüssiger Form als Liquor ferri acetici. Es wird bereitet, indem man frisch gefälltes Eisenoxydhydrat in verdünnter Essigsäure löst und auf ein von der Pharmakopoe bestimmtes spez. Gewicht bringt. Es stellt eine rothbraune, schwach nach Essigsäure riechende Flüssigkeit von anfangs etwas süsslichem, nachher zusammenziehendem Geschmack dar; beim Aufkochen lässt es rothbraunes Eisenoxyd fallen.

Ferrum acetium siccum seu lamellatum wird dadurch erhalten, dass man die oben beschriebene Acetatlösung in ganz dünnen Schichten auf Porzellantellern oder Glasplatten, bei einer $17\frac{1}{2}^0$ nicht übersteigenden Temperatur, an staubfreiem Orte eintrocknen lässt. Es muss in 3—4 Th. kaltem Wasser fast löslich sein und wird in gut verschlossenen Gefässen aufbewahrt. Anwendung findet das essigsaure

Eisen medizinisch theils für sich als mildes Eisenpräparat, theils zur Herstellung verschiedener Tinkturen. Die Hauptanwendung finden alle Eisensalze bei Krankheitserscheinungen, die mit Blutarmuth zusammen hängen.

Liquor ferri acetici crudi, essigsaure Eisenbeize, wird in ähnlicher Weise wie das reine Präparat dargestellt, nur dass hier Holzessigsäure zur Lösung benutzt wird. Ihre Werthbestimmung geschieht nach dem spez. Gewicht, doch ist hierbei darauf zu achten, dass sie nicht durch schwefelsaure Eisenoxydlösung beschwert ist, eine Beimengung, die man dadurch leicht erkennt, dass nach dem Verdünnen mit Wasser durch Chlorbaryum ein starker, weisser Niederschlag entsteht. Verwendung findet die Eisenbeize in der Färberei beim Schwarzfärben.

Ferrum carbonicum saccharatum. Gezuckertes, kohlensaures Eisenoxydul.

Graugrünes Pulver von süssem, hinterher schwach eisenartigem Geschmack, in verdünnter Salzsäure unter lebhaftem Aufbrausen völlig löslich; diese Lösung darf mit Chlorbaryum nur eine schwache Trübung geben.

Das kohlensaure Eisenoxydul (Fe O, CO^2 oder CFe O$_3$) lässt sich nicht unzersetzt trocken darstellen, dagegen tritt die Zersetzung bei Gegenwart von Zucker nicht ein. Die Bereitung geschieht in der Weise, dass man in eine Lösung von Natriumbicarbonat eine Lösung von reinem Ferrosulfat in bestimmten Verhältnissen eingiesst. Der entstandene Niederschlag wird in verschlossener Flasche so lange gewaschen und die klare überstehende Flüssigkeit durch Heber entfernt, bis Chlorbaryum keinen wesentlichen Niederschlag mehr darin hervorruft. Dann wird wieder dekantirt, der breiige Niederschlag mit einer bestimmten Menge von gepulvertem Milchzucker und gewöhnlichem Zucker vermischt und vorsichtig bis zur Trockne verdampft. Es muss in gut schliessenden Gefässen aufbewahrt werden.

Ferrum chloratum. Eisenchlorür.
Fe Cl + 4 HO oder Fe Cl$_2$ + 4 H$_2$ O.

Ein hellgrünliches bis gelbgrünliches, geruchloses Pulver von sehr herbem Eisengeschmack; in Wasser ist es nicht klar löslich, sehr hygroskopisch; an der Luft wird es durch Oxydation rasch gelb.

Es wird dargestellt, indem man Eisen in chemisch reiner Salzsäure löst, die Lösung sofort nach dem Filtriren bis zur Bildung eines Salzhäutchens eindampft, dann ein wenig reine Salzsäure hinzufügt und durch fortwährendes Umrühren zur Trockne bringt. Zu Pulver gerieben wird es noch warm in kleine Flaschen gefüllt.

Ferrum chloridatum seu sesquichloratum.   Eisenchlorid.

$$Fe^2 Cl^3 \text{ oder } Fe_2 Cl_6.$$

Das Eisensesquichlorid oder Ferrichlorid wird in trockener Form nicht verwandt, sondern ist gebräuchlich als:

Liquor ferri sesquichlorati. Klare, braune Flüssigkeit von 1,280—1,282 spez. Gewicht ($10\,^0/_0$ Eisen enthaltend). Der Geruch ist eigenthümlich chlorartig; der Geschmack sehr streng, zusammenziehend; die Reaktion sauer.

Es wird bereitet indem Eisenchlorürlösung, unter Zusatz von 260 Th. Salzsäure und 112 Th. Salpetersäure, auf je 100 Th. Eisen so lange erhitzt wird, bis alles Eisen in Chlorid übergeführt ist. Dann wird die Flüssigkeit bis auf 450 Th. eingedampft und mit so viel Wasser verdünnt, dass sie 1000 Th. beträgt.

Anwendung. Das Eisenchlorid koagulirt das Blut sofort, daher seine Anwendung als blutstillendes Mittel. Innerlich wird es in kleinen Gaben, stark verdünnt angewandt, vor Allem aber äusserlich, indem man mit der Flüssigkeit getränkte Charpie oder Feuerschwamm auf die blutende Wunde bringt. In der Analyse ist das Eisenchlorid ein vielfach gebrauchtes Reagens.

Ferrum citricum (oxydatum).   Citronensaures Eisenoxyd.

Braunrothe, durchscheinende Lamellen, geruchlos, von mildem Eisengeschmack; sie sind leicht in heissem, langsam in kaltem Wasser löslich, unlöslich aber in Alkohol und Aether.

Es wird dargestellt, indem man frisch gefälltes und gewaschenes Eisenoxydhydrat in einer wässerigen Citronensäurelösung löst, bis zur Syrupskonsistenz eindampft und nun, auf Glasplatten gestrichen, zur Trockne bringt.

Ferrum citricum effervescens.   Aufbrausendes citronensaures Eisen.

Wird nach Hager auf folgende Weise bereitet:

50,0 Natriumferripyrophosphat und 20,0 Natriumbicarbonat werden zu einem Pulver gemischt, mit einigen Tropfen Wasser angefeuchtet, an einem lauwarmen Orte getrocknet, wieder zu Pulver zerrieben und mit einem Pulvergemisch aus 35,0 Weinsäure, 30,0 Citronensäure, 5,0 Magnesiasubcarbonat und 60,0 Natriumbicarbonat vereinigt. Unter Beihilfe von etwas Weingeist wird aus dem Gemisch ein granulirtes Pulver gemacht.

Dieterich-Helfenberg giebt eine andere Vorschrift, welche uns dem Namen des Präparates weit besser zu entsprechen scheint.

50,0 Ferr. citric. ammoniat.

werden fein gerieben und mit

500,0 Natr. bicarbon.
350,0 Acid. tartar. pulv.
400,0 Sacchar. alb. pulv.

gemischt und in einer Abdampfschaale unter Erwärmen auf dem Dampf-
apparat mit

300,0 Spiritus, in welchem man
50,0 Acid. citric.

löste, angefeuchtet. Die feuchte Masse reibt man behufs Körnung
mittelst eines Pistills durch ein grobes Haarsieb, trocknet in dünner
Schicht auf Hürden stark aus, reibt die lose zusammenhängende Masse
nochmals durch ein Sieb und bewahrt das nun fertige, schön citronengelbe Präparat in braunen Gläsern auf.

Ferrum jodatum. Eisenjodür.
Fe J oder Fe J$_2$.

Es wird bereitet, indem 30 Th. Eisen, 100 Th. Wasser und
82 Th. Jod so lange erwärmt werden bis die Flüssigkeit grün ist;
dieselbe wird dann in eiserner Schaale rasch zur Trockne gebracht.
Das Eisenjodür ist nicht gut haltbar und soll daher zur Bereitung
der damit hergestellten Präparate frisch dargestellt werden. Nur mit
Zucker gemengt lässt es sich zur Trockne bringen.

Ferrum lacticum. Milchsaures Eisen, Eisenlactat.
Fe O, C^6 H^5 O^5 + 3 HO oder C$_6$ H$_{10}$ Fe O$_6$ + 3 H$_2$ O.

Grünlich weisse, krystallinische Krusten von schwachem eigenthümlichem Geruch und süsslich herbem Eisengeschmack: es ist löslich in 12 Th. kochendem und in ca. 40 Th. Wasser von mittlerer
Temperatur, kaum löslich in Alkohol, die Lösung reagirt sauer und
färbt sich allmälig braun. Erhitzt verkohlen die Krystalle unter Entwickelung von Karamelgeruch und verbrennen dann zu rothem Eisenoxyd. Prüfung siehe Pharmakopoe. Bereitet wird das Salz gewöhnlich durch Umsetzung von Baryum oder Calciumlactat durch schwefelsaures Eisenoxydul.

Das Salz ist nicht hygroskopisch und hält sich, wenn völlig trocken,
unverändert an der Luft.

Ferrum malicum. Aepfelsaures Eisen.

Kommt im reinen Zustande nicht in den Handel, sondern wird
medizinisch nur in der Form von Extractum ferri pomatum resp. als
Tinctura ferri pomata verwandt. Das äpfelsaure Eisenextrakt wird
hergestellt, indem man den ausgepressten Saft recht saurer, halbreifer
Aepfel mit Eisenfeile 6—8 Tage, unter öfterem Umrühren mazerirt,
dann kolirt und zur Extraktkonsistenz eindampft. Es enthält neben

dem Eisenmalat natürlich alle Extraktivstoffe des Aepfelsaftes und gilt als eines der mildesten Eisenmittel.

Ferrum metallicum. Metallisches Eisen.

Dasselbe kommt in 3 Formen in Gebrauch, als Ferrum raspatum, Ferrum pulverisatum und Ferrum reductum.

Ferrum raspatum. Eisenfeile. Hierzu ist jede rost-, kupfer- und messingfreie Eisenfeile zu benutzen. Will man sicher gehen, dass Letzteres der Fall ist, so reinigt man die beim Schlosser bestellten Späne dadurch, dass man sie mittelst eines guten Magnetes anzieht und nur die am Magnet haftenden Partikel benutzt.

Ferrum pulverisatum seu alcoholisatum. Gepulvertes Eisen. Wird in Fabriken gewöhnlich aus Gusseisendrehspähnen auf das Allerfeinste gepulvert, enthält daher ziemlich viel Kohlenstoff. Es ist in kleinen, gutverkorkten Gefässen, vor Luft und Feuchtigkeit geschützt, aufzubewahren.

Ferrum reductum. Durch Wasserstoff reduzirtes Eisen wird in chemischen Fabriken in der Weise bereitet, dass völlig trockenes, gepulvertes Eisenoxydhydrat, unter Zuführung eines Wasserstoffstromes, in einer Röhre so lange geglüht wird als noch Wasserdämpfe entweichen (in der Hitze verbindet sich der Sauerstoff des Eisenoxyds mit dem Wasserstoff zu Wasser). Nach vollendeter Reduktion muss das Erkalten ebenfalls im Wasserstoffstrome geschehen. Es stellt ein schiefer- bis schwärzlichgraues Pulver dar, ohne Geruch und Geschmack und muss in verdünnter Salzsäure völlig klar löslich sein, andernfalls enthält es Kohlenstoff und ist höchstwahrscheinlich durch Reduktion mittelst Leuchtgases hergestellt. An der Luft erhitzt verbrennt es leicht zu Eisenoxyd.

Muss in kleinen, gutverschlossenen Gefässen aufbewahrt werden.

Ferrum nitricum. Salpetersaures Eisenoxyd.

Kommt nur in Lösung in den Handel als:

Liquor ferri nitrici, salpetersaures Eisen, Eisenbeize. Es ist ein durchaus unreines Präparat, welches seinen Namen zum Theil mit Unrecht verdient, da es gewöhnlich mehr schwefelsaures, als salpetersaures Eisenoxyd enthält.

Es ist eine braune, in dünnen Schichten saffranfarbene, ölige Flüssigkeit, gewöhnlich stark sauer und nach Salpetersäure oder salpetriger Säure riechend. Ihre Werthbestimmung geschieht nach dem spez. Gew., meist nach Graden von Beaumé. Sie kommt in Fässern oder Ballons, bis zu 45° Bé. schwer, in den Handel. Ihre ursprüngliche Darstellungsweise ist die, dass rohes Eisenoxyd in Salpetersäure aufgelöst wird; fast immer aber wird sie der Billigkeit halber durch

Erhitzen von 25 Th. Eisenvitriol in einer Mischung aus 2 Th. Schwefelsäure und 5 Th. roher Salpetersäure und nachheriges Verdünnen mit
10 Th. Wasser hergestellt.

Die Eisenbeize dient in der Färberei zum Schwarzfärben und ist
wegen ihrer stark vorherrschenden Säure die Ursache, dass die schwarz
gefärbten Stoffe so häufig mürbe (in der Farbe verbrannt) sind. Sie
wäre weit besser durch essigsaures Eisen zu ersetzen.

Ferrum oxydatum dialysatum. Dialysirtes Eisenoxyd.

Kommt gewöhnlich als:
Liquor ferri dialysati in Gebrauch. Es stellt eine dunkelbraune, klare, geruchlose Flüssigkeit von sehr stark zusammenziehendem Geschmack dar. Spez. Gew. 1,045—1,047; mit Alkohol, auch
mit Zuckerlösung ist sie klar mischbar. Die Lösung wird bei längerer
Aufbewahrung zuweilen gallertartig, lässt sich aber durch Zusatz von
ein wenig Liquor ferri sesquichlorati wieder verflüssigen.

Das Präparat besteht aus einer Lösung von Eisenoxydhydrat
in Eisenchloridflüssigkeit. Die Bereitung ist eine ziemlich umständliche und schwierige, für die Hager in seiner „Pharmazeutischen Praxis"
eine genaue Vorschrift angiebt.

Ferrum oxydatum dialysatum in lamellis wird durch Eintrocknen der Lösung auf Glasplatten bei niederer Temperatur hergestellt. Es ist in Wasser gewöhnlich nicht mehr vollständig löslich
und bildet braune, durchsichtige Blättchen von den Eigenschaften des
obigen Präparates.

Anwendung. Das dialysirte Eisen greift nicht, wie die meisten
anderen Eisenpräparate, den Magen an, wird daher namentlich bei
schwächlichen Personen empfohlen.

Ferrum oxydatum crudum siehe Lapis haematitis und Abtheilung III. Caput mortuum etc.

Ferrum oxydatum fuscum. Braunes Eisenoxyd, Eisenoxydhydrat.

Ferrum oxydatum hydratum. Crocus Martis adstringens.

$$Fe^2 O^3, 3 HO \quad oder \quad Fe_2 O_3, 3 H_2 O.$$

Rothbraunes, geruch- und geschmackloses Pulver, unlöslich in
Wasser, ohne Aufbrausen löslich in Salzsäure.

Es wird dargestellt, indem Liquor ferri sesquichlorati mit Aetz-
ammonflüssigkeit in der Kälte ausgefällt wird. Der Niederschlag wird
kalt ausgewaschen, abgepresst und in dünnen Schichten, bei einer
30° nicht übersteigenden Temperatur, unter Abschluss des Lichtes,
getrocknet.

Ferrum oxydatum rubrum.   Rothes Eisenoxyd, Pariserroth.

$$Fe^2 O^3 \text{ oder } Fe_2 O_3.$$

Rothes, sehr feines, geruch- und geschmackloses Pulver, unlöslich in Wasser, vollständig löslich in Salzsäure.

Dieses früher auch medizinisch gebrauchte Eisenoxyd wird heute nur technisch, dort aber in ziemlichen Quantitäten als Polirmaterial für Metalle benutzt, gewöhnlich unter dem Namen Pariser Roth. Das echte wird hergestellt durch Glühen von oxalsaurem Eisenoxydul, ordinärere Sorten wohl auch durch Pulvern oder Schlämmen von Blutstein (s. d.).

Ferrum oxydatum saccharatum solubile.   Löslicher Eisenzucker.

Rothbraunes, süsses Pulver, welches schwach nach Eisen schmeckt, in 100 Th. 3 Th. Eisen enthält und mit der 20fachen Menge heissem Wasser eine völlig klare, rothbraune, kaum alkalisch reagirende Lösung giebt. Prüfung siehe Pharmakopoe.

Dieses nach der Vorschrift der Pharmakopoe zu bereitende Präparat besteht aus einer Mischung von etwa 1 Th. Natriumferrisaccharat mit 9 Th. Zucker. Die Verbindungen von Alkalien mit Eisenoxyd und Zucker zeigen sich in ihrem Verhalten gegen chemische Reagentien gänzlich verschieden von dem reinen Eisenoxyd. Mit Blutlaugensalz giebt dasselbe keine blaue Reaktion, mit Rhodankalium keine rothe Färbung. Die Verbindung des Eisenoxydes mit Zucker verhält sich ähnlich wie eine Säure.

Ferrum phosphoricum oxydulatum.   Phosphorsaures Eisenoxydul.

Es ist ein graubläuliches, lockeres, geruch- und geschmackloses Pulver, unlöslich in Wasser und Alkohol, leicht löslich in Säuren. Erwärmt wird es grünlich grau, bei stärkerer Hitze graubraun.

Wird bereitet durch kaltes Ausfällen von reinem Eisensulfat mit Natriumphosphat, durch Auswaschen und Trocknen des Niederschlages ohne Anwendung von Wärme.

Ferrum phosphoricum oxydatum.   Phosphorsaures Eisenoxyd.

Weisses, oder schwach gelbliches, geruch- und geschmackloses Pulver, unlöslich in Wasser und Alkohol, unter Anwendung von Wärme löslich in Salpetersäure; beim Erhitzen wird es braun.

Wird in gleicher Weise, wie das vorige Präparat, durch Ausfällen von Eisenchloridlösung mittelst Natriumphosphat hergestellt.

Vor Tageslicht muss es geschützt werden.

Ferrum pyrophosphoricum oxydatum.   Pyrophosphorsaures Eisenoxyd.

Weisses, geruchloses und fast geschmackloses Pulver, wenig löslich in Wasser, fast unlöslich in Natriumchloridlösung, löslich dagegen in verdünnter Salzsäure, Aetzammon und in einer Lösung von Natriumpyrophosphat (unter Bildung eines Doppelsalzes).

Es wird in ähnlicher Weise, wie die beiden vorhergehenden Präparate, durch Ausfällen von Eisenchloridlösung mittelst Natriumpyrophosphat hergestellt, nur mit der Abänderung, dass der Lösung des letzteren Salzes $1/2$ Vol. Alkohol zugesetzt wird. Das Auswaschen des Niederschlages darf nicht lange fortgesetzt werden.

Das Ferripyrophosphat dient vor Allem zur Herstellung des bekannten pyrophosphorsauren Eisenwassers.

Ferrum sulfuratum. Schwefeleisen. Fe S.

Grauschwarze, bronze- oder metallglänzende, sehr schwere Stücke; in Wasser völlig unlöslich, löslich in verdünnten Säuren unter Schwefelwasserstoffentwickelung.

Es wird bereitet, indem man in einem bedeckten Hesse'schen Tiegel 3 Th. Eisenfeile mit 2 Th. Schwefelpulver bis zum starken Glühen erhitzt. Es dient zur Herstellung des Schwefelwasserstoffgases resp. Schwefelwasserstoffwassers. Letzteres, eines der wichtigsten Reagentien, wird hergestellt, indem man Schwefelwasserstoffgas so lange in destillirtes Wasser einleitet, bis dieses völlig damit gesättigt ist. Hierbei sei bemerkt, dass Schwefelwasserstoffgas giftig ist; man hat sich also möglichst vor dem Einathmen desselben zu hüten.

Ferrum sulfuricum.
Schwefelsaures Eisenoxydul. Ferrosulfat. Eisenvitriol. grüner Vitriol. Kupferwasser. Fe O, S O³ + 7 HO oder Fe SO₄ + 7 H₂ O.

1. **Ferrum sulfuricum purum.** Reines schwefelsaures Eisenoxydul. Blassgrünliche Krystalle mit einem schwachen Stich ins Blaue, geruchlos, von starkem herbem Eisengeschmack. Löslich ist es in $1\frac{1}{2}$ Th. Wasser von 15⁰ und $1/2$ Th. von 100⁰, unlöslich in Alkohol und Aether. Die wässerige Lösung ist schwach sauer, anfangs grünlich blau; sie verwandelt sich allmälig unter Aufnahme von Sauerstoff in gelbe Oxyduloxydlösung, wobei sich gelbes, basisch schwefelsaures Eisenoxyd abscheidet. In trockener Luft verwittern die Krystalle, namentlich bei etwas erhöhter Temperatur, zu einem weisslichen Pulver; in feuchter Luft, oder wenn die Krystalle selbst feucht sind, zu braunem Oxyduloxydsulfat. Bis 100⁰ erhitzt, verlieren sie 6 Atome ihres Krystallwassers (calcinirter Vitriol); das letzte Atom Wasser lässt sich erst bei 250⁰ austreiben.

Wird eine konzentrirte Lösung des Eisenvitriols mit Alkohol versetzt, so fällt das Salz als fein krystallinisches, fast weisses Mehl, aber genau von derselben Zusammensetzung wie das krystallisirte, aus. Ein solches Präparat kommt unter dem Namen Ferrum sulfuricum praecipitatum seu alcoholisatum in den Handel.

Buchheister. 27

Das Ferrum sulfuricum purum wird bereitet durch Auflösen von geglühtem Eisendraht in verdünnter, reiner Schwefelsäure und Krystallisation oder Präzipitation durch Alkohol.

Anwendung. Medizinisch als eines der stark wirkenden Eisenmittel, sowie zur Darstellung verschiedener, anderer Präparate. In grösseren Dosen soll es giftig wirken.

Auf die völlige Abwesenheit von Kupfersulfat prüft man am einfachsten, indem man in die wässerige Lösung eine blank geputzte Messerklinge eintaucht. Ist Kupfer zugegen, so bildet sich auf derselben ein deutlich sichtbarer Kupferfleck.

Das Salz muss gut getrocknet in wohl verschlossenen Gefässen aufbewahrt werden.

2. Ferrum sulfuricum crudum. Roher Eisenvitriol. In seinem Aeusseren und seinem Verhalten ist er dem vorigen gleich, nur sind die Krystalle weit grösser, meist in Krusten oder Drusen und selten von rein grüner Farbe; chemisch auch verunreinigt durch Sulfate von Kupfer, Zink, Kalk etc.

Er wird im Grossen vielfach als Nebenprodukt bei anderen Operationen gewonnen, vor Allem auf den sog. Vitriolwerken durch Rösten von Schwefelkiesen und Verwittern derselben in feuchter Luft. Schwefelkies ist eines der häufigst vorkommenden Eisenmineralien; es ist Eisenbisulfid ($Fe S^2$, zweifach Schwefeleisen) und stellt in reinem Zustande goldglänzende Blättchen oder ausgeprägte Krystalle dar. Durch das Rösten werden die Gesteine, in welchen das Erz eingesprengt ist, gelockert und dem Eisenbisulfid 1 Atom Schwefel entzogen. Das einfach Schwefeleisen verwandelt sich nun, bei Gegenwart von Wasser und atmosphärischer Luft unter Aufnahme von Sauerstoff, in schwefelsaures Eisenoxydul. Das gebildete Salz wird mit Wasser ausgelaugt und die Lauge entweder bis zur Krystallisation eingedampft, oder durch fortwährendes Rühren eine gestörte Krystallisation und damit ein feines Krystallmehl hergestellt. Vielfach werden auch Wässer aus Eisengruben zur Vitriolbereitung benutzt.

Anwendung. Der grüne Vitriol wird technisch in grossen Quantitäten zur Desinfektion der Dunggruben etc. benutzt, vor Allem in der Färberei und Druckerei zur Hervorbringung schwarzer und brauner Farben oder mit Blutlaugensalz zum Blaufärben, sowie überhaupt zur Fabrikation von Berliner Blau; ferner zur Bereitung der Indigküpe (hier dient der Eisenvitriol als Reduktionsmittel); zum Imprägniren von Hölzern etc. etc. Die Vorrathsgefässe von Eisenvitriol sind am besten im Keller oder wenigstens in nicht zu trockener Luft aufzubewahren.

Ausser den hier angeführten Eisensalzen hat die neuere Arzneikunde noch verschiedene andere Salze, z. B. Ferrum arsenicosum, F. benzoicum, F. bromatum, F. salicylicum, F. tannicum, F. valerianicum, sowie einige Doppelverbindungen mit anderen Salzen zur Anwendung gebracht, ohne dass dieselben irgend welche grössere Bedeutung erlangt hätten.

Glycerinum. Glycerin, Glyceryloxydhydrat, Lipyloxydhydrat, Oelsüss, Scheel'sches Süss. $C^6 H^5 O^3 + 3 HO$ oder $C_3 H_8 O_3$.

Farb- und geruchlose, syrupdicke Flüssigkeit von süssem Geschmack und 1,225—1,235 spez. Gew. Mit Wasser, Alkohol, Spiritus aethereus ist es in jedem Verhältniss mischbar; unlöslich dagegen in Aether, Chloroform, Benzin und fetten Oelen. Es ist sehr hygroskopisch und zieht allmälig bis zu 50% Wasser an; es siedet bei 290°, im Vakuum jedoch schon bei 200°; mit den Dämpfen des kochenden Wassers geht es in geringen Mengen über, vollständig mit gespannten, überhitzten Dämpfen. Bei gewöhnlicher Temperatur ist es nicht brennbar; in offener Schaale erhitzt, lässt es sich dagegen entzünden und verbrennt vollständig mit blauer Flamme. An der Luft stark erhitzt entwickelt es zuletzt stechende Dämpfe von Acroleïn. Mit konzentrirter Schwefelsäure und Aetzkalilauge muss es sich ohne sichtbare Veränderung mischen lassen. Das offizinelle Glycerin von oben genanntem spez. Gew. enthält noch 6—10% Wasser, das absolute wiegt 1,267; ein solches krystallisirt schon bei 8°, während das offizinelle selbst bei 40° noch nicht erstarrt.

Glycerin für medizinische Zwecke soll frei sein von Kalk, freien Säuren (Ameisensäure, Buttersäure etc.). Die Pharmakopoe schreibt folgende Prüfungen vor: Mit 5 Th. Wasser verdünnt werde das Glycerin weder durch Schwefelwasserstoffwasser, noch durch Schwefelammonium verändert (Abwesenheit von Metallen), ebensowenig durch Silbernitrat, Baryumnitrat, Ammoniumoxalat getrübt (Abwesenheit von Chlor, Schwefelsäure und Kalksalzen).

Auf eine ammoniakalische Lösung von Silbernitrat wirke es bei gewöhnlicher Temperatur binnen $^1/_4$ Stunde nicht reduzirend (Abwesenheit von Ameisensäure). Mit dem gleichen Vol. Natronlauge erwärmt darf es sich weder färben, noch Ammoniak entwickeln (Abwesenheit von Ammonverbindungen); mit verdünnter Schwefelsäure gelinde erwärmt darf es keinen unangenehmen, ranzigen Geruch geben (Abwesenheit von Fettsäuren).

Ausser diesem chemisch reinen Glycerin für medizinische Zwecke kennt der Handel noch eine ganze Reihe verschiedener Sorten, welche an Stärke und Reinheit sehr von einander abweichen, und deren Anwendbarkeit sich nach den Zwecken richtet, für welche das Glycerin bestimmt ist. Seine Stärke wird im Handel allgemein nach Beaumé'-schen Graden bestimmt; es kommen Sorten von 16—30° Bé. in den Handel. Es sei hier bemerkt, dass das absolute Glycerin 30° Bé., das offizinelle 28° Bé. entspricht.

Das Glycerin ist ein Bestandtheil fast aller Fette; diese bestehen, wie

wir bei dem Artikel „Fette" gesehen haben, aus Glyceryloxyd, gebunden
an verschiedene Fettsäuren. Es entsteht ausserdem in kleinen Mengen
bei der weingeistigen Gährung. Aus den Fetten wird es abgeschieden
entweder bei der Verseifung oder der Pflasterbildung, oder bei der
Zersetzung derselben durch überhitzten Wasserdampf bei 300⁰ (s. Artikel Stearin). Aus den sog. Unterlaugen bei der Seifensiederei lässt
es sich nur schwer rein darstellen; in grossen Massen dagegen wird
es als Nebenprodukt bei der Stearinsäurefabrikation gewonnen. In
dem Falle, wo die Gewinnung der letzteren mittelst Kalkverseifung
geschieht, resultirt ein sehr kalkhaltiges Glycerin, das obendrein noch
durch freie Salzsäure oder Schwefelsäure verunreinigt ist. Bei der
Zersetzung mittelst gespannter Wasserdämpfe geht mit den Fettsäuren
zugleich ein Glycerin über, welches allerdings frei von diesen Verunreinigungen ist, dafür aber vielfach Buttersäure, Propionsäure oder
andere Umsetzungsprodukte enthält. In beiden Fällen resultirt ein
sehr unreines, braunes und übelriechendes Glycerin, welches erst durch
weitere chemische Manipulationen gereinigt werden muss. Zuerst wird
es durch Behandeln mit Thierkohle möglichst entfärbt und vom üblen
Geruch befreit, dann event. Säuren oder der Kalk etc. gebunden und die
weitere Reinigung durch ein- oder zweimalige Rektifikation vorgenommen.
Man unterscheidet Gl. flavum, in den schwächeren Graden für Gasuhren, in den stärkeren Graden zur Buchdruckerwalzenmasse verwendbar. Ferner Gl. album und albissimum, wiederum in verschiedenen
Stärke- und Reinheitsgraden.

Anwendung. Medizinisch namentlich äusserlich gegen spröde
Haut, auch zu Gurgelwässern, Mundwässern und Pinselsäften. Für
alle diese Zwecke muss es rein, namentlich frei von Ameisen- und
anderen Säuren sein, weil es sonst die Haut reizt. Technisch findet
es eine sehr grosse und mannigfache Verwendung: zum Füllen von
Gasuhren (es genügt hierzu schon ein Glycerin von 18⁰ Bé., doch
muss dasselbe säurefrei sein): zur Verfertigung der Walzenmasse (Leim
und Rohglycerin); zur Fabrikation von Glycerinseifen (hierzu ist nur
ein kalkfreies verwendbar): ferner in grossen Quantitäten zur Herstellung des Nitroglycerins und endlich auch vielfach zum Versüssen von
Wein, Bier und Spirituosen, obgleich diese Verwendung, wenn das Glycerin nicht absolut rein, tadelnswerth ist. Das Glycerin muss, weil stark
hygroskopisch, stets in gut verschlossenen Gefässen aufbewahrt werden.

Heliotropinum.   Heliotropin.

Unter diesem Namen kommt seit einigen Jahren ein Umwand-
lungsprodukt (Derivat) des Piperins, des scharfen Bestandtheiles aus
dem Pfeffer, in den Handel, welches sich durch seinen ungemein zarten,
aber trotzdem lange anhaltenden Geruch nach Heliotrop rasch einen
Platz in der Parfümerie erobert hat. Es sei hier nur bemerkt, dass

der Geruch so zart ist, dass er nur Spuren anderer Gerüche neben sich verträgt. Es stellt mikroskopisch kleine, weisse Krystalle dar von angenehmem Heliotropgeruch und anfangs süssem, hinterher scharfem, aromatischem Geschmack: es ist leicht löslich in Alkohol.

Hydrargyrum, Mercurius vivus, Argentum vivum. Quecksilber.
Hg.

Quecksilber gehört zu den edlen Metallen, ist silberweiss, stark glänzend, bei gewöhnlicher Temperatur flüssig, erst bei — 40⁰ krystallinisch erstarrend, geruch- und geschmacklos; es siedet bei 360⁰ unter Bildung eines farblosen Dampfes, der sich abgekühlt zu kleinen Kügelchen verdichtet. Es verdunstet übrigens bei jeder Temperatur, selbst unter 0⁰: auch mit den Dämpfen des siedenden Wassers verflüchtigt es sich in geringem Maasse. Sein spez. Gew. ist 13,5. Die Salze des Quecksilbers sind mit wenigen Ausnahmen sehr giftig.

Quecksilber kommt nur selten gediegen als sog. Jungfernquecksilber vor, meist in Verbindung mit Schwefel (Quecksilbersulfid, natürlicher Zinnober), entweder rein oder mehr oder weniger gemengt mit anderen Mineralien. Doch auch in dieser Form ist es nicht gerade häufig. Die Hauptfundorte sind Spanien, in den Almaden, Oesterreich, bei Idria, in kleineren Mengen auch in Italien, endlich in Peru und in Californien. Die californischen und spanischen Gruben liefern alles in den Welthandel kommende Quecksilber, da die Produktion der übrigen Gruben zu gering ist, dasselbe daher meist im Ursprungslande verbraucht wird. Der californische Ertrag wird auf $2^{1}/_{2}$ Millionen kg, der spanische auf $1^{1}/_{4}$ Millionen kg jährlich geschätzt. Den Centralplatz für den Quecksilberhandel bildet London. Versandt wird es in gusseisernen, cylindrischen Flaschen mit eisernem Schraubenstöpsel und einem Inhalt von 70—72 engl. Pfund = 31,78—32,69 kg. Die Darstellung geschieht in der Weise, dass man das Schwefelquecksilber mit Kalk und Eisenfeile aus eisernen Retorten destillirt. Der Schwefel verbindet sich dabei zu Schwefelcalcium und Schwefeleisen, während das Quecksilber verdampft und nach der Abkühlung tropfbar flüssig gewonnen wird. In diesem Zustande ist es noch sehr unrein; es enthält Zinn, Blei, zuweilen auch Cadmium, selbst Spuren von Gold, Sand und sonstigen Unreinigkeiten. Von den gröbsten Beimengungen wird es dadurch befreit, dass man es durch weiches Leder presst. Soll es gänzlich gereinigt werden, so wird es entweder mit etwas verdünnter Salpetersäure oder mit Eisenchloridlösung tüchtig durchgeschüttelt und später mit reinem Wasser gewaschen. Schon auf empirische Weise kann man leicht erkennen, ob ein Quecksilber rein ist oder nicht. Unreines zeigt eine matte Oberfläche, bei anhaltendem *Schütteln in halbgefüllter Flasche* ein graues Häutchen auf der Oberfläche und an den Wandungen des Glases. Sehr unreines Qu. bildet, wenn man ein wenig davon auf Papier fliessen lässt, keine Kügelchen, sondern beim Bewegen Schwänzchen und Schmutzstreifen auf dem Papier. **Anwendung.** Mediziaisch nur äusserlich in Verreibung mit Fetten zu Salben und Pflastern; früher zuweilen auch innerlich. Selbst bei äusserlicher Anwendung kann bei dauerndem Gebrauch Quecksilbervergiftung eintreten. Technisch ist seine Verwendung eine sehr grosse, theils zur Bereitung der zahlreichen Quecksilbersalze, ferner zu Knallquecksilber; zur Darstellung von Spiegelamalgam; zur Gewinnung von metallischem Gold und Silber aus den Gesteinen (Amalgamirungsverfahren); zur Anfertigung von Barometern, Thermometern etc. Das Abwägen des Quecksilbers verlangt in doppelter Beziehung grosse Vorsicht. Einmal ist es bei der grossen Beweglichkeit und Schwere des Stoffes nicht ganz leicht, genau zu wägen, anderntheils muss man sich sehr hüten, dasselbe zu verschütten, da es sofort in die Fugen des Fussbodens läuft und von dort nicht wieder zu entfernen ist. Immer wird man gut thun, einen kleinen Trichter beim Wägen zu benutzen.

Hydrargyrum bichloratum (corrosivum), Mercurius corrosivus.
Quecksilberchlorid, Quecksilberbichlorid, Quecksilbersublimat, Sublimat.
Hg Cl oder Hg Cl$_2$.

Weisse, durchscheinende, strahlige, krystallinische Stücke; geruchlos, von widerlichem, herbem, metallischem Geschmack. Löslich in 16 Th. kaltem und 3 Th. siedendem Wasser, in 3 Th. Alkohol und 4 Th. Aether. Die wässerige Lösung ist schwach sauer, doch wird diese Reaktion durch die Gegenwart von Alkalichloriden aufgehoben. Bei 260° schmilzt es und sublimirt bei 300° ohne Rückstand.

Quecksilberchlorid gehört zu den allerschärfsten Giften!

Seine Darstellung geschieht in der Weise, dass man ein Gemenge von Quecksilbersulfat und Chlornatrium zusammen erhitzt. Es entsteht Natriumsulfat und Quecksilberchlorid, welch letzteres sich im oberen Theile des Sublimirgefässes in dichten Krusten ansetzt.

Anwendung. Innerlich in höchst minimalen Dosen gegen syphilitische und rheumatische Leiden; äusserlich zu Injektionen, Augenwässern, Waschungen. Neuerdings wird das Quecksilberchlorid als stärkstes antiseptisches Mittel bei Wundverbänden und Waschungen vielfach angewandt, doch auch hier, bei seiner überaus grossen Giftigkeit, nur in sehr starken Verdünnungen (1 : 1000); ferner als Vertilgungsmittel gegen Wanzen etc. Beim Wägen und Arbeiten mit Quecksilberchlorid ist natürlich die grösste Vorsicht anzuwenden, da schon 0,1 g tödlich wirken kann. Muss eine Pulverung vorgenommen werden, so geschieht dies in einem Porzellanmörser, nachdem man die Stücke mit etwas Alkohol befeuchtet hat.

Gegenmittel sind Eiweiss, Mehlbrei.

Hydrargyrum bijodatum (rubrum). Quecksilberjodid.

Hg J oder Hg J₂.

Schweres, krystallinisches, scharlachrothes Pulver, geruch- und geschmacklos, löslich in 130 Th. kaltem und in 15 Th. heissem Alkohol, ebenfalls in Aether, Chloroform, fetten Oelen, sehr leicht in Jodkaliumlösung, fast unlöslich in Wasser. In der Glasröhre erhitzt wird es zuerst gelb, dann schmilzt es und sublimirt schliesslich vollständig.

Es wird dargestellt durch Ausfällen einer Lösung von 4 Th. Quecksilberchlorid in 80 Th. Wasser mittelst 5 Th. Jodkalium, welches in 15 Th. Wasser gelöst ist. Sehr giftig!

Anwendung. In sehr kleinen Dosen wird es innerlich, äusserlich in Salbenform, gegen Syphilis etc. angewandt.

Hydrargyrum chloratum (mite), Calomelas, Mercurius dulcis.
Quecksilberchlorür, Kalomel.

Hg² Cl oder Hg₂ Cl₂.

Von diesem Präparat werden medizinisch 3 verschiedene Arten angewandt: Calom. sublimatum, C. vapore paratum, C. praecipitatum. Sie sind chemisch vollständig gleich zusammengesetzt, in ihrer therapeutischen Wirkung aber verschieden, wohl hauptsächlich durch die, in ihrer Darstellungsweise begründete, mehr oder minder grosse Feinheit des Pulvers. Ihre Wirksamkeit soll sich wie 2 : 3 : 4 verhalten. Uebrigens ist der Kalomel die am mildesten wirkende Quecksilberverbindung.

1. Hydrargyrum chloratum sublimatum. Sublimirter Kalomel. Weissliche, schwere (spez. Gew. 7,5), strahlig krystallinische Krusten, geruch- und geschmacklos; geritzt giebt er einen gelben Strich; in Wasser und Alkohol unlöslich; beim Erhitzen verflüchtigt er sich ohne Schmelzung. Das Pulver, welches durch Zerreiben und Schlämmen hergestellt wird, ist von gelblicher Farbe und muss so fein sein, dass es sich vollständig weich anfühlt.

Bereitet wird er durch Sublimation eines, durch längeres Reiben hergestellten, innigen Gemenges von 4 Th. Quecksilberchlorid mit 3 Th. metallischem Quecksilber.

Er muss, wegen seiner Herstellungsweise, auf die Abwesenheit von Sublimat geprüft werden. Das Pulver mit Wasser angerührt und auf eine blanke Messerklinge gebracht, darf nach einer Minute keinen schwarzen Fleck auf derselben hinterlassen.

2. Hydrargyrum chloratum vapore paratum. Durch Dampf bereiteter Kalomel. Sehr zartes, vollständig weisses Pulver, das erst durch kräftiges Reiben im Mörser eine gelbliche Farbe annimmt. Bei 100facher Vergrösserung lassen sich deutliche Krystalle erkennen. Sonstige Eigenschaften wie bei 1.

Bereitet wird er, indem man Kalomeldämpfe mit Wasserdämpfen in einem Gefäss zusammentreten lässt. Es wird hierdurch eine schnellere Verdichtung der Kalomeldämpfe bewirkt.

3. Hydrargyrum chloratum praecipitatum. Gefällter Kalomel. Vollständig weisses Pulver, dem vorigen ähnlich, nur noch feiner krystallinisch.

Wird dargestellt durch Ausfällen einer Lösung von Quecksilbernitrat mittelst Salzsäure.

Anwendung. Innerlich als abführendes und die Gallensekretion beförderndes Mittel; äusserlich zu Einstäubungen in Nase und Rachen.

Aufbewahrt muss der Kalomel in vor Licht geschützten Gefässen werden.

Hydrargyrum cyanatum. Quecksilbercyanid.
Hg Cy oder Hg Cy$_2$.

Farblose, durchscheinende, säulenförmige Krystalle; geruchlos und von scharfem, metallischem Geschmack; löslich in 13 Th. kaltem und 3 Th. kochendem Wasser, in 14,5 Th. Alkohol; schwer löslich ist es in Aether. Erhitzt zerspringen die Krystalle, schmelzen dann und zersetzen sich schliesslich in ihre Bestandtheile.

Dargestellt wird es am besten, indem man gleiche Theile präparirtes Quecksilberoxyd und reines Berliner Blau mit der 10fachen Menge Wasser einige Stunden digerirt, dann bis zum Sieden erhitzt, filtrirt und zur Krystallisation bringt.

Anwendung. Aehnlich dem Quecksilberchlorid. Sehr giftig!

Hydrargyrum jodatum (flavum seu viride), Protojoduretum hydrargyri. Quecksilberjodür, gelbes Jodquecksilber.
Hg^2 J oder Hg$_2$ J$_2$.

Grünlich gelbes, sehr schweres Pulver, sehr wenig löslich in Wasser, unlöslich in Alkohol und Aether. Es ist geruch- und geschmacklos, völlig flüchtig; durch Licht wird es leicht zersetzt in Quecksilberjodid und metallisches Quecksilber.

Es wird bereitet durch inniges Zusammenreiben von 8 Th. Quecksilber und 5 Th. Jod, welches mit etwas Alkohol befeuchtet ist, und nachheriges Auswaschen des Pulvers mit Alkohol.

Anwendung. In gleicher Weise wie andere Quecksilberpräparate. Muss vor Licht geschützt aufbewahrt werden.

Hydrargyrum oxydatum. Quecksilberoxyd.
Hg O.

Von diesem Präparat sind 2 Arten im Gebrauch: H. oxydatum rubrum und H. oxydatum flavum seu praecipitatum, welche chemisch gleich, in der Wirkung aber verschieden sind.

1. Hydrargyrum oxydatum (rubrum), Mercurius praecipitatus ruber.
Quecksilberoxyd, rothes Praezipitat. Rothes, krystallinisches, sehr schweres (spez. Gew. 11,0) Pulver; geruchlos, von schwachem, ekelhaft metallischem Geschmack. Im Wasser ist es nur spurenweis löslich, verleiht diesem aber eine schwach alkalische Reaktion, leicht löslich in verdünnter Salz- oder Salpetersäure. Erhitzt zersetzt es sich in Sauerstoff und metallisches Quecksilber.

Es wird bereitet durch mässiges Erhitzen eines Gemenges von Quecksilbernitrat mit metallischem Quecksilber, bis die Entwickelung salpetrigsaurer Dämpfe aufhört. Nach dem Erkalten wird das Pulver mit ein wenig stark verdünnter Kalilauge fein gerieben, mit destillirtem Wasser ausgewaschen und getrocknet.

2. Hydrargyrum oxydatum (flavum seu praecipitatum), gefälltes oder gelbes Quecksilberoxyd. Orangegelbes, amorphes Pulver; in seinem übrigen Verhalten dem rothen Oxyd gleich, nur ist es löslicher als dieses, giebt auch den Sauerstoff leichter durch Hitze, Sonnenlicht oder an andere Körper ab.

Wird bereitet durch kaltes Ausfällen einer Lösung von Quecksilberchlorid mit verdünnter Kalilauge, doch muss das Quecksilberchlorid zur Kalilauge gemischt werden, nicht umgekehrt.

Anwendung. Beide werden innerlich selten angewandt, vielfach dagegen in Salben, namentlich gegen Augenentzündungen; das gelbe soll weit stärker von der Haut absorbirt werden als das rothe. Beide sind stark giftig!

Sie müssen vor Licht geschützt aufbewahrt werden, andernfalls schwärzen sie sich durch Ausscheidung von metallischem Quecksilber.

Hydrargyrum praecipitatum album (H. amidatobichloratum).
Weisses Quecksilberpraezipitat.
Hg NH², Hg Cl oder NH₂ Hg Cl.

Es ist dies eine der eigenthümlichen Verbindungen (sog. Amidverbindungen), in welchen ein Metall, hier das Quecksilber, an die Stelle eines Wasserstoffatoms im Ammon (NH^3) tritt. Es ist also gleichsam ein Chlorammon, in welchem ein Wasserstoffatom durch 1 Atom Quecksilber ersetzt ist.

Weisses, ziemlich schweres, aber lockeres Pulver oder leicht zerreibliche, weisse Stücke; geruch- und geschmacklos; in Wasser und Alkohol unlöslich, leicht löslich in verdünnten Säuren; beim Erhitzen ist es, ohne vorher zu schmelzen, flüchtig. Wenn man das Präparat mit Kali oder Natronlauge erwärmt, so scheidet sich unter Entwickelung von Ammoniak gelbes Quecksilberoxyd ab.

Es wird bereitet, indem Quecksilberchloridlösung so lange mit Ammoniakflüssigkeit versetzt wird, bis das Ammon ein wenig vor-

waltet. Der Niederschlag wird mit etwas ammonhaltigem Wasser ausgewaschen und vorsichtig getrocknet.

Anwendung. Nur äusserlich, mit Fett gemischt, gegen Hautausschläge, Flechten etc.

Hydrargyrum stibiato-sulfuratum, Aethiops antimonialis.

Ist ein mechanisches Gemenge gleicher Theile von schwarzem
Schwefelquecksilber mit präparirtem Schwefelantimon. Es vereinigt
die Eigenschaften Beider mit einander.

Hydrargyrum sulfuratum nigrum, Aethiops mineralis seu mercurialis. Schwarzes Schwefelquecksilber.

Dieses Präparat ist kein reines Quecksilbersulfid (HgS), sondern
ein Gemenge von diesem mit freiem Schwefel.

Schwarzes, schweres, feines, geruch- und geschmackloses Pulver;
in Wasser und selbst in heisser Salzsäure vollständig unlöslich. Erhitzt
verbrennt es mit blauer Flamme unter Entwickelung schwefliger
Säure.

Es wird bereitet, indem gleiche Theile metallisches Quecksilber
und Schwefel, unter öfterem Anfeuchten mit Schwefelkohlenstoff, so
lange mit einander verrieben werden, bis unter der Lupe keine Me-
tallkügelchen mehr zu erkennen sind. Das Präparat ist nicht giftig
und ziemlich obsolet.

Hydrargyrum sulfuratum rubrum siehe Abtheilung III. Artikel Cinnabaris.

Ausser den angeführten Quecksilberpräparaten kommen noch einige
andere hie und da im Handel vor, sind aber ohne erhebliche Bedeutung, so z. B. Hg. oxydulatum, Hg. aceticum, Hg. bromatum, Hg. sulfuricum u. A. m.

Hydrogenium hyperoxydatum. Wasserstoffsuperoxyd. $H O^2$ oder $H_2 O_2$.

Das Wasserstoffsuperoxyd des Handels ist eine mehr oder minder
starke Lösung desselben in Wasser. Sie stellt eine farb- und geruchlose Flüssigkeit von eigenthümlich herbem, etwas bitterlichem Geschmack dar. Lackmuspapier wird von ihr anfangs geröthet, dann
gebleicht. Bringt man feste Körper in dasselbe, so entwickeln sich
Bläschen von freiem Sauerstoff; derselbe Körper entweicht, wenn man
eine Lösung von Kaliumpermanganat hinzufügt.

Es wird bereitet, indem man in verdünnte, stark abgekühlte Schwefelsäure so lange Baryumhyperoxyd (s. d.) einträgt, bis alle Schwefelsäure ausgefällt ist. Den entstandenen schwefelsauren Baryt lässt man

absetzen und säuert die Flüssigkeit, der besseren Haltbarkeit wegen, schwach an.

Anwendung. Als ausgezeichnetes Bleichmittel für Schwämme, Haare, Elfenbein etc.; medizinisch zum Spülen des Mundes, ferner bei Diphtherie und neuerdings auch als blutstillendes Mittel. Es muss an kühlem, dunklem Orte in nicht zu grossen Flaschen aufbewahrt werden. Dem Lichte ausgesetzt zerfällt das Wasserstoffsuperoxyd in Wasser und Sauerstoff, ein Umstand, der beim Aufbewahren wohl zu berücksichtigen ist, da andernfalls die Flaschen leicht zersprengt werden. Man thut gut, nicht zu grosse und nicht zu fest verschlossene Flaschen anzuwenden.

Ichthyolum. Ichthyol.

Unter diesem Namen kommt seit einigen Jahren ein empyreumatisches Oel in den Handel; es wird aus einem bituminösen Schiefer, der in der Nähe von Seefeld in Tyrol gebrochen wird, gewonnen. Der Name Ichthyol ist gewählt, weil in dem Schiefer Abdrücke von Fischen (griechisch Ichthyos) vorkommen sollen. Es enthält ca. 10 % Schwefel und bedeutende Mengen Sauerstoffverbindungen. Man stellt neuerdings auch verschiedene Salze, namentlich Verbindungen mit Ammon und Natron, aus demselben dar und wendet diese, wie auch das reine Präparat, theils innerlich, theils äusserlich, in Salben, Verbandmullen etc. gegen Rheumatismus und Hautausschläge an.

Jodum, Jodina. Jod.
J.

Grauschwarze, metallisch glänzende, trockene, tafel- oder blättchenförmige Krystalle von eigenthümlichem, an Chlor erinnernden Geruch und herbem, scharfem Geschmack. Löslich in 5000 Th. kaltem Wasser, in 10 Th. Alkohol, auch in Aether und fetten Oelen mit brauner, in Schwefelkohlenstoff und Chloroform mit violetter Farbe; sehr leicht ist es auch in Jodkaliumlösung löslich. Die Haut wird durch dasselbe braun gefärbt (durch Salmiakgeist leicht zu entfernen). Jod verdampft bei jeder Temperatur, bei 107° schmilzt, bei 180° siedet es und verwandelt sich in einen schweren, tief veilchenblauen Dampf. Die Dämpfe wirken ätzend und giftig auf den thierischen Organismus. Stärkekleister wird durch Jod blau gefärbt. Jod ist ein Element und gehört zur Gruppe der sog. Haloide. Es findet sich in der Natur in sehr kleinen Mengen im Meerwasser, in etwas grösseren in den Meerpflanzen, namentlich in den sog. Algen und Meerschwämmen; ferner in vielen Steinsalzlagern, einzelnen Mineralquellen, in rohem Chilisalpeter und in einzelnen Phosphoriten (natürlicher phosphorsaurer *Kalk*), *doch niemals in freiem Zustande, sondern immer an Alkalien gebunden.* Dargestellt wird es, mit geringen Ausnahmen, nur aus den

Meerpflanzen und dem Chilisalpeter. Die Hauptgewinnungsländer sind
Schottland, Irland, Frankreich (Departement Finisterre) und Südamerika. Norwegen hat seine Fabrikation eingestellt, in Spanien dagegen,
wo man dieselbe schon früher betrieben, soll sie wieder aufgenommen
sein. Die Herstellung aus den Algen und Tangen geschieht grösstentheils in der Weise, dass man dieselben in tiefen Gruben verbrennt; die
hierbei gewonnene, fest zusammengeschmolzene Asche, bei den Spaniern
Barilla, bei den Franzosen Varec, bei den Engländern Kelp genannt,
wird mit Wasser ausgelaugt und das darin enthaltene Natriumcarbonat, Natriumsulfat, Chlornatrium zuerst durch Krystallisation entfernt. In der Mutterlauge befinden sich die Jod- und Bromsalze und
wird aus dieser das Jod nach verschiedenen Methoden ausgeschieden:
entweder durch Destillation mit Schwefelsäure und Braunstein, wobei
sich das Jod in rohem namentlich sehr wasserhaltigem Zustande in
den vorgelegten Thonballons ansammelt, oder es wird durch eingelei-
letes Chlor ausgetrieben, wobei es sich fast pulverförmig abscheidet.
In neuerer Zeit hat man, namentlich in Schottland, angefangen
die Algen nicht zu verbrennen, sondern sie in geschlossenen Räumen
durch überhitzte Dämpfe zu verkohlen. Die Kohle wird dann ausgelaugt und weiter auf Jod behandelt. Man erreicht hierbei eine grössere Ausbeute, weil bei der Verbrennung immer 1 Th. der Jodalkalien
verflüchtigt wird, und hat noch den Vortheil, dass man Leuchtgas und
andere Produkte der trockenen Destillation als Nebenprodukte gewinnt.
Die Bereitung aus den Mutterlaugen des Chilisalpeters ist sehr einfach und
geschieht entweder in der Weise, dass man das Jod durch Schwefelsäure oder Chlor oder nach irgend einer andern Methode frei macht
und für sich gewinnt; neuerdings aber noch mehr dadurch, dass man
es an Kupfer bindet, das erhaltene unlösliche Jodkupfer trocknet und
als solches in den Handel bringt (s. Artikel Jodkalium). Das rohe
Jod wird dann durch Sublimation gereinigt (Jodum purum seu re-
sublimatum).

Anwendung. Medizinisch für sich selten, in ganz kleinen Gaben
innerlich; äusserlich, in Form von Tinctura jodi, zum Pinseln von
Frostbeulen und gegen allerlei skrophulöse Leiden. Technisch findet
es sehr bedeutende Anwendung zur Darstellung der vielen Jodsalze,
welche in der Medizin und Photographie Verwendung finden. Auch
in der Anilinfarbenfabrikation wird es zur Darstellung des sog. Jod-
grüns benutzt.

Aufbewahrt muss das Jod an einem kühlen Orte in sehr gut
schliessenden Glasgefässen werden, (Korkstopfen sind zu vermeiden,
weil sie vom Jod angegriffen werden). Am besten wird es noch in ein
zweites Gefäss eingeschlossen. Beim Wägen und Arbeiten damit sind
alle metallene Geräthschaften zu vermeiden, da sie ebenfalls vom Jod
angegriffen werden.

Jodoformium.   Jodoform, Formylsuperjodid.

Kleine, citronengelbe, tafel- oder blättchenförmige, fettig anzufühlende Krystalle von eigenthümlichem, durchdringendem Geruch.
Sie sind fast unlöslich in Wasser, löslich in 50 Th. kaltem, in 10 Th.
siedendem Alkohol, in 5,2 Th. Aether: ferner löslich in Schwefelkohlenstoff, fetten und aeth. Oelen. Mit den Dämpfen des kochenden
Wassers verflüchtigt sich das Jodoform: bei 115° schmelzen die Krystalle zu einer braunen Flüssigkeit, weiter erhitzt entwickeln sich
Joddämpfe nebst andern Umsetzungsprodukten und ein kohliger Rückstand bleibt zurück. Es verdunstet übrigens bei jeder Temperatur.

Hergestellt wird das Jodoform durch mässiges Erhitzen (bis zu
80°) einer verdünnten weingeistigen Natriumcarbonatlösung mit Jod.
Es entsteht hierbei, neben Jodnatrium und anderen Verbindungen,
Jodoform, welches sich nach dem Erkalten abscheidet.

Anwendung. Es wird innerlich wie andere Jodpräparate gegeben, hauptsächlich aber äusserlich zum Einstreuen in schlecht eiternde
Wunden oder mit Lycopodium gemengt, zum Einblasen in den Kehl-
kopf; ferner in Salben, Verbandstoffen etc.

Aufbewahrt wird es in gut verschlossenen Gefässen. am besten
am dunklen Orte.

Kalium metallicum.   Kaliummetall.
Ka.

Dasselbe kommt in Gestalt kleiner, etwa erbsengrosser Kügelchen, meist mit einer weisslichen Oxydschicht überzogen, in Petroleum oder Benzin schwimmend in den Handel.

Das Kaliummetall ist leichter als Wasser, hat ein spez. Gew.
von 0,865, ist weich und knetbar wie Wachs und zeigt auf der
frischen Schnittfläche einen Silberglanz: es hat eine solche Verwandtschaft zum Sauerstoff, dass es, der Luft ausgesetzt, sich sofort mit
einer weissen Oxydschicht bedeckt. In Wasser geworfen zersetzt es
dasselbe, verbindet sich mit dem Sauerstoff desselben zu Kaliumoxyd.
und zwar unter so starker Erhitzung, dass der frei werdende Wasserstoff (aus dem zersetzten Wasser) sich sofort entzündet und in Folge
der Verdunstung von etwas Kalium mit schön violetter Farbe verbrennt. Das Wasser zeigt nun durch das aufgelöste Kaliumoxydhydrat eine alkalische Reaktion.

Bereitet wird das Kaliummetall durch starkes Glühen von Kaliumcarbonat mit Kohle in gusseiserner Retorte: es tritt hierbei eine
Reduktion des Kaliumoxydes und der Kohlensäure zu Kaliummetall
und Kohlenoxydgas ein. Das überdestillirende Kalium wird unter
Petroleum verdichtet. Die Kügelchenform giebt man ihm, indem man
es geschmolzen durch einen Trichter tropfenweise in Petroleum fallen

lässt. Die Aufbewahrung kann in allen solchen Stoffen geschehen, welche vollkommen sauerstofffrei sind.

Kalium aceticum. Essigsaures Kali, Kaliumacetat.

$$KO, C^4 H^3 O^3 \text{ oder } C_2 H_3 KO_2.$$

Weisses, glänzendes, schuppiges Krystallpulver, geruchlos, von mild salzigem Geschmack, an der Luft leicht zerfliessend; löslich in $^1/_3$ Th. Wasser und $^4/_{10}$ Th. Alkohol; die Lösung reagirt schwach alkalisch. Beim Erhitzen schmilzt es zuerst, später entweicht Essigsäure und Kaliumcarbonat bleibt zurück.

Wird bereitet durch Uebersättigen einer Lösung von Kaliumbicarbonat mit reiner Essigsäure und Eindampfen der Lösung bis zur Trockne.

Anwendung. Medizinisch innerlich bei Wassersucht, Nierenleiden, Gicht- und Steinbeschwerden; technisch vielfach zur Darstellung von essigsaurem Amyloxyd, Aethyloxyd etc.

Kalium bicarbonicum, Kali carbonicum acidulum.

Kaliumbicarbonat, doppelt kohlensaures Kali.

$$KO, CO^2 + HO, CO^2 \text{ oder } HKCO_3.$$

Farblose, durchsichtige, säulen- oder tafelförmige Krystalle, geruchlos, von schwach alkalisch salzigem Geschmack; löslich in 4 Th. Wasser, unlöslich in Alkohol. Die wässerige Lösung reagirt schwach alkalisch und giebt beim Erhitzen bis zum Sieden die Hälfte ihrer Kohlensäure ab, so dass einfaches Kaliumcarbonat zurückbleibt.

Dargestellt wird es entweder durch Einleiten von Kohlensäuregas in Kaliumcarbonatlösung, oder durch Erwärmen einer Lösung von Kaliumcarbonat mit Ammoncarbonat auf 60—70°, oder indem man Chlorkalium mittelst Ammonbicarbonat umsetzt und das entstandene Kaliumbicarbonat durch Alkohol ausscheidet.

Anwendung. Medizinisch für sich nur selten, in gleicher Weise wie das Natriumbicarbonat, sonst vielfach zur Darstellung anderer Kalisalze; im Grossen auch zur Herstellung von reinem Kaliumcarbonat.

Kalium bichromicum (Kali chromicum rubrum seu acidulum).

Kaliumbichromat, doppelt chroms. Kali, rothes chroms. Kali.

$$KO, 2 Cr O^3 \text{ oder } K_2 Cr_2 O_7.$$

Grosse, gelbrothe, rhombische Krystalle, geruchlos, von herbem, bitterem, metallischem Geschmack; löslich in 10 Th. kaltem, leichter in heissem Wasser, unlöslich in Alkohol. Giftig!

Wird dargestellt durch Zusammenschmelzen von gemahlenem Chromeisenstein mit Pottasche und Salpeter. Das hierbei sich bildende einfache Kaliumchromat wird ausgelaugt und durch Zusatz einer hinreichenden Menge Salpetersäure in Kaliumbichromat umgewandelt.

Das daneben sich bildende Kaliumnitrat wird durch Krystallisation davon getrennt und zu neuen Schmelzungen verwandt.

Anwendung. Medizinisch so gut wie gar nicht: technisch dagegen sehr viel in der Färberei, Photolithographie, zur Herstellung von Tinten, Chromleim, als oxydirendes Mittel in der Theerfarbenindustrie, sowie überhaupt bei chemischen Operationen.

Beim Arbeiten und Dispensiren von Kaliumbichromat ist stets auf seine grosse Giftigkeit Rücksicht zu nehmen; 0,5—1,0 gelten als tödtliche Dosis. Ebenso ruft die Lösung, in Wunden gebracht, zuweilen Blutvergiftung hervor. Chromtinten sind daher, ganz abgesehen von ihren sonstigen schlechten Eigenschaften, nicht zu empfehlen.

Kalium bioxalicum, (Oxalium).   Kaliumbioxalat, Kleesalz.

$$KO, HO, 2 C^2 O^3 + 2 HO \text{ oder } C_2 HKO_4 + H_2 O.$$

Weisse, undurchsichtige, prismatische Krystalle, geruchlos, von herbem, säuerlichem Geschmack und sauerer Reaktion. Löslich ist es in 40 Th. kaltem und 6 Th. kochendem Wasser, unlöslich in Alkohol. Giftig!

Wurde früher aus dem Sauerklee, Oxalis acetosella, durch Eindampfen des Saftes bereitet, daher der früher gebräuchliche Name Sal acetosellae. Heute wird das Salz stets künstlich hergestellt (s. Acidum oxalicum), indem man die Oxalsäure zur Hälfte ihres Aequivalentgewichtes mit Pottasche sättigt.

Anwendung. Medizinisch gar nicht: technisch dagegen vielfach in der Zeugdruckerei, zum Entfernen von Tinten- und Rostflecken etc. Ein Zusatz zu Fleckwasser, Eau de Javelle oder Eau de Labarraque geschieht, um die letzten Spuren des in ihnen enthaltenen Kalkes auszufällen, da die Oxalsäure mit dem Kalk eine völlig unlösliche Verbindung bildet.

10—20 g gelten als tödtliche Dosis. Gegenmittel sind Kalkwasser, Kreide.

Kalium bitartaricum, Cremor tartari, Tartarus.

Kaliumbitartrat, Weinsteinrahm, Weinstein.

$$KO, HO, 2 C^4 H^2 O^5 \text{ oder } C_4 KH_5 O_6.$$

Tartarus crudus. Roher Weinstein. Das saure weinsaure Kali, Kaliumbitartrat, ist im Saft der Weintrauben gelöst und scheidet sich aus dem Most während der Gährung ab und zwar um so mehr, je alkoholreicher der Wein wird. Schwere, dabei doch säurereiche Weine liefern die grössten Mengen, während die ganz leichten Rhein- und Moselweine von geringem Alkoholgehalt denselben mehr in Lösung behalten. Der Weinstein setzt sich in den Gährbottichen und Fässern in dichten Krusten an, die an den Fassdauben so fest haften, dass sie nur durch Erwärmen der Fässer und anhaltendes Klopfen losgelöst werden können. Je nach der Farbe des Weines erscheinen dieselben von hellgrauer bis dunkelbraunrother Farbe. In diesem Zustande kommen sie als Tartarus crudus oder, wenn roth, als Tartarus ruber in den Handel. Letzterer wird in gepulvertem Zustande vielfach als Beize bei dunklen Farben in der Färberei angewendet.

In diesem rohen Zustande enthält der Weinstein neben weinsaurem Kali ziemlich bedeutende Mengen von weinsaurem Kalk ($8-15\,^0/_0$, in seltneren Fällen bis zu $40\,^0/_0$ steigend), ausserdem Farbstoffe des Weines, Hefezellen und sonstige Verunreinigungen. Um ihn hiervon möglichst zu befreien, wird er in eigenen Fabriken durch mehrfaches Umkrystallisiren gereinigt (raffinirt). Je nach dem Grade der Reinheit heisst er dann $^1/_2$, $^3/_4$ oder ganz raffinirt.

Tartarus depuratus. Gereinigter Weinstein, Cremor tartari.

Dieser bildet dichte, harte Krystallkrusten, aus feinen Krystallen bestehend; ist fast reinweiss, enthält aber noch immer ziemliche Mengen weinsauren Kalk, ferner fast immer Spuren von Eisen und häufig auch von Blei (aus den Krystallisations-Bottichen herrührend). Für die Rezeptur in den Apotheken muss derselbe noch durch besondere Reinigung von dem Kalk befreit werden, während dies für den gewöhnlichen Gebrauch nicht erforderlich ist. Der Name Cremor tartari, Weinsteinrahm, stammt daher, dass man früher die während des Krystallisations-Prozesses an der Oberfläche sich bildenden Krusten gleich dem Rahm der Milch von der Flüssigkeit abhob.

Tartarus depuratus pro receptura (kalkfrei). Wird hergestellt, indem man die Lösung des käuflichen Tartarus depuratus in 180 Th. Wasser nach der Filtration einen Tag einer Kälte von 2 bis 4^0 aussetzt; hierbei krystallisirt das Kalktartrat ziemlich vollständig aus. Die Lösung wird dann klar abgegossen und unter fortwährendem Rühren eingedampft. Es bildet ein feines, weisses, krystallinisches Pulver, geruchlos, von säuerlichem Geschmack; in $180-190$ Th. kaltem und 20 Th. heissem Wasser löslich, unlöslich in Alkohol. Erhitzt verkohlen die Krystalle, unter Entwickelung von Karamelgeruch. Der kohlige Rückstand enthält Kaliumcarbonat (frühere Darstellungsweise des Kalium carbonicum purum, daher auch der Name desselben Sal tartari). Prüfung siehe Pharmakopoe.

Anwendung. Medizinisch innerlich als blutverdünnendes Mittel; technisch als Beize in der Färberei, zum Weisssieden verzinnter Gegenstände, zu Backpulvern, endlich zur Darstellung der Weinsteinsäure.

Die Hauptbezugsländer des rohen Weinsteins sind die südlichen Länder Europas, in geringerem Maasse Süddeutschland.

Kalium bromatum, Kali hydrobromicum.
Kaliumbromid. Bromkalium. K Br.

Weisse, luftbeständige, ziemlich grosse, würfelförmige Krystalle, geruchlos, von stark salzigem Geschmack; löslich in 2 Th. Wasser und 200 Th. Alkohol. Erhitzt zerspringen dieselben unter Knistern, gleich dem Natriumchlorid, in der Rothglühhitze schmelzen sie und verflüchtigen sich ohne Zersetzung. Prüfung siehe Pharmakopoe.

Dargestellt wird das Präparat in chemischen Fabriken, analog dem Jodkalium (s. d.).

Anwendung. Medizinisch als kräftiges, nervenberuhigendes Mittel bei Schlaflosigkeit, Epilepsie, Delirien, überhaupt hochgradiger Erregung und zwar in Dosen von 0,5—2,0; technisch in der Photographie.

Kalium carbonicum. Kaliumcarbonat, kohlensaures Kali.
KO, CO^2 oder K$_2$CO$_3$.

1. Kalium (Kali) carbonicum crudum. Rohes Kaliumcarbonat, Pottasche. Die Pottasche bildet weisse, zuweilen bläuliche, selten röthliche, trockene, körnige und stückige Massen, geruchlos, von scharf laugenhaftem Geschmack, an der Luft leicht feucht werdend. In gleichen Theilen Wasser ist dieselbe fast löslich — es dürfen höchstens 5 % Unreinigkeiten zurückbleiben —, unlöslich in Alkohol. Der Werth der rohen Pottasche wird im Grossen nach ihrem wirklichen Gehalt an Kaliumcarbonat bestimmt; dieser schwankt zwischen 50—90 %.

Früher war die rohe Pottasche die Grundlage zur Bereitung der sämmtlichen Kalisalze, und alles Kali der Pottasche stammte aus den Pflanzen, welche es in Form von pflanzensaurem Kaliumoxyd in sehr wechselnden Mengen enthalten. Einzelne Arten, die man deshalb auch wohl mit Kalipflanzen bezeichnet, z. B. Rüben, Sonnenblumen, Weinrebe, Erdrauch, Bohnen und andere enthalten sehr bedeutende Prozentsätze davon, andere wiederum nur wenig. Verbrennt man die Pflanzen nun zu Asche, so wandelt sich das pflanzensaure Kaliumoxyd in kohlensaures um und dieses findet sich, neben den übrigen mineralischen Bestandtheilen, in der Asche vor. Hierauf beruhte vor der Entdeckung der riesigen Kalisalzlager zu Stassfurt und Kalusz in Galizien die Herstellung aller Pottasche. Man verbrennt in waldreichen Gegenden die Holzabfälle vollständig zu Asche, lässt diese dann 24 Stunden mit Wasser durchfeuchtet liegen und bringt sie jetzt auf Auslaugefässer. Hier übergiesst man sie mit warmem Wasser und zapft nach einiger Zeit ab. Die zuerst abfliessende Lauge zeigt etwa 20° Bé. und kann direkt versotten werden. Die Asche wird im Fasse noch einmal ausgelaugt und die hierbei gewonnene, dünne Lauge zum Ausziehen neuer Portionen Asche benutzt. Die gesammelten Laugen

werden jetzt in eisernen Pfannen bis zur Bildung eines Salzhäutchens eingedampft und entweder unter fortwährendem Umrühren mit
eisernen Stangen zur Trockne gebracht (ausgerührte Pottasche), oder
man erhitzt ohne Umrühren, bis der ganze Pfanneninhalt zu einer
festen Masse erhärtet ist, die nach dem Erkalten mit dem Meissel
losgeschlagen wird (ausgeschlagene Pottasche). In beiden Fällen ist
die Pottasche dunkelbraun (durch aufgelöste, brenzliche Produkte)
und hat noch einen Wassergehalt von 6—10 %. Für einzelne technische Verwendungen, bei welchen grosse Hitze erforderlich ist, z. B.
bei der Blutlaugenfabrikation und der Fabrikation von ordinärem
Glas, schaden diese Beimengungen nichts, die Pottasche kann direkt
so verwandt werden; in den meisten Fällen wird sie aber durch
Calciniren davon befreit. Dies geschah früher in eisernen Töpfen
(daher der Name Pottasche), heute aber allgemein in offenen Flam-
menöfen, auf deren Sohle die Pottasche ausgebreitet und, während die
Flammen darüber streichen, so lange fortwährend durchgeraakt wird,
bis sie vollständig weiss und trocken erscheint. Die Erhitzung darf
nicht zu lange fortgesetzt werden, weil die Pottasche sonst schmilzt
und in die meist aus Backsteinen bestehende Sohle einsickert. Sobald
sie weiss gebrannt, wird sie sofort aus dem Ofen entfernt und nach
dem Erkalten in möglichst dichte Fässer verpackt. Die vielfach auf-
tretende bläuliche Färbung der Pottasche rührt von Spuren von Ka-
liummanganat her. Ausser dieser Beimengung enthält die auf diese
Weise bereitete Pottasche ziemlich bedeutende Mengen von Kaliumsulfat (5—40 %), Chlorkalium (bis zu 10 %), Natriumcarbonat
u. A. m. Die Hauptproduktionsländer für diese Sorte sind Illyrien,
Kroatien, Ungarn, Russland und vor Allem Nordamerika. Die geschätztesten Sorten sind die illyrische und nordamerikanische, in ihren besseren Sorten Perlasche genannt; am wenigsten geschätzt ist die russische, welche vielfach aus den sonst nicht zu verwerthenden Steppenpflanzen gebrannt wird. Seit einigen Jahrzehnten sind zwei weitere
Bereitungsweisen der Pottasche in Gebrauch gekommen, einmal die
aus der sog. Melasseschlämpe, d. h. den Rückständen, welche bei der
Vergährung der Zuckerrübenmelasse verbleiben. Diese werden geglüht
und wie oben behandelt; zweitens die aus dem Wollschweiss der
Schafe. In den 20er Jahren dieses Jahrhunderts entdeckte ein französischer Chemiker, dass die grossen Mengen Kalisalze, welche die
Schafe in ihrem Futter zu sich nehmen, zum grossen Theil durch
ihren Schweiss ausgeschieden werden und zwar gebunden an Fettsäuren. Man verarbeitet daher die Waschwässer in den Wollwäsche-
reien auf Pottasche, und die hierdurch gewonnene Quantität wird für
Frankreich, wo diese Industrie heimisch ist, auf jährlich 1 Million kg
geschätzt. Kleinere Mengen von Pottasche werden auch in den
Weingegenden durch die Verbrennung der sog. Weinkämme und der

Trester und Drusenrückstände gewonnen. Viel wichtiger als alle diese neuen Methoden wurde die Entdeckung der oben genannten Steinsalzlager, in deren oberen Schichten, den sog. Abraumsalzen, sich unberechenbare Mengen von Kalisalzen, namentlich Chlorkalium, vorfinden. Dieser Lager hat sich alsbald die Chemie bemächtigt, und aus ihnen werden heute schon so grosse Quantitäten Kalisalze gewonnen, dass die Pottaschebereitung aus Holzasche immer mehr und mehr verdrängt wird. Man befolgt, um aus dem Chlorkalium Kaliumcarbonat herzustellen, dasselbe Verfahren wie bei der Leblanc'schen Sodafabrikation (s. d.). Auch das Ammoniaksodaverfahren (s. d.) lässt sich anwenden, ist aber für die Rohpottasche deshalb nicht so praktisch, weil zur Trennung des Chlorammons von Kaliumcarbonat, da Beide im Wasser sehr leicht löslich sind, ein Zusatz von Alkohol erforderlich ist, um die Pottasche abzuscheiden. Sehr rationell dagegen ist dieses Verfahren zur Herstellung des reinen Kaliumcarbonats.

Anwendung. Rohe Pottasche findet technisch eine sehr grosse Verwendung zur Bereitung von Aetzkali und anderen Kalisalzen, ferner von Schmierseifen, Kaliglas etc. etc.

2. Kalium carbonicum depuratum. Gereinigte Pottasche. Für viele Zwecke der Technik ist es nothwendig die Pottasche möglichst von ihren Beimengungen zu befreien. Dies geschieht am einfachsten in der Weise, dass man sie mit gleichen Theilen kaltem Wasser übergiesst und 24 Stunden unter öfterem Umrühren bei Seite setzt. Die Lösung wird klar abgegossen (das Letzte durch Glaswolle filtrirt), dann in eiserner Schaale unter fortwährendem Umrühren bis zur Trockne eingedampft. Es bildet ein feines, krystallinisches Pulver, welches in gleichen Theilen Wasser fast klar löslich sein muss.

Anwendung findet diese Pottasche medizinisch zu Salben, Waschungen etc.; technisch für Backwaaren etc.

3. Kalium carbonicum purum, Kali carbonicum e tartaro, Sal tartari. Reines Kaliumcarbonat. Rein weisses, krystallinisches Pulver, im Uebrigen von den Eigenschaften wie bei 1. Die Pharmakopoe verlangt einen Mindestgehalt von 95 $^0/_0$ Kaliumcarbonat. Es enthält gewöhnlich 4—5 $^0/_0$ Wasser. Prüfung siehe Pharmakopoe. Wurde früher bereitet entweder durch Erhitzen von reinem Weinstein, oder noch besser aus einem Gemenge von gleichen Theilen Weinstein und Kalisalpeter, daher der frühere Name Sal tartari; heute dagegen wohl nur noch durch Erhitzen von Kaliumbicarbonat (s. d.).

Anwendung findet es nur für den medizinischen Gebrauch und in England bei der Fabrikation des Flintglases für optische Gläser.

Kalium chloratum.   Kaliumchlorid, Chlorkalium.
K Cl.

Farblose, luftbeständige, würfel- oder säulenförmige Krystalle, geruchlos, von bitter salzigem Geschmack; löslich in 3 Th. kaltem und 2 Th. heissem Wasser, wenig löslich in absolutem, etwas mehr in wasserhaltigem Alkohol. In der Rothglühhitze schmilzt das Salz und verdampft zuletzt.

Wird namentlich in den Stassfurter Fabriken in grossen Quantitäten aus dem sog. Carnallit (Verbindung von Chlormagnesium, Chlorkalium und Wasser) hergestellt. Hat medizinisch so gut wie keine Verwendung und dient namentlich zur Herstellung von Pottasche, Kalisalpeter etc.

Kalium chloricum, (Kali oxymuriaticum).   Chlorsaures Kali.
$KO, Cl O^5$ oder $K Cl O_3$.

Luftbeständige, farblose, glänzende Schuppen, geruchlos, von kühlendem, salpeterartigem Geschmack. Löslich ist es in 16 Th. kaltem, in 3 Th. siedendem Wasser und in 130 Th. Alkohol. Erhitzt schmilzt das Salz und giebt seinen sämmtlichen Sauerstoff ab, so dass zuletzt nur Chlorkalium zurückbleibt. Mit Salzsäure entwickelt es aus seiner Lösung Chlorgas, mit konzentrirter Schwefelsäure verpuffen die Krystalle, mit brennbaren Körpern gemengt explodirt es durch Reibung oder Schlag.

Bereitet wird es in der Weise, dass man in eine heisse, gesättigte Lösung von Chlorkalium, gemengt mit dem dreifachen Aequivalent Kalkhydrat, so lange Chlorgas einleitet als dasselbe aufgenommen wird. Es entsteht zuerst Chlorcalcium und chlorsaurer Kalk und dieser letztere setzt sich mit dem Chlorkalium um in Chlorcalcium und chlorsaures Kali, welches aus der Chlorcalciumlösung auskrystallisirt.

Anwendung. Medizinisch theils innerlich bei Lungenschwindsucht, Leberleiden etc., hauptsächlich zu Gurgelwässern bei Diphtheritis, Entzündungen des Schlundes, zum Spülen des Mundes bei Skorbut, Mundfäule etc. Technisch in der Zeugdruckerei zur Hervorbringung von Anilinschwarz in der Faser; in der Pyrotechnik und zur Darstellung von reinem Sauerstoffgas etc.

In neuerer Zeit sind mehrfach Fälle beobachtet worden, wo chlorsaures Kali innerlich in grösseren Mengen genommen den Tod hervorgerufen hat; da es aber zu Gurgelwässern fast unentbehrlich geworden ist, thut man gut, am besten durch einen Vermerk auf dem Etikett, das Publikum darauf hinzuweisen, dass möglichst wenig vom Gurgelwasser herunterzuschlucken ist. Eine Stärke von 2—4 % für Gurgelwässer ist die passende. Bei der Benutzung des chlorsauren Kali zu Feuerwerkskörpern ist die grösste Vorsicht nöthig. Einmal darf nie rohe Schwefelblüthe dazu verwandt werden, weil die derselben anhängende freie Schwefelsäure eine Zersetzung des chlorsauren Kalis und damit eine Selbstentzündung des Feuerwerksatzes hervorrufen kann; immer muss gewaschener Schwefel angewandt werden! Ferner darf eine derartige Mischung nie in einem Mörser mit schwerem Pistill vorgenommen werden. Man verfährt am besten in der Weise, dass man die Mischung aller anderen Körper ohne das chlorsaure Kali zuerst bewerkstelligt und dieses, für sich vorsichtig fein gerieben, mit den Händen zumengt. Andernfalls sind die gefährlichsten Explosionen leicht möglich!

Für den Eisenbahntransport existiren besondere Vorschriften.

Kalium chromicum (flavum). Kaliumchromat, gelbes chromsaures Kali. KO, Cr O³ oder K_2 Cr O_4.

Kleine gelbe, luftbeständige Krystalle, geruchlos, von herbem, metallischem Geschmack; löslich in 2 Th. Wasser, unlöslich in Alkohol. Die Lösung reagirt alkalisch. Giftig!

Wird dargestellt, indem man in eine Lösung von Kalibichromat so lange Pottasche einträgt, als Aufbrausen erfolgt und die Lösung dann zur Krystallisation abdunstet.

Anwendung in der Färberei und Tintenfabrikation, in gleicher Weise wie das rothe chromsaure Kali.

Kalium cyanatum. Kaliumcyanid. Cyankalium. K Cy oder K CN.

Weisse, porzellanartige Stücke von schwachem Geruch nach Blausäure (das absolut trockene Salz riecht nicht, aber schon durch Feuchtigkeit und die Kohlensäure der Luft wird Blausäure abgeschieden). Das Salz ist sehr hygroskopisch, leicht löslich in Wasser, schwieriger in Alkohol; in der Glühhitze schmilzt es unter theilweiser Bildung von cyansaurem Kali. Alle Handelswaare enthält wegen ihrer Bereitung Spuren von diesem letzteren Salz, vielfach auch noch freies Kaliumcarbonat: daher geben die Preiscourante gewöhnlich den Gehalt an reinem Cyankalium in º/₀ an. Sehr giftig!

Bereitet wird es durch Schmelzen von gepulvertem und entwässertem, gelbem Blutlaugensalz mit Kaliumcarbonat in eisernen Gefässen, bis die Masse dünnflüssig geworden ist und eine herausgenommene Probe nach dem Erkalten völlig weiss erscheint. Dann lässt man bei gelinderer Wärme das ausgeschiedene Eisen absetzen und giesst klar in Formen oder auf Metallplatten ab. Die Stücke werden nach dem Erkalten zerschlagen und sofort in gut verschliessbare Gefässe gefüllt. Statt des Kaliumcarbonats wird vielfach wasserfreies

Natriumcarbonat angewandt und zwar aus dem Grunde, weil das so
entstehende Gemisch von Cyankalium und Cyannatrium bei weit niederer Temperatur schmelzbar ist als das reine Cyankalium und in
Folge dessen weniger cyansaures Salz entsteht.

Anwendung. Das Cyankalium hat in der Technik eine grosse
Verwendung, so in der Photographie, namentlich aber zur galvanischen
Vergoldung, Versilberung, Vernickelung etc. Hie und da wird es auch
von den Goldarbeitern zum Löthen benutzt.

Bei der überaus grossen Giftigkeit des Präparates (0,3 g gelten
schon als tödtliche Dosis) ist die weitgehendste Vorsicht nothwendig.
Dass es überhaupt nur den Landesgiftgesetzen gemäss verkauft werden
darf, versteht sich von selbst. Aber auch beim Abwägen ist die
grösste Vorsicht nöthig, da die kleinsten Mengen beim Eindringen
in eine etwaige Wunde die schlimmsten Folgen hervorrufen können.
Niemals soll man daher die Stücke mit den Fingern anfassen und
alles dabei gebrauchte Geräth sofort auf das Sorgfältigste reinigen.

Kalium ferro-cyanatum flavum, Kali zooticum, Kali Borussicum.
Gelbes Blutlaugensalz. Kaliumeisencyanür. (fälschlich auch blausaures Kali).

$$2 \, K \, Cy. \, Fe \, Cy + 5 \, H \, O \text{ oder } K_4 \, Fe \, Cy_6 + 3 \, H_2 \, O.$$

Bildet gelbe, tafelförmige, ziemlich luftbeständige, weiche, zähe,
daher schwer zu pulvernde Krystalle, gewöhnlich zu grossen Klumpen
zusammenhängend. Es ist geruchlos, von schwach süsslich salzigem
Geschmack; löslich in 2 Th. siedendem und 4 Th. kaltem Wasser,
nicht löslich in Alkohol. Bei 100° giebt es sein Krystallwasser ab
und verwittert zu einem weissen Pulver. Mit Säuren erhitzt entwickelt
es Blausäure. In der Rothglühhitze schmilzt es unter Abgabe von
Stickstoff, Abscheidung von Eisen und Bildung von Cyankalium. Mit
Eisenoxydsalzen giebt es sofort einen tiefblauen Niederschlag von
Berliner Blau, mit Eisenoxydulsalzen dagegen einen weissen, an der
Luft erst allmälig blau werdenden Niederschlag.

Es wird bereitet durch Eintragen von stickstoffhaltigen Substanzen,
als Lederabfälle, Horn, früher auch Blut (daher der Name Blutlaugensalz), in ein geschmolzenes Gemisch von Pottasche und Eisenfeile.
Der chemische Vorgang bei der Bildung des Doppelsalzes, bestehend
aus Cyankalium und Eisencyanür, ist ein ziemlich komplizirter. Die
entstandene Schmelze wird ausgelaugt und liefert das gelbe Blutlaugensalz, allerdings noch verunreinigt mit Kaliumsulfat und den
übrigen Verunreinigungen der Pottasche. Nicht giftig!

Anwendung. Zum Härten des Eisens (es bildet aus demselben
Stahl, indem es Kohlenstoff an das Eisen abgiebt); ferner in der Färberei, zur Darstellung des Berlinerblaus und anderer Cyanpräparate;
vielfach auch in der Analyse.

Kalium ferro-cyanatum rubrum. Kaliumeisencyanid, rothes
Blutlaugensalz. 3 K Cy, Fe² Cy³ oder K_3 Fe Cy_6.

Tiefrothe, tafelförmige, luftbeständige Krystalle, geruchlos, von
ähnlichem Geschmack als das vorige. Es ist in 4 Th. kaltem Wasser,
wenig in Alkohol löslich. Mit Eisenoxydulsalzen giebt es einen tief
blauen, mit Eisenoxydsalzen einen braunen Niederschlag.

Es wird bereitet, indem man in eine wässerige Lösung von gelbem Blutlaugensalz so lange Chlorgas einleitet, bis ein herausgenom-
mener Tropfen eine Eisenchloridlösung nicht mehr blau, sondern braun
färbt. Das neben dem Blutlaugensalz entstandene Chlorkalium wird
durch Krystallisation getrennt. Nicht giftig!

Anwendung. Hie und da in der Färberei, hauptsächlich aber
als Reagens.

Kalium hydricum, Kali causticum. Aetzkali. Kaliumoxydhydrat.
KO, HO oder K HO.

Das Aetzkali kommt im Handel in sehr verschiedenen Graden der
Reinheit und auch in verschiedener Form vor, entweder in Pulverform
als Kali causticum siccum, oder geschmolzen als Kali causticum fusum,
in frustulis oder in bacillis, in Stücken- oder Stäbchenform. Die Pharmakopoe kennt nur die beiden Letzteren. Diese bilden trockene, weisse,
schwer zerbrechliche, sehr ätzende, an der Luft feucht werdende Stücke
oder Stäbchen, welche auf der Bruchfläche ein krystallinisches Gefüge
zeigen. Es ist geruchlos, von scharfem, laugenhaftem Geschmack;
sehr leicht löslich in Wasser und Alkohol. In der Rothglühhitze
schmilzt es zu einer klaren, öligen Flüssigkeit. Prüfung siehe Pharmakopoe.

Das Kali causticum siccum, in Pulverform, enthält noch 15—20%
Wasser.

Das Aetzkali wird in chemischen Fabriken dadurch hergestellt,
dass man das Kaliumcarbonat in Lösung mit Kalkmilch versetzt, um
die Kohlensäure an den Kalk zu binden. Die entstandene Lösung
von Aetzkali wird von Calciumcarbonat getrennt und entweder unter
fortwährendem Rühren bis zur Trockne eingedampft, oder zuletzt in
einem polirten eisernen Kessel, und wenn es sich um ein chemisch
reines Präparat handelt, in einem silbernen Gefäss so lange erhitzt,
bis alles Wasser entfernt ist und die trockene Masse schmilzt. Dann
wird sie entweder in Formen oder auf blanke Eisenplatten oder auf
versilberte Kupferplatten ausgegossen, halb erkaltet zerschlagen und
sofort in dicht schliessende Gefässe eingefüllt, da das Aetzkali mit
Begierde Feuchtigkeit und Kohlensäure aus der Luft aufnimmt. Die
rohe Handelswaare wird, gleich dem Aetznatron, nach ihrem Prozentgehalt verkauft. Handelt es sich um ein absolut reines Aetzkali, wie
solches zu chemischen Analysen benutzt wird, so reinigt man ein

schon an und für sich gutes Präparat noch dadurch, dass man die geschmolzene Masse in absolutem Alkohol auflöst; hierbei bleiben alle Verunreinigungen zurück, die klare Lösung wird dann in einem silbernen Gefäss abgedampft und geschmolzen. Ein solches Präparat wird mit Kali causticum alcohole depuratum bezeichnet.

Ausser in fester Form bildet das Aetzkali auch in Lösung als Aetzkalilauge einen Handelsartikel. Eine solche Lauge wird nach Graden Beaumé gehandelt. Nachstehende Tabelle zeigt den Prozentgehalt an Kalium hydricum bei den verschiedenen spez. Gew.

Spez. Gew.	Grade n. Beaumé	% an Kali (K_2O)
1,06	9	4,7
1,11	15	9,5
1,15	19	13,0
1,19	24	16,2
1,23	28	19,5
1,28	32	23,4
1,39	41	32,4
1,52	50	42,9
1,60	53	46,7
1,68	57	51,2

Anwendung. Medizinisch als Aetzmittel; technisch in der Seifensiederei etc.; in der Chemie vielfach als wasserentziehendes Mittel und zu analytischen Zwecken.

Aufbewahrt muss es stets in sehr sorgfältig verschlossenen Flaschen werden, um es vor Kohlensäure und Feuchtigkeit zu schützen. Man thut gut, die Stöpsel der Flaschen zu paraffiniren. Korkstöpsel werden sehr leicht zerfressen, Glasstöpsel dagegen setzen sich, da Kaliumhydrat das Glas etwas angreift, derartig fest, dass sie nicht zu lösen sind.

Kalium jodatum, Kali hydrojodicum.
Kaliumjodid, Jodkalium. KJ.

Farblose, zuweilen auch porzellanweisse, würfelförmige Krystalle von scharf salzigem, hinterher etwas bitterem Geschmack; sie sind löslich in ³/₄ Th. Wasser und in 12 Th. Alkohol. Die Lösung soll neutral reagiren; sie vermag eine grosse Menge freies Jod mit dunkelbrauner Farbe aufzulösen. Die Krystalle schmelzen und verdampfen bei Rothglühhitze allmälig. Völlig reines, neutrales Jodkalium ist sehr wenig hygroskopisch; enthält es dagegen, wie dies vielfach vorkommt, Spuren von Kaliumcarbonat und jodsaurem Kali, so wird es rasch feucht, riecht durch eintretende Zersetzung schwach nach Jod und färbt sich gelb. Noch leichter tritt die Gelbfärbung ein, wenn Jodnatrium zugegen ist.

Bereitet wird es in chemischen Fabriken meist in der Weise, dass man zuerst aus reinem Jod Eisenjodid herstellt und dieses durch Kaliumcarbonat zersetzt. Früher wurden besonders grosse, porzellanweisse Krystalle geschätzt, welche durch sehr langsame Verdunstung der Lösung erhalten wurden. Es hat sich aber gezeigt, dass gerade diese weissen, grossen Krystalle viele Mutterlauge einschliessen, während die kleinen, völlig klaren und durchsichtigen weit reiner sind.

Anwendung. Medizinisch innerlich gegen skrophulöse, gichtische und syphilitische Leiden, äusserlich in Mischungen mit Fett etc.; technisch in grossen Massen in der Photographie.

Genaue Prüfung siehe Pharmakopoe. Eine für die meisten Zwecke ausreichende Prüfung besteht darin, dass man etwas Jodkalium fein zerreibt, in der Wärme des Wasserbades austrocknet und genau 0,5 g des trockenen Pulvers mit 13 ccm 98°/₀ Alkohol übergiesst und öfter umschüttelt. Nach 1 Stunde ist das reine Jodkalium klar gelöst und etwaige Beimengungen von jodsaurem Kali, Kaliumnitrat, Kaliumsulfat, Bromkalium bleiben ungelöst. Kleinere Mengen von Kaliumcarbonat kommen allerdings mit in Lösung, verrathen sich aber durch alkalische Reaktion.

Aufzubewahren ist es in gut verschlossenen Gefässen, am besten vor Sonnenlicht geschützt, da dieses selbst bei geringem Feuchtigkeitsgehalt die Zersetzung beschleunigt.

Kalium nitricum, Kali nitricum, Nitrum, Kaliumnitrat.
Kalisalpeter, salpetersaures Kali.
KO, NO⁵ oder K NO₃.

Säulenförmige, meist gestreifte, farblose, durchsichtige Krystalle oder weisses Krystallmehl; luftbeständig, nicht hygroskopisch, geruchlos, von kühlendem, etwas salzig bitterlichem Geschmack. Löslich ist der Kalisalpeter in ¹/₂ Th. siedendem und 4 Th. kaltem Wasser, unlöslich in Alkohol; die Lösungen reagiren neutral. Er schmilzt schon vor der Rothglühhitze zu einer farblosen Flüssigkeit, welche erkaltet porzellanartig erstarrt (Nitrum tabulatum). Bei anhaltender Rothglühhitze zersetzt sich die Salpetersäure, so dass zuletzt reines Aetzkali zurückbleibt. Mit brennbaren Stoffen zusammengerieben explodirt er bei der Entzündung (Bereitung des Schiesspulvers).

Salpeter (Sal petrae, Steinsalz) findet sich vielfach in der Natur fertig gebildet vor; so nehmen z. B. einzelne Pflanzengattungen, namentlich Amarantusarten, bedeutende Mengen an Kalisalpeter aus dem Boden in sich auf. Er entsteht ferner überall dort, wo stickstoffhaltige Substanzen bei Gegenwart von Kali (z. B. verwitterndem Feldspath) und von Feuchtigkeit unter Luftzutritt verwesen. Dieser Vorgang geschieht fast überall in jedem humusreichen Boden, in besonders starkem Masse in tropischen Gegenden, so auf Ceylon, an den Ufern des Ganges, in Bolivien, aber auch in den Theissniederungen in Ungarn. Hier ist der Boden derartig mit Salpeter getränkt, dass er in der trockenen Jahreszeit sich in weissen Massen an der Oberfläche absondert (Blühen des Bodens) und zur Gewinnung zusammen gefegt werden kann. Hierdurch und durch das Auslaugen des Bodens werden in jenen Gegenden grosse Quantitäten von Salpeter gewonnen. Neben dem Kaliumnitrat finden sich in derartigem Boden übrigens immer auch noch Calcium- und Magnesiumnitrate, welche in den Laugen durch Zusatz von Kaliumcarbonat (gewöhnlich nimmt man einfach Holzaschenlauge) zu Kaliumnitrat umgesetzt werden. Der zuerst erhaltene rohe Salpeter ist noch sehr unrein und muss erst durch wiederholtes Umkrystallisiren, sog. Raffiniren, gereinigt werden. Die grossen Krystalle des Salpeters schliessen erfahrungsmässig eine ziemlich bedeutende Menge Mutterlauge ein, daher stellt man jetzt vielfach durch gestörte Krystallisation, d. h. fortwährendes Rühren während des Erkaltens der heissgesättigten Lösung, Krystallmehl dar, welches durch Centrifugiren von der anhängenden Mutterlauge befreit wird. In früheren Zeiten wurde in den meisten Ländern Europas, in sog. Salpeterplantagen, auf künstlichem Wege Salpeter hergestellt, indem man die oben angedeuteten Bedingungen, wie sie in jenen Gegenden die Natur bietet, nachahmte. Man mengte verwesende Körper, wie Dung, Jauche, Blut, Fleischabfälle mit Erde und gelöschtem Kalk zusammen, formte mauerartige Haufen daraus, die man öfter mit Jauche begoss und monatelang sich selbst überliess. Das aus den faulenden, stickstoffhaltigen Substanzen entstehende Ammoniak wurde hier durch die Gegenwart des Kalks prädisponirt, sich mit dem Sauerstoff der Luft in Salpetersäure umzuwandeln, die sich dann mit dem Kalk zu Calciumnitrat verband. Dies letztere wurde nach dem Auslaugen durch Holzasche in Kaliumnitrat umgesetzt. Derartiges Calciumnitrat ist auch der sog. Mauersalpeter, wie er in Ställen und feuchten Kellern sich vielfach bildet. Die Salpeterplantagen hat man fast überall aufgegeben, seitdem man lernte, den Natronsalpeter (Chili- oder Perusalpeter) mittelst Kaliumcarbonats oder wie dies jetzt, nach Entdeckung der Stassfurter Kalisalzlager, fast allgemein geschieht, durch Chlorkalium in Kalisalpeter umzusetzen. Bringt man nämlich Lösungen von Natriumnitrat mit Chlorkalium zusammen, so entsteht Chlornatrium und Kaliumnitrat, die sich leicht durch Krystallisation von einander trennen lassen. Auf diese Weise ist Deutschland jetzt von England, welches durch seinen ostindischen Salpeter den Markt beherrschte, vollkommen unabhängig geworden.

Anwendung. Medizinisch in kleinen Gaben (grosse Dosen wirken schädlich, 10—20 Gramm auf einmal sogar tödtlich) innerlich als fieber- und entzündungswidriges und harntreibendes Mittel. Technisch zu Kältemischungen; als Zusatz beim Pökeln des Fleisches; in der Pyrotechnik: vor Allem zur Bereitung des Schiesspulvers, bei welchem er nicht durch Natronsalpeter ersetzt werden kann, während dasselbe ihn für andere Zwecke, Darstellung der Salpetersäure, Düngung etc. etc. vollständig ersetzt.

Kalium permanganicum (K. hypermanganicum).
Kaliumpermanganat, übermangansaures Kali.
$$KO, Mn^2 O^7 \text{ oder } K Mn O_4.$$

Dunkel violette, fast schwarze, dünne, säulenförmige Krystalle mit grünlichem oder stahlblauem Schimmer; geruchlos, von herbem, metallischem Geschmack. Es ist in 20 Th. Wasser mit tief purpurrother Färbung löslich. Erhitzt giebt es einen Theil seines Sauerstoffes ab, ebenso in Lösung bei Gegenwart von organischen Substanzen unter Ausscheidung von braunem Manganoxydhydrat oder Manganhyperoxyd.

Bereitet wird es, indem man eine Mischung von Manganhyperoxyd mit Aetzkali und chlorsaurem Kali längere Zeit einer Rothglühhitze aussetzt. Nach dem Erkalten zeigt die Masse eine dunkelgrüne Färbung und besteht der Hauptsache nach aus mangansaurem Kali (mineralisches Chamäleon). Die wässerige Lösung ist tief dunkelgrün, nimmt aber an der Luft in kurzer Zeit eine rothe Färbung an, indem das mangansaure Kali sich durch Aufnahme von Sauerstoff in übermangansaures Kali verwandelt. Noch schneller und vollständiger wird diese Umwandlung vollendet, wenn man Chlorgas in die Lösung leitet, ein Verfahren, welches in den Fabriken allgemein angewandt wird. Die Lösung wird dann rasch abgedampft, entweder zur Trockne als Kalium permanganicum crudum, oder zur Krystallisation bei Seite gesetzt, um das reine Salz zu erhalten. Letzteres erfordert meistens noch eine weitere Umkrystallisation.

Anwendung. Das Kaliumpermanganat ist wegen seiner leichten Abgabe von Sauerstoff eines der kräftigsten Desinfektionsmittel, die wir besitzen. Es wird medizinisch in kleinen Gaben auch innerlich bei Diphtherie und Krankheiten des Magens gegeben; vor Allem ist es ein ausgezeichnetes Gurgelwasser zur Zerstörung der diphtheritischen Pilzbildungen im Schlunde; ebenso zur Spülung der Mundhöhle bei Mundfäule, stinkendem Athem, wo dieser durch faulige Zersetzung des Mundspeichels hervorgerufen wird. Sehr stark verdünnt wird es auch zu Injektionen gebraucht; ferner zu Waschungen bei eiternden Wunden, in stärkerer Lösung auch zum Abbeizen eiternder Brandwunden. Technisch benutzt man es zum Färben von Haaren (namentlich bei Pferden), von Holz und endlich zum Entfärben oder Bleichen organischer Gewebe. Diese werden hierzu zuerst mit einer Kaliumhypermanganatlösung getränkt und dann durch verdünnte schweflige Säure gezogen.

Die braunen Flecke auf der Haut, durch Kaliumpermanganat hervorgerufen, lassen sich durch ein wenig Salzsäure leicht entfernen.

Kalium rhodanatum, Kalium sulfo-cyanatum.
Rhodankalium, Schwefelcyankalium.
$$K\,Cy\,S_2.$$

Farblose, spiessige oder säulenförmige Krystalle, an der Luft leicht zerfliessend, geruchlos, von kühlendem, salpeterähnlichem Geschmack; leicht löslich in Wasser und Alkohol. Giftig!

Wird bereitet, indem man 100 Th. gepulvertes, nachher entwässertes Blutlaugensalz mit 35 Th. Kaliumcarbonat und 70 Th. Schwefelblumen mengt, in einen rothglühenden Tiegel einträgt und so lange glüht, bis die Masse völlig im Fluss ist. Dann wird sie ausgegossen und mit Alkohol ausgekocht. Beim Erkalten schiesst das Rhodankalium in feinen Krystallen an.

Anwendung findet dasselbe vor Allem in der Analyse zur Nachweisung von Eisenoxydsalzen; noch in 1 millionenfacher Verdünnung färbt eine Spur Rhodankalium die Lösung bluthroth. Hierauf beruht auch seine Anwendung bei den Zauberkünstlern zu dem Experiment, Weisswein in Rothwein zu verwandeln. Vor einigen Jahren wurde das Salz in grösseren Mengen gebraucht zur Herstellung des Rhodanquecksilbers, aus welchem die sog. Pharaoschlangen angefertigt wurden, übrigens ein sehr gefährliches Spielzeug, da die beim Anzünden sich entwickelnden Dämpfe stark quecksilberhaltig sind.

Kalium silicicum, Kaliumsilicat.   Kieselsaures Kali, Kaliwasserglas.

Sowohl das Kaliwasserglas, wie auch das Natronwasserglas, Natrium silicicum, sowie das sog. Doppelwasserglas, eine Mischung von Beiden, finden heute eine grosse, technische Verwendung und werden in eigenen Fabriken hergestellt. Alle sind sie basische Verbindungen, in welchen das Alkali vorherrscht; die Lösungen wirken daher auf Fett und ähnliche Substanzen lösend, gleich einer Lauge. Man stellt sie in verschiedener Weise dar, indem man entweder fein gemahlenen Quarzsand oder Feuerstein oder Kieselguhr (alle drei ziemlich reine Kieselsäure) mit Kaliumcarbonat und Kohlenpulver, bei dem Natronwasserglas mit Natriumcarbonat in bestimmten Verhältnissen mengt und in einem Glasschmelzofen mindestens 6 Stunden lang in feurigem Fluss erhält. Die Masse wird dann ausgegossen und das schwach grünlich oder gelblich gefärbte Glas entweder fest in den Handel gebracht, oder man stellt in den Fabriken flüssiges Wasserglas von etwa Syrupskonsistenz daraus her. Zu diesem Zweck wird es nach dem Erkalten fein gemahlen, dann, nachdem es einige Zeit der Luft ausgesetzt ist, mit kaltem Wasser ausgewaschen und

nun in eisernen Kesseln durch anhaltendes Kochen in Wasser gelöst und die Lösung schliesslich durch Abdampfen auf die gewünschte
Konsistenz gebracht.

In anderen Fabriken wird die Kieselsäure durch einfaches Kochen
mit dem Kali oder Natron verbunden. Steht Kieselguhr (Infusorienerde) zur Verfügung, so genügt einfaches Kochen mit den betreffenden
Laugen. Wird Quarzsand oder Feuerstein angewandt, so wird die
Kochung im geschlossenen Kessel unter stark erhöhtem Dampfdruck
vorgenommen.

Das flüssige Wasserglas, wie es in den Handel kommt, bildet
eine farblose oder schwach gefärbte Flüssigkeit von stark alkalischer
Reaktion: sie ist geruchlos, von laugenhaftem Geschmack, von Oel-
bis Syrupsdicke. Sie wird nach dem spez. Gew. d. h. nach Graden
Beaumé gehandelt.

Anwendung. Die grösste Menge Wasserglas dient in der
Seifensiederei zum sog. Füllen der Seifen, eine nicht gerade lobens-
werthe Manipulation. Dann als Maueranstrich (um den Kalk gewissermassen zu verkieseln) mit Kalk gemengt als Mörtelkitt; ferner
zur Bereitung von Dach- und Steinpappen; endlich als Bindemittel
für Farben, wenigstens für solche, welche eine so alkalische Flüssigkeit vertragen. Man benutzte diese Farben aber nur für Gegenstände,
welche nicht viel mit Nässe in Berührung kommen, Holz, Korbwaaren,
Tapeten etc.; für Fussböden und Aussenwände können derartige Anstriche niemals die Oelfarbe ersetzen.

Das Wasserglas muss in gut verschlossenen Gefässen aufbewahrt
werden, da es sonst durch die Kohlensäure der Luft zersetzt wird
und gallertartige Kieselsäure abscheidet.

Kalium sulfuratum, Hepar sulfuris. Schwefelkalium. Schwefelleber.

Frisch leberbraune, bald gelbgrün werdende Stücke, welche an
der Luft schnell Feuchtigkeit anziehen und dann stark nach Schwefelwasserstoff riechen. In Wasser ist es fast gänzlich mit gelbgrüner
Farbe löslich. Die Lösung hat eine alkalische Reaktion und scheidet
an der Luft Schwefel aus.

Wird bereitet, indem man 1 Th. Schwefel und 2 Th. Pottasche
im Hesse'schen Tiegel so lange schmilzt, bis die Masse ruhig fliesst
und eine herausgenommene Probe sich im Wasser völlig löst. Dann
wird sie auf einen Stein ausgegossen, nach dem Erstarren zerklopft
und noch warm in fest zu verschliessende Gefässe gefüllt. Es besteht
in seiner Hauptmenge aus 5 fach Schwefelkalium ($K S^5$). Kaliumsulfat
und vielfach noch etwas Kaliumcarbonat.

Anwendung. Medizinisch hauptsächlich zur Darstellung künstlicher Schwefelbäder, gegen Flechten, gichtische Leiden und Metall-

vergiftungen. Technisch wird es namentlich von Goldarbeitern zum
Dunkelbeizen von Edelmetallen angewandt. Hie und da benutzt man
es auch zum Haarfärben als Nachbeize bei der Anwendung von Silbernitrat.

Schwefelleber muss ganz besonders vor Luft und Feuchtigkeit
geschützt werden, da sie anderenfalls in sehr kurzer Zeit völlig unbrauchbar ist. Man thut daher gut, den Glasstöpsel des Standgefässes noch durch Vaselin oder Talg zu dichten.

Kalium sulfuricum. Kaliumsulfat, schwefelsaures Kali.

$$KO, SO^3 \text{ oder } K_2, SO_4.$$

Weisse, sehr harte, daher fast wie Glas klingende Krystallkrusten oder feines Krystallmehl, geruchlos, von scharfem, salzigem,
etwas bitterlichem Geschmack; löslich in 4 Th. kochendem und 10 Th.
Wasser von 15^0, unlöslich in Alkohol.

Ausser diesem reinen, für medizinische und chemische Zwecke
gebräuchlichen Präparat kommen bedeutende Mengen von rohem Kaliumsulfat in den Handel, welche meist zu Dungzwecken dienen und
oft nur 40—60% des oben genannten Salzes enthalten. Der übrige
Theil besteht aus Natriumsulfat, Chlorkalium, Chlornatrium und
andern Beimengungen.

Es wird gewonnen theils als Nebenprodukt beim Reinigen des Kaliumcarbonats aus Holzasche, oder bei der Verarbeitung der Stassfurter
Kalisalze auf Kaliumcarbonat nach Leblanc-System etc.

Anwendung. Medizinisch als gelindes Abführmittel in kleinen
Dosen (15—30 g auf einmal sollen tödtlich wirken). Es war ziemlich
in Vergessenheit gekommen, bis die neueste Pharmakopoe es zu einem
Bestandtheil des pulverförmigen, künstlichen Karlsbader Salzes machte.

Kalium tartaricum, Tartarus solubilis, Tartarus tartarisatus.

Neutrales weinsaures Kali, Kaliumtartrat.

$$KO. C^4 H^2 O^5 \text{ oder } C_4 K_2 H_4 O_6.$$

Farblose, durchscheinende Krystalle, geruchlos, von bitterlichem,
salzigem Geschmack, an der Luft, ohne zu zerfliessen, feucht werdend;
löslich in 1,4 Th. Wasser zu einer neutralen Flüssigkeit, nur wenig
löslich in Alkohol. Beim Erhitzen verkohlt das Salz unter Entwickelung
von Karamelgeruch und Hinterlassung eines alkalisch reagirenden Rückstandes. Prüfung siehe Pharmakopoe.

Wird bereitet, indem man in eine heisse Lösung von Kaliumbicarbonat so lange kalkfreien Weinstein in kleinen Portionen einträgt, bis die Lösung völlig neutral erscheint. Nach dem Filtriren
wird dieselbe bis zum Salzhäutchen abgedampft und dann zur Krystallisation bei Seite gesetzt.

Anwendung. Medizinisch als gelinde abführendes Mittel; in der Technik zum Entsäuren von Weinen, wobei aus demselben, bei Gegenwart einer freien Säure, Kaliumbitartrat entsteht.

Kreosotum (e ligno). Kreosot.

Farblose, höchstens schwach gelbliche, selbst im Sonnenlicht sich nur wenig bräunende, ölige, stark lichtbrechende und neutrale Flüssigkeit von starkem Rauchgeruch und brennend scharfem, fast ätzendem Geschmack. Spez. Gew. 1,030—1,080, Siedepunkt zwischen 205 bis 220⁰; erstarrt selbst bei —20⁰ nicht. Mit Aether, Alkohol und Schwefelkohlenstoff ist es in jedem Verhältniss mischbar, giebt aber erst mit 120 Th. heissem Wasser eine klare Lösung, welche sich beim Erkalten trübt und allmälig unter Abscheidung von Oeltropfen wieder klar wird. Prüfung siehe Pharmakopoe. Zur Erkennung, ob Carbolsäure hinzugesezt ist, genügt schon die Probe, dass man gleiche Vol. Kreosot und Collodium durchschüttelt. Ist Carbolsäure zugegen, so wird die Mischung gallertartig.

Wird gewonnen durch fraktionirte Destillation von Holz-, am besten Buchenholztheer, indem man die Produkte, welche bei +205 bis 220⁰ übergehen, gesondert auffängt. Nach dem Waschen mit Natronlauge wird die Flüssigkeit rektifizirt.

Das Kreosot ist übrigens kein einfacher Körper, sondern ein Gemenge von verschiedenen Stoffen, nach Ansicht der meisten Chemiker einer Reihe von Estern.

Anwendung. Medizinisch innerlich zuweilen in sehr kleinen Gaben als antiseptisches Mittel bei Darm- und Magenleiden; äusserlich in starker Verdünnung zu Waschungen; vielfach auch als Zahnschmerz linderndes Mittel. Es soll hier den Nerv tödten, muss daher in konzentrirter Form, am besten mit dem gleichen Theil Alkohol verdünnt, zu 1—2 Trpf. auf Watte an oder in den schmerzenden Zahn gebracht werden. Das unverdünnte Kreosot wirkt ätzend auf das Zahnfleisch, ist daher nur mit grösster Vorsicht anzuwenden.

Leim.

Alle höheren Thiergattungen enthalten eine Menge Gewebe, die sich bei längerem Kochen in Wasser auflösen; die Lösung erstarrt gallertartig und giebt beim Austrocknen den Körper, welchen wir im gewöhnlichen Leben mit „Leim" bezeichnen. Die Substanzen, aus welchen wir denselben bereiten können, heissen „leimgebende". Hierher gehören die Oberhaut (Fell), Eingeweide, Bindehäute, Sehnen, Knorpel und der ganze organische Theil des Knochengerüstes, mit anderen Worten, die von den Mineralbestandtheilen befreiten Knochen. Die Leimsubstanz der Letzteren ist physikalisch nicht von der Ersteren verschieden, lässt sich aber chemisch davon unterscheiden (siehe

weiter unten). Man hat die beiden Gattungen mit Glutin und Chondrin bezeichnet. Im Handel unterscheidet man Knochenleim und
Haut- oder Lederleim. Die Bereitung des Knochenleims datirt erst
aus dem Anfang dieses Jahrhunderts, während die des Haut- und
Lederleims eine sehr alte ist. Die Art und Weise der Bereitung ist
je nach der Art des Materials eine sehr verschiedene, theils noch
ziemlich rohe empirische: nur in den grösseren und neueren Fabriken
benutzt man alle Fortschritte der Technik.

Werden Knochen verarbeitet, so entzieht man denselben bei vollkommen rationellem Betrieb zuerst das Fett. Zu diesem Behuf werden
sie gröblich zerkleinert und dann das Fett in geschlossenen Apparaten
mittelst Benzin extrahirt. Selbstverständlich wird das Benzin vom
gelösten Fett abdestillirt und das rückbleibende Fett giebt ein gesuchtes Material für ordinäre Seifen. Die entfetteten Knochen werden
hierauf mit Salzsäure ausgezogen, wodurch der phosphorsaure Kalk,
der später zu Dungmaterial verarbeitet wird, in Lösung kommt,
während die Knorpelmasse der Knochen in unveränderter Form zurückbleibt. Diese wird nun anhaltend gewaschen, auch mit verdünnter
Kalkmilch behandelt, um die letzten Spuren von Säure wegzunehmen,
und dann entweder durch Sieden mit Wasser, oder noch besser durch
Einleiten von gespanntem Wasserdampf in Lösung gebracht. Die
letzte Methode ist am praktischsten und wird in der Weise ausgeführt,
dass in einem hohen, geschlossenen Gefäss der Knochenknorpel auf
einem zweiten Siebboden geschichtet und nun durch ein Rohr der
Dampf mitten in die Masse hineingeleitet wird. Der Kessel ist oben
mit einem Dampfrohr versehen, durch welches der nicht kondensirte
Dampf entweichen kann, unten aber mit einem Abflusshahn, durch
welchen von Zeit zu Zeit die sich unter dem Siebboden ansammelnde
Leimlösung abgezapft wird. Hierbei sind erfahrungsmässig die ersten
Produkte die besten, weil der Leim durch eine zu lange Einwirkung
der Wärme, namentlich bei höherer Temperatur, an Klebkraft verliert.
Die erhaltene Leimlösung kommt in Kufen, welche mit schlechten
Wärmeleitern umgeben sind, oder die schwach erwärmt werden können,
damit sie in diesem sich erst völlig klärt. Nach dem Abklären wird
sie, wenn nöthig, so weit eingedampft, dass eine herausgenommene
Probe beim Erkalten eine feste Gallerte bildet; dann giebt man sie
in die Formen, viereckige Kasten, deren Wände vorher gefettet
werden und lässt sie darin erkalten. Nach dem Erkalten wird der
Gallertblock gestürzt und mit eigenen Schneidemaschinen, ähnlich den
Seifenschneidemaschinen, mittelst eingespannter Drähte horizontal und
vertikal in die bekannten tafelförmigen Stücke geschnitten. Diese
Tafeln werden auf Hürden, in welchen ein Bindfadengeflecht siebför-
mig eingespannt ist, ausgebreitet und sehr vorsichtig getrocknet. Die
Operation des Trocknens ist die schwierigste der ganzen Leimfabri-

kation und wo nicht besonders gute Trockenböden zu Gebote stehen, ist sie nur im Frühjahr und Herbst ausführbar; denn die Temperatur darf niemals über 20^0 steigen, weil die Platten sonst erweichen, anderntheils darf die Luft weder zu feucht noch zu trocken werden, wenn die Güte des Produktes nicht beeinträchtigt werden soll. Gute Ventilation und ein genaues Reguliren der Temperatur sind daher die Haupterfordernisse. Sobald die Tafeln so weit erhärtet sind, dass sie bei höherer Temperatur nicht mehr erweichen, werden sie in die Trockenstube gebracht und hier, meist auf Bindfaden gereiht, völlig ausgetrocknet. Schliesslich werden sie, um ihnen ein besseres, blankes Aussehen zu geben, einen Augenblick in heisses Wasser getaucht und schnell wieder getrocknet.

Es ist dies in rohen Umrissen der Gang der Fabrikation, welcher sich bei allen verschiedenen Methoden gleicht; nur die Operation des Siedens ist eine sehr verschiedene. In einzelnen Fabriken werden z. B. die Knochen weder vorher entfettet, noch durch Säuren extrahirt, sondern die Leimsubstanz wird direkt im geschlossenen Gefäss unter Dampfdruck den Knochen entzogen. Hierbei schwimmt das flüssig gewordene Fett auf der abgezapften Leimmasse und wird durch Abschöpfen entfernt. Ein so hergestellter Leim soll aber wegen der bei der Fabrikation angewandten Temperatur weit weniger Bindekraft besitzen.

Zur Bereitung des Haut- und Lederleims dienen eine Menge der verschiedenartigsten Materialien: Abfälle bei der Lederbereitung, Abfälle aus den Handschuhfabriken, Hasen-, Kaninchen- und ähnliche Felle, denen die Kürschner die Haare abgeschoren haben, Abfälle aus den Schlächtereien und Schlachthäusern, allerhand beschädigte Häute, endlich in grossen Mengen die Häute, welche als Packmaterial (Seronen) für mancherlei Waaren gedient haben und viel Aehnliches. Alle diese Stoffe werden, um sie zu entfetten, zuerst mit Kalkmilch behandelt, dann gewaschen und getrocknet und gehen als sog. Leimgut an die Leimfabriken. Ihre Auflösung erfolgt in den Fabriken entweder durch anhaltendes Kochen über freiem Feuer (älteste und schlechteste Methode) oder durch eingeleiteten Wasserdampf oder im geschlossenen Gefäss unter Dampfdruck. Alles Uebrige gleicht der zuerst beschriebenen Methode. Die Nordamerikaner haben angefangen, das Einkochen der Leimlösung im Vakuum vorzunehmen und sollen damit ausgezeichnete Resultate erzielen.

Ein guter Leim muss klar, bei durchscheinendem Licht frei von Flecken sein und mit glasklarem Bruch springen; die Farbe scheint auf die Klebkraft ohne Einfluss zu sein, denn man hat vielfach sehr dunkle Sorten von ausgezeichneter Bindekraft. Er kommt bekanntlich in allen möglichen Farben, von blassgelb bis zu schwarzbraun vor; hier muss natürlich die Art der Verwendung darüber entscheiden,

welche Sorten anzuwenden sind. Die gewöhnlich unter dem Namen
russischer Leim im Handel vorkommende weisse und undurchsichtige Sorte ist mit färbenden Substanzen, als Schwerspath, Bleiweiss
oder Zinkweiss versetzt. Vielfach werden die Leimsorten nach bestimmten Orten bezeichnet z. B. Kölner oder Mühlhausener Leim, ohne
dass damit ausgedrückt werden soll, dass der Leim von jenen Orten
herstammt; man bezeichnet damit nur eine bestimmte Art, wie sie in
früheren Zeiten dort allein fabrizirt wurde. Neuerdings hat man auch
angefangen den Leim nicht in Tafeln auszutrocknen, sondern in Form
einer festen Gallerte in Fässer eingegossen in den Handel zu bringen.
Diese Art hat für viele technische Verwendungen, bei welchen der
Leim in grossen Mengen gebraucht wird, z. B. bei der Papierfabrikation und zum Schlichten von Geweben viel für sich, da er sich dadurch viel billiger stellt. Ganz ordinäre Leimsorten mit wenig Bindekraft werden gewöhnlich mit Malerleim bezeichnet und dienen für
Leimfarben.

Vielfach hat man Prüfungsmethoden vorgeschlagen, um die Güte
des Leimes zu beurtheilen, doch sind die meisten derselben durchaus
unzuverlässig. Die einzigste, welche annähernd sicher über die Güte
entscheidet, ist die, dass man den Leim mit kaltem Wasser übergiesst
und 24—48 Stunden damit stehen lässt. Guter Leim ist stark auf-
gequollen, aber noch fest und zäh in der Masse; schlechter Leim ist
mehr oder weniger zerflossen und häufig von sehr üblem Geruch.

Gelatine ist nichts anderes als ein sehr reiner, vollkommen ge-
ruchloser und farbloser Leim, der in äusserst dünne Tafeln geformt
ist. Seine Herstellung geschieht meist aus besonders frischen und
durch Abschaben gänzlich gereinigten Knochen, gewöhnlich den Rippen-
knochen von Rindern oder Kälbern und zwar, da es bei ihm auf
Bindekraft nicht ankommt, durch Dämpfen in fest verschlossenen Gefässen. Die rothe Gelatine wird durch Zusatz von etwas Anilin gefärbt. Gelatine muss in Wasser gelöst noch zu 3—4 $^0/_0$ eine feste
Gallerte geben.

Mundleim wird durch Zusatz von etwa 10 $^0/_0$ Zucker zur Leimmasse hergestellt.

Flüssiger Leim. Behandelt man Leim in konzentrirter, wässeriger Lösung (1 : 1) mit Säuren, namentlich mit Salpetersäure, so
verliert derselbe die Fähigkeit zu gelatiniren und die Lösung bleibt
auch bei gewöhnlicher Temperatur flüssig. Nach R. v. Wagner stellt
man einen vorzüglichen flüssigen Leim nach folgender Vorschrift her:
Guter Kölner Leim wird im Wasserbade mit der gleichen Menge
starken Essigs gelöst, dann $^1/_4$ Th. Alkohol und ein wenig Alaun hinzugefügt (nach eigener Erfahrung muss die Menge des Essigs bedeutend
grösser sein).

Chromleim. Rührt man in eine konzentrirte Leimlösung ge-

pulvertes Kaliumbichromat, so verliert ein solcher Leim, dem Sonnenlicht ausgesetzt, die Fähigkeit sich im Wasser zu lösen. Man benutzt diese Eigenschaft zum Kleben wasserdichter Beutel aus Pergamentpapier und zur Herstellung von Gussformen, imitirter Kautschuk-
stempel etc. etc.

In chemischer Beziehung kann man nach Merck Knochenleim
(Glutin) und Knorpel oder Hautleim (Chondrin) in folgender Weise
unterscheiden. Verdünnte Mineralsäuren fällen nur das Chondrin,
nicht das Glutin. Ferner verändert schwefelsaures Eisenoxyd eine
Glutinlösung nicht, in Chondrinlösung entsteht dagegen eine starke
Fällung, die im Ueberschuss in der Kälte nicht, wohl aber beim
Kochen löslich ist. Durch Gerbsäure werden dagegen beide Leim-
sorten ausgefällt.

Lithium et ejus salia. Lithion und seine Salze.

Das Lithium oder Lithonum kommt in der Natur vielfach in
sehr geringen Mengen vor; man hat es im Meerwasser, in manchen
Pflanzen und in einzelnen Mineralquellen gefunden. Die Darstellung
seiner Salze geschieht fast immer aus dem sog. Lithionglimmer und
dem Lepidolith, zwei Mineralien, welche in Sachsen und Mähren vorkommen. Das Lithionmetall gehört zu der Gruppe der Alkalimetalle,
neben Kalium und Natrium, denen es auch in seinem Aeussern und
seinen Salzen ähnelt, nur sind die Salze meistens schwieriger löslich als die Kalisalze. In medizinischer Beziehung wird ihnen eine
lösende Kraft für die krankhaften Abscheidungen der Nieren, als
Harngries und Harnsteine, zugeschrieben und hierauf beruht ihre im
Ganzen nur geringe medizinische Verwendung. Die Chlor- und Bromsalze werden zuweilen in der Photographie benutzt. Ausser diesen
kommen das essigsaure, das benzoësaure, das kohlensaure und das
schwefelsaure Salz im Handel vor. Alle sind weisse oder farblose,
schwer krystallisirende Salze, von ähnlichen äusseren Eigenschaften
wie die des Kaliums.

Magnesium. Magnesiummetall. Mg.

Weisses, in trockener Luft unveränderliches Metall, das sich in
feuchter Luft ein wenig oxydirt; es ist hämmerbar und dehnbar, sehr
leicht, von nur 1,743 spez. Gew. In kaltem Wasser bleibt es unverändert, in siedendem oxydirt es sich unter Wasserzersetzung und
Abscheidung von Wasserstoffgas. Im luftleeren Raume lässt es sich
schmelzen, an der Luft erhitzt verdampft es zuletzt und die Dämpfe
verbrennen unter Entwickelung eines intensiv weissen Lichtes zu
Magnesiumoxyd. In verdünnten Säuren löst es sich unter Wasserstoffentwickelung auf. Seine Darstellung war früher eine sehr kostspielige,

da man es nur durch metallisches Natrium in der Glühhitze aus seinen Verbindungen abscheiden konnte. Seitdem man aber gelernt hat, es auf elektrolytischem Wege, d. h. durch den elektrischen Strom auszuscheiden, ist der Preis desselben ungemein gesunken, und seine Benutzung zu Beleuchtungszwecken gewinnt immer mehr und mehr an Bedeutung. Es kommt in zwei Formen in den Handel, entweder als Draht oder Band, zum direkten Brennen in der sog. Magnesiumlampe, oder in Pulverform. Letzteres dient namentlich als Zusatz zu Feuerwerkskörpern, bei welchen schon eine Beimischung von 2 % genügt, um den Flammen eine fabelhafte Helligkeit zu geben. Reines Magnesiumlicht hat fast eine gleiche Stärke wie das elektrische und verändert die Farben nicht, so dass photographische Aufnahmen dabei möglich sind.

Magnesium carbonicum.   Magnesiumcarbonat, kohlensaure Magnesia.

Weisse, sehr leichte und lockere, leicht zerreibliche Massen oder feines, leichtes Pulver; geruchlos, von eigenthümlich erdigem Geschmack. In Wasser ist es fast unlöslich, verleiht aber demselben dennoch alkalische Reaktion. Wasser, welches freie Kohlensäure enthält, löst davon grössere Mengen. Ebenso lösen es verdünnte Säuren mit Leichtigkeit unter Kohlensäureentwickelung auf. Bei schwachem Glühen verliert das Magnesiumcarbonat seine Kohlensäure.

Prüfung siehe Pharmakopoe.

Bereitet wird es durch Ausfällen heisser Chlormagnesium- oder Magnesiumsulfatlösung mittelst Natriumcarbonat. Seine Formel ist keine völlig feststehende; es ist ein Subcarbonat, d. h. ein Magnesiumoxyd, welches nicht vollständig durch Kohlensäure neutralisirt ist. Reine kohlensaure Magnesia kommt in der Natur in mächtigen Lagern vor, als sog. Magnesit. Dieser ist das hauptsächlichste Material zur Darstellung der Kohlensäure bei der Mineralwasserfabrikation. Fällt man die Lösungen kalt, so erhält man ein spez. schwereres Präparat, wie solches in England gebräuchlich ist.

Anwendung. Medizinisch innerlich bei starker Säurebildung des Magens, in etwas grösseren Dosen auch als gelindes Abführmittel. Ferner als Zusatz zu Zahnpulvern; technisch als ein äusserst feines Putzpulver für polirte Metallwaaren, entweder für sich oder gemengt mit Eisenoxyd.

Magnesium chloratum.   Magnesiumchlorid, Chlormagnesium.
Mg Cl oder Mg Cl$_2$, krystallisirt + 6 HO.

Weisses, krystallinisches Pulver; geruchlos, von bitterem, salzigem Geschmack; sehr hygroskopisch, so dass es an der Luft alsbald zerfliesst. Löslich in ca. der Hälfte seines Gewichts Wasser.

Wird in grosser Menge als Nebenprodukt bei der Verarbeitung der Stassfurter Abraumsalze gewonnen.

Es dient vor Allem zur Darstellung des Magnesiumcarbonats, auch bei der Darstellung der künstlichen Mineralwasser; technisch auch als Zusatz zu Desinfektionsmassen für Kloaken etc. Für diese Verwendung kommt es nicht krystallisirt, sondern in Lösung in den Handel, deren Werth nach Graden Beaumé bestimmt wird.

Magnesium citricum effervescens.   Citronensaures Magnesiabrausepulver.

Ein pharmazeutisches, nach der Pharmakopoe zu bereitendes Präparat, welches dadurch hergestellt wird, dass fein gepulverte Citronensäure mit Magnesiumcarbonat und Zucker mittelst Alkohol angestossen, die noch feuchte Masse durch ein passendes Sieb gerieben und dadurch gekörnt wird. Bildet eine weisse, körnige, in Wasser unter Kohlensäureentwickelung völlig lösliche, angenehm säuerlich schmeckende Masse.

Dient als leichtes angenehmes Abführmittel und ist in gut verschlossenen Gefässen aufzubewahren.

Magnesium oxydatum (Magnesia usta seu calcinata).
Magnesiumoxyd, gebrannte Magnesia.   Mg O.

Leichtes, weisses, feines Pulver; geruchlos, von erdigem Geschmack; in Wasser fast unlöslich, leicht dagegen in verdünnten Mineralsäuren; die Lösung muss klar sein und ohne Aufbrausen erfolgen. Mit 10 Th. Wasser angerührt gesteht die Masse nach 1—2 Tagen zu einer Gallerte von Magnesiumoxydhydrat (Magnesia hydrica).

Prüfung siehe Pharmakopoe.

Wird bereitet, indem in einem bedeckten Tiegel Magnesiumcarbonat in Stücken so lange vorsichtig geglüht wird, bis eine herausgenommene Probe, in Wasser angerührt, mit verdünnter Säure keine Kohlensäureentwickelung mehr zeigt.

Anwendung in gleicher Weise wie das Magnesiumcarbonat gegen Magensäure, Sodbrennen und in grösseren Gaben als gelindes Abführmittel.

Sie muss in gut verschlossenen Gefässen aufbewahrt werden, da sie sonst Kohlensäure aus der Luft anzieht.

Ausser dieser leichten gebrannten Magnesia kommt noch eine schwerere Sorte, welche in England gebräuchlich ist, in den Handel. Sie ist 3—4 mal schwerer als die deutsche, blendend weiss, fast glänzend und wird aus dem dortigen schweren Magnesiumcarbonat (s. d.) bereitet.

Magnesium sulfuricum crystallisatum.
Magnesiumsulfat, schwefelsaure Magnesia, Bittersalz, Englisch-Salz, Epsomsalz. $MgO, SO^3 + 7HO$ oder $MgSO_4 + 7H_2O$.

Kleine, farblose, an der Luft kaum verwitternde, prismatische Krystalle; geruchlos, von unangenehmem, bitterem, salzigem Geschmack; löslich in 0,8 Th. kaltem und 0,15 Th. siedendem Wasser, unlöslich in Alkohol. Beim Erhitzen schmilzt das Bittersalz in seinem Krystallwasser und verliert allmälig 6 Atome desselben; das 7. Atom wird erst bei 200—230° ausgetrieben.

Es wird in grossen Massen als Nebenprodukt bei der Mineralwasserfabrikation gewonnen, wenn dabei zur Kohlensäureentwickelung Magnesit und Schwefelsäure benutzt werden. Das hierbei gewonnene Rohprodukt wird durch 1—2maliges Umkrystallisiren gereinigt. Das Magnesiumsulfat kommt auch natürlich als sog. Epsomit, sowie als Kieserit, letzterer in mächtigen Schichten im Stassfurter Abraumsalz vor. Beide enthalten bedeutend weniger Krystallwasser als das offizinelle Salz.

Anwendung. Medizinisch als Abführmittel in Gaben von 5 bis 20 Gramm; technisch als Zusatz der Schlichte, zum Beschweren der Baumwollengewebe; endlich als Flammenschutzmittel für Gewebe, indem man 4 Th. Borax und 3 Th. Magnesiumsulfat in 20 Th. Wasser löst und damit die Gewebe tränkt.

Magnesium sulfuricum siccum ist das in der Wärme des Wasserbades unter Umrühren entwässerte Magnesiumsulfat. Es ist ein feines, weisses, lockeres Pulver vom Geschmack des krystallisirten Salzes und muss in gut verschlossenen Gefässen aufbewahrt werden, da es sonst Feuchtigkeit aus der Luft anzieht.

Manganum boracicum oxydulatum.
Borsaures Manganoxydul, Manganborat, weisses Siccativpulver.
$MnO BO^3$.

Weisses, feines Pulver, geruch- und geschmacklos, in Wasser völlig unlöslich. Es wird hergestellt, indem Manganchlorür oder Mangansulfat mit Borax ausgefällt wird. Es ist darauf zu achten, dass die Mangansalze vollständig eisenfrei sind.

Anwendung. Das Manganborat dient als bestes Trockenmittel für alle hellen Farben, sowie für die, bei welchen ein bleihaltiger Firniss zu vermeiden ist (s. Artikel Siccative und Farben).

Manganum chloratum.   Manganchlorür, Chlormangan.
$MnCl + 4HO$ oder $MnCl_2 + 4H_2O$.

Blass rosenrothe, tafelförmige Krystalle, wenig hygroskopisch; geruchlos, von etwas bitterlichem, zusammenziehendem Geschmack, in 2 Th. Wasser und ebenfalls leicht in Alkohol löslich. Die konzentrirte wässerige Lösung ist röthlich, die alkoholische grünlich.

Gewonnen wird das Manganchlorür als Nebenprodukt bei der Chlorbereitung aus Braunstein und Salzsäure.

Anwendung findet es medizinisch so gut wie gar nicht, rein dagegen öfter in der Chemie; technisch in der Färberei und Druckerei zur Erzeugung brauner Farben und im rohen Zustande zur Desinfektion, zur Reinigung der Gaswässer und zum Umsetzen des rohen Ammoncarbonats in Chlorammonium.

Manganum hyperoxydatum, M. superoxydatum.
Manganhyperoxyd, Braunstein. $Mn O^2$ oder $Mn O_2$.

Das Manganhyperoxyd kommt in der Natur fertig gebildet, mehr oder weniger rein vor. Mineralogisch werden die beiden hauptsächlichsten Erze, welche uns den Braunstein des Handels liefern, Polianit und Pyrolusit genannt. Sie finden sich im Erzgebirge, in Thüringen, bei Siegen u. a. O., zum Theil erdig, zum Theil strahlig krystallinisch, theils für sich, theils mit anderen Gangarten durchsprengt. Für den chemischen Gebrauch wird, wenn möglich, nur die krystallinische Sorte verwandt, die dann auf den Hütten noch ausserdem gereinigt wird. Sie enthält $40-70\ ^0/_0$ reines Manganhyperoxyd und stellt grauschwarze, metallisch glänzende, graphitartig abfärbende, strahlig krystallinische Massen dar, welche ein tief grauschwarzes Pulver liefern. Die hauptsächlichsten Beimengungen des Braunsteins sind Calciumcarbonat, Bariumcarbonat, Eisen, Kieselsäure, Thonerde etc.

Anwendung. Der Braunstein findet eine bedeutende chemische und technische Verwendung. Einestheils zur Herstellung aller übrigen Manganpräparate, anderntheils in der Glasfabrikation zum Entfärben des Glasflusses, zur Anfertigung farbiger Glasuren; endlich in grösster Menge zur Bereitung von Chlorgas bei der Chlorkalkfabrikation. Da man die hierbei abfallenden Massen von Manganchlorür resp. Mangansulfat nicht sämmtlich anderweitig verwerthen kann, hat man in England angefangen aus diesen Salzen das Manganhyperoxyd auf chemischem Wege zu regeneriren.

Manganum sulfuricum. Mangansulfat, schwefelsaures Manganoxydul.
$$Mn O, SO^3 + 4 HO \text{ oder } Mn SO_4 + 4 H_2O.$$

Blass röthliche, nur schwach verwitternde Krystalle; geruchlos, von bitterlichem, zusammenziehendem Geschmack; löslich in 2 Th. Wasser, unlöslich in Alkohol.

Wird in grossen Mengen als Nebenprodukt bei der Chlorgasbereitung gewonnen, wenn dieses nicht einfach aus Braunstein und Salzsäure, sondern aus einem Gemenge von Braunstein, Chlornatrium und Schwefelsäure hergestellt wird.

Verwendung findet es in ganz gleicher Weise wie das Manganchlorür.

Von anderen Mangansalzen, die noch zuweilen im Handel vorkommen, nennen wir Manganum aceticum, bereitet durch Umsetzung von Mangansulfat mit Bleiacetat; ferner Manganum carbonicum, durch Ausfällen von Mangansulfat oder Chlorür mittelst Natriumcarbonat gewonnen.

Methylalkohol. Holzgeist.
$C^2 H^3 O$, HO oder $CH^4 O$.

Farblose, sehr flüchtige, leicht entzündliche Flüssigkeit von eigenthümlichem, aetherischem Geruch und brennendem Geschmack. Konzentrirt wirkt er giftig, im verdünnten Zustande berauschend, ähnlich dem Aethylalkohol, dem er überhaupt in seinem chemischen Verhalten ungemein gleicht. Der absolute Holzgeist siedet bei 60°, der niemals ganz wasserfreie käufliche dagegen bei 65°.

Er ist ein Produkt der trockenen Destillation des Holzes und wird durch fraktionirte Rektifikation des rohen Holzessigs und nachherige Reinigung gewonnen.

Anwendung. Neuerdings in grossen Mengen zur Darstellung des Jodmethyls bei der Anfertigung grüner Anilinfarben; ferner zum Denaturiren von Sprit, namentlich in England (methylated spirit), wo wegen der hohen Spiritussteuer reiner oder gemischter Methylalkohol in grossen Mengen zum Brennen und zur Bereitung von Spirituslacken benutzt wird. Bei englischen Lackvorschriften, welche gewöhnlich Methylalkohol anführen, lässt sich derselbe bei uns, wo der Aethylalkohol billiger ist, durch diesen letzteren ersetzen.

Morphinum seu Morphium et ejus salia.
Morphin und seine Salze.

Das Morphium oder Morphin ist das wichtigste der verschiedenen Alkaloide des Opiums, wird aber für sich jetzt fast gar nicht mehr angewandt, da es ungemein schwer im Wasser löslich ist. Es bildet kleine, nadelförmige, durchsichtige Krystalle, geruchlos und von schwach bitterem Geschmack; löslich in 1200 Th. kaltem und 500 Th. kochendem Wasser, ebenso in ca. 50 Th. Alkohol.

Anwendung finden das Morphin und seine Salze nur medizinisch als nervenberuhigende Mittel bei Krämpfen, Delirien, zur Linderung rheumatischer und neuralgischer Schmerzen etc. theils innerlich, theils zu subkutanen Injektionen. Sie gehören zu den giftigen, stark wirkenden Stoffen, welche selbst von den Apothekern nur auf einmalige ärztliche Verordnungen abgegeben werden dürfen.

Morphinum aceticum, Morphinacetat. Essigsaures Morphium.

Leichtes, weissliches oder mehr gelbliches Pulver von schwach alkalischer Reaktion. Geruchlos oder schwach nach Essigsäure riechend und von stark bitterem Geschmack. Löslich in 25 Th. kaltem und 2 Th. heissem Wasser, ferner in 45 Th. kaltem und 2 Th. heissem Alkohol, unlöslich in Aether. An der Luft lässt es Essigsäure entweichen.

Es wird in chemischen Fabriken durch Neutralisation einer alkoholischen Lösung von reinem Morphin mittelst Essigsäure, Abscheidung des entstandenen Morphinacetats durch Aether und sehr vorsichtiges Trocknen des breiigen Gemisches bereitet.

Das Morphinacetat war früher das am meisten gebrauchte Morphiumsalz, neuerdings aber kommt man von seiner Benutzung immer mehr und mehr ab, da es niemals ein ganz konstantes Präparat ist.

Morphinum hydrochloricum seu muriaticum. Salzsaures Morphium.

Weisse, seidenglänzende, oft büschelförmig vereinigte Krystallnadeln oder weisse, würfelförmige Stücke von mikrokrystallinischer Beschaffenheit, Lackmuspapier nicht verändernd, von sehr bitterem Geschmack. Das Salz löst sich in 25 Th. Wasser, auch in 50 Th. Alkohol. Es schmilzt beim vorsichtigen Erhitzen und verliert bei 100^0 $14,5 — 15,0\ ^0/_0$ Wasser.

Prüfung siehe Pharmakopoe.

Wird in chemischen Fabriken nach sehr verschiedenen, theils recht komplizirten Methoden hergestellt.

Morphinum sulfuricum, Morphinsulfat. Schwefelsaures Morphium.

Farblose, nadelförmige, neutrale Krystalle; geruchlos, von sehr bitterem Geschmack; löslich in 14,5 Th. Wasser, leicht löslich in Alkohol. Bei 100^0 verlieren dieselben $12\ ^0/_0$ Krystallwasser.

Prüfung siehe Pharmakopoe.

Wird in chemischen Fabriken bereitet.

Naphthalinum. Naphthalin.
$C^{20} H^8$ oder $C_{10} H_8$.

Weisse, atlasglänzende, schuppenförmige Krystalle von eigenthümlichem, unangenehmem Geruch und etwas scharfem, erwärmendem Geschmack; fast unlöslich in Wasser, leicht löslich in Alkohol, Aether und aetherischen Oelen. Die Krystalle schmelzen bei 80^0, sieden bei ca. 218^0 und sublimiren schon bei weit niederer Temperatur unverändert. Angezündet brennt das Naphthalin mit stark russender Flamme.

Bereitet wird es aus dem Gastheer, der je nach der angewandten *Kohle und* den verschiedenen Hitzegraden bei der Gasbereitung oft sehr bedeutende Mengen davon enthält. Auch das Leuchtgas selbst enthält oft grössere Mengen davon aufgelöst, so dass es bei starker Abkühlung der Leitungsröhren als schneeige Masse abgeschieden wird. Bei der Destillation des Theeres geht das Naphthalin zugleich mit schwerem Theeröl zwischen 200—230⁰ über und verdichtet sich in dem oberen Theil der Vorlagen als eine braune, butterartige, krystallinische Masse. Diese wird durch Abpressen vom flüssigen Oel möglichst befreit, dann durch wiederholte, abwechselnde Behandlung mit Aetzkalilauge und Schwefelsäure gereinigt und endlich einer erneuten Sublimation unterworfen. Zuweilen wird es auch direkt destillirt, indem man die Ableitungsrohre auf über 80⁰ erwärmt und das nun flüssige Naphthalin in Formen erkalten lässt.

Anwendung. In der Technik in bedeutenden Massen zur Darstellung sehr schöner Theerfarbstoffe, namentlich in roth und gelb (Bordeaux, Orange, Ponceau, Naphthalingelb). Ferner ist es ein geschätztes Mittel zur Vertreibung der Motten. Das sog. Naphthalinpapier wird gewöhnlich durch Eintauchen von Papier in geschmolzenes Naphthalin bereitet. Hierbei sei bemerkt, dass die Schmelzung im Wasserbade vorgenommen werden muss, da andernfalls eine zu starke Verdunstung eintritt. Ein starkes Einathmen der Dämpfe bringt unangenehme Einwirkungen auf den damit beschäftigten Arbeiter hervor.

Aufbewahrt wird es in dicht geschlossenen Gefässen, am besten vor Tageslicht geschützt, da es sich sonst zuweilen gelb färbt.

Natrium, Sodium. Natrium.
Na.

Leichtes, auf dem frischen Schnitt silberweisses, schon bei gewöhnlicher Temperatur knetbares und mit dem Messer leicht zerschneidbares Metall von 0,972 spez. Gew. An der Luft bedeckt es sich rasch mit einer weissen Oxydschicht und verwandelt sich in kurzer Zeit gänzlich in dieses. Zugleich zieht letzteres Feuchtigkeit an und bildet Natriumoxydhydrat (Aetznatron), welches zerfliesst. Auf Wasser geworfen, fährt es auf diesem umher, indem es dasselbe unter Wasserstoffabscheidung zersetzt. Jedoch entzündet sich der Wasserstoff nicht (wie bei dem Kalium) von selbst, ausser wenn man heisses Wasser anwendet. An der Luft erhitzt verbrennt es mit gelber Flamme; unter Luftabschluss erhitzt verflüchtigt es sich in farblosen Dämpfen.

Es wird in gleicher Weise dargestellt wie das Kaliummetall, nur dass hier wasserfreies Natriumcarbonat verwandt wird.

Anwendung findet es in der Technik und Chemie vielfach als reduzirendes Mittel; früher auch zur Abscheidung des Aluminium und Magnesium aus ihren Verbindungen; ferner zur Darstellung von Natriumamalgam etc.

Aufbewahrt wird es im Kleinen wie das Kalium unter Petroleum, in grösseren Mengen unter einer Schicht von Paraffin.

Natrium aceticum. Natriumacetat, essigsaures Natron.
$$\text{Na O, } C^4 H^3 O^3 + 6 \text{ HO oder } C_2 H_3 O_2 \text{Na} + 3 H_2 O.$$

Farblose, durchsichtige, in warmer Luft verwitternde Krystalle; geruchlos, von bitterlichem, salzigem Geschmack; löslich in 1,4 Th. Wasser, in 20 Th. kaltem und 2 Th. kochendem Weingeist. Beim Erhitzen schmelzen dieselben unter Verlust des Krystallwassers, werden dann wieder fest, schmelzen bei verstärkter Hitze nochmals (Natrium aceticum bifusum) und werden beim Glühen unter Entwickelung von Acetongeruch mit Hinterlassung eines die Flamme gelb färbenden Rückstandes zersetzt. Prüfung siehe Pharmakopoe.

Ausser diesem chemisch reinen essigsauren Natron kommt im Handel ein halbgereinigtes (vielfach Rothsalz genannt, weil es bei der Rothfärberei benutzt wird) und ein rohes Natriumacetat vor. Letzteres wird dargestellt durch Sättigung des rohen Holzessigs mit Natriumcarbonat, Abdampfen zur Trockne und sehr vorsichtiges Schmelzen, um die beigemengten brenzlichen Produkte zu verkohlen. Es bildet dann blättrig krystallinische, durch ausgeschiedene Kohle schwärzliche Massen, aus welchen durch Umkrystallisation die reineren Sorten gewonnen werden.

Anwendung. Medizinisch selten, vielfach dagegen chemisch zur Herstellung von Essigsäure, Essigaether etc.; technisch in der Färberei.

Natrium benzoicum. Natriumbenzoat, benzoësaures Natron.
$$\text{Na O, } C^{14} H^5 O^3 \text{ oder Na } C_7 H_5 O_2.$$

Amorphes, wasserfreies, weisses Pulver; in 1,5 Th. Wasser, weniger in Weingeist löslich; erhitzt schmilzt das Salz und hinterlässt einen kohligen, alkalisch reagirenden Rückstand.

Wird bereitet durch Sättigung von reinem Natriumcarbonat mit Benzoësäure.

Anwendung. Medizinisch innerlich in kleinen Gaben gegen gichtische und Nierenleiden; chemisch zur Darstellung der verschiedenen Benzoëaether.

Natrium biboracicum seu biboricum. Borax, Natriumbiborat.
$$\text{Na O, 2 BO}^3 + 10 \text{ HO oder } B_4 Na_2 O_7 + 10 H_2 O.$$

Farblose, harte, klare Krystalle, die an trockner Luft etwas verwittern und sich mit einem weissen Häutchen bedecken. Löslich in 12—15 Th. kaltem, in 2 Th. kochendem Wasser (die Lösung bräunt Curcumapapier), in 4—5 Th. Glycerin, nicht in Weingeist. Geruchlos, Geschmack anfangs süsslich, hinterher laugenhaft. In der

Hitze schmilzt der Borax zuerst in seinem Krystallwasser, bläht sich dann auf und schmilzt endlich zu einer klaren, farblosen Masse, Boraxglas. Dieses löst die Metalloxyde mit Leichtigkeit und zum Theil mit sehr charakteristischen Farben auf. Hierauf beruht die Anwendung des Borax zum Löthen, zur Löthrohranalyse und zur Buntglasfabrikation. Seine wässerige Lösung löst Fette und Harze auf.

Der Borax kommt fertig gebildet an verschiedenen Orten der Erde vor, z. B. in Thibet, der Tartarei, Indien und vor Allem in Nordamerika (Californien) in den sog. Boraxseen. Dieser natürliche, höchst unreine Borax hiess „Tinkal" und war lange Zeit das einzige Material zur Herstellung des reinen Borax. Diese Reinigung, das sog. Raffiniren, geschah früher fast ausschliesslich in Venedig, welches bedeutende Mengen zu seiner Buntglasfabrikation brauchte, daher der häufig vorkommende Name Borax Veneta. Als man später die chemische Zusammensetzung des Salzes erkannte, benutzte man die natürlich vorkommende Borsäure (s. d.), um durch Sättigen mit Natroncarbonat den Borax künstlich herzustellen. Nachdem bei dem immer steigenden Bedarf auch diese Quellen nicht mehr ausreichten, ging man dazu über, die Borsäure aus anderen Mineralverbindungen, wie sie in der Natur vorkommen, abzuscheiden und dann wie oben auf Borax zu verarbeiten. Hierzu dienten anfangs namentlich die im Stassfurter Salzlager vorkommenden Borsäureverbindungen, Boracit (Calciumborat) und Stassfurtit (Magnesiumborat), die jährlich etwa 100,000 Ctr. Borax liefern. Weit wichtiger aber wurde die Entdeckung mächtiger Lager erdigen Borkalks, auch wohl Borkreide genannt, welche man in Chile und zwar in den chilenischen Cordilleren, an der Westküste Amerikas, Neuschottlands und Californiens auffand. Dieser Borkalk, ein Gemenge von Kalkborat und Natronborat, verunreinigt durch viele andere Bestandtheile, namentlich schwefelsauren Kalk, Kieselsäure etc., liefert uns heute das Hauptmaterial für die Boraxfabrikation. Theils wird gleich im Ursprungslande, z. B. im chilenischen Küstenplatze Caldera, Borsäure daraus hergestellt, theils wird das Rohmaterial in ganzen Schiffsladungen nach England und Hamburg importirt, um dort weiter verarbeitet zu werden.

In allerneuester Zeit hat man angefangen den Borkalk nicht erst auf Borsäure zu verarbeiten, sondern ihn direkt durch Kochen mit starker Natriumcarbonatlösung aufzuschliessen. Es entsteht hierbei unlösliches Calciumcarbonat und Natriumborat kommt in Lösung, allerdings neben einigen anderen oft recht störenden Umsetzungsprodukten (Natriumsulfat etc. etc.), von denen der Borax durch ein- oder mehrmaliges Umkrystallisiren gereinigt werden muss. Um hierbei möglichst grosse, nicht zu sehr in Krusten vereinigte Krystalle zu erzielen, wird die Lauge bis auf ca. 21—22° Bé. abgedampft und dann in hölzerne, meist innen mit Blei ausgelegte, mit einem Deckel verschliessbare Kufen gebracht, worin sie sehr langsam erkaltet. Das vollständige Auskrystallisiren erfordert, je nach der Grösse der Kufen, 3—4 Wochen Zeit.

Der so gewonnene Borax ist der gewöhnliche sog. prismatische Borax und nach der oben angegebenen Formel zusammengesetzt. Er enthält 47 % Krystallwasser. Ausser diesem kommt noch eine andere Form, der sog. octaëdrische oder Juwelier-Borax mit nur 30 % Krystallwasser im Handel vor. Um ihn herzustellen wird die Borax-lauge auf eine Stärke von 30—32° Bé. gebracht und die Krystallisation dann bei einer Temperatur von 50—80° C. vorgenommen. Es entstehen hierbei dichte Krusten, deren einzelne Krystalle nach dem octaëdrischen System gebildet sind. Sie verwittern nicht, sind härter als der gewöhnliche Borax, ziehen aber in feuchter Luft Wasser an und werden dadurch trübe.

Anwendung. Medizinisch nur selten innerlich, häufiger dagegen äusserlich zu kosmetischen Waschmitteln. Borax wirkt in kleinen Mengen antiseptisch und wurde deshalb früher vielfach zu allerlei Konservirungsmischungen verwandt; hierbei wird er jetzt durch die sehr billige Borsäure ersetzt. Technisch dient er in grossen Mengen zum Appretiren der Wäsche, in der Emaille- und Buntglasfabrikation und endlich zur Herstellung billiger Schellacklösungen.

Prüfung. Sehr verdünnte Boraxlösung darf, mit Schwefelwas-serstoff versetzt, nicht schwarz werden, andernfalls ist er bleihaltig. Chlorbaryum darf keinen weissen, in Salpetersäure unlöslichen Nieder-schlag verursachen, sonst ist Natriumsulfat zugegen. Silberlösung zeigt durch einen käsigen, in Ammoniak löslichen Niederschlag Chlor resp. Chlornatrium an.

Natrium bicarbonicum (Natron carbonicum acidulum).
Natriumbicarbonat, doppelt kohlensaures Natron. Berliner Salz.
Na O, HO, 2 CO² oder H Na CO₃.

Weisse, luftbeständige Krystallkrusten oder krystallinisches Pulver; geruchlos, von kaum alkalischem Geschmack; löslich in 13,8 Th. Wasser, nicht in Weingeist. Erwärmt, entweder für sich oder in wässeriger Lösung, giebt das Salz einen Theil seiner Kohlensäure ab und es bleibt zuletzt reines Natriumcarbonat übrig. Bei längerem Liegen an der Luft verliert es ebenfalls etwas Kohlensäure. Die wässerige Lösung des reinen Bicarbonats reagirt kaum alkalisch und muss mit Quecksilberchlorid eine weisse Fällung geben: ist diese gelb oder röthlich, so ist Monocarbonat zugegen.

Das Natriumbicarbonat kommt in sehr verschiedenen Graden der Reinheit, namentlich in Betreff seines Gehalts an Monocarbonat, in den Handel. Während die deutschen Sorten durchgängig von guter Beschaffenheit sind, enthält das englische Salz gewöhnlich bedeutende

Mengen von Monocarbonat, ist daher von unangenehm laugenhaftem
Geschmack und sollte höchstens in der Veterinärpraxis Anwendung
finden.

Die Darstellungsweise ist eine sehr verschiedene. Nach der
älteren Methode, die noch heute in England allgemein befolgt wird,
leitet man auf ein Gemisch von krystallisirter und verwitterter Soda,
das auf leinwandbespannten Hürden ausgebreitet ist, einen Strom von
Kohlensäure. Letztere wird vom Natriumcarbonat aufgenommen, es
bildet sich Bicarbonat, das überschüssige Krystallwasser der Soda
wird frei und tropft, indem es einen Theil der Soda aufgelöst hält,
in Sammelbassins ab. Die Lösung wird wieder auf Soda verarbeitet.
Das entstandene feuchte Bicarbonat wird dann in einem Strom von
Kohlensäure getrocknet und in Fässer verpackt. Es lässt sich auch
bei dieser Methode ein gutes Fabrikat erzielen, wenn mit grösster
Sorgfalt gearbeitet wird und die angewandte Soda möglichst rein ist;
andernfalls enthält das Bicarbonat nicht nur viel Monocarbonat, sondern
alle Verunreinigungen der rohen Soda, wie Chlornatrium, Natriumsulfat
fat etc. Ein solches unreines Produkt war das früher so vielfach angepriesene
gepriesene Bullrich'sche Salz. Handelt es sich um ein chemisch
reines Bicarbonat, so wird in eine konzentrirte Lösung von chemisch
reinem Monocarbonat so lange Kohlensäure geleitet, bis eine herausgenommene
genommene Probe die gänzliche Umwandlung in Bicarbonat anzeigt.
Bei der Solvay'schen Sodafabrikationsmethode werden sehr grosse
Massen von ziemlich reinem Natriumbicarbonat durch Zersetzung von
Ammoniumbicarbonat mittelst Chlornatrium hergestellt (s. Artikel
Soda). Das so gewonnene Salz leidet nur an dem Uebelstande, dass
es leicht etwas Chlorammon einschliesst. Die Pharmakopoe lässt daher
her auf die Gegenwart von Ammon prüfen, indem sie mit Kalilauge
erwärmen lässt. Es darf sich hierbei kein Ammoniakgeruch zeigen.
Selbstverständlich wird das krystallisirte, nachher gepulverte Bicarbonat
bonat weit reiner sein als das sofort als Krystallmehl hergestellte,
weil dieses immer etwas Mutterlauge einschliesst.

Anwendung findet das Salz hauptsächlich medizinisch als säuretilgendes
tilgendes Mittel in Gaben von 0,5 bis höchstens 2,0, grössere Gaben,
namentlich bei anhaltendem Gebrauch, schwächen den Magen; ferner
zur Bereitung von Brausepulvermischungen und kohlensauren Getränken.
Technisch findet es als Entsäuerungsmittel, in der Küche zum Erweichen
weichen der Hülsenfrüchte etc. Verwendung. Auch als mildes Reinigungsmittel
gungsmittel für seidene und wollene Gewebe wird es empfohlen, weil
es die Faser weniger angreift als das Monocarbonat.

Aufbewahrt muss es in möglichst gut verschlossenen Gefässen
werden; offene Fässer und Schiebkästen sind für die Detaillirung unpraktisch
praktisch, weil dadurch Kohlensäure entweicht. Neuerdings ist ein
Natriumbicarbonat in den Handel gekommen, welches bei sonst tadel-

loser Beschaffenheit Spuren von Schwefelverbindungen enthält und in Folge dessen ein übel riechendes Brausepulver liefert. Um einen solchen Schwefelgehalt nachzuweisen, bringt man in ein grösseres Glas etwas Natriumbicarbonat und übergiesst es mit ganz verdünnter Säure. In die Oeffnung des Glases steckt man ein zusammengerolltes, mit Bleiacetat getränktes Stück Fliesspapier; die geringste Spur von Schwefel wird das Bleipapier schwärzen.

Natrium bromatum, N. hydrobromicum.
Bromnatrium, Natriumbromid. Na Br.

Es ist ein weisses, krystallinisches Pulver; geruchlos, von scharfem, salzigem Geschmack; in trockener Luft ist es unveränderlich, löslich in kaum 2 Th. Wasser und 5 Th. Weingeist. Die Lösung ist neutral.

Wird in chemischen Fabriken auf verschiedene Weise, ähnlich dem Bromkalium bereitet und medizinisch in gleicher Weise, wie dieses, angewandt.

Natrium carbonicum, Natrum carbonicum crudum.
Soda. Natroncarbonat, kohlensaures Natron.
$$Na\,O, CO^2 + 10\,HO \text{ oder } Na_2\,CO_3 + 10\,H_2O.$$

Die rohe oder krystallisirte Soda bildet grosse, farblose, durchsichtige Krystalle oder Krystallmassen; geruchlos, von scharfem, laugenhaftem Geschmack. An der Luft bedecken sie sich allmälig mit einem weissen, undurchsichtigen Ueberzug und zerfallen zuletzt gänzlich zu einem weissen Pulver. Sie sind in 3 Th. kaltem Wasser und $^1/_2$ Th. heissem Wasser löslich; bei 35^0 schmelzen sie im eigenen Krystallwasser, von welchem sie 63 % enthalten. Das rohe Natriumcarbonat ist gewöhnlich stark verunreinigt, und zwar hauptsächlich mit Natriumsulfat, Chlornatrium, zuweilen mit unterschwefligsaurem und kieselsaurem Natron, Spuren von Eisen etc. Seine Werthbestimmung geschieht fast immer auf maassanalytischem Wege, durch Titriren mit einer verdünnten Schwefelsäure von bestimmtem Gehalt. Man bezeichnet den Prozentgehalt an reinem Natriumcarbonat gewöhnlich als Grade. Der Gehalt an schwefelsaurem Natron ist oft sehr bedeutend; es ist schon Soda vorgekommen, welche 40 % ihres Gewichtes davon enthielt.

Für den technischen Bedarf wird die Soda seltener in krystallisirtem Zustande, sondern meist calcinirt, d. h. durch Glühen vom Krystallwasser befreit, in den Handel gebracht. Es wäre im Ganzen genommen praktischer, wenn die Soda nur in diesem Zustande gehandelt würde, um den Transport, wegen der mangelnden 63 % Krystallwasser, billiger zu machen; doch ist beim Publikum, also für den

ganzen Kleinhandel, die krystallisirte Soda beliebter, weil sie an-
scheinend sich billiger stellt. Die calcinirte Soda, aus der die krystallisirte, wie wir später sehen werden, erst hergestellt wird, enthält
natürlich die oben angeführten Verunreinigungen gleichfalls; ausserdem
vielfach noch freies Aetznatron, eine Beimengung, die für viele technische Zwecke nicht von Nachtheil ist, sondern sogar gern gesehen wird.
Der Prozentgehalt an Aetznatron wird bei der Werthbestimmung deshalb einfach als Soda mitgerechnet. Kommt es darauf an, den Prozentgehalt an Aetznatron genau festzustellen, so wird zuerst der Alkali-
gehalt des Präparats durch Titriren mit Schwefelsäure bestimmt und
darauf der Gehalt an Kohlensäure. Aus diesem letzteren berechnet
man die Menge des Natriumcarbonats und zieht diese vom gefundenen
Alkali resp. von dem daraus berechneten Carbonat ab. Die Differenz
zeigt den Gehalt an Aetznatron an.

Natrium carbonicum purum, reines Natriumcarbonat, wird
durch ein oder mehrmaliges Umkrystallisiren aus der käuflichen Soda
hergestellt. Kommt es auf ein absolut chemisch reines Präparat an,
so thut man besser, das Salz aus krystallisirtem Bicarbonat herzustellen, indem man das 2. Atom Kohlensäure durch Kochen der Lösung
entfernt. Prüfung s. Pharmakopoe.

Natrium carbonicum siccum, entwässertes Natriumcarbonat,
bildet ein feines, weisses, sehr alkalisch schmeckendes Pulver, welches
nach der Pharmakopoe in der Weise hergestellt wird, dass man reines
Natriumcarbonat pulvert, auf Hürden ausbreitet und bei einer 25^0
nicht übersteigenden Temperatur gänzlich verwittern lässt, dann bei
$40-50^0$ so lange austrocknet, bis das Gewicht des Rückstandes die
Hälfte des angewandten krystallisirten Salzes beträgt.

Das Natriumcarbonat kommt vielfach in der Natur fertig gebildet
vor, hauptsächlich in vielen kohlensauren Mineralquellen, von welchen
einzelne ziemlich bedeutende Mengen enthalten, doch nicht als einfaches Carbonat, sondern als $1^1/_2$ oder doppelt kohlensaures Salz. An
verschiedenen Stellen der Erde, so in Ungarn, Aegypten, Südamerika
finden sich Seen und Teiche, welche durch die Verdunstung eintre-
tender Natronquellen bedeutende Mengen davon enthalten. Aus den
ägyptischen Natronseen wurde schon in alten Zeiten ein allerdings
sehr unreines Natriumcarbonat gewonnen, welches unter dem Namen
„Trona" in den Handel kam. Durch Umkehrung dieses Wortes ist
unser heutiges „Natron" entstanden. Ein gleiches Produkt wird in
Südamerika unter dem Namen „Urao" gewonnen. Beide enthalten
übrigens, neben anderen Salzen, fast nur $1^1/_2$ kohlensaures Natron.
Später lernte man die Soda aus der Asche verschiedener Strand- und
Meerpflanzen herstellen, namentlich sind es Salsola- und Chenopo-
diumarten, welche hierzu dienten, sogar eigens dazu am Meerstrande
kultivirt wurden. Diese Fabrikation wurde hauptsächlich in Spanien,

Südfrankreich, der Bretagne und Schottland betrieben. Die dabei gewonnenen Pflanzenaschen, auch Sodaaschen genannt, sind dieselben, welche wir bei der Gewinnung des Jods unter dem Namen Barilla, Kelp und Vareck kennen gelernt haben. Sie wurden ausgelaugt und aus dieser Lauge eine sehr unreine Soda gewonnen. Zur Zeit der französischen Kontinentalsperre gelang es endlich dem Franzosen Leblanc ein Verfahren ausfindig zu machen, bei welchem die Soda direkt aus dem Kochsalz bereitet wurde.

Dieses Verfahren ist noch heute im Gebrauch und liefert noch immer, trotz verschiedener anderer, später entdeckten Methoden, die grösste Menge aller Soda des Handels. Das Verfahren zerfällt in 3 Theile. Zuerst wird das Chlornatrium (Kochsalz) durch Erhitzen mit Schwefelsäure in trockenes, wasserfreies Natriumsulfat umgewandelt; diesen Theil der Arbeit haben wir schon beim Artikel „Salzsäure" besprochen. Der zweite Theil besteht in der Umwandlung des Natriumsulfats in sog. Rohsoda. Hierbei werden 100 Th. Natriumsulfat mit 100 Th. Kalkstein oder Kreide und 50 Th. Kohlengrus gemengt und im Flammenofen unter öfterem Durchraken so lange erhitzt, bis die Masse zähflüssig wird und aufsteigende, bläuliche Flämmchen von brennendem Kohlenoxydgas anzeigen, dass der Prozess vollendet ist. Die Masse wird jetzt in eiserne Kästen gefüllt, worin sie erkalten muss: nach dem Erkalten werden die grossen, festen Klumpen, der sog. Sodastein, gewöhnlich 2—10 Tage den Einwirkungen der Luft ausgesetzt. Dies hat einen doppelten Zweck. 1. die Klumpen mürber und bröckliger zu machen, 2. das etwa noch vorhandene Natriumsulfuret und das Aetznatron durch die Kohlensäure der Luft in Natriumcarbonat umzuwandeln. Der chemische Vorgang bei diesem 2. Theil ist etwa folgender: zuerst wird das Natriumsulfat in der Glühhitze durch die Kohle zu Schwefelnatrium reduzirt; dieses setzt sich mit dem Calciumcarbonat um zu Natriumcarbonat und Schwefelcalcium. Rechnungsmässig brauchte man zu dieser Umsetzung weit weniger Calciumcarbonat und Kohle als man in der Praxis anwendet; es hat sich jedoch gezeigt, dass durch diesen Ueberschuss ein besseres Resultat erzielt wird. Man nimmt vielfach an, dass durch den Ueberschuss an Kalk das Calciumsulfuret (Schwefelcalcium) in Calciumoxysulfuret, eine Verbindung von Calciumsulfuret mit Calciumoxyd, umgewandelt wird. Diese letztere Verbindung ist vollständig unlöslich, während das Schwefelcalcium etwas, wenn auch nur wenig, löslich ist. Es beginnt nun der 3. Theil, welcher wiederum in 2 Arbeiten zerfällt. Zuerst wird die Rohsoda oder der Sodastein zerkleinert und in verschieden konstruirten Auslaugungsapparaten mit möglichst wenig warmem Wasser ausgelaugt. Die so erhaltene konzentrirte Lauge, welche vielfach noch geringe Mengen Schwefelverbindungen von Natrium, Calcium und Eisen enthält, wird zuerst von diesen möglichst befreit und dann entweder zu calcinirter oder krystallisirter Soda verarbeitet. Im letzteren Falle wird sie nur bis zu einem bestimmten Punkte eingedampft, dann in grossen, meist eisernen Gefässen der Krystallisation überlassen. Soll calcinirte Soda hergestellt werden, so wird die Lauge entweder unter fortwährendem Rühren bis zur Trockne eingedampft (das hierbei erhaltene Produkt ist natürlich sehr unrein, da es die sämmtlichen Unreinigkeiten der Mutterlauge mit enthält), oder man verfährt in der Weise, dass die Lauge, welche aus den Sammelbassins fortwährend in die Kessel nachfliesst, nur so weit abgedampft wird, bis ein Krystallmehl, welches die Formel $NaO, CO^2 + HO$ besitzt, ausfällt. Dieses wird von Zeit zu Zeit mit Schöpflöffeln herausgenommen und durch Abtropfenlassen und Centrifugiren von der Mutterlauge befreit. Dem auf diese Weise gewonnenen sog. Sodamehl wird das letzte Atom Krystallwasser durch schwaches Glühen entzogen; das jetzt erhaltene Produkt heisst „calcinirte Soda“. Die in den Auslaugegefässen verbleibenden Rückstände von Calciumsulfuret und unzersetztem Calciumcarbonat etc. bildeten früher für die Sodafabriken eine der grössten Schwierigkeiten, weil sie sich nicht verwerthen und beseitigen liessen. Seit längerer Zeit aber hat man gelernt, den darin enthaltenen Schwefel wieder zu gewinnen (s. Artikel Schwefel) und so sind auch diese Rückstände zu einer neuen Einnahmequelle geworden.

Seit etwa 2 Decennien beginnt eine neue Methode, die man nach ihrem hauptsächlichen Erfinder und Verbesserer gewöhnlich das Solway'sche oder das Ammoniakverfahren nennt, dem alten Leblanc'schen Verfahren den Rang streitig zu machen und es scheint fast, dass ihm, wegen seiner Einfachheit, die Zukunft gehört. Sie beruht auf der Erfahrung, dass, wenn man konzentrirte Lösungen von Kochsalz mit Ammonbicarbonat zusammenbringt, eine Umsetzung stattfindet; es entsteht leicht lösliches Chlorammonium und schwer lösliches Natriumbicarbonat scheidet sich als Krystallmehl aus. Nach der von Solway verbesserten Methode verfährt man folgendermassen: zuerst wird eine konzentrirte Chlornatriumlösung hergestellt, diese wird in hohen, eisernen Cylindern mit Ammoniakgas, welches man aus einer Mischung aus Chlorammon und Aetzkalk herstellt, gesättigt. Bei dieser Sättigung erwärmt sich das Gemenge und das spez. Gewicht wird durch das aufgenommene Ammoniak bedeutend verringert. Die Lösung wird gekühlt und im sog. Absorber, welcher ähnlich einem Mineralwassersättigungsapparat mit Rührwellen versehen ist, mit Kohlensäure imprägnirt. Die Kohlensäure wird gewöhnlich durch Brennen von Kalkstein hergestellt und der dabei restirende Aetzkalk zur Ammoniakbereitung verwandt. Im Absorber entsteht nun Ammoniumbicarbonat, welches sich mit dem Chlornatrium umsetzt, und Natriumbicarbonat scheidet sich als Krystallmehl, zum Theil auch in kry-

stallinischen Krusten aus. Nach vollständiger Sättigung wird der
Absorber geleert, das ausgeschiedene Bicarbonat gesammelt, mit ganz
wenig Wasser gewaschen und dann dem Bicarbonat durch schwaches
Erhitzen das 1. Atom Kohlensäure entzogen. Die hierbei entstehende
calcinirte Soda ist weit reiner als die nach dem Leblanc'schen Verfahren gewonnene; während dort 90grädige Soda schon als sehr rein
gilt, kommt hierbei Soda von 98 Grad in den Handel.

Das bei der Umsetzung entstandene Chlorammon wird wieder
mit dem bei der Kohlensäurebereitung gewonnenen Aetzkalk auf
Ammoniak verarbeitet, so dass also ein vollständiger Kreislauf stattfindet, um so mehr da auch die beim Erhitzen des Bicarbonats gewonnene Kohlensäure wiederum zum Sättigen neuer Mengen benutzt
werden kann. Das einzige Abfallprodukt bei der ganzen Fabrikation
ist das bei der Ammoniakbereitung restirende Chlorcalcium.

Ausser nach diesen beiden Methoden wird noch hie und da Soda
durch die Verarbeitung des Kryolith und des Bauxit, zweier natürlich
vorkommender, natronhaltiger Mineralien, sowie als Nebenprodukt bei
einigen anderen chemischen Operationen gewonnen: doch sind die hierbei erzeugten Mengen gering im Verhältniss zu den beiden oben genannten Methoden. Die Hauptproduktionsländer für Soda sind vor
Allem England, dann Frankreich und Belgien, endlich in 4. Linie
erst Deutschland, das seinen eigenen Bedarf nicht einmal deckt.
Versandt wird die Soda in Fässern von 400—450 kg, die am besten
im Keller oder an nicht zu trockenen Orten aufbewahrt werden
müssen.

Anwendung findet sie im Haushalt und in der Technik in kolossalen Mengen als Reinigungsmittel, zur Fabrikation von Glas und
Seifen, zur Herstellung anderer Natronsalze etc. etc.

Natrium chloratum, N. muriaticum.
Natriumchlorid, Chlornatrium, Kochsalz. Na Cl.

Das Chlornatrium kommt im Handel in den verschiedensten
Formen vor, je nach seiner Herstellung und den Zwecken seiner Anwendung. Es findet sich in der Natur fertig gebildet, theils gelöst
(im Meerwasser ca. 3 %) in Quellen, sog. Soolquellen, bis zu 25 %
(Gottesgnadenquelle in Reichenhall), theils in mächtigen Lagern als
sog. Steinsalz, entstanden durch die Verdunstung früherer Meeres-
becken. Es wird aus diesen Lagern entweder bergmännisch gewonnen
oder man leitet Tagewässer hinein, die man später mit Salz gesättigt wieder auspumpt und dann durch Versieden zur Krystallisation bringt. In gleicher Weise werden die natürlichen Soolquellen
verarbeitet.

Das Kochsalz des deutschen Handels bildet ein rein weisses,
krystallinisches Pulver, geruchlos und von rein salzigem Geschmack.

Es ist zuweilen etwas feucht und enthält durchschnittlich 2—3 °/₀ fremder Beimengungen, bestehend aus Natriumsulfat, Calciumchlorid, Magnesiumchlorid etc. Es bleibt in trockener Luft unverändert, in feuchter Luft dagegen zieht es Wasser an. Für viele technische Zwecke, ebenso zum Gebrauch für Vieh wird es des hohen Zolles halber denaturirt, d. h. mit solchen Stoffen versetzt, die es für Genusszwecke unbrauchbar machen.

Aus dem gewöhnlichen Kochsalz lässt sich durch vorsichtiges Ausfällen der Erdsalze mittelst Natriumcarbonat und nur theilweises Auskrystallisirenlassen der Lösung ein absolut reines Natriumchlorid für chemische und medizinische Zwecke darstellen. Dieses bildet kleine würfelförmige Krystalle, welche in der Rothglühhitze schmelzen und in der Weissglühhitze allmälig verdampfen. Sie sind in kaltem und heissem Wasser gleich viel löslich, 100 Th. Wasser lösen 36 Th. Kochsalz.

Steinsalz, früher Sal gemmae genannt, kommt meist in festen, krystallinischen, halbdurchsichtigen, weissen oder schwach gefärbten Massen vor; es bildet ebenfalls für sich einen Handelsartikel, der zuweilen auch in den Drogenhandlungen als „Leckstein" für das Vieh gefordert wird.

Seesalz, Sal marinum, ist ein sehr unreines, grosswürfelig krystallisirtes Kochsalz, wie es durch freiwilliges Verdunstenlassen des Meerwassers an den Küsten wärmerer Länder gewonnen wird. Es ist stark hygroskopisch und hat einen bitterlichen Geschmack in Folge eines ziemlich starken Gehaltes an Chlormagnesium und Chlorcalcium; auch Spuren von Jod- und Bromverbindungen sind in ihm nachgewiesen worden. Es dient vor Allem zur Herstellung von Bädern und zum Aufthauen von Eis; hierzu eignet es sich besser als gewöhnliches Kochsalz, da es stärker Wasser anzieht als dieses. Die entstandene Salzlösung erstarrt selbst bei starker Kälte nicht. Es wird bei uns in Deutschland vielfach durch das Stassfurter Badesalz ersetzt, ein ebenfalls sehr unreines Kochsalz von ähnlicher Zusammensetzung wie das Seesalz.

Natricum chloricum.   Natriumchlorat, chlorsaures Natron.
$$Na\,O,\,Cl\,O^5 \text{ oder } Na\,Cl\,O_3.$$

Bildet farblose, durchsichtige Krystalle, welche schwach hygroskopisch, geruchlos, von schwach salzigem Geschmack, in 6 Th. kaltem oder heissem Wasser, in 50 Th. verdünntem, fast gar nicht in starkem Weingeist löslich sind.

In seinem chemischen und physikalischen Verhalten ist es dem chlorsaurem Kali völlig gleich; es wird in ähnlicher Weise hergestellt und nur medizinisch wie dieses verwandt.

Natrium hydricum, Natron causticum. Natriumoxydhydrat. Natriumhydroxyd, Aetznatron, Seifenstein.

Na O, HO oder Na HO.

Das Aetznatron ist in seinem Aeussern, seinem chemischen und physikalischen Verhalten, der Art seiner Herstellung und den Formen, in welchen es gehandelt wird, so vollständig mit dem Aetzkali übereinstimmend, dass Alles, was von diesem gesagt ist, auch vom Aetznatron gilt. Das Gleiche ist von seiner Anwendung zu sagen, nur wird es, weil billiger, häufiger als das Aetzkali angewandt. Das rohe Aetznatron in Stücken, gewöhnlich Seifenstein genannt, bildet einen viel begehrten Handverkaufsartikel der Drogengeschäfte, theils zum Seifenkochen, theils zum Aufweichen alter Oelfarben und Lacke etc. Wie beim Aetzkali ist auch hier, sowohl bei der Abgabe als beim Arbeiten mit demselben, Vorsicht geboten: namentlich hüte man sich bei etwa nöthigem Zerschlagen der Stücke, dass kleine Splitterchen in die Augen fliegen. Es muss, weil sehr hygroskopisch, in gut verschlossenen Gefässen an trockenen Orten aufbewahrt werden.

Natrium hyposulfurosum, N. subsulfurosum, N. dithionicum. Natriumhyposulfid, unterschwefligsaures Natron, thioschwefelsaures Natron.

Na O, $S^2 O^2 + 5 HO$ oder $Na_2 S_2 O_3 + 5 H_2 O$.

Grosse, farblose, durchsichtige Krystalle: im reinen Zustande luftbeständig, im unreinen etwas hygroskopisch. Sie sind geruchlos, von schwach salzigem, hintennach bitterlichem Geschmack; löslich in gleichen Theilen Wasser (die Lösung ist schwach alkalisch), unlöslich in Weingeist. Bei 56^0 schmelzen sie im Krystallwasser, bei 100^0 verlieren sie dasselbe.

Das unterschwefligsaure Natron wird im Grossen als Nebenprodukt bei der Sodafabrikation nach Leblanc's System gewonnen, indem man das als Rückstand verbleibende Schwefelcalcium in feuchtem Zustande der Luft aussetzt. Hierbei oxydirt sich dasselbe zu unterschwefligsaurem Kalk, der in Wasser löslich ist und in der Lösung so lange mit Glaubersalz (Natriumsulfat) versetzt wird, als noch Calciumsulfat (Gyps) ausfällt. Die Flüssigkeit, welche das entstandene unterschwefligsaure Natron enthält, wird nach dem Klären zur Krystallisation gebracht.

Anwendung findet das Salz medizinisch so gut wie gar nicht: technisch dagegen in grossen Mengen, hauptsächlich als sog. Antichlor, um bei der Chlorbleiche aus den Geweben die letzten Spuren des Chlors zu entfernen. In der Photographie wird es als Fixirsalz benutzt, da es das Jod- und Bromsilber auflöst. Auch gebraucht man dasselbe zur Darstellung von Gold- und Silberlösungen, bei der gal-

vanischen Vergoldung oder Versilberung: endlich als vorzügliches
Mittel zum Entfernen von Moder- und ähnlichen Flecken aus weissem
Gewebe. Dieses wird in eine Lösung des Salzes getaucht und darauf
mit Essig übergossen. Die Essigsäure, wie jede andere Säure, scheidet
aus dem Salz unterschweflige Säure ab, welche, weil sie ohne Basis
nicht haltbar ist, sofort in freien Schwefel und schweflige Säure zerfällt. Letztere wirkt dann zerstörend auf die Flecke ein.

Natrium jodatum, N. hydrojodicum. Natriumjodid, Jodnatrium. Na J.

Entweder kleine, weisse, würfelförmige Krystalle oder grob krystallinisches Pulver. Es ist löslich in 0,9 Th. Wasser und 3 Th.
Weingeist. An feuchter Luft wird es durch Zersetzung gelb. In
seinem Verhalten gleicht es gänzlich dem Jodkalium, wird auch in
gleicher Weise medizinisch verwandt und analog den verschiedenen
Bereitungsweisen des Jodkaliums hergestellt; nur muss die Lösung bei
einer Temperatur von über 40° zur Krystallisation gebracht werden,
da andernfalls ein wasserhaltiges Salz entsteht.

Natrium nitricum (Nitrum cubicum). Natriumnitrat, salpetersaures Natron, Chili- oder Perusalpeter, cubischer oder Würfelsalpeter, Natronsalpeter. Na O, NO⁵ oder Na NO₃.

Farblose, rhombische Säulen, an trockener Luft unveränderlich,
geruchlos, von salzig kühlendem Geschmack. Das Salz ist in 1,5 Th.
Wasser und in 50 Th. Weingeist löslich. Es schmilzt in der Hitze,
mit brennbaren Körpern vermischt verpufft es beim Anzünden, jedoch
schwächer als Kalisalpeter.

Der Natronsalpeter findet sich in grossen Lagern auf einem Hoch-
plateau der Westküste Südamerikas, hauptsächlich in der Wüste
Atacama, welche theils zu Peru, theils zu Chile gerechnet wird. Sie
ist vollkommen regenlos, und der Salpeter findet sich hier theils an
der Oberfläche als schmutzig schneeige Masse auskrystallisirt, theils
in einzelnen Krystallen, theils in krystallinischen Schichten unter der
sandigen, steinigen Oberfläche. Er wird hier gegraben und in Säcke
verpackt durch Maulesel nach der Küste transportirt, wo er durch
Auflösen in heissem Wasser und nachheriges Krystallisiren oberflächlich gereinigt (raffinirt) wird. Der so raffinirte Salpeter enthält selten
mehr als 90—93 % Natriumnitrat, ausserdem Chlornatrium, Natriumsulfat 1—2 %, Feuchtigkeit und andere Unreinigkeiten. Er wird in
Säcken von ca. 100 kg Inhalt versandt und zwar hauptsächlich über
die Hafenplätze Iquique in Peru und Conception in Chile. In Europa
wird er dann für die meisten Zwecke noch weiter gereinigt.

Anwendung. In kleinen Mengen medizinisch als harntreibendes und entzündungswidriges Mittel; technisch in kolossalen Massen zur Bereitung des Kalisalpeters, der Salpetersäure und als ein vorzügliches Düngematerial, das namentlich die Körnerbildung beim Getreide ungemein heben soll.

Natrium phosphoricum. Natriumphosphat, phosphorsaures Natron.

$$2\,Na\,O,\ HO,\ PO^5 + 24\,HO \text{ oder } Na\,2\,H\,PO_4 + 12\,H_2\,O.$$

Farblose, durchsichtige, an der Luft verwitternde Krystalle, geruchlos, von schwach salzigem Geschmack; löslich in 2 Th. kochendem und 5 — 6 Th. Wasser von gewöhnlicher Temperatur (die Lösung reagirt alkalisch), unlöslich in Weingeist. Bei ca. 40° schmelzen sie und verlieren über 100° ihr Krystallwasser. Die wässerige Lösung des gewöhnlichen phosphorsauren Natrons, auch orthophosphorsaures Natron genannt, giebt mit Silbernitrat einen gelben Niederschlag. Prüfung siehe Pharmakopoe.

Das Natriumphosphat wird in chemischen Fabriken durch Sättigung der aus weissgebrannten Knochen durch Schwefelsäure abgeschiedenen Phosphorsäure mittelst Natroncarbonat hergestellt. Das erste Produkt wird durch Umkrystallisation noch weiter gereinigt.

Anwendung. Medizinisch zuweilen als mild auflösendes Mittel; technisch zur Darstellung anderer phosphorsaurer Salze; hie und da als Beize in der Zeugdruckerei.

Natrium pyrophosphoricum. Natriumpyrophosphat, pyrophosphorsaures Natron. $2\,Na\,O,\ PO^5 + 10\,HO$ oder $Na_4\,P_2\,O_7 + 10\,H_2\,O.$

Farblose, luftbeständige, meist tafelförmige Krystalle, geruchlos, von schwach salzigem, etwas laugenhaftem Geschmack; löslich in 3 Th. kochendem, in 15 Th. kaltem Wasser mit schwach alkalischer Reaktion, unlöslich in Weingeist. Mit Silbernitrat giebt die wässerige Lösung einen rein weissen Niederschlag. Das pyrophosphorsaure (2 basische) Salz wird aus dem gewöhnlichen (3 basischen) phosphorsauren Natron bereitet, indem man dasselbe zuerst entwässert, dann in einem hessischen Tiegel in der Rothglühhitze schmilzt, die geschmolzene Masse auflöst und zur Krystallisation bringt.

Anwendung. Medizinisch wird es für sich nicht gebraucht, sondern fast nur zur Darstellung des pyrophosphorsauren Eisens.

Natrium salicylum. Natriumsalicylat, salicylsaures Natron.

$$Na\,O,\ HO,\ C^{14}\,H^4\,O^4 + HO \text{ oder } 2\,[Na\,C_7\,H_5\,O_3] + H_2\,O.$$

Weisses, krystallinisches Pulver, unter dem Mikroskop kleine Schüppchen zeigend, geruchlos, von stark süsslichem, hintennach schwach salzigem Geschmack; löslich in 1 Th. Wasser und in 6 Th. Weingeist.

Es wird in chemischen Fabriken durch Sättigung der Salicylsäure mit Natriumbicarbonat hergestellt. Neuerdings wird es im Grossen durch Sättigung von Phenolnatrium mit Kohlensäure und Erhitzen des entstandenen Phenylnatriumcarbonats im verschlossenen Gefäss (auf 120—140°) gewonnen. Bei dieser Temperatur setzt sich das Carbonat in salicylsaures Natron um.

Anwendung. Medizinisch ist das salicylsaure Natron eines der geschätztesten Mittel bei Gelenkrheumatismen und zur Herabsetzung der Fieber, da es die guten Eigenschaften der reinen Salicylsäure besitzt ohne deren reizende Wirkung auf Schlund und Magen. Nur bei andauerndem Gebrauch grösserer Dosen von 1—2 g tritt Ohrensausen und Störung der Sehthätigkeit ein.

Natrium silicicum siehe Kalium silicicum.

Natrium sulfuricum (crystallisatum), Sal mirabile Glauberi.
Natriumsulfat, schwefelsaures Natron, Glaubersalz.

$$Na\,O,\ SO^3 + 10\,HO \text{ oder } Na_2\,SO_4 + 10\,H_2\,O.$$

Grosse, säulenförmige, durchsichtige, an der Luft verwitternde Krystalle, welche bei höherer Temperatur sehr leicht in ihrem Krystallwasser schmelzen und schliesslich dasselbe ganz verlieren. Es ist geruchlos, von unangenehmem, salzigem Geschmack; löslich in 3 Th. kaltem, 0,4 Th. kochendem Wasser, unlöslich in Weingeist.

Das Natriumsulfat kommt in der Natur in grossen Mengen fertig gebildet vor, z. B. im Meerwasser, in vielen Mineralquellen (sog. Bitterwässer), im Steinsalz und endlich in mächtigen Schichten zwischen Gyps, namentlich in Spanien. Es wird ferner bei einer grossen Menge chemischer Prozesse als Nebenprodukt gewonnen, vor Allem bei der Sodafabrikation nach Leblanc's System, s. Artikel Salzsäure und Soda. (Das bei der Bereitung von Salpetersäure aus Natronsalpeter gewonnene Sulfat ist gewöhnlich nicht einfach Natriumsulfat, sondern Natriumbisulfat, welches meist unter dem Namen Weinsteinsurrogat in den Handel kommt und als Beize in der Färberei dient.) Das bei der Sodafabrikation gewonnene Salz ist wasserfrei und wird in der Technik, namentlich in der Glasfabrikation, in diesem Zustande verarbeitet. Für die meisten anderen Zwecke löst man es auf und reinigt es weiter durch ein- oder mehrmaliges Umkrystallisiren; daher unterscheidet man im Handel gewöhnlich Natrium sulfuricum crudum, depuratum und purum. Letzteres wird nur für rein medizinische und chemische Zwecke verwandt; depuratum für den Handverkauf und crudum für die Technik. Für manche Zwecke, namentlich für die Veterinärpraxis, wird das Natriumsulfat durch gestörte Krystallisation als Krystallmehl (Bittersalzform) hergestellt; dieses Salz ist übrigens ziemlich unrein.

Anwendung. Medizinisch als abführendes Mittel in Gaben von
10 — 30 g; technisch zu Kältemischungen und bei der Glasfabrikation.
Natrium sulfuricum siccum. Entwässertes Natriumsulfat.
Wird hergestellt, indem man reines Natriumsulfat bei 25⁰ völlig verwittern lässt, dann bei 40 — 50⁰ austrocknet, bis es die Hälfte seines
Gewichtes verloren hat. Es stellt ein feines, weisses, lockeres Pulver
dar und dient nur zu medizinischen Zwecken.
Anwendung. Medizinisch wie das krystallisirte Salz, aber in
halber Dosis, ferner zur Bereitung des künstlichen Karlsbader Salzes.

Natrium sulfurosum. Natriumsulfid, schwefligsaures Natron.
$$Na O, SO^2 + 7 HO \text{ oder } Na_2 SO_3 + 7 H_2 O.$$

Farblose, leicht verwitternde Krystalle, geruchlos, von kühlendem,
salzigem Geschmack; leicht in Wasser löslich. Die Lösung entwickelt
bei Zusatz von Schwefelsäure den Geruch von schwefliger Säure.
Natrium bisulfurosum. Doppeltschwefligsaures Natron, auch
Leukogen genannt. $NaO, SO^2 + HOSO^2$ oder $Na . HSO_3$. Bildet
farblose, leicht lösliche Krystalle von sauerer Reaktion und schwachem Geruch nach schwefliger Säure. Beide werden in chemischen
Fabriken dargestellt, indem man in eine wässerige Sodalösung so
lange schweflige Säure leitet, bis letztere vorwaltet. Bringt man
jetzt zur Krystallisation, so erhält man Natrium bisulfurosum, welches
auch in wässeriger Lösung als Leukogen im Handel vorkommt. Soll
hingegen Natrium sulfurosum hergestellt werden, so wird die zuerst
erhaltene saure Lösung mit so viel Natriumcarbonat versetzt, bis eine
alkalische Reaktion eintritt: dann lässt man krystallisiren.
Beide Salze werden namentlich in der Zeugbleiche als Antichlor angewandt, das Leukogen aber auch zum Bleichen selbst, namentlich von Stroh.

Natrium tartaricum. Natriumtartrat, weinsaures Natron.
$$Na O, C^4 H^2 O^5 + 2 HO \text{ oder } Na_2 C_4 H_4 O_6 + H_2 O.$$

Farblose, luftbeständige Krystalle, geruchlos, von sehr schwachem,
salzigem Geschmack; sie sind löslich in 5 Th. kaltem und gleichen
Th. kochendem Wasser, nicht löslich in Weingeist.
Es wird dargestellt durch Sättigen einer Lösung von Weinsteinsäure mit Natriumcarbonat bis zur schwach alkalischen Reaktion und
nachherige Krystallisation.
Anwendung. Medizinisch nur selten als gelinde abführendes Mittel.

Niccolum. Nickel.
Ni.

Ist ein silberweisses, hämmer- und streckbares Metall von 8,3 bis
8,8 spez. Gew. Es kommt in der Natur nicht gediegen vor, sondern

meist in Verbindung mit Arsen oder Schwefel (neben Kobalt). Es wird hauptsächlich in Sachsen auf den Blauwerken oder den Smaltefabriken und vor Allem in Nordamerika gewonnen. Selten oder nie wird es für sich verarbeitet, sondern fast immer in der Legirung mit Kupfer zu Nickelmünzen, Neusilber, Argentan etc. In neuerer Zeit wird es auch in grosser Menge zur Vernickelung von Gebrauchsgegenständen benutzt, da derartig vernickelte Sachen eine gute Politur annehmen und sehr widerstandsfähig gegen Einwirkungen feuchter Luft sind. In vernickeltem Kochgeschirr dürfen aber keine sauren Speisen gekocht werden, da die Säuren dasselbe angreifen und Nickelsalze bilden, die giftig, namentlich brechenerregend wirken.

Von den Nickelsalzen, welche im Handel vorkommen, sind zu nennen:

Niccolum carbonicum, ein apfelgrünes Pulver, welches namentlich zur Darstellung der übrigen Nickelsalze benutzt wird.

Niccolum sulfuricum in dunkelgrünen Krystallen; Niccolum sulfuricum ammoniatum, dunkelblaue Krystalle; dient hauptsächlich zur Herstellung von Vernickelungsflüssigkeiten. Sie werden ausser zur Vernickelung vielfach in der Analyse als Reagentien und hie und da zu sog. sympathetischen Tinten benutzt.

Nitrobenzol siehe Oleum amygdalarum aethereum.

Nitrocellulose, Schiessbaumwolle, Collodiumwolle.

Trägt man 1 Th. reine, entfettete Baumwolle in ein Gemenge von 10 Th. Kalisalpeter und 12 Th. englischer Schwefelsäure ein und lässt sie stundenlang damit in Berührung, so resultirt nach dem vollständigen Auswaschen und Trocknen der Körper, welcher als Pyroxylin oder Schiessbaumwolle bezeichnet wird. Die Baumwollenfaser zeigt sich äusserlich in ihrer Struktur wenig verändert, nur fühlt sie sich weit härter und rauher an; chemisch dagegen ist ein ganz neuer Körper entstanden, was sich schon dadurch zeigt, dass sich das Gewicht der Baumwolle fast um die Hälfte vermehrt hat. Der Cellulose ist ein Theil ihres Wasserstoffs entzogen, je 1 Atom desselben hat sich mit 1 Atom Sauerstoff aus der Salpetersäure verbunden und die rückbleibende Atomgruppe (NO^4 oder NO_2) ist an die Stelle des Wasserstoffs getreten. Beim Pyroxylin sind 5 Atome Wasserstoff durch 5 Atome NO^4 ersetzt, daher der Chemiker die Verbindung mit Pentanitrocellulose, d. h. 5fach nitrirte Cellulose, bezeichnet. Die Schiessbaumwolle ist ungemein explosiv und in weingeisthaltigem Aether nicht löslich, sie kann daher nur zu Sprengzwecken, nicht zur Herstellung von Collodium verwandt werden. Für diesen Zweck darf die Einwirkung auf die Cellulose nur bis zur 3fachen Nitrirung fortgeführt

werden, Trinitrocellulose oder Colloxylin. Zu deren Herstellung hat
man zahlreiche Vorschriften. Entweder wird die Baumwolle in eine
ganz konzentrirte Salpetersäure von 1,400 spez. Gewicht eingetaucht
oder in ein Gemisch von schwächerer Salpetersäure und Schwefelsäure.
Die Temperatur der Mischung darf 15—20° C. nicht übersteigen und
die Zeit der Einwirkung richtet sich nach der Stärke der angewandten
Säure. Hager giebt hierfür folgende Daten an.

2 Th. Baumwolle erfordern

Salpetersäure Theile	spez. Gew.	Schwefelsäure und von 1,833—1,840 spez. Gew. Theile	Die Bildung des Colloxylins ist vollendet nach Stunden
11	1,460	11	5
12	1,450	12	6
12½	1,440	13	7
13	1,430	14½	8
14	1,420	16	9
15	1,410	17	10
16	1,400	18½	12
17	1,390	20	15
18	1,380	22	20

Nach der angegebenen Zeitdauer wird die Wolle herausgenommen
und so lange mit Wasser ausgewaschen, bis ein angedrücktes Reagenspapier nicht mehr geröthet erscheint. Darauf wird sie bei gelinder
Wärme ausgetrocknet.

Zur Bereitung des offizinellen Collodiums wird 1 Th. Colloxylin
in einer Flasche mit 3 Th. Weingeist befeuchtet, dann mit 18 Th.
Aether übergossen und durchgeschüttelt; nach erfolgter Lösung lässt
man absetzen. Das Collodium für Photographen wird mit einem
grösseren Weingeistgehalt hergestellt; man nimmt hier 1 Th. Colloxylin,
10 Th. absoluten Weingeist und 15 Th. Aether.

Oenanthaether siehe Cognacöl.

Pepsinum. Pepsin.

Feines, fast weisses, nicht hygroskopisches Pulver, fast ohne Geruch und Geschmack, in Wasser nicht klar löslich; auf Zusatz von
einigen Tropfen Salzsäure wird die Lösung etwas klarer. 0,1 g Pepsin
in 150 g Wasser und 2,5 g Salzsäure gelöst, muss 10 g gekochtes und
in linsengrosse Stücke geschnittenes Eiweiss bei oft wiederholtem,
kräftigem Schütteln bei 40° innerhalb 4—6 Stunden zu einer schwach
opalisirenden Flüssigkeit lösen.

Das Pepsin ist im Magensaft aller warmblütigen Thiere enthalten
und findet sich in den sog. Laabdrüsen der Magenschleimhaut neben
verschiedenen anderen Stoffen. Es wird in chemischen Fabriken aus

den gereinigten Magenschleimhäuten von Schweinen oder Kälbern hergestellt, indem man es aus dem wässerigen Auszuge durch Chlornatrium
ausfällt, noch weiter reinigt und bei sehr gelinder Temperatur auf
Glas oder Porzellan trocknet.

Anwendung. Das Pepsin dient hauptsächlich zur Herstellung
von Pepsinwein und sog. Laabessenz (zum Käsen der Milch), wird
aber auch für sich medizinisch bei Verdauungsstörungen verordnet, da
es die Fähigkeit besitzt, bei mässiger Wärme die Eiweissstoffe der
Nahrung in Lösung zu bringen.

Als Peptone, namentlich Fleischpeptone werden neuerdings derartige durch Pepsin und Spuren von Salzsäure bewirkte Lösungen
der stickstoffhaltigen Bestandtheile des Fleisches in den Handel
gebracht.

Phosphorus.   Phosphor.
P.

Kommt meist in weissen oder gelblichen, wachsglänzenden, durchscheinenden, cylindrischen Stücken in den Handel. Der Phosphor
schmilzt unter Wasser bei 44^0, raucht an der Luft unter Verbreitung
eines eigenthümlichen Geruches, entzündet sich leicht, verbrennt dabei unter Entwickelung weisser Dämpfe von Phosphorsäureanhydrid
und leuchtet im Dunkeln. Bei längerer Aufbewahrung wird er roth,
bisweilen auch schwarz. Er ist unlöslich in Wasser, leicht löslich in
Schwefelkohlenstoff, schwerer in fetten und aetherischen Oelen, wenig
in Weingeist und Aether.

Bis zu 60^0 erhitzt entzündet er sich; bei Abschluss der Luft
siedet er bei 290^0 und lässt sich überdestilliren; auch geht er mit
Wasserdämpfen über. Aus seinen Lösungen scheidet er sich in krystallinischer Form aus. Sehr giftig!!!

Der Phosphor ist ein einfaches Element, findet sich aber niemals
frei in der Natur, sondern stets verbunden mit anderen Elementen,
namentlich mit Sauerstoff als Phosphorsäure in den Knochen und
zahlreichen Mineralien; ferner mit Metallen als Phosphorerz; dann in
einigen organischen Verbindungen, so im Fette des Gehirns etc.

Dargestellt wird er fast ohne Ausnahme aus dem phosphorsauren
Kalk der Knochen; aus reiner Phosphorsäure kann man ihn nicht abscheiden. Man stellt zuerst aus den Knochen sauren phosphorsauren
Kalk in Lösung dar, dampft diese bis zu einer gewissen Konzentration
ein, versetzt mit zerkleinerter Holzkohle und dampft unter fortwährendem Umrühren fast bis zur vollständigen Trockne ein. Die krüm-
lige Masse wird in thönerne Retorten gefüllt, welche mit mehreren
doppelt tubulirten und halb mit Wasser gefüllten Vorlagen verbunden
sind. Das Zuleitungsrohr aus der Retorte darf nicht in das Wasser
reichen und aus dem Tubus der letzten Vorlage wird ein Abzugsrohr

für die sich mit entwickelnden, brennbaren Dämpfe in den Schornstein oder in den Feuerraum geleitet. Die Erhitzung findet anfangs sehr allmälig statt, um die noch in der Mischung enthaltene Feuchtigkeit völlig auszutreiben: dann wird sie bis zum Rothglühen der Retorten verstärkt und so lange damit fortgefahren, als noch Gase aus dem Abzugsrohr entweichen. Der Rückstand in der Retorte besteht nun aus basisch phosphorsaurem Kalk, wie derselbe in den Knochen enthalten ist, denn nur das eine Atom Phosphorsäure, welches das Kalkphosphat der Knochen in löslichen, sauren phosphorsauren Kalk umwandelte, wird durch die Kohle zu Phosphor reduzirt. In den Vorlagen verdichtet sich der Phosphor in Tröpfchen, welche am Boden des Gefässes zusammenlaufen und nach dem Herausnehmen eine mehr oder weniger dunkelgefärbte, gewöhnlich schwärzliche Masse bilden. Dieser unreine Phosphor wird entweder aus eisernen Retorten umdestillirt oder in geschmolzenem Zustande durch Waschen mit einer Kaliumbichromatlösung gereinigt. Um ihn in die Stangenform, wie sie im Handel gebräuchlich ist, zu bringen, wird er unter Wasser geschmolzen, dann mittelst eines Gummiballes in eingetauchte Glasröhren gesogen, diese rasch in kaltes Wasser getaucht, die erkalteten Phosphorstangen unter Wasser ausgestossen und in ebenfalls mit Wasser gefüllte Gefässe aus Eisenblech verpackt, die für den Transport verlöthet werden müssen.

Ausser diesem gewöhnlichen Phosphor kennt man seit einigen Jahrzehnten noch eine zweite Modifikation desselben, die in physikalischer, vielfach auch in chemischer Beziehung, sehr verschiedene Eigenschaften besitzt, ohne dass dieselbe in irgend einer Weise anders zusammengesetzt wäre. Es ist dies der amorphe oder rothe Phosphor. Derselbe bildet dunkelbraune, zerreibliche Massen oder ein dunkelrothes Pulver; geruchlos, an der Luft nicht rauchend, durch Reibung und Schlag nicht entzündlich; unlöslich in den meisten Lösungsmitteln des gewöhnlichen Phosphors und, wenn völlig frei von letzterem, nicht giftig. Er wird hergestellt, indem man den gewöhnlichen Phosphor in einer Retorte, aus der die Luft durch einen Kohlensäurestrom verdrängt wird, längere Zeit auf 250—260° erhitzt. Die auf diese Weise erhaltene braunrothe Masse wird, um sie von den letzten Resten des noch vorhandenen gewöhnlichen Phosphors zu befreien, mit Schwefelkohlenstoff ausgezogen. Bei einer Erhitzung von über 290° geht die amorphe Modifikation wieder in den gewöhnlichen Phosphor über. Die Entzündlichkeit des amorphen Phosphors durch Reibung tritt wieder ein, sobald stark oxydirende Körper, wie chlorsaures Kali, zugegen sind. Hierauf beruht seine Verwendung bei der Fabrikation der schwedischen Zündhölzer (s. u.).

Anwendung. Medizinisch findet der Phosphor eine nur beschränkte Anwendung; äusserlich in Oel gelöst als ein starkes Reizmittel: innerlich, theils in Oel, theils in Aether oder Alkohol gelöst, in sehr minimalen Dosen gegen verschiedene Leiden der Unterleibsorgane. Chemisch benutzt man ihn zur Herstellung von Phosphorsäure und einiger anderer Phosphorverbindungen, z. B. zur Herstellung des Phosphorzinns resp. der Phosphorbronce; ferner zur Bereitung des Jodphosphors, welcher in der Theerfarbenindustrie vielfach Verwendung findet (hierzu benutzt man wegen der weniger energischen Einwirkung den amorphen Phosphor).

Ziemlich bedeutende Quantitäten des Phosphors dienen zur Vertilgung der Ratten und Mäuse in Form der Phosphorpillen und der Phosphorlatwerge (Mischungen von fein vertheiltem Phosphor mit Mehl und Wasser). Letztere wird weit haltbarer, wenn man ein wenig Senfmehl hinzufügt, wodurch die Gährung der Mischung verzögert wird. Die weitaus grösste Menge alles produzirten Phosphors findet in der Zündhölzchenfabrikation Verwendung; hierbei verdrängt der ungefährliche amorphe Phosphor immer mehr und mehr den gewöhnlichen. Die Fabrikation desselben hat sich fast ganz in England konzentrirt, wo neuerdings neben dem phosphorsauren Kalk der Knochen auch der aus dem Baker-Guano gewonnene und der natürlich vorkommende phosphorsaure Kalk, sog. Apatit und Phosphorit, Verwendung bei der Bereitung des Phosphors finden.

Phosphor ist wegen seiner Leichtentzündlichkeit und seiner Giftigkeit mit der allergrössten Vorsicht zu behandeln. Er muss nicht nur stets völlig mit Wasser bedeckt aufbewahrt werden, sondern auch das Zerschneiden der Stangen, das Abwägen und vor Allem natürlich das Schmelzen müssen stets unter Wasser vorgenommen werden. Man berührt ihn möglichst wenig mit den Fingern, sondern fasst ihn mittelst Scheere oder Zange. Beim Zerschneiden ist ferner darauf zu achten, dass das Wasser, in welchem die Operation vorgenommen wird, nicht zu kalt ist, weil sonst der Phosphor spröde wird und beim Schneiden zersplittert. Alle gebrauchten Geräthschaften werden mit Fliesspapier auf das Sorgfältigste ausgewischt und letzteres sofort verbrannt. Zur schnellen Herstellung von Phosphorlatwerge ist es sehr bequem, Phosphor in Pulverform vorräthig zu halten. Dieses stellt man dar, indem man den Phosphor in einer Glasflasche unter Kochsalzlösung schmilzt und die verschlossene Flasche so lange schüttelt, bis das Wasser erkaltet ist. Die Kochsalzlösung wird möglichst abgegossen und durch reines Wasser ersetzt.

Als Gefäss zur Aufbewahrung kleinerer Mengen Phosphor dient am besten eine weithalsige, gläserne Flasche, welche des Schutzes halber in eine verschliessbare Blechdose eingepackt wird. Den Zwischenraum zwischen den beiden Gefässen füllt man mit Sand aus und achtet stets darauf, dass der Phosphor vollständig mit Wasser bedeckt bleibt. Eiserne Gefässe sind deshalb für lange Aufbewahrung nicht passend, weil der Phosphor mit dem Sauerstoff der atmosphärischen

Luft, welche im Gefässe und im Wasser desselben vorhanden ist, allmälig phosphorige resp. Phosphorsäure bildet, die das Durchrosten
des Eisens beschleunigen. Der rothe Ueberzug, mit welchem sich
Phosphor bei Lichtzutritt mit der Zeit bedeckt, wurde früher für eine
niedere Oxydationsstufe gehalten, ist aber nach neueren Untersuchungen nichts weiter als amorpher Phosphor.

Die durch Phosphor bedingten Brandwunden sind sehr gefährlich
und heilen ungemein schwer. Verbrennender Phosphor wirkt dabei in
3 facher Weise, einmal durch die sehr starke Hitze, dann ätzend durch
die entstehende Phosphorsäure und endlich blutvergiftend durch die
etwa noch vorhandenen Phosphorpartikelchen. Man thut daher gut,
derartige Wunden zuerst mit Wasser, dem Magnesiumcarbonat hinzugefügt ist, tüchtig auszuwaschen. Nachher beizt man die Wunde mit
einer starken Höllensteinlösung aus.

Platinum. Platin.
Pt.

Das Platin gehört, gleich dem Gold, zu den Edelmetallen, ist
silberweiss von Farbe, dehnbar und hämmerbar, von 21—23 spez. Gew.
Es ist nur im Knallgasgebläse schmelzbar und wird von Säuren nicht
angegriffen. Nur kochendes Königswasser löst es zu Platinchlorid; ebenso
wird es von freiem Chlor, Jod und Brom, sowie Phosphor angegriffen.
Es findet sich in Südamerika in verschiedenen Goldwäschereien, im
Sande einzelner Flüsse, vor Allem im Ural, in dessen Goldwäschereien jährlich ca. 2000 kg gewonnen werden sollen. Es findet sich,
wie das Gold, nur metallisch, in Form feinen Sandes oder kleiner
Klümpchen, selten in kleinen Stücken; jedoch niemals ganz rein,
sondern stets vermengt mit einigen anderen, sehr seltenen Edelmetallen,
namentlich Iridium, Palladium, Rhodium und Osmium. Von diesen
wird es gewöhnlich dadurch gereinigt, dass man es in heissem Königswasser löst, aus der Lösung mittelst Salmiak ausfällt und das entstandene, unlösliche Doppelsalz, sog. Platinsalmiak, durch Glühen zersetzt. Es bleibt hierbei metallisches Platin in Form einer porösen, grauen,
schwammigen Masse (Platinschwamm) zurück. Diese wurde früher
durch starke, hydraulische Pressen zu festem Metall zusammengepresst,
welches dann durch nachfolgendes, starkes Glühen noch mehr verdichtet wurde. Seitdem man aber gelernt hat, es im Knallgasgebläse
zu schmelzen, geschieht diese Schmelzung in flachen Tiegeln aus
Kalkstein. Hierbei resultirt ein viel reineres, namentlich nicht brü-
chiges Platin, da das Osmium und Rhodium sich hierbei vollständig
verflüchtigen. Ein Gehalt von einigen Prozent Iridium macht das
Platin noch weit widerstandsfähiger und brauchbarer für seine technischen Verwendungszwecke, namentlich zur Herstellung der Abdampf-
schaalen für Schwefelsäure.

Der Platinschwamm hat die Eigenthümlichkeit, Gase gewissermassen auf sich zu verdichten und dadurch aktionsfähiger zu machen. Wasserstoffgas, auf Platinschwamm geleitet, entzündet sich und verbrennt zu Wasser, schweflige Säure zu Schwefelsäure, Ammoniak zu Salpetersäure und Alkoholdämpfe zu Essigsäure.

Platinmoor nennt man das äusserst fein vertheilte, ziemlich schwarze Platinpulver, wie es erhalten wird, wenn man Platinchlorid mit überschüssigem Aetzkali ausfällt. Es dient zur Herstellung von Platinspiegeln, indem man es mit verharztem Terpenthinöl anreibt, auf Glasplatten trägt und im Muffelofen einbrennt. Auch dient es zum Platiniren von kupfernen Gefässen.

Metallisches Platin hat wegen seiner Unangreifbarkeit durch Feuer und Säuren eine grosse Verwendung in der Chemie und der Technik. Platinkessel, Platintiegel, Platinblech und Platindrähte sind für viele Zwecke unersetzlich, namentlich für die Zwecke der Analyse. Man hat die Geräthschaften zu hüten vor der direkten Einwirkung von freiem Chlor, Jod und Brom, Schwefel, schmelzender Kieselsäure, geschmolzenen Metallen und weissglühender Kohle.

Platinum bichloratum.   Platinchlorid.
$$Pt\,Cl^2 \text{ oder } Pt\,Cl_4.$$

Es ist ein rothbraunes, krystallinisches, sehr hygroskopisches Pulver; leicht in Wasser und Alkohol mit tiefgelber Farbe löslich. Beim Erhitzen verliert es allmälig sein Chlor, verwandelt sich zuerst in braunes Platinchlorür, zuletzt bleibt metallisches Platin zurück. Dargestellt wird es durch Auflösen von Platinschnitzeln oder noch besser von Platinmoor in überschüssigem, kochendem Königswasser, Filtriren der verdünnten Lösung durch Glaswolle und Abdampfen im Wasserbade bis zur Trockne.

Anwendung. Hauptsächlich als Reagens zur quantitativen Bestimmung von Kali, Ammon und einiger Alkaloide; ferner in der Photographie an Stelle des Goldchlorids zum Abtönen der Bilder.

Plumbum aceticum (Saccharum Saturni).   Bleiacetat, essigsaures Bleioxyd, Bleizucker.
$$Pb\,O,\ C^4\,H^3\,O^3 + 3\,HO \text{ oder } (C_2\,H_3\,O_2)_2\,Pb + 3\,H_2\,O.$$

Im völlig reinen Zustande bildet es farblose, tafelförmige, durchsichtige Krystalle, die entweder gar keinen oder nur einen schwachen Geruch nach Essigsäure zeigen; sie sind von anfangs süssem, hinterher herbem, metallischem Geschmack. An der Luft verwittern sie und bedecken sich allmälig mit weissem Bleicarbonat. Sie sind in ca. 2 Th. kaltem, $^1/_2$ Th. heissem Wasser und in 8 Th. Weingeist löslich. Bei 40^0 schmelzen sie in ihrem Krystallwasser; bei höherer

Temperatur zersetzen sie sich unter Bildung von Aceton. Prüfung siehe Pharmakopoe.

Die käufliche Handelswaare ist meist etwas bläulich oder grünlich gefärbt durch geringen Kupfer- oder Eisengehalt. Sie wird hergestellt durch Auflösen von Bleiglätte (Bleioxyd) in Essigsäure, indem man letztere etwas vorwalten lässt. Nach Klärung der Lösung wird dieselbe bis zur beginnenden Krystallisation abgedampft. Für rein technische Verwendungen, namentlich zur Darstellung der verschiedenen Bleifarben, wird vielfach Holzessig zur Lösung verwandt: es resultirt hierbei ein braungefärbtes und brenzlich riechendes Salz. Bleizucker ist sehr giftig!

Anwendung. Medizinisch findet das Bleiacetat nur sehr geringe Anwendung, fast nur zu Injektionen: seltener auch innerlich. Hauptsächlich dient es in der Pharmazie zur Darstellung des Liquor plumbi subacetici (Bleiessig, basisches Bleiacetat): technisch zur Darstellung von Bleifarben und anderen Bleipräparaten: zuweilen auch als trocknender Zusatz zu Oelfarben.

Plumbum carbonicum siehe Abth. Farben, Artikel **Bleiweiss.**

Plumbum chromicum siehe Abth. Farben, Artikel **Chromgelb.**

Plumbum hyperoxydatum siehe Abth. Farben, Artikel **Minium.**

Plumbum jodatum.   Bleijodid, Jodblei.
Pb J oder Pb J$_2$.

Schweres, gelbes, geruch- und geschmackloses Pulver, löslich in 2000 Th. kaltem und 200 Th. kochendem Wasser. Aus der heissen Lösung krystallisirt es in gelben, goldglänzenden Krystallen. Leicht löslich ist es in heisser Ammoniumchloridlösung. Beim Erwärmen schmilzt es unter Entwickelung violetter Dämpfe. Prüfung siehe Pharmakopoe.

Bereitet wird das Jodblei durch Ausfällen einer Lösung von Bleinitrat oder Bleiacetat mittelst Jodkalium, vorsichtiges Auswaschen und Trocknen des Niederschlages bei gelinder Wärme.

Anwendung. Selten innerlich, meist in Salbenmischung. Muss vor Tageslicht geschützt aufbewahrt werden.

Plumbum nitricum.   Bleinitrat, salpetersaures Bleioxyd.
Pb O. NO^5 oder Pb (NO$_3$)$_2$.

Es sind schwere, durchsichtige, zuweilen milchweisse Krystalle: geruchlos, von unangenehm metallischem Geschmack; löslich in 3 Th. kaltem Wasser, unlöslich in Alkohol. Erhitzt verknistern sie anfangs und zersetzen sich dann unter Hinterlassung von reinem Bleioxyd. Wird bereitet durch Auflösen von Bleioxyd in verdünnter Salpetersäure und Abdampfen bis zur Krystallisation. **Sehr giftig!**

Anwendung. Hauptsächlich zur Darstellung anderer Bleipräparate; ferner als Beize in der Zeugdruckerei; zuweilen als Zusatz bei der Zündmasse phosphorfreier Zündhölzer und in Lösung zum Beizen von Horn, bei der Herstellung von künstlichem Perlmutter.

Plumbum oxydatum, Lithargyrum. Bleioxyd, Bleiglätte, Silberglätte.
Pb O.

Schwere, blättrig krystallinische Massen von gelbröthlicher Farbe. Präparirt, wie sie jetzt fast immer in den Handel kommt, bildet die Bleiglätte ein sehr schweres, schmutzig gelbes Pulver mit einem Stich in das Röthliche. Sie ist unlöslich in Wasser und Alkohol, leicht und vollständig löslich in verdünnter Salpetersäure und kochender Kalilauge. Die meiste Bleiglätte des Handels enthält geringe Mengen von Kupfer und Eisen. Man unterscheidet sog. englische und deutsche Glätte, letztere ist die unreinere.

Bereitet wird die englische Bleiglätte durch Erhitzen von metallischem Blei unter fortwährendem starkem Luftzutritt, die deutsche Bleiglätte dagegen beim Abtreiben des Silbers aus silberhaltigem Blei resp. Bleierzen, daher der Name Silberglätte. Früher wurde noch eine 3. Sorte Bleioxyd durch schwaches Glühen von basischem Bleinitrat oder Carbonat hergestellt; sie führte den Namen **Massicot** und diente als gelbe Malerfarbe, ist aber jetzt durch die Bleichromate völlig verdrängt.

Anwendung. Medizinisch zur Darstellung des Bleipflasters; technisch in grossen Mengen zur Fabrikation von Glasuren und des sog. Flintglases; ferner als trocknender Zusatz zu Malerfarben, zum Kochen von Firniss und zur Herstellung anderer Bleipräparate.

Bleiglätte ist trocken und gut verschlossen aufzubewahren, da sie an der Luft Feuchtigkeit und Kohlensäure anzieht.

Plumbum tannicum (siccum). Bleitannat, gerbsaures Bleioxyd.

Graugelbliches, geruch- und geschmackloses Pulver; fast unlöslich in Wasser und Weingeist.

Wird dargestellt durch Ausfällen von Bleiessig (basisches Bleiacetat) mittelst Gerbsäure, Auswaschen und Trocknen bei einer 25° nicht übersteigenden Temperatur.

Anwendung. Medizinisch nur äusserlich in Salbenform und zum Einstreuen in Wunden.

Podophyllinum. Podophyllin.

Gelbliche oder bräunliche Massen, vollständig amorph und leicht zu einem gelben Pulver zerreiblich, von scharfem, bitterem Geschmack. Es ist löslich in 10 Th. Weingeist, wenig löslich in Aether und Schwefelkohlenstoff. Prüfung siehe Pharmakopoe.

Wird bereitet durch Abscheiden mittelst Wassers aus dem alkoholischen Extrakt der Wurzel von Podophyllum peltatum, einer Pflanze Nordamerikas aus der Gattung der Berberideen.

Anwendung. In sehr kleinen Gaben als drastisches Purgirmittel, ähnlich dem Jalappen- und dem Scammoniumharz, daher auch sein Name vegetabilischer Kalomel.

Santoninum. Santonin.

$$C^{30} H^{18} O^6 \text{ oder } C_{15} H_{18} O_3.$$

Das Santonin ist das Anhydrid der Santonsäure, wird daher von Manchen „Acidum santonicum" genannt. Es bildet kleine, weisse, perlmutterglänzende Krystallschuppen, welche am Licht rasch gelb werden. Es ist geruchlos, von schwachem, hinterher bitterem Geschmack. Löslich ist es in 5000 Th. kaltem und in 250 Th. kochendem Wasser, in 44 Th. kaltem und 3 Th. kochendem Weingeist und in 4 Th. Chloroform. Bei 170^0 schmelzen die Krystalle, beim Glühen verbrennen sie ohne Rückstand.

Wird in chemischen Fabriken aus den Flor. cinae (s. d.) in der Weise bereitet, dass man dieselben mit einigen $^0/_0$ Kalk vermahlt und in Kolonnenapparaten mittelst heissen Wassers auszieht. In der wässerigen Lösung befindet sich, neben harzartigen Körpern, alles Santonin als leicht löslicher, santonsaurer Kalk; die Lösung wird, wenn nöthig, eingedampft und mit Salzsäure versetzt. Das Santonin scheidet sich nach dem Erkalten im unreinen Zustande aus, ebenso das Harz, welches auf der Oberfläche der Flüssigkeit schwimmt. Das unreine Santonin wird durch Auflösen in Weingeist, Behandeln mit Thierkohle und mehrmaliges Umkrystallisiren gereinigt.

Früher geschah die Fabrikation vielfach in deutschen Fabriken, jetzt meist nur noch in der Heimath der Santoninpflanze Turkestan, wo in Tschemkend seit einigen Jahren eine grossartige Fabrik besteht.

Anwendung. Als sicherstes Mittel gegen Eingeweidewürmer, namentlich gegen Ascariden und Spulwürmer. Santonin wirkt in grösseren Gaben giftig, bringt Bewusstlosigkeit und eine eigenthümliche Störung des Sehvermögens hervor (Gelbsehen); selbst die Haut und das Weisse im Auge färbt sich gelb. Man rechnet für kleine Kinder bis zu 2 Jahren 0,03 g 2 mal täglich, für grössere 0,05 g 2 — 3 mal täglich.

Sapo. Seife.

Unter diesem Namen versteht man dem Sprachgebrauch nach nur die Verbindungen des Kali oder Natrons mit den verschiedenen Fettsäuren oder auch der Harzsäuren. Die zuweilen in der Technik gebrauchten gleichen Verbindungen mit Kalk oder Magnesia sind in Wasser unlöslich, heissen daher auch wohl „unlösliche Seifen". Die fettsauren Verbindungen der Metalloxyde sind ebenfalls unlöslich im Wasser und heissen „Pflaster" (s. d.). Die Rohstoffe für die Seifenfabrikation sind ausser dem Aetzkali oder Aetznatron vor Allem Talg, Kokosöl, Palmöl, Palmkernöl, Abfälle von Schmalz und Butter, Oliven-, Sesam-, Baumwollsamenöl, ferner Thran, Lein- und Hanföl, sowie überhaupt jedes billige Fettmaterial. Die Bereitungsweise ist eine sehr mannigfache, auch die Art der Seifen ist je nach dem Fettmaterial und dem angewandten Alkali eine verschiedene. Zu beachten ist, dass alle Kaliseifen weich (Schmierseifen), alle Natronseifen hart sind. Die ältere und allein vollkommen rationelle Bereitung war die, dass man das geschmolzene und durch Absetzen gereinigte Fett in grossen, sehr weiten und hohen Kesseln unter allmäligem Zusatz einer nicht zu starken Lauge so lange kochte, bis die ganze Menge des Fettes sich zu einer klaren, durchsichtigen und zähen Masse gelöst hatte (Seifenleim). Dieser Leim wurde, wenn nöthig, noch etwas eingekocht und nun mit einer starken Lösung von Kochsalz versetzt. Alsbald scheidet sich die Seife in krümelig-körnigen Massen ab, die nach einigen Stunden der Ruhe abgeschöpft und von Neuem in Wasser, dem ein wenig Lauge zugesetzt ist, gelöst und nochmals ausgesalzen werden. Diese Operation heisst das Aussalzen und eine derartige Fabrikationsweise: „das Sieden auf den Kern". In früherer Zeit, als man allgemein mit Holzaschenlauge, also Kalilauge arbeitete, hatte diese Operation einen doppelten Zweck. Einmal wurde die gebildete Kaliseife dadurch in Natronseife umgewandelt (Chlorkalium kam dafür in Lösung); dann wurde ferner die Seife aus dem stark wässerigen Seifenleim ausgeschieden, da sie in Kochsalzlösung unlöslich ist. Alle im Seifenleim noch enthaltenen Beimengungen als: überschüssiges Alkali und das aus den Fetten frei gewordene Glycerin, gehen in die wässerige Flüssigkeit, auf welcher die Seife schwimmt, die sog. Unterlauge, über. Daher geschieht die Operation des Aussalzens auch dann, wenn man von vornherein Natronlauge anwendet, und wird sogar, wenn es auf sehr feine Seifen ankommt, 2—3mal wiederholt. Die beim 1., 2. oder 3. Aussalzen gewonnene krümelige Masse heisst der Kern und wird zuletzt, nachdem man ihn durch Abtropfenlassen möglichst von der Unterlauge befreit hat, bei sehr gelinder Wärme geschmolzen und nun in die Seifenformen gegossen. Diese sind hölzerne, zerlegbare Kasten mit durchlöchertem Boden, welcher mit Leinen bedeckt ist. Bei sehr langsamer, allmäliger Abkühlung scheiden sich die letzten Reste der Lauge und fliessen durch den durchlöcherten Boden ab. Nach 5—8 Tagen ist die Seife genügend erhärtet; der Block wird durch Auseinanderlegen des Kastens frei gelegt und mittelst der Seifenschneidemaschine zuerst in Platten, dann in Riegel, schliesslich in Stücke zerschnitten. Eine so bereitete Seife heisst Kernseife, enthält aber immer noch im frischen Zustande 30—35 $^0/_0$ Wasser. Sie ist, wenn gut bereitet, völlig laugenfrei, greift daher Haut und Gewebe nicht an. Vielfach wird der Kernseife, um den Preis zu verringern, beim letzten Schmelzen des Kerns noch 20—30% Wasser zugesetzt, eine solche Seife heisst „geschliffen". Sie hat allerdings noch die guten Eigenschaften der Kernseife, ist aber durch den Wasserzusatz wesentlich in ihrem Werth verringert; nebenbei verliert sie die Fähigkeit krystallinisch zu erhärten d. h. marmorirt zu erscheinen, wie dies bei der echten Kernseife der Fall ist. Vielfach wird die Marmorirung oder der Fluss, wie der technische Ausdruck lautet, dadurch künstlich nachgeahmt, dass man unter die noch halbflüssige Seife gefärbte Seifenmasse mittelst eines Stabes langsam unterrührt. Die Ausbeute an reiner Kernseife beträgt auf 100 Th. Fett ca. 150 Th.

Leider hat man diese einzig reelle Seifenbereitung in neuerer Zeit immer mehr und mehr aufgegeben, namentlich seit das Kokosöl bei der Fabrikation eingeführt ist. Dieses hat nämlich die Eigenschaft, schon bei einer Temperatur von 40° mit einer konzentrirten Lauge durch einfaches Rühren verseift zu werden. Die sich dabei bildende Seife hat ferner die Fähigkeit, grosse Mengen von Wasser resp. Unterlauge so zu binden, dass trotzdem die Seife hart und fest erscheint. 100 Th. Kokosöl können auf diese Weise 250—300 Th. feste Seife geben. Kokosseife lässt sich nicht wie andere Seifen aussalzen, da sie auch in Salzwasser löslich bleibt. Diese Eigenthümlichkeiten überträgt das Kokosöl auch auf seine Mischungen mit anderen Fetten, so dass heute die meisten billigen Seifen aus derartigen Fettmischungen durch einfaches Zusammenrühren, gewöhnlich bei einer Temperatur von ca. 80°, hergestellt werden. Derartige Seifen nennt man „gerührte" oder „gefüllte" Seifen; sie unterscheiden sich von den Kernseifen wesentlich dadurch, dass sie nicht nur weit mehr Wasser, sondern auch sämmtliche Bestandtheile der Unterlauge enthalten. Sie trocknen daher beim Liegen stark aus und zeigen vielfach nach einiger Zeit Auswitterungen von Soda. Hiermit noch nicht genug, werden derartigen billigen Seifen häufig noch andere feste oder flüssige Körper beigemengt, vor Allem konzentrirte Wasserglaslösungen, von denen z. B. Kokosseife 50 % binden kann und dabei doch fest und weiss bleibt. Wasserglas hat allerdings wegen seiner Alkalität ebenfalls schmutzlösende Eigenschaften; doch soll die sich bei der Benutzung ausscheidende Kieselsäure die Gewebe hart machen resp. mechanisch abnützen. Ausser dem Wasserglas dienen auch Harzseifen zur Verfälschung. Fichtenharz oder Kolophonium besteht ja ebenfalls aus Säuren, die sich mit Alkalien zu seifenartigen Verbindungen einigen. Harzseifen sind aber braun, können daher nur dunklen Seifen und zwar nur der schon fertigen Seifenmasse zugesetzt werden. Ausser diesen beiden genannten Verfälschungen, die wenigstens noch immer reinigende Eigenschaften haben, hat man auch erdige Beimengungen, wie Thonerde, Talk u. A. m. gefunden. Aus allen diesen verschiedenen Umständen geht hervor, dass die Prüfung der Seifen häufig recht nothwendig ist. Will man eine solche ausführen, so wird zuerst der Wassergehalt bestimmt. Man wägt ein bestimmtes Quantum, etwa 100 g ab, schabt dieselbe fein und trocknet sie auf einem Teller an einem warmen Ort mehrere Tage hindurch aus. Hierbei zeigt sich etwa vorhandene Lauge schon dadurch, dass die Schabsel durch verwitterte Soda weiss erscheinen. (Uebrigens hält die Seife 4—5 % Wasser bei derartigem Austrocknen zurück.) Eine 2. Probe besteht darin, dass man die Seife in 6—8 Th. Weingeist in der Wärme löst; gute Seife muss eine klare, höchstens etwas opalisirende Lösung geben. Erdige Beimengungen und die Salze der Unterlauge etc. fallen zu Boden. Die eigentliche Werthbestimmung der Seife lässt sich aber nur dadurch ermitteln, dass man ihren Gehalt an gebundenen Fettsäuren feststellt. Es geschieht dies in folgender Weise. Ein gewogenes Quantum Seife wird in der Wärme mit einer hinreichenden Menge destillirtem Wasser aufgelöst und dann durch hinzugefügte Salzsäure zersetzt. Die Fettsäuren scheiden sich ab und schwimmen auf der Oberfläche; da sie aber meist zu weich sind, um sich gut abheben zu lassen, setzt man am besten ein gewogenes Quantum von geschmolzenem, weissem Wachs hinzu. Nach dem Erkalten wird die Fettscheibe abgehoben, in einem vorher gewogenen Schälchen umgeschmolzen, um die letzten Spuren anhaftenden Wassers verdunsten zu lassen, und nun gewogen. Das Gewicht zeigt nach Abzug des angewandten Wachses die Menge der Fettsäure an. Da jedoch erfahrungsgemäss das so gewonnene Resultat stets etwas zu gross ist, zieht man (nach Merck) 10 % davon ab. Gute Kernseife soll einen Gehalt von 60—70 % Fettsäuren zeigen: doch kommen Seifen im Handel vor, die nicht mehr wie 30—40 % enthalten.

Sehr einfach ist die Bereitung der Kali- oder Schmierseifen. Hierbei wird das Fett, meistens Leinöl, Hanföl, Fischthran, Oleïn (Abfallprodukt bei der Stearinsäurefabrikation) oder ähnliche billige Fette mit Kalilauge so lange gekocht, bis eine vollständige Verseifung stattgefunden und die Seife die gewünschte Konsistenz angenommen hat. Die Masse wird noch warm in die Versandtfässer eingegossen. Gerade bei dieser Seifensorte wird sehr viel Wasserglas zur Verfälschung angewandt. Von den verschiedenen Sorten der harten Seifen wollen wir nur die wichtigsten besprechen.

Talgseife. Wird namentlich in Deutschland und Russland viel bereitet; so sind die deutschen Kernseifen fast immer aus Talg dargestellt. Sie wird sehr hart und fest, schäumt nicht besonders stark, besitzt aber vorzüglich reinigende Eigenschaften.

Olivenölseife. Wird seit alten Zeiten im ganzen Süden Europas aus den ordinären Sorten des Olivenöls in Massen bereitet; neben diesem werden aber auch grosse Quantitäten Sesamöl mit verarbeitet. Sie kommt unter dem Namen Venetianer, Marseiller oder spanische Seife in den Handel. Sie verdankte ihren Ruf als milde Seife für feine Gewebe dem Umstande, dass sie vollständig laugenfrei und sehr gut ausgetrocknet in den Handel kam. Neuerdings scheint diese Reellität etwas nachgelassen zu haben; wenigstens werden grosse Quantitäten Wasserglas gerade nach jenen Gegenden, in welchen die Seife fabrizirt wird, von Deutschland exportirt.

Palmölseife. Ist ihrer gelben Farbe halber und wegen des eigenthümlichen Geruchs nur zu ordinären Seifen brauchbar. Vielfach wird aus diesem Rohmaterial die halbfeste sog. Tonnenseife fabrizirt.

Kokosseife. Ist in reinem Zustande sehr weiss, hart, jedoch von einem unangenehmen, lange anhaftenden Geruch, der sich nur durch andere starke Gerüche, namentlich Mirbanessenz verdecken lässt. Sie schäumt sehr stark, greift aber die Haut wegen ihres meist sehr grossen Laugegehaltes an. Gewöhnlich wird daher das Kokosöl mit anderen Fetten vermengt und so verarbeitet.

Transparent-Seifen. Werden in der Weise hergestellt, dass man eine beliebige Seife in etwa dem gleichen Gewicht Weingeist im Wasserbade, besser noch im Destillirkessel, mittelst Wärme auflöst, die Lösung durch Absetzen klären lässt und dann in Formkästen ausgiesst. Nach einigen Wochen ist die Masse hinlänglich erhärtet, um in Riegel geschnitten resp. in Formen gepresst werden zu können. Diese Seife segelt fast immer unter der falschen Flagge „Glycerinseife".

Echte Glycerinseife. Wird in gleicher Weise wie die vorige bereitet, nur dass hier statt des Weingeistes kalkfreies Glycerin angewendet wird.

Toiletteseifen. Die Bereitung dieser Seifen ist eine sehr verschiedene, und der Seifenkörper, welcher als Grundlage dazu benutzt wird, ist es ebenfalls. Bei den billigen Sorten besteht er meistens aus den ordinärsten Füllseifen, während die feineren gewöhnlich eine aus Olivenöl und Talg bereitete Kernseife als Grundlage haben. Auch die Art der Parfümirung geschieht nicht immer in gleicher Weise. Bei den geringeren Sorten, denen billigere, daher meist strengere Par-

füms zugesetzt werden, rührt man die betreffenden Oele in die halbflüssige Seifenmasse ein. Feinere Seifen dagegen werden gewöhnlich
kalt parfümirt. Die betreffende Kernseife wird gehobelt mit den Parfüms übergossen, dann in einer eigenen Maschine, der sog. Pilirma-
schine, mittelst Walzen innig durchgearbeitet; die Stücke werden
durch Pressung geformt. Diese Methode hat den Vortheil, dass die
Gerüche weniger verändert werden, während bei den billigen, lauge-
haltigen Seifen die Oele sich sehr rasch zersetzen, so dass dieselben
bei längerem Liegen bald einen unangenehmen Geruch annehmen.
Vielfach werden ihnen für besondere Zwecke noch Zusätze hinzugefügt, z. B. Bimsteinpulver, Sand, Ochsengalle oder auch medizinische
Körper, so dass die Seife resp. deren Schaum als ein wirkliches,
äusserliches Medikament anzusehen ist. Gerade in neuerer Zeit ist
die Anwendung dieser sog. medizinischen Seifen eine sehr gesteigerte.
Man verwendet zu ihrer Herstellung, wenn dieselbe wirklich gewissen-
haft geschieht, entweder absolut neutrale, laugenfreie Seifen, welche
in einzelnen Fabriken durch Centrifugiren der noch flüssigen Kernseife
hergestellt werden, oder sog. überfettete Seifen, d. h. solche, welche
nach der Aussalzung noch mit 8—10 $^0/_0$ freiem Fett verkocht wurden.
In solchen Seifen halten sich selbst leicht zersetzbare, medikamentöse
Stoffe vollständig gut.

Die neueste Pharmakopoe hat 2 Seifen aufgenommen, zu deren
Bereitung sie bestimmte Vorschriften giebt: eine weiche „Sapo ka-
linus", bereitet durch Verseifung von Leinöl mittelst Kalilauge und
eine feste Natronseife, Sapo medicatus, bereitet durch Verseifung
eines Gemisches von gleichen Theilen Schweineschmalz und Olivenöl
mit vorgeschriebener Menge Natronlauge und nachheriges Aussalzen.

Seifen sollen an einem nicht zu warmen, aber trockenen Orte
aufbewahrt werden.

Stannum. Zinn.
Sn.

Zinn bildet ein silberweisses, glänzendes Metall mit einem schwachen Stich ins Bläuliche. Es hat eine stark krystallinische Struktur,
in Folge dessen knistert oder schreit es beim Biegen. Es schmilzt bei
230°, in der Weissglühhitze ist es flüchtig; durch starke Kälte oder
durch eine Hitze von 200° wird es so spröde, dass es leicht gepulvert
werden kann. An der Luft längere Zeit erhitzt, überzieht es sich mit
grauer Oxydschicht, später verbrennt es mit leuchtender Flamme zu
weissem Oxyd. Spez. Gew 7,2—7,3. In verdünnten, organischen
Säuren ist Zinn so gut wie unlöslich, daher seine vielfache Verwendung zum Verzinnen eiserner und kupferner Kochgeschirre; verdünnte
Salzsäure dagegen löst es leicht unter Wasserstoffentwickelung; Salpetersäure oxydirt es zu unlöslichem Zinnoxyd. Durch konzentrirte Schwe-

felsäure wird es in der Wärme unter Entwickelung von schwefliger Säure, Abscheidung von Schwefel zu Zinnsulfat gelöst, durch
Königswasser schon in der Kälte zu Zinnchlorid.

Das Zinn findet sich in der Natur niemals gediegen, sondern stets
als Zinnoxyd, sog. Zinnstein, aus welchem es durch Reduktion mit
Kohle gewonnen wird, und zwar durch Destillation aus Muffeln. Die
geschätztesten Sorten des Handels sind die ostindischen (Banka- und
Malakka-Zinn), dann die englische und endlich die sächsische. Auch
Südamerika und Australien liefern Zinn, doch ziemlich unrein.

Die Anwendung des Zinns ist sehr mannigfaltig. Theils dient
es zur Darstellung der verschiedensten Legirungen: Amalgame, Schlag-
silber (unechtes Blattsilber), Britanniametall, Glockenmetall, Broncen;
ferner in reinem Zustande zur Darstellung verschiedener Gefässe:
Schaalen, Maasse, Helme von Destillirkesseln, Kühlschlangen etc.; endlich ausgewalzt als Zinnfolie oder Stanniol. Häufig wird zu allen
diesen Verwendungen das Zinn nicht völlig rein, sondern mit etwas
Blei legirt angewandt; es verliert dadurch sein krystallinisches Gefüge und ist leichter zu verarbeiten. Zinnfolie zum Einwickeln von
Gegenständen zu Genusszwecken soll gesetzlich bleifrei sein. Ein
etwaiger Bleigehalt lässt sich durch Auflösen in Salpetersäure nachweisen; Zinn giebt unlösliches Zinnoxyd, Blei kommt in Lösung und
lässt sich nach dem Verdünnen leicht durch Schwefelwasserstoff, Jodkalium oder andere Reagentien erkennen; auch verhindert ein irgend
grösserer Zusatz von Blei das sog. Schreien des Zinns beim Biegen.

Stannum chloratum. Zinnchlorür, Chlorzinn, Zinnsalz.

$$Sn\,Cl + 2\,HO \text{ oder } Sn\,Cl_2 + 2\,H_2O.$$

Kleine, nadelförmige, weisse oder, wenn unrein, mehr gelbliche
Krystalle, gewöhnlich ziemlich feucht: geruchlos, in Wasser leicht aber
nicht völlig klar löslich. Die milchige Lösung klärt sich sofort nach
Zusatz von etwas Salzsäure. In 3 Th. Weingeist löst sich das Zinnsalz ziemlich klar. Bei 40° schmelzen die Krystalle; später entweicht
das Krystallwasser und ein Theil der Salzsäure Stannooxychlorid
bleibt zurück. Bei Abschluss der Luft, also aus einer Retorte, geht
zuerst Wasser, dann wasserfreies Zinnchlorür über.

Es wird durch Auflösen von metallischem Zinn in heisser Salzsäure unter Anwendung eines kleinen Ueberschusses von Metall und
nachherige Krystallisation bereitet.

Anwendung. Medizinisch so gut wie gar nicht, wenn es auch
früher öfter als reizendes Mittel empfohlen worden ist. Das reine
Salz dient dagegen vielfach, seiner reduzirenden Eigenschaften wegen,
in der Chemie als Reagens zur quantitativen Bestimmung verschiedener
Körper. Das rohe Salz findet eine technische Verwendung in der
Färberei, theils als Beize, da es die Eigenschaft hat, sich mit vielen

Farbstoffen (ähnlich der Thonerde) zu unlöslichen sog. Lacken zu
verbinden und dieselben auf diese Weise in der Faser zu fixiren. Zu
gleicher Zeit nüancirt das Zinnsalz verschiedene Farben sehr schön.

In der Färberei werden eine Menge sog. Zinnkompositionen
angewandt, vielfach auch von den Färbern selbst hergestellt. Es sind
dies Lösungen des Zinns in Königswasser von verschiedenen Mischungs-
verhältnissen und verschiedener Stärke, welche unter Vermeidung jeder
Wärme hergestellt werden, jedoch stets unter Anwendung eines Ueberschusses an Metall. Diese Lösungen enthalten ganz oder zum Theil
Zinnchlorid (Stannum bichloratum).

Pinksalz. Unter diesem Namen, oder auch als Rosasalz,
kommt ein Doppelsalz in den Handel, bestehend aus Zinnbichlorid
und Chlorammonium. Es stellt ein weisses, krystallinisches Pulver,
zuweilen farblose Krystalle dar, ist sehr leicht in Wasser löslich und
wird erhalten, wenn eine konzentrirte, heisse Zinnbichloridlösung in
eine ebenfalls heisse Lösung von Chlorammonium gegossen wird. Die
Doppelverbindung fällt als blendend weisses Pulver nieder. Sie
dient in der Färberei als Beize in den Fällen, wo es auf absolute
Neutralität ankommt, namentlich beim Rosafärben, daher der Name
Rosasalz.

Stannum oxydatum griseum, Cinis Jovis. Graues Zinnoxyd, Zinnasche.

Es ist dies ein Gemisch von metallischem Zinn und Zinnoxyd
($Sn\,O^2$), auch Zinnsäure genannt, aus welchem sich durch Schlämmen
das weisse Zinnoxyd trennen lässt. Es wird erhalten durch Erhitzen
des Zinns an der Luft: hierbei bedeckt sich dasselbe mit einer grauen
Haut, welche von Zeit zu Zeit abgenommen wird und nach dem Fein-
reiben die Zinnasche des Handels darstellt.

Anwendung findet dieselbe als ein vorzügliches Polirmittel für
Stahl, Glas und Marmor.

Stannum oxydatum album. Zinnoxyd, Zinnsäure.
$Sn\,O^2$.

Weisses, etwas krystallinisches Pulver, welches beim Erhitzen
gelb, beim Erkalten wieder weiss wird. Es verhält sich theils wie
ein Oxyd, theils wie eine Säure, da es auch mit Basen feste Verbindungen liefert. Es wird dargestellt durch Behandeln des Zinns mit
heisser Salpetersäure, Auswaschen und Trocknen des Niederschlages
oder durch Ausschlämmen der Zinnasche. Es dient in der Technik,
da es sich in Glasflüssen nicht löst, sondern nur vertheilt, zur Darstellung von weissen Glasuren und Emaille.

Stannum bisulfuratum (Aurum musivum). Zinnsulfid, Musivgold.
Sn S².

Es bildet weiche, fettig anzufühlende, goldglänzende Flimmern.
Wird auf sehr verschiedene Weise hergestellt: gewöhnlich durch Erhitzen von Zinn, Schwefel und Salmiak oder noch besser von Zinnamalgam mit diesen beiden Körpern. Hager giebt als Mischungsverhältnisse z. B. an: 100 Th. Zinn werden mit 50 Th. Quecksilber
amalgamirt, gepulvert, mit 50 Th. Salmiak und 60 Th. gepulvertem
Stangenschwefel gemischt. In einem Glaskolben wird dieses Gemisch
im Sandbade langsam bis zum schwachen Rothglühen erhitzt und zwar
so lange, bis schweflige Säuredämpfe auftreten. Nach dem Erkalten
des Kolbens wird dieser zerbrochen. Unten findet sich gewöhnlich
eine Schicht von stahlgrauem Einfachschwefelzinn, darüber das Zinn-
bisulfid. Im Halse des Kolbens findet man gewöhnlich Zinnober an-
sublimirt. Das Quecksilber und der Salmiak dienen nur dazu, die
Entstehung des Musivgoldes zu erleichtern.

Anwendung findet das Musivgold, mit Gummischleim angerieben,
als unechtes Muschelgold zur Wassermalerei; ferner mit Firniss oder
Lacken angerieben zu Bronceüberzügen und endlich zum kalten Bron-
ciren. Reibt man nämlich Kupfer mit einer Mischung aus 1 Th.
Musivgold und 1 Th. Schlämmkreide mittelst eines weichen Lappens
kräftig ein, so erhält dasselbe einen schönen Goldglanz.

Stibium metallicum, Regulus antimonii. Antimon, Spiessglanzmetall.
Sb.

Das Antimon gehört zu den unedlen Metallen; es ist spröde, silberweiss, mit einem schwachen Stich ins Röthliche, grossblättrig krystallinisch, von 6,70—6,80 spez. Gew. An der Luft bleibt es, wenn
rein, lange Zeit blank; es schmilzt bei 425° und verdampft in der
Rothglühhitze; an der Luft oxydirt es sich dabei zum Theil.

In Wasser ist es vollkommen unlöslich; verdünnte Salzsäure sowie
Schwefelsäure und organische Säuren lösen es nicht, dagegen wird es
in kochender Salzsäure langsam unter Wasserstoffentwickelung gelöst.
Königswasser löst es zu Antimonchlorid; Salpetersäure verwandelt es
in Antimonsäure. Das Antimon ist nur in einigen Verbindungen giftig,
enthält jedoch in seiner käuflichen Handelswaare stets mehr oder
minder grosse Mengen von Arsen, wovon es zur Herstellung pharma-
zeutischer Präparate befreit werden muss.

Dargestellt wird das Antimonmetall aus den beiden in der Natur
vorkommenden Erzen, dem Spiessglanz (Dreifachschwefelantimon s. d.)
durch Zusammenschmelzen mit Eisenfeile, oder durch Reduktion des
natürlich vorkommenden Antimonoxyds. Letzteres findet sich namentlich auf Borneo und in Algier, ersteres in Australien, China, Ceylon

und Canada, ferner im Erzgebirge, im Harz und in Ungarn. Die
ungarischen Sorten von Liptau und Rosenau gelten als die reinsten.

Anwendung findet das Antimonmetall zur Darstellung der verschiedenen Antimonpräparate und verschiedener Legirungen: Britanniametall. Letternmetall.

Stibium chloratum, Butyrum antimonii. Chlorantimon, Antimon-
trichlorid, Antimonbutter.   Sb Cl³ oder Sb Cl₃.

Kommt in doppelter Form vor, entweder als festes, d. h. butterartiges Präparat von weisslicher oder schwach gelblicher Farbe, oder
in Lösung als Liquor stibii chlorati; beide Präparate sind sehr ätzend
und giftig. Das butterartige krystallinische Präparat raucht an der
Luft, zerfliesst alsbald, weil es mit Begierde Feuchtigkeit aufsaugt,
löst sich mit Leichtigkeit auch in Weingeist; mit viel Wasser vermengt zersetzt sich die Lösung zum Theil und es fällt ein weisses
Pulver aus, welches je nach der Menge des angewandten Wassers verschieden zusammengesetzt ist. Es ist eine Doppelverbindung von Antimonoxyd und Antimontrichlorid, welche früher unter dem Namen
Pulvis Algarothii medizinische Verwendung fand. Der Schmelzpunkt des Antimontrichlorids liegt bei 73°, der Siedepunkt bei 225°.
Es ist vollständig flüchtig.

Wird bereitet durch Auflösen von Schwefelantimon in Salzsäure
unter Vermeidung von Ueberschuss der Letzteren. Die Lösung wird,
wenn das Präparat krystallinisch dargestellt werden soll, nach dem
Klären in eine gläserne Retorte gebracht und der Destillation unterworfen. Man beobachtet das übergehende Podukt, indem man von
Zeit zu Zeit einen Tropfen des Destillats auf eine kalte Porzellanplatte fallen lässt. Erstarrt dieser, so wird eine neue Vorlage vorgelegt, während das zuerst Uebergegangene, welches alles im Schwefelantimon etwa vorhanden gewesene Arsen als Chlorarsen enthält, fort-
gegossen wird.

Anwendung. Die Antimonbutter findet als eines der schärfsten
Aetzmittel zuweilen medizinische Anwendung bei brandigen und krebsartigen Geschwüren, namentlich in der Veterinärpraxis. Technisch
dient sie zum sog. Brüniren des Stahls, sowie zur Darstellung des
Antimonoxyds.

Ist mit grosser Vorsicht zu behandeln!

Stibium sulfuratum aurantiacum, Sulfur stibiatum aurantiacum.
Fünffach Schwefelantimon, rothes Schwefelantimon, Goldschwefel.
Sb S⁵ oder Sb₂ S₅.

Feines, orangerothes, geruch- und geschmackloses Pulver; unlöslich in Wasser und Weingeist, löslich in Aetzkalilauge und Schwefel-
ammonflüssigkeit; in Salzsäure löst es sich unter Abscheidung von

Schwefel und Entwickelung von Schwefelwasserstoff zu Chlorantimon. Wird es in Glasröhrchen erhitzt, so sublimirt Schwefel und graues 3 fach Schwefelantimon bleibt zurück. Prüfung s. Pharmakopoe. Bereitet wird der Goldschwefel in chemischen Fabriken durch Zersetzung des sog. Schlippe'schen Salzes, einer Verbindung von Schwefelnatrium mit 5 fach Schwefelantimon $(3\,NaS,\,SbS^5 + 18\,HO$ oder $Na_3\,SbS_4 + 9\,H_2O)$, mittelst sehr verdünnter Schwefelsäure. Der erhaltene Niederschlag von Goldschwefel wird gut ausgewaschen, abgepresst und am dunklen Orte unter 25^0 getrocknet. Schlippe'sches Salz erhält man durch Kochen von Natronlauge mit Schwefel und schwarzem Schwefelantimon.

Anwendung findet der Goldschwefel nur medizinisch bei katarrhalischen Leiden. Jedoch ist seine Verwendung eine weit geringere geworden als früher, wo die Antimonpräparate nicht arsenfrei hergestellt wurden. Allgemein wird angenommen, dass jene Spuren von Arsen, welche sich früher in allen Antimonpräparaten fanden, wesentlich zu ihrer Wirksamkeit beitrugen.

Der Goldschwefel muss vor Licht und Luft geschützt aufbewahrt werden, da andernfalls eine Oxydation eintritt.

Stibium sulfuratum nigrum (crudum), Antimonium crudum.
Schwarzes oder graues Schwefelantimon, Spiessglanz.
SbS^3 oder Sb_2S_3.

Der Spiessglanz des Handels bildet meist derbe, häufig schaalenförmige, sehr schwere Stücke von grauschwarzer, metallisch glänzender Farbe und strahlig krystallinischem Gefüge. Er ist unlöslich in Wasser, in Salzsäure gekocht muss sich der Spiessglanz mit Hinterlassung eines sehr geringen Rückstandes, unter Entwickelung von Schwefelwasserstoff, auflösen. Er schmilzt bei 450^0 und giebt ein fast schwarzes, abfärbendes Pulver. Die meisten Handelssorten enthalten Spuren von Arsen.

Ueber das Vorkommen des Spiessglanzes in der Natur s. Artikel Stibium metallicum. Da es aber gewöhnlich mit anderen Gesteinen gemengt gebrochen wird, trennt man es von diesem durch sog. Aussaigern, indem man durch Ausschmelzen auf Heerden mit schräger Grundfläche den Spiessglanz von der Gangart sondert. Er fliesst in untergestellte Gefässe ab und erstarrt dort zu den schaalenförmigen Stücken des Handels.

Anwendung. In der Veterinärpraxis in ähnlicher Weise wie der Goldschwefel, sowie auch bei mangelnder Fresslust, namentlich bei Schweinen. Die Gaben dürfen des Arsengehalts wegen nicht zu gross genommen werden; für Schweine 1—3 g, Rindvieh 6—10 g, Pferde 10—15 g. Ferner dient das schwarze Schwefelantimon zur Bereitung anderer Antimonpräparate und als Zusatz bei bengalischen, namentlich weissen Flammen. Eine Mischung mit chlorsaurem Kali zu diesem Zweck darf nie durch Reiben im Mörser, sondern muss stets mit der Hand vorgenommen werden.

Stibio-Kali tartaricum siehe **Tartarus stibiatus.**

Strontium carbonicum (Strontiana carbonica). Strontiumcarbonat, kohlensaurer Strontian. $Sr\,O$, CO^2 oder $Sr\,CO_3$.

Das Strontiumcarbonat kommt in der Natur in krystallinischem Zustande als sog. Strontianit vor. Es bildet weisse, stenglige Krystallanhäufungen, welche in gemahlenem Zustande heute einen grossen Handelsartikel bilden. Es findet, ausser zur Darstellung der anderen Strontianpräparate, eine grossartige Verwendung in der Zuckerindustrie, bei welcher es zur Entzuckerung der Melasse dient. Um für den chemischen Gebrauch ein absolut reines Präparat zu erhalten, wird es zuerst in Salzsäure gelöst, dann durch Natriumcarbonat wieder ausgefällt. Es bildet dann ein rein weisses, geruch- und geschmackloses Pulver, welches in Wasser völlig unlöslich ist.

Alle Strontiumverbindungen sind giftig, wenn auch nicht in dem Maasse wie die Barytsalze.

Strontium chloratum.   Strontiumchlorid, Chlorstrontium. $Sr\,Cl + 6\,HO$ oder $Sr\,Cl_2 + 6\,H_2O$.

Farblose, nadelförmige Krystalle, in nicht ganz reinem Zustande gewöhnlich etwas feucht; leicht löslich in Wasser und Weingeist. Es wird dargestellt durch Auflösen von Strontiumcarbonat in Salzsäure und Abdampfen bis zur Krystallisation.

Anwendung findet es in der Mineralwasserfabrikation und zur Erzeugung einer schön roth gefärbten Weingeistflamme.

Strontium nitricum (Strontiana nitrica). Strontiumnitrat, salpetersaurer Strontian. $Sr\,O$, NO^5 oder $Sr\,(NO_3)_2$.

Es bildet farblose, durchsichtige und luftbeständige Krystalle; ist löslich in 5 Th. kaltem und 2 Th. kochendem Wasser, etwas löslich in verdünntem, gar nicht in wasserfreiem Weingeist. Wird dargestellt durch Auflösen von Strontiumcarbonat in Salpetersäure und Abdampfen bis zur Krystallisation. Es muss stets aus heissen Lösungen krystallisirt werden, weil sonst, ebenso wie aus verdünnten Lösungen, das Salz nicht wasserfrei, sondern mit 4—5 Atomen Krystallwasser anschiesst. Diese verwittern an der Luft und sind zu Feuerwerkszwecken nicht verwendbar.

Anwendung. Nur in der Feuerwerkerei zur Erzeugung rother Flammen, am besten in Mischung mit gepulvertem Schellack (3 Th. Schellack, 10 Th. gepulvertes Strontiannitrat, nach Hager).

Strontium sulfuricum.   Strontiumsulfat, schwefelsaurer Strontian.
Sr O, SO³ oder Sr SO₄.

Dieses Salz findet sich in der Natur, gleich dem Schwerspath, häufig in sehr schönen, durchsichtigen Krystallen, welche zuweilen eine blaue Färbung haben, daher sein Name „Cölestin". Es findet für sich keine Verwendung, dient aber neben dem Strontianit zur Herstellung der anderen Strontiumpräparate. Zu diesem Zweck wird es zuerst durch Glühen mit Kohle zu Schwefelstrontium reduzirt und dieser durch Auflösen in Salzsäure in Chlorstrontium verwandelt. Die Hauptfundstätte des Minerals ist Sicilien, welches sehr reine, farblose Krystalle liefert.

Strychninum et ejus salia.   Strychnin und seine Salze.

Das Strychnin, eines der giftigsten aller bekannten Alkaloide, findet sich in der Familie der Strychneae, stets begleitet von 2 weiteren Alkaloiden, dem Brucin und dem Igasurin. Dargestellt wird es entweder aus den sog. Krähenaugen, Nuces vomicae, oder aus den Fabae St. Ignatii (s. d.). Letztere enthalten 3 mal so viel Strychnin als die Nuces vomicae (ca. $1\frac{1}{2}$ °/₀), eignen sich also am besten zur Fabrikation, sind aber nicht immer in genügenden Mengen am Markt. Die Darstellung geschieht in chemischen Fabriken nach verschiedenen Methoden. Entweder zieht man die geraspelten Samen mit 30 prozentigem Weingeist aus, destillirt letzteren ab, schlägt aus dem Rückstand die gelösten Farbstoffe durch ein wenig Bleizuckerlösung nieder, fällt das etwa überschüssig angewandte Blei mit Schwefelwasserstoff aus und versetzt nun die völlig klare Lösung mit gebrannter Magnesia. Nach etwa 8 Tagen ist das Strychnin vollständig ausgefällt; der Niederschlag wird gesammelt, mit Weingeist ausgezogen und zur Krystallisation gebracht. Oder man wendet zur Extraktion statt des verdünnten Weingeistes Wasser an, dem $\frac{1}{2}$ °/₀ Schwefelsäure zugesetzt ist. Die Abkochungen werden bis zur Syrupskonsistenz eingedampft, dann mit Weingeist ausgezogen, der grösste Theil desselben abdestillirt und aus dem Rückstande das Strychnin mittelst gebrannter Magnesia ausgefällt und wie oben weiter behandelt. Das Brucin bleibt in der mit Magnesia ausgefällten Mutterlauge zurück.

Strychninum purum. Das reine Strychnin bildet, wenn ausgefällt, ein feines, weisses Pulver, oder wenn krystallisirt, kleine, farblose, durchsichtige Säulen. Es ist geruchlos und trotz seiner Schwerlöslichkeit in Wasser von fabelhaft bitterem Geschmack. Es bedarf zu seiner Lösung 7000 Th. kaltes, 2500 Th. heisses Wasser, 200 Th. kalten, 20 Th. heissen 90 prozentigen Weingeist und 15 Th. Chloroform.

Wegen seiner Schwerlöslichkeit findet das reine Strychnin fast keine Verwendung mehr: von seinen Salzen kommt vor Allem das Strychninnitrat zur Verwendung.

Strychninum nitricum. **Strychninnitrat, salpetersaures Strychnin.**

Bildet farblose, feine, nadelförmige, kleine Krystalle, geruchlos, von sehr intensiv bitterem Geschmack. Es ist löslich in 90 Th. kaltem und 3 Th. kochendem Wasser, ferner in 70 Th. kaltem und in 5 Th. kochendem Weingeist, unlöslich in Aether. Prüfung siehe Pharmakopoe.

Dargestellt wird es durch Sättigung des reinen Strychnins mit Salpetersäure.

Anwendung. Medizinisch in sehr kleinen Dosen gegen allerlei Lähmungserscheinungen, theils innerlich, theils in Form von subkutanen Injektionen. Die weitaus grösste Menge des Strychnins dient zum Vergiften schädlicher Thiere. Hierzu verwendet man entweder eine Verreibung mit Fett, oder, wie dies am meisten gebräuchlich, vergiftete Getreidekörner, welche, um sie leichter kenntlich zu machen, mit Anilin roth gefärbt werden. Man schüttet die Körner in eine für diesen Zweck aufzubewahrende Flasche und übergiesst 1000 Th. mit einer Lösung von 2 Th. Strychnin und 2 Th. Fuchsin in 50 Th. Weingeist und 50 Th. Wasser und stellt unter öfterem Durchschütteln 24 Stunden bei Seite. Nach dieser Zeit ist die Flüssigkeit eingezogen und die Körner werden auf einem Papierbogen getrocknet. Selbstverständlich können sie nur gegen Giftschein abgegeben werden.

Bei dem Abwägen und Verabreichen des Strychnins und seiner Salze ist die allergrösste Vorsicht nothwendig, da schon 0,05 g tödten können. Gegengifte sind vor Allem Morphium (siehe Einleitung).

Sulfur. Schwefel.
S.

Der Schwefel besitzt in seinem gewöhnlichen Zustande eine blassgelbe Farbe, welche bei minus 50° verschwinden soll. Er ist hart, leicht zu pulvern, in reinem Zustande geruch- und geschmacklos; unlöslich in Wasser, sehr wenig löslich in absolutem Weingeist und Aether, leichter in Schwefelkohlenstoff, Chlorschwefel, Benzol, Steinkohlentheeröl, konzentrirter Essigsäure; ferner in aetherischen und fetten Oelen (Schwefelbalsam). Er schmilzt bei 111—115° zu einer dünnen, hellgelben Flüssigkeit, bei 160° wird er dickflüssiger und dunkelgelb, bei 240—260° sehr zäh und rothbraun. (Wenn man ihn in diesem Zustande durch Eintauchen in Wasser rasch abkühlt, so bleibt er mehrere Tage weich und lässt sich, da er später wieder hart und krystallinisch wird, zur Herstellung ganz vorzüglich scharfer Abdrücke benutzen.) Ueber 360° wird er wieder dünnflüssig und verwandelt sich bei 450°, nach Anderen bei 420°, in dunkelrothbraune Dämpfe, welche sich, rasch abgekühlt, als feines Schwefelpulver verdichten (Sulfur sublimatum). An der Luft entzündet er sich und verbrennt mit blauer Flamme zu schwefliger Säure.

Der Schwefel ist polymorph, d. h. er kann in verschiedenen Formen auftreten. Wird er in amorphem Zustande langsam abgekühlt, so krystallisirt er in braungelben, schiefen rhombischen Säulen, aus seinen Lösungen dagegen in blassgelben, octaëdrischen Krystallen. Auch der natürlich vorkommende krystallisirte Schwefel und der sublimirte sind octaëdrisch. Die verschiedenen Formen des Schwefels bedingen auch eine verschiedene Löslichkeit.

Er kommt in den Handel als Sulfur griseum, S. totum, S. sublimatum, S. lotum und S. praecipitatum. In der Natur findet er sich in grossen Massen, theils gediegen in mehr oder weniger reinem Zustande, theils verbunden mit Metallen (sog. Kiese oder Glanze, Eisenkies, Kupferkies, Bleiglanz etc.), theils verbunden mit Sauerstoff, als Schwefelsäure, in zahllosen Mineralien. Seine Gewinnung ist eine sehr verschiedene, je nach den Materialien, welche dazu verwandt werden. Denn während früher nur der natürlich vorkommende Schwefel und die Schwefelkiese verarbeitet wurden, benutzt man jetzt eine grosse Menge schwefelhaltiger Abfallprodukte, wie sie bei den verschiedensten chemischen Operationen vorkommen, zur Wiedergewinnung des Schwefels.

1. Gewinnung aus natürlich vorkommendem Schwefel. Gediegener Schwefel findet sich vor Allem als vulkanisches Sublimat, theils an den Kratern verschiedener Vulkane, theils in Gängen und Spalten des vulkanischen Gesteins, namentlich auf Sicilien, welche Insel fast ganz Europa mit Schwefel versorgt; endlich in dünneren Schichten eingesprengt in Gyps, Thonmergel, auf Stein- und Braunkohlenflötzen, seltener in Schiefer.

Die Gewinnung des Schwefels ist sehr einfach, wenn es sich um mehr oder weniger reines Material handelt, wie solches auf Sicilien in Gesteinsgängen gebrochen wird. Hier schmilzt man den Schwefel in eisernen Kesseln, schöpft das mitgeführte Gestein aus und lässt den geschmolzenen Schwefel in steinerne Gefässe ablaufen. Nach dem Erkalten wird er in Stücke zerschlagen und als Rohschwefel an die Raffinerien gesandt. Handelt es sich um schwefelärmere Gesteine, so wird derselbe aus diesen entweder durch Destillation oder durch Aussaigern gewonnen. Das Letztere geschieht aus thönernen, schräg nach unten gerichteten Röhren, welche an ihrer oberen Oeffnung mittelst einer Steinplatte geschlossen, an ihrer unteren mit einer siebartig durchlöcherten Thonplatte versehen sind; durch diese läuft der

geschmolzene Schwefel in untergestellte Gefässe ab. Ganz arme Gesteine werden zuweilen, wie dieses z. B. in einem schwefelhaltigen
Mergellager bei Krakau geschieht, mit Schwefelkohlenstoff extrahirt.
Der Verlust an Letzterem soll hierbei nur $1/_4-1/_2 \%$ betragen und der
gewonnene Schwefel ist von vornherein absolut rein.

Der gewonnene Rohschwefel wird nun durch Destillation gereinigt
und entweder als geschmolzener resp. Stangenschwefel oder als Schwefelblumen hergestellt. Im ersteren Falle wird die Kammer, in welche
die Schwefeldämpfe eingeleitet werden, nicht gekühlt, sondern auf
einer Temperatur von über 115^0 erhalten. Der Schwefel verdichtet
sich hierbei in flüssiger Form und sammelt sich am Boden der
Kammer an, von wo er von Zeit zu Zeit durch eine seitliche
Oeffnung abgelassen und in Stangen geformt wird. Sollen Schwefelblumen hergestellt werden, so wird die Verdichtungskammer kühl gehalten. Der Schwefel fällt nun in ungemein kleinen Partikelchen
pulverförmig nieder und wird von Zeit zu Zeit durch eine zu diesem
Zweck angebrachte Thür ausgeschaufelt. Der Retortenrückstand,
welcher $10-20 \%$ des angewandten Rohschwefels beträgt und immer
noch viel Schwefel enthält, wurde früher als „Sulfur griseum,
grauer Schwefel" oder als „Sulfur caballinum, Rossschwefel" in
gepulvertem Zustande in den Handel gebracht.

2. Gewinnung des Schwefels aus seinen Metallverbindungen. Hierzu dient fast immer das Eisensulfid $Fe S_2$, gewöhnlich
Schwefelkies genannt. Aus diesem lässt sich durch Erhitzung im geschlossenen Raum ein Atom Schwefel abtreiben, so dass einfach
Schwefeleisen $Fe S$ nachbleibt, welches zur Vitriolfabrikation weiter
verwandt wird. In der Praxis treibt man aber nicht das ganze Atom
Schwefel aus, weil dann die Erhitzung so stark sein müsste, dass das
rückbleibende Schwefeleisen schmelzen und zur Vitriolbereitung untauglich würde; man gewinnt deshalb nur die reichliche Hälfte des rechnungsmässig erhältlichen Schwefels. Hierbei bleibt das angewandte
vorher gemahlene Erz noch pulverförmig. Die Gewinnung geschieht
aus oben beschriebenen, schräg liegenden Thonröhren. Der aus den
Kiesen gewonnene Schwefel ist stets arsenhaltig und zwar oft sehr
bedeutend, da man z. B. im spanischen Schwefel bis zu 0,9 $\%$ gefunden hat.

3. Gewinnung des Schwefels aus den Sodarückständen.
Seit ca. 30—40 Jahren hat man angefangen die kolossalen Quantitäten Schwefel, welche in den bis dahin unverwerthbaren Sodarückständen
enthalten sind, wieder zu gewinnen, zu regeneriren, wie der technische
Ausdruck lautet. Die Sodarückstände (s. Artikel Soda) bestehen hauptsächlich aus dem in Wasser völlig unlöslichen Calciumoxysulfuret,
einer Verbindung von Calciumoxyd mit Calciumsulfuret (Schwefelcalcium). Die verschiedenen Methoden zielen nun sämmtlich zuförderst

darauf hin, die unlöslichen Schwefelverbindungen in lösliche umzuwandeln. Dies geschieht, indem man die noch feuchten oder wieder
angefeuchteten Rückstände längere Zeit der Einwirkung des Sauerstoffs der atmosphärischen Luft aussetzt, indem man sie entweder in
lockere Haufen schichtet, anfeuchtet und einige Wochen sich selbst
überlässt, oder indem man sie in hohe Bottiche, auf dem in denselben
befindlichen Siebboden bringt und von unten heisse, feuchte Luft
durchstreichen lässt. Hierdurch erreicht man dieselbe Oxydation, zu
welcher man bei dem älteren Verfahren Wochen braucht, in 8 bis
10 Stunden und hat noch den Vortheil, dass man die Masse in denselben Bottichen auslaugen kann. Das Endresultat der Oxydation
sind nun Calciumpolysulfide (meist 4 oder 5 fach Schwefelcalcium
$Ca\,S^4$ oder $Ca\,S^5$) neben unterschwefligsaurem Kalk. Beide sind in
Wasser löslich und werden ausgelaugt; der gewonnenen Lauge wird
dann eine durch Erfahrung feststehende Menge Salzsäure zugefügt. Hierdurch tritt eine doppelte Umsetzung ein. Zuerst wird das 5 fach
Schwefelcalcium in der Weise zersetzt, dass sich Chlorcalcium bildet,
4 Atome Schwefel ausgefällt werden und 1 Atom sich mit dem Wasserstoff der Salzsäure zu Schwefelwasserstoff, $H\,S$, verbindet. Dann
bildet sich aus dem unterschwefligsauren Kalk und der Salzsäure
ebenfalls Chlorcalcium und unterschweflige Säure wird frei. Diese
zerfällt aber sofort in freien Schwefel und schweflige Säure, $S\,O^2$,
und letztere setzt sich dann mit dem vorher entstandenen Schwefelwasserstoff um in freien Schwefel und Wasser. Bei richtig geleiteter
Operation wird also der ganze Schwefel ausgefällt, ohne dass die
lästigen Gase von Schwefelwasserstoff und schwefliger Säure auftreten.
Dieser aus den Sodarückständen jährlich gewonnene Schwefel beziffert
sich auf Hunderttausende von Centnern.

4. Gewinnung des Schwefels aus den Gaswässern. Bei
der Bereitung des Leuchtgases aus Steinkohlen bildet sich als höchst
lästiges Nebenprodukt eine grosse Menge von Schwefelwasserstoff.
Dieser wird in neuerer Zeit dadurch aus dem Gase entfernt, dass man
dasselbe durch feuchtes Eisenoxydhydrat streichen lässt. Dieses
bindet allen Schwefel des Schwefelwasserstoffs; aus dem entstandenen
Schwefeleisen wird, namentlich in England, der Schwefel durch Rö-
stung wieder gewonnen, meist allerdings in Form von schwefliger
Säure; letztere wird auf Schwefelsäure weiter verarbeitet. Die aus den
Gaswerken Londons jährlich gewonnene Menge Schwefel wird nach
R. v. Wagner auf 200,000 Ctr. angegeben.

5. Gewinnung des Schwefels durch Zusammenbringen
von schwefliger Säure und Schwefelwasserstoff. Wie wir
schon bei No. 3 gesehen haben, setzen sich diese beiden Gase um in
freien Schwefel und Wasser. Schwefelwasserstoff tritt aber in sehr
grossen Mengen bei technischen Operationen auf, z. B. bei der Sodaberei-

tung nach dem Weldon'schen Verfahren, wo man Schwefelnatrium
durch Kohlensäure bei Gegenwart von Wasser zersetzt. Der hierbei
entweichende Schwefelwasserstoff wird in verdünnte schweflige Säure
geleitet; aller Schwefel wird aus beiden Verbindungen niedergeschlagen.
Diese Methode benutzt man z. B. auch in den schottischen Jodfabriken aus
Kelp. In Letzterem finden sich grosse Mengen von Schwefelverbindungen,
welche man auf diese Weise verwerthet. So soll eine einzige schot-
tische Jodfabrik jährlich 2000 Ctr. Schwefel auf diese Weise als
Nebenprodukt gewinnen.

Der nach den Methoden 1 und 2 gewonnene Schwefel ist selbst
nach der Destillation oder Sublimation niemals völlig rein, namentlich
nicht frei von Spuren von Arsen, während der nach 3 aus den Sodarückständen durch Fällung gewonnene Schwefel sich auf eine einfache
Weise sehr leicht völlig rein herstellen lässt. Man bringt den ausgefällten Schwefel breiförmig unter Zusatz von ein wenig Kalkmilch in
einen Kessel und leitet auf 115—120⁰ überhitzte Dämpfe ein. Hierdurch schmilzt der Schwefel, alles anhängende Chlorcalcium wird im
Wasser gelöst, Spuren von schwefliger Säure durch den Kalk gebunden und etwa vorhandenes Schwefelarsen durch die Kalkmilch
ebenfalls in Lösung gebracht. Der gewonnene Schwefel ist also chemisch rein.

Sulfur lotum seu depuratum.   Gewaschener Schwefel.

Aller sublimirter Schwefel, die sog. Schwefelblumen, Flores sulfuris seu Sulfur sublimatum, enthält anhängende, schweflige Säure,
welche sich mit der Zeit in Schwefelsäure verwandelt, und meist auch
Spuren von Schwefelarsen. Um ihn von diesen Verunreinigungen zu
befreien, wird er auf je 100 Th. mit 70 Th. Wasser und 10 Th.
Ammoniakflüssigkeit angemengt, nach 24 stündigem Stehen auf einen
Spitzbeutel gebracht, völlig ausgewaschen und getrocknet. Er stellt in
diesem Zustande ein völlig geruch- und geschmackloses, blassgelbes
Pulver dar, welches angefeuchtetes Lackmuspapier nicht röthen darf.

Der gereinigte Schwefel muss stets genommen werden, einmal
wenn es sich um den inneren Gebrauch für Menschen handelt, ferner
auch zur Herstellung von Feuerwerkskörpern, welche chlorsaures Kali
enthalten, denn die Schwefelsäure, welche in den ungewaschenen
Schwefelblumen stets vorhanden ist, wirkt zersetzend auf das chlorsaure Kali, so dass eine Selbstentzündung der Mischung stattfinden kann.

Sulfur praecipitatum, Lac sulfuris.   Gefällter Schwefel,
Schwefelmilch.

Er stellt ein sehr feines, weiss gelbliches bis höchstens gelblich
weisses Pulver dar, zuweilen mit einem Stich ins Graue; er ist ge-

ruch- und geschmacklos (nur feuchte Schwefelmilch riecht nach längerem Aufbewahren nach Schwefelwasserstoff). Da er vollkommen amorph ist, so knirscht er nicht, wenn man ihn zwischen den Fingern drückt, wie dies der sublimirte Schwefel thut. Erhitzt muss er mit Hinterlassung eines sehr geringen Rückstandes verbrennen. Die englische Schwefelmilch hinterlässt hierbei bedeutende Mengen Calciumsulfat, weil dort die Zersetzung des Schwefelcalciums nicht mit Salzsäure, sondern mit Schwefelsäure geschieht.

Darstellung. Zuerst bereitet man, wenn nicht andere Sulfurete als Abfallprodukte zu Gebote stehen, das 5 fach Schwefelcalcium (CaS^5) durch längeres Kochen von Kalkmilch mit Schwefelblumen und zersetzt dieses Präparat, nachdem die Lösung völlig geklärt ist, mittelst Salzsäure, indem man die letztere in sehr dünnem Strahl unter fortwährendem Umrühren langsam zusetzt und mit dem Zumischen nur so lange fortfährt, bis die rothe Farbe der Flüssigkeit ganz verschwunden ist. Jetzt ist nur noch einfach Schwefelcalcium (CaS) in Lösung und dieses zersetzt sich durch weiteren Zusatz von Salzsäure in Chlorcalcium und Schwefelwasserstoff. Die rückständige Lauge kann bei Bereitung neuer Mengen des 5 fach Schwefelcalcium verwandt werden. Beim Ausfällen beobachtet man die Eigenthümlichkeit, dass der zuerst gefällte Schwefel fast so gelb wie der gewöhnliche und erst die späteren Mengen immer weisser ausfallen.

Er muss gut getrocknet in fest schliessenden Gefässen aufbewahrt werden.

Anwendung. Medizinisch innerlich wird der Schwefel als gelinde abführendes Mittel, namentlich bei Hämorrhoidalleiden, ferner als gelinde reizendes Mittel bei katarrhalischen Leiden (Zusatz zum Pulv. liquir. comp.) benutzt; für diese Zwecke verwendet man nur Sulfur lotum und S. praecipitatum. Aeusserlich braucht man ihn in Salbenform gegen Krätze und Hautausschläge. Ueberhaupt gilt er als ein Gift für die kleinen thierischen und pflanzlichen Parasiten; so wird er z. B. vielfach zum Bestäuben der Rosen und Weinstöcke gegen den Schimmel derselben angewandt; auch gegen die Reblaus ist er empfohlen. Technisch findet der Schwefel eine kolossale Verwendung zur Bereitung von Schiesspulver und anderen Zündrequisiten; ferner zu Feuerwerkskörpern, zum Bleichen und Desinfiziren (durch die beim Verbrennen entstehende schweflige Säure), zur Bereitung von Schwefelsäure etc. etc.

Tartarus boraxatus (Tartarus solubilis). Boraxweinstein.

Ein weisses, an der Luft feucht werdendes Pulver; völlig geruchlos, sauer schmeckend und reagirend; löslich in der gleichen Menge Wasser, sehr wenig in Weingeist. Prüfung siehe Pharmakopoe. Er wird bereitet, indem 2 Th. Borax in 20 Th. Wasser gelöst und mit

5 Th. Weinstein unter Umrühren so lange erwärmt werden, bis eine klare Lösung eingetreten ist. Diese wird bis zur zähen Konsistenz eingedampft, halb erkaltet in dünne Streifen ausgezogen, dann auf Porzellan ausgebreitet und völlig getrocknet. Das noch warme Salz wird zerrieben und in erwärmte Gläser mit gut schliessenden Stöpseln gefüllt. Das Präparat ist sehr sorgfältig vor Feuchtigkeit zu bewahren, weil es sonst in kurzer Zeit zu einem festen Klumpen zusammenballt.

Anwendung. Nur medizinisch als leicht abführendes Mittel.

Tartarus depuratus siehe Kalium bitartaricum.

Tartarus ferratus crudus, Globuli martiales.
Roher Eisenweinstein, Stahlkugeln.

1 Th. zerriebene Eisenfeile und 5 Th. gepulverter Weinstein werden mit Wasser zu einem Brei angemengt und unter öfterem Durchrühren so lange sich selbst überlassen, bis eine herausgenommene Probe sich ziemlich vollständig mit dunkelgrüner Farbe löst. Dann setzt man auf 100 Th. des Gemenges 1 Th. Gummipulver zu, dampft soweit ein, bis die Masse zähe geworden ist und formt nun aus etwa je 35—40 g Kugeln, die man nach dem völligen Austrocknen mit einer Gummilösung überzieht, um sie blank zu machen. Die Kugel wiegt dann etwa 30 g und stellt eine äusserlich schwarze, beim Zerreiben graugrüne Masse dar, welche geruchlos und von herbem, zusammenziehendem Geschmack ist.

Anwendung. Hauptsächlich zu Stahlbädern (2—3 Kugeln auf ein Bad); hie und da auch, in Wasser oder Wein gelöst, gegen Bleichsucht.

Tartarus natronatus, Natro-Kali tartaricum, Sal Seignetti.
Natronweinstein, Kaliumnatriumtartrat, Seignettesalz.

$$KO, C^4 H^2 O^5, Na O, C^4 H^2 O^5 + 8 HO \text{ oder } C_4 K Na H_4 O_6 + 4 H_2 O.$$

Es sind farblose, durchsichtige, säulenförmige Krystalle; geruchlos, von schwach salzigem, etwas kühlendem Geschmack; in trockener Luft verwittern sie, schmelzen bei ca. 40° in ihrem Krystallwasser, weiter erhitzt entwickelt sich nach dem Verdunsten desselben ein Geruch nach Karamel und zuletzt verbleibt ein alkalisch reagirender, kohliger Rückstand. Löslich ist das Salz in 1 1/2 Th. Wasser zu einer neutralen Flüssigkeit, in welcher Essigsäure einen weissen, krystallinischen Niederschlag von Kaliumbitartrat hervorbringt. Dargestellt wird es, indem man 5 Th. Kaliumbitartrat mit 4 Th. krystallisirtem Natriumcarbonat und 25 Th. Wasser zusammenbringt und nach beendigter Kohlensäureentwickelung bis zum Sieden erhitzt. Die Lösung wird einige Tage der Ruhe überlassen, damit der etwa vorhandene

Kalk sich absetzt und dann die klare Flüssigkeit zur Krystallisation abgedampft.

Anwendung. Medizinisch als gelindes Abführmittel; es ist ein Bestandtheil des Seidlitz'schen Brausepulvers, Pulvis aërophorus laxans.

Tartarus stibiatus, Tartarus emeticus, Stibio-Kali tartaricum.
Brechweinstein, Antimon-Kaliumtartrat.

$$KO, C^4 H^2 O^5, Sb O^3, C^4 H^2 O^5 + 2 HO \text{ oder } C_4 H_4 Sb KO_7 + H_2 O.$$

Kleine, farblose Krystalle, welche an der Luft allmälig trübe werden und zerfallen. Sie sind geruchlos, der Geschmack ist süsslich, dabei unangenehm metallisch; löslich sind sie in 17 Th. kaltem und 3 Th. kochendem Wasser, unlöslich in Weingeist. Die Lösung reagirt sauer und verdirbt leicht. Beim Erhitzen verkohlen die Krystalle. Er wirkt brechenerregend und ist sehr giftig! Prüfung s. Pharmakopoe. Wird in chemischen Fabriken durch Sättigen von kalkfreiem Weinstein mit arsenfreiem Antimonoxyd, SbO^3, hergestellt. Die Lösung wird entweder zur Krystallisation gebracht oder bei Anwendung vollkommen reiner Materialien wird der Brechweinstein durch Weingeist ausgefällt. Man erhält in diesem Falle ein blendend weisses, fein krystallinisches Pulver. Für die Zwecke der Technik wird aus nicht völlig reinen Materialien ein ordinärer Brechweinstein hergestellt.

Anwendung. Medizinisch in sehr kleinen Dosen als schleimlösendes Mittel bei katarrhalischen Leiden, in grösseren Dosen 0,05 bis 0,1 als rasch wirkendes Brechmittel (noch grössere Dosen rufen Entzündung des Magens und der Därme, zuletzt den Tod hervor); äusserlich als pustelnhervorrufendes Mittel in Salben. Technisch findet der Brechweinstein in neuerer Zeit Anwendung in der Färberei, als Beize für Anilinfarben, sowie zur Herstellung eines blauschwarzen Ueberzuges für Broncen.

Thymol siehe Oleum thymi.

Tinten.

Unter Tinten versteht man dem allgemeinen Sprachgebrauch nach alle diejenigen Flüssigkeiten, welche zum Schreiben dienen. In früheren Jahrhunderten war für schwarze Tinte allein Galläpfel- oder Gallustinte gebräuchlich. Später kamen die Chrom- und die sog. Alizarintinte hinzu, neuerdings auch noch die Theerfarbstofftinten. Aber auch noch jetzt müssen wir, sobald es sich um eine Tinte handelt, deren Haltbarkeit in der Schrift für lange Zeit gesichert sein muss, trotz der ihr anhaftenden Mängel auf die Galläpfeltinte zurückgreifen; sie allein verbürgt eine solche. Für ihre Bereitungsweise

giebt es zahllose Vorschriften, und es kann hier, da wir kein Rezept-
taschenbuch schreiben, nicht unsere Aufgabe sein, eine grosse Anzahl
derselben zu bringen; nur die allgemeinen Regeln für ihre Herstellung seien hier erwähnt. Vier Hauptbedingungen hat eine gute
schwarze Tinte zu erfüllen. 1) Möglichst tiefschwarze Farbe beim
Schreiben, 2) der richtige Grad der Flüssigkeit, 3) Haltbarkeit der
Tinte selbst; sie soll weder schimmeln, noch sich absetzen und wieder
verdicken, 4) Dauerhaftigkeit der Schrift. Die letzte Bedingung wird
von einer richtig bereiteten Gallustinte erfüllt. Die richtige Konsistenz (sie darf weder durchschlagen, noch zu dick aus der Feder
fliessen) ist ebenfalls durch einen entsprechenden Gummizusatz zu
erreichen. Schwieriger ist die erste und dritte Bedingung mit einander zu vereinigen. Um uns über die beste Erreichung dieses Zieles
klar zu werden, müssen wir zuerst uns die Natur der Flüssigkeit
einer Galläpfeltinte vergegenwärtigen. Sie ist nach ihrer Bereitungsweise eine Lösung von gerbsaurem Eisenoxydul nebst darin gelöstem
oder sehr fein vertheilten gerbsaurem Eisenoxyd, mit einem beliebigen
Zusatz von Gummi arabicum und einer geringen Menge freier Säure,
meistens Essigsäure. Die Materialien, welche wir zu ihrer Herstellung
brauchen, sind ein Galläpfelauszug, einerlei ob von chinesischen oder
türkischen Gallen, dann eine Lösung von Eisenvitriol, angesäuert mit
etwas Essigsäure und endlich arabisches Gummi. Bringen wir Gerbsäure, wie sie in diesem Auszug enthalten ist, mit absolut oxydfreiem
Eisenvitriol zusammen, so entsteht eine klare, kaum dunkel gefärbte
Flüssigkeit. Schreiben wir mit dieser Lösung und setzen die Schriftzüge der Luft aus, so werden sie allmälig tiefschwarz, weil sie sich
in der Papierfaser selbst in schwarzes, gerbsaures Eisenoxyd umwandeln. Hierauf beruht die Dauerhaftigkeit des Geschriebenen, da dasselbe auf der Papierfaser gleichsam festgebeizt ist. Ersetzen wir den
Eisenvitriol (schwefelsaures Eisenoxydul) durch ein Eisenoxydsalz, so
erhalten wir sofort eine tief blauschwarze Flüssigkeit, welche auch
dunkle Schriftzüge hervorruft; diese letzteren aber sind nicht auf der
Faser festgebeizt, sondern sie liegen nur auf derselben und lassen sich,
wenn auch schwierig, abwaschen. Die Flüssigkeit selbst ist nämlich
keine Lösung des gerbsauren Eisenoxyds, sondern nur eine farblose
Flüssigkeit, in welcher das schwarze, gerbsaure Eisenoxyd suspendirt
ist. Es setzt sich, wenn auch wegen seiner Feinheit nur langsam,
aus demselben ab. Wollten wir durch einen grösseren Zusatz von
arabischem Gummi die Flüssigkeit so weit verdicken, dass ein Absetzen des Niederschlages nicht oder doch nur sehr langsam erfolgt,
so würde sie zum Schreiben nicht mehr tauglich sein. Eine derartige
Umsetzung von Oxydul- in Oxydsalz geht nun auch in der Tinte vor sich.
Die frisch sehr hell gefärbte Tintenmischung wird allmälig immer
dunkler und zwar um so schneller, je mehr sie der Luft ausgesetzt

ist. Nach einiger Zeit stellt sie also eine Mischung dar aus löslichem, gerbsaurem Eisenoxydul und unlöslichem, in der Flüssigkeit nur suspendirten Eisenoxyd. In diesem Stadium der Umsetzung erfüllt die Tinte vollständig alle an sie zu machenden Anforderungen: sie fliesst dunkel und die Schrift ist beständig. Könnten wir in diesem Stadium den Umsetzungsprozess unterbrechen, so wäre die gestellte Aufgabe gelöst; leider ist dies nicht der Fall. Wir können die Umsetzung nur ein wenig verlangsamen; einmal dadurch, dass wir die Tinte, sobald sie sich hinreichend geschwärzt hat, aus den offenen Gefässen in geschlossene bringen, um sie dadurch möglichst vor der weiteren Einwirkung des Sauerstoffs der Luft zu schützen. Andererseits wird durch den Säurezusatz die Oxydation überhaupt verlangsamt und auch, wie man annimmt, ein Theil des gerbsauren Eisenoxyds in Lösung gebracht. Man wählt als Säure fast immer die Essigsäure und zwar am besten in Form von rohem Holzessig, dessen empyreumatische Bestandtheile zugleich die Schimmelbildung verhindern und die Haltbarkeit der Tinte erhöhen. Alle anderen, zu diesem Zweck vorgeschlagenen Mittel, wie Nelkenöl, Kreosot, Carbolsäure und Sublimat, sind dann überflüssig. Die beiden letzteren sind wegen ihrer Giftigkeit gänzlich zu verwerfen; höchstens Salicylsäure wäre zu diesem Zweck noch zu empfehlen. Kommt es darauf an eine Tintenmischung möglichst schnell verwenden zu können (denn die oben genannte Umsetzung erfordert Wochen, ja Monate), so kann man sich dadurch helfen, dass man dem Eisenvitriol von vornherein etwas Eisenoxydlösung hinzusetzt, doch ist hierbei zu bemerken, dass der dadurch entstehende schwarze Niederschlag sich weit rascher absetzt, als wenn die Oxydation in der Flüssigkeit selbst vor sich geht. Weit besser ist es unserer Ansicht nach, die blasse Tinte durch irgend ein anderes Mittel aufzufärben, und hierzu verwendet man am besten Anilinschwarz in solcher Menge, als eben erforderlich ist, die Tinte aus der Feder dunkelfliessend zu machen. Eine so aufgefärbte, frische Tinte, sofort auf Flaschen gefüllt und gut verkorkt, besitzt eine fast unbegrenzte Dauerhaftigkeit und entspricht fast allen, an eine gute Tinte zu stellenden Anforderungen. Jedenfalls ist sie besser als eine schon halboxydirte, nicht aufgefärbte Tinte. Weiter ist zu bemerken, dass man bei allen Tinten niemals das Gummi arabicum durch Gummi Senegal ersetzen darf. Ersteres ist, wegen seiner vollständigen Löslichkeit, selbst in seinen schlechteren Sorten, immer vorzuziehen. Kommt es auf grosse Billigkeit an, so kann man die Galläpfel zum Theil durch einen Blauholzauszug (nicht Extrakt) ersetzen; jedoch bedeutet eine solche Beimischung immer eine Verschlechterung der Tinte. Die Verhältnisse, in welchen man die Materialien zur Bereitung der Tinte anwendet, sind sehr verschieden in den einzelnen Vorschriften und richten sich zum Theil auch nach dem Preise, welchen

man für das fertige Fabrikat erzielen kann. Man verfährt am besten
in der Weise, dass man zuerst den Galläpfelauszug mit etwa der
Hälfte des anzuwendenden Wassers kalt herstellt, indem man die
grob gepulverten Galläpfel in einem Deplacirungsapparat etwa 8 Tage
mit kaltem Wasser auslaugt, eventuell das Wasser auf 2 Auszüge
vertheilt. Inzwischen wird das Gummi Arabicum in etwa $1/4$ des anzuwendenden Wassers gelöst, nachher kolirt und mit dem letzten $1/4$
Wasser, unter Zusatz des Essigs, die Lösung des Eisenvitriols bewirkt. Schliesslich werden alle Lösungen mit einander vereinigt und
entweder mit Anilinschwarz aufgefärbt oder in einem offenen Fass,
unter häufigem Umrühren der Einwirkung der Luft ausgesetzt, bis
die gewünschte Schwärze eingetreten ist. Beachtet man die in dem
Vorhergehenden angeführten Winke, so wird es Jedem leicht gelingen,
eine brauchbare Gallustinte herzustellen. Kommt es mehr auf grosse
Billigkeit als auf Dauerhaftigkeit der Schrift an, so genügen vielfach
die sehr billig herzustellenden Chromtinten. Sie haben den Vortheil
des vollständigen Freiseins von Säure, eignen sich daher sehr gut für
Stahlfedern, fliessen auch leicht und sehr schwarz aus der Feder;
doch werden die Schriftzüge bald blass, und die Tinte selbst ist nicht
sehr haltbar. Man stellt sie auf sehr einfache Weise dar, indem man
eine Blauholzabkochung mit einer Kaliumchromatlösung versetzt. Die
eine Zeit lang so sehr beliebten Alizarintinten trugen ihren Namen
sehr mit Unrecht, da sie mit Alizarin, dem Farbstoff des Krapps, absolut nichts zu thun hatten. Sie waren Gallustinten, bei welchen
man den Galläpfelauszug mit Oxalsäure versetzte, wodurch derselbe
bedeutend heller wird. Dann wurde ein möglichst oxydfreier Eisenvitriol angewandt, und die so entstandene, sehr helle, fast gelbe
Tintenflüssigkeit mit so viel Indigocarmin versetzt, dass eine grün
fliessende Tinte entstand. Heute sind die Alizarintinten fast ganz
ausser Gebrauch, da sie keine besonderen Vorzüge vor den gewöhnlichen Gallustinten haben.

Copirtinten sind verstärkte Tinten, welchen dann, um sie besser
copirfähig zu machen, eine gewisse Menge Glycerin und Zucker zugesetzt wird.

Für farbige Tinten benutzte man früher vielfach Auszüge von
Cochenille oder Rothholz für rothe Tinten; für blaue wiederum Lösungen von Indigocarmin oder Berliner Blau; für grüne Indigo mit
Curcuma u. s. w. Nach Entdeckung der prächtigen Theerfarbstoffe
nimmt man diese ganz allgemein zur Herstellung farbiger Tinten.
Neuerdings werden sogar von den Anilinfabriken sog. Tintenextrakte
in den Handel gebracht, welche in Wasser gelöst sofort prächtig gefärbte und sehr schön fliessende Tinten liefern, die sich noch obendrein
durch grosse Billigkeit auszeichnen. Diesen Extrakten ist das nöthige
Gummi gleich zugesetzt. Will man derartige Tinten selbst aus was-

serlöslichem Anilin herstellen, so rechnet man auf 1 kg Flüssigkeit
ca. 30 g Gummi Arabicum und je nach der Ausgiebigkeit 3—10 g
Anilin. Für roth eignet sich am besten Eosin; für violett das Jodviolett; für blau das Lichtblau.

Zeichentinten zur Wäsche sind solche, welche den Einwirkungen der Letzteren widerstehen. Für schwarz eignet sich hierzu
am besten eine Lösung von Silbernitrat mit ein wenig Kienruss geschwärzt und mit der nöthigen Menge Gummi versetzt. Derartige
Mischungen geben, da das Silberoxyd sich erst in der Faser bildet,
eine unzerstörbare Schrift; doch haben sie den Fehler, dass sie sich
zusammengemischt nicht lange halten, da das Silbernitrat schon in
der Lösung zersetzt wird. Man thut daher sehr gut, die Silberlösung
für sich zu geben und daneben ein Fläschchen mit der durch Kienruss
schwarz gefärbten Gummilösung. Beide Flüssigkeiten werden dann
erst unmittelbar vor dem Gebrauch vereinigt. Die Stelle des Zeuges,
auf welcher geschrieben werden soll, wird vorher mit ein wenig Gummilösung bestrichen und mittelst eines Bügeleisens geglättet. Eine andere sehr gute, waschächte, schwarze Zeichentinte ist die sog. Ja-
cobsen'sche, bei welcher Anilinschwarz in der Faser selbst erzeugt wird.
Man bereitet sie in folgender Weise: 4 Th. Kupferchlorid, 5 Th.
chlorsaures Natron, 3 Th. Chlorammon werden in 30 Th. destillirtem
Wasser gelöst; dann eine Lösung von 40 Th. Chloranilin, 40 Th.
Gummischleim in 70 Th. destillirtem Wasser hinzugefügt. Die getrockneten Schriftzeichen werden zuerst heissen Wasserdämpfen ausgesetzt, dann mit Seifenwasser gespült. Diese Mischung kann auch als
Stempelfarbe verwandt werden, nur ist dann die Menge des Wassers
zu vermindern, die des Gummis dagegen zu erhöhen und etwas Glycerin hinzuzusetzen.

Purpur-Zeichentinte wird nach Hager folgendermassen bereitet:
5 Th. Ammonnitrat werden mit 2,5 Th. rothem Carmin höchst fein
zerrieben und mit 2,5 Th. Aetzammon und 10 Th. Wasser gemischt.
Als Beizflüssigkeit des Leinen dient eine Lösung von Thonerde-
acetat und Zinnsalz. Das mit dieser Lösung getränkte und getrocknete Zeug wird mit der Carminmischung beschrieben oder gezeichnet.

Sympathetische Tinten nennen wir solche Flüssigkeiten, bei
welchen die damit geschriebenen Schriftzüge erst durch besondere
Manipulationen hervortreten. Hierzu dient für blau Kobaltchloridlö-
sung. Die Schriftzüge kommen beim Erwärmen in vorübergehend
blauer Farbe zum Vorschein. Roth bringt man durch Schreiben mit
verdünnter Eisenchloridlösung und nachheriges Bestreichen des Papiers
mit Rhodankaliumlösung hervor, welche mit Schwefelsäure schwach
angesäuert ist. Zur Fixirung grüner Schriftzüge benutzt man eine
Lösung von Nickelnitrat und erwärmt das Papier später.

Metalltinten. Hierzu müssen selbstverständlich solche Flüssigkeiten benutzt werden, welche in Folge einer chemischen Umsetzung auf der metallischen Unterlage dunkle Farben einätzen. Für Zinkblech dient eine Mischung von Kupfervitriol 1 $\frac{1}{2}$ Th., chlorsaures Kali 1 Th. mit 20 Th. Wasser; gefärbt mit einem beliebigen Farbstoff. Für Weissblech eine Lösung von 15 Th. Kupfernitrat in 50 Th. Wasser, mit etwas Kienruss versetzt. Für Eisen und Zinn eine Lösung aus gleichen Th. Kupferacetat und Chlorammon, versetzt mit etwas Kienruss.

Man lässt die Schriftzüge antrocknen, spült sie mit Wasser ab und überzieht sie dann am besten mit Wachs oder Lack.

Stempelfarben. Früher benutzte man hierzu allgemein Anreibungen von unlöslichen Farben, wie Zinnober, Pariser Blau, Kienruss etc. mit Olivenöl oder Glycerin; heute aber fast nur Lösungen von Anilinfarben in konzentrirtem Glycerin. Die Anreibung erfolgt am besten mit erwärmtem Glycerin, doch hüte man sich vor zu viel Anilin, damit nicht nach dem Trocknen ein metallischer Glanz hervortritt.

Traumaticin siehe **Guttapercha.**

Vanillinum.   Vanillin.
$$C^{16} H^8 O^6 \text{ oder } C_8 H_8 O_3.$$

Es bildet ein weisses, fein krystallinisches Pulver von starkem Vanillegeruch und gleichem, etwas erwärmendem Geschmack. In kaltem Wasser ist es schwer löslich, leicht dagegen in kochendem Wasser und Alkohol. Die Lösung ist von sauerer Reaktion. Bei 80° schmilzt es und lässt sich vorsichtig erhitzt sublimiren.

Etwa beigemengte Salicylsäure (eine Verfälschung, die vorgekommen sein soll) erkennt man daran, dass Vanillin im Wasserbade in einem Röhrchen erhitzt vollständig schmilzt, Salicylsäure nicht.

Das Vanillin findet sich in der Vanille zu 1—2 $^0/_0$ (s. d.), wird aber auch künstlich hergestellt durch oxydirende Einwirkung auf Coniferin, einem in dem Cambialsafte der Nadelhölzer enthaltenen Stoff; jetzt fast ausschliesslich aus Eugenol (im Nelkenöl enthalten) oder aus Guajacol, einem Bestandtheil des Holztheeres. Ueber seine chemische Zusammensetzung und Natur herrschen verschiedene Ansichten.

Anwendung. Das Vanillin dient als Ersatz der Vanille (20 g sollen 1 k Vanille entsprechen). Es kann die Vanille aber nicht vollständig ersetzen, da zum aromatischen Geruch und Geschmack der Vanille entschieden noch andere Bestandtheile mitwirken als das Vanillin. Sehr verwendbar ist es in allen den Fällen, wo die dunkle

Farbe der Vanille oder der Vanille-Essenz das Aussehen der herzustellenden Waaren beeinträchtigt. Das gewöhnliche Handelsvanillin,
wie es von der Fabrik in kleinen Päckchen in den Handel gebracht
wird, ist eine nur äusserst schwierig kontrollirbare Mischung des
reinen Vanillins mit Zucker.

Veratrinum. Veratrin.

Ein weisses oder gelbliches, feines Pulver, meist zu Klümpchen
zusammengeballt; es ist geruchlos, der Staub reizt in gefährlicher
Weise zum Niesen. Der Geschmack ist brennend scharf. In Wasser
ist es sehr schwer löslich, leicht dagegen in 4 Th. Weingeist und
2 Th. Chloroform. Die wässerige Lösung reagirt schwach, die weingeistige stark alkalisch. Wird in chemischen Fabriken meist aus dem
Sabadillsamen hergestellt.

Anwendung findet das Veratrin nur medizinisch, innerlich in
sehr kleinen Dosen bei rheumatischen Leiden etc., äusserlich meist in
Salbenform als stark hautreizendes Mittel bei rheumatischen und neu-
ralgischen Schmerzen.

Beim Abwägen des Veratrins ist wegen seiner grossen Giftigkeit
und vor Allem wegen seiner ungemein reizenden Wirkung auf die
Schleimhäute der Nase und Augen die allergrösste Vorsicht zu beobachten.

Verbandstoffe.

Seitdem man in Folge vielfacher mikroskopischer Untersuchungen
erkannt hat, dass die Ursache der Zersetzung thierischer Gewebe und
Stoffe meist auf der Gegenwart unendlich kleiner Organismen, sog.
Mikroorganismen (Bacillen, Bakterien) beruht, hat man auch die
ganze Wundbehandlung daraufhin geändert, dass man möglichst die
Bildung und das Wachsthum jener Mikroorganismen zu verhindern
sucht. Es entstand die sog. antiseptische Verbandsmethode und mit
ihr eine grosse Menge neuer, früher völlig unbekannter Verbandstoffe,
welche in eigenen Fabriken angefertigt werden und heute einen bedeutenden Handelsartikel bilden. Als Grundlage für Verbände diente
in früherer Zeit meist zerpflückte Leinwandfaser (Charpie), jetzt fast
ausnahmslos entfettete Baumwollfaser, theils in verfilztem Zustande
als Watte oder Lint, theils in Form von Gaze etc. Ausser der
Baumwollfaser werden noch sog. Jutegewebe (Bastfasern ostindischer
Corchorusarten) angewendet. Man tränkt diese Stoffe mit den verschiedenartigsten als antiseptisch oder desinfizirend bekannten Körpern,
z. B. Carbolsäure, Borsäure, Salicylsäure, Benzoësäure, Sublimat und
ähnlichen Körpern. Die Imprägnirung geschieht durchgängig in der
Weise, dass die entfetteten Fasern mit einer alkoholischen Lösung
durchfeuchtet und dann getrocknet werden. Doch bildet auch die

einfache, entfettete Baumwollfaser als sog. **Verbandwatte einen besondern Handelsartikel.** Es geschieht diese Entfettung durch Kochen mit
verdünnten Alkalien unter Dampfdruck und zwar zu dem Zweck, die
Baumwollfaser auch für wässerige Flüssigkeiten (Eiter, Serum) auf-
saugungsfähig zu machen.

Zincum. Zink.
Zn.

Ein bläulich weisses, ziemlich sprödes, blätterig krystallinisches
Metall von 7,15 spez. Gew. Bei gewöhnlicher Temperatur ist es im
reinen Zustande etwas dehnbar, weit stärker bei 100—150^0; bei 200^0
wird es wieder spröde und schmilzt bei 400^0; noch weiter erhitzt
verbrennt es an der Luft mit leuchtender, etwas grünlicher Flamme
zu weissem Zinkoxyd. Unter Abschluss der Luft lässt es sich unverändert überdestilliren; in verdünnten Säuren und in starken Aetz-
laugen ist es unter Wasserstoffentwickelung löslich. **Alle löslichen
Zinksalze sind giftig und wirken brechenerregend!**

Zink findet sich niemals metallisch, sondern hauptsächlich als
Galmei (kohlensaures Zinkoxyd) und Zinkspath (kieselsaures Zinkoxyd), endlich als Zinkblende (Schwefelzink). Letzteres, welches sich
namentlich in England findet, eignet sich nicht besonders zur Verhüttung, deshalb benutzt man fast immer den Galmei zur Gewinnung
des Metalls. Dieser wird zuerst geröstet, um die Kohlensäure zu entfernen, dann mit Kohlengrus gemengt und aus thönernen Retorten
destillirt. Es entweichen Kohlensäure und metallisches Zink. Letzteres
kommt in Blöcken, in Stengelchen, gekörnt und als Pulver in den
Handel; doch ist die gebräuchliche Handelswaare niemals chemisch
rein, sie enthält vielfach Spuren von Cadmium, Arsen und Eisen.
Für die reinste Waare gilt das schlesische Zink.

Anwendung findet es vor Allem zu Legirungen mit Kupfer,
(Messing, Broncen etc.); in der chemischen Industrie zur Herstellung
von Zinksalzen, zur Entwickelung von Wasserstoffgas und zur Aus-
fällung anderer Metalle aus ihren Salzlösungen. Ferner wird es als
galvanisches Element, zur Verfertigung von Zinkblechen, für den Zink-
guss und zu vielen anderen Verwendungen benutzt.

Zincum chloratum.   Zinkchlorid, Chlorzink.
Zn Cl oder Zn Cl$_2$.

Ein weisses, krystallinisches, sehr hygroskopisches und geruchloses Pulver von ätzend metallischem Geschmack. Bei 115^0 schmilzt
es und erstarrt nachher zu einer grauen, krystallinischen Masse. (Bereitung von Zincum chloratum in bacillis.) Es ist löslich in Wasser,
Weingeist und Aether. **Sehr giftig und ätzend!!**

Man bereitet es durch Auflösen von metallischem, reinem Zink oder Zinkoxyd in Salzsäure und Abdampfen der Lösung bis zur Trockne resp. durch Schmelzen und Ausgiessen in Formen. Das Pulver muss noch warm in gut ausgetrocknete, mit fest schliessenden Korkstopfen versehene Flaschen gefüllt werden.

Anwendung findet das reine Salz nur medizinisch als eines der schärfsten Aetzmittel bei krebsartigen und brandigen Geschwüren. Eine Lösung des gewöhnlichen Zinks in roher Salzsäure dient als Löthwasser.

Zincum oxydatum purum.   Reines Zinkoxyd.
Zn O.

Weisses, lockeres, geruch- und geschmackloses Pulver. Beim Erhitzen wird es vorübergehend gelb; es ist unlöslich in Wasser, leicht löslich in Essigsäure und verdünnten Mineralsäuren. Prüfung siehe Pharmakopoe.

Es wird dargestellt, indem man aus einem löslichen Zinksalz mittelst Natriumcarbonat Zinkcarbonat ausfällt. Letzteres wird ausgewaschen und getrocknet und durch mässiges Erhitzen in einem Glaskolben, welcher im Sandbade steht, die Kohlensäure ausgetrieben. Es dient nur für den inneren medizinischen Gebrauch.

Zincum oxydatum crudum siehe Abtheilung: **Farben, Zinkweiss.**

Zincum sulfocarbolicum.
Zinksulfophenolat, carbolschwefelsaures Zink.

Bildet farblose, durchsichtige, an der Luft leicht verwitternde Säulen oder Tafeln, welche sich in dem doppelten Gewicht Wasser oder Weingeist zu einer schwach sauer reagirenden, auf Zusatz von Eisenchlorid sich violett färbenden Flüssigkeit lösen. Prüfung siehe Pharmakopoe.

Es wird bereitet, indem man zuerst 120 Th. Schwefelsäure und 100 Th. krystallisirte Carbolsäure in einem gläsernen Kolben mischt und 8 Tage bei einer 60⁰ nicht übersteigenden Temperatur bei Seite setzt. Dann wird die Säure mit 2500 Th. Wasser verdünnt und mit Baryumcarbonat vollständig gesättigt. Das gelöste und filtrirte Baryumsulfocarbolat wird mit 170 Th. krystallisirtem Zinksulfat versetzt. Es scheidet sich Baryumsulfat aus und das Zinksulfocarbolat kommt in Lösung. Diese wird durch Abdampfen zur Krystallisation gebracht.

Anwendung findet es nur medizinisch und zwar äusserlich zu Injektionen, Augenwässern, Umschlägen etc.

Zincum sulfuricum, Vitriolum album. Zinksulfat, schwefelsaures
Zinkoxyd, Zinkvitriol, weisser Vitriol, Galitzenstein.

$$Zn\,O,\ SO^3 + 7HO \text{ oder } Zn\,SO_4 + 7H_2O.$$

Kleine, farblose, durchsichtige Krystalle (dem Bittersalz sehr
ähnlich); geruchlos, von ekelhaftem, metallischem Geschmack. Es ist
löslich in ca. $\frac{1}{2}$ Th. Wasser (die Lösung reagirt sauer), unlöslich in
Weingeist. Prüfung siehe Pharmakopoe.

Es wird dargestellt durch Auflösen von reinem Zink in reiner,
verdünnter Schwefelsäure, Abdampfen der Lösung und Krystallisation
unter 30^0. Ueber 30^0 schiessen Krystalle mit weniger Krystallwasser an.

Anwendung. Medizinisch innerlich zuweilen als Brechmittel,
äusserlich zu Injektionen, Augenwässern und Waschungen.

Ausser diesem chemisch reinen Salz hat man im Handel für
technische Zwecke

Zincum sulfuricum crudum. Roher weisser Vitriol. Dieser
wird aus der Zinkblende (Schwefelzink) dadurch gewonnen, dass man
das Erz zuerst röstet, dann feuchter Luft aussetzt, mit Wasser auslaugt und die Lösung eindampft. Es bildet mehr oder weniger gelb
gefärbte Krystallmassen und dient in der Technik zum Tränken von
Hölzern, namentlich Eisenbahnschwellen, zur Darstellung von Zink-
farben (Zinkgrün etc.), als Trockenzusatz für Oelfarben und Firnisse,
als Konservirungsmittel für Häute und als Schutzmittel gegen den
Hausschwamm.

Zincum valerianicum. Zinkvalerianat, baldriansaures Zinkoxyd.

$$Zn\,O,\ C^{10}H^9O^3 \text{ oder } Zn\,(C_5H_9O_2)_2.$$

Es sind farblose, perlmutterglänzende, kleine, schuppige Krystalle
von schwachem Baldriangeruch und ähnlichem Geschmack. Sie sind
löslich in ca. 100 Th. kaltem Wasser, weniger löslich in heissem
Wasser, von Weingeist bedürfen sie 40 Th. zu ihrer Lösung. Beim
Auflösen in verdünnter Salzsäure scheidet sich die Valeriansäure ölartig ab. In der Hitze ist das Salz flüchtig.

Es wird dargestellt durch Sättigen von noch feuchtem, frisch gefälltem Zinkcarbonat mit offizineller Baldriansäure.

Anwendung. Nur medizinisch innerlich in kleinen Gaben gegen
Krämpfe, Epilepsie etc.

Von anderen Zinksalzen werden noch hie und da das essigsaure,
benzoësaure, milchsaure, salicylsaure, gerbsaure Zinkoxyd, sowie Jod-
und Bromzink aufgeführt, doch sind sie sämmtlich ohne Bedeutung.

Dritte Abtheilung.

Farben und Farbwaaren.

Bei der Besprechung der Farbwaaren lässt sich eine streng wissenschaftliche Eintheilung noch viel weniger durchführen als in den ersten beiden Abtheilungen. Ebenso wenig ist hier die lateinische Nomenklatur anwendbar; wir wählen daher die deutsche Bezeichnung in der gebräuchlichsten Form und in alphabetischer Reihenfolge und theilen sie in drei grosse Gruppen: A. Farbwaaren für die Färberei, B. Farben für Malerei und Druckerei und C. Siccative, Firnisse und Lacke. Manche Farben werden für beide Zwecke verwandt; wir führen sie dort auf, wo sie sich am natürlichsten einreihen lassen. Einzelne Stoffe sind auch schon in der ersten Abtheilung „Drogen" besprochen; bei diesen verweisen wir einfach zurück.

A. Farbwaaren für die Färberei.
Anilin- oder Theerfarbstoffe.

Es sind kaum einige Jahrzehnte vergangen seit der Entdeckung der Theerfarbstoffe, denn so müssen wir jetzt statt Anilinfarbstoffe sagen, da eine ganze Reihe von anderen Bestandtheilen des Steinkohlentheers ausser dem Anilin zur Fabrikation von Farben dienen; und doch beherrschen diese Farben, wegen ihrer brillanten Nüancen und wegen ihrer bequemen Anwendung fast die ganze Woll- und Seidenfärberei. Immer mehr und mehr wird die Anwendung der früher gebräuchlichen Farbstoffe zurückgedrängt, und es ist die Zeit wohl nicht fern, wo mit Ausnahme einiger wenigen, wie Indigo, Blauholz, Cochenille, alle anderen gänzlich verdrängt sein werden. Alljährlich werden neue Theerfarben hergestellt, und es giebt kaum noch eine Farbennüance, welche nicht durch dieselben hervorgerufen werden könnte. Auch hat man jetzt gelernt, dieselben waschächt zu machen; ihr einziger Uebelstand beruht darin, dass sie meist wenig licht- und luftbeständig sind. Die Beseitigung dieser unangenehmen Eigenschaft wird wohl niemals gelingen, denn sie beruht auf der grossen Kompli-

zirtheit ihrer Zusammensetzung. Ihre Ausgiebigkeit ist beim Färben
eine so fabelhaft grosse, wie diese wohl kaum von einem anderen
Farbstoff erreicht wird. Wir können hier die Darstellung der zahllosen Theerfarben, ebenso ihre Zusammensetzung nur ganz oberflächlich
betrachten, einmal weil die Darstellung eine sehr verwickelte, häufig
auch geheim gehaltene ist, anderentheils weil die chemischen Vorgänge
dabei so zusammengesetzte sind, dass sie eine genaue Kenntniss der
organischen Chemie voraussetzen. — Die Bestandtheile oder auch
Umsetzungsprodukte des Steinkohlentheers, aus welchen die Farben
dargestellt werden, sind das Anilin, Toluidin, Phtaleïn, Phenol, Naphthalin und das Anthracen. Der wichtigste und früher auch der einzigste der genannten Körper ist das Anilin, auch Amidobenzol oder
Phenylamin ($NC^{12} H^7$ oder $C_6 H_7 N$) genannt. Dasselbe wurde schon
in den 20er Jahren dieses Jahrhunderts bei der trockenen Destillation
des Indigo entdeckt, und hiervon stammt auch der noch heute gebräuchliche Name, da „Anil" im Spanischen Indigo bedeutet. Später
fand Runge im Steinkohlentheer denselben Stoff und nannte ihn
Kyanol wegen einer blauen Reaktion, die derselbe mit Chlorkalklösung
gab. Noch später lernte man ihn durch Desoxydation des Nitrobenzols künstlich herstellen. Ende der 40er und Anfang der 50er Jahre
waren es namentlich die grossartigen Untersuchungen von Professor
A. W. Hofmann, welche darauf hinwiesen, wie werthvoll das Anilin
für die Farbenfabrikation werden könne. Von da ab datiren die
ersten Anfänge dieser Industrie, die sich heute zu einem der wichtigsten
Zweige der chemischen Technologie entwickelt hat. Namentlich ist
es Deutschland, welches neben England und Frankreich den bedeutendsten Theil der ganzen Fabrikation an sich gerissen hat. Der
jährliche Export Deutschlands an Theerfarben wird auf über 30 Millionen Mark veranschlagt.

Das Anilin ist im Steinkohlentheer selbst in so geringen Mengen
enthalten und so schwierig zu isoliren, dass man die direkte Darstellung desselben aus dem Theer ganz aufgegeben hat und es nur aus
dem Benzol des Handels (s. d.) darstellt. Das Benzol wird zuerst durch
Behandlung mit konzentrirter Salpetersäure in Nitrobenzol (s. d.) übergeführt und dieses dadurch in Anilin umgewandelt, dass man es mit
Wasserstoff in statu nascendi, d. h. im Augenblick des Entstehens, in
Berührung bringt. Der Wasserstoff wirkt in der Weise reduzirend,
dass er sich mit dem Sauerstoff der Nitroverbindung zu Wasser verbindet und dann an die Stelle des Sauerstoffs selbst tritt. Auf
diese Weise wird aus dem Nitrobenzol $C^{12} H^5 (NO^4)$ oder $C_6 H_5 (NO_2)$
das Anilin $NC^{12} H^7$ oder $C_6 H_7 N$ hergestellt. Die Umwandlung geschieht fabrikmässig in der Weise, dass man das Nitrobenzol in
einem hohen Kessel, welcher mit Rührvorrichtung versehen ist, mit
Eisenfeile mengt und nun nach und nach auf je 100 kg Nitrobenzol

5—10 kg Salzsäure zufliessen lässt. Die Umwandlung beginnt sofort unter so starker Erhöhung der Temperatur, dass ein Theil der Flüssigkeit überdestillirt und von Zeit zu Zeit in den Kessel zurückgegeben werden muss. Nach beendeter Reaktion wird die Masse im Kessel mit Kalkhydrat versetzt und nun durch eingeleiteten Dampf der Destillation unterworfen. Das erhaltene Produkt theilt sich in zwei Schichten, bestehend aus Wasser und rohem Anilin, dem sog. Anilinöl des Handels. Es ist durchaus kein reines Anilin, sondern entsprechend dem Benzol des Handels, das ein Gemenge von Benzol, Toluol und geringen Mengen von Xylol darstellt, eine verschiedenartig zusammengesetzte Mischung von Anilin, Toluidin und Spuren von Xyloidin. Es wird, um es von etwa noch beigemengtem Nitrobenzol, Benzol und etwaigem Ammoniak zu befreien, rektifizirt. Zur Prüfung auf seine Reinheit wird es in verdünnter Salzsäure gelöst. Ist mehr als $^1/_2\,^0/_0$ der eben genannten Verunreinigungen vorhanden, so erscheint die Lösung trübe, nicht klar.

Das Anilin des Handels stellt eine ölige, anfangs helle, bald aber röthlich bis bräunlich werdende Flüssigkeit dar, von einem spez. Gew., das eben über dem des Wassers liegt. Es siedet bei ca. 180°, hat einen eigenthümlichen, nicht unangenehmen Geruch und scharfen, brennenden Geschmack. In Wasser ist es nur sehr wenig löslich (die Lösung ist von schwach alkalischer Reaktion), leicht löslich in Weingeist, Aether, Chloroform und fetten Oelen. Das Anilin bildet mit Säuren leicht und gut krystallisirende Salze. Es gilt als giftig!

Neuerdings stellt man auch zur Fabrikation einzelner Farben reines Anilin her, welches wenigstens nur Spuren von Toluidin enthält. Man benutzt es namentlich zur Herstellung von Fuchsinblau und Anilinschwarz in der Zeugdruckerei und zum Schwarzfärben von Baumwollfaser. Für die meisten Zwecke hingegen ist die im Anilinöl enthaltene Beimengung von Toluidin nicht nur kein Fehler, sondern für einzelne Farben sogar nothwendig.

Die Umwandlung des Anilins in Anilinfarben beruht grösstentheils auf einer weiteren Oxydation desselben. Es entstehen höher oxydirte Basen, z. B. Rosanilin, Mauveïn u. A. Diese und die aus ihnen hergestellten Salze, sowie Verbindungen derselben mit Jod und Brom bilden die verschiedenen Anilinfarben. Zuweilen werden auch einzelne Wasserstoffatome in den Verbindungen durch Alkoholradikale, wie Methyl und Aethyl, ersetzt. Früher geschah die Oxydation des Anilins fast immer durch Arsensäure. Der grosse Uebelstand, dass das Arsen die Anilinfarben verunreinigte und die bedeutenden Schwierigkeiten, welche den Fabrikanten durch die mit grossen Mengen arseniger Säure vermischten Rückstände erwuchsen, bewogen dieselben von dieser Methode abzugehen. Man oxydirt jetzt durch andere Substanzen, namentlich durch Nitrobenzol und Nitrotoluol bei Gegenwart von metallischem Eisen und Salzsäure. Die durch irgend eine dieser Oxydationsmethoden entstehenden Umsetzungsprodukte sind zum grössten Theil Rosanilin; dasselbe ist ungefärbt, giebt aber mit Säuren schöne, farbige Verbindungen, von denen die wichtigste die mit Salzsäure, das sog. Fuchsinroth ist. Diese Verbindungen haben alle die Eigenthümlichkeit, im trockenen Zustande bei auffallendem Lichte metallglänzend, meist grüngoldig, zuweilen auch kupferfarbig zu erscheinen.

Das Fuchsin bildet die Grundlage zu einer ganzen Reihe anderer Farben; es lässt sich aus ihm nicht nur violett, sondern auch blau, grün, auch andere rothe Nüancen, wie das schöne Saffranin, herstellen.

Die Bildung des Anilinschwarz erfolgt aus dem Anilin durch die oxydirende Einwirkung von chlorsaurem Kali und Kupferchlorid oder wie neuerdings vielfach durch vanadinsaure Salze.

Von weiteren Theerfarben liefern uns das Phenol namentlich Pikrinsäure, Corallin und Braun; das Naphthalin: Martiusgelb, Magdalaroth und Neuviolett; das Phtaleïn: Eosin und andere ähnliche Farben und endlich das Anthracen: Alizarin und das Alizarinblau.

Blauholz, Blutholz, Campecheholz.   Lignum Campechianum.
Haematoxylon Campechianum.   *Caesalpineae.*
Centralamerika.

Der Name Campecheholz stammt von der Campechebay in Mexico, Provinz Yucatan, wo der Baum ursprünglich heimisch war und von wo das Holz früher nach Europa exportirt wurde. Jetzt ist der grosse stattliche Baum durch die Kultur über ganz Westindien verbreitet und wird von den Holländern auch in ihren ostindischen Kolonien angepflanzt. Der grösste Theil des Bedarfs wird jetzt von Jamaica exportirt.

Das Holz ist fest, nur schwierig spaltbar, aussen mehr oder weniger dunkelrothbraun bis schwärzlich, häufig mit Rissen versehen, welche grüngoldig glänzen. Im Innern ist es im frischen Zustande gelblich roth, erst allmälig dunkler werdend. Der Geruch ist eigenthümlich, der Geschmack herb adstringirend. Der Speichel wird beim Kauen violett gefärbt. Es kommt in verschieden grossen Scheiten, die von Rinde und Splint befreit sind, in den Handel.

Die wichtigsten Handelssorten sind:

Echtes Campecheholz von Yucatan, aussen blauschwarz, die Scheite an einem Ende spitz zugehackt (spanish cut).

Jamaicaholz, an beiden Enden gerade zugeschnitten, meist etwas heller und ohne Risse.

Domingo- und Guadeloupe-Blauholz ist meist dünner, die Scheite oft gedreht, nicht gänzlich vom Splint befreit und arm an Farbstoff.

Für den Gebrauch wird das Holz geraspelt oder gehobelt und kommt so in den Handel. Da die Raspelspähne anfangs nur eine helle Farbe haben, so schichtet man sie angefeuchtet auf einander und überlässt sie einer Art Gährung. Hierdurch werden sie dunkel, und die besten Sorten erscheinen oft metallglänzend.

Bestandtheile: Gerbstoff, Haematoxylin etc. Letzteres ist das eigentlich färbende Prinzip des Holzes, obschon es im reinen Zustande keine Farbe besitzt. Es bildet durch Aether isolirt kleine farblose oder gelbliche Krystallnadeln von süssholzartigem Geschmack. In kaltem Wasser ist es wenig, in heissem leicht löslich; mit Alkalien giebt es purpurne oder violette Lösungen. An der Luft verwandelt es sich bei Gegenwart von Ammoniak in Haematëin. Dieses bildet getrocknet eine dunkelgrüngoldige Masse, die mit Alkalien verschiedenfarbige Verbindungen eingeht.

Die dunkelrothe Abkochung des Holzes wird durch Säuren heller, durch Alkalien purpurn oder violett. Alaun giebt einen violetten, Bleizucker einen blauen und Galläpfel einen schwarzen Niederschlag. Das Holz ist am besten im feuchten Keller aufzubewahren.

Anwendung. In der Färberei zur Darstellung der verschiedensten dunklen und schwarzen Farben; ferner in grossen Massen zur Tintenfabrikation, da die Abkochung mit Eisenvitriol oder Kalibichromat violettschwarze, allmälig immer dunkler werdende Lösungen giebt.

Blauholz-Extrakt. Unter diesem Namen kommt die eingedickte Abkochung des Blauholzes in grossen Massen in den Handel; seltener in halbflüssiger, meistens in fester Form. In letzterer bildet es schwarze, glänzende, in der Kälte spröde und in der Wärme mehr weiche Massen, die im Aeussern dem schwarzen Pech ähnlich sind. Es kommt namentlich von Nordamerika, in Holzkisten von 25—50 kg Inhalt eingegossen, in den Handel; jedoch sind neuerdings auch in Europa grosse Extraktfabriken entstanden. Von den amerikanischen sind die beliebtesten Marken: „Sanford", „Boston" und „Gravesend mills".

Carmin.

Unter Carmin im chemischen Sinne ist der reine Farbstoff der Cochenille zu verstehen. Es ist eine schwache Säure, die mit Basen schön gefärbte Verbindungen bildet. Der Carmin des Handels ist aber niemals ganz reine Carminsäure, sondern meist eine Verbindung mit Thonerde. Seine Darstellung ist eine sehr einfache, erfordert aber augenscheinlich allerlei kleine Kunstgriffe, da durchaus nicht alle Fabriken ein gleich schönes Fabrikat liefern. Man kocht Cochenille mit Wasser aus und schlägt den im siedenden Wasser gelösten Farbstoff mittelst Thonerde nieder, oder man kocht die Cochenille mit sehr dünner Natriumcarbonatlösung, klärt mit Eiweiss und fällt den Farbstoff mit verdünnter Schwefelsäure aus. Letztere Methode soll namentlich ein sehr schönes Produkt liefern. Der Carmin bildet leichte Klümpchen oder ein feines Pulver von feurig rother Farbe, welches in Salmiakgeist, mit Hinterlassung eines sehr kleinen Rückstandes von Thonerde, vollständig löslich sein muss. Zugemengte andere Substanzen, wie Kreide, grosser Thonerdegehalt, sowie ein etwaiger Gehalt von Zinnober oder Chromroth, lassen sich hierbei erkennen.

Eine geringere Sorte Carmin stellen die sog. Carminlacke dar, die unter dem Namen Florentiner, Wiener, und Berliner Lack in den Handel kommen. Diese dienen jedoch ausschliesslich für die Zwecke der Malerei und werden erhalten, indem man alaunhaltige Cochenilleauszüge mit Natriumcarbonat ausfällt. Ihr Werth richtet sich nach dem mehr oder minder grossen Gehalt an Carmin im Verhältniss zur Thonerde.

Anwendung findet der Carmin in der Zeugdruckerei, zum Färben von Zuckerwaaren, in der Malerei und zur Herstellung schöner, rother Tinten.

Eine der beliebtesten Marken des Carmins ist Nacarate.

Blauer Carmin siehe Indigo.

Gelber Carmin ist ein Farblack, hergestellt durch Ausfällen einer Abkochung von Gelbbeeren (s. d.) mittelst Thonerde.

Carthamin siehe Safflor.

Cattechu siehe erste Abtheilung.

Cochenille siehe erste Abtheilung: Coccionellae.

Curcuma siehe erste Abtheilung: Rad. curcumae.

Drachenblut siehe erste Abtheilung: Resin. sanguis draconis.

Fernambuk- oder Pernambukholz, Rothholz oder Brasilienholz, Peachwood der Engländer.

Es kommen sehr verschiedene Sorten von Rothholz in den Handel, welche theils aus Südamerika, Westindien und dem südöstlichen Asien stammen und zwar sämmtlich von Bäumen aus der Familie Caesalpinia. Als die beste Sorte gilt das echte

Fernambuk- oder Brasilienholz (Provinz und Ausfuhrhafen Pernambuco). Es ist das von Rinde und Splint befreite Kernholz von Caesalpinia brasiliensis. Die Scheite sind $1/4$—$1/2$ m dick, reichlich 1 m lang; aussen roth, innen gelbroth, feinfaserig, geruchlos und von süsslichem Geschmack, beim Kauen den Speichel roth färbend. (Unterschied vom Sandelholz.)

San Martharothholz, von Caesalpinia echinata, kommt in weit grösseren Mengen als das vorhergehende in den Handel. Die Scheite sind arm- bis beindick, 5—20 kg schwer; sie haben aussen unregel-

mässige, weit vortretende, leistenartige Vorsprünge und zwischen diesen
Leisten liegen häufig noch Theile der grauen, rissigen Rinde. Die
Farbe ist aussen roth, innen gelblichbraun, auf dem Querschnitt harz-
glänzend; der Farbstoffgehalt ist geringer wie bei der ersteren Sorte.
Hierher gehören auch Mazatlan-, Nicaragua- und Costarica-
rothholz.

Westindisches oder Brasiletterothholz von Caesalpinia
crista. Es bildet dünne Scheite, leichter, weniger dicht, bräunlichgelb,
eine violette Abkochung liefernd.

Sapan- oder Japanrothholz von Caesalpinia Sapan, in Hinterindien heimisch, auf den Molukken, Philippinen, in China und Japan
kultivirt. Es bildet 1 m lange, gespaltene, armdicke Scheite von
hochrother Farbe und grosser Dichtigkeit. Der Farbstoff dieser Sorte
ist weit schwerer zu fixiren, daher das Holz weniger geschätzt.

Alles Rothholz wird erst in Europa geraspelt, dann feucht in
Haufen geschichtet, um den Farbstoff besser zu entwickeln. Die frischen
Spähne sind hell und werden erst an der Luft lebhaft roth, indem
das sog. Brasiliin sich an der Luft in Brasileïn, dem eigentlichen
Farbstoff, umwandelt.

Die frische Abkochung des Rothholzes ist gelbroth, an der Luft
und dem Licht dunkelroth werdend. Säuren machen sie gelb, Alkalien
violett. Alaun, Blei- und Zinnsalze geben gefärbte Niederschläge, sog.
Lacke; hierauf beruht die Fixirung des Farbstoffes auf der Faser.

Gallen siehe erste Abtheilung: **Gallae.**

Gelbbeeren (grains d'Avignon).

Es sind die unreifen, getrockneten Beeren verschiedener Rhamnus-
arten. Die ungarischen G. stammen von Rhamnus tinctoria, die französischen von Rhamnus infectoria, die persischen von Rhamnus amyg-
dalina und saxatilis. Der Farbstoff derselben wird von Einigen
Quercetin, von Anderen Rhamnetin genannt. Die Gelbbeeren dienen
in der Färberei, zusammen mit Zinnchlorid oder Alaun, zur Hervorbringung gelber und gelbgrüner Farben; ferner zur Darstellung von
gelbem Carmin und sog. Schüttgelb. Hier wird der Farbstoff mit
Kreide niedergeschlagen und der breiige Niederschlag in Hütchen
geformt.

Chinesische Gelbbeeren. Unter diesem Namen kommen die
getrockneten Blüthenknospen von Sophora Japonica in den Handel.
Ihr Farbstoff soll derselbe wie der der echten Gelbbeeren sein.

Gelbholz, Fustikholz, gelbes Brasilienholz.   Lignum citrinum.

Es ist das von Rinde und Splint befreite Stammholz des Färber-
maulbeerbaums, Morus tinctoria, in Südamerika und Westindien

heimisch. Es kommt in Stammabschnitten oder Scheiten von 10—15 kg in den Handel; die Scheite sind an beiden Seiten abgesägt, innen blassgelb mit dunkleren Adern. Als beste Sorte gilt Cuba-, weniger geschätzt sind Tampico- und Jamaica-Gelbholz, noch geringer Portorico- und Brasilien-G. Der Farbstoff besteht aus 2 Säuren, Morinsäure und Moringerbsäure, erstere ist an Kalk gebunden, letztere in heissem Wasser nicht löslich, wohl aber in Kalkwasser. Man benutzt das Gelbholz in der Färberei mit Alaunbeize zur Hervorbringung sehr dauerhafter, aber nicht sehr schöner gelber Farben, dann auch zu Mischfarben, wie braun und grün.

Ausser diesem echten Gelbholz kommt noch aus Ungarn und Südeuropa ein anderes,

Ungarisches, auch Jungfustik oder Fisetteholz genannt. Es stammt vom sogenannten Perrückenbaum, Rhus cotinus aus der Familie der Anacardiaceen. Es bildet dünne Knüppel von hartem, festem Holz, aussen bräunlich, innen gelbgrün. Der Farbstoff wird Quercetin, von Anderen Fustin genannt; er ist wenig haltbar.

Gelbschoten (chinesische).

Es sind die getrockneten Früchte verschiedener Gardeniaarten, G. florida, G. radicans, G. grandiflora; in China, Japan und Cochinchina heimisch. Sie sind 3—5 cm lang, mit 6 hervorstehenden Längsrippen, sehr zerbrechlich; im Innern mit zahlreichen, in gelbes Mark eingebetteten Samen versehen. Sie enthalten Crocin, dem Farbstoff des Crocus gleich.

Indigo. Indicum.

Diese wichtigste aller blauen Farben ist schon seit dem Alterthum bekannt; schon in den Schriften der Römer und Griechen wird sie erwähnt, wenn auch über ihre Natur vielfach irrige Ansichten verbreitet waren. Man hielt sie lange Zeit für eine Erde, die bergmännisch gewonnen würde. Der Anbau von indigliefernden Pflanzen scheint von jeher in allen wärmeren Ländern gebräuchlich gewesen zu sein, denn auch in Amerika fanden die Spanier bei der Entdeckung dieses Welttheils die Indigkultur vor. Aller Indig des heutigen Handels stammt von Indigoferaarten aus der Familie der Papilionaceen; doch liefern auch andere Pflanzengattungen Indigo, wenn auch nur in geringer Menge. So wurde z. B. früher in Deutschland und anderen europäischen Ländern der Waid, Isatis tinctoria, zu diesem Zwecke angebaut, und in China verfertigte man Indigo aus Knöterigarten (Polygonum). Alle diese Pflanzen treten aber gänzlich zurück, seitdem die Engländer den Anbau der Indigoferaarten in ihren Kolonien in grossartiger und mehr rationeller Weise betrieben. Heute sind es vor Allem Ostindien und der indische Archipel, welche die weit-

aus grössten Mengen liefern. Die dortige Produktion beziffert sich
auf jährlich 4—5 Millionen kg. Man kultivirt in den einzelnen Ländern
eine grosse Reihe verschiedener Arten. Die hauptsächlichsten sind:
I. tinctoria in Bengalen, Madagascar, Isle de France, St. Domingo
(liefert die grösste Menge); I. pseudo-tinctoria in Ostindien; I. dis-
perma liefert den Guatemala-Indigo; I. argentea in Afrika liefert
nicht viel, aber guten Indigo. Die Kultur der Indigopflanzen erstreckt sich über Ost- und Westindien, China, Mexico, Caracas
Aegypten, Algerien etc.

Das Indigoblau ist in den Pflanzen nicht fertig gebildet, sondern
entsteht erst durch die Einwirkung des Sauerstoffs der atmosphärischen
Luft auf einen farblosen, im Wasser löslichen Bestandtheil der Pflanzen,
den man Indican genannt hat. Der Anbau und die Fabrikation geschieht in folgender Weise. Die Pflanzen werden in gut beackertem
Boden aus Samen gezogen, der Boden sorgsam von Unkraut freigehalten
und nach einigen Monaten die etwa meterhohen Schösslinge geschnitten.
In Ostindien kann ein derartiger Schnitt 2 — 3 mal in einem Jahre
vorgenommen werden, in Amerika dagegen nur 1 — 2 mal. Alle
3 Jahre werden die Felder von den alten Pflanzen befreit und neu
besäet. Die Pflanze selbst ist ein strauchartiges Kraut mit einfach
gefiederten Blättern, in den Blattwinkeln mit gelben oder rothen
Blüthenständen. Unmittelbar nach dem Schnitt (nur an einzelnen
Orten verwendet man das Kraut getrocknet) werden die Zweige in
ausgemauerte Bassins geschichtet, mit Wasser übergossen und mit
Steinen beschwert, um sie unter Wasser zu halten. Bei der hohen
Temperatur jener Gegenden tritt rasch eine Art von Gährung ein; es
entwickeln sich ziemlich grosse Mengen von Kohlensäure, auch Wasserstoff und Stickstoff entweichen und die Oberfläche bedeckt sich bald
mit Schaum. Sobald dieser braun erscheint (gewöhnlich nach 12—16
Stunden), lässt man die gelbgefärbte Flüssigkeit in tiefer stehende,
steinerne Kufen ab. Hier wird sie, unter fortwährendem Rühren und
Schlagen, der oxydirenden Einwirkung der Luft ausgesetzt, sie färbt
sich anfangs grün, dann blau durch ein darin suspendirtes blaues
Pulver, dem eigentlichen Indigo. Nach etwa 5—6 Stunden ist auch
diese Operation beendet und die Flüssigkeit wird zum Absetzen der
Ruhe überlassen. Nach dem Abfliessen der überstehenden Flüssigkeit
wird der Indigoschlamm gewöhnlich noch mit ganz verdünnter Kalkmilch gewaschen (geschönt), auf Tücher gebracht, ausgepresst und die
Presskuchen, meist durch Drähte, in 4 eckige Stücke geschnitten.
Diese werden schliesslich bei mässiger Temperatur völlig ausgetrocknet
und bilden den Indigo des Handels. 140—160 Pflanzen sollen 1 kg
Indigo liefern.

Guter Indigo muss locker sein und auf Wasser schwimmen; der
Bruch ist gleichmässig, mattblau oder violett, beim Reiben mit dem

Fingernagel zeigt er einen schönen Kupferglanz. Er darf mit Säuren
nicht aufbrausen und beim Verbrennen nur einen geringen Aschege-
halt ($6-7\,\%$) hinterlassen, mit wenig Wasser soll die Mischung nicht
schleimig werden. Er ist geruch- und geschmacklos. Die genaue
Prüfung seines Werthes beruht nur auf dem wirklichen Gehalt an
Indigblau, dem sog. Indigotin. Gute Sorten enthalten hiervon $40-60\,\%$,
mittlere $20-30$, ganze schlechte Sorten oft nur $10\,\%$. Der praktische
Färber nimmt diese Prüfung gewöhnlich durch vergleichende Färbe-
versuche vor. Chemisch lässt sich der Gehalt annähernd dadurch
feststellen, dass man eine, durch reines Indigotin genau eingestellte
Chlorkalklösung so lange einer verdünnten schwefelsauren Indigolösung
zusetzt, bis eine vollständige Entfärbung eintritt. Nach der ver-
brauchten Chlorkalklösung wird dann der Prozentgehalt an Indigblau
berechnet. Ausser dem Indigblau enthält der Indigo noch Indigroth,
durch Aether und Alkohol und Indigbraun, durch Laugen ausziehbar.
Das Blau lässt sich zum Theil sublimiren; es entstehen beim Erhitzen
rothe Dämpfe, die sich beim Erkalten zu kleinen kupferglänzenden
Krystallen verdichten. Es ist in Wasser, Alkohol, Aether, Alkalien
und verdünnten Säuren unlöslich; mit konzentrirter Salpetersäure behandelt, bildet es Pikrinsäure; Chlorkalk und andere desoxydirende
Körper entfärben es; in rauchender Schwefelsäure löst es sich zu
einer tiefblauen Verbindung von Indigschwefelsäure. Diese ist in
Wasser löslich und eine solche Lösung führt den Namen Indigosolution
oder -Composition. Aus ihr stellt man auch den blauen oder
Indigcarmin her, indem man sie mit einer Kochsalz- und Natriumcarbonatlösung versetzt, so lange noch ein Niederschlag entsteht. Dieser
besteht aus indigschwefelsaurem Natron, das in reinem Wasser, nicht
aber in Kochsalzlösung löslich ist. Man wäscht den Niederschlag so
lange mit reinem Wasser aus, bis Letzteres anfängt sich zu bläuen,
trocknet dann bis zur Teigform ein, versetzt mit etwas Glycerin und
bringt es so oder seltener vollständig ausgetrocknet in den Handel.
Der Indigcarmin wird wegen seiner bequemen Anwendung von den
Färbern gern benutzt.

Bringt man Indigblau mit reduzirenden Substanzen, wie Eisenvitriol, arsenige Säure, schweflige Säure, Traubenzucker in wässeriger
Lösung in Berührung, so verwandelt es sich in das, in Alkalien lösliche Indigweiss. Auf dieser Eigenthümlichkeit beruht die Darstellung
der Indigküpe und der durch sie bedingten Färberei. Man stellt die
Küpe in der Weise dar, dass man gepulverten Indigo mit dünner
Kalkmilch oder auch mit Pottaschelösung und Eisenvitriol zusammen
bringt. Letzterer reduzirt das Blau zu Indigweiss, welches sich in
Kalkhydrat oder der Pottasche klar löst. In diese klare Flüssigkeit
wird die zu färbende Faser eingetaucht und dann der Luft ausgesetzt.
Sie färbt sich zuerst grün, dann durch regenerirtes Indigblau tiefblau.

Diese Art der Färberei liefert allerdings eine nicht ganz so feurige Nüance als die mit Indigschwefelsäure, aber sie ist dauerhafter und greift die Faser auf keine Weise an. Aus der klaren Küpe setzt sich, wenn man sie der Einwirkung der Luft überlässt, reines Indigblau ab. Es ist dies also eine Methode, aus der käuflichen Waare das Blau rein darzustellen. Man hat dies, namentlich in England, auch wirklich gethan und das Präparat als Indigextrakt in den Handel gebracht.

Ein anderes Indigpräparat, das sog. Neublau, ist Stärke, welche mit Indigcarmin blaugefärbt ist. Der Indigo kommt in zahllosen Sorten, nach den Gewinnungsländern benannt, in den Handel; als beste Sorten gelten Bengal, Guatemala, Caracas und Aegyptischer.

Die Javasorten, obgleich ebenfalls sehr leicht, werden weniger geschätzt. Coromandel-I. enthält sehr viel Kalk. Nach den Farbennüancen unterscheidet man dann wieder roth, violett, blau und kupferfarbig; schliesslich je nach der Sortirung: melirt, sortirt, ordinär gefeuert, fein gefeuert. Die ostindischen Sorten kommen in $^1/_1$, $^1/_2$ und $^1/_3$ Kisten, letztere mit 40—45 kg Inhalt in den Handel, die amerikanischen in Seronen aus Büffelhaut. Bei den ostindischen und Javasorten sind die Würfel vielfach mit dem Stempel der Faktoreien markirt, ebenso tragen die Kisten eine Bemerkung, ob sie ganze oder gebrochene Stücke oder Grus enthalten. Die Hauptmärkte für Europa sind London und Amsterdam, letzteres für Javawaare, ersteres für ostindische und amerikanische Provenienzen. An beiden Plätzen werden alljährlich 2 Auktionen abgehalten, durch welche der Preis für die ganze Welt regulirt wird.

Man hat seit einigen Jahren auf chemischem Wege Indigblau künstlich zusammengesetzt, jedoch ist diese Erfindung noch nicht so weit gediehen, um dieselbe im Grossen technisch verwerthen zu können; es ist dies aber wohl nur eine Frage der Zeit, die nebenbei eine grosse nationalökonomische Bedeutung hat, da allein der Import Deutschlands an Indigo jährlich etwa 18 Millionen Mark beträgt.

Krapp oder Färberröthe. Radices rubiac tinctorium.

Es ist dies die Wurzel von Rubia tinctorum und peregrina, Familie der Rubiaceen. Ursprünglich im Orient heimisch, ist die Pflanze nach den Kreuzzügen in allen europäischen Ländern von gemässigtem Klima angebaut worden. Namentlich Frankreich und Holland kultivirten bedeutende Massen, doch auch in Deutschland war der Anbau früher ein sehr grosser, bis nach der Entdeckung des künstlichen Alizarins die Wichtigkeit des Krapps als Färbematerial verschwand und daher der Anbau überall zurückging.

Die Wurzel ist lang, cylindrisch, strohhalm- bis federkieldick (die orientalischen sogar bis fingerdick), aussen grauröthlich bis bräun-

lich, mit gelblichem Holzkern. Der Geruch ist schwach, der Geschmack
bitter zusammenziehend. Die grossen Wurzeln sind am meisten geschätzt. Als beste Sorte gilt der Levantiner Krapp, der ungemahlen
als Lizari oder Alizari in den Handel kommt. Von den europäischen
Sorten ist der holländische oder zeeländische Krapp die beliebteste.
Weniger geschätzt sind die französischen, elsässer und thüringer Sorten.
Der holländische kommt stets gemahlen in den Handel und zwar entweder „unberaubt“, d. h. die ganze Wurzel vermahlen, oder als „be-
raubter“, d. h. von den unnützen Bestandtheilen möglichst befreiter
Krapp, oder die Abfälle, als Mullkrapp, und zwar in ganzen Fässern
von ca. 1000 kg. Die französischen und elsässer Sorten sind anfangs
weit heller, gewinnen aber bedeutend durch Lagern und kommen in
$^1/_1$ (ca. 800 kg), $^1/_2$, $^1/_4$, $^1/_8$, $^1/_{16}$ Fässern in den Handel.

Im frischen Zustande enthält die Wurzel einen eigenthümlichen
Stoff, das Ruberythrin oder die Ruberythrinsäure, welche durch Gährung, durch Säuren, zum Theil auch schon durch das Trocknen, in
Zucker und 2 Farbstoffe gespalten wird, das Alizarin oder Krapproth
und das Purpurin. Auf diesen beiden Farbstoffen beruht die früher
so ungemein grosse Verwendung des Krapps zum Färben von Türkisch-
roth (französische Militärhosen), rosa, violett etc. Das an sich farblose Purpurin giebt mit Alkalien rothe Lösungen und bildet mit Thonerde, am besten mit Ammoniakalaun, schön gefärbte, rothe Lacke.
(Krapprosa und Krappcarmin.)

Da die Menge des Farbstoffs in der Krappwurzel eine verhältnissmässig geringe ist, hat man sich von jeher bemüht, denselben zu
konzentriren; so entstanden eine ganze Reihe von Präparaten, von
welchen folgende die wichtigsten sind:

Garancine oder Krappkohle. Wird hergestellt, indem man
gemahlenen Krapp mit konzentrirter Schwefelsäure behandelt, nachher
gut auswäscht und trocknet. Die Schwefelsäure verkohlt die meisten
organischen Bestandtheile der Wurzel, ohne den Farbstoff zu zerstören,
so dass dieser mit wenig Kohle gemischt zurückbleibt. Diese Methode
ist namentlich in Frankreich gebräuchlich, daher der Name, der von
dem französischen Worte Garance-Krapp abstammt.

Garanceux. Da beim Ausfärben mit Krapp die Wurzel nur
zum Theil erschöpft wird, verkohlt man den Rückstand ebenfalls mit
Schwefelsäure, um den Rest des Farbstoffs zu gewinnen; ein solches
Präparat heisst „Garanceux“.

Krappblumen (fleures de garance). Gemahlener Krapp wird
mit Wasser angemengt, gewöhnlich mit etwas Hefe versetzt und so
einer Gährung unterworfen. (In Frankreich gewinnt man dabei als
Nebenprodukt einen ganz ordinären Branntwein, den sog. Krappbrannt-
wein.) Nachdem die Gährung vollendet ist, wird die Flüssigkeit abgepresst und der Rückstand getrocknet.

Colorin ist das weingeistige Extrakt aus dem Garancine; es soll 40—50mal mehr Färbekraft besitzen als Krappwurzel.

Alizarin (verte et jaune) wurde hergestellt durch Ausziehen der Wurzel mit verdünnter, schwefliger Säure; die Auszüge wurden dann gekocht, um die schweflige Säure zu verjagen; hierbei schied sich das Alizarin in unreinem Zustande ab. Heute ist die Fabrikation dieses Präparats, die bei der Ausbeute von nur 1 % niemals sehr bedeutend war, ganz aufgegeben, seitdem 1868 die künstliche Herstellung desselben aus dem Anthracen, einem festen Kohlenwasserstoff des Steinkohlentheers, entdeckt wurde. Neuerdings wird diese Fabrikation in der Weise ausgeführt, dass man das Anthracen mit Schwefelsäureanhydrid (s. d.) behandelt. Es entsteht dadurch eine Sulfoverbindung, die man dann mit Natriumcarbonat neutralisirt; das so erhaltene Salz wird getrocknet und mit Aetzkali auf 250° erhitzt. Aus dieser Mischung wird das entstandene Alizarin durch eine Säure abgeschieden. Es fällt flockig nieder und wird meist in Teigform von 10 resp. 20 % Gehalt in den Handel gebracht. Das chemisch reine Alizarin, welches sich daraus darstellen lässt, bildet dunkelgelbe, durchsichtige Krystalle, welche bei 100° ihr Krystallwasser verlieren und roth werden. Sie sind in kaltem Wasser sehr wenig löslich, leicht dagegen in heissem Alkohol, Eisessig und Holzgeist. Diese Lösungen sind gelb, in Alkalien löst es sich mit violetter Farbe.

Das künstliche Alizarin verdrängt die Anwendung der Krappwurzel immer mehr und mehr. Die Fabrikation desselben wird namentlich in Deutschland im grossartigsten Maassstabe betrieben, die jährliche Produktion wird auf mehrere Millionen kg 10%iger Pasta angegeben.

Lac dye, Lac Lac siehe erste Abtheilung: **Resina laccae.**

Lackmoos oder Lackmus.

Dieser Farbstoff hat seit der Entdeckung der Anilinfarben seine ganze Bedeutung verloren; nur hie und da findet er noch als Zusatz zum Kalk oder zur Kreide, beim Weissen der Decken, eine technische Verwendung. Wichtig dagegen ist er immer noch zur Herstellung von Reagenspapier (Lackmuspapier).

Bereitet wird er aus denselben Flechten, die zur Bereitung der Orseille dienen, namentlich aus Lecanora tartarea, einer häufig an den Felsenküsten Schwedens, Norwegens und Schottlands vorkommenden Flechte. Dieselbe wird zuerst gemahlen, dann mit Pottasche und ammoniakalischen Flüssigkeiten, z. B. faulendem Harn, einer Gährung überlassen. Nach einigen Wochen wird der Brei mit neuer Pottasche, Kalk und Ammoniak gemengt und so lange sich selbst überlassen, bis die ganze Masse eine blaue Farbe angenommen hat: schliesslich

wird sie mit Kreide oder Gyps gemengt und halb ausgetrocknet in
kleine Würfel geformt.

Orlean (Orellana, Rocou, Arnotto).

Der Farbstoff stammt von einem in Südamerika heimischen, aber
auch dort, wie in Zanzibar und auf den Sandwichsinseln kultivirten
Baume, Bixa orellana, ab. Derselbe trägt stachlige, bei der Reife
sich mit 2 Klappen öffnende Früchte; sie haben unter der harten
Schale ein gelbes Fruchtmark, in welches die kleinen Samen eingebettet sind. Dies Fruchtmark ist der Träger des Farbstoffes. Aus
ihm wird der Orlean in der Weise gewonnen, dass man die Früchte
mit etwas Wasser zerstampft und die Masse durch ein Haarsieb reibt,
um sie von Samen und Hülsen zu trennen. Der vom Wasser möglichst befreite Fruchtbrei bildet den Orlean. Letzterer ist gewöhnlich
von ziemlich weicher Konsistenz oder er ist stärker eingetrocknet
und zu Kuchen geformt, welche in Pisangblätter eingewickelt werden.
Früher kam zuweilen eine sehr schöne Sorte in Stangenform in
den Handel. Frisch soll der Orlean einen angenehmen Geruch besitzen, doch da er, um eine lebhaftere Farbe zu erhalten, mit ammoniakalischen Flüssigkeiten, wie man sagt, faulendem Harn, benetzt
wird, so ist der Geruch der Waare, wie sie zu uns kommt, ein sehr
unangenehmer.

Der Orlean enthält 2 Farbstoffe: einen gelben, in Wasser löslichen und einen harzartigen, Bixin oder Orellin genannten, welcher
nur in Weingeist, fetten und aetherischen Oelen und in Aether mit
orangerother Farbe löslich ist. Alkalien lösen den Farbstoff dunkelroth, Schwefelsäure verwandelt ihn in Blau, dann Grün, zuletzt in
Violett.

Als beste Sorten gelten Guiana-O. in Kuchen von 1—1,5 kg,
dann Cayenne-O. in Blechbüchsen von 7—12 kg Inhalt; mittlere Sorten
sind Brasil- und Guadeloupe-O., geringere Westindischer Orlean.

Anwendung findet der Orlean in der Färberei nur noch sehr
selten, da die mit ihm erreichbaren Farben weder schön noch haltbar
sind. Dagegen dient er in grossen Mengen zum Färben von Esswaaren
(Backwerk und Zuckerwaaren), vor Allem als Käse- und Butterfarbe.
Chester, Eidamer und andere Käsesorten verdanken ihre Farbe nur
dem Orlean. Zu diesem Zweck wird gewöhnlich eine Lösung des
Farbstoffes in fetten Oelen hergestellt. Derartige Butter- oder Käse-
farben haben einen höchst unangenehmen Geruch, der nur dadurch
vermieden werden kann, dass man zuerst einen alkoholischen Auszug
des Orleans herstellt, den Spiritus abdestillirt und das so erhaltene
Extrakt in warmem Oele auflöst.

Orseille, Persio (Cudbear).

Diese Farbstoffe werden aus verschiedenen Flechtenarten, namentlich Lecanora tartarea und zahlreichen Roccellaarten bereitet. Man sammelt die Flechten fast an allen felsigen Küsten, nicht nur Nord- und Südeuropas, sondern auch in dem ostindischen Archipel, China, Japan, den Capverdischen Inseln u. s. w. Zu ihrer Verarbeitung werden die Flechten in Wasser aufgeweicht und mit faulem Harn oder ammoniakalischem Wasser einer Gährung überlassen, bis nach etwa 6 Wochen die ganze Masse in einen violetten Brei verwandelt ist. Dieser Brei bildet die Orseille. Wird der Brei zur Trockne gebracht und gepulvert, so heisst die Waare Persio oder Cudbear. Der Farbstoff löst sich in Wasser scharlach- bis violettroth, Alkalien machen die Farbe dunkler, Säuren hellroth; Thonerdesalze liefern braunrothe, Zinnsalze hellrothe Niederschläge. Ausser der teigförmigen Orseille und dem Persio kommt auch ein bis zur Syrupsdicke eingedicktes Extrakt in den Handel und endlich ein sehr schön feurigrother Farbstoff „Orseillepurpur" (pourpre français oder vegetabilischer Purpur).

Orseille und Persio dienen in der Färberei namentlich zum Grundiren, vor Allem in der Wollfärberei für sog. Modefarben, wie Braun, Olive, Cerise etc.

Pikrinsäure siehe zweite Abtheilung: **Acid. picrinicum.**

Quercitronrinde.

Es ist dies die gemahlene, von der dunklen Korkschicht befreite Rinde der in den Südstaaten Nordamerikas heimischen Färbereiche, Quercus tinctoria. Sie ist bräunlichgelb, von schwachem Geruch; herbem, bitterem Geschmack und färbt den Speichel gelb. Neben Gerbstoff enthält sie einen krystallisirbaren, gelben Farbstoff, das Quercitrin. Dient in der Färberei zur Herstellung gelber, rothgelber, brauner und olivgrüner Farben.

Auch Quercitronextrakt kommt in den Handel, ebenso ein daraus dargestellter Farbstoff, das sog. Flavine. Derselbe kommt in Teigform in den Handel und wird dadurch hergestellt, dass man den Farbstoff, welchen man durch Kochen der Rinde mit Soda gelöst hat, mit Schwefelsäure ausfällt.

Safflor, wilder Saffran, Färberdistel. Flores carthami.

Der Safflor des Handels besteht aus den getrockneten Röhrenblüthchen der Färberdistel, Carthamus tinctorius. Diese Pflanze war ursprünglich in Ostindien heimisch, wird aber auch in Persien, Aegypten, Spanien, Frankreich, selbst noch in Deutschland kultivirt, doch sind die aus den heissen Ländern stammenden Blüthen am farbstoffreichsten. Sie sind saffrangelb, röhrenförmig, 2—3 cm lang, fast ge-

ruchlos und von fadem Geschmack; nach dem Trocknen erscheinen
sie mehr hochroth. Eine gleichmässige, dunkelrothe Farbe gilt als
ein Zeichen der Güte. Die meisten Handelssorten sind zuvor mit
kaltem Wasser ausgezogen und dann getrocknet, um einen gelben
Farbstoff, der in den Blüthen vorhanden, aber beim Färben hinderlich
ist, daraus zu entfernen. Nur bei dem spanischen oder portugiesischen
Safflor ist dies nicht der Fall.

Von den verschiedenen Handelssorten wird der persische Safflor
am höchsten geschätzt. Er ist sehr rein, weich, von lebhafter Farbe,
aber selten. Indischer oder Bengal-S. kommt meist in Form
kleiner, zusammengepresster Kuchen von hellerer Farbe vor. Aegyptischer S. ist gleichmässig dunkel, mehr braunroth, sehr weich und
elastisch und kommt in Ballen von 300—350 kg Gewicht in den Handel.
Spanischer oder Portugiesischer S. besteht aus getrockneten (nicht
gewässerten und gepressten) Blüthen. Aehnlich, aber sehr arm an
Farbstoff ist der Deutsche S. aus Elsass, Thüringen etc.

Der Safflor enthält neben dem schon genannten, unbrauchbaren,
in Wasser löslichen, gelben Farbstoff einen sehr schönen rothen, in
Weingeist und alkalischen Flüssigkeiten leicht löslichen Farbstoff, das
Safflorroth oder Carthamin. Dasselbe hat getrocknet bei auffallendem Licht, ähnlich dem Fuchsin, einen starken Goldkäferglanz,
im durchscheinenden Lichte zeigt es ein schönes Rosa. Es kommt
mehr oder weniger unrein als Rouge végétal, Rouge de Portugal, Tassenroth oder Rosablech in den Handel. In dieser Form
stellt es dünne Blättchen dar, welche man dadurch erhält, dass man
eine eingedickte Lösung des Carthamins auf Blech oder Porzellan
eintrocknen lässt. Auch die sog. Blattschminke ist nichts weiter
als ein mit Carthamin bestrichenes Papier. Das Carthamin dient,
namentlich in Verreibung mit Talkum, zur Bereitung rother Schminken; hierbei thut man gut, das Carthamin zuvor in Weingeist zu
lösen und diese Lösung mit dem Talkum zu verreiben. Neuerdings
kommt auch ein Carthamin in Teigform mit dunkel violetter Farbe
in den Handel; es dient zur Herstellung einer vorzüglichen Jaca-
randapolitur.

Die Anwendung des Safflors zum Färben, namentlich der Seide,
zu prachtvollen rosarothen Nüancen hat seit der Entdeckung der Anilinfarben sehr nachgelassen. Von diesen sind es hauptsächlich Magdalaroth, Eosin und vor Allem Saffranin, welche als Ersatz dienen.

Saffran siehe erste Abtheilung: **Crocus.**

Sandel-, Santel- oder Caliaturholz. **Lignum santalinum.**

Das Holz stammt von Pterocarpus santalinus, einem riesigen
Baume aus der Familie der Papilionaceen, in Ostindien und einem

Theil Afrikas heimisch. Die Hauptexportplätze sind Bombay, Madras und Calcutta, von wo es in grossen oft centnerschweren Blöcken oder Scheiten in den europäischen Handel kommt. Es ist von grobfaseriger Struktur, mit schräg verlaufenden und sich kreuzenden Fasern. Aussen ist es schwarzbraun, innen blutroth, schwerer als Wasser und von schwach aromatischem Geruch. Die schwersten und dunkelsten Stücke werden Caliaturholz genannt. In Europa wird das Holz zu feinem Pulver gemahlen und kommt auch mit violetter Farbe (durch Behandeln mit Alkalien) als violetter Sandel in den Handel. Der Farbstoff ist ein saures Harz, Santalin oder Santalsäure genannt; in Wasser ist er vollständig unlöslich, leicht löslich in Weingeist mit rother und in Alkalien mit violetter Farbe. Reines Sandelholz darf mit kaltem Wasser extrahirt keinen Farbstoff an dasselbe abgeben, andernfalls ist es verfälscht. Ebenso ist der Farbstoff in den meisten aeth. Oelen unlöslich, wohl aber, wenn dieselben mit Alkohol verschnitten sind; daher seine Anwendung zur Prüfung derselben.

Die Verwendung des Sandels zum Färben von Zeugen und Wolle möchte wohl gänzlich aufgehört haben, dagegen dient er noch vielfach zum Färben von Likören, Polituren etc. Das rothe Pulver dient auch zur Darstellung der rothen Räucherkerzchen.

Sumach, Schmack.

Unter diesem Namen kommen die grobgepulverten Blätter und jungen Zweige von Rhus coriaria, einer strauchartigen Therebintinacee Südeuropas, in den Handel. Guter Sumach muss möglichst lebhaft graugrün gefärbt sein; verblasster oder schwärzlich gewordener dumpfig riechender S. ist zu verwerfen. Man unterscheidet im Handel französischen Sumach: dunkelgrün, in Ballen von 100—150 kg; Spanischen oder Malaga-S.: mehr gelblich und von starkem Geruch, in Ballen von 50—60 kg; Sicilianer S. (Carini), die häufigste und beste Sorte, ist feingepulvert, grün, ohne Holzstückchen und von kräftigem Geruch. Der Tyroler oder Venetianer S. stammt von Rhus cotinus und kann nur zur Gerberei, nicht zum Färben benutzt werden.

Bestandtheile: Gerbsäure ca. 20%; Gallussäure und ein gelblich grüner Farbstoff.

Der Sumach findet in den Färbereien eine sehr mannigfache Verwendung, theils mit Eisenvitriol zur Hervorbringung grauer Farben, dann aber namentlich zum Nüanciren und Festbeizen zahlreicher Mischfarben.

Der nordamerikanische Sumach, von dort wachsenden Rhusarten abstammend, soll bis zu 27% Gerbsäure enthalten und wird zum Gerben feiner Ledersorten benutzt. Auch ein eingedicktes Extrakt kommt in den Handel.

Alle die zahlreichen Artikel, meistens Chemikalien, welche in
der Färberei alz Beizen und zur Hervorbringung besonderer Farbentöne benutzt werden, finden sich in vorhergehenden Abtheilungen besprochen.

B. Farben für Malerei und Druckerei.

Im Gegensatz zu den Artikeln der vorigen Abtheilung, welche
fast alle organischer Natur, d. h. von pflanzlicher und thierischer Abstammung sind, werden diejenigen Farben, welche als Mal- und Druckfarben dienen, mit wenigen Ausnahmen aus unorganischen, d. h. mineralischen Stoffen gewonnen. Während dort dieselben, um sie zum
Färben benutzen zu können, stets zuvor in Lösung gebracht werden
mussten, werden die Farben dieser Abtheilung in ungelöstem Zustande
mit den betreffenden Bindemitteln (Oel, Lack oder wässerige Flüssigkeiten) nur gemengt und bilden einen undurchsichtigen Ueberzug.

Aus dem eben Gesagten geht hervor, dass die erste Bedingung
für ihre Güte darin besteht, dass die Farben auf das Allerfeinste gepulvert, gemahlen oder geschlämmt sind. Je kleiner die einzelnen
Partikelchen der Farbe sind, um so grösser wird ihre Deckkraft sein;
denn selbstverständlich wird durch ein gleiches Quantum bei feinerer
Vertheilung eine weit grössere Oberfläche bedeckt werden können, als bei
grobem Pulver. Nur wenige sind von so konstanter Zusammensetzung,
dass die chemische Untersuchung auf ihre eventuelle Reinheit massgebend
für ihre Beurtheilung ist. Bei einer weit grösseren Anzahl derselben
geben die physikalischen Eigenschaften, als Feinheit, Deckkraft und
Reinheit des Farbentones den Ausschlag. Vielfach sind die helleren
Nüancen einer bestimmten Farbe überhaupt nur mit nichtfärbenden
Beimischungen hergestellt, so dass hier eine chemische Untersuchung
nicht ausschlaggebend ist. Wir werden also in dem Folgenden nur
dort Prüfungsmethoden angeben, wo es sich um bestimmte chemische
Verbindungen handelt, bei welchen jede fremde Beimengung als eine
betrügerische anzusehen ist. Hierher gehören z. B. Bleiweiss, Zinkweiss, Zinnober etc.

Vielfach theilt man sie in 2 Gruppen, erstens die Erdfarben,
d. h. solche, welche aus natürlich vorkommenden Erden oder Mineralien
durch blosses Pulvern und Schlämmen oder doch durch einfache Manipulationen, wie Brennen etc. gewonnen werden. Hierher gehören
z. B. Kreide, Ocker, Terra de Siena, grüne Erde etc.; zweitens
chemische, auch wohl Mineralfarben genannt, welche durch besondere chemische Operationen künstlich aus anderen Körpern hergestellt werden. Sie sind theils einfache Oxyde, wie Zinkoxyd, Bleioxyd; theils Schwefelmetalle, wie Zinnober; theils wirkliche Salze,

d. h. Verbindungen von Oxyden mit Säuren, wie chromsaures Bleioxyd (Chromgelb). Wir halten eine solche Eintheilung für ziemlich überflüssig, da die Grenzen der beiden Abtheilungen nirgend scharf zu ziehen sind. Ebensowenig würde dadurch etwas erreicht werden, wenn man versuchen wollte, die Farben nach ihren hauptsächlichsten Grundstoffen systematisch einzutheilen. Auch dieses würde zu den grössten Uebelständen führen, weil dadurch Farben nebeneinander kämen, welche ganz verschiedener Natur sind, andererseits aber auch wieder solche weit auseinander gerissen würden, welche ihren physikalischen Eigenschaften nach nebeneinander gehören. Die einzige, für den Praktiker brauchbare Eintheilung ist die rein empirische, nach den einzelnen Farben, und zwar nach denen, wie sie der Sprachgebrauch kennt. Die strenge Wissenschaft kennt ja bekanntlich nur 3, Blau, Gelb und Roth, während Weiss die Vereinigung Aller darstellt (Theilung derselben durch ein Glasprisma) und Schwarz die Negation jeder Farbe ist. Grau, Grün und Violett aber sind nur Mischungen verschiedener Farben.

Selbst diese einfache Eintheilung kann eine nur oberflächliche sein, da die Uebergänge z. B. von Gelb in Roth so allmälig erfolgen, dass eine genaue Feststellung der Grenze gar nicht möglich ist.

Eine weitere Schwierigkeit bei der Besprechung liegt in der grenzenlosen Verwirrung, welche betreffs ihrer Benennung herrscht. Ein und derselbe Name wird oft den allerverschiedensten Farben beigelegt und der schlimmste Uebelstand ist der, dass die Namen nur höchst selten andeuten, woraus die Farbe besteht, sondern im Gegentheil ganz beliebig gewählt sind, oft nach einem Orte, oft nach dem Fabrikanten oder irgend einer besonderen Eigenschaft. Unter einem Namen wie Bergblau, Königsroth, Schweinfurter Grün kann man sich alles Mögliche denken, nur nicht das, was auf die Kenntniss der Natur und der Zusammensetzung der Farbe Bezug hat.

Weisse Farben.

Blanc fixe, Permanentweiss, Barytweiss, Mineralweiss, Neuweiss, Schneeweiss (schwefelsaures Baryumoxyd), fälschlich auch wohl **Lithoponeweiss** siehe zweite Abtheilung: **Baryum sulfuricum.**

Bleiweiss, Schieferweiss, Schneeweiss, Kremserweiss, Kremnitzerweiss, Cerussa.

Das Bleiweiss ist in reinem Zustande basisch kohlensaures Bleioxyd, d. h. eine Verbindung von einem Atom Bleicarbonat mit einem Atom Bleioxydhydrat. Jedoch hat in Wirklichkeit das Bleiweiss des Handels nur selten genau diese Zusammensetzung, sondern es enthält, seiner verschiedenen Bereitungsweise gemäss, oft, sogar wenn nach derselben Methode hergestellt, stark variirende Mengen von Kohlensäure.

Es stellt in fein gemahlenem Zustande, wie es jetzt allgemein in den Handel kommt, ein blendend weisses Pulver dar, welches seiner ungemeinen Deckkraft zufolge die wichtigste Malerfarbe bildet. Seine Darstellungsweise ist eine sehr verschiedene. Jedoch beruhen alle Methoden auf dem gleichen Prinzip, dass zuerst basisch essigsaures Bleioxyd hergestellt und dieses durch Kohlensäure in Bleiweiss verwandelt wird. Man unterscheidet namentlich 4 Methoden, die holländische, deutsche, französische und englische.

I. Holländische Methode. Diese ist die älteste von allen und liefert, obgleich ziemlich unrationell, ein sehr weiches, weisses und daher besonders stark deckendes Bleiweiss, welches von den Malern am meisten geschätzt wird.

Das Verfahren hierbei ist folgendes:

In irdene, innen glasirte Töpfe wird etwas ordinärer Essig gegossen, dann dickes Bleiblech aufgerollt in dieselben hineingestellt und mit einer Bleiplatte bedeckt. Die so vorbereiteten Töpfe werden in Pferdedung eingebettet und in diesem sog. Dungbad mehrere Wochen sich selbst überlassen. Nach dieser Zeit sind die Bleiplatten und Bleibleche fast gänzlich in schieferig abblätterbares Bleiweiss verwandelt, welches dann durch Mahlen und Schlämmen weiter präparirt wird.

Der chemische Vorgang ist folgender: Durch den sich zersetzenden Dünger entsteht Wärme und, neben anderen Produkten, Kohlensäure. Die Wärme verflüchtigt die Essigsäure und diese verbindet sich unter Mitwirkung von Sauerstoff und Feuchtigkeit mit dem Blei zu basischem Bleiacetat. Dieses wird wiederum durch die Kohlensäure in basisch-kohlensaures Bleioxyd (Bleiweiss) und neutrales Bleiacetat verwandelt. Letzteres nimmt abermals Bleioxyd in seine Verbindung auf, wird dadurch wieder zu basisch-essigsaurem Bleioxyd und so wiederholen sich die Umsetzungen bis zur gänzlichen Umwandelung des Bleies in Bleiweiss.

II. Deutsche Methode. Diese beruht auf denselben Prinzipien; man verfuhr früher in der Weise, dass man in geschlossenen Kammern Weintrester gähren liess, während auf Hürden ausgebreitet Bleiplatten über denselben lagen. Durch die Gährung der Trester entstand Essigsäure, Kohlensäure und Wasserdunst, die dann genau so auf einander wirkten wie bei der holländischen Methode. Neuerdings hat man diese Methode auf rationellere Weise dadurch abgeändert, dass man die Trestergährung wegfallen lässt, dagegen die Bleiplatten zuerst durch Eintauchen in Essigsäure mit einer dünnen Schicht Bleiacetat bedeckt, auf die Hürden packt und nun einen Strom Kohlensäure und feuchte warme Luft in die Kammern leitet, bis die Umwandlung vollzogen ist.

III. Englische Methode. Hierbei ist das Verfahren ein ganz anderes.

Man stellt zuerst besonders fein präparirtes Bleioxyd (Bleiglätte) dar, breitet dieses mit Essigsäure befeuchtet aus und lässt unter stetem Umrühren einen Strom von Kohlensäure, die man durch Verbrennen von Coaks erzeugt, darüber hinwegstreichen. Das auf diese Weise gewonnene Bleiweiss ist ebenfalls sehr fein und stark deckend.

IV. Französische Methode. Diese letztere ist die neueste und zugleich auch die rationellste. Sie liefert ein blendend weisses Präparat von ganz besonderer Reinheit, das aber seiner krystallinischen Beschaffenheit wegen nicht ganz so grosse Deckkraft besitzt wie die übrigen Sorten. In grossen Kufen wird Bleizucker mittelst Bleioxyd, Wärme und Wasser in Bleiessig verwandelt und dieser dann durch Einleiten von Kohlensäure in Bleiweiss und neutrales Bleiacetat umgesetzt. Letzteres wird wiederum in basisch-essigsaures Bleioxyd übergeführt, dann wieder zersetzt und so fort. Mit der nämlichen Menge ursprünglich angewandten Bleizuckers können auf diese Weise ganz beliebige Mengen Bleioxyd in Bleiweiss übergeführt werden.

Verfälschungen. Bleiweiss kommt vielfach verfälscht in den Handel und zwar gewöhnlich mit dem spez. fast eben so schweren schwefelsauren Baryt (Schwerspath).

Um hierauf zu prüfen, löst man das Bleiweiss in verdünnter Salpetersäure (1 : 5) auf. Reines Bleiweiss wird völlig gelöst, etwa zugesetzter Schwerspath bleibt ungelöst zurück.

Kocht man es mit starker Kalilauge, so wird es ebenfalls völlig gelöst; Schwerspath, Kreide, Lenzin etc. bleiben ungelöst zurück.

Will man in Oel angeriebenes Bleiweiss auf seine Reinheit untersuchen, so bringt man eine Probe davon in ein Fläschchen, giesst Benzin darauf, schüttelt durch, bringt die dünn gewordene Mischung auf ein Papierfilter, wäscht hier vollständig mit Benzin aus und behandelt dann den getrockneten Rückstand wie oben.

Verwendet man bei derartigen Untersuchungen gewogene Mengen Bleiweiss, z. B. 10 g, so kann man durch Wägen des ungelöst gebliebenen Rückstandes leicht den Prozentsatz der Verfälschung bestimmen.

Verwendung findet das Bleiweiss vor Allem in enormen Quantitäten in der Malerei; jedoch auch in der Heilkunde wird es zur Darstellung einer ganzen Reihe von Präparaten, Unguentum cerussae, Emplastrum cerussae etc. benutzt. Verwerflich dagegen ist seine Anwendung zur Darstellung kosmetischer Präparate (Schminken etc.); ebenso ist es seiner Giftigkeit halber verboten in der Spielwaarenindustrie und zu ähnlichen Zwecken. Bei Leuten, die viel mit Bleiweiss umgehen, stellt sich häufig Bleikolik ein; für diese ist es rathsam, durch Trinken von schwach schwefelsäurehaltiger Limonade den giftigen Einwirkungen vorzubeugen.

Bei der Verwendung als Malerfarbe hat dasselbe neben seinen

sonst so vorzüglichen Eigenschaften einen grossen Uebelstand, seine leichte Veränderlichkeit, die es als rein weisse Farbe für die Verwendung in geschlossenen Räumen fast unbrauchbar macht. Diese ist in der grossen Verwandtschaft des Bleies zum Schwefel begründet; da nun die atmosphärische Luft in Wohnräumen, überhaupt in der Nähe von Wohnstätten, niemals ganz frei von Schwefelwasserstoff ist, so verwandelt dieser die weisse Farbe des Bleiweiss, durch Bildung von schwarzem Schwefelblei, sehr rasch in dunklere Farbentöne. Aus demselben Grunde muss die Beimengung anderer Farben, welche Schwefel enthalten, strengstens vermieden werden. In allen diesen Fällen wird das Bleiweiss durch Zinkweiss oder Lithopone ersetzt.

Unter dem Namen Pattison's Bleiweiss hat man eine Bleiverbindung in den Handel gebracht, die mit dem wirklichen Bleiweiss in chemischer Beziehung nicht übereinstimmt. Es ist ein Bleioxychlorid, d. h. eine Verbindung von Bleichlorid mit Bleioxyd. Sie ist zuerst von Pattison durch Behandlung von Bleiglanz (Bleisulfid) mit Salzsäure hergestellt, hat aber vor dem eigentlichen Bleiweiss keine besonderen Vorzüge.

Bolus, weisser siehe erste Abtheilung: Bolus alba.

China clay, Porzellanerde, Kaolin, Pfeifenthon, Lenzin.

Unter diesen Namen versteht man eine möglichst reine und weisse Porzellanerde. Sie besteht in chemischer Beziehung in der Hauptsache aus kieselsaurem Thonerdehydrat, dient namentlich zum Tapetendruck und wird auch bei der Glanzpapierfabrikation angewendet.

Kreide. Creta.

Dieselbe Rolle, wie in der Oelmalerei das Bleiweiss, spielt bei den Wasserfarben die Kreide. Sie ist nicht nur die gebräuchlichste weisse Anstrichfarbe, sondern dient auch als Grundlage für alle möglichen Farbemischungen. Ihrer chemischen Natur nach ist sie ein mehr oder weniger reines Kalkcarbonat (gleich dem Marmor, Kalkstein, Kalkspath etc.). Sie findet sich in sehr grossen Lagern an den verschiedensten Meeresküsten oder an solchen Orten, welche in vorgeschichtlichen Zeiten Meeresboden gewesen sind. Sie ist entstanden aus den Kalkpanzern mikroskopisch kleiner Infusorien, wie sie noch heute in unzählbaren Massen lebend im Schlamme des Meeres aufgefunden werden. Man kann unter einem starken Mikroskop in der Kreide die einzelnen Kalkpanzer noch vielfach so deutlich erkennen, dass sich die Arten der Infusorien danach bestimmen lassen. Die Kreide findet sich in mächtigen Schichten, oft, wie auf Rügen und an den englischen Küsten, hohe Felsen bildend, doch auch, wie z. B. in der Ebene der Champagne, unter dem Boden hinstreichend. Sie wird meistens bergmännisch gewonnen. Frisch gebrochen ist sie so weich, dass sie sich mit den Fingernägeln eindrücken lässt und, da sie eine grosse Menge Wasser aufgesogen enthält, von ziemlich bedeutendem spez. Gewicht. Man lässt sie an der Luft abtrocknen, um das Wasser möglichst zu verdunsten; sie wird dadurch weisser, wahrscheinlich weil die Spuren von organischen Bestandtheilen, welche noch in ihr vorhanden sind, verwesen. Niemals ist die Kreide so rein, dass sie unmittelbar als Stückenkreide oder zum Malen benutzt werden könnte; immer enthält sie grosse Mengen gröbere Stücke von Schaalthieren, Seeigeln, vielfach auch grössere Knollen von sog. Feuersteinen eingeschlossen, daneben mehr oder minder grosse Mengen von Thonerde, Sand etc. Von den gröberen Steinen wird sie nach dem Zerstampfen durch Auslesen befreit, dann auf Mahlgängen oder Walzwerken möglichst fein gemahlen und endlich durch sorgfältiges Schlämmen von Sand und anderen harten Beimengungen befreit. Nach dem Absetzenlassen wird das Wasser abgezogen und die getrocknete Masse nochmals gemahlen. Eine derartig präparirte Kreide heisst Schlämmkreide. Soll Stückenkreide, auch Patent- oder Schreibkreide genannt, bereitet werden (nur die feinsten und weissesten Sorten werden hierzu verwandt), so wird der schon etwas abgetrocknete Brei in Holzformen gestrichen, deren Wände durchlöchert und innen mit Zeug ausgelegt sind, um das Wasser abtropfen zu lassen. Nach dem Abtropfen werden die Stücke herausgenommen und entweder ohne Weiteres vollständig ausgetrocknet oder einer starken Pressung unterworfen. Letzteres geschieht namentlich, wenn Kreidestifte, Billardkreide oder Aehnliches daraus hergestellt werden soll.

Als beste Sorten für die Bereitung der Stückenkreide gelten namentlich die dänische Kreide und die aus der Champagne. Für Schlämmkreiden gelten als die besten vor Allem schwedische, ferner Rügener und holländische, während z. B. die holsteinischen Kreiden meist sehr sandhaltig und selten gut von Farbe sind.

Eine gute Schlämmkreide muss zwischen den Fingern mit Wasser gerieben vollkommen unfühlbar, weich und frei von allen sandigen Körpern sein; ferner soll sie eine möglichst rein weisse Farbe haben. In Wirklichkeit ist diese weisse Farbe, wovon man sich durch einen Vergleich mit Zinkweiss oder Bleiweiss überzeugen kann, niemals völlig rein, sondern hat immer einen Stich ins Gelbliche, zuweilen auch ins Graue. Viele Fabrikanten, welche feine Sorten liefern, suchen diesem Uebelstande dadurch abzuhelfen, dass sie beim Vermahlen eine Spur von Blau hinzufügen; namentlich die Franzosen sollen dieses „Schönen", was ja auch der Maler bei der Verwendung der Kreide thut, vielfach anwenden. Dass durch einen Zusatz von Blau die Farbe weisser erscheint, beruht darauf, dass Blau mit Gelb, wie der

physikalische Ausdruck lautet, „komplementär" ist, d. h. dass die eine
Farbe die andere gewissermaassen aufhebt. Selbstverständlich kann
die Menge des zuzusetzenden Blaus nur durch Versuche festgestellt
werden.

Auch die Kreide kommt mehrfach unter anderen Namen in den
Handel, z. B. Wiener Weiss, Pariser Weiss, Marmorweiss. Auch wird
der Name Kreide auf andere Stoffe übertragen, welche mit dieser nur
die weisse Farbe gemeinsam haben, z. B. spanische Kreide, Brianconer
Kreide, Schneiderkreide. Es sind dies grösstentheils entweder Talk-
oder Thonarten.

Leichtspath (fälschlich Lenzin).

Unter diesem Namen kommt meist fein gemahlener Kalkspath
(Calciumcarbonat) oder gemahlener weisser Gyps (Calciumsulfat, natürlich ungebrannt) in den Handel. Der Leichtspath dient weniger
für sich als Malerfarbe, sondern nur als Mischmaterial in ähnlicher
Weise wie der Schwerspath.

Lithoponeweiss.

Das echte Lithopone besteht aus einer Verbindung von kieselsaurem Zinkoxyd mit Zinksulfid (Schwefelzink), deren Herstellung von
den Fabrikanten geheim gehalten wird. Es besitzt eine ganz vorzügliche
Deckkraft und kann das Bleiweiss vortheilhaft ersetzen, da es vollständig haltbar an der Luft ist.

Leider wird auch dieser Name vielfach falsch angewandt; so
findet man den Namen Lithopone auch für Blanc fixe und für das
sog. Barytzinkweiss, eine Verbindung von Baryumsulfat und Schwefelzink.

Perlweiss.

Unter diesem Namen geht zweierlei, einmal basisch kohlensaurer
Kalk, entstanden durch ganz schwaches Brennen von Austernschaalen
und nachheriges Mahlen und Schlämmen, zweitens basisch salpetersaures Wismuthoxyd (s. d.); letzteres heisst wohl auch Schminkweiss.

Permanentweiss siehe Blanc fixe.

Schwerspath siehe zweite Abtheilung: Baryum sulfuricum.

Zinkgrau.

Zinkgrau ist ein durch metallisches Zink verunreinigtes Zinkoxyd,
wie es sich bei der Darstellung des metallischen Zinks aus den Zink-
erzen zu Anfang der Operation bildet.

Zinkweiss, Zinkblumen, weisses Nichts.

Das Zinkweiss ist reines Zinkoxyd (Zn O), welches Spuren von
Kohlensäure nur nach längerem Lagern enthält. Es bildet ein schnee-

weisses, sehr zartes und verhältnissmässig leichtes Pulver, welches mit Oel angerieben eine grosse Deckkraft und bedeutende Luftbeständigkeit besitzt. Es wird in den Zinkhütten in der Weise dargestellt, dass man das Zink in Retorten bis zum Weissglühen erhitzt und die entweichenden Zinkdämpfe mit erhitzter Luft zusammenbringt. Sie entzünden sich sofort und verbrennen mit lebhaft leuchtender Flamme zu weissem Zinkoxyd, welches durch ein Gebläse in ein System von Kammern geleitet wird und dort niederfällt. Es wird namentlich in Belgien, Schlesien und Sachsen hergestellt.

Prüfung. Reines Zinkoxyd muss sich in verdünnter Essigsäure möglichst ohne Aufbrausen völlig lösen. Mit Schwefelammon darf es sich nicht bräunen. Es muss an trocknem Orte aufbewahrt werden.

Gelbe Farben.

Aurum pigmentum, Auripigment, Rauschgelb, Operment, Schwefelarsen.

Diese so ungemein giftige Farbe verschwindet glücklicherweise immer mehr und mehr aus dem Gebrauch, da sie sehr leicht durch das weit schönere Chromgelb zu ersetzen ist. Das Auripigment des Handels ist ein Gemenge von 3 fach Schwefelarsen, $As\ S^3$, mit arseniger Säure, und zwar letztere in um so grösserer Menge, je heller die Farbe ist.

Wird bereitet durch Sublimation von arseniger Säure mit Schwefel. Es bildet glasige Stücke, welche gemahlen ein schönes gelbes Pulver liefern.

Bleiglätte, Bleioxyd, Massicot, Bleigelb.

Das Bleioxyd, $Pb\ O$, kommt in zwei verschiedenen Aggregatzuständen vor, entweder krystallinisch als eigentliche Bleiglätte, fälschlich auch Silberglätte genannt, oder amorph als Massicot oder Bleigelb. Letztere Modifikation wird erhalten durch vorsichtiges Erhitzen von Bleiweiss oder Bleinitrat oder auch durch Erhitzen von metallischem Blei an der Luft, mit der Vorsicht, dass die Erhitzung nicht bis zum Schmelzen des Bleioxyds getrieben werden darf. Massicot hat eine gelbere Farbe als die Glätte. Letztere wird hüttenmännisch als Nebenprodukt bei der Gewinnung des Silbers aus silberhaltigem Blei gewonnen. Das Metall wird in flachen Röstöfen unter starkem Luftzutritt so lange erhitzt, bis alles Blei in Oxyd verwandelt ist, dieses schmilzt und wird durch eigene Kanäle abgelassen (das Silber bleibt unverändert zurück). Die erkaltete, geschmolzen gewesene

Glätte hat ein blätterig krystallinisches Gefüge und ist fein gemahlen von gelbrother Farbe.

Die Bleioxyde dienen weniger als direkte Malerfarben, sondern werden als Zusatz zu anderen Farben, namentlich für Fussbodenanstriche benutzt, da sie die Oelfarbenanstriche sehr hart machen. Sie dienen ferner zur Firnissbereitung (s. d.) und endlich medizinisch zur Bereitung von Bleipflaster, Bleiessig etc.

Cadmiumgelb, Schwefelcadmium, Jaune brillante.

Das Schwefelcadmium wird hergestellt durch Ausfällen einer Lösung von schwefelsaurem Cadmium mittelst Schwefelwasserstoff. Es bildet ein feurig gelbes Pulver, welches eine zwar theuere, aber für die Kunstmalerei, weil unbedingt haltbar, sehr wichtige Farbe liefert. Mit Ultramarin gemengt liefert es schöne, dauerhafte, grüne Farben; dagegen darf es wegen seines Schwefelgehalts nicht mit Blei- oder Kupferfarben gemischt werden.

Carmingelb, gelber Carmin siehe Gelbbeeren.

Chromgelb, Bleichromat, Neugelb, Königsgelb.

Die unter dem Namen Chromgelb, wenn keine nähere Bezeichnung hinzugefügt ist, im Handel vorkommenden Farben sind Verbindungen des Bleioxyds mit der Chromsäure; sie werden erhalten, wenn man irgend ein gelöstes Bleisalz mittelst einer Lösung von chromsaurem Kali ausfällt. Die zahlreichen Nüancen des Chromgelbs, vom hellsten Schwefelgelb bis zum tiefsten Orange, werden durch die verschiedenen Mischungsverhältnisse der Salze untereinander und ferner dadurch bedingt, ob man ein neutrales oder basisches Bleisalz anwendet. Orangefarben erhält man z. B. bei Anwendung von basisch essigsaurem Bleioxyd (Bleiessig), Goldgelb bei Anwendung von Bleizucker, Schwefelgelb dagegen, wenn man zur Lösung des chromsauren Kali, vor dem Ausfällen, freie Schwefelsäure hinzugesetzt hat. Diese Farbe ist dann also ein Gemisch von chromsaurem Bleioxyd mit schwefelsaurem Bleioxyd. Jede einzelne dieser 3 Farben kommt wieder in zahlreichen Nüancen vor, welche entweder durch Mischen derselben untereinander oder, wie bei den billigen Sorten, durch Mischen mit Schwerspath oder Gyps hergestellt werden. Eine solche Beimengung verräth sich gewöhnlich schon durch das hohe spez. Gew., da das reine Chromgelb ziemlich locker, daher verhältnissmässig leicht ist.

Reines Chromgelb muss sich in verdünnter Salpetersäure vollständig lösen, Schwerspath bleibt zurück.

Ausser dem Bleichromgelb hat man neuerdings auch gelbe Chromverbindungen von Zink, Kalk und Baryt hergestellt. Das Zinkchromgelb ist allerdings nicht so feuriggelb, dafür aber dauerhafter als die betreffende Bleifarbe. Der chromsaure Baryt kommt als gelbes Ultramarin in den Handel und bildet eine schöne, fast unzerstörbare gelbe Farbe. Er wird hergestellt durch Ausfällen einer heissen Lösung von Chlorbaryum mittelst chromsaurem Kali.

Der chromsaure Baryt eignet sich sowohl zu Oel- wie zu Wasserfarben.

Jaune brillante siehe Cadmiumgelb.

Indischgelb, Jaune indienne.

Unter diesem Namen kommen 2 Farben in den Handel, einmal das sog. Kobaltgelb (salpetrigsaures Kobaltoxyd-Kali), entstanden durch Ausfällen einer Lösung von salpetersaurem Kobaltoxyd mittelst salpetrigsaurem Kali. Es bildet ein schön schwefelgelbes, etwas krystallinisches Pulver, vollständig unempfindlich gegen die Einwirkung der atmosphärischen Luft und des Schwefelwasserstoffs. Ferner das Purree, ebenfalls Jaune indienne genannt, eine Lackfarbe, in welche der gelbe Farbstoff einer indischen Pflanze durch Magnesia niedergeschlagen ist.

Neapelgelb.

Eine schön gelbe, aber durch die Einwirkung des Schwefelwasserstoffs leicht zerstörbare Farbe, bestehend aus antimonsaurem Bleioxyd.

Ocker (gelber).

Unter dem Namen Ocker wird eine ganze Reihe von gelben Erdfarben in den Handel gebracht, welche bei aller Verschiedenheit ihrer sonstigen Bestandtheile eins gemeinsam haben, dass ihr färbender Bestandtheil aus Eisenoxydhydrat besteht. Daneben enthalten sie zuweilen noch basisch schwefelsaures Eisenoxyd. Man kann sie Alle im Grossen und Ganzen ansehen als eisenoxydhydrathaltige Thonmergel, zuweilen auch noch mit andern Metalloxyden, namentlich Mangan vermischt. Der Thon- und Kalkerdegehalt der einzelnen Sorten geht weit auseinander, ebenso der Gehalt an Eisenoxydhydrat; letzterer schwankt zwischen 10—50 %. Die natürlichen Ocker sind entweder durch die Verwitterung eisenhaltiger Gesteine entstanden oder dadurch, dass eisenhaltige Grubenwässer in Thonmergel eindrangen. Sie finden sich daher fast überall in der Nähe von Eisenerzlagern und Eisenbergwerken, in wechselnder Güte und Reinheit. Ihre Farbe schwankt von hellgelb bis zu gold- und orangegelb. Die Namen, welche sie im Handel führen, beziehen sich vielfach auf diese Farben; so unterscheidet man hellen Ocker, Goldocker, Chromocker, Bronceocker etc. Auch die bekannte Terra de Siena gehört hierher. Die feinsten

Sorten werden vielfach mit Satinocker oder daraus verdreht mit Satinober bezeichnet. Besonders geschätzt sind die französischen oder Pariser Ocker, obgleich sie diese Werthschätzung wohl nur dem Umstande verdanken, dass die Franzosen von jeher sehr sorgfältig bei der Bearbeitung von Erdfarben verfahren sind. Was heute unter dem Namen „französischer Ocker" in den Handel kommt, stammt durchaus nicht immer daher, sondern man bezeichnet damit nur gute, für die Oelmalerei besonders geeignete Sorten. Ocker ist sowohl zur Wasser-, wie zur Oelmalerei zu verwenden, nur ist zu bemerken, dass für die Letztere die Ocker mit starkem Thongehalt nicht brauchbar sind, weil sie Lasurfarben geben. (Mit Lasurfarben bezeichnet man alle die Farben, welche mit Oel abgerieben durchscheinend werden; derartige Farben sind für die Lackmalerei die besten.)

Die natürlichen Ocker werden auf das Sorgfältigste gemahlen und geschlämmt, um sie von allen harten Theilen des Gesteins zu befreien. Sie bilden ein sehr feines, weiches, fast fettig anzufühlendes Pulver, dessen Werthbestimmung sich weniger nach ihrer Zusammensetzung als nach der Reinheit und dem Feuer des Farbentons richtet.

Vielfach stellt man auch auf künstlichem Wege Ocker dar, wenn Eisenvitriollösungen aus Grubenwässern oder als Abfallprodukte chemischer Industrien zu Gebote stehen. Man fällt aus diesen das Eisenoxydul mittelst Kalkmilch, eventuell unter Zusatz von Thon aus; das ausgeschiedene Eisenoxydulhydrat oxydirt sich an der Luft rasch zu Oxydhydrat. Auf diese Weise kann man Ocker von hohem Eisengehalt herstellen, welche namentlich für die weitere Verarbeitung zu gebrannten Ockern sehr werthvolles Material liefern. Alle gelben Ocker ändern durch mässiges Brennen ihre Farbe in mehr oder minder feuriges Roth oder Braun um; hierauf beruht, wie wir später sehen werden, die Fabrikation zahlreicher rother und brauner Farben.

Ultramaringelb und **Zinkgelb** siehe **Chromgelb.**

Rothe und braune Farben.

Amaranthroth.

Es ist dies ein Carmin-Thonerde-Lack, für die feine Wassermalerei anwendbar. Neuerdings finden sich derartige Lacke vielfach durch Anilinfarben feuriger gemacht, ein Umstand, der natürlich ihre Haltbarkeit sehr beeinträchtigt. Aehnlicher Zusammensetzung ist das sog. Berliner Roth. Vielfach wird auch der Farbstoff der Cochenille durch den von Krapp oder Fernambuk ersetzt.

Bergroth.

Eine eisenoxydhaltige Thonerdefarbe, dargestellt durch Brennen von dazu passendem Ocker. Findet Verwendung bei Wasserfarben.

Caesarlack siehe **Amaranthroth.**

Caput mortuum, Todtenkopf, Colcothar vitrioli, Eisenroth.

Dies ist ein ziemlich reines Eisenoxyd, welches in den verschiedensten Farbentönen, vom lebhaftesten Roth bis zu braun und braunviolett hergestellt wird. Es war in früheren Zeiten nur ein Nebenprodukt bei Bereitung der Nordhäuser Schwefelsäure aus Eisenvitriol, und auch heute werden noch grosse Quantitäten bei der Fabrikation dieser Säure gewonnen. Es bleibt in den Retorten nach Abtreibung der Schwefelsäure zurück, hatte aber in diesem Zustande nur eine schmutzig rothbraune Farbe, die den Ansprüchen, welche man heute an Farben stellt, nicht mehr genügt; doch hat man gelernt, es durch nochmaliges Glühen mit einigen Prozenten Kochsalz feuriger und reiner von Farbe herzustellen. Durch die verschiedenen Hitzegrade und durch die Dauer des Glühens ist man im Stande den Ton nach Belieben zu modifiziren. Der Zusatz von Kochsalz beim Glühen hat den Zweck, die letzten Spuren von basisch schwefelsaurem Eisenoxyd, welches immer noch im Retortenrückstand vorhanden ist, umzusetzen. Die Masse wird nachher mit Wasser ausgelaugt, gemahlen und geschlämmt. Ausserdem wird das Caput mortuum überall dort fabrizirt, wo Eisenschlamm, d. h. Eisenoxydhydrat als Abfallprodukt bei anderen Fabrikationen in grösseren Mengen vorhanden ist. Es ist dies namentlich bei der Alaun- und Vitriol-Darstellung der Fall. Hier ist die Bereitung dieselbe wie oben.

Das Cap. mort. ist eine der ausgiebigsten und dauerhaftesten aller Farben. Es besitzt eine staunenswerthe Deckkraft, ist widerstandsfähig gegen alle äusseren Einflüsse und ist als Oel- wie als Wasserfarbe anwendbar, da sie selbst auf Kalk steht.

Chromroth siehe Zinnoberersatz.

Eisenmennig, Eisenroth.

Kommt in verschiedenen Farben in den Handel, vom lebhaften Roth bis zu Graubraun. Enthält bis zu 70 % Eisenoxyd, dient als Schutzanstrich für Eisentheile in gleicher Weise wie der Bleimennig, vor dem es bei gleicher Wirksamkeit den Vorzug grösserer Billigkeit hat.

Englischroth, Königsroth, Hausroth, Kaiserroth, Nürnberger Roth.

Thonhaltige Eisenoxydfarbe in lebhaft rother Nüance; passend für Wasser- und Oelanstrich.

Florentiner Lack.

Eine Thonerdefarbe aus Cochenille, vielfach auch aus Fernambuk hergestellt, auch Münchener oder Wiener Lack genannt. Eine andere Nüance bezeichnet man mit Geraniumlack.

Japanroth, Indischroth, Italienischroth.

Thonhaltige Eisenoxydfarben mit einem schwachen Stich ins Gelbe.
Namentlich für Wassermalerei passend.

Kasseler Braun, Kasseler Erde, Lasurbraun.

Ist eine bituminöse, erdige Braunkohle, welche, nachdem sie auf
das feinste gemahlen ist, als Ader- (Lasur-) Farbe Verwendung findet.
Die färbenden Bestandtheile in ihr sind hauptsächlich die bituminösen
Stoffe; sie ist daher fettig und lässt sich mit Wasser nicht gut an-
mengen. Diesen Uebelstand kann man sofort beseitigen, wenn man
sie beim Anrühren mit ein wenig Weingeist benetzt. Vielfach wird
sie der Bequemlichkeit halber, mit Wasser auf der Farbemühle zu
einem Teig gemahlen, vorräthig gehalten. Um das Austrocknen zu
verhüten, ist dieser Teig unter Wasser aufzubewahren.

Soll mit Oelfarbe geadert werden, so wird das Kasseler Braun
am besten durch dunkle Eisenoxydfarben, wie Russischbraun oder
Sammetbraun ersetzt.

Kastanienbraun.

Eine dunkelgebrannte thonhaltige Eisenoxydfarbe von schöner
Nüance, sehr geeignet für Fussbodenanstriche.

Kölner Braun.

Eine dem Kasseler Braun ähnlich zusammengesetzte, bituminöse
Erde.

Mahagonibraun, Mahagoniocker, gebrannter Ocker.

Wie der Name sagt, ein gebrannter Ocker von schön rothbrauner
Farbe, der gebrannten Terra de Siena sehr ähnlich.
Passend zu Fussbodenanstrichen.

Manganbraun, Bisterbraun.

Mehr oder weniger reines Manganoxyd von schön kastanienbrauner
Farbe. Wird dargestellt, wenn man die bei vielen chemischen Operationen abfallenden Manganoxydulsalze mit Natriumcarbonat ausfällt;
hierbei fällt grünliches Manganoxydulhydrat aus, welches sich an der
Luft sehr rasch in braunes Manganoxydhydrat umsetzt. Dieses wird
gesammelt, gewaschen und getrocknet.

Mennig, Mennie, Bleimennig, Minium.

Der Bleimennig ist eine Oxydationsstufe des Bleies, welche $\frac{1}{3}$mal
mehr Sauerstoff enthält als das Bleioxyd (Bleiglätte). Man kann ihn
ansehen als eine Verbindung von 2 Aequivalenten Bleioxyd (2 Pb O)
mit Bleisuperoxyd (Pb O^2). Wird dargestellt, indem man Bleiglätte

auf einem Röstofen unter fortwährendem Umrühren und starkem Luftzutritt so lange erhitzt, bis die ganze Masse eine feurig rothe Farbe
angenommen hat. Die Masse ist krystallinisch und wird erst durch
Mahlen in ein sehr feines Pulver verwandelt. Vielfach wird er beim
Mahlen mit Schwerspath oder Ziegelmehl verfälscht, daher ist eine
Prüfung rathsam. Der sog. Pariser oder Orangemennig ist weit
zarter und mehr orangegelb. Er wird erhalten, wenn man Bleiweiss
mit Natronsalpeter zusammenschmilzt und längere Zeit im Glühen erhält. Nach dem Erkalten wird die geschmolzene Masse ausgelaugt
und der im Wasser völlig unlösliche Mennig getrocknet. Diese Sorte
eignet sich wegen ihrer grösseren Feinheit namentlich zu Spirituslack-
anstrichen für Modelle etc.

Mennig eignet sich seiner Schwere halber nicht für die Wassermalerei, ist aber mit Oel angerieben eine beliebte und sehr passende
Grundirfarbe, da die Menniganstriche sehr hart werden. Um ihn zu
prüfen, löst man ihn durch Kochen in verdünnter Salpetersäure, wobei
eine völlig klare Lösung eintreten muss, andernfalls ist Schwerspath
zugegen. Etwaigen Eisengehalt, von Ziegelmehl oder sonstigen Zusätzen herrührend, erkennt man in der verdünnten Lösung durch Blutlaugensalz. Vor dem Löthrohr auf Kohle erhitzt muss der Mennig,
ohne einen Rückstand zu hinterlassen, zu einem Bleikügelchen reduzirt
werden.

Neubraun gleichbedeutend mit **Kastanienbraun.**

Pariser Roth, Polirroth.

Ist chemisch reines Eisenoxyd und wird bereitet durch Glühen
von oxalsaurem Eisenoxydul. Dient weniger für Malerzwecke als zum
Poliren von Metall, Gold, Silber, Stahl etc. Lässt sich nicht gut
durch gemahlenen Blutstein (ebenfalls reines Eisenoxyd) ersetzen, weil
das hierbei erhaltene Pulver niemals so fein herzustellen ist, wie das
durch Glühen von oxalsaurem Eisenoxydul erhaltene Oxyd.

Pompejanischroth siehe Italienischroth.

Rehbraun.

Ein kieselsäurehaltiges Eisenoxydhydrat, welches in seiner Zusammensetzung der echten Umbra ähnlich ist. Es hat eine bräunliche
Farbe mit einem Stich ins Grüngelbliche; kommt in verschiedenen hellen
und dunklen Nüancen vor und dient hauptsächlich bei der Wassermalerei. Für die Oelmalerei ist es als Lasurfarbe nicht geeignet.

Sepiabraun.

Im Mantel des Tintenfisches (s. Ossa sepiae) findet sich ein
eigenthümlicher Sack, der mit einer braunen, undurchsichtigen Flüssig-

keit gefüllt ist. Der Inhalt dieses Säckchens wird getrocknet, mit
Kalilauge ausgekocht und aus dieser Lösung der Farbstoff durch
Schwefelsäure ausgefällt. Der gesammelte ausgewaschene Niederschlag
wird mit Gummischleim gemengt und in kleine Täfelchen geformt.
Dient als hochgeschätzte Wasserfarbe.

Terra de Siena (gebrannt).

Während diese Farbe in ungebranntem Zustande meist als ein
schmutziges Gelb auftritt und so nur selten als Eichen-Aderfarbe
benutzt wird, liefert sie gebrannt ein sehr ausgiebiges, lebhaftes Ma-
hagonibraun, welches sich als Lasurfarbe ausgezeichnet zum Oelen
der Fussböden eignet. Die Sienaerde findet sich namentlich im Tos-
kanischen, in der Nähe von Siena, dann aber auch am Harz und in
verschiedenen anderen Gegenden Deutschlands in ganz vorzüglicher
Qualität. Sie findet sich als erdiges Mineral, in der Hauptsache aus
basisch schwefelsaurem Eisenoxydhydrat bestehend, gemengt mit Kieselsäure und Thon.

Umbra, Umbraun.

Die echte Umbra, gewöhnlich italienische, auch cyprische Umbra
genannt, besteht in der Hauptsache aus kieselsaurem Manganoxydhydrat und kieselsaurem Eisenoxydhydrat, in welchem gewöhnlich ein
Theil des Eisenoxyds durch Thonerde ersetzt ist. Sie ist entstanden
durch die Verwitterung manganhaltiger Eisenerze und findet sich erdig
theils in Knollen, theils in Lagern namentlich auf Sicilien und Cypern.
Sie hat ungebrannt eine tiefbraune Farbe mit einem Stich ins Grünliche, seltener ist sie kastanienbraun. Sie wird meistens ungebrannt
verwendet; nach dem Brennen nimmt sie, wie alle Eisenoxydfarben,
eine rothbraune Farbe an. Dient als Wasser- und Oelfarbe; kommt
theils geschlämmt, theils in Kugeln geformt als Kugel-Umbra in
den Handel.

Kölnische Umbra, zuweilen auch Kölner Erde genannt, hat
nur in der Farbe einige Aehnlichkeit mit der echten, ist im Uebrigen,
gleich dem Kasseler Braun, nur eine fein geschlämmte, erdige Braunkohle.
In die Lichtflamme gestreut entzündet sie sich, echte Umbra nicht.

Van Dyk-Braun.

Das echte, wie es von den Malern des Mittelalters mit Vorliebe
angewandt wurde, soll eine sehr schön braun gefärbte Moorerde, also
ein Produkt ähnlich der Kölner Erde, gewesen sein. Das Präparat,
wie es heute in den Handel gebracht wird, ist gewöhnlich nur eine
tiefbraun gebrannte Eisenoxydfarbe.

Zinnober (echter). Cinnabaris.

Zinnober ist, chemisch ausgedrückt, einfach Schwefelquecksilber, Hg S, welches als häufigstes Quecksilbererz in grossen Mengen gefunden wird. Doch ist dieses natürlich vorkommende selten von einer solchen Reinheit, dass es als Malerfarbe brauchbar wäre; nur die besten und reinsten Stücke werden zuweilen gemahlen und kommen als Bergzinnober in den Handel. Die weitaus grösste Menge wird künstlich auf verschiedene Weise hergestellt. Man kennt von dem einfach Schwefelquecksilber zwei verschiedene Modifikationen, einmal amorph als sehr feines, sammetschwarzes Pulver, dann krystallinisch, entweder als scharlachrothes Pulver oder sublimirt in strahlig krystallinischen, graurothen Massen, welche zerrieben ein feurig scharlachrothes Mehl geben. Amorphes Sulfid erhält man, wenn man Quecksilbersalze durch Schwefelwasserstoff oder Schwefelalkalien aus ihren Lösungen fällt. Erhitzt man das getrocknete, schwarze Schwefelquecksilber, so verflüchtigt es sich und verdichtet sich abgekühlt in krystallinischer Form. Ebenso verwandelt es sich durch längeres Kochen mit Schwefelalkalien in die rothe, krystallinische Form. Ferner kann man das amorphe Quecksilbersulfid auch herstellen durch inniges Zusammenreiben von metallischem Quecksilber mit Schwefel. Durch Anfeuchten der Mischung mit ein wenig Schwefelalkali oder auch nur Kalilauge wird die Operation bedeutend abgekürzt.

Auf diesen Eigenthümlichkeiten beruhen die verschiedenen Methoden der Darstellung. Man unterscheidet im Handel hauptsächlich 3 Sorten: 1. sublimirter Zinnober, 2. chinesischer Zinnober und 3. Vermillon-Zinnober.

Sublimirter Zinnober wird namentlich in den Quecksilberwerken zu Idria, ferner auch in Holland (Amsterdam) hergestellt. Während man in Holland das schwarze Schwefelquecksilber durch Zusammenreiben herstellt, wird es in Idria in besonders konstruirten Schüttelfässern durch mechanisches Schütteln bereitet. Stets wendet man weit mehr Schwefel an (etwa das doppelte Quantum) als nach den Atomverhältnissen nöthig wäre; die Erfahrung hat gezeigt, dass bei Anwendung eines Ueberschusses an Schwefel ein weit besseres Produkt erzielt wird. Nachdem man auf eine der beiden Weisen schwarzes Sulfid hergestellt hat, erhitzt man dasselbe in gläsernen oder thönernen Gefässen zuerst soweit, dass der überschüssige Schwefel verbrennt. Sobald der Arbeiter an dem Nachlassen der aus der Oeffnung tretenden Schwefelflamme merkt, dass die Verbrennung ziemlich beendet ist, legt er eine Vorlage lose an und setzt die Erhitzung fort, bis alles Schwefelquecksilber sublimirt ist. Ein Theil desselben hat sich in der Vorlage verdichtet, der grösste Theil aber sitzt in dicken Krusten in der oberen Hälfte des Sublimationsgefässes. Alles

wird gesammelt, sortirt und dann unter Wasser gemahlen. Bei den
feinsten Sorten soll dies 5–6 mal hintereinander geschehen, doch ist
zu bemerken, dass durch das vielfache Mahlen der Farbenton des
Zinnobers etwas heller wird. Darauf wird das Pulver, um es von den
letzten Resten des Schwefels zu befreien, mehrmals hintereinander
mit einer verdünnten Pottaschelösung ausgekocht, dann sehr sorgfältig
gewaschen und getrocknet.

Chinesischer Zinnober. Die Fabrikation dieser sehr geschätzten Waare, wie sie in China betrieben wird, ist unbekannt;
doch haben die Analysen gezeigt, dass der echte chinesische Zinnober
etwa 1 % Schwefelantimon enthält. Hierauf fussend, hat man in
Europa Zinnober von gleich schöner Qualität in folgender Weise
dargestellt. Man mischt dem zuvor hergestellten, schwarzen Schwefelquecksilber 1 % Schwefelantimon zu, sublimirt zusammen und kocht
das gemahlene Pulver mit einer Schwefelalkalilösung, wäscht nachher
sorgfältig aus und trocknet.

Vermillon-Zinnober heissen alle, auf nassem Wege hergestellten
Sorten. Diese Methoden liefern zum Theil ein sehr schönes Produkt
und haben den Vortheil, dass die Arbeiter nicht, wie bei dem Subli-
mationsverfahren, durch die Quecksilberdämpfe gefährdet werden. Die
Einzelheiten der Ausführung werden von den Fabriken streng geheim
gehalten; doch verfährt man im Grossen und Ganzen folgendermassen:
das nach irgend einer Methode hergestellte schwarze Quecksilbersulfid wird mit einem Schwefelalkali so lange unter Umrühren gekocht,
bis die Farbe in den gewünschten feurig rothen Ton übergegangen ist;
damit sie sich nicht noch weiter verändert, wird das Kochen sofort
unterbrochen. Jetzt wird ausgewaschen, zuletzt mit schwach salz-
saurem Wasser, dann nochmals mit verdünnter Pottaschelösung gekocht, wiederum ausgewaschen und getrocknet.

Eine sehr empfehlenswerthe Methode, welche auf ande en Prinzipien beruht, stammt von Professor Liebig. Sie basirt darauf,
dass weisses Präzipitat (Hydrargyrum amidato-bichloratum, s. d.), mit
Schwefelalkalien auf ca. 50° erwärmt, in rothes, krystallinisches
Sulfid sich umsetzt. Die Methode hat den Vortheil, dass der Ueber-
gang in die feurig rothe Farbennüance sehr allmälig erfolgt, daher
nicht so grosse Aufmerksamkeit erfordert wie die vorige. Guter
Zinnober muss vollständig frei von Schwefel sein; um ihn hierauf zu
prüfen, rührt man etwas Zinnober mit Wasser an und bringt den
Brei auf blankes Kupfer oder Messing. Ist freier Schwefel vorhanden,
so entsteht nach einiger Zeit ein schwarzer Fleck. Etwaige
sonstige Verfälschungen erkennt man, wenn man etwas Zinnober in
einem Probirröhrchen über der Spiritusflamme erhitzt. Reiner Zinnober
sublimirt vollständig, Beimengungen bleiben zurück. Zinnober ist eine
der schönsten Farben für die Oelmalerei, nur bleicht sie an der Luft

allmälig ab; auch ist das Mischen mit Bleipräparaten zu vermeiden, da sonst wegen seines Schwefelgehaltes rasch eine Schwärzung eintritt. Zinnober ist nicht giftig, da er von verdünnten Säuren und Alkalien, also auch vom Magen- oder Darminhalt nicht angegriffen wird.

Zinnoberersatz, Antizinnober, Chromroth.

Die Farbe, welche unter diesen Namen in den Handel kommt, ist ziemlich verschiedener Natur. Die eigentliche Grundlage derselben ist das Chromroth (basisch chromsaures Bleioxyd), wie es erhalten wird, wenn man Chromgelb (chromsaures Bleioxyd) in geschmolzenen Salpeter einträgt und die Schmelze nachher durch Auslaugen vom Salz befreit. Fast immer aber ist das Chromroth, auch Chromzinnober genannt, noch durch Anilinroth aufgefärbt, um ihm einen feurigeren Ton zu geben. So präparirt, verliert es natürlich am Licht einen Theil seiner schönen Nüance; immerhin bleibt das Chromroth eine gute, dauerhafte und dem echten Zinnober sehr ähnliche, in den besten Sorten noch feurigere Farbe. In den billigen Sorten ist es öfter durch aufgefärbte rothe Mennige ersetzt. Derartige Mischungen verlieren am Lichte selbstverständlich sehr stark.

Blaue Farben.

Bergblau, Bremer Blau, Bremer Grün, Kalkblau, Neuwieder Blau.

Sämmtliche unter diesen Namen im Handel vorkommenden Farben bestehen im Wesentlichen aus Kupferoxydhydrat mit wechselnden Mengen von Kalk oder Gyps. Nur das echte Bremer Blau oder Bremer Grün besteht fast aus reinem Kupferoxydhydrat. Letzteres wird hergestellt durch Ausfällen einer Kupfersalzlösung mit Aetzkali oder Aetznatron; die anderen durch Vermischen einer Kupfersalzlösung, am besten Kupfernitrat, mit Kalkmilch. Je mehr von letzterer zugesetzt wird, desto heller ist selbstverständlich der Farbenton. Eine weitere Bedingung ist ferner, dass die Kupferlösung vollständig frei von Eisen ist, da andernfalls ein missfarbiges Produkt erzielt wird. In früheren Zeiten wurde die Farbe durch Mahlen eines natürlich vorkommenden Minerals, sog. Kupferlasur, hergestellt. Hiervon stammt der Name Bergblau.

Die Farben eignen sich nicht für die Oelmalerei, sondern dienen hauptsächlich nur als Leimfarben, aber auch hierbei müssen frische Kalkwände gänzlich vermieden werden. Ihrer Giftigkeit wegen sollte man sie in der Zimmermalerei überhaupt nicht anwenden. Ihre Hauptverwerthung finden sie in der Dekorationsmalerei als Lichtgrün.

Berliner Blau, Preussischblau, Pariser Blau, Mineralblau.

Alle diese Farben enthalten als färbendes Prinzip das Eisencyanür-cyanid. Sie unterscheiden sich nur durch ihre mehr oder

minder grosse Reinheit. Die reinste Sorte ist das Pariser, dann das
Berliner Blau, die unreinste das Mineralblau. Ihre Darstellungsweise
ist eine sehr verschiedene, je nachdem Eisenoxydul- oder Eisenoxydsalze zu Gebote stehen. Da letztere ungleich theurer sind, wird fast
immer das schwefelsaure Eisenoxydul (Eisenvitriol) benutzt. Man
löst dasselbe in Wasser unter Zusatz von so viel Schwefelsäure, dass
eine vollständig klare Lösung entsteht, und versetzt die Lösung mit
einer solchen von gelbem Blutlaugensalz (Kaliumeisencyanür, s. d.).
Wäre die Eisenvitriollösung, wie dies bei der käuflichen Waare aber
niemals der Fall ist, vollständig oxydfrei, so würde der entstehende
Niederschlag rein weiss sein; in Wirklichkeit fällt er, des geringen
Oxydgehaltes wegen, blassblau aus. Trennt man ihn vom überstehenden
Wasser und setzt ihn den Einwirkungen der atmosphärischen Luft aus,
so wird er immer dunkler, indem ein Theil des Eisencyanürs in Cyanid
übergeht und so das tiefblaue Eisencyanür-cyanid bildet. Dasselbe
wird zuletzt noch mit Salpetersäure gekocht, ausgewaschen und halb
getrocknet — gewöhnlich in viereckige Stücke — geformt, entweder
rein als Pariser Blau oder vermischt mit anderen Substanzen, wie
Thonerde, Gyps, Kreide etc., als Berliner oder Mineralblau. Stehen
Eisenoxydsalze zur Verfügung, so ist die Darstellung weit einfacher,
indem hierbei von vornherein Eisencyanür-cyanid entsteht. Bei Bereitung der billigeren Sorten wird übrigens selten reines Blutlaugensalz,
sondern gewöhnlich die bei der Krystallisation desselben verbleibenden
Mutterlaugen verwandt. Das trockene Pariser Blau bildet tiefblaue,
auf dem Bruch feinkörnige Stücke, welche beim Streichen mit dem
Fingernagel, gleich dem Indigo, einen Kupferglanz annehmen. Berliner
oder Mineralblau sind, den Zusätzen entsprechend, heller. Nothwendig
ist ferner, dass die angewandten Eisenlösungen vollständig kupferfrei
sind, weil sonst das entstehende Kupfercyanür die Produkte missfarbig macht.

Die Farbe ist in Wasser völlig unlöslich, sie wird durch Säuren
nicht verändert, wohl aber durch ätzende Alkalien. Sie ist also
nicht für frische Kalkwände brauchbar, eignet sich aber sowohl zur
Oel- wie zur Wassermalerei, wenn sie auch für letztere Zwecke durch
das weit billigere Ultramarin verdrängt ist. In Oel dagegen ist sie
weit dauerhafter als das Ultramarin und wird daher für feinere
Malerei vielfach verwandt.

Auch in der Färberei wird das Eisencyanür-cyanid massenhaft
gebraucht; nur nimmt man hierzu nicht die fertige Farbe, sondern
schlägt sie in der Faser selbst nieder, indem man die Stoffe zuerst
durch ein Eisen-, dann durch ein Blutlaugensalzbad zieht. So wird
z. B. das preussische Militärtuch gefärbt; daher stammt der Name
Berliner oder Preussischblau.

Lässt man beim Ausfällen etwas Blutlaugensalz im Ueberschuss und wendet von vornherein ein Eisenoxydsalz an, so resultirt ein Niederschlag, welcher zwar nicht in der entstandenen Salzlösung, wohl aber in reinem Wasser löslich ist. Wäscht man diesen mit Wasser aus, so tritt ein Zeitpunkt ein, wo das ablaufende Wasser anfängt sich blau zu färben; bringt man ihn jetzt in reines Wasser, so erhält man eine vollständige tiefblau gefärbte Lösung, welche früher, vor Entdeckung der Anilinfarben, als eine sehr billige und schöne blaue Tinte benutzt wurde. Man kann auch das fertige Berliner Blau in Lösung bringen, wenn man dem Wasser etwas Oxalsäure zusetzt.

Turnbullsblau nennt man eine schöne blaue Farbe, welche aus reinem Eisencyanid besteht. Sie wird gebildet, wenn man ein Eisenoxydsalz mit rothem Blutlaugensalz (Kaliumeisencyanid) versetzt. Da diese Farbe vor dem Berliner Blau keinen Vorzug hat und weit theurer ist, so kommt sie selten in Verwendung.

Carmin (blauer) siehe Indigo.

Kobaltblau, Kobaltultramarin, Thonerdeblau, Königsblau.

Diese sehr schöne, auch dauerhafte Farbe besteht aus einer Verbindung des Kobaltoxyduls mit Thonerde. Sie wird erhalten, wenn man entweder reine Thonerde (Kaolin) mit einer bestimmten Menge Kobaltoxydulsalz tränkt, trocknet und dann einer starken Glühhitze unterwirft oder man versetzt Alaunlösung mit der Kobaltlösung, sammelt den entstehenden, blassblauen Niederschlag von Thonerde-Kobaltoxydulhydrat, wäscht ihn aus, trocknet ihn, glüht ihn zuletzt stark und schlämmt die erkaltete Masse auf's Feinste.

Kugelblau siehe Ultramarin.

Lasurblau, Azurblau, Meissner Blau, zuweilen auch Bergblau.

Besteht aus einem gepulverten und geschlämmten Mineral, dem Lasurstein, auch Kupferlasur genannt. Es ist ein basisch kohlensaures Kupferoxydhydrat, welches sich neben dem Malachit in tiefblauen Krystallen findet.

Dient namentlich zur feinen Dekorationsmalerei, auch zum Wagenlackiren, wird aber durch Schwefelwasserstoff leicht geschwärzt.

Mineralblau siehe Berliner Blau.

Neublau, Waschblau.

Unter diesen Namen kommen die verschiedenartigsten Präparate in den Handel; meist sind es Stärkemehle, welche entweder durch Indigcarmin oder Berliner Blau gefärbt sind; zuweilen werden auch die hellen Sorten von Smalte (s. d.) darunter verstanden.

Oelblau.

Diese Farbe besteht aus Schwefelkupfer. Während das gewöhnliche Schwefelkupfer, wie es z. B. durch Fällung eines Kupfersalzes
durch Schwefelwasserstoff erhalten wird, schwarz erscheint, lässt sich
eine blaue Modifikation in folgender Weise herstellen.

Schwefel wird in einem Glaskolben soweit erhitzt, dass er anfängt zu verdampfen. Sobald dieser Zeitpunkt eingetreten, wirft man
allmälig Kupferdrehspähne in den Kolben; diese verbrennen sofort
zu Schwefelkupfer und trägt man so lange ein, bis aller Schwefel möglichst gebunden ist. Dann zerschlägt man den Kolben, zerreibt die
Masse und kocht sie mit Kalilauge aus, um etwaigen überschüssigen
Schwefel zu lösen. Nach dem Trocknen mischt man den Rückstand
nochmals mit etwas Schwefel, glüht bis zum Verdampfen desselben,
kocht wiederum mit Kalilauge, wäscht und trocknet. Es resultirt
eine sehr schöne blaue Farbe, die sich im Firniss- oder Lackanstrich
gut hält.

Zuweilen findet man als Oelblau auch ein Gemenge von Bremer
Blau mit Berliner Blau.

Pariser Blau siehe Berliner Blau.

Smalte, Schmalte, Sächsischblau, Königsblau, Kaiserblau, Neublau.

Smalte ist ein durch Kobaltoxyd blau gefärbtes Kaliglas. Es
wird in eigenen Fabriken, den sog. Blauwerken, namentlich in Sachsen
und am Harz angefertigt. Man schmilzt in Glasöfen Pottasche mit
fein gepulvertem Quarz, am besten Feuerstein, unter Zusatz von gerösteten Kobalterzen so lange zusammen, bis die Masse im vollständigen Fluss ist, so dass die Unreinigkeiten sich am Boden des Tiegels
ablagern. Die flüssige Masse wird dann in eiskaltes Wasser gegossen,
um sie spröde und leicht pulverisirbar zu machen. Je mehr Kobalt-
erze hinzugefügt wurden, um so dunkler erscheint die Farbe. Nach dem
Mahlen wird die Farbe auf das Sorgfältigste geschlämmt, um alle
gröberen Theile zu entfernen und nach den Farbenüancen sortirt. Die
dunkelsten Sorten bezeichnet man mit Kaiser- oder Königsblau.

Die Smalte hatte früher, bevor man gelernt hatte das Ultramarin
billig herzustellen, eine grosse Wichtigkeit; sie ist allerdings weit
dauerhafter als dieses, aber bei Weitem nicht von so feurigem Farbenton. Nur für die Porzellanmalerei ist sie ihrer Unzerstörbarkeit
wegen unersetzlich. Auch für Tapetendruck findet sie vielfach Verwendung.

Ultramarin.

Das Ultramarin, die weitaus wichtigste aller blauen Farben,
kannte man schon in früheren Jahrhunderten; doch war sie damals

eine dem Gold gleichwerthige Substanz, da sie nur aus dem auch als Edelstein benutzten Mineral „Lapis lazuli" durch Pulvern und Schlämmen hergestellt wurde. Seitdem man die chemische Zusammensetzung erkannte, bestrebte man sich, eine Methode der künstlichen Darstellung aufzufinden und dies gelang in den zwanziger Jahren gleichzeitig in Frankreich und Deutschland. Während man in Frankreich die Sache geheim hielt, veröffentlichte Professor Gmelin in Tübingen seine Erfindung und noch heute wird, mit kleinen Abänderungen, nach seiner Methode gearbeitet. Man kennt die Zusammensetzung, die allerdings nicht immer gleichmässig ist, vollkommen. Sie besteht, abgesehen von kleinen zufälligen Verunreinigungen, aus Thonerde, Kieselsäure, Natrium und Schwefel. Weniger klar ist man darüber, was ihr die blaue Farbe verleiht. Man kann sie ansehen als eine Verbindung von kieselsaurer Thonerde mit Schwefelnatrium und wechselnden Mengen von kieselsaurem Natron. Ihre Bereitungsweise ist nicht immer die gleiche. Man unterscheidet 3 Methoden: 1. die Herstellung von Sulfat-Ultramarin, 2. von Soda- und 3. von sog. säurefestem Ultramarin. Die 1. und 2. Methode werden zuweilen mit einander vereinigt.

Sulfat-Ultramarin wird in folgender Weise bereitet: Reine Thonerde, am besten fein gemahlener und geschlämmter Kaolin, wird in ein staubfeines Pulver verwandelt, dann mit wasserfreiem Glaubersalz (Natriumsulfat) und Kohlenpulver aufs Innigste und in bestimmten Verhältnissen gemengt. Durch schwaches Glühen von aller Feuchtigkeit befreit, wird das Gemenge in Tiegel eingestampft, gut bedeckt und in einem Porzellanbrennofen 6—9 Stunden lang bis zur beginnenden Weissgluth erhitzt. Man lässt die Tiegel im Ofen erkalten, nimmt die zusammengesinterte, graugrüne Masse heraus, pulverisirt sie auf das Feinste, wäscht aus und trocknet. Das so erhaltene Produkt ist mehr oder weniger grün gefärbt und kommt als Ultramaringrün in den Handel. Es dient weniger zur Oelmalerei, weil es hier von den schönen Kupferfarben weit übertroffen wird, sondern vor Allem als Kalkfarbe, da es durch den Kalk garnicht verändert wird.

Um das Ultramaringrün in Ultramarinblau zu verwandeln, blau zu brennen, wie der technische Ausdruck lautet, wird es mit Schwefelpulver gemengt und unter fortwährendem Rühren und schwachem Luftzutritt nochmals erhitzt, bis aller Schwefel verbrannt ist. Nach dem Erkalten wird die blaue Masse gemahlen, anhaltend gewaschen und getrocknet. Gewöhnlich wird das Pulver nochmals gemahlen, dann gesiebt und bei den billigen Sorten gestreckt, d. h. mit Gyps, Lenzin, Kreide oder ähnlichen Stoffen gemengt.

Soda-Ultramarin. Die Darstellung, welche namentlich in Frankreich, Belgien und auch in einigen deutschen Fabriken gebräuchlich ist, besteht darin, dass man die auf gleiche Weise wie bei der ersten Methode bereitete Porzellanerde mit calcinirter Soda und Schwefel-

pulver in bestimmten Verhältnissen mengt und wie oben glüht. Hierbei resultirt sofort ein blaues Ultramarin, welches dann durch Mahlen,
Waschen und Schlämmen in ein feines Pulver verwandelt wird. Vielfach vereinigt man die erste und zweite Methode mit einander, mischt
die Porzellanerde nicht nur mit Glaubersalz und Kohle, sondern zu
gleicher Zeit auch mit Soda und Schwefel. Ebenso mengt man auch
das beim Auslaugen des Ultramarins gewonnene Schwefelnatrium zu
den übrigen Bestandtheilen.

Säurefestes Ultramarin. Wird hergestellt, indem man einer
der oben genannten Mischungen noch 5—10 $\%$ des Gewichtes der angewandten Porzellanerde an Kieselsäure zumischt und das Ganze glüht.
Der Ausdruck „säurefest" passt übrigens durchaus nicht, da auch
dieses Ultramarin der Einwirkung von Säuren nicht widersteht. Nur
gegen Alaun ist es widerstandsfähig geworden, eine Eigenschaft, die
für manche Verwendungen sehr wichtig ist.

Es sind dies die rohen Umrisse der Fabrikation, wie sie heute
im Allgemeinen gebräuchlich ist. Doch hat so ziemlich jede Fabrik
ihre besonderen Kunstgriffe und kleinen Abänderungen, welche auf das
Sorgfältigste geheim gehalten werden. Ultramarin stellt ein sehr
zartes, je nach seiner Reinheit ein tiefblaues, zuweilen einen Stich
in's Violette besitzendes Pulver dar. Vollkommen unlöslich in Wasser,
darf es an dieses Nichts abgeben. Alkalien verändern es nicht, dagegen wird es durch Säuren gänzlich zersetzt. Verdünnte Salzsäure
entwickelt wie andere Säuren Schwefelwasserstoff und scheidet zu
gleicher Zeit Schwefel aus demselben ab. Letzteres ist ein Beweis,
dass das Natrium in höheren Schwefelungsstufen mit diesem verbunden
ist, da einfach Schwefelnatrium nur Schwefelwasserstoff entwickeln
würde. Ultramarin ist nach dem eben Gesagten eine ganz vorzügliche
Wasserfarbe von grosser Beständigkeit, da sie sogar auf frischem Kalk
vollständig steht. Mit Oel giebt sie eine herrliche tiefblaue Lasurfarbe von allerdings beschränkter Haltbarkeit; die im Oel sich bildende
Säure verändert die Farbe mit der Zeit ein wenig. Sollen hellere
Nüancen durch Zumischen von Weiss hergestellt werden, so darf hierzu nur Zinkweiss oder Blanc fixe benutzt werden, da Bleiweiss sich
durch den Schwefelgehalt des Ultramarins alsbald schwärzen würde.
Aus demselben Grunde darf kein bleihaltiger Firniss oder Siccativ
verwandt werden, sondern nur reines Leinöl unter Zusatz von borsaurem Manganoxydul. Ausser zu Malerfarben dient das Ultramarin
in grossen Mengen für Tapeten-, Zeug- und Steindruck; ferner zum
Bläuen resp. Weissmachen von Wäsche, Papier, Zucker und ähnlichen
Stoffen; es muss nur überall dort vermieden werden, wo Säuren zugegen sind oder sich entwickeln. Es ist völlig unschädlich, darf
daher auch zum Färben von Confituren etc. benutzt werden. Mit
Ultramarin gefärbter Zucker ist vollkommen unschädlich, bringt aber

doch zuweilen Unannehmlichkeiten mit sich. Kocht man z. B. Fruchtsäfte, welche Säuren enthalten, mit einem so gefärbten Zucker, so entwickelt sich in denselben leicht ein Geruch nach Schwefelwasserstoff.

Seit einigen Jahren wird von der Nürnberger Ultramarinfabrik nach einem patentirten Verfahren auch violettes und rothes Ultramarin angefertigt und in den Handel gebracht. Dasselbe soll dadurch hergestellt werden, dass man blaues oder grünes Ultramarin mit solchen Salzen, welche in der Hitze Säure abgeben, erhitzt. Das gewöhnliche Mittel, das Ultramarin zu strecken, ist schwefelsaurer Kalk und zwar gewöhnlich gefälltes Kalksulfat, sog. Analin; bedeutende Beimengungen hiervon lassen sich durch Schlämmproben nachweisen.

Violette Farben.

Die violette Farbe wird in der Malerei fast immer nur durch Zusammenmischen von blauen und rothen Farben in geeigneten Verhältnissen komponirt. Ausser dem schon erwähnten violetten Ultramarin und dem violetten Caput mortuum hat man höchstens nur noch das Manganviolett (phosphorsaures Manganoxyd), hergestellt durch Zusammenschmelzen von Braunstein mit glasiger Phosphorsäure und Auskochen der Schmelze mit Wasser. Doch kommt diese Farbe wegen ihres hohen Preises sehr wenig zur Verwendung. In den Preiskuranten werden als violette meist Lackfarben aufgeführt, d. h. Verbindungen der Thonerde mit organischen Farbstoffen; sie werden hergestellt, indem man rothe Lackfarben mit irgend einem Blau versetzt.

Grüne Farben.

Grösser als bei irgend einer anderen Farbe ist gerade bei der grünen die Benennung der einzelnen Farben verworren. Die Bezeichnungen sind derart willkürliche, dass es geradezu unmöglich ist, eine für alle Gegenden passende Trennung der Namen vorzunehmen. Gleiche Namen werden oft für 4—5 ganz verschieden zusammengesetzte Farben gebraucht, so dass nur die genaue chemische Untersuchung darüber entscheiden kann, welche Farbe man vor sich hat.

Altonaer Grün siehe Schweinfurter Grün.

Berggrün, Tyroler Grün, Malachitgrün.

Das echte Berggrün ist kohlensaures Kupferoxydhydrat, wie es natürlich als sog. Malachit vorkommt. Es ist dies ein krystallinisches Mineral von sehr schön grüner Farbe mit dunkleren Schattirungen. Dient fein gemahlen und geschlämmt zur Oelmalerei.

Braunschweiger Grün siehe **Schweinfurter Grün.**

Bremer Grün siehe **Bremer Blau.**

Chromgrün, grüner Zinnober, Moosgrün, Smaragdgrün, Permanentgrün, Seidengrün, Myrthengrün, Neapelgrün.

Zu bemerken ist, dass alle diese Namen vielfach auch angewandt werden für Gemische von Chromgelb mit Berliner Blau, wie wir sie später unter Oelgrün kennen lernen werden. Die echten Chromgrüne haben als färbenden Bestandtheil nur das Chromoxyd. Die verschiedenen Farbennüancen werden theils durch die verschiedenen Bereitungsweisen, theils aber auch, namentlich die helleren, durch Zusätze von anderen Farben hervorgerufen. Es giebt gerade für die Darstellung der Chromoxyde eine unzählige Menge von Vorschriften, theils auf nassem, theils auf trockenem Wege; doch liefern die letzteren weit schönere Töne. Das beste Resultat soll nach folgender Methode erzielt werden. Man glüht gepulvertes, rothes, chromsaures Kali, aufs Innigste mit Schwefel gemengt, in einem Tiegel. Der Schwefel wird hierbei durch die Chromsäure zu Schwefelsäure und schwefliger Säure oxydirt; es entsteht, unter Abscheidung von grünem Chromoxyd, schwefelsaures Kali, zuweilen auch Schwefelkalium. Die Masse wird nach dem Erkalten mit Wasser ausgekocht, dann mit etwas salzsäurehaltigem Wasser gewaschen, schliesslich getrocknet. Je mehr Schwefel zugefügt wurde, desto heller fällt das Chromoxyd aus. Eine Hauptbedingung zur Erzielung eines reinen Grüns ist ein von Eisen vollständig befreites chromsaures Kali; andernfalls entstehen durch die Bildung von Schwefeleisen schmutzige Farben. Das echte Smaragdgrün ist Chromoxydhydrat; es wird gewonnen, indem man ein Chromsalz, welches in die grüne Modifikation übergeführt ist, mittelst Zinkoxydhydrat ausfällt.

Die reinen Chromgrüne sind nicht giftig, dauerhaft, ungemein ausgiebig, daher als Oelfarben weit mehr zu empfehlen als die durch Mischen von Gelb und Blau hergestellten Farben.

Grüne Erde, Veroneser Erde, cyprische Erde.

Diese sehr dauerhafte, namentlich für Kalk sehr verwendbare Farbe findet sich als erdiges Mineral an verschiedenen Orten der Erde. Sie ist entstanden aus der Verwitterung des Augits; es ist dies ein Mineral, welches meist krystallinisch in vulkanischem Gestein, namentlich im Basalt, vielfach vorkommt. Das färbende Prinzip ist kieselsaures Eisenoxydul; daneben enthält sie auch sehr verschiedene Mengen anderer Bestandtheile, wie Kalk, Magnesia, Thonerde etc., zuweilen auch Eisenoxyd, eine Beimengung, welche ihr eine schmutzige Färbung verleiht. Ueberhaupt ist ihr Farbenton ein sehr wechselnder;

auch die mannigfachsten Benennungen für dieselbe kommen daher vor, z. B. Resedagrün, Seladongrün, auch grüner Ocker. Ungleich reiner und schöner wird die Farbe, wenn man sie mit verdünnter Salzsäure auszieht. Hierbei kommt alles etwa vorhandene Eisenoxyd, sowie der Kalk und manche andere Beimengung in Lösung und ein reines, schönes, haltbares Grün bleibt zurück, welches auch für die Oelmalerei geeignet ist.

Künstliche grüne Erde ist ein gelber Ocker, welcher durch fein vertheiltes Berliner Blau grün gefärbt ist. Man stellt die Farbe in folgender Weise dar. Gelben Ocker rührt man mit Wasser, dem Salzsäure, etwa $2^0/_0$ vom Gewicht des angewandten Ockers, hinzugefügt ist, zu einem Brei an und lässt die Mischung einige Tage stehen. Nach dieser Zeit fügt man so lange Blutlaugensalzlösung hinzu als nöthig ist, um alles entstandene Eisenchlorid in Berliner Blau überzuführen. Nachher wäscht man aus und trocknet. Die erhaltene Farbe ist häufig sehr schön grün, aber weit weniger dauerhaft als die echte, und eignet sich, weil sie durch Alkalien zersetzt wird, nicht für den Kalkanstrich.

Grünspan siehe zweite Abth.: **Cuprum aceticum.**

Kaisergrün siehe **Chromgrün.**

Kalkgrün siehe **Chromgrün.**

Kobaltgrün, Rinmannsgrün, Zinkgrün.

Diese sehr schönen, dauerhaften und nicht giftigen Farben bestehen aus einem Zinkoxyd in Verbindung mit Kobaltoxydul. Sie werden am einfachsten in der Weise hergestellt, dass man Zinkoxyd mit einer Kobaltoxydullösung (etwa 1 Th. Kobalt auf 10 Th. Zink) anfeuchtet, trocknet und zuletzt glüht. Oder man mischt ein Zinksalz, z. B. Zinkvitriol, mit Kobaltlösung, fällt mittelst eines Alkali aus und glüht den Niederschlag.

Lichtgrün, Nachtgrün.

Sind Thonerden, meistens China clay, welche durch Anilingrüne aufgefärbt sind und zwar in den verschiedensten Nüancen. Sie zeigen auch bei künstlichem Licht ein schönes, kräftiges Grün, sind aber auch nur dort anzuwenden; Tageslicht bleicht sie rasch ab.

Maigrün.

Ein gelblich gefärbtes Zinkgrün.

Moosgrün siehe **Chromgrün.**

Neuwieder Grün siehe **Schweinfurter Grün.**

Oelgrün.

Unter diesem Namen kommen theils Chromgrüne in den Handel, theils Gemische von Chromgelb mit Berliner Blau. Diese letzteren eignen sich recht gut zu Oelfarben, nicht aber zu Kalkfarben, da das Berliner Blau durch den Kalk zersetzt wird.

Olivegrün siehe (Künstliche) Grüne Erde.

Papageigrün siehe Schweinfurter Grün.

Pariser Grün siehe Schweinfurter Grün.

Permanentgrün siehe Chromgrün.

Resedagrün siehe Grüne Erde.

Schweinfurter Grün, Scheele'sches Grün, Braunschweiger Grün, Neuwieder Grün, Mitisgrün, Wiesengrün, Patentgrün, Victoriagrün, Papageigrün, Kaisergrün, Wiener Grün, Basler Grün, Pariser Grün.

Alle die hier aufgezählten Farben, und die Aufzählung der Namen ist damit noch lange nicht erschöpft, verdanken ihre grüne Farbe einer Verbindung des Kupferoxyds mit arseniger Säure. Entweder bestehen sie aus reinem, arsenigsaurem Kupferoxyd oder, wie z. B. das echte Schweinfurter Grün, aus einer Verbindung von arsenigsaurem mit essigsaurem Kupferoxyd. Andere enthalten, in Folge ihrer Bereitungsweise, Kalk oder Gyps, wieder andere sind mit Chromgelb oder weissen Farben nüancirt. Es sind die schönsten und feurigsten aller grünen Farben; doch sind sie leider von so grosser Giftigkeit, dass ihre Verwendung mit den grössten Gefahren verbunden ist. In Folge dessen sind sie für viele Zwecke, z. B. für Tapeten- und Zeugdruck, sowie für die Spielwaarenindustrie, staatlich verboten, und selbst ihre Verwendung für die Oelmalerei sollte aus Gesundheitsrücksichten möglichst vermieden werden. Der einzige Zweck, wozu sie fast unentbehrlich sind, ist der der Schiffsmalerei. Hier soll gerade ihre Giftigkeit die Schiffsplanken vor dem Angriff lästiger Bohrwürmer schützen. Ihre Bereitungsweise ist eine sehr verschiedenartige. Entweder wird Grünspan (essigsaures Kupferoxyd) mit arseniger Säure in sehr verdünnten, heissen Lösungen ausgefällt, oder Kupfervitriol wird durch essigsauren Kalk in essigsaures Kupfer und Gyps umgesetzt, oder man fällt Kupferoxydhydrat aus Kupfervitriol mittelst Kalkmilch und erhitzt mit einer Lösung von arseniger Säure.

Will man erkennen, ob eine Farbe arsenhaltig ist, so genügt meist eine sehr einfache Prüfung. Man reibt ein wenig der trockenen Farbe in weisses Filtrirpapier ein, zündet dies an und lässt es verglimmen. Ist Arsen vorhanden, so wird es durch die Kohle zu Metall reduzirt und verräth sich durch den charakteristischen, knoblauchartigen Geruch. Noch sicherer ist folgende Prüfung: Man mischt ein Messerspitzchen der Farbe mit Kohlenpulver, schüttet das Gemenge in einen kleinen Probircylinder und erhitzt über der Spiritusflamme. Auch hier tritt eine Reduktion ein; es entwickelt sich der oben erwähnte Geruch und das metallische Arsen setzt sich im oberen Theil der Röhre als schwarzer Metallspiegel an.

Seidengrün und **Smaragdgrün** siehe **Chromgrün.**

Steingrün siehe **Grüne Erde.**

Strassburger Grün siehe **Schweinfurter Grün.**

Ultramaringrün siehe **Ultramarinblau.**

Zinkgrün siehe **Kobaltgrün.**

Zinnober, grüner siehe **Chromgrün.**

Schwarze Farben.

Die schwarzen Farben, wie sie in der Malerei, im Buchdruck, der Lithographie etc. ihre Verwendung finden, verdanken dieselbe mit alleiniger Ausnahme des Chromschwarz dem Kohlenstoff. Theils ist es mehr oder minder reiner Kohlenstoff allein, wie er auf verschiedene Weise aus organischen Verbindungen abgeschieden wird, theils sind es durch fein vertheilte Kohle gefärbte Mineralien, namentlich Thon oder Thonschiefer. Hierher gehören z. B. Kölner Erde, die schwarze oder spanische Kreide und Andere.

Bekanntlich kennt man von der Kohle 3 verschiedene Modifikationen, welche sich chemisch nicht von einander unterscheiden, den Diamant, Graphit und den schwarzen amorphen Kohlenstoff, wie ihn z. B. der reine Russ darstellt. Graphit (s. d.) findet als Malerfarbe nur sehr geringe Verwendung, desto mehr der amorphe Kohlenstoff. Um diesen aus seinen organischen Verbindungen abzuscheiden, können wir zwei Wege einschlagen, entweder die Verkohlung unter Luftabschluss im geschlossenen Raum (sog. trockene Destillation), oder die Verbrennung kohlenstoffreicher Materien, wie fette Harze etc. bei ungenügendem Luftzutritt. Hierbei scheidet sich ein Theil des Kohlenstoffs in sehr feiner Vertheilung als Russ ab.

Bei der trockenen Destillation wird nicht immer ein Kohlenstoff erhalten, der für die Zwecke der Malerei tauglich ist. Harte Hölzer z. B. liefern eine harte, feste und nicht sehr schwarze Kohle, welche selbst auf's Feinste gemahlen zur Malerei völlig unbrauchbar ist. Je weicher und lockerer das Gewebe der betr. organischen Substanz ist,

um so feiner und geeigneter für Malzwecke ist auch die daraus gewonnene Kohle.

Zu den auf diese Weise bereiteten schwarzen Farben gehören
z. B. Elfenbein- oder Knochenschwarz, durch Verkohlen von
Knochen gewonnen.

Frankfurter Schwarz, Rebenschwarz, Weinkernschwarz,
Hefeschwarz, Tresterschwarz, durch Verkohlen von Trestern,
Weinhefe und Weinreben.

Korkschwarz, Lederschwarz, durch Verkohlung von Kork
oder Leder.

Pfirsichkernschwarz, durch Verkohlung der Pfirsichkerne.

Zu dem bei der unvollständigen Verbrennung abgeschiedenen
Kohlenstoff, sog. Russ, gehört vor Allem der

Kienruss, so genannt wegen seiner ursprünglichen Bereitung
aus kienigem d. h. harzreichem Fichtenholz. Es wurden hierzu namentlich die Wurzelstöcke verwandt. In neuerer Zeit, wo die Russ-
fabrikation nicht mehr in der rohen Weise der früheren Zeit in Meilern,
sondern in eigenen Russfabriken geschieht, verwendet man nicht nur
Kienholz, sondern alle möglichen anderen Stoffe, wie Theer, Harz,
Abfälle von Fetten, Mineralölen und andere sich dazu eignende Stoffe.
Man nimmt die Verbrennung gewöhnlich in Röhren vor, welche an der
einen Seite nur eine mässige Oeffnung für den geringen Luftzutritt
haben, an der anderen Seite in einen langen, aus rohen Brettern zu-
sammengefügten Russkanal münden. In diesem lagert der sich bildende Russ ab, und zwar um so feiner und besser, je weiter er von
der Feuerstelle entfernt ist. Aller Russ, selbst das feinste Lampenschwarz oder Oelruss, enthält eine gewisse Menge brenzlicher Produkte,
die ihn fettig, daher für die Verbindung mit Wasserfarben untauglich
machen. Man befreit ihn von diesen Brenzstoffen am einfachsten und
billigsten durch leichtes Glühen. Diese Operation wird gewöhnlich
in Trommeln aus Eisenblech vorgenommen, welche, um das Verbrennen
derselben zu verhüten, mit Lehm beschlagen sind. Um die Brenzprodukte zu zerstören, muss die Hitze bis zur schwachen Rothgluth
gesteigert werden; doch darf sie nicht zu weit gehen, sonst wird der
Russ todt gebrannt, d. h. grau und dicht. Gebrannter Russ lässt sich
beliebig zu Wasser- oder Oelfarbe verwenden, während der rohe un-
gebrannte, gewöhnlich in Holzbütten verpackte, sog. Büttenruss sich
nur sehr schwer mit Wasser mischen lässt.

Ein sehr feiner tiefschwarzer Russ wird erhalten, wenn man eine
Oelflamme durch ein darüber gehaltenes Drahtnetz so weit abkühlt,
dass die Hitze nicht mehr hinreicht, allen Kohlenstoff zu verbrennen;
derselbe scheidet sich dann als Lampenschwarz aus. Aus derartig
bereitetem Lampenschwarz sollen die Chinesen durch Mischen mit Leim-
oder Hausenblasenlösung die berühmte chinesische Tusche herstellen.

Mineralschwarz, Kölner Erde.

Ist ein durch Kohlenstoff schwarz gefärbter, fein gemahlener Thonschiefer, der in seinen besten Sorten bis zu 20 % Kohlenstoff enthält.
Aehnlich ist die schwarze Kreide, vielfach auch spanische
Kreide genannt, die mit Kreide in Wirklichkeit Nichts gemein hat,
sondern ebenfalls ein sehr weicher Thonschiefer ist. Aus ihm wird
die schwarze Kreide zu Zeichenzwecken geschnitten, vielfach aber auch
künstlich durch einfache Mischung hergestellt.

Lackschwarz.

Behandelt man gemahlenes Mineralschwarz mit Salzsäure, so
kommen alle darin enthaltenen mineralischen Bestandtheile in Lösung,
nur der Kohlenstoff bleibt ungelöst zurück und bildet nach dem Auswaschen und Trocknen ein sehr feines, tiefschwarzes Pulver, welches
den Namen Lackschwarz führt. Es ist die tiefschwärzeste Farbe,
welche wir besitzen und eignet sich aus diesem Grunde namentlich
für feine Lackarbeiten.

Chromschwarz.

Mischt man Chromoxyd mit Eisenoxyd und unterwirft die Mischung
einer starken Glühhitze, so erhält man eine tiefschwarze Farbe, welche
namentlich in der Porzellanmalerei als ein billiges und dauerhaftes
Emailleschwarz benutzt wird.

Wenn wir in dem Vorhergehenden die Farben im Allgemeinen
besprochen haben, so machen wir dabei keinen Anspruch auf absolute
Vollständigkeit; denn heute, wo die Fabrikation der Mineralfarben
einen so bedeutenden Umfang angenommen hat, bringt jedes Jahr
Dutzende von neuen Farben an den Markt, deren oft ganz willkürlich
gewählte Namen nicht einmal ahnen lassen, woraus sie bestehen. Wir
haben ferner bei unserer Besprechung die zahlreichen Lackfarben, die
namentlich in der Lithographie und Kunstmalerei vielfache Verwendung
finden, nur sehr oberflächlich bei den einzelnen Farbstoffen erwähnt.
Sie Alle sind Verbindungen von organischen Farbstoffen mit Thonerde,
zuweilen unter Zusatz von Chlorzinn, seltener mit Kalk oder Magnesia.
Ihre Namenbezeichnung liegt noch weit mehr im Argen wie bei den
anderen Farben, denn Münchener, Wiener, Florentiner Lack haben bald
die Farbstoffe der Cochenille, des Fernambuk oder des Krapp als
Grundlage, bald ist es blauer, bald rother, bald gelber Lack. Hier
ist noch mehr wie bei den gewöhnlichen Farben Feuer und Reinheit
des Tons der wichtigste Massstab für die Beurtheilung ihrer Güte.

Ebenso haben wir uns in dem Vorhergehenden auf das Nothwen-
digste betreffs der Prüfung der Farben beschränkt. Nur wenige sind

Körper von fest bestimmter Zusammensetzung, und wollten wir hier
eine genaue Anleitung zur Prüfung geben, so müssen wir dabei die
Bekanntschaft mit dem vollständigen Gang einer chemischen Analyse
voraussetzen, was namentlich bei unseren jüngeren Fachgenossen nicht
immer zutreffen möchte. Wer aber diese Kenntniss besitzt, wird
ohnedies leicht die betreffenden Prüfungen vornehmen können. Genauere
Anleitungen dazu finden sich z. B. in den Spezialwerken über die Fabrikation der Farben von „Bersch" (Hartleben's Verlag in Wien).

Broncen.

Die unter diesem Namen im Handel vorkommenden metallglän-
zenden Pulver werden aus den Abfällen des unechten Blattgoldes
(Messingfolie) oder Blattsilbers (Zinnfolie) bereitet. Die Abfälle werden
durch sinnreiche mechanische Vorrichtungen mit Oel verrieben und auf
das Feinste präparirt. Nachdem der gewünschte Grad der Feinheit
erreicht ist, wird das Oel entweder durch hydraulische Pressen abgepresst oder durch Benzin extrahirt. Die gewünschten verschiedenen
Töne, vom hellsten Bleichgelb bis zum dunkelsten Kupferroth, werden
theils durch die Verschiedenheit der Legirung bedingt, theils werden
sie, nachdem die Bronce fertiggestellt ist, durch vorsichtiges Erhitzen
in ganz dünnen Schichten erzielt. Neuerdings kommen Broncen in
allen möglichen Nüancen, blau, roth, grün, violett in den Handel,
welche nicht durch Erhitzung, sondern durch Verreiben mit spirituösen
Anilinlösungen hergestellt werden. Selbstverständlich sind die Farben
nicht von langer Haltbarkeit.

Broncirte Gegenstände soll man nicht mit Oellack, sondern nur
mit dünnen Spritlacken überziehen.

Muschelgold, Muschelsilber.

In gleicher Weise wie beim unechten Blattgold und Blattsilber,
werden auch bei dem echten die Abfälle zu Malzwecken aufs Feinste
präparirt. Jedoch verwendet man hierzu auch vielfach durch Reduktion erhaltene Metallpulver, welche von vornherein unendlich fein vertheilt sind. Man reibt dieselben, einerlei auf welche Weise erhalten,
mit Gummischleim an und bringt von der dicklichen Masse einen
reichlichen Tropfen in eine kleine Muschelschaale, welche gleichsam
als Palette dient.

Auch das Kupfer wird vielfach in metallischem Zustande als
echte Kupferbronce angewandt. Man kann sich dasselbe leicht selbst
herstellen, wenn man in eine Lösung von eisenfreiem Kupfervitriol
Zink einträgt und damit durchschüttelt. Das Kupfer scheidet sich
ungemein fein aus, wird auf ein Filter gebracht, mit kochendem
Wasser ausgewaschen und rasch getrocknet.

Vegetabilische Broncen.

Unter diesem Namen kommen Stoffe in den Handel, welche mit den wirklichen Broncen nur das gemein haben, dass sie in trockenem Zustande einen Metallglanz zeigen. Es sind konzentrirte Farbstoffe, welche aus dem Rothholz und Blauholz dargestellt werden. Beide weisen dann, namentlich wenn sie geglättet (satinirt) werden, einen schönen Metallglanz auf und dienen namentlich zur Buntpapierfabrikation und für Schmuckleder. Dem Farbstoff des Blauholzes (Haematoxylin) lassen sich durch minimale Zusätze von chromsaurem Kali schöne blauviolette Nüancen verleihen.

Brokatfarben.

Sie werden ebenfalls in der Papier- und Tapetenfabrikation zur Hervorbringung goldener oder silberner Muster benutzt und sind fein präparirte Glimmer. Dieser ist ein natürlich vorkommendes Mineral und hat die Eigenthümlichkeit, sich in sehr dünnen Blättchen spalten zu lassen, welche bald Gold-, bald Silberglanz zeigen. Er wird nach den Farben sortirt und fein präparirt.

Zubereitung der Oelfarben.

Wenn auch sämmtliche Farben heute auf das Feinste gepulvert und geschlämmt in den Handel kommen, so gelingt es darum doch nicht, dieselben ohne Weiteres mit dem betreffenden Oel durch einfaches Rühren so innig zu mischen, dass dadurch eine tadelfreie Anstrichfarbe erzielt würde.

Viele derselben, z. B. das Bleiweiss, ballen durch die Verpackung in Fässern zusammen und nehmen eine krümelige, gleichsam körnige Beschaffenheit an, die ein einfaches Einrühren geradezu unmöglich macht. Selbstverständlich erlangt eine Farbe eine um so grössere Deckfähigkeit, je feiner und inniger sie mit dem Oel gemengt ist. Im eigenen Interesse des Händlers liegt es daher, bei der Bereitung der fertigen Oelfarben nicht mit Zeit und Arbeit zu sparen; jede darauf verwandte Arbeit lohnt sich durch bessere Qualität.

Wie wir bei der Besprechung der fetten Oele gesehen haben, hat eine ganze Reihe derselben die Eigenthümlichkeit, in dünnen Schichten der Luft ausgesetzt, verhältnissmässig rasch sich zu verändern und einen harten, dabei biegsamen und durchsichtigen Ueberzug zu bilden. Derartige Oele nennt man trocknende und sie allein sind es, welche für Malzwecke angewandt werden können. Hierher gehören vor Allem das Leinöl und das Mohnöl. Letzteres verdient, seiner hellen Farbe und des langsameren Trocknens wegen, den Vorzug bei der Kunstmalerei. Für die gewöhnliche Malerei ist es zu theuer und hier findet ausschliesslich das Leinöl Verwendung.

Um nun die Farben auf das Innigste mit einander zu mengen,
bediente man sich in früheren Zeiten allgemein des Reibsteines. Es
war dies ein glatt geschliffener harter Stein, meist Marmor, auf
welchem die Farbe, mit etwas Oel angemengt, mittelst des sog. Läufers
fein gerieben wurde. Dieser war ebenfalls von Stein oder Glas und
unten horizontal glatt geschliffen. Heute wird diese zeitraubende Art
der Verreibung höchstens noch bei ganz kleinen Mengen in den Maler-
werkstätten selbst vorgenommen; im Grossen bedient man sich allgemein der Farbmühlen, deren Einrichtung als bekannt hier nicht
weiter beschrieben zu werden braucht. In ganz grossen Farbenfabriken
benutzt man auch wohl statt der Mühlen eigene Walzwerke. Hier
wird die Farbe zwischen den Walzen, welche beliebig weit oder eng
gestellt werden können und deren eine sich schneller dreht als die
andere, mit dem Oel fein gerieben. Gewöhnlich ist ein ganzes System
von Walzen (5—6) derartig mit einander verbunden, dass die auf
dem ersten Walzenpaar durchgemahlene Farbe auf die folgenden läuft
und so fort bis zu den letzten. Man stellt die Walzen in der Weise
ein, dass die obersten den grössten, die untersten den kleinsten
Zwischenraum zeigen. Hierdurch gelingt es, mit einem einzigen Durch-
passiren des Walzensystems die Farbe auf das Feinste zu mahlen.
Soll diese in den gewöhnlichen Mühlen angerieben werden, so mengt
man zuerst das Farbenpulver mit der betreffenden Quantität Oel
(s. weiter unten) gut durch. Man darf sich dabei nicht durch die
steife Konsistenz irre machen lassen, da die Masse um so dünner
wird, je öfter sie durchgemahlen wird. Besteht die Farbe aus mehreren
Stoffen, so muss das Pulver vorher gut gemischt werden. Sehr erleichtert wird die Arbeit, wenn man Oel und Pulver schon am Tage
vorher zusammenrührt. Ferner ist darauf zu achten, dass man niemals
Farben zusammenbringt, welche sich gegenseitig zersetzen; so darf
man nicht Bleiweiss mit schwefelhaltigen Farben, wie Ultramarin oder
Zinnober vereinigen wollen. Immer soll man die Natur der einzelnen
Farbstoffe, wie wir sie bei der Besprechung der Farben kennen gelernt
haben, in Betracht ziehen. Für ganz ordinäre Farben kann man wohl
den Satz aus den Firniss- und Leinölfässern zum Anreiben verwenden;
immer aber tritt hierdurch, wegen des Schleimgehalts desselben, eine
Verschlechterung ein. Derartige Farben sollten höchstens als Grund-
farben Verwendung finden. Bei besseren Sorten ist und muss es
Regel bleiben, nur bestes Leinöl zu verwenden. Die weissen Farben
kann man durch eine Spur Blau noch etwas heben, doch hüte man
sich vor dem Zuviel. Bei Zinkweiss darf es Ultramarin, bei Bleiweiss nur Smalte oder Berliner Blau sein.

Ist der Farbebrei gemengt, so füllt man ihn in den Trichter der
Mühle, stellt diese an der unteren Stellscheibe nicht zu eng ein und
lässt durchmahlen. Die durchgegangene Farbe giebt man wieder auf

den Trichter zurück und mahlt sie, nachdem die Mühle enger gestellt, zum zweiten resp. dritten Mal. Wie oft eine Farbe durchgemahlen werden muss, richtet sich nach der Natur derselben. Es giebt einzelne, welche so fein und zart sind, dass schon eine einmalige Bearbeitung genügt, andere erfordern eine viel längere Behandlung.

Bekanntlich werden die Farben vielfach beim Vermahlen gestreckt, d. h. mit anderen, wenig oder gar nicht deckenden Substanzen gemengt. Wenn dieses Verfahren auch nicht gerade zu billigen ist, so kann man es doch nicht vermeiden, wenn man genöthigt ist, auf den Preis Rücksicht zu nehmen. Manche Farben, wir nennen hier z. B. die Eisenoxydfarben, sind auch von so grosser Ausgiebigkeit, dass sie ein Strecken vollständig ertragen; oft ist dies sogar nothwendig, wenn hellere Nüancen erzielt werden sollen. Welche Stoffe zum Strecken verwandt werden, richtet sich nach der Natur der Farbe. Bei spezifisch schweren eignet sich am besten der gemahlene Schwerspath; für leichte dagegen verwendet man besser Lenzin oder Leichtspath, da der Schwerspath sich bei diesen bei längerem Stehen, namentlich wenn die Farben etwas dünner sind, zu Boden senkt. Kreide ist aus dem Grunde nicht zum Vermischen passend, weil sie die Farbe zähe und schmierig macht. Eine weitere Regel ist die, dass man um so weniger Oel zum Anreiben benutzt, je schwerer die Farbe ist.

Ebenso vertragen einzelne Farben, z. B. Mennig, das längere Aufbewahren in angeriebenem Zustande überhaupt nicht, weil sie zu leicht mit dem Leinöl eine festere Verbindung eingehen. Die fertige Farbe muss stets unter Wasser aufbewahrt werden, da sie sich sonst sehr rasch mit einer festen Haut bedeckt. Die feinen Farben für die Kunstmalerei, welche immer nur in kleinen Quantitäten benutzt werden, füllt man jetzt allgemein in kleine zinnerne Röhren, welche oben mittelst eines aufgeschrobenen Deckels verschlossen sind. In derartigen sog. Tuben halten sich die Farben viele Jahre lang unverändert. Wir geben in dem Nachfolgenden nach Winckler-Andés eine Reihe von Vorschriften zu den gebräuchlichsten Farbenmischungen.

I. Bleiweiss, feinstes:

6 kg Leinöl
35 - chemisch reines Bleiweiss.

2. Bleiweiss, mittelfein:

12 kg Leinöl
50 - chemisch reines Bleiweiss
25 - Schwerspath.

3. Bleiweiss, ordinär:

12 kg Leinöl
30 - chemisch reines Bleiweiss
41 - Schwerspath.

4. Zinkweiss, feinstes:

21 kg Leinöl
45 - chemisch reines Zinkweiss.

5. Zinkweiss, ordinär:

9 kg Leinöl
12 - Schwerspath
17 - Zinkweiss.

6. Ultramarinblau:

7 kg Leinöl
15 - Ultramarin.

7. Laubgrün, fein:

13 kg Leinöl
60 - Laubgrün.

8. Laubgrün, ordinär:

20 kg Leinöl
35 - Laubgrün
12 - Schwerspath.

9. Eisenmennig:

12 kg Leinöl
38 - Eisenmennig.

10. Ocker:

12 kg Leinöl
22 - Ocker.

11. Englischroth:

12 kg Leinöl
26 - Englischroth.

12. Braun, licht:

20 kg Leinöl
30 - Ocker
10 - dunkle Umbra.

13. Braun, dunkel:

20 kg Leinöl
40 - dunkles Braun.

14. Steingrau:

12 kg Leinöl
30 - chemisch reines Bleiweiss
40 - Schwerspath
2 - Ocker
0,5 kg Englischroth
0,5—1 kg Schwarz

Für feinere Farbenmischungen giebt Miller folgende Mischungen an:

1. Rosenroth: Zinkweiss mit Carminlack.
2. Fleischroth: Zinkweiss, Zinnober und Neapelgelb.
3. Violett: Zinkweiss, Carminlack und Pariser Blau.
4. Aschgrau: Weiss und Schwarz.
5. Schiefergrau: Weiss mit etwas Blau und Schwarz.
6. Veilchenblau: Zinkweiss, Pariser Blau, Spur von Carminlack.
7. Lilablau: Zinkweiss, Berliner Blau, Carminlack.
8. Grasgrün: grüner Zinnober, Pariser Blau, Chromgelb.
9. Meergrün: Bleiweiss, Pariser Blau, Chromgelb.
10. Olivgrün: Weiss, Indigo, Chromorange.
11. Broncegrün: Gelb, Pariser Blau, etwas Schwarz.
12. Gelb. Chamois: Chromgelb, Zinnober, Weiss.
13. Goldgelb: Chromgelb, Spur von Chromroth.
14. Orangegelb: Chromgelb, Zinnober.
15. Feurig Braun: Umbra, Carminlack, Zinnober.

C. Siccative, Firnisse, Lacke.

Siccative, Trockenmittel.

Wie wir bei der Besprechung der Firnisse sehen werden, wendet man bei ihrer Bereitung allerhand Präparate an, durch welche ein möglichst beschleunigtes Trocknen derselben erreicht werden soll. Zu gleichem Zwecke setzt man auch fertigen Oelfarben verschiedene Stoffe zu. Diese haben den allgemeinen Sammelnamen Siccative und werden sowohl in flüssiger, wie auch in fester Form angewandt. Früher kannte man als trocknenden Zusatz nur die Bleiglätte, und wird dieselbe auch noch heute, namentlich bei Fussbödenanstrichen benutzt, da sie bei nur mässiger Beschleunigung des Trocknens ein bedeutendes Hartwerden der Farben ermöglicht.

Das am meisten gebrauchte Siccativ ist das braune, flüssige, welches aus einer Lösung von leinölsaurem Bleioxyd oder Manganoxyd in Terpenthinöl besteht.

Seine Bereitung geschieht vortheilhaft nur im Grossen, da dieselbe, wenn auch einfach, doch viel Vorsicht und Erfahrung erfordert. Man erhitzt Leinöl mit Bleiglätte und Mennig in bestimmten Verhältnissen unter stetem Umrühren so lange, bis eine zähe, schwarzbraune Masse entstanden ist, von der ein Tropfen nach dem Erkalten hart und nicht mehr klebrig erscheint. Der Kessel wird nun sofort vom Feuer genommen, das entstandene leinölsaure Bleioxyd, nachdem es etwas erkaltet ist, in Terpenthinöl aufgelöst und durch Absetzenlassen geklärt. Die so gewonnene dunkelbraune, aber klare, etwa öldicke Flüssigkeit ist ein ausgezeichnetes Trockenmittel, welches bei allen dunkeln, namentlich Erdfarben zugesetzt werden kann. Für rein weisse Farben ist es jedoch nicht verwendbar.

Auf gleiche Weise, indem man Mennig und Bleiglätte durch grobgepulverten Braunstein ersetzt, wird ein Mangansiccativ hergestellt. Die unter dem Namen „Oelextrakt", „Firnissextrakt", „Tereben" etc. im Handel vorkommenden Trockenpräparate sind gleicher Zusammensetzung, nur stärker mit Terpenthin verdünnt. Zu allen weissen oder hellen Farben müssen natürlich auch helle Siccative angewandt werden, und hier ist es namentlich das borsaure Manganoxydul, welches alle andern derartigen Präparate an Wirksamkeit übertrifft.

Dasselbe wird hergestellt, indem man eine eisenfreie Manganoxydullösung mit Borax ausfällt. Es stellt ein weisses, mässig schweres und nicht deckendes Pulver dar. Seine Gewinnung geschieht als Nebenprodukt bei verschiedenen chemischen Fabrikationen. Es kommt entweder rein oder gemengt mit Schwerspath, Lenzin oder ähnlichen Stoffen in den Handel. Das beliebte Pariser Siccativ „Siccatif pulvérulent inaltérable" ist eine derartige Mischung. Das Siccativ der „Société de Vieille Montagne" besteht aus einem Gemenge von schwefelsaurem Manganoxydul, essigsaurem Manganoxydul, Zinkvitriol und Zinkweiss. Aehnliche Zusammensetzung besitzt der in Oel angeriebene teigförmige „Patent-Dryer" der Engländer. Auch Mischungen mit Zinkvitriol, Bleizucker etc. werden angewandt; doch können alle diese Präparate das braune, klare Siccativ und das reine borsaure Manganoxydul nicht ersetzen. Die Wirksamkeit aller dieser verschiedenen Trockenpräparate besteht immer in der Bildung ölsaurer Metallverbindungen, welche das Trocknen des Leinöls beschleunigen. (Siehe Artikel Firnisse.)

Ein zu grosser Zusatz von Siccativ wirkt dadurch schädlich,

dass die Oberfläche der gestrichenen Farbe sich rasch mit einer festen
Haut bedeckt und dadurch verhindert, dass auch die unteren Schichten
genügend hart werden. Derartige Anstriche bleiben lange klebrig
und ziehen an der Sonne Blasen. Von braunem Siccativ rechnet man
auf 1 kg fertige Farbe 40—50 g; von borsaurem Manganoxydul
genügt ein Zusatz von wenigen Prozenten. Man thut aber gut, das
borsaure Manganoxydul mit Oel angerieben vorräthig zu halten.

Firnisse.

Der Name „Firniss" wird vielfach fälschlich auch für diejenigen
Präparate gebraucht, welche wir richtiger mit „Lack" zu bezeichnen
haben. Unter Firniss im engeren Sinne sind einzig und allein trocknende Oele zu verstehen, bei welchen durch besondere Behandlung die
Fähigkeit des Austrocknens erhöht ist. Sie erhärten in dünner Schicht
ausgestrichen in kurzer Zeit zu einem glänzenden, biegsamen Ueberzug. Diese Erhärtung beruht nicht etwa auf einer Verdunstung, sondern im Gegentheil auf einer Oxydation, bei der das Gewicht des
angewandten Firniss sich um ein Bedeutendes erhöht. Es bilden sich
bei diesem Prozesse neue, harzartige Körper. „Lacke" im engeren
Sinne sind Lösungen von Harzen in irgend einem Lösungsmittel, z. B.
Terpenthinöl, Weingeist, Aether etc. Streichen wir Lack in dünner
Schicht aus, so entsteht ebenfalls ein harter und glänzender Ueberzug,
welcher nach dem Verdunsten des Lösungsmittels zurückbleibt. Hierbei
tritt selbstverständlich eine Gewichtsverminderung ein. Da derartige
reine Harzlacke vielfach hart, spröde, daher rissig werden, so setzt
man ihnen zur Vermeidung dieses Uebelstandes andere Stoffe zu. Bei
den Weingeistlacken, welche von verhältnissmässig geringer Dauer
sind, sucht man diesen Zweck durch einen Zusatz von Terpenthin,
Kampher oder ähnlichen Stoffen zu erreichen (s. später); bei den Ter-
penthinöllacken dagegen erreicht man dasselbe weit besser und in er-
erhöhtem Maasse durch einen Zusatz von Firniss. Derartige Lacke
heissen Firniss-, Oel- oder fette Lacke. Hierher gehören die wichtigsten aller derartigen Präparate, die Kopal- und Bernsteinlacke.

Bereitung der Firnisse. Wenn man von Firnissen spricht, so
ist darunter ohne Weiteres Leinölfirniss zu verstehen, da die anderen trocknenden Oele nur sehr selten zur Firnissbereitung benutzt
werden. Es möchte wohl wenig im pekuniären Interesse eines Drogisten oder Farbwaarenhändlers liegen, seine Firnisse selbst zu bereiten. Heute, in der Zeit der ausgedehntesten Arbeitstheilung, bezieht
man Derartiges meist billiger und besser aus den grossen Spezialfa-
briken, ganz abgesehen davon, dass das Firnisskochen in den meisten
Städten, seiner bedeutenden Feuergefährlichkeit halber, verboten ist.
Immerhin sollen wir aber darüber unterrichtet sein, wie dieselben hergestellt werden.

Firniss wird auf die verschiedensten Weisen bereitet, je nach den Zwecken, zu welchen er dienen soll. Leinöl wird schon, wenn es sehr lange mässigem Luftzutritt ausgesetzt lagert, ganz allmälig von selbst in Firniss verwandelt, d. h. in den Zustand, der seine Trockenkraft so weit erhöht, als dies von einem guten Firniss verlangt wird. Da aber eine solche Umwandlung Jahre erfordert, so ist diese Methode für die eigentliche Fabrikation völlig unbrauchbar. Es geschieht höchstens in ganz kleinen Quantitäten, zur Erlangung eines vollkommen reinen, oxydfreien Firniss für die Zwecke der Kunstmalerei. Weit rascher lässt sich das Leinöl durch anhaltendes Sieden (6—8 Stunden) in Firniss verwandeln. Hierdurch werden alle die schleimigen Stoffe, welche selbst absolut klares und abgelagertes Oel noch immer enthält, vollkommen zerstört und das Letztere dadurch und durch eine gewisse Umsetzung befähigt, rascher zu oxydiren, d. h. auszutrocknen. Ein solcher Firniss hat aber den Uebelstand, dass er von sehr dunkler Farbe und ziemlich zähflüssig ist. Er eignet sich daher weniger für die Zwecke der Malerei, da er ein dünnes Ausstreichen der Farbe fast zur Unmöglichkeit macht, desto besser aber für die Bereitung der Druckerschwärze und Druckfarben, weil er sehr schnell trocknet und durch die weitgehende Umsetzung alle Fettigkeit verloren hat. Druckerfirniss muss so weit eingekocht sein, dass ein Tropfen, auf Papier gebracht, keinen Fettrand mehr zeigt. Für die Zwecke der Malerei bereitet man die Firnisse allgemein durch Erwärmung oder Erhitzung unter Zusatz von solchen Mitteln, die das Austrocknen des damit behandelten Oeles beschleunigen. Es sind dies vor Allem Oxyde oder Oxydverbindungen des Bleies, Zinks und Mangans. Das älteste und gebräuchlichste Mittel zur Firnissbereitung ist die Bleiglätte, zuweilen auch der Mennig. Derartige Firnisse enthalten stets fettsaures Bleioxyd in Lösung; sie trocknen sehr schön, sind aber bei der gewöhnlichen Bereitung ziemlich dunkel gefärbt und eignen sich ihres Bleigehalts wegen nur für dunkle Erdfarben und Bleiweiss. Für Zinkweissanstriche sind sie nicht zu verwenden, da die weisse Farbe alsbald durch den Einfluss des Schwefelwasserstoffs der Luft dunkel gefärbt wird.

Früher kochte man den Firniss stets in der Weise, dass man die Bleiglätte, häufig unter Zumischung von essigsaurem Bleioxyd oder Zinkvitriol, zuerst mit etwas Leinöl höchst fein verrieb, das Gemenge zu dem übrigen in einem geräumigen, höchstens bis zur Hälfte gefüllten Kessel befindlichen Oel brachte und nun unter öfterem Umrühren über freiem Feuer so lange erhitzte, bis die Masse nicht mehr schäumte, sondern ruhig unter Bildung grösserer Blasen kochte und an der Oberfläche ein feines Häutchen sich zu bilden anfing. Diese Operation dauerte etwa 6—7 Stunden, war aber ziemlich gefährlich, weil das Oel, namentlich anfangs, sehr stark schäumte, so dass bei nicht genügender Vorsicht leicht ein Uebersteigen stattfand. Neuerdings ist man daher vielfach dazu übergegangen, freies Feuer zu vermeiden und statt dessen gespannte Dämpfe oder ein Wasserbad zum Firnisssieden anzuwenden. Da reines Wasser eine nicht ganz genügende Temperatur liefert, benutzt man für das Wasserbad Lösungen von Glaubersalz oder Chlorcalcium. Derartige Lösungen sieden erst bei 120—130⁰. Diese Temperatur genügt vollständig und ist doch niedrig genug, um die Gefahr einer zu heftigen Reaktion zu vermeiden.

In anderen Fabriken, in welchen man über freiem Feuer siedet, vermeidet man die Gefahr dadurch, dass man auf den Boden des Siedekessels ein gewisses Quantum Wasser giesst, so dass das darüberstehende Oel, so lange noch Wasser vorhanden, keine höhere Temperatur annehmen kann als die des siedenden Wassers (100⁰). Bei dieser Methode darf die Bleiglätte nicht direkt in den Kessel geschüttet werden, weil sie sonst ihrer spezifischen Schwere halber sofort zu Boden sinken würde und nur mit dem Wasser in Berührung käme. Um dies zu vermeiden, wird sie in ein Säckchen gebunden und mittelst eines Bindfadens in der Oelschicht schwebend erhalten. Selbstverständlich muss dieser Firniss längere Zeit der Ruhe überlassen werden, damit sich das Wasser vollständig vom Oel sondert. Diese Methode liefert einen hellen, klaren Firniss, der sich sehr gut an der Sonne bleichen lässt; nur will uns aus praktischen Gründen die Zumischung des Wassers zum Oele selbst nicht ganz ungefährlich erscheinen, da es bekanntlich sehr schwer hält, die letzten Spuren Wasser vom Oel zu scheiden.

In neuerer Zeit hat man begonnen die Bleiverbindungen für die Firnissfabrikation möglichst zu vermeiden und an deren Stelle Manganverbindungen zu setzen. Von diesen sind es namentlich das Mangansuperoxyd (Braunstein), das Manganoxydulhydrat und endlich das borsaure Manganoxydul.

Alle diese Stoffe liefern vorzügliche Firnisse, die sich mit allen Farben vertragen und, selbst wenn sie anfangs dunkel erscheinen, beim Anstrich am Licht sehr rasch farblos werden.

Wendet man Braunstein für die Firnissbereitung an, so wird derselbe in etwa erbsengrossen Stückchen verwandt und das Oel einige Stunden unter Umrühren damit erhitzt. Diese Methode liefert einen sehr dunkel gefärbten Firniss.

Einen sehr hellen Manganfirniss bereitet man in England in der Weise, dass man das Leinöl mit einigen 1000stel Th. Manganoxydhydrat mengt, ¼ Stunde bis auf 40⁰ erwärmt und dann 1—2 Stunden einen ebenso warmen Luftstrom mittelst einer Druckpumpe durchtreibt. Nach dem Erkalten und Klären ist der Firniss fertig. Nach einer anderen Vorschrift werden 50 kg Leinöl mit 60 g chemisch reinem, namentlich eisenfreiem Manganoxydul, welches vorher mit etwa 1 kg

Leinöl verrieben wurde, innig gemengt und $\frac{1}{4}$ Stunde lang nicht ganz
bis zum Sieden erwärmt. Das Manganoxydul löst sich fast gänzlich mit
dunkelbrauner Farbe auf, doch trocknet der Firniss vollkommen hell
ein. Wieder Andere lassen das Oel langsam bis auf 170⁰ heiss
werden, setzen dann allmälig das nöthige Quantum des angeriebenen
Manganoxyduls hinzu, wobei die Masse vom Feuer genommen wird.
Es tritt eine heftige Reaktion ein und die Mischung schäumt rasch auf.
Nachdem alles Mangan hinzugefügt ist, lässt man erkalten und absetzen. Der Firniss ist sehr hell und für die zartesten Farben verwendbar; er lässt sich auch am Sonnenlicht noch sehr gut weiter bleichen.

Wo es darauf ankommt, fast ganz farblose Firnisse zu erhalten,
kann man dies nur durch die direkten Sonnenstrahlen erreichen. Man
verwendet entweder einen an und für sich schon hellen Firniss oder
ein recht abgelagertes, altes, helles Leinöl, setzt dies entweder in
hohen, möglichst engen Glasflaschen oder noch besser in flachen, nachher mit einer Glasplatte zu bedeckenden Zinkkästen wochenlang an
einen Ort, wo sie zu jeder Zeit von den Sonnenstrahlen getroffen
werden können. Das Leimöl verdickt sich hierbei häufig so sehr, dass
es mit etwas Terpenthinöl verdünnt werden muss. Liebig hat für
einen farblosen Firniss eine Vorschrift gegeben, bei der gar keine
Wärme angewandt wird. Dieselbe liefert nach den eigenen Versuchen
des Verfassers einen hellen, nicht zu stark trocknenden Firniss, der
den Zwecken der Kunstmalerei jedenfalls ebenso entspricht wie das
beste Mohnöl. Man stellt zuerst durch Behandeln von 0,5 kg Bleizucker, 0,5 kg Bleiglätte mit 2 kg weichem Wasser nach der bekannten
Methode Bleiessig dar, filtrirt und verdünnt mit der gleichen Menge
Wasser. Nun verreibt man 0,5 kg Bleiglätte mit 10 kg altem Leinöl
und giebt zu dieser Mischung, am besten in einer Flasche, den filtrirten und verdünnten Bleiessig, schüttelt durch, stellt an einen warmen
Ort bei Seite und wiederholt öfter das Umschütteln. Nach einigen
Tagen lässt man absetzen, trennt den klaren, sehr hellen Firniss von
der wässerigen Flüssigkeit und bleicht denselben, wenn gewünscht, an
der Sonne noch weiter. Soll er bleifrei dargestellt werden, so schüttelt
man ihn nach dem Abgiessen mit verdünnter Schwefelsäure durch.
Das Blei fällt als schwefelsaures Blei aus; der Firniss wird nochmals
mit reinem Wasser gewaschen und stellt dann, einige Zeit dem Sonnenlicht ausgesetzt, eine fast wasserhelle, klare Flüssigkeit dar. Ein
Haupterforderniss für die Gewinnung guter Firnisse ist immer die Anwendung eines alten, gut abgelagerten Oeles, da ein frisches Oel so
viel Schleimtheile enthält, dass das Aufkochen derselben wegen des
starken Schäumens mit grosser Gefahr verbunden ist.

Ein guter Firniss darf beim Ausgiessen nicht wie Leinöl
schäumen; er ist etwas dickflüssiger wie dasselbe, darf aber, wenn für
Malerzwecke bestimmt, nicht zähflüssig sein. Seine Güte erkennt

man am besten durch eine Trockenprobe, welche man auf einer Glasplatte ausführt. Auf einer solchen soll ein Anstrich mit Bleifarben in 6—12 Stunden, mit Erdfarben in 20—24 Stunden völlig hart erscheinen.

Lacke.

Fette Lacke oder Oellacke, Lackfirnisse.

Wie wir schon oben erwähnt haben, verstehen wir unter diesen Namen Gemische von Firniss mit Harzlösungen in Terpenthinöl. Die hier in Betracht kommenden Harze sind vor Allem Kopal und Bernstein. Das früher als Erweichungsmittel angewandte Elemi wird kaum noch verwendet, da man dort, wo es auf sehr elastische Lacke ankommt, mit einem Zusatz von Kautschuklösung weit mehr erreicht. Der Zusatz von letzterem nimmt dem Lacküberzug allerdings etwas von seinem Glanze, macht ihn dafür aber derart elastisch, wie dies auf keine andere Weise zu erreichen ist. Ein anderes Harz, welches leider zuweilen auch eine Rolle bei der Lackfabrikation spielt, ist das Kolophonium; sein Zusatz bedingt stets eine bedeutende Verschlechterung, da es den Ueberzug spröde und leicht abreibbar macht.

Lacke sind in ihrem Aeussern so wenig zu beurtheilen, dass man sich fast ganz auf die Reellität des Fabrikanten verlassen muss. Man wird daher gut thun, nur von renommirten und soliden Firmen zu kaufen, da die Selbstbereitung der Lackfirnisse noch weit gefährlicher ist als die der Firnisse, und obendrein bei einer Bereitung im Kleinen nur sehr schwierig so tadelfreie Waare erzielt wird, als dies den grossen Lackfabriken möglich ist. Die Schwierigkeit bei der Herstellung der Kopal- und Bernsteinlacke liegt in der Natur derselben begründet, wie wir sie schon früher bei der Besprechung der Harze kennen gelernt haben. Beides sind fossile Harze, die durch langes Lagern in der Erde derartige Umsetzungen erlitten haben, dass sie in den gewöhnlichen Lösungsmitteln der Harze, Terpenthinöl oder Weingeist, nicht mehr löslich sind. Diese Fähigkeit erlangen sie erst wieder, wenn man sie soweit erhitzt, dass sie schmelzen. Eine solche Schmelzung, die erst bei einer sehr hohen Temperatur (300°) vor sich geht, ist in doppelter Weise höchst schwierig. Einmal entwickeln sich dabei sehr leicht entzündliche und erstickend riechende Gase, anderntheils liegt die Gefahr nahe, dass die Erhitzung zu weit fortschreitet, die Harzmasse sich in Folge dessen bräunt oder schwärzt, ja selbst, wie das beim Kopal leicht geschieht, ganz unbrauchbar wird. Aus diesem Grunde werden selten mehr als 2 kg Kopal auf einmal geschmolzen. Um eine zu starke Erhitzung und die dadurch bedingte Bräunung zu vermeiden, hat man jetzt einen höchst sinnreichen Apparat konstruirt. Man füllt den zu schmelzenden Kopal in einen kupfernen, birnenförmigen, oben mit einem Deckel verschliessbaren Trichter, welcher gewöhnlich, um ihn vor den Einwirkungen des Feuers zu schützen, mit Lehm beschlagen ist. Die Spitze des Trichters, welche innen mit einem Drahtsiebe versehen ist, ragt durch den Boden des kleinen Kohlenofens, in welchem die Schmelzung geschehen soll. Sobald der Trichter beschickt ist, wird das Kohlenfeuer entzündet und der Kopal fliesst sofort, nachdem er geschmolzen und durch das Sieb von den Unreinigkeiten befreit ist, durch die Trichterspitze ab, und zwar gewöhnlich gleich in ein Gefäss, in welchem das nöthige Quantum Leinöl-Firniss erhitzt wird. Auf diese Weise wird er vor jeder Ueberhitzung bewahrt, behält die natürliche Farbe bei, und die Lösung erscheint, wenn heller Firniss angewandt wurde, auch nachher hell. Ist aller Kopal im Firniss gelöst, so lässt man die Mischung bis zu 60° abkühlen und setzt dann nach und nach die erforderliche Menge Terpenthinöl zu. Nach dem Absetzenlassen ist der Kopallack fertig.

Steht kein Apparat, wie der eben beschriebene zu Gebote, so wird die Schmelzung am besten in einem mehr hohen als breiten, kupfernen oder emaillirten, eisernen Gefäss vorgenommen, mit der Vorsicht, dass das Schmelzgefäss nur wenig in das Feuerloch ragt. Ist die Schmelzung im Gange, so muss öfter umgerührt werden. Sobald Alles im Fluss ist, wird das Gefäss sofort vom Feuer entfernt, und der geschmolzene Kopal entweder gleich in heissem Firniss gelöst oder auf Metallplatten ausgegossen, nach dem Erkalten gepulvert und zur späteren Lösung aufbewahrt.

Die Gewichtsverhältnisse, in welchen die einzelnen Substanzen zu einander verwandt werden, richten sich ganz nach den Zwecken, denen der Lack dienen soll. Je mehr Kopal derselbe enthält, desto härter und glänzender wird der Ueberzug nach dem Trocknen erscheinen. Derartige Lacke dienen zur Herstellung des letzten Anstrichs, während bei den Grundir- oder Schleiflacken der Zusatz von Firniss erhöht wird. Nichts weniger als gleichgültig ist es ferner, welche Kopalsorten zur Lackbereitung benutzt wurden. Für die feinsten Kutschen-, Möbel- und Tischplattenlacke etc. dürfen nur die echten, afrikanischen Kopale verwandt werden. Von diesen steht wieder, wie wir schon früher gesehen haben, die Sierra Leone- und die Zanzibar-Waare obenan. Recht gute und brauchbare, wenn auch nicht so schöne Lacke liefert der Cowri- oder Kauri-Kopal (s. d.). Dieser ermöglicht, namentlich bei seiner oft wasserhellen Farbe, schöne hellfarbige Lacke, die auch nach dem Trocknen ziemlich harte Ueberzüge geben. Die ordinärsten Lacke liefern die Manilla-Kopale, die ja in Wirklichkeit keine fossilen Harze sind, da ihnen die charakteristischen Eigenschaften derselben fehlen; sie lassen sich auch ohne vorherige Schmelzung direkt in Weingeist oder Terpenthinöl lösen.

In gleicher Weise lassen sich die Bernsteinlacke herstellen. Diese

sind, wenn auch meist viel dunkler von Farbe, von noch weit grösserer
Härte und Widerstandsfähigkeit als selbst die besten Kopallacke.
Ihre Verwendung steigt daher von Jahr zu Jahr, namentlich seitdem
man gelernt hat, auch sie mit hellerer Farbe herzustellen. Für manche
Zwecke, z. B. zum Lackiren von Fussböden, Theebrettern und von
solchen Gegenständen, welche höheren Wärmegraden ausgesetzt sind,
z. B. Maschinentheilen, sind sie geradezu unersetzlich. Wie wir
schon bei der Besprechung der Bernsteinsäure und des Bernsteinöles
gesehen haben, bleibt bei der Bereitung dieser Präparate ein sehr
dunkel gefärbter, harziger Rückstand, den man Bernsteinkolophonium
nennt, zurück. Dieser war früher fast das einzige Material für die
Bereitung der Bernsteinlacke. Heute dagegen, wo die Fabrikation
der Bernsteinsäure oft auf künstlichem Wege geschieht und die Benutzung des Bernsteinöls fast ganz aufgehört hat, verarbeitet man den
Bernstein direkt auf die Lackfabrikation, indem man, wie beim Kopal,
die Erhitzung nur bis zum Schmelzen desselben treibt. Auf diese
Weise wird die Umsetzung des Bernsteins nicht zu weit getrieben,
so dass die geschmolzene Masse weit heller und der daraus bereitete
Lack weit besser und widerstandsfähiger als der früher nur aus Bernsteinkolophonium gewonnene ist. In neuester Zeit bringen die Bern-
steinhandlungen Ostpreussens schon geschmolzenen, direkt zur Lackfabrikation verwendbaren Bernstein in den Handel. Wo dieser zu
Gebote steht, hat die Selbstbereitung von derartigen Lacken keine
besondere Schwierigkeit. Sie lässt sich bei Beobachtung der nöthigen
Vorsichtsmaassregeln zur Vermeidung von Feuersgefahr leicht und gut
ausführen. Zu den Lacken dieser Kategorie müssen wir ferner auch
die Kautschuklacke rechnen. Es sind dies Kopallacke mittlerer
Qualität, denen ein gewisses Quantum, gewöhnlich in Petrolaether
aufgelöster Kautschuk hinzugefügt ist. Sie finden meist als Lacke für
feinere Leder und Lederarbeiten Verwendung.

Auch der Asphalt wird zuweilen zur Bereitung eines Lackfirnisses
benutzt. Derartige Lacke, die weit dauerhafter und schöner als die
gewöhnlichen, nur durch Lösen von Asphalt in Terpenthinöl bereiteten
sind, dienen vor Allem zum Lackiren von Leder und feineren Blech-
waaren. Ihre Herstellung ist eine sehr einfache. Man schmilzt guten
Asphalt mit der nöthigen Menge Leinölfirniss zusammen und mischt
dann vorsichtig das Terpenthinöl hinzu. Für ganz billige, schwarze
Lacke, bei denen man aber doch der Dauerhaftigkeit wegen einen
Firnissgehalt wünscht, kann er auch durch das billige Steinkohlen-
pech, auch deutscher Asphalt genannt, ersetzt werden.

Mattlack.

Die Mattlacke werden entweder mit Kopal oder mit Dammarlack
in der Weise hergestellt, dass man 1 Th. Wachs schmilzt, dann

3 Th. Terpenthinöl und 3 Th. des betreffenden Lackes zumischt und bis zum Erkalten rührt. Da sie schwer trocknen, thut man gut, beim Gebrauch Siccativ hinzuzumengen.

Terpenthinöllacke.

Man versteht darunter Lösungen von Harzen in Terpenthin- oder ähnlichen aetherischen Oelen, wie Lavendelöl, Spiköl, Rosmarinöl etc. Zuweilen wird auch das Pinolin oder Harzöl, wie es durch die trockene Destillation von Kolophonium gewonnen wird, verwandt. Die Terpenthinöllacke sind, mit alleiniger Ausnahme des Dammarlackes, schnell trocknend und liefern oft sehr glänzende, aber weniger dauerhafte Ueberzüge als die Lackfirnisse. Sie eignen sich daher ganz vorzüglich zur Lackirung solcher Gegenstände, welche weniger stark der Benutzung ausgesetzt sind. Die Harze, welche zu ihrer Anfertigung benutzt werden, sind ziemlich zahlreich; die wichtigsten sind Dammar, Asphalt, Mastix, Sandarak, zuweilen auch Kopal und Bernstein, endlich, wenn auch meist nur als billig machender Zusatz, Kolophonium. Als erweichende und den Lacküberzug geschmeidiger machende Zusätze dienen ferner Venetianer Terpenthin (ordinärer Terpenthin darf wegen seines Wassergehaltes niemals angewandt werden), Gallipot, Anime und Elemi. Es sei hier jedoch gleich bemerkt, dass weit mehr als durch diese Weichharze durch einen geringen Zusatz von gut trocknendem Leinölfirniss erreicht wird. Die Wirkung desselben ist eine dauernde, während die der weichen Harze nur eine vorübergehende ist; allmälig trocknen auch sie aus und der Ueberzug wird spröde und rissig.

Die Herstellung der Terpenthinöllacke ist in den meisten Fällen eine ziemlich einfache und gefahrlose, namentlich wenn man die bei den Spritlacken zu besprechende Deplacirungsmethode in Anwendung bringt. Die Selbstbereitung lohnt sich also namentlich in den Fällen, wo theuere Lacke, z. B. Mastixlacke, gebraucht werden. Sehr häufig haben die Lacke nicht ein einzelnes Harz zur Grundlage, sondern enthalten mehrere nebeneinander; in diesem Falle nennt man sie gewöhnlich nach dem Hauptbestandtheil. Hier und da ist man auch gezwungen, färbende Substanzen hinzuzusetzen, um besondere Zwecke zu erreichen; selbstverständlich muss man bei der Auswahl dieser Farben immer darauf Rücksicht nehmen, dass sich dieselben in Terpenthinöl lösen. Drachenblut, Curcuma, ausgetrockneter Orlean und Alkannin sind z. B. verwendbar.

Dammarlack. Das Dammarharz ist in seinen besseren Sorten sehr hell und hat die gute Eigenschaft, eine ebenso helle Lösung in Terpenthinöl zu geben; sie ist noch weit heller als die des Mastix. Dagegen hat der Dammarlack den grossen Uebelstand, dass er das Terpenthinöl ungemein hartnäckig zurückhält; er trocknet daher sehr langsam

aus und wird, wenn dies endlich geschehen, leicht rissig. Etwas lässt
sich diesem Uebelstande abhelfen, wenn man demselben beim Gebrauch
etwas holländisches Standöl zusetzt. Er dient, wegen seiner vollkom-
menen Durchsichtigkeit, namentlich zum Lackiren von Zinkweissan-
strichen. Das ihm beim Streichen zuzumischende Zinkweiss wird vorher mit etwas Terpenthinöl angerieben; man muss sich aber hierbei
vor dem Zuviel hüten, da sonst der Lack zu dünn wird.

Die Darstellung ist eine ziemlich einfache. Man verliest das
Dammarharz, bringt es zerklopft in einen Kessel, schmilzt es vorsich-
tig über mässigem Feuer, bis das Schäumen vorüber ist, entfernt den
Kessel vom Feuer und rührt allmälig das vorher erwärmte Terpenthinöl vorsichtig hinzu. Die Mischungsverhältnisse sind Harz und
Terpenthinöl zu gleichen Theilen. Nach den eigenen Versuchen des
Verfassers lässt sich der Lack auch in der Weise herstellen, dass man
das Dammarharz nach dem Auslesen gröblich pulvert, gut austrocknet,
um alle Wassertheile zu entfernen, das so vorbereitete Harz in einen
Deplacirungsapparat mit der gleichen Menge Terpenthinöl übergiesst
und an einen warmen Ort stellt. Die Lösung geht verhältnissmässig
rasch vor sich. In beiden Fällen muss der Lack zur völligen Klärung
im verschlossenen Gefäss und an einem mässig warmen Ort längere
Zeit bei Seite gesetzt werden.

Asphaltlack. Dieser ebenfalls sehr wichtige, namentlich für
Blech und Eisen viel benutzte Lack ist gleichfalls leicht darzustellen;
doch empfiehlt sich hier die Selbstbereitung wenig, da er in grossen
Mengen gebraucht wird und ausserdem bei der Anfertigung einen üblen
Geruch entwickelt. Die Darstellung geschieht in der Weise, dass der
Asphalt über freiem Feuer geschmolzen (hierbei soll eine längere Erhitzung als nur bis zum Schmelzen von Vortheil sein) und dann
mit der gleichen Menge Terpenthinöls versetzt wird. Der Lack erfordert wegen seiner zähen Konsistenz und wegen der oft grossen Mengen
erdiger Bestandtheile, die der Asphalt enthält, eine ziemlich lange Zeit
zum völligen Klären. Syrischer Asphalt ist gewöhnlich weniger verunreinigt, liefert aber einen weniger tiefschwarzen Lack als die guten
amerikanischen Sorten.

Mastix- und Sandaraklacke, welche vielfach zum Lackiren
von Gemälden und ähnlichen Gegenständen benutzt werden, bestehen
nur selten aus reinen Lösungen des Mastix oder Sandaraks in Terpenthinöl, sondern sind fast immer mit verschiedenen Mengen von ge-
bleichtem Leinölfirniss versetzt. Häufig ist auch ein Theil des theuren
Mastix durch das weit billigere Sandarakharz ersetzt.

Harzlack. In Fällen, wo es sich um sehr billige Lacke handelt,
bei welchen auf Dauerhaftigkeit kein Anspruch gemacht wird, lässt
sich auch das gewöhnliche Geigenharz (Kolophonium) zur Bereitung
derselben verwenden. Nur muss hier die allzugrosse Sprödigkeit des-

selben durch einen Zusatz von Venetianer Terpenthin, noch besser von gutem Firniss, gemindert werden. Immer aber ist ein solcher Lack von nur sehr mässiger Qualität.

———

An Stelle des Terpenthinöls werden für feine Malerlacke zuweilen Lavendel- und Rosmarinöl vorgeschrieben; ein weiterer Vortheil, als höchstens die Verbesserung des Geruchs, ist hierdurch aber nicht zu erreichen. Hier und da wird auch das Benzin zur Darstellung sehr rasch trocknender Lacke empfohlen. Uns will, abgesehen von der grösseren Feuergefährlichkeit, eine derartige Substituirung kaum rathsam erscheinen, da viele Harze im Benzin oder ähnlichen Produkten der Petroleumrektifikation durchaus nicht immer im gleichen Maasse löslich sind als im Terpenthinöl. Besser eignet sich hierzu das Benzol oder Steinkohlenbenzin. Ueber das neuerdings zu gleichem Zweck empfohlene Kampheröl, welches bei der Kamphergewinnung abfällt, liegen noch zu wenige Erfahrungen vor, als dass sich irgend ein Urtheil fällen liesse. Es möchte bei dem doch immerhin mässigen Preise des Terpenthinöls überhaupt ziemlich unnütz sein, andere Lösungsmittel als dieses, stets in grossen Massen und von immer gleich bleibender guter Beschaffenheit erhältliche Material aufzusuchen.

Weingeist- oder Spirituslacke.

Die Lacke dieser Abtheilung sind, wie ihr Name schon andeutet, Lösungen von Harzen in Spiritus, zuweilen, wenn auch nur in seltenen Fällen, unter Hinzufügung einer kleinen Menge von Aether. Sie trocknen sehr schnell, geben einen schönen, glänzenden Lacküberzug, der allerdings nicht sehr dauerhaft, für viele Zwecke aber ganz vorzüglich ist. In Folge dessen finden sie nicht nur in den Gewerben, sondern auch für den häuslichen Bedarf eine ungemein grosse Verwendung. Da ihre Herstellung bei einiger Kenntniss der verschiedenen Materialien eine sehr einfache und gefahrlose ist, so wird jeder praktische Geschäftsmann im eigenen Interesse gut daran thun, dieselben selbst anzufertigen. Nur dann hat er absolute Sicherheit für tadellose Beschaffenheit und kann die Vorschriften, je nach besonderen Verhältnissen, leicht nach der einen oder anderen Seite hin modifiziren; denn es ist z. B. nicht immer gleichgültig, ob ein Lack, technisch ausgedrückt, viel oder wenig Körper besitzt, mit anderen Worten, ob er viel oder wenig Harz aufgelöst enthält. So würde es, um nur ein Beispiel anzuführen, sehr verkehrt sein, wenn man einem Lacke, der zum Ueberziehen von an und für sich blanken und glatten Flächen, z. B. polirtem Metall, dienen soll, viel Körper gäbe; hier genügt eine sehr dünne Harzlösung.

Wiederum ist zum Lackiren von Holz oder anderen mehr oder

weniger porösen Körpern ein weit harzreicherer Lack erforderlich.
Der denkende Fabrikant wird leicht in jedem Falle das Richtige
finden.

Die Harze, welche zur Herstellung dieser Klasse von Lacken
dienen, sind vor Allem Schellack, Mastix, Sandarak, seltener Kopal,
am einfachsten Manillakopal, da die echten Kopale nur nach längerer
Schmelzung und auch dann nur schwierig in Weingeist löslich sind.
Als erweichende Zusätze dienen auch hier Venetianer Terpenthin,
Gallipot und in älteren Vorschriften auch Elemi, zuweilen auch Kampher, dem man eine ähnliche Wirkung zuschreibt. Als Geruchskorri-
gens dient, namentlich bei Ofen- oder Konditorlacken, die Benzoë;
endlich als preiserniedrigender Zusatz das Kolophonium. Letzteres
sollte man nur anwenden, wenn der niedrige Preis, den man für einen
Lack erzielen kann, es unbedingt fordert; denn immer bedeutet er
eine Verschlechterung der Qualität. Den festesten und widerstands-
fähigsten, wenn auch nicht den glänzendsten Ueberzug liefert stets
Schellack; nur sind 2 Uebelstände mit seiner Anwendung verknüpft.
Der eine ist der, dass seine Lösungen, selbst die der hellen Sorten,
eine ziemlich dunkle Farbe besitzen. Selbst der weisse, gebleichte
Schellack giebt eine gelbe Lösung und obendrein ist er durch die Behandlung mit Chlor so sehr in seiner Zusammensetzung verändert,
dass Löslichkeit und Dauerhaftigkeit stark beeinträchtigt sind. Kommt
es also auf sehr helle Lacke an, so muss man zu Sandarak und
Mastix greifen. Der zweite und noch erheblichere Uebelstand besteht
darin, dass der Schellack fast 10 % einer wachsartigen Substanz enthält, die in kaltem Weingeist unlöslich ist und wegen ihrer feinen
Vertheilung in der Masse die Filtration sehr schwierig macht. Diesem
Uebelstande hat man durch das Raffiniren des Schellacks (s. Artikel
Schellack) abzuhelfen gesucht. Leider wird hierdurch, gerade wie
beim Bleichen, die Güte des Schellacks beeinträchtigt. Weit besser
würde man den Zweck erreichen, sofort eine klare Lösung des Schellacks zu erhalten, wenn man demselben in fein gepulvertem Zustande
die wachsartigen Bestandtheile durch Extrahiren mit Benzin entzöge.
Nach den vom Verfasser im Kleinen angestellten Versuchen ist es
möglich, auf diese Weise eine klare oder doch fast klare Lösung von
Schellack zu erzielen. Würde irgend eine grössere Fabrik diese Idee
aufnehmen, so liesse sich, da das Benzin durch Destillation immer
wieder gewonnen werden könnte, ein so gereinigter Schellack mit
einem Preisaufschlag von 20—25 % gegen den rohen Schellack herstellen und der Lackfabrikation wäre damit ein grosser Dienst geleistet.
Hat man nicht Zeit, den Lack durch Absetzenlassen zu klären, so
kommt man immer am besten zum Ziele, wenn man den Schellack
zuerst allein in Weingeist löst, diese dünnere Lösung für sich filtrirt
und dann erst die übrigen Harze in dem Filtrat auflöst. Zum Ab-

setzenlassen der fertigen Lacke bedient man sich am besten hoher, nicht zu weiter Cylinder aus Weissblech mit gut schliessendem Deckel und einem oder zwei übereinander befindlichen, seitlichen Hähnen, von welchen der untere einige Centimeter über dem Boden angebracht sein muss. Um das Festkleben des Deckels oder des Kükens im Hahn zu verhindern, thut man gut, beide mit etwas Paraffin oder Vaselin einzureiben. Aus einem solchen Gefäss kann man den klaren Lack, ohne den Bodensatz aufzurühren, bequem ablassen. Der verhältnissmässig geringe trübe Rückstand wird sich leicht entweder zu ordinären Lacken oder als Knastlack für Maler verwerthen lassen.

Was nun die Herstellung der Lacke selbst betrifft, so bietet dieselbe, sobald es sich um kleine Mengen handelt, keine besonderen Schwierigkeiten, namentlich wenn nur Schellack und Kolophonium angewandt werden. Anders liegt die Sache schon, wenn grössere Mengen hergestellt werden sollen und wenn es sich um Zusätze von Sandarak, Mastix und auch von Manillakopal handelt; hauptsächlich die beiden ersten ballen sich, mit Weingeist übergossen, zu einer zähen Masse zusammen, welche in Verbindung mit Schellack einen fest am Boden haftenden Klumpen bildet, der sich nur schwierig löst. Meist wird zur Verhinderung dieses Umstandes eine Zumischung von gröblich gepulvertem Glas empfohlen; aber auch hierdurch wird nur wenig erreicht. Allerdings lässt sich durch Wärme die Lösung sehr beschleunigen; bei der leichten Entzündlichkeit des Weingeistes aber sollte man eine Erwärmung immer vermeiden. Vielfach hat man in grossen Geschäften, um dem fortwährenden Rühren zu entgehen, zu dem Auskunftsmittel gegriffen, den Lack in verschlossenen Fässern anzusetzen, in welchen die Flüssigkeit durch Rollen oder, indem man die Fässer aufhängt, durch Schwingungen in fortwährender Bewegung erhalten wird. Mit dieser Methode kann man allerdings grosse Mengen in verhältnissmässig kurzer Zeit fertig stellen; immer aber erfordern sie die fast unausgesetzte Thätigkeit eines Arbeiters. Der Verfasser ist nun seit längerer Zeit zu einer anderen Methode übergegangen, die er, trotzdem die Idee so sehr nahe lag, in keinem der vielen Lehrbücher über Lackfabrikation angedeutet fand. Er benutzt die Deplacirungsmethode (s. Einleitung „Extraktion") und hat damit ganz überraschende Resultate erzielt. In sehr kurzer Zeit lässt sich dadurch jedes beliebige Quantum Lack ohne irgend eine weitere Arbeit als das Abwägen herstellen. Für kleinere Quantitäten benutzt man dazu Blechtrommeln oder Kanister und lässt etwa in halber Höhe innen ein paar Vorsprünge einlöthen, auf welche ein durchlöchertes, mit einem kleinen Griff versehenes Blech gelegt werden kann. Auf dieses nicht zu grosslöcherige Sieb schüttet man die betreffenden Harze und übergiesst sie mit der nöthigen Menge Weingeist. Hierbei kommt es übrigens gar nicht darauf an, dass das Harz von vornherein gänzlich mit demselben bedeckt sei; es ist nur erforderlich, dass der Weingeist eben über den Siebboden reicht. Nachdem man das Gefäss mit einem Deckel verschlossen hat, stellt man es ruhig bei Seite und wird, je nach der Natur des Harzes, nach 6—12 Stunden den Lack vollständig fertig abziehen können. Dabei hat man noch den Vortheil, dass der Siebboden die im Harz etwa befindlichen groben Unreinigkeiten zurückhält und dass der Lack dadurch weit reiner wird als nach der alten Methode. Für grössere Quantitäten lässt sich jedes Fass mit Leichtigkeit dazu einrichten.

Bei dem zur Verwendung kommenden Schellack ist natürlich die Farbe sehr zu berücksichtigen. Für dunkel gefärbte Lacke kann man gern den ordinären Rubinschellack verwenden; doch löst sich dieser verhältnissmässig sehr schwer auf. Manche Sorten zeigen sich nach dem Aufquellen in Weingeist oft lederartig zähe und sind dann sehr schwer löslich. Wenn also die Preisdifferenz zwischen dieser und den dünnblättrigen Sorten nicht gar zu gross ist, so möchte immer, selbst bei den dunkleren Lacken, zu den besseren Sorten zu rathen sein.

Vielfach kommt es vor, dass namentlich für Metall- und Strohhutlacke eine lebhafte Färbung des Lacküberzuges gewünscht wird. Hier sind die farbenprächtigen Aniline durchaus am Platze; doch hüte man sich vor zu grossem Zusatz, 10—15 g auf 1 kg genügen reichlich. Mit Leichtigkeit wird man durch geeignete Farbenmischungen alle nur gewünschten Nüancen hervorrufen können; bei den Goldfirnissen, von welchen eine grössere Dauerhaftigkeit verlangt wird, thut man gut, die Aniline durch Gummi gutti oder Drachenblut zu ersetzen.

Wenn wir in dem vorliegenden Buche auch meistentheils vermieden haben, direkte Vorschriften zu bestimmten Präparaten zu geben, so wollen wir doch bei dieser Abtheilung eine Ausnahme von der bisher befolgten Regel machen. Wir wissen aus eigener Erfahrung, wie unendlich schwierig es ist, aus der Unmasse von Vorschriften, welche sich in den Rezeptbüchern oft für ein und denselben Lack finden, eine richtige Auswahl zu treffen; deshalb geben wir in dem Nachstehenden eine Reihe von Vorschriften für die gebräuchlichsten Spirituslacke, die wir selbst erprobt und für gut befunden haben. Leicht lassen sich dieselben, wenn erforderlich, nach irgend einer Seite hin modifiziren. Die Vorschriften sind auf 1000 Theile berechnet, wenn man also das Gramm als Einheit nimmt, für 1 kg. Hiernach kann Jeder nach seinem Bedarf die Mengen leicht berechnen. Es ist dies eine Neuerung, welcher wir, seitdem wir ein streng durchgeführtes Dezimalsystem in Maass und Gewicht besitzen, allgemeine Nachahmung wünschen.

Ofenlack.

Sprit	535 Th.	Kolophonium	120 Th.
Schellack (ordinär)	120 „	Gallipot	25 „
Manilla-Kopal	140 „	Benzoë	10 „
Kienruss (leichter)	50 Th.		

Der Kienruss wird am besten mit einem Theil des Lacks innig gemengt, und wenn man den Lack sehr tief schwarz haben will, noch einige Gramm spritlösliches Anilinblau hinzugefügt.

Lederlack, Luftlack, Militärlack.

Sprit	640 Th.	Benzoë	30 Th.
Schellack	200 „	Terpenthin (Venetianer)	30 „
Kolophonium	100 „	Anilinschwarz (spritlösl.)	15 „

Strohhutlack.

Sprit	600 Th.
Kolophonium	250 „
Schellack	150 „

Je nach der gewünschten Farbe, schwarzes, braunes, blaues etc. Anilin 15 Th.

Fussbodenlack.

Sprit	575 Th.	Gallipot	70 Th.
Schellack	285 „	Manilla-Kopal	70 „

Bildhauerlack (sog. Petersburger) Holzlack.

Sprit	600 Th.	Benzoë	25 Th.
Sandarak	130 „	Gallipot	50 „
Schellack	125 „	Kampher	10 „
Terpenthin (Venet.)	50 „	Lavendelöl	10 „

Je nach der gewünschten Farbe 15 Th. Anilinschwarz oder Anilinbraun.

Petersburger Lack, hell.

Sprit	560 Th.	Schellack (gebleicht)	70 Th.
Sandarak	200 „	Benzoë	20 „
Kolophonium (hellstes)	50 „	Kampher	10 „
Gallipot	50 „	rektif. Aether	30 „

Streichpolitur (Pariser Holzlack).

Sprit	580 Th.	Mastix	30 Th.
Schellack (gebleicht)	125 „	Gallipot	60 „
Sandarak	125 „	Lavendelöl	10 „
Terpenthin (Venet.)	60 „	Kampher	10 „

Goldlack.

Sprit	600 Th.	Kolophonium	60 Th.
Stocklack	200 „	Sandarak	60 „
Schellack	40 „	Gallipot	40 „

Je nach der gewünschten Farbe 10 Th. Gummigutt oder Drachenblut.

Sandaraklack.

Sprit . . . . 600 Th.
Sandarak . . . . 400 „

Soll dieser Lack, wie es vielfach geschieht, als Konditorlack benutzt werden, so ersetzt man 100 Th. Sandarak durch Benzoë.

Bei allen Spritlacken wendet man Sprit von 90—95° an; bei den schwarz gefärbten ist ein Filtriren oder Absetzenlassen nicht unbedingt erforderlich, doch wird auch bei diesen der Glanz durch die Filtration erhöht. Selbstverständlich werden die Farbstoffe immer erst dem fertigen Lack zugesetzt; nur Gummigutt und Drachenblut, welche selbst harziger Natur sind, machen hiervon eine Ausnahme.

Goldkäfer- oder Broncelack.

Diese Lacke müssen, um ihnen nach dem Trocknen den schönen Metallglanz zu verleihen, mehr Anilin enthalten als der Lack zu lösen vermag; es sind 120—150 Th. Anilin auf 1000 Th. fertigen Lack erforderlich. Man kann dazu Jodviolett, Fuchsin oder spritlösliches bleu de Lyon verwenden. Letzteres verleiht einen schönen Kupferglanz, die beiden ersteren mehr Goldfarbe. Nothwendig ist, dass man das Anilin durch lange anhaltendes Reiben mit etwas Lack auf das Feinste vertheilt. Vor dem Gebrauch ist der fertige Lack umzuschütteln.

Deckender Fussbodenlack.

In vielen Gegenden werden die spirituösen Fussbodenlacke mit deckenden Farben angemengt, auch als Anstrich für Fussböden benutzt. Sie haben zwar einen schönen Glanz, sowie den Vortheil des sehr schnellen Trocknens und der Geruchlosigkeit, sind aber von so mangelhafter Haltbarkeit, dass sie niemals gute Oelfarben oder Firnisslackanstriche ersetzen können.

Zu ihrer Bereitung verwendet man am besten Lasurerdfarben, wie Terra de Siena, gebrannt oder ungebrannt, Oelocker, gebrannte Umbra etc. Als Lack kann ein ziemlich ordinärer Fussbodenlack dienen; doch ist es nothwendig, die betreffenden Farben im Verhältniss von 1 Th. derselben zu 2 Th. Lack rasch durch die Farbmühle laufen zu lassen, um eine innige Mengung hervorzurufen.

Politur.

Zu den Lacken lassen sich in gewisser Beziehung auch die sog. Polituren rechnen. Sie unterscheiden sich in ihrer Anwendung von den Lacken dadurch, dass sie nicht wie diese aufgestrichen, sondern mit dem Polirballen aufgetragen werden. Es sind einfache Lösungen von Schellack in Weingeist im Verhältniss von 1:4—1:6. Sie werden nicht filtrirt, da die Wachstheile des Schellacks beim Poliren von Nutzen sind.

Polituren, wie Spritlacke werden mit dem Alter immer besser.

Wässerige Schellack- und Harzlösungen.

Zuweilen bringt man den Schellack mit oder ohne Zusatz von Harz in wässerige Lösung, indem man ihn unter Zusatz von Pottasche, Soda oder Borax mit Wasser kocht. Es entsteht dadurch eine Art von Harzseife, die man, mit Farben oder Farbstoffen gemengt, als sog. Lederappretur, oder in Verbindung mit Erdfarben als Fussbodenanstrich benutzt. Sie werden mit einem Pinsel oder Schwamm aufgetragen und nachher mit einer Bürste blank gerieben. Sie gleichen mehr oder weniger den bekannten Wachsbohnermassen, sind aber nur von geringer Dauerhaftigkeit.

Nachtrag.

Neue Drogen.

Kaum jemals dürften früher in einem gleichen Zeitraum so viele neue Drogen aufgetaucht sein als in dem letzten Jahrzehnt. Theils hat dies seinen Grund in der immer grösseren Kenntniss fremder Länder und ihrer Produkte, theils in der stets fortschreitenden, chemischen Forschung, der es gelingt, immer neue Körper, auf denen vielfach die Wirksamkeit der pflanzlichen Drogen beruht, zu isoliren oder solche auf synthetischem Wege zu bilden. Wollten wir die ganze Zahl der neu aufgetauchten Mittel bringen, so würde dies eine sehr lange Reihe sein; wir begnügen uns daher mit der Aufzählung der hauptsächlichsten, von denen es scheint, als wenn sie sich in unseren Arzneischatz einbürgern würden. Wir folgen hierbei den ausgezeichneten Gehe'schen Drogenberichten, welche in jeder Nummer eine reiche Fülle der wichtigsten Mittheilungen enthalten.

Arraroba. Ein krankhaftes Sekret im Marke eines in Brasilien heimischen Baumes, Andira Arraroba, früher gewöhnlich Goapowder genannt. Es wurde als solches gegen Hautkrankheiten angewandt. Die Arraroba dient jetzt zur Darstellung des von der Pharmakopoe aufgenommenen Chrysarobins, auch Chrysarobinsäure genannt; dieses stellt ein leichtes, gelbes, krystallinisches Pulver dar.

Cortex cascara sagrada seu rhamni' Purshianae. Eine von Nordamerika eingeführte Rinde, welche namentlich gegen Dysenterie empfohlen wird.

Cortex Coto. Eine von Ecuador stammende Baumrinde, über deren Abstammung noch nichts Genaues bekannt ist. Man unterscheidet im Handel Cortex Coto verus und Para-Coto. Die Rinde, sowie ein aus ihr hergestelltes Alkaloid, Cotoin, wird gegen Durchfall und namentlich bei Sumpffiebern und Schwindsucht empfohlen.

Cortex evonymi atropurpureae. Die Rinde selbst wird weniger für sich benutzt als zur Darstellung des Evonymin. Letzteres ist ein Glykosid, welches selbst bei subkutaner Injektion stark abführend wirkt.

Cortex radicis gossypii herbaceae. Die Rinde dieser in Aegypten und Indien angebauten Baumwollstaude wird in gleicher

Weise wie Secale cornutum angewandt. Die Wirkung soll etwas schwächer, aber frei von allen Nebenwirkungen sein.

Folia duboisiae von Duboisia myoporoides, Australien. Dienen hauptsächlich zur Herstellung des Duboisin, welches in der Augenheilkunde in gleicher Weise wie das Atropin angewandt wird. Es soll von noch stärkerer Wirkung als dieses sein.

Herba adonidis vernalis, von Adonis vernalis, einer auch bei uns heimischen Pflanze. Wird, wie das aus ihr dargestellte Glykosid Adonidin, namentlich in Russland gegen Wassersucht angewandt.

Herba Homerianae. Das unter diesem Namen als Spezifikum gegen Schwindsucht angepriesene Mittel ist nichts weiter als das Kraut des überall gemeinen Vogelknöterigs, Polygonum aviculare.

Kawa-Kawa. Es ist dies die Wurzel von Piper methysticum, einer Piperacee der Südseeinseln. Es wird aus derselben in ihrem Vaterlande durch Kauen der Wurzel und nachheriges Einweichen mit Wasser ein Getränk bereitet, welches man Kawa-Kawa nennt. Die aus ihr bereitete Tinktur soll sich bei akuter Gonorrhoe bewähren.

Nuces Colae, Negerkaffee. Von Sterculia acuminata, Westküste Afrikas. Enthalten grössere Mengen Coffeïn als die besten Kaffeesorten, daneben auch noch geringere Mengen von Theobromin. Sie werden gegen Nervenleiden, gleich der Guarana, angewandt und sollen geröstet ein sehr angenehmes Getränk liefern, welches kräftiger und nahrhafter als der Kaffee ist.

Rad. convallariae majalis. Die Wurzeln und auch die Blüthen unserer bekannten Maiblumen sind in den letzten Jahren in Gebrauch gezogen worden, namentlich zur Darstellung zweier in denselben enthaltenen Alkaloide, des Convallariins und des Convallamarins, welche eine gleiche Verwendung wie das Digitalin finden.

Rad. gelsemii. Die Wurzeln von Gelsemium sempervirens sind als Mittel gegen rheumatische Leiden empfohlen worden.

Rad. hydrastis Canadensis. Diese Pflanze gehört zu der Familie der Ranunculaceen und ist in Nordamerika heimisch; sie wird als magenkräftigendes und Fiebermittel angewandt.

Rad. Pannae. Der Wurzelstock eines südafrikanischen Farnkrautes, Aspidium athamanticum. Wird in gleicher Weise wie unsere Rad. filicis als Bandwurmmittel angewandt.

Sem. Jequirity. Paternosterkörner. Die Samen von Abrus precatorius, einer Leguminose Brasiliens, die früher schon vielfach zum Ausschmücken von Schmuckkästchen oder zu Rosenkränzen verwandt wurden. Sie fanden eine Zeit lang in der Augenheilkunde Anwendung, indem mit einem wässerigen Aufguss derselben eine Art von eitriger Entzündung hervorgerufen wurde. Dieselbe soll von eigenthümlichen Bakterien herrühren, die sich im Aufguss bilden; von anderer Seite wurde aber alsbald vor dieser sehr gefährlichen Anwendung gewarnt.

Kephyr oder -Kefir. Ein Gährungspilz, Dispora Caucasica, wird von den Bergvölkern des Kaukasus zur Bereitung eines sauren Getränkes aus der Milch benutzt, ähnlich dem Kumys der Steppenvölker. Es ist in den letzten Jahren auch bei uns eingeführt worden; der Milch zugesetzt bringt es dieselbe zur Gährung, und das auf diese Weise entstehende Getränk soll bei Brustleiden gute Dienste thun.

Antipyrinum. Eine künstlich dargestellte Base, welche aus Stoffen des Steinkohlentheers gewonnen und als fieberwidriges Mittel in kleinen Dosen angewandt wird.

Papayotinum. Ein eigenthümlicher Stoff aus den Blättern von Carica Papaya, einer Feigenart Südamerikas. Er hat eine ähnliche Wirkung, wie das Pepsin, denn er löst Fibrin und ähnliche Körper. Man wendet ihn namentlich gegen Diphtherie an.

Resorcin. Ein Bestandtheil des Steinkohlentheers, ist als Antisepticum bei der Wundbehandlung vielfach empfohlen worden.

Aseptol ist eine Flüssigkeit (gleichsam eine Salicylsäure, in welcher die Kohlensäure durch Schwefel ersetzt ist) von gelblicher Farbe und eigenthümlichem, angenehmem Geruch. Es wird äusserlich in wässeriger Lösung, ähnlich der Carbolsäure, innerlich in gleicher Weise wie die Salicylsäure angewandt.

Aseptinsäure. Das unter diesem Namen in den Handel gebrachte Präparat ist nach den neuesten Untersuchungen nichts weiter als eine Auflösung von Borsäure, zuweilen unter Zusatz von etwas Salicylsäure in Wasserstoffsuperoxyd.

Salol (salicylsaurer Phenylaether). Soll als Ersatz des salicylsauren Natrons in den Fällen dienen, wo die unangenehme Wirkung desselben auf die Schleimhäute vermieden werden muss. Die Verbindung soll erst durch den Darmsaft in Salicylsäure und Phenyl zerfallen. Aeusserlich wird es zu gleicher Verwendung wie das Jodoform empfohlen.

Thallinum ist eine künstliche Base (sog. Chinolbase), aus den Bestandtheilen des Steinkohlentheers hergestellt. Es findet namentlich als weinsaures oder schwefelsaures Salz Verwendung, soll schon in ganz kleinen Dosen eine sehr stark fiebermindernde Wirkung haben und nebenbei selbst von schwerkranken Personen auf das Leichteste vertragen werden.

Anhang.

Fehlergrenzen bei Waagen und Gewichten.

(Auszug aus der Aichordnung.)

Die Bekanntmach. v. 6./12. 1869 (Reichsgesetzbl. S. 698) gestattet als grösste zulässige Abweichung bei gewöhnlichen Handelsgewichten:

10	Gramm bei dem		50 K.-Stück;
8	„ „ „		50 Pfd.-Stück und 20 K.-Stück;
5	„ „ „		10 K.-Stück;
25	Decigramm bei dem		5 K.-Stück;
12	„ „ „		2 K.-Stück;
8	„ „ „		1 K.-Stück;
5	„ „ „		500 G.- oder 1 Pfd.-Stück;
25	Contigramm bei dem		$\frac{1}{2}$ Pfd.-Stück;
20	„ „ „		200 G.-Stück;
12	„ „ „		50 G.-Stück;
10	„ „ „		50 G.-Stück;
6	„ „ „		20 G.-Stück;
4	„ „ „		10 G.-Stück;

1 Decigramm bei einem 5 Gramm-, zwei 2 Gramm und einem 1 Grammstücke zusammen, welche einzeln die ihnen hiernach zukommende durchschnittliche Abweichung nicht wesentlich überschreiten dürfen.

Die Zulässigkeit einer Waage wird bedingt durch die Einhaltung folgender Bestimmungen:

Ist zum Zwecke der Prüfung die Waage auf beiden Seiten mit gleichen Gewichtswerthen, die ihrer grössten Tragfähigkeit entsprechen, belastet, so darf der Werth einer einseitigen Gewichtsänderung, durch welche die Waage entweder bei merklicher Abweichung von der Richtigkeit zum Einspielen zurückgeführt, oder bei unmerklicher Abweichung von der Richtigkeit vom Einspielen merklich abgelenkt wird, die im Nachfolgenden festgesetzte Grenze nicht übersteigen (deren nomineller Betrag natürlich bei ungleicharmigen Balken- und bei Brückenwaagen nur für Zulagen auf der Lastseite gilt und für Zulagen auf der Gewichtsseite durch die besondere Einrichtung jeder dieser Waagen bestimmt wird):

Bei Waagen, die für den gewöhnlichen Handelsverkehr bestimmt sind:

1 Gramm für jedes Kilogramm der einseitigen Belastung bei gleicharmigen Balkenwaagen, oberschaaligen oder Tafelwaagen, wenn die grösste Tragfähigkeit 5 Kilogramm übersteigt;

2 Gramm für jedes Kilogramm der einseitigen Belastung bei Waagen derselben Art, wenn die grösste Tragfähigkeit 5 Kilogramm oder weniger beträgt, sowie bei ungleicharmigen Balkenwaagen durchgehends;

12 Decigramm für jedes Kilogramm der Last bei Brückenwaagen.

Nach § 369 Ziff. 2 des Strafgesetzbuches werden mit Geldstrafe bis zu 100 Mark oder mit Haft bis zu 4 Wochen bestraft:

Gewerbetreibende, bei denen zum Gebrauch in ihrem Gewerbe geeignete, mit dem gesetzlichen Aichungsstempel nicht versehene oder unrichtige Maasse, Gewichte oder Waagen vorgefunden werden, oder welche sich einer anderen Verletzung der Vorschriften über die Maass- und Gewichtspolizei schuldig machen. Neben der Geldstrafe oder Haft ist auf die Einziehung der Maasswerkzeuge zu erkennen.

Ueber den Transport feuergefährlicher und ätzender Gegenstände.

(Auszug aus dem Betriebs-Reglement für die Eisenbahnen Deutschlands.)

Es ist nicht ganz leicht, unter den zahllosen verschiedenen Verordnungen über diesen Gegenstand das herauszufinden, was für den Drogistenstand Interesse bietet. In dem Preiskurant der Chemischen Fabrik auf Aktien, vorm. E. Schering, findet sich eine sehr praktische Auswahl der einschlägigen Verordnungen, die wir im Nachstehenden zum Abdruck bringen:

Für die bedingungsweise zum Eisenbahntransport zugelassenen Gegenstände gelten folgende spezielle Vorschriften:

I. *Schwefelaether, sowie Flüssigkeiten, welche Schwefelaether in grösseren Quantitäten enthalten* (Hoffmannstropfen und Collodium), dürfen nur in vollkommen dicht verschlossenen Gefässen aus Metall oder Glas versendet werden, deren Verpackung nachstehende Beschaffenheit haben muss:

1. Werden mehrere Gefässe mit diesen Präparaten in einem Frachtstück vereinigt, so müssen dieselben in starke Holzkisten mit Stroh, Heu, Kleie, Sägemehl, Infusorienerde oder anderen lockeren Substanzen fest verpackt sein:
2. Bei Einzelverpackung ist die Versendung der Gefässe in soliden, mit einer gut befestigten Schutzdecke, sowie mit Handhaben versehenen und mit hinreichendem Verpackungsmaterial eingefütterten Körben oder Kübeln zulässig. Die Schutzdecke muss, falls sie aus Stroh, Rohr, Schilf oder ähnlichem Material besteht, mit Lehm- oder Kalkmilch unter Zusatz von Wasserglas getränkt sein. Das Bruttogewicht des einzelnen Collo darf 60 kg nicht übersteigen.

(Wegen der Zusammenpackung mit anderen Gegenständen vergl. IX.)

II. *Holzgeist in rohem und rektifizirtem Zustande* und *Aceton* werden — sofern sie nicht in besonders dazu konstruirten Wagen (Bassinwagen) oder in Fässern zur Aufgabe gelangen — nur in Metall- oder Glasgefässen zur Beförderung zugelassen. Diese Gefässe müssen in der unter Nr. I für Schwefelaether etc. vorgeschriebenen Weise verpackt sein.

(Wegen der Zusammenpackung mit anderen Gegenständen vergl. IX.)

III. *Chlorsaures Kali* und *andere chlorsaure Salze* müssen sorgfältig in dichte, mit Papier ausgeklebte Fässer oder Kisten verpackt sein.

IV. *Flüssige Mineralsäuren aller Art (insbesondere Schwefelsäure, Vitriolöl, Salzsäure, Salpetersäure, Scheidewasser)* unterliegen nachstehenden Vorschriften:

Falls diese Produkte in Ballons, nicht über 75 kg Brutto wiegend, Flaschen oder Kruken verschickt werden, so müssen die Behälter dicht verschlossen, wohl verpackt und in besondere, mit starken Vorrichtungen zum bequemen Handhaben versehene Gefässe oder geflochtene Körbe eingeschlossen sein.

Falls dieselben in Metall-, Holz- oder Gummibehältern versendet werden, so müssen die Behälter vollkommen dicht und mit guten Verschlüssen versehen sein.

(Wegen der Zusammenpackung mit anderen Gegenständen vergl. IX.)

V. *Aetzlauge (Aetznatronlauge, Sodalauge, Aetzkalilauge, Pottaschenlauge).* ferner *Oelsatz (Rückstände von der Oelraffinerie)* und *Brom* unterliegen den Vorschriften unter VI.

VI. *Für Firnisse und mit Firniss versetzte Farben. ferner aetherische und fette Oele, sowie für sämmtliche Aetherarten, mit Ausnahme von Schwefelaether.* (vergl. Nr. 1) *und von Petroleumaether, für absoluten Alkohol, Weingeist (Spiritus), Sprit und andere* unter Nr. 11. *nicht genannten Spirituosen* sind, sofern sie in *Ballons, Flaschen oder Kruken* zur Beförderung gelangen, die Vorschriften unter Nr. IV. Abs. 1 massgebend.

(Wegen der Zusammenpackung mit anderen Gegenständen vergl. IX.)

VII. Die Beförderung von *Terpenthinöl und sonstigen übelriechenden Oelen*, desgleichen von *Salmiakgeist*, findet nur in offenen Wagen statt.

(Wegen der Zusammenpackung mit anderen Gegenständen vergl. IX.)

VIII. *Collodiumwolle* wird, sofern sie *mit mindestens 50%, Wasser angefeuchtet ist*, in dichtverschlossenen Blechgefässen, welche in dauerhafte Holzkisten fest verpackt sind, zum Versand angenommen, aber nur für sich allein, ohne andere Waaren.

Auf dem Frachtbriefe muss vom Versender und von einem vereideten Chemiker unter amtlicher Beglaubigung der Unterschriften bescheinigt sein, dass die Beschaffenheit der Waare und die Verpackung obigen Vorschriften entspricht.

Chloroform zählt nicht mehr zu den bedingungsweise zur Beförderung auf Eisenbahnen zugelassenen Gegenständen und wird in gleicher Weise wie andere ungefährliche Flüssigkeiten expedirt.

IX. Falls die unter I, II, IV, V, VI, VII aufgeführten Chemikalien in Mengen von nicht mehr als je 10 kg zum Versand kommen, ist es gestattet. dieselben mit anderen, bedingungslos zum Eisenbahntransport zugelassenen Gegenständen in einem Frachtstück zu vereinigen. Jene Körper müssen in dicht verschlossenen Glas- oder Blechflaschen mit Stroh, Heu, Kleie, Sägemehl, Infusorienerde oder anderen lockeren Substanzen in starke Kisten fest eingebettet und im Frachtbriefe namentlich aufgeführt sein.

Die vorstehend genannten, zur Beförderung auf Eisenbahnen nur bedingungsweise zugelassenen Artikel sind von der Postbeförderung ausgeschlossen. Flüssigkeiten und Gifte dürfen als Muster, sowie überhaupt mit der Briefpost nicht versendet werden.

Waaren, die zur Berechnung kommen, dürfen nicht per Musterpost als Muster ohne Werth verschickt werden.

Sachregister.

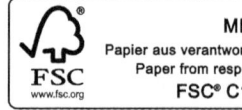